乡村医生在岗技能培训用书

乡村医生
能力提升与训练 （第一版）

主编 ⊙ 严正梅　晏 飞

XIANGCUN YISHENG
NENGLI TISHENG YU XUNLIAN

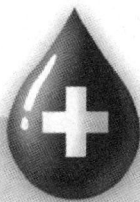

中南大学出版社
www.csupress.com.cn
·长沙·

乡村医生能力提升与训练
编委会

　　乡村医生主要为农村居民提供公共卫生和基本医疗服务，包括在专业公共卫生机构和乡镇卫生院的指导下，按照服务标准和规范开展基本公共卫生服务；协助专业公共卫生机构落实重大公共卫生服务项目，按规定及时报告传染病疫情和中毒事件，处置突发公共卫生事件等；使用适宜药物、适宜技术和中医药方法为农村居民提供常见病、多发病的一般诊治，将超出诊治能力的患者及时转诊到乡镇卫生院及县级医疗机构；受卫生行政部门委托填写统计报表，保管有关资料，开展宣传教育和协助新农合筹资等工作。乡村医生是整个卫生体系建设中最基层的人才资源，是实现人人享有基本公共卫生服务保障的重要力量，被誉为基层医疗卫生"健康守门人"。然而，我国广大农村，特别是边远贫困地区的乡村医生很大一部分没有医学专业学历，服务能力明显不足，并由此引发了服务管理不规范、服务质量不高、群众获得感低等一系列现象，乡村医生的能力提升迫在眉睫。

　　针对目前乡村医生工作职责及存在的问题，编写本书旨在提高乡村医生的服务能力。本书内容分为公共卫生及临床诊疗两个板块，包括了乡村医生工作所需主要知识与技能，并对应全国乡镇全科（助理）医师笔试及技能考核所需知识与技能，结合同步综合训练题，使读者掌握基本概念、应用基础知识分析问题、解决问题，培养临床思维，提高理论水平和临床实践能力，提升乡村医生的服务能力。本书文字描述力求科学、简练、实用，应用大量表格对知识进行总结，应用图片展示让知识更加简单明了，降低学习难度。

　　本书编写人员大多具有多年从事基层医疗卫生人才教育教学经验，能把握乡村医生所需知识和技能，但因水平有限，经验不足，教材中难免有错误和不当之处，恳请广大读者批评指正。

严正梅

2019 年 7 月

目录
CONTENTS

第一篇 公共卫生

第二篇 临床诊疗

第一篇

公共卫生

第一章

居民健康管理

第一节　居民健康档案管理

一、服务对象

辖区内常住居民(指居住半年以上的户籍及非户籍居民),以0~6岁儿童、孕产妇、老年人、慢性病患者、严重精神障碍患者和肺结核患者等人群为重点。

二、服务内容

(一)居民健康档案的内容

居民健康档案的内容包括个人基本信息、健康体检、重点人群健康管理记录和其他医疗卫生服务记录。

1.个人基本情况　包括姓名、性别等基础信息和既往史、家族史等基本健康信息。

2.健康体检　包括一般健康检查、生活方式、健康状况及其疾病用药情况、健康评价等。健康体检表用于老年人、高血压、2型糖尿病和严重精神障碍患者等的年度健康检查。一般居民的健康体检可参考使用,肺结核患者、孕产妇和0~6岁儿童无须填写该表。

3.重点人群健康管理记录　包括国家基本公共卫生服务项目要求的0~6岁儿童,孕产妇,老年人,慢性病、严重精神障碍和肺结核患者等各类重点人群的健康管理记录。

4.其他医疗卫生服务记录　包括上述记录之外的其他接诊、转诊、会诊记录等。

(二)居民健康档案的建立

(1)辖区居民到乡镇卫生院、村卫生室、社区卫生服务中心(站)接受服务时,由医务人员负责为其建立居民健康档案,并根据其主要健康问题和服务提供情况填写相应记录。

(2)通过入户调查、疾病筛查、健康体检等多种方式,由乡镇卫生院、村卫生室、社区卫生服务中心(站)组织医务人员为居民建立健康档案,并根据其主要健康问题和服务提供情况填写相应记录。

(3)已建立居民电子健康档案信息系统的地区应由乡镇卫生院、村卫生室、社区卫生服务中心(站)通过上述方式为个人建立居民电子健康档案,并发放居民健康卡,以此作为电子健康档案进行身份识别和调阅更新的凭证,并按照标准规范上传区域人口健康卫生信息平台,实现电子健康档案数据的规范上报。

(4)将医疗卫生服务过程中填写的健康档案相关记录表单,装入居民健康档案袋统一存放。居民电子健康档案的数据存放在电子健康档案数据中心。

(三)居民健康档案的使用

(1)已建档居民到乡镇卫生院、村卫生室、社区卫生服务中心(站)复诊时,在调取其健康档案后,由接诊医生根据复诊情况,及时更新、补充相应记录内容。

(2)入户开展医疗卫生服务时,应事先查阅服务对象的健康档案并携带相应表单,在服务过程中记录、补充相应内容。已建立电子健康档案信息系统的机构应同时更新电子健康档案。

(3)对于需要转诊、会诊的服务对象,由接诊医生填写转诊、会诊记录。

(4)所有的服务记录由责任医务人员或档案管理人员统一汇总、及时归档。

(四)居民健康档案的终止和保存

(1)居民健康档案的终止缘由包括死亡、迁出、失访等,均需记录日期。对于迁出辖区的还要记录迁往地点的基本情况、档案交接记录等。

(2)纸质健康档案应逐步过渡到电子健康档案。纸质和电子健康档案,由健康档案管理单位(即居民死亡或失访前管理其健康档案的单位)参照现有规定中病历的保存年限、方式负责保存。

三、服务要求

(1)乡镇卫生院、村卫生室、社区卫生服务中心(站)负责首次建立居民健康档案、更新信息、保存档案;其他医疗卫生机构负责将相关医疗卫生服务信息及时汇总、更新至健康档案;各级卫生计生行政部门负责健康档案的监督与管理。

(2)健康档案的建立要遵循自愿与引导相结合的原则,在使用过程中要注意保护服务对象的个人隐私,建立电子健康档案的地区,要注意保护信息系统的数据安全。

(3)乡镇卫生院、村卫生室、社区卫生服务中心(站)应通过多种信息采集方式建立居民健康档案,及时更新健康档案信息。已建立电子健康档案的地区应保证居民接受医疗卫生服务的信息能汇总到电子健康档案中,保持资料的连续性。

(4)统一为居民健康档案进行编码,采用17位编码制,以国家统一的行政区划编码为基础,以村(居)委会为单位,编制居民健康档案唯一编码。同时将建档居民的身份证号作为身份识别码,为在信息平台上实现资源共享奠定基础。第一段为6位数字,表示县及县以上的行政区划,统一使用《中华人民共和国行政区划代码》(GB2260);第二段为3位数字,表示乡镇(街道)级行政区划,按照国家标准《县以下行政区划代码编码规则》(GB/T 10114—2003)编制;第三段为3位数字,表示村(居)民委员会等,具体划分为:001~099表示居委会,101~199表示村委会,901~999表示其他组织;第四段为5位数字,表示居民个人序号,由建档机构根据建档顺序编制。在填写健康档案的其他表格时，必须填写居民健康档案编号，但只需填写后 8 位编码。

（5）按照国家有关专项服务规范要求记录相关内容，记录内容应齐全完整、真实准确、书写规范、基础内容无缺失。各类检查报告单据和转、会诊的相关记录应粘贴留存归档。

（6）健康档案管理要具有必需的档案保管设施设备，按照防盗、防晒、防高温、防火、防潮、防尘、防鼠和防虫等要求妥善保管健康档案，指定专（兼）职人员负责健康档案管理工作，保证健康档案完整、安全。电子健康档案应有专（兼）职人员维护。

（7）积极应用中医药方法为居民提供健康服务，记录相关信息纳入健康档案管理。

（8）电子健康档案在建立完善、信息系统开发、信息传输全过程中应遵循国家统一的相关数据标准与规范。电子健康档案信息系统应与新农合、城镇基本医疗保险等医疗保障系统相衔接，逐步实现健康管理数据与医疗信息以及各医疗卫生机构间数据互联互通，实现居民跨机构、跨地域就医行为的信息共享。

（9）对于同一个居民患有多种疾病的，其随访服务记录表可以通过电子健康档案实现信息整合，避免重复询问和录入。

四、考核指标

（1）健康档案建档率 = 建档人数/辖区内常住居民数×100% 。

（2）电子健康档案建档率 = 建立电子健康档案人数/辖区内常住居民数×100% 。

（3）健康档案使用率 = 抽查档案中有动态记录的档案份数/抽查档案总份数×100% 。

（4）健康档案合格率 = 抽查填写合格的档案份数/抽查档案总份数×100% 。

注：

（1）建档指完成健康档案封面和个人基本信息表，其中 0~6 岁儿童不需要填写个人基本信息表，其基本信息填写在"新生儿家庭访视记录表"上。

（2）有动态记录的档案是指 1 年内与患者的医疗记录相关联和(或)有符合对应服务规范要求的相关服务记录的健康档案。

五、附录

附录1 居民健康档案封面
附录2 个人基本信息表
附录3 健康体检表
附录4 居民健康档案信息卡

（编者 彭云燕）

第二节 肺结核患者健康管理

肺结核是由结核分枝杆菌引起的肺部感染，多呈慢性过程，属慢性呼吸道传染病。根据传染病疫情网络报告，我国每年新发肺结核患者约 90 万例，且农村患者较多，主要集中在中西部地区。肺结核的主要传染源是排菌的肺结核患者(尤其是痰涂片阳性、未经治疗的患者），呼吸道感染是肺结核的主要感染途径，飞沫感染为最常见的方式。当患者咳嗽、打喷嚏或大声说话时，肺部病灶中的结核杆菌随呼吸道分泌物排到空气中，健康人吸入后可发生结核感染。影响结核杆菌传播的主要因素有菌株毒力、排菌量的多少、排出飞沫的大小、与患者接触的密切程度、接触者自身免疫功能、环境因素等。其他感染途径，如消化道、皮肤、子宫、泌尿生殖系统等，均很少见。其中控制传染源是结核病控制的首要措施。

一、服务对象

辖区内确诊的常住肺结核患者。

二、筛查及推介转诊

对辖区内前来就诊的居民或患者，如发现有慢性咳嗽、咳痰≥2周，咯血、血痰，或发热、盗汗、胸痛或不明原因消瘦等肺结核可疑症状者，在鉴别诊断的基础上，填写"双向转诊单"，推荐其到结核病定点医疗机构进行结核病检查。1周内进行电话随访，了解是否前去就诊，督促其及时就医。

三、第一次入户随访

乡镇卫生院、村卫生室、社区卫生服务中心（站）接到上级专业机构管理肺结核患者的通知单后，要在72小时内访视患者，若72小时内2次访视均未见到患者，则将访视结果向上级专业机构报告。具体访视内容如下：

（一）确定督导人员

督导人员优先为医务人员，也可为患者家属。若选择家属，则必须对家属进行培训。同时与患者确定服药地点和服药时间。按照化疗方案，告知督导人员患者的"肺结核患者治疗记录卡"或"耐多药肺结核患者服药卡"的填写方法、取药的时间和地点，提醒患者按时取药和复诊。

（二）环境评估

对患者的居住环境进行评估，告诉患者及家属做好防护工作，防止传染。

（三）结核病防治知识宣传教育

1. 肺结核治疗的疗程　只要配合医生遵从医嘱，严格坚持规律服药，绝大多数肺结核是可以治愈的。服用抗结核药物1个月以后，传染性一般就会消失。一般情况下，初治肺结核患者的疗程为6个月，复治肺结核患者的疗程为8个月，耐多药肺结核患者的疗程为24个月。

2. 不规律服药的危害　如果不遵从医嘱、不按时服药、不完成全疗程治疗，就会导致初次治疗失败，严重者会发展为耐多药结核病。疗程明显延长，治愈率也会大大降低甚至终生不愈。治疗费用也会大幅度增加。如果传染给其他人，被传染者一旦发病也是耐药结核病。

3. 服药方法及药品存放　抗结核药物宜采用空腹顿服的服药方式，一日的药量要在同一时间一次服用。应放在阴凉干燥、孩子接触不到的地方。夏天宜放在冰箱的冷藏室。

4. 服药后不良反应及处理　常见的不良反应有胃肠道不舒服、恶心、皮肤瘙痒、关节痛、手脚麻木等，严重者可能会呕吐、视物不清、皮疹、听力下降等；当出现上述任何情况时，应及时和医生联系，不要自行停药或更改治疗方案。服用利福平后出现尿液变红、红色眼泪现象为正常现象，不必担心。为及时发现并干预不良反应，每月应到定点医疗机构进行血常规、肝肾功能复查。

5. 治疗期间复诊查痰 查痰的目的是让医生及时了解患者的治疗状况、是否有效，是否需要调整治疗方案。初治肺结核患者应在治疗满2、5、6个月时，复治肺结核患者在治疗满2、5、8个月时，耐多药肺结核患者注射期每个月、非注射期每两个月均需复查痰涂片和培养。正确的留痰方法是：深呼吸2~3次，用力从肺部深处咳出痰液，将咳出的痰液留置在痰盒中，并拧紧痰盒盖。复查的肺结核患者应收集两个痰标本（夜间痰、清晨痰）。夜间痰：送痰前一日，患者晚间咳出的痰液；清晨痰：患者晨起立即用清水漱口后，留存咳出的第2口、第3口痰液。如果患者在留痰前吃过东西，则应先用清水漱口，再留存咳出的第2口、第3口痰液；装有义齿的患者在留取痰标本前应先将义齿取出。

6. 外出期间如何坚持服药 如果患者需要短时间的外出，应告知医生，并带够足量的药品继续按时服药，同时要注意将药品低温避光保存；如果改变居住地，应及时告知医生，以便能够延续治疗。

7. 生活习惯及注意事项 患者应注意保持良好的卫生习惯，避免将疾病传染他人，最好住在单独的光线充足的房间，经常开窗通风。不能随地吐痰也不要下咽，应把痰吐在纸中包好后焚烧，或吐在有消毒液的痰盂中；不要对着他人大声说话、咳嗽或打喷嚏；传染期内应尽量少去公共场所，如需外出应佩戴口罩。

吸烟会加重咳嗽、咳痰、咯血等症状，大量咯血可危及生命。抗结核药物大部分经肝脏代谢，并且对肝脏有不同程度的损害，饮酒会加重对肝脏的损害，降低药物疗效，因此，治疗期间应严格戒烟、禁酒。要注意休息，避免重体力活动，加强营养，多吃奶类、蛋类、瘦肉等高蛋白食物，还应多吃绿叶蔬菜、水果以及杂粮等富含维生素和无机盐的食品，避免吃过于刺激的食物。

8. 密切接触者检查 建议患者的家人、同班同学、同宿舍同学、同办公室同事或经常接触的好友等密切接触者，及时到定点医疗机构进行结核菌感染和肺结核筛查。

（四）就诊指征

告诉患者出现病情加重、严重不良反应、并发症等异常情况时，要及时就诊。

四、督导服药和随访管理

（一）督导服药

1. 医务人员督导 患者服药日，医务人员对患者进行直接面视下督导服药。

2. 家庭成员督导 患者每次服药要在家属的面视下进行。

（二）随访评估

对于由医务人员督导的患者，医务人员至少每月记录1次对患者的随访评估结果；对于由家庭成员督导的患者，基层医疗卫生机构要在患者的强化期或注射期内每10天随访1次，继续期或非注射期内每1个月随访1次。

（1）评估是否存在危急情况，如有则紧急转诊，并在2周内主动随访转诊情况。

（2）对无需紧急转诊的，了解患者服药情况（包括服药是否规律，是否有不良反应），询问上次随访至此次随访期间的症状。询问其他疾病状况、用药史和生活方式。

（三）分类干预

（1）对于能够按时服药，无不良反应的患者，则继续督导服药，并预约下一次随访时间。

（2）若患者未按定点医疗机构的医嘱服药，要查明原因。若是不良反应引起的，则转诊；若其他原因，则要对患者强化健康教育。若患者漏服药次数超过1周及以上，要及时向上级专业机构进行报告。

（3）对出现药物不良反应、并发症或合并症的患者，要立即转诊，并在2周内随访转诊情况。

（4）提醒并督促患者按时到定点医疗机构进行复诊。

五、结案评估

当患者停止抗结核治疗后，要对其进行结案评估，包括：记录患者停止治疗的时间及原因；对其全程服药管理情况进行评估；收集和上报患者的"肺结核患者治疗记录卡"或"耐多药肺结核患者服药卡"。同时将患者转诊至结核病定点医疗机构进行治疗转归评估，并在2周内进行电话随访，了解是否前去就诊及确诊结果。

六、服务要求

（1）在农村地区，主要由乡村医生开展肺结核患者的健康管理服务。

（2）肺结核患者健康管理医务人员需接受上级专业机构的培训和技术指导。

（3）患者服药后，督导人员按上级专业机构的要求，在患者服完药后在"肺结核患者治疗记录卡"或"耐多药肺结核患者服药卡"中记录服药情况。患者完成疗程后，要将"肺结核患者治疗记录卡"或"耐多药肺结核患者服药卡"交上级专业机构留存。

（4）提供服务后及时将相关信息记入"肺结核患者随访服务记录表"，每月记入1次，存入患者的健康档案，并将该信息与上级专业机构共享。

（5）管理期间如发现患者从本辖区居住地迁出，要及时向上级专业机构报告。

七、考核指标

（1）肺结核患者管理率＝已管理的肺结核患者人数/辖区同期内经上级定点医疗机构确诊并通知基层医疗卫生机构管理的肺结核患者人数×100%。

（2）肺结核患者规则服药率＝按照要求规则服药的肺结核患者人数/同期辖区内已完成治疗的肺结核患者人数×100%。

规则服药：在整个疗程中，患者在规定的服药时间实际服药次数占应服药次数的90%以上。

八、附录

附录5　肺结核患者第一次入户随访记录表
附录6　肺结核患者随访服务记录表

（编者　彭云燕）

第三节　高血压患者健康管理

一、服务对象

辖区内 35 岁及以上常住居民中原发性高血压患者。

二、服务内容

（一）筛查、危险因素的识别和指导

（1）对辖区内 35 岁及以上常住居民，每年为其免费测量一次血压（非同一日测量 3 次）。

（2）对第一次发现收缩压≥140 mmHg 和（或）舒张压≥90 mmHg 的居民在去除可能引起血压升高的因素后预约其复查，非同一日 3 次测量血压均高于正常，可初步诊断为高血压。建议转诊到有条件的上级医院确诊并取得治疗方案，2 周内随访转诊结果。对已确诊的原发性高血压患者纳入高血压患者健康管理。对可疑继发性高血压患者，应及时转诊。

（3）如有以下 6 项指标中的任一项高危因素，建议每半年至少测量 1 次血压，并接受医务人员的生活方式指导。高血压高危人群包括：

1）血压高值（收缩压：130～139 mmHg 和/（或）舒张压：85～89 mmHg）。

2）超重或肥胖，和（或）腹型肥胖：

超重：24 kg/m^2≤BMI＜28 kg/m^2；肥胖：BMI≥28 kg/m^2。

腰围：男≥90 cm（2.7 尺），女≥85 cm（2.6 尺）为腹型肥胖。

3）高血压家族史（一、二级亲属）。

4）长期膳食高盐。

5）长期过量饮酒（每日饮白酒≥100 mL）。

6）年龄≥55 岁。

（二）随访评估

对原发性高血压患者，每年至少要提供 4 次面对面的随访。

（1）测量血压并评估是否存在危急情况，如出现收缩压≥180 mmHg 和（或）舒张压≥110 mmHg；意识改变、剧烈头痛或头晕、恶心、呕吐、视力模糊、眼痛、心悸、胸闷、喘憋不能平卧及处于妊娠期或哺乳期同时血压高于正常等危急情况之一，或存在不能处理的其他疾病时，须在处理后紧急转诊。对于紧急转诊者，乡镇卫生院、村卫生室、社区卫生服务中心（站）应在 2 周内主动随访转诊情况。

（2）若不需紧急转诊，询问上次随访到此次随访期间的症状。

（3）测量体重、心率，计算体质指数（BMI）。

（4）询问患者疾病情况和生活方式，包括心脑血管疾病、糖尿病、吸烟、饮酒、运动、摄盐情况等。

（5）了解患者服药情况。

注：体质指数（BMI）是目前国际上常用的衡量人体胖瘦程度以及是否健康的一个重要指标，计算公式是：体质指数＝体重（kg）/身高的平方（m^2）。中国成年人的正常值范围为 18.5≤BMI＜24.0，小于 18.5 为偏瘦，24.0～27.9 为偏胖，超过 28.0 为肥胖。

（三）分类干预

（1）对血压控制满意（一般高血压患者血压降至 140/90 mmHg 以下；≥65 岁老年高血压患者的血压降至 150/90 mmHg 以下，如果能耐受，可进一步降至 140/90 mmHg 以下；一般糖尿病或慢性肾脏病患者的血压目标可以在 140/90 mmHg 的基础上再适当降低），无药物不良反应，无新发并发症或原有并发症没有加重的患者，预约下一次随访时间。

（2）对第一次出现血压控制不满意，或出现药物不良反应的患者，结合其服药依从性，必要时增加现用药物剂量、更换或增加不同类的降压药物，并在 2 周内随访。

（3）对连续两次出现血压控制不满意或药物不良反应难以控制，以及出现新的并发症或原有并发症加重的患者，建议其转诊到上级医院，并在 2 周内主动随访转诊情况。

（4）对所有患者进行有针对性的健康教育，与患者一起制定生活方式改进目标并在下一次随访时评估进展。告诉患者出现哪些异常情况时应立即就诊。

生活方式指导主要包括：合理膳食，提倡少盐（每人每日食盐摄入量不应超过 6 g），多摄入新鲜蔬菜水果；适量运动，保持有规律中等强度的有氧耐力运动；控制体重，将体质指数（BMI）争取控制在正常范围内（18.5~23.9 kg/m^2）；戒烟限酒，每日饮白酒量小于 100 ml（2 两）；注意心理调整，减少内外刺激因素，避免血压升高；遵医行为，遵照医生的指导去改善生活方式。

（四）健康体检

对原发性高血压患者，每年进行一次较全面的健康检查，可与随访相结合。内容包括体温、脉搏、呼吸、血压、身高、体重、腰围、皮肤、浅表淋巴结、心脏、肺部、腹部等常规体格检查，并对口腔、视力、听力和运动功能等进行判断。具体内容参照《居民健康档案管理服务规范》健康体检表。

三、服务要求

（1）高血压患者的健康管理由医生负责，应与门诊服务相结合，对未能按照管理要求接受随访的患者，乡镇卫生院、村卫生室、社区卫生服务中心（站）医务人员应主动与患者联系，保证管理的连续性。

（2）随访包括预约患者到门诊就诊、电话追踪和家庭访视等方式。

（3）乡镇卫生院、村卫生室、社区卫生服务中心（站）可通过本地区社区卫生诊断和门诊服务等途径筛查和发现高血压患者。有条件的地区，对人员进行规范培训后，可参考《中国高血压防治指南》对高血压患者进行健康管理。

（4）发挥中医药在改善临床症状、提高生活质量、防治并发症中的特色和作用，积极应用中医药方法开展高血压患者健康管理服务。

（5）加强宣传，告知服务内容，使更多的患者和居民愿意接受服务。

（6）每次提供服务后及时将相关信息记入患者的健康档案。

四、考核指标

（1）高血压患者规范管理率 = 按照规范要求进行高血压患者健康管理的人数/年内已管理的高血压患者人数 ×100%。

（2）管理人群血压控制率 = 年内最近一次随访血压达标人数/年内已管理的高血压患者人数 ×100%。

注：最近一次随访血压指的是按照规范要求最近一次随访的血压，若失访则判断为未达

标；血压控制标准为收缩压＜140 mmHg 和舒张压＜90 mmHg（65 岁及以上患者收缩压＜150 mmHg和舒张压＜90 mmHg），即收缩压和舒张压同时达标。

五、附录

附录7 高血压患者随访服务记录表

（编者 彭云燕）

第四节 2型糖尿病患者健康管理

一、服务对象

辖区内 35 岁及以上常住居民中 2 型糖尿病患者。

二、服务内容

（一）筛查、危险因素识别和指导

对工作中发现的 2 型糖尿病高危人群进行有针对性的健康教育，建议其每年至少测量一次空腹血糖，并接受医务人员的健康指导。

2 型糖尿病的高危人群主要包括：年龄 ≥40 岁；体质指数（BMI）≥24；男性腰围≥90 cm，女性腰围≥85 cm；有糖尿病家族史者；以往有空腹血糖处在 6.1~6.9 mmol/L 之间状态者或餐后 2 小时血糖处在 7.8~11.0 mmol/L 之间状态者；有高密度脂蛋白胆固醇降低和（或）高甘油三酯血症者；有高血压和（或）心脑血管病变者；有严重精神病和抑郁症者。

健康指导主要包括：饮食控制、运动治疗、控制体重、保持良好的心理状态及支持性环境。糖尿病患者要采取综合治疗，包括饮食治疗、运动治疗、血糖监测、健康教育和药物治疗。其中饮食治疗的基本原则是控制总能量，达到或维持合理体重；平衡膳食，合理安排各种营养素比例；避免高脂肪、适量蛋白质、适宜碳水化合物；增加膳食纤维摄入；清淡饮食，减少钠盐摄入；坚持少量多餐，定时定量，保持饮食摄入和身体活动的平衡。

（二）随访评估

对确诊的 2 型糖尿病患者，每年提供 4 次免费空腹血糖检测，至少进行 4 次面对面随访。

（1）测量空腹血糖和血压，并评估是否存在危急情况，如出现血糖≥16.7 mmol/L 或血糖≤3.9 mmol/L；收缩压≥180 mmHg 和/或舒张压≥110 mmHg；意识或行为改变、呼气有烂苹果样丙酮味、心悸、出汗、食欲减退、恶心、呕吐、多饮、多尿、腹痛、有深大呼吸、皮肤潮红；持续性心动过速（心率超过 100 次/分钟）；体温超过 39℃ 或有其他的突发异常情况，如视力突然骤降、妊娠期及哺乳期血糖高于正常值等危险情况之一，或存在不能处理的其他疾病时，须在处理后紧急转诊。对于紧急转诊者，乡镇卫生院、村卫生室、社区卫生服务中心（站）应在 2 周内主动随访转诊情况。

（2）若不需紧急转诊，询问上次随访到此次随访期间的症状。

（3）测量体重，计算体质指数（BMI），检查足背动脉搏动。

（4）询问患者疾病情况和生活方式，包括心脑血管疾病、吸烟、饮酒、运动、主食摄入情况等。

（5）了解患者服药情况。

（三）分类干预

（1）对血糖控制满意（空腹血糖值＜7.0 mmol/L），无药物不良反应、无新发并发症或原有并发症没有加重的患者，预约下一次随访。

（2）对第一次出现空腹血糖控制不满意（空腹血糖值≥7.0 mmol/L）或药物不良反应的患者，结合其服药依从情况进行指导，必要时增加现有药物剂量、更换或增加不同类的降糖药物，并在2周内随访。

（3）对连续两次出现空腹血糖控制不满意或药物不良反应难以控制以及出现新的并发症或原有并发症加重的患者，建议其转诊到上级医院，并在2周内主动随访转诊情况。

（4）对所有的患者进行针对性的健康教育，与患者一起制定生活方式改进目标，并在下一次随访时评估进展。告诉患者出现哪些异常情况时应立即就诊。

（四）健康体检

对确诊的2型糖尿病患者，每年进行一次较全面的健康体检，体检可与随访相结合。内容包括体温、脉搏、呼吸、血压、空腹血糖、身高、体重、腰围、皮肤、浅表淋巴结、心脏、肺部、腹部等常规体格检查，并对口腔、视力、听力和运动功能等进行判断。具体内容参照《居民健康档案管理服务规范》健康体检表。

三、服务要求

（1）2型糖尿病患者的健康管理由医生负责，应与门诊服务相结合，对未能按照健康管理要求接受随访的患者，乡镇卫生院、村卫生室、社区卫生服务中心（站）应主动与患者联系，保证管理的连续性。

（2）随访包括预约患者到门诊就诊、电话追踪和家庭访视等方式。

（3）乡镇卫生院、村卫生室、社区卫生服务中心（站）要通过本地区社区卫生诊断和门诊服务等途径筛查和发现2型糖尿病患者，掌握辖区内居民2型糖尿病的患病情况。

（4）发挥中医药在改善临床症状、提高生活质量、防治并发症中的特色和作用，积极应用中医药方法开展2型糖尿病患者健康管理服务。

（5）加强宣传，告知服务内容，使更多的患者愿意接受服务。

（6）每次提供服务后及时将相关信息记入患者的健康档案。

四、考核指标

（1）2型糖尿病患者规范管理率＝按照规范要求进行2型糖尿病患者健康管理的人数/年内已管理的2型糖尿病患者人数×100%。

（2）管理人群血糖控制率＝年内最近一次随访空腹血糖达标人数/年内已管理的2型糖尿病患者人数×100%。

注：最近一次随访血糖指的是按照规范要求最近一次随访的血糖，若失访则判断为未达标，空腹血糖达标是指空腹血糖＜7 mmol/L。

五、附录

附录8 2型糖尿病患者随访服务记录表

（编者 彭云燕）

第二章

健康教育

第一节 概述

一、健康教育的含义

健康教育是通过信息传播和行为干预,帮助个人和群体掌握卫生保健知识,树立健康观念,自愿采纳有利于健康的行为生活方式的教育活动与过程。其目的是消除或减轻影响健康的危险因素,预防疾病,促进健康和提高生活质量。健康教育的核心是促进个人或群体改变不利于健康的行为,培养和建立有益于健康的行为与生活方式。

健康教育与传统意义上的卫生宣传不能等同,两者既有区别又紧密联系。卫生宣传是指卫生知识的单向传播。与健康教育相比,卫生宣传的受传对象比较泛化、缺乏针对性,卫生宣传侧重于改变人们的知识结构和态度,不注重信息的反馈和效果。尽管卫生宣传也期望人们的行为有所改变,但实践证明仅有卫生宣传难以达到行为改变的理想目的。健康教育是卫生宣传在内容上的深化、范围上的拓展、功能上的扩充,它具有教育对象明确、针对性强、注重信息反馈、着眼于教育对象行为改变、双向传播为主的特点。然而,健康教育离不开卫生宣传,健康教育要实现特定健康行为目标,必须以卫生宣传作为重要手段。当前社会多种形式、多种途径的卫生宣传仍是健康教育活动中的重要内容。

二、影响健康的危险因素

人类健康受各种因素影响,影响健康的危险因素分为以下四类:

（一）行为与生活方式因素

是指给个人、群体乃至社会的健康带来直接或间接危害的、人们自身的不良行为和生活方式,它对机体具有潜袭性、累积性和广泛影响性的特点。大量的流行病学研究表明,人类的行为和生活方式与大多数慢性非传染性疾病的关系极为密切,改善行为可有效控制这些疾病的发生发展;感染性疾病、意外伤害和职业危害的预防、控制也与行为密切相关。1992年国际心脏保健会议提出的《维多利亚心脏健康宣言》指出,健康的四大基石是"合理膳食、适量运动、戒烟和限制饮酒、心理平衡",说明行为与生活方式对健康的影响具有举足轻重的意义。

(二)环境因素

是指以人为主体的外部世界,或者围绕人们的客观事物的总和。包括自然环境和社会环境。自然环境包括阳光、空气、水、气候、地理等,是人类赖以生存的物质基础,是人类健康的根本。保持自然环境与人类的和谐对健康十分重要。污染的环境必然对人体健康造成危害,其危害机制比较复杂,一般具有浓度低、效应慢、周期长、范围大、人数多、后果重,以及多因素协同作用等特点。社会环境又称文化 – 社会环境,包括社会制度、法律、经济文化、教育、人口、民族、职业等,也包括工作环境、家庭环境、人际关系等。疾病的发生和转化直接或间接地受社会因素的影响和制约。

(三)生物学因素

包括病原微生物、遗传、生长发育、衰老、个人生物学特征(包括年龄、性别、形态和健康状况等)。随着对疾病认识的不断加深,现已查明除了明确的遗传病外,许多疾病如高血压、糖尿病等的发生亦包含有一定的遗传因素,但遗传性对这些疾病来说是促发因素而不是决定因素。

(四)卫生服务因素

卫生服务是指卫生机构和卫生专业人员为了防治疾病、增进健康,运用卫生资源和各种手段,有计划、有目的地向个人、群体和社会提供必要服务的活动过程。以人为本,以健康为中心的、健全的医疗卫生机构,完备的服务网络,一定的卫生经济投入以及合理的、公平的卫生资源配置,均对人群健康有促进作用。相反,如果卫生服务和社会医疗保障体系存在缺陷,就不可能有效地防治居民的疾病,促进其健康。

三、健康相关行为

健康教育的主要核心就是改变人们不利于健康的行为,培养建立和巩固有益于健康的行为和生活方式。健康相关行为指个人或团体的与健康和疾病有关的行为。通常可以按照行为对自身和他人健康状况的影响,将健康相关行为分为促进健康行为和危害健康行为两大类。

(一)促进健康行为

1. 概念及特点 促进健康行为是指个体或群体表现出的、客观上有益于自身和他人健康的一组行为。具有5个特点:

(1)有利性:行为有利于自身和他人健康。

(2)规律性:行为有规律的发生而不是偶然行为。

(3)和谐性:个体行为表现与其所处的环境和谐,即个体根据整体环境随时调整自身行为。

(4)一致性:个体外在的行为表现与其内在的心理情绪一致,没有冲突。

(5)适宜性:行为强度适宜,有理性控制,无明显冲动表现。

2.分类 促进健康行为可以分为以下 5 类：

(1)基本健康行为：指日常生活中一系列有益于健康的基本行为，如合理营养、平衡膳食、适当的体育锻炼、积极的休息与适量睡眠等。

(2)戒除不良嗜好：不良嗜好指的是对健康有危害的个人偏好，如吸烟、酗酒与滥用药品等。戒烟、戒毒、戒酒、戒除滥用药品、戒除网络成瘾等属于戒除不良嗜好行为。

(3)预警行为：指对可能发生的危害健康的事件预先采取预防措施从而预防事故发生，以及能在事故发生后正确处置的行为，如驾车使用安全带，溺水、车祸、火灾等意外事故发生后的自救和他救行为。

(4)避开环境危害行为：这里的环境危害是广义的，包括人们生活和工作的自然环境与心理社会环境中对健康有害的各种因素。此外，避开不利于健康的环境也可以采取积极或消极的方式两类，如离开被二手烟污染的环境，在存在污染的环境中工作时穿戴防护用具属于避免环境危害的行为，而采取措施减轻环境污染，积极应对那些引起人们心理应激的紧张生活事件等也属于避开环境危害行为。

(5)合理利用卫生服务：指有效、合理地利用现有卫生保健服务，以实现三级预防，维护自身健康的行为，包括定期体检、预防接种、遵从医嘱、配合治疗、积极康复等。其包括：①求医行为：指人们感到不适或察觉到自己患有疾病时，主动寻求科学可靠的医疗帮助的行为；②遵医行为：指个体在确诊患有疾病后，积极遵从医嘱检查、用药、配合治疗的系列行为。

(二)危害健康行为

1.概念及特点 危害健康行为指偏离个人、他人乃至社会的健康期望，客观上不利于健康的一组行为。其主要特点为：

(1)危害性：行为对个体、他人乃至社会的健康有直接或间接的危害。

(2)稳定性：行为非偶然发生，有一定强度的行为维持需保持相当的时间。

(3)习得性：危害健康的行为都是在个体后天的生活经历中学会的。

2.分类 危害健康行为可以分为以下 4 类：

(1)不良生活方式与习惯：它是一组习以为常的，对健康有害的行为习惯，包括能导致各种成年期慢性退行性病变的生活方式，如吸烟、酗酒、缺乏运动锻炼、高盐高脂饮食、不良进食习惯等。不良的生活方式与肥胖、心血管系统疾病、早衰、癌症等的发生关系密切。

(2)致病行为模式：是导致特异性疾病发生的行为模式，较多见的是 A 型行为模式和 C 型行为模式。

A 型行为模式是一种与冠心病密切相关的行为模式，表现为争强好胜，工作节奏快，有时间紧迫感；警戒性和敌对意识较强；勇于接受挑战并主动出击，而一旦受挫就容易不耐烦。有关研究表明：具有 A 型行为者冠心病的发生率、复发率和死亡率均显著地高于非 A 型行为者。

C 型行为模式是一种与肿瘤发生有关的行为模式，其核心行为表现是情绪过分压抑和自我克制，爱生闷气，表面隐忍而内在情绪起伏大。研究表明：C 型行为者患宫颈癌、胃癌、结肠癌、肝癌、恶性黑色素瘤的发病率高出其他人 3 倍左右。

(3)不良疾病行为：疾病行为指个体从感知到自身有病到疾病康复全过程所表现出来的一系列行为。不良疾病行为可能发生在上述过程的任何阶段，常见的行为表现形式有：疑病、恐惧、讳疾忌医、不及时就诊、不遵从医嘱、迷信乃至自暴自弃等。

（4）违反社会法律、道德的危害健康行为：我国有关法律、条例、具有法律效力的文件等对部分行为进行了规范，如禁止：吸毒、贩毒、性乱、公共场所禁止吸烟等。违反社会法律、道德的危害健康行为即指上述行为，这些行为既直接危害行为者个人健康，又严重影响社会健康与正常的社会秩序。

（编者　彭云燕）

第二节　健康教育内容

一、特殊人群的健康教育

（一）0～6岁儿童健康教育内容

本阶段的教育对象是儿童的照料者，大致分为2个阶段。

1.出生～18个月的健康教育重点　先天缺陷的筛查、母乳喂养、辅食添加、预防接种、智力开发等。

2.19个月～6岁的健康教育重点　传染病和意外伤害的预防，同时对贫血、营养缺乏、佝偻病、发育迟缓、智力落后、语言障碍等防治进行教育。

（二）老年人健康教育内容

1.行为指导　指导老年人科学规律的生活起居，良好的生活习惯；纠正不良的行为和生活方式，限烟酒。

2.心理卫生教育　鼓励老人多参加社会活动，参加力所能及的活动；与子女相互适应、相互支持；合理安排作息时间；保持乐观的情绪，加强健脑锻炼，避免孤独，减少焦虑情绪。

3.生活卫生　提倡科学合理的平衡膳食，以富含蛋白质、低脂肪、低胆固醇、少盐、少糖、富含维生素和微量元素的食物为主；少吃多餐、定时定量；正确选择保健品。

4.常见病防治　心脑血管疾病、糖尿病、白内障、青光眼、腰腿痛及各类骨关节疾病的防治知识和自我护理方法。

5.体能活动　根据自身特点选择适合自己的体育活动项目，运动不过量。

（三）妇女健康教育内容

1.各生理周期健康教育要点

（1）月经期：包括对青春期少女进行月经初潮教育、月经的生理知识、经期卫生保健的重要性与心理卫生教育等。

（2）妊娠前期：为预防缺陷儿（畸形儿）的出生，夫妻双方孕前需注意的事项如下：①向生命负责，做到计划受孕，孕前须做保健咨询，从孕前3个月开始，建议补充叶酸；②受孕前要排除遗传和环境因素；③保持情绪和身体处于最佳健康状态，不吸烟、不饮酒；④避孕药停服半年、取节育器半年方可怀孕；⑤不要饲养宠物和经常接触宠物；⑥不吸毒，不洗桑拿，不泡温泉或用太热的水洗澡；⑦尽量少化妆，不染发，不烫发；⑧避免使用电褥子，减少使用电磁炉和微波炉等家用电器，卧室内减少电器的使用；⑨合理安排饮食，均衡膳食，不偏食不挑食；⑩生活规律，做力所能及的运动，减少静坐看电视和玩电脑的时间；⑪女性若患肝炎、肾炎、结核、心脏病等重要脏器疾病,应暂时避孕,在有资质的医疗机构进行检查和评估后决定是否妊娠;⑫育龄女性若在有毒有害的环境工作应调离并进行相应检查后方可怀孕。

(3)妊娠期:包括妊娠的生理卫生知识、妊娠期母体的变化、妊娠期劳动、休息、营养等保健知识、孕期用药及性生活注意事项、孕期的自我监护和胎教、定期产前检查及胎教的意义。

(4)围生期和哺乳期:围生期的生理和心理知识、分娩的先兆、临产和分娩的过程、产褥期的卫生保健常识、产后常见病的预防、新生儿护理、喂养、保健及教育等。

(5)更年期:更年期生理、心理及社会适应的健康教育,帮助女性正确对待更年期,学习心理调节的方法。

2.合理膳食教育 应学习营养学知识,根据家人的健康状况科学、合理安排饮食,注意营养与平衡膳食,饮食规律。

3.科学育儿 应掌握妊娠期的保健知识,做好孕期保健,掌握母乳喂养和婴幼儿喂养的知识等。

4.妇女常见病的教育 常见妇科病的防治知识,乳腺癌和妇科肿瘤的定期普查和早期发现。

5.心理健康教育 女性在社会上往往处于弱势状态,社会应给予她们以情感和教育支持,使她们掌握行之有效的情绪转移、疏导及心理调节的方法。

6.美容保健知识教育指导 女性正确选择使用化妆品,正确选择美容院及美容医院,美容手术应注意的事项以及健康的美容观念等。

二、重点疾病的健康教育

(一)高血压病的健康教育与健康促进

1.高血压病健康教育的内容

(1)控制体重:超重与肥胖是高血压病重要的独立危险因素。

(2)合理膳食:膳食中摄入过量油脂可导致高血压、动脉粥样硬化等疾病。过多摄入钠盐是导致高血压病的重要原因。

(3)控制饮酒:长期大量饮酒是高血压的重要危险因素。

(4)戒烟:吸烟可在短期内使血压急剧升高,是心血管病的重要危险因素。

(5)适量锻炼:有规律地进行中等强度的有氧运动是预防高血压风险的良好方法之一。

(6)应对紧张刺激:各种内外紧张刺激因子会引起人体明显的主观紧迫感觉、相应的紧张行为和伴随的生理和心理变化,最终会导致血压升高。

(7)提高依从性:单纯的非药物治疗只适于血压略高,没有心血管损害的年轻人。如采用非药物性治疗方法没有效果,应合并使用抗高血压药物。但药物不能根治高血压,只能控制血压,因此要求患者终生服药,切忌忽然停药,特别是中度以上患者,即使症状缓解也不能停止使用药物。

2.目标人群与健康教育重点内容

(1)目标人群分为四类:

1)高血压病患者及其家属。

2)具有数项行为危险因素或有遗传因素的高危人群。

3）一般健康人群。

4）社区领导者和决策者。

（2）不同目标人群的健康教育重点内容：

1）高血压病患者及家属：加强随访和管理，使其知道坚持从医行为的重要性，提高个人和家庭自我保健能力，预防病程恶化。

2）高危人群：矫正不良的行为习惯，消除或减少高血压病的行为危险因素；定期测量血压，做到早诊断，早治疗；减少可避免的高血压患病风险。

3）社区一般人群：使儿童、青少年树立全面的健康观念，从小养成良好的行为习惯，防患于未然；使成年人向有利于全身心健康的方向发展，发现并矫正不良行为习惯。

4）社区领导和决策者：提供必要的信息，让其了解高血压病预防的重要性，预防工作的社会效益、经济效益、可行方法，促使领导决策，使高血压预防成为全社会的行动，获得政策、组织协调、环境、舆论和经费的支持。

（二）糖尿病的健康教育与健康促进

糖尿病是一种代谢紊乱的终生性疾病，由于多种原因引起人体内胰岛素分泌绝对或相对不足，导致糖、脂肪和蛋白质代谢障碍，以血糖升高为主要临床表现。

1. 糖尿病的危险因素

（1）遗传因素：不管是 1 型糖尿病还是 2 型糖尿病，其遗传因素的作用均很肯定，父母均患糖尿病的子女其发病率在 50% 以上。

（2）病毒感染与自身感染：病毒感染后糖尿病的患病率增加。

（3）肥胖：肥胖是 2 型糖尿病的主要易患因素之一。

（4）饮食与体力活动：长期进食高热量、低纤维的食物，同时体力活动过少，能导致肥胖，促进糖尿病的发生。

2. 糖尿病的干预措施

（1）普及防治知识，动员高危人群积极参加糖尿病筛查。

（2）积极治疗糖尿病：发现糖尿病应积极治疗，患者应按医嘱服药。需指导患者进行饮食控制和适宜的运动，控制体重。同时对患者进行心理疏导，减少焦虑和悲观的思想。患者需坚持自我监测血糖。

（3）预防并发症：让患者和家属了解糖尿病并发症的相关症状，定期进行血糖和尿糖监测，控制血压和血脂水平，定期检查眼底、眼压。鞋袜要合脚、卫生、透气，防治神经和血管病变，不用热水烫脚。要防止低血糖的发生。

（三）艾滋病的健康教育与健康促进

艾滋病是由人类免疫缺陷病毒（HIV）引起的，以人体免疫系统全面崩溃为特征的传染性疾病，艾滋病的全称为"获得性免疫缺陷综合征"（AIDS）。

1. 艾滋病健康教育目标人群

（1）艾滋病病毒感染者、艾滋病患者。

（2）高危人群：卖淫嫖娼、吸毒、同性恋、受劳动教养的人员及性病患者、艾滋病病毒感染者和艾滋病患者亲属。

（3）重点人群：指年轻人、流动人口、宾馆或服务行业人员、长途汽车司机。

（4）一般人群：除上述人群之外的人群。

2.艾滋病健康教育内容

(1)危害特点:①普遍的易感性;②威胁的长期性;③控制与治疗的困难性;④资源的消耗性。

(2)艾滋病的预防:艾滋病虽然可怕,但它是可以预防的"行为性"疾病,导致该病传播的最主要原因是人类自身的不良性行为、吸毒行为等。

(3)艾滋病的传播途径:

1)性传播:主要是男同性恋行为和性乱行为传播。预防性传播应提供以下基本信息,即所谓"ABC"措施:①A(abstinence)–禁欲。主要指的是不发生婚前性行为,而不是要求人们终生不与人发生性关系;②B(be faithful)–忠诚。指忠于配偶,不与配偶以外的人发生性关系。在双方均没有感染 HIV 的情况下,忠诚是关键性的措施;③C(condom)–使用安全套。一贯地、正确地使用高质量的安全套是在难以做到禁欲、忠诚的情况下保护性伴双方,减少 HIV 感染机会的一种有效方法。

2)血液途径传播:①尽量减少输血和使用血制品,必须输血时要确保血液安全,有关方面应严把血源关;②避免不必要的静脉注射,静脉注射要使用一次性注射器具,有静脉吸毒行为的人不要与他人共用注射器具;③不与他人共用刮脸刀、剃须刀、牙刷等,不在消毒不严格的理发店、美容店等处刮胡子、美容、穿耳、纹身等,尽可能避免使用容易刺破皮肤而又公用的工具;④从事人工授精,接触血制品、治疗和护理艾滋病患者的医务人员应认识到其工作有感染 HIV 的危险性,必须严格遵守操作规程,避免医源性感染。

3)母婴传播:感染艾滋病病毒的母亲在妊娠后,血液中的病毒可以通过胎盘直接到达婴儿体内,也可在分娩、母乳喂养过程中将艾滋病毒传染给婴儿。预防母婴垂直传播应提供以下基本信息:①HIV 感染妇女避免妊娠;②HIV 感染妇女要在孕期、产时和产后使用抗病毒药物;③HIV 感染妇女所生婴儿出生后要使用抗病毒药物;④提倡人工喂养。

在教育公众认识传播途径及其预防的同时,必须让公众了解不会感染艾滋病的途径:①在工作和生活中与艾滋病患者和 HIV 感染者的一般接触(如握手、拥抱、共同进餐、共用工具、办公用具等)不会感染艾滋病;②HIV 不会通过马桶、电话机、餐饮具、卧具、游泳池或公共浴池等公共设施传播;③咳嗽和打喷嚏不传播艾滋病;④蚊虫叮咬不传播艾滋病。

(4)关爱和不歧视:关爱和不歧视 HIV 感染者及艾滋病患者是预防与控制艾滋病的重要策略。所谓社会歧视是针对某社会群体的不公平、不合理、排斥性的社会行为或制度安排。积极鼓励感染者和患者参与和合作是艾滋病预防与控制的一个重要组成部分。

(5)自愿性艾滋病病咨询和检测:指人们在经过咨询后能对 HIV 检测与否做出明智选择的过程。它包括检测前的咨询、自愿性检测、检测后咨询、检测后医疗关怀服务及精神关怀与社会支持服务。

三、重点公共卫生问题的健康教育

(一)控制吸烟的健康教育

1.烟草的主要有害成分 纸烟烟雾中主要有害成分包括尼古丁、焦油、潜在性致癌物、一氧化碳和烟尘。国际上评价烟草有害物质的含量,通常采用烟焦油、尼古丁和一氧化碳三项指标。

2.吸烟对健康的危害

(1)吸烟是肺癌的最主要危险因素：危险程度与每天吸烟量、持续吸烟时间和烟草中焦油和尼古丁含量有直接关系。

(2)吸烟是冠心病的主要危险因素：吸烟者缺血性心脏病的发病率和死亡率高于不吸烟者70%。

(3)吸烟与慢性阻塞性肺病的关系：80%～90%的慢性阻塞性肺病由吸烟引起。

(4)吸烟与肺癌之外其他癌症的关系：吸烟与口腔、喉、食管癌的发病密切相关，与膀胱癌、胃癌、胰腺癌等癌症有关。

(5)吸烟与其他疾病的关系：吸烟与消化道溃疡、脑卒中、动脉硬化外周血管病及其他血管疾病有关。

3.被动吸烟的危害　被动吸烟是指不吸烟者每天暴露于烟雾环境之中，无意或被动吸入由于烟草燃烧所产生的烟雾累计超过15分钟。其危害在于：

(1)母亲吸烟对胎儿的影响：吸烟妇女导致低出生体重婴儿、流产、早产及胎儿、新生儿死亡率的增加，导致胎盘早期剥离、早期出血等并发症的增加。

(2)对儿童的影响：父母吸烟与其2岁以下儿童的呼吸道疾病有密切关系，可能影响儿童生长发育，增加儿童猝死的概率，也是儿童中耳炎发生的危险因素。

(3)对成年人的影响：引起眼刺激、头痛、鼻部症状、咳嗽及过敏反应；加剧患有心、肺疾病和过敏反应患者的症状；被动吸烟者可增加患肺癌的危险。

4.吸烟行为的干预　以"行为改变阶段理论"模式为例，介绍如何根据吸烟者意愿采取不同的干预方法。

(1)没有打算阶段：没有戒烟意愿，还未考虑戒烟，甚至对戒烟反感的吸烟者，一般他们不愿知道吸烟的害处，这时给予过多的吸烟危害劝告可造成逆反心理，因此，这阶段不必在行为干预上花太多的精力，仅是让他们去思考吸烟的利弊。

(2)打算阶段(犹豫不决阶段)：吸烟者已经知道吸烟的危害想戒烟，但又担心戒烟带来许多不良的后果。这时需要帮助吸烟者澄清并解决一些困惑问题。干预的方法在于开诚布公地和吸烟者讨论吸烟的利弊，启发"自我意识"和"自我评价"，认真听取吸烟者的意见，允许吸烟者在戒烟前有充分的时间考虑是否戒烟，让吸烟者自己做出抉择，让其产生戒烟的动机主动戒烟。

(3)准备阶段：这时吸烟者开始向亲朋好友做出戒烟的承诺，并向别人咨询戒烟的事宜，寻找相关的书籍或资料，并制定戒烟的时间表。此时需要获得社会支持，包括同事、朋友和家属的支持，确定在戒烟过程中可能遇到的问题和困难，以及如何解决可能遇到的问题和困难。

(4)行动阶段：吸烟者正式戒烟，此阶段需要提供更积极的干预方法，帮助克服戒断症状并给予支持，比如为吸烟者提供戒烟方法及告知如何巩固戒烟效果。方法如下：

1)行为技巧：①推迟：如想吸烟，将吸烟的时间推迟是降低由戒烟引起的焦虑及恐慌最有效的方法；②躲避：别人吸烟时离开，为避免诱发烟瘾，暂时离开吸烟的场所；③避免：在戒烟最初的两周避免接触主要的刺激物和场所，如会见吸烟的朋友、参加聚会、避免生气等，即回避吸烟的机会；④分心：分散注意力，想吸烟时可以通过打电话、饮水、散步、淋浴等活动分散注意力；⑤支持：来自周围人、家人、社会的支持。

2)认知策略：使戒烟者警醒认识到吸烟可能带来的严重后果，使其感受到周围由于吸烟而生病的人给家庭和个人带来的严重后果，以增强其戒烟的信心，相信自己有能力控制自己的行为。

3）替代疗法：对于烟瘾较大或戒断症状较严重的吸烟者可以采用替代疗法，常用的有尼古丁口香糖等。

4）药物戒烟：为非尼古丁替代疗法，选用什么药物需在医生的指导下进行。

（5）维持阶段：戒烟后复吸十分常见，预防复吸，巩固效果是行为改变模式的一个阶段。确认造成吸烟的高危状态，创造支持性环境，制定长期预防复吸的计划。复吸者应总结造成复吸的原因，以避免复吸再次发生。

（二）戒酒的健康教育与健康促进

1.酗酒的危害　当血液中酒精含量达0.1%时，人的动作协调性、视觉、言谈及平衡能力均会受损，出现中毒现象；当血液中酒精含量达0.5%时，神经生理平衡会严重受损甚至会失去意识；酗酒造成对肝脏的损害，酗酒所致的胃溃疡更是常见；孕妇酗酒会导致胎儿乙醇综合征；司机酗酒是造成交通不安全的重要因素。总之，长期无节制地饮酒给酒精依赖者自己的身体、精神、家庭和社会带来的危害性是不能低估的。

2.酗酒的干预

（1）加大对酗酒危害的宣传：利用各种媒介进行宣传教育，改变人们不良的饮酒和敬酒习惯，使人们知道过量饮酒对健康的危害。

（2）消除饮酒的条件：要求其家庭成员不购买酒，不在家里摆放酒，不请朋友在自己家或在酒店喝酒。同时告诉酒精依赖者的朋友不要请其喝酒。

（3）利用各种办法戒酒。

1）戒断剂戒酒：使用戒酒剂后再饮酒时会产生强烈的恶心、呕吐、呼吸困难、心悸、脸红、焦虑等身体反应和不愉快的感觉，致使酒精依赖者再见到酒时对酒产生望而生畏的体验，从而消除其对酒的依赖。

2）支持疗法：酒精依赖者多以酒代饭，进食很少，导致营养不良、维生素缺乏，故应补充大剂量B族维生素及维生素C，及时维持水电平衡，补充营养，对躯体的并发症及时恰当治疗。

3）戒断综合征的治疗：戒断综合征的躯体症状和精神症状是比较严重的，严重者危及患者生命。可使用促大脑代谢药物(如细胞色素C等)。

4）社会支持及精神治疗：包括改善环境、行为疗法、家庭疗法、个人和集体心理治疗，这些能激发患者的戒酒愿望，鼓励患者参加文体和学习活动，引导其逐步适应工作和社会生活。为了戒酒成功和避免复发，必须取得患者单位及家庭的支持，以巩固疗效，促进其职业和社会功能恢复。

（4）成立戒酒组织：可以组织戒酒协会，其中包括已经戒酒成功的人士，动员愿意戒酒的人参加，可以通过讲解和指导，或者是戒酒成功者的现身说法，达到促进戒酒的目的。

（编者　彭云燕）

第三节　健康教育服务

一、服务对象

辖区内常住居民。

二、服务内容

（一）健康教育内容

（1）宣传普及《中国公民健康素养——基本知识与技能（2015 年版）》。配合有关部门开展公民健康素养促进行动。

（2）对青少年、妇女、老年人、残疾人、0~6 岁儿童家长等人群进行健康教育。

（3）开展合理膳食、控制体重、适当运动、心理平衡、改善睡眠、限盐、控烟、限酒、科学就医、合理用药、戒毒等健康生活方式和可干预危险因素的健康教育。

（4）开展心脑血管、呼吸系统、内分泌系统、肿瘤、精神疾病等重点慢性非传染性疾病和结核病、肝炎、艾滋病等重点传染性疾病的健康教育。

（5）开展食品卫生、职业卫生、放射卫生、环境卫生、饮水卫生、学校卫生和计划生育等公共卫生问题的健康教育。

（6）开展突发公共卫生事件应急处置、防灾减灾、家庭急救等健康教育。

（7）宣传普及医疗卫生法律法规及相关政策。

（二）服务形式及要求

1. 提供健康教育资料

（1）发放印刷资料。印刷资料包括健康教育折页、健康教育处方和健康手册等。放置在乡镇卫生院、村卫生室、社区卫生服务中心（站）的候诊区、诊室、咨询台等处。每个机构每年提供不少于 12 种内容的印刷资料，并及时更新补充，保障使用。

（2）播放音像资料。音像资料为视听传播资料，如 VCD、DVD 等各种影音视频资料。机构正常应诊的时间内，在乡镇卫生院、社区卫生服务中心门诊候诊区、观察室、健教室等场所或宣传活动现场播放。每个机构每年播放音像资料不少于 6 种。

2. 设置健康教育宣传栏

乡镇卫生院和社区卫生服务中心宣传栏不少于 2 个，村卫生室和社区卫生服务站宣传栏不少于 1 个，每个宣传栏的面积不少于 2 平方米。宣传栏一般设置在机构的户外、健康教育室、候诊室、输液室或收费大厅的明显位置，宣传栏中心位置距地面 1.5~1.6 米高。每个机构每 2 个月最少更换 1 次健康教育宣传栏内容。

3. 开展公众健康咨询活动

利用各种健康主题日或针对辖区重点健康问题，开展健康咨询活动并发放宣传资料。每个乡镇卫生院、社区卫生服务中心每年至少开展 9 次公众健康咨询活动。

4. 举办健康知识讲座

定期举办健康知识讲座，引导居民学习、掌握健康知识及必要的健康技能，促进辖区内居民的身心健康。每个乡镇卫生院和社区卫生服务中心每月至少举办 1 次健康知识讲座，村卫生室和社区卫生服务站每两个月至少举办 1 次健康知识讲座。

5. 开展个体化健康教育

乡镇卫生院、村卫生室和社区卫生服务中心(站)的医务人员在提供门诊医疗、上门访视等医疗卫生服务时，要开展有针对性的个体化健康知识和健康技能的教育。

三、服务要求

(1)乡镇卫生院和社区卫生服务中心应配备专(兼)职人员开展健康教育工作，每年接受健康教育专业知识和技能培训不少于 8 学时。树立全员提供健康教育服务的观念，将健康教育与日常提供的医疗卫生服务结合起来。

(2)具备开展健康教育的场地、设施、设备，并保证设施设备完好，正常使用。

(3)制定健康教育年度工作计划，保证其可操作性和可实施性。健康教育内容要通俗易懂，并确保其科学性、时效性。健康教育材料可委托专业机构统一设计、制作，有条件的地区，可利用互联网、手机短信等新媒体开展健康教育。

(4)有完整的健康教育活动记录和资料，包括文字、图片、影音文件等，并存档保存。每年做好年度健康教育工作的总结评价。

(5)加强与乡镇政府、街道办事处、村(居)委会、社会团体等辖区其他单位的沟通和协作，共同做好健康教育工作。

(6)充分发挥健康教育专业机构的作用，接受健康教育专业机构的技术指导和考核评估。

(7)充分利用基层卫生和计划生育工作网络和宣传阵地，开展健康教育工作，普及卫生计生政策和健康知识。

(8)运用中医理论知识，在饮食起居、情志调摄、食疗药膳、运动锻炼等方面，对居民开展养生保健知识宣教等中医健康教育，在健康教育印刷资料、音像资料的种类、数量、宣传栏更新次数以及讲座、咨询活动次数等方面，应有一定比例的中医药内容。

四、考核指标

(1)发放健康教育印刷资料的种类和数量。

(2)播放健康教育音像资料的种类、次数和时间。

(3)健康教育宣传栏设置和内容更新情况。

(4)举办健康教育讲座和健康教育咨询活动的次数和参加人数。

五、附录

附录9　健康教育活动记录表

【同步综合练习】

单项选择题

1.居民健康档案建立的对象是(　　　)

A.辖区所有人员　　　　　　　　B.辖区部分人员

C.辖区内居住半年以上的户籍居民　　D.流动人员

E. 辖区内居住半年以上的户籍居民及非户籍居民

2. 医生为某居民建立健康档案时询问他的饮酒情况，了解到他每天饮酒，且啤酒、黄酒、葡萄酒、白酒都喝。为帮助该居民控制饮酒量，该医生教其折算饮酒量。下列讲述正确的是（　　）

A. 黄酒 3 两折合白酒 1 两　　　　　　B. 啤酒 1 瓶折合白酒 1 两

C. 果酒 8 两折合白酒 1 两　　　　　　D. 果酒 6 两折合白酒 1 两

E. 葡萄酒 6 两折合白酒 1 两

3. 居民健康档案编码中最后 5 位编码是（　　）

A. 居民家庭序号编码　　　　　　　　B. 居民个人序号编码

C. 县及县以上的行政区划　　　　　　D. 乡镇（街道）编码

E. 村委会或居委会编码

4. 不属于居民健康档案管理的考核指标是（　　）

A. 健康档案建档率　　　　　　　　　B. 电子健康档案建档率

C. 健康档案上报率　　　　　　　　　D. 健康档案使用率

E. 健康档案合格率

5. 居民健康档案的建立要遵循的原则是（　　）

A. 诱导、强制　　　　　　　　　　　B. 自愿、引导

C. 自愿、诱导　　　　　　　　　　　D. 自愿、长期

E. 诱导、长期

6. 某社区的老年人正在进行一次健康体检，查体栏中"足背动脉搏动"，必须进行此项检查的慢性病患者是（　　）

A. 糖尿病患者　　　　　　　　　　　B. 高血压患者

C. 心肌缺血患者　　　　　　　　　　D. 脑血管病患者

E. 下肢骨折患者

7. 某乡镇卫生院对辖区老年人进行健康运动的指导，其中经常晒太阳能促进人体对哪种物质的吸收（　　）

A. 钙　　　　　　B. 铁　　　　　　C. 锌　　　　　　D. 维生素 B_{12}　　　　　　E. 镁

8. 下列哪项不是高血压病的危险因素（　　）

A. 高钠盐饮食　　　　　　　　　　　B. 缺少锻炼

C. 肥胖　　　　　　　　　　　　　　D. 紧张刺激

E. 高纤维膳食

9. 患者，男，65 岁。身高 170 cm，体重 85 kg。该男子的 BMI 值是（　　）

A. 23.4　　　　　　B. 25.4　　　　　　C. 27.4　　　　　　D. 29.4　　　　　　E. 31.4

10. 患者，男，35 岁，吸烟 10 年，每天 1 包，并表示不想戒烟，他说："就算生病我也不会把烟戒掉。"按照行为改变阶段模式，该患者行为属于（　　）

A. 行动阶段　　　　　　　　　　　　B. 准备阶段

C. 打算转变阶段　　　　　　　　　　D. 维持阶段

E. 无打算阶段

11. 乡镇卫生院和村卫生室等基层医疗卫生机构提供播放音像资料每个机构每年提供不

少于( )

    A.5 种   B.6 种   C.7 种   D.8 种   E.9 种

12. 乡镇卫生院和村卫生室宣传栏的面积不少于( )

    A.2.0m²   B.2.1m²

    C.2.2m²   D.1.1m²

    E.1.2m²

13. 乡镇卫生院每月至少举办多少次健康知识讲座( )

    A.1 次   B.2 次

    C.3 次   D.6 次

    E.8 次

14. 每个乡镇卫生院每年至少开展几次公众健康咨询活动( )

    A.4 次   B.6 次

    C.8 次   D.9 次

    E.10 次

15. 健康教育的目标之一是使社区内高血压患者减少食用盐的摄入量,每日食用盐的摄入量控制在 6 g 以内,则健康教育的主要对象是( )

    A.副食店的售货员和小商小贩   B.高血压患者及其家属

    C.小学师生   D.街道办事处工作人员

    E.食堂的工作人员

16. 乡镇卫生院和村卫生室等基层医疗卫生机构,每个机构每 2 个月最少更换几次健康教育宣传栏内容( )

    A.1 次   B.2 次

    C.3 次   D.6 次

    E.8 次

17. 某社区实施一项高血压综合防治项目,在项目"执行计划一年后,项目地区 70% 高血压患者家庭学会自测血压",属于健康教育计划的( )

    A.总体目标   B.教育目标

    C.健康目标   D.行为目标

    E.过程目标

【参考答案】

1.E 2.B 3.C 4.C 5.B 6.A 7.A 8.E 9.D 10.E 11.B 12.A 13.A
14.D 15.B 16.A 17.D

(编者 彭云燕)

第三章

法定传染病及突发公共卫生事件

第一节　传染病流行过程

　　传染病是由病原微生物和寄生虫感染人体后产生的具有传染性的疾病。传染病的流行过程是指传染病在人群中发生、发展和转归的过程。传染病的流行具备三个基本环节，即传染源、传播途径和人群易感性。三个环节必须同时存在，方能构成传染病流行，缺少其中的任何一个环节，新的传染都不会发生，不可能形成流行。

一、传染病流行的基本环节

（一）传染源
　　传染源是指病原体在体内生长、繁殖并能将其排出体外的人和动物，包括患者、隐性感染者、病原携带者、受感染动物。

（二）传播途径
　　传播途径是指病原体离开传染源后到侵入另一个易感者前所经历的途径。病原体停留和转移必须依附于的各种媒介物，称为传播媒介或传播因素。同一种传染病可以有多种传播途径：经空气传播、经水传播、经食物传播、经接触传播、虫媒传播、经土壤传播、医源性传播、垂直传播或母婴传播等。

（三）人群易感性
　　人群易感性是指人群作为一个整体对传染病的易感程度。
　　1.影响人群易感性升高的主要因素　新生儿增加、易感人口迁入、免疫人口免疫力自然消退和免疫力人口死亡等。
　　2.影响人群易感性降低的主要因素　计划免疫、传染病流行和隐性感染等。

二、潜伏期和传染期

(一)潜伏期

1. 定义　潜伏期指病原体侵入机体至最早出现临床症状的这段时间。潜伏期的长短需要病原学检查和流行病学调查确定。

2. 潜伏期的流行病学意义及用途　①判断患者受感染的时间，以追踪传染源，确定传播途径；②确定接触者的留验、检疫和医学观察期限，一般以常见潜伏期或平均潜伏期增加1～2天为准，危害严重者可按该病的最长潜伏期予以留验；③确定免疫接种时间；④评价预防措施效果：一项预防措施实施后经过一个潜伏期，如果发病数明显下降，则认为可能与措施有关；⑤潜伏期长短还可影响疾病的流行特征。一般潜伏期短的传染病来势猛，病例成簇出现，常呈现暴发，而潜伏期长的传染病流行持续时间可能较长。

(二)传染期

1. 定义　传染期指患者排出病原体的整个时期。

2. 传染期的流行病学意义　传染期是决定传染病患者隔离期限的重要依据。传染期在一定程度上也影响疾病的流行特征：传染期短的疾病，续发病例成簇发生，持续时间较短；传染期长的疾病，续发病例陆续发生，持续时间较长。

三、疫源地

1. 定义　疫源地指传染源及其排出的病原体向四周播散所能波及的范围，即可能发生新病例和新感染的范围。一般将范围较小的或单个传染源所构成的疫源地称为疫点，经常以有患者的住户或附近几户作为疫点。较大范围的疫源地或疫源地连成片时称为疫区。

2. 形成疫源地的条件　传染源、传播途径和易感人群的存在。

3. 疫源地的范围　因病而异，主要取决于传染源的活动范围、传播途径的特点和周围人群的免疫状况。当传染源活动范围较大，传播距离较远，周围易感者比例较高时，疫源地的范围也相应较大。

4. 疫源地消灭的条件　①传染源被移走(住院或死亡)或不再排出病原体；②传染源散播在外环境中的病原体被彻底消灭；③所有的易感接触者经过了该病最长潜伏期未出现新病例或被证明未受到感染。

四、影响流行过程的因素

1. 自然因素　包括地理、气候、土壤和动植物等，对传染病流行因素影响最明显的是气候因素和地理因素。

2. 社会因素　包括社会制度及人类的一切活动，如生活条件、居住环境、医疗卫生、文化水平、卫生习惯、人口移动、社会动荡、风俗习惯、宗教信仰等。近年来，新发、再发传染病的流行，很大程度上受到社会因素的影响。

(编者　周红)

第二节　传染病的预防和处理

一、法定传染病分类

截至 2014 年，我国修订后的《传染病防治法》列入的法定传染病共分甲、乙、丙三类 39 种。

1. 甲类传染病　也称强制性管理传染病，2 种：鼠疫、霍乱。

2. 乙类传染病　也称严格管理传染病，26 种：传染性非典型肺炎、艾滋病、病毒性肝炎、脊髓灰质炎、人感染高致病性禽流感、麻疹、流行性出血热、狂犬病、流行性乙型脑炎、登革热、炭疽、细菌性和阿米巴性痢疾、肺结核、伤寒和副伤寒、流行性脑脊髓膜炎、百日咳、白喉、新生儿破伤风、猩红热、布鲁菌病、淋病、梅毒、钩端螺旋体病、血吸虫病、疟疾、人感染 H7N9 禽流感。

3. 丙类传染病　也称监测管理传染病，11 种：流行性感冒（包括甲型 H1N1 流感）、流行性腮腺炎、风疹、急性出血性结膜炎、麻风病、流行性和地方性斑疹伤寒、黑热病、丝虫病、包虫病、手足口病，除霍乱、细菌性和阿米巴性痢疾、伤寒和副伤寒以外的感染性腹泻病。

目前，乙类按甲类管理的传染病为：传染性非典型肺炎和肺炭疽。

二、传染病的报告和登记

各级各类医疗机构、疾病控制机构、采供血机构均为责任报告单位；其执行职务的人员和乡村医生、个体开业医生均为责任疫情报告人，必须按规定进行疫情报告。

乡镇卫生院、村卫生室应规范填写门诊日志、入/出院登记本、X 线检查和实验室检测结果登记本。首诊医生在诊疗过程中发现传染病患者及疑似患者后，按要求填写《中华人民共和国传染病报告卡》或电子传染病报告卡。

（一）报告程序与方式

具备网络直报条件的机构，在规定时间内进行传染病网络直报；不具备网络直报条件的医疗机构，其传染病报告卡由代报单位保存，原报告单位必须进行登记备案。

（二）报告时限

责任报告人发现甲类传染病和按照甲类传染病管理的乙类传染病患者、病原携带者或者疑似传染病患者时，应在 2 小时报告发病地的疾病预防控制机构；责任报告人发现乙类、丙类传染病患者、病原携带者或疑似传染病患者时，应于 24 小时内报告发病地的疾病预防控制机构。

三、传染病的预防措施

预防为主是我国的基本卫生工作方针，我国传染病预防策略可以概括为：预防为主、群策群力、因地制宜、发展三级保健网、采取综合性防治措施。

（一）经常性预防措施
包括改善卫生条件、健康教育、预防接种、国境卫生检疫和传染病报告等。

（二）传染病暴发、流行的紧急措施

为了有效预防、及时控制和消除传染病暴发、流行，减少突发公共卫生事件的危害，根据《中华人民共和国传染病防治法》及《突发公共卫生事件条例》的规定，在有传染病暴发、流行时，除立即组织力量进行防治外，当地政府及相关部门报经上一级单位决定，可采取系列紧急措施：①限制或停止集市、集会、影剧院演出或者其他人群聚集活动；②停工、停业、停课；③临时征用房屋、交通工具；④封闭被传染病病原体污染的公共饮用水源。对拒绝或未依照规定配合疫情控制的单位或个人，其行为一旦造成传染病传播、流行或者对公众健康造成严重危害后果的，依法给予行政处分或追究法律责任。

（三）针对传染源的措施

1.对患者的措施　早发现、早诊断、早报告、早隔离、早治疗。甲类传染病和按照甲类传染病管理的乙类传染病患者必须实施隔离治疗，乙类传染病患者根据病情可在医院或家中隔离，直至患者痊愈为止，对某些疾病(如肾综合性出血热、钩端螺旋体病、布鲁菌病)患者，由于一般的接触传播可能性极小，可不必隔离。传染病疑似患者必须接受医学检查、随访和隔离措施。

2.对病原携带者的措施　对重要疾病的病原携带者应做好登记、管理和随访，直至病原体检测 2～3 次阴性为止。对饮食行业工作的病原携带者需暂时离开工作岗位。艾滋病、乙型和丙型病毒性肝炎、疟疾携带者严禁做献血员。

3.对接触者的措施　凡与传染源有过接触并有受感染可能者都应接受检疫。根据病种及接触者的免疫状态，采取应急接种、药物预防、医学观察、隔离观察或留验等不同措施。

(1)留验：即隔离观察。对甲类传染病和按照甲类传染病管理的乙类传染病的接触者应进行留验。

(2)医学观察：对乙类和丙类传染病的接触者应施行医学观察，即在正常工作、学习的情况下，接受体格检查、病原学检查和必要的卫生处理。

(3)应急接种：对潜伏期较长的传染病，如脊髓灰质炎、麻疹、白喉等，可对接触者施行预防接种。

(4)药物预防：某些有特效预防药物的传染病，必要时可采用药物预防。

4.对动物传染源的措施　对危害大的病畜和野生动物予以捕杀、焚烧或深埋；对危害不大且有经济价值的病畜可予以隔离治疗。此外，要做好家畜和宠物的预防接种和检疫。

（四）针对传播途径的措施

针对传播途径的措施主要是切断传播途径。切断传播途径是防止传染病扩散和蔓延的主要措施，包括消毒和杀虫。

1.消毒　包括预防性消毒和疫源地消毒两大类。

(1)预防性消毒：是指在没有发现明确传染源时，对可能受到病原微生物污染的场所和物品实行的消毒，属于预防性措施。

(2)疫源地消毒：是对现有或曾经有传染源存在的场所进行的消毒，属于防疫措施，其目的是杀灭传染源排出的病原体。疫源地消毒又分为随时消毒和终末消毒。

随时消毒是当传染源还存在于疫源地时进行的消毒，对传染源的排泄物、分泌物或被污染的物品、场所进行的及时消毒。传染病病家随时消毒的要求：在接到患者诊断和原驻地隔离卡后，消毒人员应立即到病家指导随时消毒，必要时提供所需药品，并标明药品名称及使用方法。患者家属和护理人员除做好患者的随时消毒外，还应做好本人的卫生防护，特别是护理患者后要消毒双手。

终末消毒指当传染源痊愈、死亡或离开以后对疫源地进行的彻底消毒，目的是完全消灭传染源播散在外环境中的病原体。

（3）常用消毒剂：包括碘制剂、乙醇、含氯制剂、二氧化氯、过氧乙酸等。还可以采用煮沸消毒、紫外线消毒等方法。

2. 杀虫　目的是预防疾病、消除危害。

（五）针对易感人群的措施

1. 免疫预防　包括主动免疫和被动免疫。

2. 药物预防　可作为一种应急措施来预防传染病的传播。

3. 个人防护　要养成良好的个人卫生习惯，在传染病发生流行时，易感者的个人防护措施也是非常重要的。

（编者　周红）

第三节　传染病暴发疫情及突发公共卫生事件

一、突发公共卫生事件的定义、分级

突发公共卫生事件是指已经发生或者可能发生的、对公众健康造成或者可能造成重大损失的传染病疫情、不明原因的群体性传染病、重大的食物中毒和职业中毒，以及其他危害公共健康的突发公共事件。

《国家突发公共卫生事件应急预案》规定，根据突发公共卫生事件性质危害程度、涉及范围，将突发公共卫生事件划分为特别重大（Ⅰ级）、重大（Ⅱ级）、较大（Ⅲ级）和一般（Ⅳ级）四级。

二、风险管理

在疾病预防控制机构和其他专业机构指导下，乡镇卫生院、村卫生室和社区卫生服务中心（站）协助开展传染病疫情和突发公共卫生事件风险排查、收集和提供风险信息，参与风险评估和应急预案制（修）订。

公共卫生风险评估是指利用风险评估的理论和方法，对疾病或事件的公共卫生风险进行识别分析和评价，确定其公共卫生风险等级，指导公共卫生风险的管理与控制。风险评估是提高监测数据利用的有效途径，是及时、科学开展卫生应急和疾病防控的保证。

三、信息报告

（一）报告范围与标准

报告范围包括可能构成或已发生的突发公共卫生事件相关信息。为了及时、准确掌握突发公共卫生事件相关信息，快速有效地处置各种突发公共卫生事件，原卫生部印发了《国家突发公共卫生事件相关信息报告管理工作规范（试行）》（2005年），规定的报告范围与标准如下：

1. 传染病

（1）鼠疫。发现 1 例及以上鼠疫病例。

（2）霍乱。发现 1 例及以上霍乱病例。

（3）传染性非典型肺炎。发现 1 例及以上传染性非典型肺炎病例患者或疑似患者。

（4）人感染高致病性禽流感。发现 1 例及以上人感染高致病性禽流感病例。

（5）炭疽。发生 1 例及以上肺炭疽病例；或 1 周内，同一学校、幼儿园、自然村寨、社区、建筑工地等集体单位发生 3 例及以上皮肤炭疽或肠炭疽病例；或 1 例及以上职业性炭疽病例。

（6）甲肝/戊肝。1 周内，同一学校、幼儿园、自然村寨、社区、建筑工地等集体单位发生 5 例及以上甲肝/戊肝病例。

（7）伤寒（副伤寒）。1 周内，同一学校、幼儿园、自然村寨、社区、建筑工地等集体单位发生 5 例及以上伤寒（副伤寒）病例，或出现 2 例及以上死亡。

（8）细菌性和阿米巴性痢疾。3 天内，同一学校、幼儿园、自然村寨、社区、建筑工地等集体单位发生 10 例及以上细菌性和阿米巴性痢疾病例，或出现 2 例及以上死亡。

（9）麻疹。1 周内，同一学校、幼儿园、自然村寨、社区、建筑工地等集体单位发生 10 例及以上麻疹病例。

（10）风疹。1 周内，同一学校、幼儿园、自然村寨、社区、建筑工地等集体单位发生 10 例及以上风疹病例。

（11）流行性脑脊髓膜炎。3 天内，同一学校、幼儿园、自然村寨、社区、建筑工地等集体单位发生 3 例及以上流脑病例，或出现 2 例及以上死亡。

（12）登革热。1 周内，一个县（市、区）发生 5 例及以上登革热病例；或首次发现病例。

（13）流行性出血热。1 周内，同一自然村寨、社区、建筑工地、学校等集体单位发生 5 例（高发地区 10 例）及以上流行性出血热病例，或者死亡 1 例及以上。

（14）钩端螺旋体病。1 周内，同一自然村寨、社区、建筑工地等集体单位发生 5 例及以上钩端螺旋体病病例，或者死亡 1 例及以上。

（15）流行性乙型脑炎。1 周内，同一乡镇、街道等发生 5 例及以上乙脑病例，或者死亡 1 例及以上。

（16）疟疾。以行政村为单位，1 个月内发现 5 例（高发地区 10 例）及以上当地感染的病例；或在近 3 年内无当地感染病例报告的乡镇，以行政村为单位，1 个月内发现 5 例及以上当地感染的病例；在恶性疟流行地区，以乡（镇）为单位，1 个月内发现 2 例及以上恶性疟死亡病例；在非恶性疟流行地区，出现输入性恶性疟疾感染病例。

（17）血吸虫病。在未控制地区，以行政村为单位，2 周内发生急性血吸虫病病例 10 例及以上，或在同一感染地点 1 周内连续发生急性血吸虫病病例 5 例及以上；在传播控制地区，以行政村为单位，2 周内发生急性血吸虫病病例 5 例及以上，或在同感染地点 1 周内连续发生急性血吸虫病病例 3 例及以上；在传播阻断地区或非流行区，发现当地感染的患者、病牛或感染性钉螺。

（18）流感。1 周内，在同一学校、幼儿园或其他集体单位发生 30 例及以上流感样病例，或 5 例及以上因流感样症状住院病例，或发生 1 例及以上流感样病例死亡。

(19)流行性腮腺炎。1周内，同一学校、幼儿园等集体单位中发生10例及以上流行性腮腺炎病例。

(20)感染性腹泻(除霍乱、痢疾、伤寒和副伤寒以外)。1周内，同一学校、幼儿园、自然村寨、社区、建筑工地等集体单位中发生20例及以上感染性腹泻病例，或死亡1例及以上。

(21)猩红热。1周内，同一学校、幼儿园等集体单位中，发生10例及以上猩红热病例。

(22)水痘。1周内，同一学校、幼儿园等集体单位中，发生10例及以上水痘病例。

(23)输血性乙肝、丙肝、HIV。医疗机构、采供血机构发生3例及以上输血性乙肝、丙肝病例或疑似病例或HIV感染病例。

(24)新发或再发传染病。发现本县(区)从未发生过的传染病或发生本县近5年从未报告的或国家宣布已经消灭的传染病。

(25)不明原因肺炎。发现不明原因肺炎病例。

2.食物中毒

(1)一次性食物中毒人数30人及以上或死亡1人及以上。

(2)学校、幼儿园、建筑工地等集体单位发生食物中毒，一次中毒人数5人及以上或死亡1人及以上。

(3)地区性或全国性重要活动期间发生食物中毒，一次中毒人数5人及以上或死亡1人及以上。

3.职业中毒　发生急性职业中毒10人及以上或者死亡1人及以上的。

4.其他中毒　出现食物中毒、职业中毒以外的急性中毒病例3例及以上的事件。

5.环境因素事件　发生环境因素改变所致的急性病例3例及以上。

6.意外辐射照射事件　出现意外辐射照射人员1例及以上。

7.传染病菌、毒种丢失　发生鼠疫、炭疽、非典、艾滋病、霍乱、脊髓灰质炎等菌毒种丢失事件。

8.预防接种和预防服药群体性不良反应

(1)群体性预防接种反应。一个预防接种单位一次预防接种活动中出现群体性疑似异常反应；或发生死亡。

(2)群体预防性服药反应。一个预防服药点一次预防服药活动中出现不良反应(或心因性反应)10例及以上；或死亡1例及以上。

9.医源性感染事件　医源性、实验室和医院感染暴发。

10.群体性不明原因疾病　2周内，一个医疗机构或同一自然村寨、社区、建筑工地、学校等集体单位发生有相同临床症状的不明原因疾病3例及以上。

11.各级人民政府卫生行政部门认定的其他突发公共卫生事件

(二)报告内容

突发公共卫生事件报告分为首次报告、进程报告和结案报告。应根据事件的严重程度、事态发展、控制情况，及时报告事件的进程。不同类别的突发公共卫生事件应分别填写基本信息报表和相应类别的事件分类信息报表。

报告内容包括事件名称、事件类别、发生时间、地点、涉及的地域范围、发患者数、死亡人数、年龄、性别和职业分布、主要症状和体征、可能的原因、已经采取的措施、事件的发展趋势等。

（三）报告程序与方式

具备网络直报条件的机构，在规定时间内进行传染病和/或突发公共卫生事件相关信息的网络直报；不具备网络直报条件的，按相关要求通过电话、传真等方式进行报告，同时向辖区县级疾病预防控制机构报送《传染病报告卡》和/或《突发公共卫生事件相关信息报告卡》。

发现报告错误，或报告病例转归或诊断情况发生变化时，应及时对《传染病报告卡》和/或《突发公共卫生事件相关信息报告卡》等进行订正；对漏报的传染病病例和突发公共卫生事件，应及时进行补报。

（四）报告时限

突发公共卫生事件监测机构、医疗卫生机构及有关单位发现突发公共卫生事件，应在2小时内向所在地区县级人民政府的卫生行政部门报告。

卫生行政部门在接到突发公共卫生事件报告后，应在2小时内向同级人民政府报告；同时，向上级人民政府卫生行政部门报告，并应立即组织进行现场调查，确认事件的性质，及时采取措施，随时报告事件的进展态势。

四、调查处理

（一）患者医疗救治和管理

按照有关规范要求，对传染病患者、疑似患者采取隔离、医学观察等措施，对突发公共卫生事件伤者进行急救，及时转诊，书写医学记录及其他有关资料并妥善保管，尤其是要按规定做好个人防护和感染控制，严防疫情传播。

（二）传染病密切接触者和健康危害暴露人员的管理

协助开展传染病接触者或其他健康危害暴露人员的追踪、查找，对集中或居家医学观察者提供必要的基本医疗和预防服务。

（三）流行病学调查

协助对本辖区患者、疑似患者和突发公共卫生事件开展流行病学调查，收集和提供患者、密切接触者其他健康危害暴露人员的相关信息。

（四）疫点疫区处理

做好医疗机构内现场控制、消毒隔离、个人防护、医疗垃圾和污水的处理工作。协助对被污染的场所进行卫生处理，开展杀虫、灭鼠等工作。

（五）应急接种和预防性服药

协助开展应急接种、预防性服药、应急药品和防护用品分发等工作，并提供指导。

（六）宣传教育

根据辖区传染病和突发公共卫生事件的性质和特点，开展相关知识技能和法律法规的宣传教育。

五、服务要求

（1）乡镇卫生院、村卫生室和社区卫生服务中心（站）应按照《中华人民共和国传染病防治法》《突发公共卫生事件应急条例》《国家突发公共卫生事件应急预案》等法律法规要求，建立健全传染病和突发公共卫生事件报告管理制度，协助开展传染病和突发公共卫生事件的报告和处置。

(2)乡镇卫生院、村卫生室和社区卫生服务中心(站)要配备专(兼)职人员负责传染病疫情及突发公共卫生报告管理工作,定期对工作人员进行相关知识和技能的培训。

(3)乡镇卫生院、村卫生室和社区卫生服务中心(站)要做好相关服务记录,《传染病报告卡》和《突发公共卫生事件相关信息报告卡》应至少保留3年。

六、疫情报告工作指标

(1)传染病疫情报告率=网络报告的传染病病例数/登记传染病病例数×100%。

(2)传染病疫情报告及时率=报告及时的病例数/报告传染病病例数×100%。

(3)突发公共卫生事件相关信息报告率=及时报告的突发公共卫生事件相关信息数/报告突发公共卫生事件相关信息数×100%。

(编者 周红)

第四节 预防接种

一、国家免疫规划、免疫程序

国家免疫规划是指根据国家传染病防治规划,使用有效疫苗对易感人群进行预防接种所制定的规划、计划和策略。按照国家或者省、自治区、直辖市确定的疫苗品种、免疫程序或者接种方案,在人群中有计划地进行预防接种,以预防和控制特定传染病的发生和流行。

(一)基础免疫

基础免疫是指机体初次全程接种某种疫苗。初次免疫起始的月龄应按规定接种,不能擅自提前,接种的针次间隔不能缩短和延长,脊髓灰质炎疫苗、百白破疫苗各剂次的间隔时间应≥28天(28~60天)。每种疫苗基础免疫的次数和剂量是不同的,应在12月龄内完成。

(二)加强免疫

机体在完成疫苗的基础免疫之后,抗体的作用随时间推移逐渐衰退,在适当的时间进行一次加强免疫,可使抗体增长并延长维持时间。由于疫苗免疫的持久性不同,各种疫苗的加强免疫年限都有明确规定。

(三)扩大免疫规划

2007年扩大国家免疫规划范围,将15种可以通过接种疫苗有效预防的传染病纳入国家免疫规划。

1.扩大的疫苗

在原全国范围内使用的乙肝疫苗、卡介苗、脊灰疫苗、百白破疫苗、麻疹疫苗、白破疫苗等6种国家免疫规划疫苗基础上,以无细胞百白破疫苗替代百白破疫苗,将甲肝疫苗、流脑疫苗、乙脑疫苗、麻腮风疫苗纳入国家扩大免疫规划,对适龄儿童进行常规接种,并在重点地区对重点人群进行出血热疫苗接种;发生炭疽、钩端螺旋体病病情或发生洪涝灾害可能导致钩端螺旋体病暴发流行时,对重点人群进行炭疽疫苗和钩体疫苗应急接种。

2.预防的病种

通过接种上述疫苗,预防乙型肝炎、结核病、脊髓灰质炎、百日咳、白喉、破伤风、麻疹、甲型肝炎、流行性脑脊髓膜炎、流行性乙型脑炎、风疹、流行性腮腺炎、流行性出血热、炭疽和钩端螺旋体病等15种传染病(表1-3-1)。

表1-3-1 国家免疫规划疫苗儿童免疫程序表(2016年版)

名称	缩写	接种对象月(年)龄	接种次数	接种方法	接种剂量	接种禁忌证
乙肝疫苗	HepB	0、1、6月龄	3	上臂三角肌或大腿外侧中部,肌内注射	10 g	患急性疾病、严重慢性疾病、慢性疾病的急性发作期和发热者、妊娠期妇女、对未控制的癫痫和其他进行性神经系统疾病者、对酵母成分过敏者
卡介苗	BCG	出生时	1	上臂三角中部略下处,皮内注射	0.1 mL	结核病、免疫功能不全不能接种;急性传染病,肝、肾、心脏病及皮肤疾患应暂缓接种
脊灰减毒活疫苗	OPV	2、3、4月龄,4周岁	4	口服或肌内注射	0.5 mL	发热,急、慢性疾病活动期和重度腹泻的患儿暂缓接种
百白破疫苗	DTaP	3、4、5月龄,18月龄	4	上臂外侧三角肌,肌内注射	0.5 mL	发热,急、慢性疾病发作期应暂缓接种,有癫痫、神经系统疾病或惊厥史、过敏史者不应接种
白破疫苗	DT	6周岁	1	上臂三角肌,肌内注射	0.5 mL	发热,急、慢性疾病发作期应暂缓接种,有癫痫、神经系统疾病或惊厥史、过敏史者不应接种
麻风疫苗	MR	8月龄	1	上臂外侧三角肌下缘附着处,皮下注射	0.5 mL	免疫功能不全、发热、急、慢性疾病活动期应暂缓接种
麻腮风疫苗	MMR	18月龄	1	上臂外侧三角肌下缘附着处,皮下注射	0.5 mL	严重疾病、急性或慢性感染、发热、有过敏史者不得接种,妊娠妇女严禁接种。妇女怀孕前3个月内不宜接种。免疫缺陷、免疫功能低下或接受免疫抑制药治疗者不得接种
乙脑减毒活疫苗	JE-L	8月龄,2周岁	2	上臂外侧三角肌下缘附着处,皮下注射	0.5 mL	神经系统疾患、过敏体质不能接种。发热,急性、慢性疾病活动期应暂缓接种
A群流脑多糖疫苗	MPSV-A	6~18月龄	2	上臂外侧三角肌下缘附着处,皮下注射	0.5 mL	神经系统疾患、过敏史者不能接种。发热,急性、慢性疾病活动期应暂缓接种

续表 1-3-1

名称	缩写	接种对象月(年)龄	接种次数	接种方法	接种剂量	接种禁忌证
A+C流脑多糖疫苗	MPSV-AC	3周岁,6周岁	2	上臂外侧三角肌下缘附着处,皮下注射	0.5 mL	神经系统疾患、过敏史者不能接种。发热,急性、慢性疾病活动期应暂缓接种
甲肝减毒活疫苗	HepA-L	18月龄	1	上臂外侧三角肌下缘附着处,皮下注射	1 mL	急性疾病、严重慢性疾病、慢性疾病的急性发作、发热者,过敏体质者、免疫缺陷或接受免疫抑制药治疗者、未控制的癫痫和其他进行性神经系统疾病者

二、疫苗使用管理

(1)根据《疫苗流通和预防接种管理条例》,将疫苗分为第一类疫苗和第二类疫苗。第一类疫苗是指政府免费向公民提供,公民应当依照政府的规定受种的疫苗。第二类疫苗是指由公民自费并且自愿受种的其他疫苗。

(2)根据疫苗的性质可分为减毒活疫苗和灭活疫苗。目前使用的减毒活疫苗有:卡介苗、脊髓灰质炎、麻疹、风疹、腮腺炎、甲型肝炎、乙脑等活疫苗。

三、冷链系统管理

(一)疫苗和稀释液储存温度要求

(1)疫苗应按品种、批号分类码放。采用冷库和大容量冰箱存放疫苗时,底部应留有一定的空间。疫苗要摆放整齐,疫苗与箱壁、疫苗与疫苗之间应留有1~2 cm的空隙。疫苗不应放置冰箱门内搁架上,含吸附剂的疫苗不可贴壁放置。

(2)使用冰箱储存疫苗时,应将可冷冻保存的疫苗存放在底部、冷藏保存的疫苗放在冰箱上部,避免冻结。

(3)乙肝疫苗、卡介苗、脊灰灭活疫苗、百白破疫苗、白破疫苗、麻疹疫苗、麻腮风疫苗、麻风疫苗、乙脑疫苗、A群流脑多糖疫苗、A+C群流脑多糖疫苗、甲肝疫苗、钩体疫苗、出血热疫苗、炭疽疫苗等在2℃~8℃条件下避光储存和运输。

(4)脊灰减毒活疫苗在-20℃以下保存,运输过程可在冷藏条件下进行。

(二)疫苗储存温度监测

冷库、冰箱等储存设备在使用时,应配备温度测量器材,每天进行温度记录。管理人员每天应至少2次(上午和下午各1次)查看并填写温度记录表。保证设备的正常运转,确保疫苗质量的合格稳定。

四、预防接种服务

(一)预防接种分类

1.常规接种 是指接种单位按照国家免疫规划疫苗儿童免疫程序、疫苗使用指导原则、疫苗使用说明书,在相对固定的接种服务周期时间内,为接种对象提供的预防接种服务。

2. 临时接种 在出现自然灾害、控制疫苗针对传染病流行等情况，开展应急接种、补充免疫或其他群体性预防接种时，应急接种、补充免疫或群体性预防接种方案，在适宜的地点和时间，设立临时预防接种点，对目标人群开展的预防接种服务。

3. 群体性预防接种 是指在特定范围和时间内，针对可受某种传染病威胁的特定人群，有组织地集中实施的预防接种活动。补充免疫（原称为"强化免疫"）是一种较常采用的群体性预防接种形式。

4. 应急接种 是指在传染病疫情开始或有流行趋势时，为控制传染病疫情蔓延，对目标人群开展的预防接种活动。

（二）预防接种管理

（1）及时为辖区内所有居住满 3 个月的 0 ~ 6 岁儿童建立预防接种证和预防接种卡（簿）等儿童预防接种档案。

（2）采取预约、通知单、电话、手机短信、网络、广播通知等适宜方式，通知儿童监护人，告知接种疫苗种类时间、地点和相关要求。在边远山区、海岛、牧区等交通不便的地区，可采取入户巡回的方式进行预防接种。

（3）每半年对辖区内儿童的预防接种卡（簿）进行 1 次整理，查漏补缺，并及时进行补种。

（三）预防接种实施

1. 接种前的工作 接种工作人员在对儿童接种前应查验儿童预防接种证（卡、簿）或电子档案，核对受种者姓名、性别、出生日期及接种记录，确定本次受种对象、接种疫苗的品种。询问受种者的健康状况以及是否有预防接种禁忌等。告知受种者或其监护人所接种疫苗的品种、作用、禁忌、不良反应以及注意事项，可采用书面或（和）口头告知的形式，并如实记录告知和询问的情况。

2. 接种时的工作接种 工作人员在预防接种操作时再次查验并核对受种者姓名、预防接种证、接种凭证和本次接种的疫苗品种，核对无误后严格按照《预防接种工作规范》规定的接种月（年）龄、接种部位、接种途径、安全注射等要求予以接种。接种工作人员在接种操作时再次进行"三查七对"，无误后予以预防接种。"三查"：检查受种者健康状况和接种禁忌证，查对预防接种卡（簿）与儿童预防接种证，检查疫苗注射器外观与批号、有效期；"七对"：核对受种对象姓名、年龄、疫苗品名、规格、剂量、接种部位、接种途径。

3. 接种后的工作 告知儿童监护人，受种者在接种后应留观室观察 30 分钟。接种后及时在预防接种证、卡（簿）做好记录，与儿童监护人预约下次接种疫苗的种类、时间和地点。有条件的地区将接种信息录入计算机并进行网络报告。

【同步综合练习】

单项选择题

1. 我国的甲类法定传染病包括（　　）

A. 天花和艾滋病　　　　　　　　B. 艾滋病和鼠疫

C. 鼠疫和霍乱　　　　　　　　　D. 鼠疫和传染性非典型肺炎

E. 霍乱和天花

2. 传染病的流行必须具备三个基本环节，即（　　）

A. 传染源、传播途径、人群易感性　　B. 传染源、传播媒介、易感人群

C.传染源、传播过程、传播季节　　　D.传染源、传播距离、人群易感性

E.传染源、传播途径、传播时间

3.决定传染病患者隔离期限长短的重要依据是(　　)

A.潜伏期　　　　　　　　　　　　B.传染期

C.发病期　　　　　　　　　　　　D.症状明显期

E.检疫期

4.确定对传染病接触者进行留验、医学观察的时间以(　　)为依据?

A.潜伏期　　　　　　　　　　　　B.传染期

C.发病期　　　　　　　　　　　　D.症状明显期

E.检疫期

5.影响和制约传染病流行的因素是(　　)

A.气候因素和地理因素　　　　　　B.自然因素和社会因素

C.社会制度、宗教信仰及地理、气候等　D.文化水平的高低

E.经济条件的好坏

6.早期正确诊断传染病最重要的意义在于(　　)

A.避免延误病情　　　　　　　　　B.解决合理治疗

C.有助于判断预后　　　　　　　　D.有助于流行病学调查

E.有助于防止传播

7.可通过母婴传播的传染病是(　　)

A.甲型病毒性肝炎　　　　　　　　B.艾滋病

C.流行性乙型脑炎　　　　　　　　D.疟疾

E.狂犬病

8.切断传播途径的措施不包括(　　)

A.污染物品的消毒　　　　　　　　B.杀虫

C.医疗垃圾的处理　　　　　　　　D.预防接种

E.环境消毒

9.能够使人群易感性降低的因素是(　　)

A.新生儿增加　　　　　　　　　　B.易感人群迁入

C.免疫人口死亡　　　　　　　　　D.免疫人口免疫力自然消退

E.计划免疫

10.能够升高人群易感性的因素是(　　)

A.人工自动免疫　　　　　　　　　B.传染病流行后

C.隐性感染　　　　　　　　　　　D.易感人群迁入

E.易感人群迁出或死亡

11.传染源及其排出的病原体向四周播散所能波及的范围称为(　　)

A.自然疫源地　　　　　　　　　　B.传染区

C.疫源地　　　　　　　　　　　　D.传染范围

E.发病区

12.责任报告单位或者责任报告人发现乙类传染病患者时,报告的时限要求是(　　)

A. 2 小时   B. 6 小时

C. 8 小时   D. 12 小时

E. 24 小时

13. 提高监测数据利用的有效途径，及时、科学开展卫生应急和疾病防控的保证是(   )

A. 疾病监测   B. 风险评估

C. 健康教育   D. 预防接种

E. 流行病学调查

14. 卫生行政部门在接到突发公共卫生事件报告后，向同级人民政府报告的时间是(   )

A. 1 小时   B. 2 小时

C. 6 小时   D. 12 小时

E. 24 小时

15. 出生 24 小时内应进行的接种疫苗是(   )

A. 流感疫苗   B. 麻疹疫苗

C. 乙肝疫苗   D. 脊灰疫苗

E. 百白破疫苗

16. 脊灰疫苗在(   )条件下避光储存

A. 0℃   B. 5℃

C. 2℃ ~8℃   D. -4℃

E. -20℃

17. 接种后告知儿童监护人，受种者在接种后应留观室观察(   )

A. 1 分钟   B. 5 分钟

C. 20 分钟   D. 30 分钟

E. 40 分钟

(18 ~20 题共用题干)

某中学 124 名学生发生食物中毒，经调查 20 日中餐供应的豆角炒肉为可疑污染食品，经细菌培养，从该食物中分离出沙门氏菌。对该校食堂工作人员进行大便细菌培养，从厨师李四大便中检验出沙门氏菌。

18. 李四是本次食物中毒的(   )

A. 传染源   B. 传播途径

C. 易感者   D. 传播因素

E. 影响因素

19. 豆角炒肉是本次食物中毒的(   )

A. 传染源   B. 传播途径

C. 易感者   D. 传播因素

E. 影响因素

20. 学生是本次食物中毒的(   )

A. 传染源   B. 传播途径

C.易感人群　　　　　　　　　　D.传播因素

E.影响因素

(21～22题共用题干)

某小学发生一起食物中毒,患者临床表现主要是反复剧烈呕吐,上腹部疼痛、腹泻,少数患者有低热。患者在当天上午都吃过学校供应的课间餐(外购的奶油蛋糕),未吃者不发病。潜伏期最短为1小时,最长为6小时。

21.最可能的诊断是(　　)

A.沙门菌属食物中毒　　　　　　B.副溶血性弧菌食物中毒

C.葡萄球菌肠毒素食物中毒　　　D.肉毒梭菌毒素食物中毒

E.亚硝酸盐食物中毒

22.引起此类中毒的食物除了奶制品、含奶糕点外,还有(　　)

A.病死畜肉　　　　　　　　　　B.剩饭、凉粉

C.罐头制品　　　　　　　　　　D.海产品

E.蔬菜

【参考答案】

1.C　2.A　3.B　4.A　5.B　6.E　7.B　8.D　9.E　10.D　11.C　12.E　13.B
14.B　15.B　16.E　17.D　18.A　19.B　20.C　21.C　22.B

(编者　周红)

第二篇

临床诊疗

第一章

常见症状

第一节 发热

一、概述

发热是指人的体温超过正常值高限,是体温调节异常的结果。人的正常体温随测量部位不同而不同,腋温为36℃~37℃,口温为36.3℃~37.2℃,肛温为36.5℃~37.7℃。正常人体温常有波动,但24小时内波动不超过1℃。

二、常见病因和临床特点

发热的病因多种多样,临床特点除有皮肤灼热潮红、呼吸和心率加快等表现外,还有引起发热的原发病表现,这也是发热疾病诊断与鉴别诊断的重要依据。

(一)根据是否有感染

发热的病因常分为感染性和非感染性两大类,而以感染性发热最常见。

1.感染性发热 ①急、慢性传染病;②急、慢性全身或局灶性感染;各种病原体包括细菌、病毒、真菌、支原体、立克次体、寄生虫等。

2.非感染性发热 ①风湿性疾病:如风湿热、系统性红斑狼疮等;②恶性肿瘤:如各种恶性实体瘤、血液系统恶性肿瘤(淋巴瘤);③无菌性组织坏死:如心肌梗死、烧伤等;④内分泌及代谢疾病:如甲状腺功能亢进症(包括甲状腺危象)等;⑤中枢神经系统疾病:如脑出血、外伤、肿瘤等;⑥物理因素:如中暑;⑦变态反应:如药物热、溶血反应等;⑧其他:如自主神经功能紊乱产生的功能性发热。

(二)热度

热度(以口温为标准)不同,病因各异,随热度增高发热症状会加重。

1. 低热(37.3℃~38℃)　慢性低热(病程1个月以上),可为结核、肝炎、局灶性化脓性感染;也可为非感染性,如风湿性疾病、甲状腺功能亢进症、恶性肿瘤、功能性发热。

2. 中高热(中等度热38.1℃~39℃;高热39.1℃~41℃)　急性中高热(病程2周以内),主要由感染引起,也可能是全身疾病的早期表现。长期中高热(病程2周以上)多由急性中高热迁延而来,常由感染、肿瘤、结缔组织病和变态反应疾病引起,但仍以感染为主。

3. 超高热(>41℃)　多见于中暑、热射病、婴幼儿急性感染病、输液反应。常急性起病,干热无汗,可伴昏迷、惊厥。

(三)热型

即体温曲线,因病因不同而异,不同疾病有不同的特殊热型:

1. 稽留热　体温持续在39℃~40℃以上达数天或数周,24小时内波动不超过1℃,常见于肺炎球菌肺炎和伤寒等。

2. 弛张热　因常见于败血症,故又称败血症热型,体温常在39℃以上,24小时内波动达2℃以上,但最低体温仍高于正常水平,见于败血症、重症肺结核和化脓性炎症等。

3. 间歇热　体温骤升达高峰,持续数小时后,骤降至正常,经过一天或数天后又骤升,如此高热期与无热期反复交替发作,见于疟疾、急性肾盂肾炎。

4. 波状热　体温逐渐升高达39℃或以上,持续数天后逐渐下降至正常水平,数天后又逐渐上升,如此反复交替发作多次,见于布鲁杆菌病。

5. 回归热　体温骤升达39℃以上,持续数天后又骤降至正常水平,数天后又骤升,持续数天后又骤降,如此反复发作,见于回归热、霍奇金淋巴瘤等。

6. 不规则热　发热无一定规律,见于结核病、风湿热、支气管炎等。

三、诊断思路

(一)病史采集

1. 现病史

(1)针对发热本身的问诊:①询问发热的可能诱因:如传染病接触史和疫区居住史利于传染病的诊断;着凉和过度劳累等利于呼吸道感染的诊断;不洁饮食利于肠道感染的诊断。②起病的缓急、病程的长短,可有急性发热、长期发热和慢性低热。③询问热度和发热的特点,以确定热型,对发热的诊断和鉴别诊断有帮助。由于抗生素、糖皮质激素和解热药的应用及个体差异等,有时使热型变得不典型。

(2)相关鉴别问诊:①伴明显头痛:见于颅内感染、出血等;②伴寒战:一次性寒战见于肺炎球菌肺炎、输血输液反应;反复性寒战则见于疟疾、败血症、感染性心内膜炎、淋巴瘤等;③伴出血:见于肾综合征出血热、某些血液病(如急性白血病、急性再生障碍性贫血)、弥散性血管内凝血等;④伴胸痛:见于肺炎球菌肺炎、胸膜炎、肺脓肿及心包炎、急性心肌梗死;⑤伴腹痛:见于急性细菌性痢疾、急性胆囊炎、急性阑尾炎、肠结核、肝脓肿、急性病毒性肝炎、急性腹膜炎及肝癌、结肠癌等;⑥伴尿痛、尿频、尿急:见于急、慢性肾盂肾炎、急性膀胱炎、肾结核等;⑦伴肌肉痛:见于多发性肌炎、皮肌炎、军团菌病等;⑧伴皮疹:见于传染病如水痘、猩红热、麻疹、斑疹伤寒、伤寒;非传染性疾病如风湿热、药物热、系统性红斑狼疮、败血症等;⑨伴黄疸:见于病毒性肝炎、淋巴瘤、急性溶血、胆囊炎、化脓性胆管炎等。

(3)诊疗经过问诊:①患病以来是否曾到医院就诊和检查,如血常规、尿常规、粪常规和隐血试验、骨髓穿刺、血培养、肝肾功能及生化、胸部 X 线片和 CT、腹部 B 超或 CT、内镜、组织病理等，检查结果如何；②治疗和用药情况，如是否用过抗生素和退热药等，疗效如何。

(4)患病以来的一般情况问诊：包括饮食、睡眠、大便、小便和体重变化等，以了解全身一般情况。

2.其他相关病史问诊

(1)既往有无结核病、肝炎、结缔组织病、糖尿病和肿瘤等疾病史；有无传染病接触史；药物和食物过敏史；外伤、手术史。

(2)有无长期疫区居住史；有无烟酒嗜好；性病和冶游史。

(3)配偶健康状况，女性月经、婚育情况，有无流产史等。

(4)有无遗传性疾病家族史。

(二)体格检查

1.测量体温，必要时测肛温　连续每日记录 4 次体温，以观察热型，特别对长期不明原因的发热有诊断价值。

2.全面系统的体格检查　包括皮疹、黄疸、淋巴结(局部或全身肿大)、局部感染灶、心肺异常体征及有否肝脾肿大和腹部异常体征等，对发热病因有诊断价值。

(三)辅助检查

1.血象　①白细胞增高伴核左移和中性粒细胞增高见于急性化脓性细菌感染；②白细胞不增高或降低可见于伤寒、副伤寒、疟疾、病毒感染及革兰阴性杆菌感染等；③淋巴细胞增高且异型淋巴细胞大于 10%，对传染性单核细胞增多症有诊断价值；④嗜酸性粒细胞增高常见于寄生虫病及变态反应性疾病；⑤贫血伴大量原始和幼稚细胞，则最可能是急性白血病或淋巴瘤骨髓侵犯。

2.尿常规　①发热本身可有轻度蛋白尿；②明显尿常规异常可由尿路感染、肿瘤或结缔组织病引起。

3.粪常规和隐血　对肠道感染和肿瘤性疾病有诊断价值。

4.血沉　对结核病、自身免疫病、肿瘤性疾病的诊断有帮助。

5.胸部 X 线片　对了解心、肺、纵隔情况及结核或肿瘤的诊断有重要价值。

6.腹部 B 超　对了解腹部脏器病变和腹腔淋巴结是否肿大有重要价值。

7.细菌学检查　①血培养：有利于伤寒、败血症、感染性心内膜炎的确诊；②痰培养：有利于呼吸道感染的诊断；③尿培养：有利于尿路感染的诊断；④粪培养：有利于肠道感染的诊断。

8.其他针对性的辅助检查　如血清学试验(肥达反应、外斐反应)，自身抗体(抗核抗体谱等)检测，各种穿刺液(胸腔积液、腹水、脑脊液、骨髓液)检查，各种活检(淋巴结、肝、肾及各种病变组织)等。

四、处理原则

关键是针对原发病治疗，如明确为细菌感染者应在完善必要实验室检查和各种培养标本采集后，给予相应有效的抗生素，局部感染应做好感染灶的清除。遇有下列情况应做紧急降温处理：①体温超过 40℃；②高热伴惊厥或谵妄；③高热伴休克或心功能不全；④高温中暑。紧急降温措施如下：

1. 首选物理降温 包括冰袋或冷毛巾湿敷、35% 左右酒精擦浴(但婴幼儿不能用此方法)。

2. 退热药物 若物理降温效果欠佳，可根据发热程度及患者耐受情况联合口服或静脉用药，临床常用布洛芬、对乙酰氨基酚等退热药物。但有严重感染者，在未应用有效抗生素前，不应使用退热药，以免引起或加重休克。糖皮质激素不能作为退热药物应用，但在治疗严重感染引起的休克时，可与有效抗生素同时应用。

3. 冬眠疗法 对超高热或高热伴惊厥、谵妄者，还可应用冬眠疗法(氯丙嗪 50 mg、异丙嗪 50 mg 加入 5% 葡萄糖或 0.9% 氯化钠注射液静脉滴注)。

五、转诊指征

(1)经处理后仍高热不退，伴有某种危重病征，如昏迷、抽搐、剧痛、呼吸困难、发绀、休克、重度心律失常等。

(2)经初步检查，对发热诊断不清，需要做进一步检查的患者。

(3)疑为风湿、肿瘤、血液系统疾病导致的发热。

【同步综合练习】

单项选择题

1. 临床上所说的发热是指腋下体温超过( )

A. 37℃ B. 38℃

C. 39℃ D. 40℃

E. 41℃

2. 稽留热是指( )

A. 体温 39℃，持续 1 日以上

B. 体温在 39℃~40℃左右，持续 2 天以上

C. 体温在 39℃~40℃左右，持续几天到几周，一日内体温波动不超过 1℃

D. 体温升高达 39℃，每日波动在 2℃以上

E. 体温升高到 38℃，持续 2 天

3. 引起发热最常见的病原体是( )

A. 病毒 B. 支原体

C. 真菌 D. 细菌

E. 立克次体

4. 发热患者，体温逐渐升至 40℃，4 天后逐渐降至正常，如此反复达一个月之久，称为( )

A. 不规则热 B. 稽留热

C. 波状热 D. 间歇热

E. 弛张热

5. 败血症的典型热型为( )

A. 稽留热 B. 弛张热

C. 间歇热 D. 波状热

E. 不规则热

【参考答案】

1. A　2. C　3. D　4. C　5. B

（编者　张阳）

第二节　皮疹

一、概述

皮疹亦称皮肤损害或皮损，是指客观存在、可通过视诊或触诊检查出来的皮肤及黏膜的病变。

二、常见病因

皮疹发生的病因多种多样，包括：

1. 一般因素　年龄、性别、种族、遗传、职业、个人卫生等。
2. 外因　日光照射、昆虫叮咬、花粉、生活日化用品、病毒、真菌等因素。
3. 内因　遗传、代谢障碍、内分泌紊乱、血液及淋巴循环障碍、精神因素、内脏疾病等。

三、临床特点

皮疹分为原发性和继发性两大类。原发性皮疹是由皮肤组织病理变化直接产生。继发性皮疹可由原发性皮疹演变而来，或因搔抓、治疗不当等引起，但两者有时难以截然分开。

（一）原发性皮疹

1. 斑疹　局限性皮肤颜色变化，既不隆起也不凹陷，直径不超过 1 cm。
2. 丘疹　局限性、实质性、隆起性损害，直径不超过 1 cm。
3. 斑块　丘疹扩大或融合而成，扁平、隆起，直径大于 1 cm。
4. 水疱　高出皮面、内含液体的局限性腔隙性损害，直径 <1 cm，>1 cm 者称为大疱。
5. 脓疱　内含脓液的疱，可见于脓疱疮。
6. 结节　累及真皮及皮下组织的局限性、实质性损害，多呈圆形或椭圆形。
7. 囊肿　内含液体、黏稠物质和细胞成分的局限性囊性损害，如皮脂腺囊肿。
8. 荨麻疹　真皮浅层水肿性、暂时性、局限性、隆起性损害，颜色可呈淡红色或苍白色，大小不等，形态不一，边缘不规则，周围有红晕，常突然发生，短时间内消退，消退后不留痕迹，自觉剧痒，最常见于荨麻疹。

（二）继发性皮疹

1. 鳞屑　即将脱落的角质层，大小、厚薄及形态不一。
2. 浸渍　皮肤长时间处于潮湿状态，角质层含水量较多后出现变软、变白、起皱。
3. 抓痕　搔抓或摩擦所致表皮或真皮浅层点状或线状缺损。
4. 糜烂　表皮或黏膜上皮的缺损。
5. 溃疡　深达真皮、皮下组织的局限性缺损。

6. 裂隙　亦称皲裂，指皮肤的线条状裂口。

7. 痂　创面上渗液、脓液、血液、药物、上皮细胞等混合干涸而成的附着物。

8. 苔藓样变　亦称苔藓样化，为皮肤局限性浸润肥厚，皮沟加深，皮嵴隆起，表面粗糙，似皮革样，边缘清楚，多伴剧痒，可见于慢性湿疹。

9. 萎缩　皮肤的一种退行性变引起的皮肤变薄，可发生于表皮、真皮及皮下组织。

10. 瘢痕　溃疡被新生结缔组织修复而形成的损害。

四、诊断思路

（一）病史采集

皮疹发生的诱因、起始部位，发生、发展经过，自觉症状，全身表现，既往史、个人史等。

（二）体格检查

1. 全身体检　详见基本技能体格检查。

2. 皮肤检查　皮疹的部位与分布、性质、大小及数目、颜色、形状、硬度、触痛、浅表淋巴结肿大压痛等。

（三）其他临床检查和实验室检查

（四）常见疾病

1. 过敏性皮肤病

（1）接触性皮炎、湿疹、荨麻疹；详见过敏性皮肤病。

（2）药疹：有用药史，出现水肿性红斑等多种类型皮疹，严重者伴有不同程度的发热、关节痛、淋巴结肿大、内脏损害等全身表现。

2. 伴有皮疹的急性传染病

（1）麻疹：多见于6个月~5岁儿童，发热2~3日出现口腔麻疹黏膜斑，1~2日后自耳后出现淡红色斑丘疹，自上而下，自躯干向四肢扩展，遍及全身，有流涕、咳嗽、结膜充血。

（2）风疹：多见于1~5岁儿童，发热1~2日最先于面部出现淡红色斑疹、斑丘疹，1日左右遍及全身，常伴有耳后、枕部淋巴结肿大，2~3日后皮疹消退。

（3）猩红热：发热第2日自耳后起出疹，自上而下数小时可遍及全身，为全身皮肤充血发红基础上弥漫性针头大小鲜红色点状红斑，压之褪色，热度高低与皮疹轻重变化一致，伴有咽峡炎、舌乳头红肿呈草莓样舌、杨梅样舌。

（4）流行性脑脊髓膜炎：多见于15岁以下儿童，发热、头痛、呕吐、皮肤黏膜出现鲜红色或紫红色瘀点或瘀斑，颈强直、凯尔尼格征、布鲁津斯基征阳性。

（5）水痘：多见于儿童，有患者接触史，低热、头痛、乏力、全身不适，1~2日出现斑疹、丘疹、水泡，皮疹呈向心性分布，躯干最多，皮疹最后结痂。

（6）其他：如伤寒（发热6~8日，躯干出现玫瑰疹，伴有脾大，肥达反应阳性等）、流行出血热、皮肤脓疱疮等。

3. 其他类型伴有皮疹的疾病

（1）系统性红斑狼疮：20~40岁女性多见，面颊和鼻梁部出现蝶形红斑、盘状红斑，可伴有发热、关节痛、乏力、消瘦、口腔溃疡、胸膜炎或心包炎、神经精神症状、肾脏受损、血液及免疫学检查异常等。

（2）其他：如败血症、血小板减少性紫癜、白血病等。

五、处理原则

皮疹处理的关键是治疗原发疾病。如过敏性皮肤病治疗的关键是寻找、去除致敏原，病毒感染者治疗的重点是对症治疗，防治并发症，细菌感染者则应注意病原治疗。

（一）内用药物治疗

包括抗组胺药物、糖皮质激素、抗生素、抗病毒药物、抗真菌药物、维生素类药物等。

（二）外用药物治疗

1.选择正确的药物　根据不同的病因、临床表现选择不同的药物。如：真菌性皮肤病选抗真菌药；过敏性皮肤病可选用糖皮质激素类药物等。

2.选择正确剂型　根据皮疹特点进行选择。

（1）急性期：有糜烂、渗液多，选用溶液湿敷，湿敷期间可用油剂保护皮疹；仅有红斑、丘疹，无糜烂渗出，选用粉剂、洗剂；急性期忌用软膏或有刺激性药物。

（2）亚急性期：有糜烂、渗液少，有结痂，选用油剂、糊剂；无糜烂，选用乳剂、糊剂。

（3）慢性期：角化过度、增厚、苔藓样变，选用软膏、硬膏、乳剂等。

（4）如仅有瘙痒而无皮疹，可用酊剂或醑剂、乳剂、洗剂等，儿童以后两种为宜。

3.使用注意事项　用药要从低浓度、小面积开始；要因人、因部位而异；注意观察药效及不良反应；加强与患者沟通；正确用药，不滥用药。

（四）物理治疗

冷冻治疗、激光治疗等。

（五）外科治疗

六、转诊指征

遇皮疹无法明确诊断，或皮疹伴全身表现严重者（如严重药疹出现大片糜烂、表皮棘层细胞松解等），或皮疹经过初期治疗效果不佳者，需及时转诊到上级医院就诊。

【同步综合练习】

单项选择题

1.患者面部出现蝶形红斑，考虑（　　　）

A.风疹　　　　　　　　　　　　　B.麻疹

C.猩红热　　　　　　　　　　　　D.系统性红斑狼疮

E.水痘

2.患儿低热、咽痛，发热2～3日后出现口腔麻疹黏膜斑，考虑（　　　）

A.风疹　　　　　　　　　　　　　B.麻疹

C.水痘　　　　　　　　　　　　　D.伤寒

E.药疹

3.以下哪项为丘疹特点（　　　）

A.局限性隆起　　　　　　　　　　B.直径大于1 cm

C.高出皮面，内含液体　　　　　　D.内含脓液的疱

E.伴随剧烈痒感

4.皮疹处理不正确的是(　　)

A.渗出多,溶液湿敷

B.可用油剂保护皮疹

C.用药浓度要高

D.小面积开始

E.因人、因部位而异

【参考答案】

1.D　2.B　3.A　4.C

(编者　张阳)

第三节　水肿

一、概述

人体组织间隙中过多液体积聚致组织肿胀称为水肿。水肿按范围分为全身性水肿与局部性水肿;体腔内液体积聚过多称为积液,包括胸腔积液、腹腔积液和心包积液等,为水肿的特殊形式。通常意义下,水肿不包括脑水肿、肺水肿等内脏器官的局部水肿。

二、常见病因和临床特点

(一)全身性水肿

液体在机体组织间隙呈弥漫性分布,称全身性水肿。特征:好发于皮下组织较疏松处和身体最低部位。短时间内液体潴留使体重增加超过10%,指压凹陷明显,称显性水肿;体重增加在10%以下,早期水肿多不明显,称隐性水肿。

1.心源性水肿　主要见于右心衰竭,也见于渗出性或缩窄性心包炎等。水肿严重者甚至出现胸腔积液、腹腔积液或心包积液。水肿特点见表2-1-1。

2.肾源性水肿　主要见于各类肾脏疾病。肾病综合征患者则可有"三高一低"表现(高度水肿、大量蛋白尿、高脂血症、低蛋白血症)。水肿特点见表2-1-1。

3.肝源性水肿　见于肝硬化失代偿期。主要为腹水,可出现下肢或全身性水钟。其水肿发展慢,先出现于足、踝部,呈上行性而至全身,头面部及上肢常无水肿。

4.营养不良性水肿　常见于慢性消耗性疾病、长期营养缺乏、严重烧伤及维生素 B_1 缺乏等。水肿呈上行性,出现前先有消瘦及体重下降等,可有浆膜腔积液以及低蛋白血症。

表 2 - 1 - 1　心源性水肿与肾源性水肿特征鉴别

鉴别要点	肾源性水肿	心源性水肿
开始部位	眼睑、颜面开始，后延及全身	足部开始，向上延及全身
发生快慢	发展迅速，开始即有全身性水肿	发展较缓慢，水肿逐渐形成
性质	软而移动性大	比较坚实，移动性小
伴随表现	伴有其他肾脏疾病， 如高血压、蛋白尿、血尿	伴有心力衰竭体征， 如心脏增大、颈静脉怒张

5. 其他原因

(1)黏液性水肿：为甲状腺功能减退所致，水肿以颜面、下肢的胫前较明显，为非凹陷性水肿。

(2)经前期紧张综合征：月经前 7 ~ 14 天出现眼睑、踝部与手轻度水肿伴乳房胀痛及盆腔沉重感，经后排尿增加，水肿消退。

(3)皮质醇增多症：因水钠潴留引起。

(4)妊娠高血压疾病：多见于初产妇，24 周后出现。

(5)特发性水肿：原因不明，绝大多数为女性，多出现于颜面或下肢，呈昼夜变化，可能与毛细血管通透性增加或雌激素引起水钠潴留有关。

(6)药物因素：如肾上腺皮质激素、雌激素、胰岛素等，也可发生水肿。

(二)局限性水肿

液体局限性积聚于身体局部组织间隙，称为局限性水肿。常见原因为局部静脉回流受阻，或由于局部淋巴回流受阻、毛细血管通透性增加等。如局部炎症、上腔或下腔静脉阻塞、肢体静脉血栓形成或栓塞性静脉炎、象皮腿、血管过敏反应等。

三、诊断思路

(一)病史采集

1. 现病史

(1)针对水肿本身问诊：①发病诱因：有无剧烈运动、劳累、精神紧张、感染；②水肿特点：水肿发生的缓急，水肿程度，水肿开始的部位，与体位的关系，是否为凹陷性或对称性，有无颜面水肿，加重或缓解因素。

(2)相关的鉴别问诊：①伴肝大者为心源性、肝源性，同时有颈静脉怒张者则为心源性，有蜘蛛痣、腹壁静脉曲张则为肝源性；②伴高血压、蛋白尿、血尿、管型尿则为肾源性；而轻度蛋白尿也可见于心源性；③伴呼吸困难与发绀者常提示病因为心脏病、上腔静脉阻塞等；④水肿与月经周期有明显关系者见于经前期紧张综合征；⑤水肿伴消瘦、体重减轻者，可见于营养不良；⑥水肿伴心跳缓慢、血压偏低者，见于甲状腺功能减退症。

(3)诊疗经过问诊：①患病以来是否曾到医院就诊和检查，如是否检查过血常规、尿常规、肝肾功能、胸部 X 线、心电图、超声心动图、胸腹部 CT、B 超等，检查结果如何；②治疗和用药情况，如是否用过利尿药，疗效如何。

(4)患病以来的一般情况问诊：包括饮食、睡眠、大小便和体重变化情况等。

2. 其他相关病史问诊

(1)既往有无高血压、心脏病、糖尿病、慢性肾病、肝病病史，有无肺部疾病、甲状腺疾病、肿瘤、营养不良性疾病。

(2)有无烟酒嗜好，有无药物过敏史，有无外伤和手术史。

(3)配偶健康状况，女性月经与婚育史。

(4)有无心脏病家族史。

（二）体格检查

1. 皮肤水肿是分布于全身还是限于局部　全身性水肿常见于低蛋白血症或心、肾、肝脏的严重病变或功能不全及内分泌紊乱等；局限性水肿见于局部静脉或淋巴回流受阻、炎症或变态反应等；凹陷性水肿提示程度比较严重，非凹陷性提示淋巴系梗阻性水肿及甲状腺功能低下所致黏液性水肿；水肿局部有压痛和红肿者，常属炎症性。

2. 颈静脉怒张　见于右心衰竭、上腔静脉受压（如纵隔肿瘤、动脉瘤、血栓）等。

3. 心脏有病理性杂音、心脏扩大、心律不齐等　应除外心源性水肿。

4. 肺部啰音　应除外肺淤血及心源性水肿。

5. 肝脾肿大、腹壁静脉曲张、蜘蛛痣和肝掌者　应考虑肝硬化。

6. 下肢水肿　双侧对称性水肿者，多见于心、肝、肾疾病或低蛋白血症，也可为大量腹水、巨大卵巢囊肿及妊娠子宫等压迫静脉所致；单侧下肢水肿者，应除外静脉血栓、淋巴回流受阻、静脉曲张或感染等。

（三）辅助检查

1. 必须要做的检查　血、尿常规及肝、肾功能测定。

2. 可选择做检查　24 小时尿蛋白定量、血/尿渗透浓度测定、心电图、超声心动图、胸部 X 线片及胸腹部 CT、B 超等。

四、处理原则

1. 治疗原发病　如心脏病、肾病、肝硬化、营养不良、甲状腺功能低下等。

2. 对症处理　主要是限钠利尿。利尿药可依据血清电解质情况选用，保钾利尿药：如螺内酯（安体舒通）、氨苯蝶啶；排钾利尿药：如氢氯噻嗪、呋塞米（速尿）等。

3. 低白蛋白血症者　可输注白蛋白。

4. 严重水肿利尿效果不佳或不宜使用利尿药者　可行血液透析治疗；腹水严重有压迫症状者可行腹腔穿刺放腹水（需到有条件的医院治疗）。

五、转诊指征

(1)水肿进展迅速伴生命体征不稳定者。

(2)不明原因水肿者。

(3)病因明确但水肿进行性加重者。

(4)经治疗后水肿症状无明显好转者。

【同步综合练习】

单项选择题

1.肾源性水肿者，其水肿常先出现于(　　)
A.全身
B.下肢
C.胸腔
D.腹腔
E.眼睑

2.心源性水肿者，其水肿常先出现于(　　)
A.人体的最低部位
B.全身
C.眼睑
D.胸腔
E.腹腔

3.心源性水肿最常见的病因是(　　)
A.左心衰竭
B.右心衰竭
C.渗出性心包炎
D.缩窄性心包炎
E.心绞痛

4.下列哪项不属于全身性水肿(　　)
A.心源性水肿
B.肝源性水肿
C.营养不良性水肿
D.肾源性水肿
E.过敏性水肿

5.水肿、大量蛋白尿常见于(　　)
A.肾源性水肿
B.营养不良性水肿
C.局部静脉血栓形成
D.局部淋巴回流受阻
E.甲状腺功能低下

【参考答案】

1.E　2.A　3.B　4.E　5.A

（编者　张阳）

第四节　发绀

一、概述

发绀是指由于血液中还原血红蛋白增多或异常血红蛋白衍生物增加使皮肤、黏膜呈青紫色。常发生在毛细血管丰富、皮肤较薄、色素较少的口唇、鼻尖、耳垂、颊部及指(趾)甲床等都位。发绀的严重程度并不能完全反映动脉血氧下降的严重程度。

二、常见病因和临床特点

(一)血液中还原血红蛋白增多

1.中心型发绀　由于呼吸系统、心脏疾病，导致血氧饱和度降低。临床表现为弥漫性发绀。

（1）呼吸系统疾病：因通气或换气功能障碍所致，见于慢性阻塞性肺疾病、重症哮喘、重症肺炎、气胸、大量胸腔积液等。

（2）心脏疾病：常见于心力衰竭和先天性心脏病，如法洛四联症。前者主要由于肺内气体交换障碍，后者主要由于部分静脉血未通过氧合而直接进入体循环动脉血中。如分流量超过左心搏出量的1/3，即引起发绀。

2.周围型发绀　由于周围循环障碍所致，临床表现的特点是发绀常出现于肢体的末端，见于：

（1）静脉淤血：如下肢静脉栓塞、静脉曲张。

（2）心排血量减少：如严重休克时，因周围血管血流缓慢及血管收缩，导致组织缺血缺氧。

（3）动脉供血不足：如血栓闭塞性脉管炎、雷诺病、闭塞性周围动脉粥样硬化等。

3.混合型发绀　中心型和周围型发绀同时存在，见于心力衰竭（左心、右心和全心衰竭）或心肺疾病合并周围循环衰竭者。

（二）血液中存在异常血红蛋白衍生物

1.高铁血红蛋白血症　摄入亚硝酸盐、磺胺类、苯胺、硝基苯等可引起血液中高铁血红蛋白增加，出现发绀，发病急、病情重，氧疗后发绀症状不减轻。

2.硫化血红蛋白血症　患者便秘或服用硫化物后，在肠内形成硫化氢，硫化氢作用于血红蛋白生成硫化血红蛋白。特点为发绀持续时间长，可达几个月或更长的时间。

三、诊断思路

（一）病史采集

1.现病史

（1）针对发绀本身的问诊：发病年龄、发病时间、发绀出现的缓急、发绀的诱因。

（2）相关鉴别问诊。

1）伴呼吸困难：常见于心源性或肺源性发绀。

2）伴杵状指：病程较长，见于发绀型先天性心脏病、肺动静脉瘘和肺纤维化等。

3）肢体发绀伴同侧肢体肿胀：常见于深静脉血栓形成。

4）肢体发绀伴间歇性跛行：常见于周围动脉疾病。

5）伴意识障碍：常见于某些药物或化学物质急性中毒、休克、急性呼吸衰竭或急性心力衰竭等。

（3）诊疗经过问诊。

1）患病以来是否曾到医院就诊和检查，如是否检查过血常规、尿常规、粪常规和隐血试验、肝肾功能及生化、血气分析、胸部X线片、超声心动图，检查结果如何。

2）治疗和用药情况，如是否用过抗生素、利尿药、扩血管药等。

（4）近期一般情况：包括饮食、睡眠、精神、大小便和体重变化等，以了解全身一般情况。

2.其他相关病史问诊　有无与发绀相关的病史或药物、化学物质、变质蔬菜摄入史。

（二）体格检查及辅助检查要点

（1）观察生命体征有无异常。

（2）观察发绀分布范围是全身性还是局部性。

（3）肺部有无异常体征，有无异常心音、附加音或杂音，有无杵状指。

（4）血气分析：中心型发绀时血氧饱和度下降，周围型发绀时正常。怀疑异常血红蛋白衍生物引起发绀，可行分光镜检查。怀疑心肺疾病时，可行胸片、心电图、超声心动图检查。

四、处理原则

1.治疗关键　针对原发病治疗，维持生命体征稳定。

2.呼吸系统疾病　休息，吸氧（二氧化碳潴留患者吸氧浓度不能太高）。哮喘患者予支气管扩张药及糖皮质激素治疗；气胸患者可进行闭式引流；胸腔积液患者可进行胸腔穿刺引流。

3.心脏疾病　端坐位，休息，吸氧，必要时予以血管活性药物维持生命体征，对先天性心脏病患者应考虑转诊上级医院，并评价手术指征。

4.周围型发绀　局部保暖，避免应用收缩血管药物，改善局部循环。

五、转诊指征

（1）生命体征不稳定。

（2）发绀较前进行性加重。

（3）考虑异常血红蛋白衍生物增加。

（4）发绀原因不明。

【同步综合练习】

单项选择题

1.关于发绀以下哪项正确（　　　）

A.血中胆红素增高可引起　　　　　　　B.缺氧即可引起

C.常见于肝胆系疾病　　　　　　　　　D.血中还原血红蛋白大于 50 g/L 可引起

E.进食大量含胡萝卜素的瓜果引起

2.肠源性发绀为（　　　）

A.周围性发绀　　　　　　　　　　　　B.中心性发绀

C.混合性发绀　　　　　　　　　　　　D.硫化血红蛋白血症

E.高铁血红蛋白血症

3.下列哪种疾病出现中心性发绀（　　　）

A.右心衰竭　　　　　　　　　　　　　B.法洛四联症

C.缩窄性心包炎　　　　　　　　　　　D.严重休克

E.血栓性静脉炎

4.下列引起周围性发绀的是（　　　）

A.肺气肿　　　　　　　　　　　　　　B.大量胸腔积液

C.发绀型先心病　　　　　　　　　　　D.右心功能不全

E. 支气管阻塞

【参考答案】

1. D 2. E 3. B 4. D

（编者　张阳）

第五节　结膜充血

一、概述

眼球表层的充血有两种，一种叫结膜充血，是表层结膜血管的充血；另一种叫睫状充血，是深部睫状体血管的充血；两者兼有，就是混合性充血。这些不同类型的充血，在医生检查和诊断时很有意义，也是判别眼部疾病的一个重要依据。

结膜充血一般都是由结膜疾病或者是比较表浅的刺激引起，包括感染、外伤、异物、化学性烟雾、风、紫外线和长期局部用药等。

二、临床特点及意义

(一)临床特点

结膜充血形态为网状，颜色为鲜红色，愈近穹隆部充血越明显，而愈近角膜缘充血愈轻，这些表层血管可随结膜机械性移动而移动，并于局部滴用肾上腺素等血管收缩药后充血消失。而睫状充血的特点是血管走行围绕角膜缘呈放射状，颜色为暗红色，愈近角膜缘充血愈重，愈近穹隆部充血愈不明显，推动结膜时血管不移动，滴用肾上腺素充血不消失。两者的临床特点鉴别见表2-1-2。

表2-1-2　结膜充血与睫状充血的临床鉴别要点

	结膜充血	睫状充血
部位	愈近穹隆部愈明显	愈近角膜缘愈明显
颜色	鲜红色	暗红色
血管形态	血管粗大，呈网状	血管较细，呈放射状
移动性	推动结膜时，血管随之移动	推动结膜时，血管不动
性质	表层结膜炎症	深层组织炎症
疾病	结膜炎等	角膜炎、急性闭角型青光眼、葡萄膜炎等

(二)意义

结膜充血可表现为弥漫性的结膜充血和局限性的结膜充血。弥漫性的结膜充血可见于急性细菌性结膜炎、病毒性结膜炎、过敏性结膜炎等；局限性的结膜充血可见于泡性结膜炎，疱疹性结膜炎，损伤性结膜炎、刺激性结膜炎(如倒睫、异物)等。

结膜充血是急性结膜炎的最常见的体征。结膜充血同时伴有结膜分泌物增多，是急性结膜炎的特点。如结膜充血伴有脓性分泌物，提示可能为细菌性感染或衣原体感染，细菌性结膜炎涂片多形核白细胞占多数，而衣原体结膜炎涂片中性粒细胞和淋巴细胞各占一半；如结膜充血伴有黏稠丝状分泌物提示可能为过敏性结膜炎.涂片中可见嗜酸和嗜碱性粒细胞；如结膜充血伴有水样或浆液性分泌物，提示病毒性结膜炎，涂片中单核细胞特别是淋巴细胞占多数。结膜充血同时伴有滤泡形成，提示可能为病毒性结膜炎、衣原体结膜炎、一些寄生虫引起的结膜炎、药物引起的结膜炎等。

睫状充血或混合性充血的出现，提示深层组织炎症，如角膜炎、葡萄膜炎、急性闭角型青光眼等。

结膜充血、睫状充血和混合性充血这些体征笼统地讲都是"眼红"，但可能是不同的眼部疾病的临床表现，临床上要特别注意鉴别。同时，不能简单地认为眼越红，病情越重，眼红不明显，病情就轻，因为有些较重的眼部疾病，眼红并不明显。当"眼红"的患者在检查、治疗的过程中发现眼痛加重、视力下降时，可能出现了比较严重的眼部疾病(角膜病变)，要注意及时转诊。

【同步综合练习】

单项选择题

1.以下为结膜充血的特点是(　　　)

A.鲜红色　　　　　　　　　　　　B.血管呈放射状

C.愈近角膜缘愈明显　　　　　　　D.推动结膜时血管不动

E.提示深层组织病变

2.以下为睫状充血的特点是(　　　)

A.鲜红色　　　　　　　　　　　　B.血管粗大呈网状

C.愈近角膜缘愈明显　　　　　　　D.推动结膜时血管移动

E.提示表浅炎症

3.结膜炎最常见的体征(　　　)

A.眼痛　　　　　　　　　　　　　B.结膜充血

C.分泌物增多　　　　　　　　　　D.眼睛痒感

E.眼周疱疹

4.结膜充血伴脓性分泌物提示(　　　)

A.病毒性结膜炎　　　　　　　　　B.过敏性结膜炎

C.细菌性结膜炎　　　　　　　　　D.寄生虫感染

E.葡萄膜炎

【参考答案】

1.A　2.C　3.B　4.C

(编者　梁世翠)

第六节　耳鸣与耳聋

一、概述

耳鸣是指在无任何外界声源或刺激存在时，患者耳内或头部所感知到的声音。耳鸣的分类方法有很多，目前尚无一种分类方法可以满意地对各种耳鸣进行归类。按照耳鸣性质可分为主观性耳鸣和客观性耳鸣；按耳鸣产生的部位可分为耳源性耳鸣和非耳源性耳鸣；按病因可分为疾病性耳鸣和精神心理性耳鸣。

耳聋则是指由于人体听觉系统中的传音、感音、听神经或(和)各级中枢的任何结构或功能障碍所引起的不同程度的听力下降，轻者称为重听，重者听不清或听不到外界声响时则称为聋，临床上则将两者统称为聋。根据病变部位不同分为传导性、感音神经性聋和混合性聋；按出现时间可分为先天性聋和后天性聋；按语言发育程度分为语前聋和语后聋；此外还有功能性聋和伪聋。若耳聋发生在学习语言之前，由于耳聋患儿不能学习语言而成为聋哑，所以聋哑的本质是耳聋。

耳鸣和耳聋可同时存在，也可单独发生。我国法定以500 Hz、1000 Hz、2000 Hz 3个频率(语频)的平均听阈为准，WHO(1997)日内瓦会议将3000 Hz和4000 Hz也列入计算范围，以单耳的听力损失为准，将耳聋分为5级。语频平均听阈 <25dB 为正常。①轻度耳聋：听低声谈话有困难，语频平均听阈 <40 dB。②中度耳聋：听一般谈话有困难，语频听阈为41～55 dB。③中重度耳聋：要大声说话才能听清，语频听阈为56～70 dB。④重度耳聋：需在耳旁大声说话才能听清，语频听阈为71～90 dB。⑤极重度耳聋：耳旁大声说话都听不清，语频听阈 >90 dB。

二、常见病因

(一)耳鸣的常见病因

1. 主观性耳鸣　耳部疾病如耵聍栓塞、中耳炎、咽鼓管阻塞、梅尼埃病、耳硬化症、听神经瘤、中毒性聋、噪声性聋、老年性聋等。梅尼埃病患者的耳鸣在疾病发作期加重；全身性疾病如血压过高或过低、动脉硬化、多发性硬化、糖尿病、烟酒过度、更年期等也可引起耳鸣；其他如压力大、情绪波动及睡眠障碍等均可导致耳鸣出现。

2. 客观性耳鸣　血管因素、腭肌或镫骨肌痉挛、咽鼓管异常开放及颞下颌关节的关节噪声均可导致耳鸣。

(二)耳聋的病因

先天性因素及遗传性疾病，耳的先天性畸形，中耳及外耳，内耳的病变(炎症、外伤、机械性阻塞等、内耳病变)，药物中毒，长期接触噪声，老年因素，病毒感染，某些全身性疾病(如高血压、糖尿病、肾脏疾患、系统性红斑狼疮、甲状腺功能低下、多发性硬化等)。

三、临床特点和意义

(一)耳鸣

以耳鸣为主诉的患者占耳鼻咽喉科门诊的10%～20%。轻症耳鸣，患者多可忍受；某些严重耳鸣患者，耳鸣较重，无法忍受，可造成严重的心理问题，必须重视。

（二）耳聋

1. 传导性聋 分泌性中耳炎、急性和慢性化脓性中耳炎、粘连性中耳炎、急性乳突炎、急性外耳道炎或耳疖、颞骨外伤累及中耳、外耳道机械性阻塞（耵聍、异物、肿瘤、外耳道胆脂瘤等）、先天性外耳道闭锁等病变使声波经外耳道和中耳传导时受到阻碍，使到达内耳的声能减弱，致不同程度的听力下降称为传导性聋。病因明确，诊断不难。

2. 感音神经性聋 内耳听毛细胞、血管纹、螺旋神经节、听神经或听觉中枢病变均可阻碍声音的感受、分析或影响声音信息传递，由此引起的听力减退或听力丧失称为感音神经性聋，感音神经性聋可由多种不同原因引起。

（1）药物性聋：又称药物中毒性聋，指误用某些药物或长期接触某些化学制品造成内耳损害所致的耳聋。常见的中毒药物有：氨基糖苷类抗生素如链霉素、庆大霉素、卡那霉素、新霉素、妥布霉素等，多肽类抗生素如万古霉素、多黏菌素等，抗肿瘤药物如氮芥、卡铂、顺铂等，利尿类药物如呋塞米等袢利尿药，水杨酸类止痛药，抗疟药如奎宁、氯喹等，含砷剂。此外酒精、烟草、磷、苯、砷、铅、一氧化碳中毒等亦可损害听觉系统。药物性聋的发病机制尚未完全阐明。一般认为，药物中毒致聋除取决于药物种类、用药剂量、用药时间及途径等以外，还与家族、遗传及个体差异有关。药物性聋的症状以耳鸣、耳聋和眩晕为主，可出现在用药过程中，也可发生于停药后数日、数周甚至数月，应用上述药物的过程中一旦出现耳鸣、听力下降的现象，应立即到耳鼻咽喉科进行听力检查。

（2）先天性聋和遗传性聋：先天性聋是由于妊娠期母体因素或分娩因素引起的听力障碍，病毒感染、产伤、新生儿胆红素脑病、母体患梅毒、艾滋病或在妊娠期大量应用耳毒性药物可导致胎儿耳聋。遗传性聋是指基因或染色体异常等造成听觉器官发育缺陷而导致的耳聋，出生时即存在听力障碍者称为先天性遗传性聋，出生后某一时期开始出现听力障碍者称为获得性遗传性聋，遗传性聋患者多伴有其他部位或系统畸形的异常。

（3）突发性聋：突然发生的原因不明的感音神经性耳聋，多在72小时内听力急剧下降，无明显波动，多单耳发病，常伴耳鸣，也可伴有眩晕，为耳鼻咽喉科急诊之一。经积极治疗部分患者可挽救听力。

（4）老年性聋：为伴随年龄老化（一般发生在60岁以上）而发生的听觉系统退行性变导致的耳聋。临床表现为双耳同时或先后出现的双侧听觉障碍，常逐渐发生，两侧耳聋程度可相似亦可轻重不一。

（5）噪声性聋：指急性或慢性强声刺激损伤听觉器官而引起的听力障碍。若长期在噪声环境中工作，则为职业性疾病。

（6）其他常见的感音神经性聋：听神经瘤，梅尼埃病，病毒或细菌感染，创伤因素，自身免疫性疾病，全身疾病相关性聋如高血压、糖尿病、慢性肾炎、系统性红斑狼疮、甲状腺功能减退、多发性硬化症均可能引起耳聋。

3. 混合性聋 耳的传音与感音系统同时受累所致的耳聋称混合性聋。如化脓性中耳炎合并迷路炎或细菌毒素、耳毒药物经蜗窗膜渗入内耳造成内耳损害，进而引起混合性听力下降。听力曲线的特点是既有气导下降，又有骨导下降，曲线呈缓降型，低频区有气骨导间距而高频区不明显。

4. 功能性聋 又称精神性聋或癔症性聋，属非器质性聋。常由精神心理受创伤引起，表现为单侧或双侧听力突然严重丧失，无耳鸣和眩晕。说话的音调与强弱和发病前相同，但多有缄默、四肢震颤麻木、过度凝视等癔症症状。反复测听结果变异较大。患者可突然自愈或经暗示治疗而快速恢复，助听器常有奇效，治愈后有复发倾向。

5.伪聋　又称诈聋，指听觉系统无病而自称失去听觉，对声音不做搭理者的表现，严格地说，不能称为疾病。伪聋者多机警，有的还很熟悉常规的测听方法。应用主观测听方法如听性脑干诱发电位、耳声发射和声导抗等可较容易鉴别。

【同步综合练习】

单项选择题

1.轻度耳聋的特点(　　　)

A.听一般谈话有困难　　　　　　　　B.要大声说话才能听清

C.平均听阈<40dB　　　　　　　　　D.平均听阈<25dB

E.耳旁说话才能听清

2.外耳道梗阻引起的耳聋属于(　　　)

A.突发性聋　　　　　　　　　　　　B.老年性聋

C.功能性聋　　　　　　　　　　　　D.传导性聋

E.伪聋

3.常见药物引起的耳聋不包括下列哪个药物(　　　)

A.呋塞米　　　　　　　　　　　　　B.链霉素

C.万古霉素　　　　　　　　　　　　D.青霉素

E.顺铂

4.功能性聋的特点为(　　　)

A.有器质性病变　　　　　　　　　　B.常由心理创伤引起

C.测听结果变异不大　　　　　　　　D.不能自愈

E.伴耳鸣、眩晕

5.老年性聋的特点不包括(　　　)

A.突然发生　　　　　　　　　　　　B.为年龄老化的退行性变

C.双耳同时发生或先后出现　　　　　D.逐渐发生

E.双侧耳聋程度轻重不一

【参考答案】

1.C　2.D　3.D　4.B　5.A

（编者　梁世翠）

第七节　鼻出血

一、概述

鼻出血是临床常见症状之一。儿童和青少年的鼻出血部位多数在鼻中隔前下方的易出血区(即利特尔动脉丛或克氏静脉丛);中、老年者的鼻出血则发生在下鼻道后部(鼻—鼻咽静脉丛)。

二、常见病因及临床特点

鼻出血的病因包括局部病因和全身病因。鼻出血的临床特点主要是鼻腔出血,可以单侧出血,亦可双侧出血;可表现为间歇性反复出血,亦可为持续性出血;出血量多少不一,轻者仅涕中带血或倒吸血涕,重者可达数百毫升以上,甚至危及生命。

(一)局部病因

1.鼻外伤或医源性损伤　包括挖鼻、用力擤涕等外力均可致鼻黏膜损伤出血,鼻骨、鼻中隔或鼻窦骨折及鼻窦气压骤变等损伤黏膜或血管出血,鼻腔、鼻窦手术等损伤血管导致出血。

2.鼻腔及鼻窦炎症　各种炎症都可使鼻腔鼻窦的局部黏膜发生改变而出血。

3.肿瘤　鼻腔、鼻窦及鼻咽部肿瘤溃烂出血经鼻流出,如鼻腔血管瘤、鼻咽纤维血管瘤,鼻咽癌等均可表现有鼻出血的症状。

4.其他　①鼻中隔疾病:鼻中隔偏曲、鼻中隔糜烂等易导致出血;②鼻腔异物:鼻腔异物多为一侧鼻腔出血或血涕。

(二)全身病因

凡能引起血压增高、凝血功能障碍或血管张力改变的全身性疾病均可发生鼻出血。

1.心血管疾病　高血压、血管硬化或充血性心力衰竭等。

2.血液病　血友病、急性白血病、再生障碍性贫血等。

3.某些急性传染病　流感、出血热、麻疹等。

4.肝、肾等慢性疾病和风湿热　肝功能损害致凝血障碍,尿毒症可致小血管的异常,风湿热患儿常有鼻出血症状。

5.中毒　磷、汞、砷、苯等可破坏造血系统,长期服用水杨酸类药物可致血液内凝血酶原减少。

6.使用抗凝药物及抗血小板药物

7.其他　遗传性出血性毛细血管扩张症、内分泌功能失调等。

三、诊断思路

(一)病史采集

1.现病史

(1)针对鼻出血本身问诊:询问哪侧鼻腔出血或哪侧鼻腔首先出血;询问鼻出血的可能诱因,如是否有挖鼻史、打喷嚏、外伤史等;询问鼻出血量,以便作出正确的出血量估计;询问出血的频率,询问是否有伴随症状及伴随症状的特点,如伴有鼻涕、鼻塞,可见于鼻腔鼻窦炎症等,如为一侧脓血性涕,儿童可能为鼻腔异物,成人可能为鼻腔、鼻窦的恶性肿瘤。

(2)相关鉴别的问诊:在问诊过程中,还应注意与全身性疾病的鉴别。如鼻出血伴有高热,要注意与急性传染病的鉴别,如鼻出血伴有头晕、头痛,要注意与心血管疾病的鉴别,如鼻出血为双侧性、持续性、反复性渗血,要注意与血液病的鉴别。

(3)诊疗经过的问诊:患病以来是否到医院就诊和检查。有无检查过血常规,有无进行鼻腔检查,有无止血,用什么方法止血,有无用药,效果如何。

(4)患病以来的一般情况问诊：包括饮食、睡眠、大小便和体重变化情况，以了解全身一般情况。

2.其他相关病史问诊　有无鼻外伤史，有无鼻炎、鼻窦炎史，有无心血管疾病史，有无血液病史，有无长期使用抗凝药及抗血小板药物的用药史等。

（二）鼻腔检查

患者取坐位或半卧位，进行前鼻镜检查，如出血量较多，可先用指压法压迫止血或使用0.1%肾上腺素棉片暂时止血，然后查找出血部位，必要时在鼻内镜下寻找。

（三）辅助检查

主要针对原发病进行检查。在止血以后进行病因分析时进行必要的辅助检查，如血压的测量、血常规检查、出血时间及凝血时间测定、血小板计数及毛细血管脆性试验等检查。

四、处理原则

鼻出血是急证，患者常因出血而情绪紧张、恐惧，对此，医生应沉着冷静，安慰患者及家属。在进行局部处理前要注意全身情况，防治休克，仔细检查鼻腔，并选择适宜的止血方法达到止血的目的。

（一）一般处理

(1)患者取坐位或半卧位，安慰患者，必要时给予镇静药，并嘱患者勿将血液咽下，以免出现恶心呕吐。

(2)有休克症状的患者，则先按休克处理，选中凹卧位，及时吸氧，进行静脉输液。必要时输血。

（二）局部处理

根据出血情况和出血部位，选用合适方法进行止血。

1.简易止血法　多数患者出血部位在鼻中隔前下部(易出血区)，且一般出血量较少。嘱患者用手指捏紧两侧鼻翼10～15分钟，同时冷敷前额和后颈，使血管收缩减少出血。

2.烧灼法　适用于反复少量且出血点明确者。传统的烧灼方法是用化学药物或电灼。近年来采用YAG激光、射频或微波烧灼。

3.填塞法　适用于出血较剧、渗血面较大或出血部位不明者。可用鼻腔可吸收性材料填塞、鼻腔纱布填塞、后鼻孔填塞和鼻腔或鼻咽部气囊或水囊压迫。

（三）全身处理

对于鼻腔、鼻窦有复杂病变或因全身疾病引起的鼻出血以及出血量较大者应视病情采取必要的全身治疗。

五、转诊指征

(1)出血量大、渗血面广或出血部位不明者，且应用各种填塞方法无效时，需转上级医院进一步止血。

(2)出血量不大，但是疑为肿瘤、异物或其他原因导致出血者，需要治疗原发疾病。

【同步综合练习】

单项选择题

1.儿童和青少年鼻出血部位常见的是(   )

A.鼻腔后方 　　　　　　　　　　　 B.鼻黏膜

C.鼻中隔后方 　　　　　　　　　　 D.鼻中隔前下方

E.鼻腔前方

2.鼻出血处理方法不妥的是(   )

A.坐位或半坐位 　　　　　　　　　 B.捏紧两侧鼻翼10～15分钟

C.嘱患者将血液咽下 　　　　　　　 D.冷敷前额和后颈

E.有休克者抗休克治疗

3.以下哪项情况需要转诊(   )

A.出血量少,出血面积不大 　　　　 B.出血部位明确

C.怀疑为肿瘤 　　　　　　　　　　 D.经初步处理出血停止

E.因挖鼻孔致少量出血

4.出血为双侧性、持续性反复渗血,伴随全血细胞减少,考虑(   )

A.心力衰竭 　　　　　　　　　　　 B.高血压

C.再生障碍性贫血 　　　　　　　　 D.流感

E.出血热

【参考答案】

1.D　2.C　3.C　4.C

（编者　梁世翠）

第八节　口腔溃疡

一、概述

口腔溃疡是口腔黏膜最常见的疾病。常见口腔溃疡有复发性阿弗他溃疡和创伤性溃疡。复发性阿弗他溃疡又称复发性口腔溃疡或复发性口疮,患病率居口腔黏膜病之首,无论男女、任何年龄、任何人种均可发生。本病具有周期性、复发性和自限性的特征。创伤性溃疡与慢性机械损伤因子有关,除去创伤因子后,损害可逐渐好转。

二、常见病因

复发性口腔溃疡的病因目前尚不清楚,与该病有关的因素有细胞免疫异常、遗传因素、系统性疾病因素(如胃、十二指肠溃疡等消化道疾病或功能紊乱)、感染因素、环境因素、微循环障碍等。创伤性溃疡病因是口内有持久的机械刺激,如残冠、残根、不良修复体、锐利的牙齿边缘等。

三、临床特点及意义

（一）复发性口腔溃疡

一般表现为反复发作的圆形或椭圆形溃疡，具有"黄、红、凹、痛"的临床特征（即病损面覆盖黄色假膜，周边有充血红晕带，中央凹陷，灼痛明显）和长短不一的"发作期，愈合期、间歇期"周期规律，并且有不治而愈的自限性。临床分为三型：轻型口疮、重型口疮及口炎型口疮。

1. 轻型口疮 约占80%，患者初发时多数为此型。溃疡好发于唇、舌、颊、软腭等无角化或角化较差的黏膜。初起为局灶性黏膜充血水肿，呈粟粒状红点，灼痛明显，继而形成浅表溃疡，呈圆形或椭圆形，直径<5mm。约5天溃疡开始愈合，10~14天溃疡愈合，不留瘢痕。溃疡一般为3~5个，散在分布。溃疡复发的间歇期从半月至数月不等。有些患者有较规则的发病周期如月经前后，有的患者常在劳累之后发病。一般无明显全身症状与体征。

2. 重型口疮 约占8%，溃疡大而深，似"弹坑"，直径可大于1cm，周围组织红肿微隆起，基底微硬，表面有灰黄色假膜或灰白色坏死组织，溃疡期持续时间较长，可达1~2个月或更长。通常是1~2个溃疡。疼痛剧烈，愈合后可留瘢痕。发生于舌腭弓、软硬腭交界处等口腔后部时可造成组织缺损，影响言语及吞咽。常伴低热乏力等全身不适症状和病损局部区域的淋巴结肿痛。

3. 口炎型口疮 约占10%，多发于成年女性。溃疡直径较小，约2mm，溃疡数目多可达十几个或几十个，散在分布，似"满天星"。相邻的溃疡可融合成片，黏膜充血发红，疼痛最重，唾液分泌增加。可伴有头痛、低热等全身不适、病损局部的淋巴结肿痛等症状。

复发性口腔溃疡需要与白塞病相鉴别。白塞病又称口、眼、生殖器三联症，临床表现为：反复发作有自限性的口腔溃疡；眼可有虹膜睫状体炎、脉络膜炎、结膜炎、角膜炎等眼病部病变；生殖器病损，男女生殖器官黏膜均可出现溃疡，也有同时出现肛门直肠损害的情况；皮肤损害较常见，表现为结节性红斑、毛囊炎及针刺反应阳性；白塞病还可伴有关节、心血管、消化道、神经系统等全身症状或损害。所以在诊断治疗复发性口腔溃疡的时候一定要问清病史，一旦发现白塞病患者，建议患者及时到风湿性疾病科治疗。

（二）创伤性溃疡

口内残根、残冠的尖锐边缘、不良修复体、尖锐牙尖等可使相对应的黏膜形成溃疡或糜烂面，溃疡的大小、部位、深浅不一，但与刺激物相适应。对造成创伤的刺激物应及时处理并去除。

四、治疗

（一）一般治疗

嘱患者充分休息，清淡饮食，遵医嘱用药：如贴敷口腔溃疡药膜、使用中药散剂补充维生素等。

（二）局部治疗

使用3%硼酸液或0.2%氯己定液等含漱，或用1%普鲁卡因或2%利多卡因液经稀释于饭前漱口，起镇痛作用。大溃疡可用10%硝酸银或50%三氯醋酸烧灼溃疡面，操作时注意隔离唾液、压舌，避免溃疡周围正常的口腔黏膜被烧伤。

【同步综合练习】

单项选择题

1.复发性口腔溃疡的特点不包括(　　)

　A.圆形或椭圆形　　　　　　　　B.病损面覆盖黄色假膜

　C.中央突起　　　　　　　　　　D.可自愈

　E.灼痛明显

2.复发性口疮,按临床分型,溃疡少于5个,症状轻微称为(　　)

　A.腺周口疮　　　　　　　　　　B.轻型口疮

　C.疱疹性口炎　　　　　　　　　D.疱疹型溃疡

　E.白塞病

3.轻型口疮少见于(　　)

　A.唇　　　　　　　　　　　　　B.舌

　C.颊　　　　　　　　　　　　　D.悬雍垂

　E.软腭

4.患者,女性,口轻散在多个溃疡,似满天星,疼痛,伴发热,应考虑为(　　)

　A.轻型口疮　　　　　　　　　　B.重型口疮

　C.口炎型口疮　　　　　　　　　D.创伤性溃疡

　E.白塞病

5.复发性口腔溃疡的发病原因与以下哪项无关(　　)

　A.免疫异常　　　　　　　　　　B.遗传因素

　C.感染　　　　　　　　　　　　D.机械刺激

　E.微循环障碍

【参考答案】

1.C　2.B　3.D　4.C　5.D

（编者　梁世翠）

第九节　牙痛

一、常见病因

牙痛是口腔科患者就诊最常见的原因。引起牙痛常见的口腔疾病有:因感染、磨损或磨耗、创伤等因素导致牙体硬组织不同程度缺损的疾病,如龋齿、牙外伤、牙齿磨损等;还有牙髓疾病、根尖周病,牙周疾病如急性龈乳头炎、牙周脓肿等。

二、临床特点

（一）龋病

牙痛是龋病的常见症状。龋病分为浅、中、深龋。浅龋的龋损在牙釉质和根面牙骨质层内,患者一般无明显自觉症状。中龋为龋损进展到牙本质浅层,临床检查已有龋洞形成,患者表现为进食冷、热或酸、甜食品时有一过性敏感症状,去除刺激后症状随即消失。深龋为龋损进展到牙本质深层,有明显龋洞形成,患者有明显的遇冷、热、酸、甜食品刺激敏感症状,也可有食物嵌塞时的短暂疼痛症状,但没有自发性疼痛。

（二）牙髓疾病

牙髓疾病是指因感染、创伤、物理或化学因素等引起牙髓组织一系列病变,临床上以急性牙髓类或慢性牙髓炎急性发作最为常见。尖锐、剧烈疼痛是牙髓炎的主要症状,典型症状如下:①阵发性的自发性痛;②温度刺激引起或加重疼痛;③疼痛不能定位,有放散性痛(沿三叉神经分布区放散);④疼痛常在夜间发作或加重。临床检查可找到引起牙髓炎的致病因素如深龋近髓、非龋牙体疾病、充填体、深牙周袋等。温度测试反应敏感或激发痛,疼痛持续或出现热痛冷缓解。

（三）根尖周病

临床分为急性根尖周炎和慢性根尖周炎。

1. 急性根尖周炎

（1）急性根尖周炎初期:患牙根尖部不适、木胀浮出感,咬合时与对颌牙有早接触,有时用力咬紧患牙反而稍感舒服。随着病情发展,患牙浮出和伸长的感觉逐渐加重,出现自发性、持续性钝痛,咬合不能缓解症状,反而引起较剧烈疼痛。疼痛范围局限于患牙根部,不引起放散性痛,患者能够指明患牙。叩痛(＋)~(＋＋),扪压患牙根尖部出现不适或疼痛,牙龈尚无明显异常。患牙可有Ⅰ度松动。

（2）根尖脓肿阶段:患牙自发性、剧烈持续性跳动,伸长感加重,咬合接触患牙引起剧痛,患者不敢咬合。叩痛(＋＋)~(＋＋＋),出现牙齿松动。患牙根尖部牙龈潮红。尚无明显肿胀,扪诊感轻微疼病。

（3）骨膜下脓肿阶段:病程多已有 3～5 日,患牙疼痛达到最高峰,持续性、搏动性跳痛更加剧烈,轻触患牙疼痛难忍,影响睡眠和进食。患牙更觉浮起、松动。可伴体温升高、身体乏力等全身症状。叩痛(＋＋＋),牙齿松动。患牙根尖部牙龈红肿,移行沟变平,有明显压痛,扪诊深部有波动感。严重者相应颌面部可出现蜂窝织炎,患者体温可有升高,末梢血白细胞增多,患牙所属区域淋巴结可出现肿大和扪痛。

（4）黏膜下脓肿阶段:自发性胀痛及咬合痛减轻,全身症状缓解。叩痛(＋)~(＋＋),松动度1度。患牙根尖部黏膜肿胀局限,呈半球形隆起,扪诊波动感明显,脓肿较表浅而易破溃。

2. 慢性根尖周炎　一般无明显自觉症状,患牙可有咀嚼时不适感。患牙常由牙髓炎继发,既往可有疼痛发作史。患牙对叩诊无反应或仅有不适感,一般不松动。患牙根尖部黏膜或牙龈表面可查及瘘管口,挤压瘘管口有时可有脓液溢出。

急性或慢性根尖周炎患牙临床检查往往可查及引起牙髓坏死的牙体病损、充填体、深牙周袋等;牙冠变色,牙髓诊断性试验无反应。对急性根尖周炎患牙应进行 X 线检查,根尖周组织影像无明显异常表现;而慢性根尖周炎患牙表现为根尖区骨组织透射影像。

（四）急性龈乳头炎

牙龈乳头受到机械或化学刺激引起的急性炎症。临床表现为:局部牙龈乳头发红肿胀,探触和吸吮时易出血,有自发性肿胀和明显的探触痛。有时局部可探查到刺激物,患牙可有轻度叩痛。

（五）牙周脓肿

分为急性和慢性牙周脓肿。

1.急性牙周脓肿　发病突然，在患牙的唇颊侧或舌腭侧牙龈形成椭圆形或半球形的肿胀突起，牙龈发红、水肿、表面光亮。脓肿早期患牙疼痛较明显，可有搏动性疼痛，患牙有"浮起感"，叩痛、松动明显。脓肿形成后，脓液局限，脓肿表面较软，扪诊有波动感。脓肿可发生于单个牙齿，也可同时发生于多个牙齿。

2.慢性牙周脓肿　常因急性期过后未及时治疗，或反复急性发作所致。一般无明显症状，可见牙龈表面有窦道开口。叩痛不明显，有时有咬合不适感。

三、处理和转诊

（一）龋病的处理

行充填治疗。深龋应仔细询问病史，排除牙髓问题后可行充填治疗。

（二）牙髓炎的处理

开髓、减压、止痛、缓解疼痛症状。待急性炎症缓解后转诊进行根管治疗。

（三）根尖周病的处理

开髓，清除根管内容物、疏通根管，引流根尖炎症渗出物；骨膜下脓肿和黏膜下脓肿形成期需做脓肿切开引流。待急性炎症缓解后转诊进行根管治疗。如果患牙不能保留，待急性炎症缓解后给予拔除。

（四）急性龈乳头炎的处理

去除局部刺激物，消除急性炎症。待急性炎症消退后，应彻底去除病因。

（五）牙周脓肿的处理

急性期在脓肿未形成前，可清除大块牙石，冲洗牙周袋，局部用防腐抗菌药。当脓肿形成且局限，出现波动感时，可根据脓肿的部位及表面黏膜的厚薄，选择从牙周袋或牙龈表面引流。待急性期炎症清退后应转诊进行牙周治疗。

【同步综合练习】

单项选择题

1.中龋的特点不包括（　　）

A.龋损在牙本质浅层　　　　　B.有龋洞形成

C.龋损在牙釉质　　　　　　　D.有一过性敏感症状

E.去除刺激后症状消失

2.牙髓疾病的特点应除外（　　）

A.温度引起疼痛　　　　　　　B.疼痛不能定位

C.疼痛局限性　　　　　　　　D.夜间加重

E.自发性疼痛

3.急性根尖周炎初期的特点为（　　）

A.牙痛达高峰　　　　　　　　B.咬合时与对颌牙有早接触

C.不能指明患牙　　　　　　　D.牙根尖部黏膜肿胀

E.全身症状明显

4.牙周脓肿处理不妥的是(　　　)

A.脓肿未形成前清除大块牙石

B.冲洗牙周袋

C.脓肿已形成，为避免炎症扩散不能引流

D.局部使用抗菌药

E.炎症消退后行牙周治疗

【参考答案】

1.C　2.C　3.B　4.C

（编者　梁世翠）

第十节　咽痛

一、概述

咽痛是咽部疾病中最为常见的症状之一，可由咽部疾病或咽部邻近器官疾病所致，也可以是全身疾病的伴随症状。疼痛的性质可表现为刺痛、钝痛、烧灼痛、隐痛、胀痛、跳痛等。咽痛程度视疾病的性质、程度和患者对疼痛的敏感度而异。临床上咽痛有自发性和激发性咽痛两种，自发性咽痛指在咽部无任何动作的平静状态时出现，常局限于咽部某一部位，多由咽部疾病引起；激发性咽痛由各种活动如吞咽、进食或压舌板等器械的刺激所引起。

二、常见病因

(一)咽部疾病

咽部的急、慢性炎症，咽部创伤、异物、溃疡、特异性感染(结核、白喉)及恶性肿瘤等。

(二)咽部邻近器官病变

茎突过长、会厌病变、颈动脉鞘炎、颈部纤维组织炎、咽肌风湿性病变等。

(三)某些全身疾病

白血病、艾滋病、咽食管反流等均有不同程度的咽痛症状。

三、临床特点

(一)咽部炎症性疾病，是引起咽痛的最常见原因

急性咽炎、急性扁桃体炎、扁桃体周脓肿、咽后脓肿、咽旁脓肿等引起的咽痛常起病较急，常有发热等全身症状。咽部疼痛较剧，吞咽、进食时加重，严重时甚至可引起吞咽困难。咽部溃疡伴感染时疼痛也甚剧烈。慢性炎症病变时，咽痛较轻，呈钝痛、隐痛表现。咽痛时往往伴有咽部异物感。

(二)咽部创伤、异物

一般有创伤史或异物史，咽部可见创面或见异物滞留。异物引起的咽痛，一旦异物取出，若无并发黏膜损伤，疼痛可立即减轻或消失。

(三)恶性肿瘤

扁桃体癌，早期可无咽痛，晚期肿瘤表面坏死伴感染时，可有剧烈咽痛。咽部检查可见咽部肿瘤及肿瘤坏死创面，往往见脓苔附着。

(四)咽部邻近器官疾病

急性会厌炎，发病急，进展快，可有发热，可引起剧烈咽痛，吞咽困难，发声含糊，严重病例可有呼吸困难。口咽部检查可无异常，喉镜检查可见会厌红肿，重者会厌呈球形，声门不能窥见，有些病例甚至形成会厌脓肿。若不及时、有效处理可引起严重呼吸困难甚至窒息，引起生命危险。此外如茎突过长、颈动脉鞘炎、颈部纤维组织炎、咽部风湿性病变等亦可导致咽痛，咽部检查往往无明显异常，但触及茎突、颈动脉鞘或颈部软组织时可诱发咽痛。

四、诊断思路

(一)病史采集

1.现病史

(1)针对咽痛本身的问诊：①咽痛出现的时间：询问咽痛发生前有无诱因，如过劳、淋雨、创伤、进食、烟酒过度及有毒、有害气体刺激等；询问咽痛初始出现的时间，是新发生的咽痛还是持续较长时间的咽痛；新发生的咽痛应了解近期进展情况；持续时间较长的咽痛应了解近期变化情况。②咽痛的性质：是尖锐、剧烈疼痛还是钝痛、隐痛；吞咽时有无加重。③咽痛时有无发热、头痛、四肢酸软、乏力等，有无呼吸困难及吞咽困难。④针对咽痛有无治疗或自行处理。⑤咽部创伤及异物史。

(2)相关鉴别问诊：①伴发热、头痛、四肢乏力、食欲减退：多见于咽部急性感染如急性咽炎、急性扁桃体炎、急性会厌炎等。②伴吞咽时加重：咽部局部病变引起的咽痛一般都有吞咽时加重的表现。③伴有吞咽困难、发音含糊及呼吸困难等：急性化脓性扁桃体炎、扁桃体周脓肿、咽后脓肿、咽旁脓肿、急性会厌炎或会厌脓肿等均可出现吞咽困难；扁桃体周脓肿、咽后脓肿、咽旁脓肿、急性会厌炎或会厌脓肿等可有发音含糊；咽后脓肿、急性会厌炎或会厌脓肿还可并发呼吸困难。④伴有咽部以外症状：反酸、嗳气及胃灼热("烧心")等伴发症状常见于咽食管反流，颈侧疼痛常见于扁桃体周脓肿及咽旁脓肿。⑤发病过程中有无呼吸、循环、泌尿及骨关节等系统伴发症状。

(3)诊疗经过问诊：①患病以来是否到医院就诊和检查，是否做过咽部检查或喉镜检查，伴发热时是否检查过血常规、血培养等实验室检查，检查结果如何，是否作出过诊断。②治疗及用药情况：是否进行过治疗，如何治疗，用药情况及其效果。

(4)患病以来的一般情况问诊：包括精神、饮食、睡眠、大便、小便和体重等变化情况，以了解全身一般情况。

2.其他相关病史的问诊

(1)既往史：既往有无结核病、肝炎、高血压、糖尿病、肾小球肾炎、心脏疾病、骨关节疾病和肿瘤等疾病史；有无外伤、手术及输血史；有无传染病接触史；有无药物及食物过敏史。

(2)个人史：有无长期疫区居住史；有无烟酒嗜好；性病及冶游史。

(3)婚育史及女性患者的月经史。

(4)有无家族遗传病史。

（二）体格检查

1. 耳鼻咽喉科检查　观察有无咽部充血、软腭及悬雍垂有无水肿、扁桃体有无红肿及分泌物、咽后壁或咽侧壁有无隆起、咽部有无淋巴滤泡增生、有无溃疡、有无新生物生长等。喉镜检查会厌有无红肿、舌根及会厌谷有无异物或创面、杓区及杓间区有无红肿、梨状窝有无积液等。检查颌下及颈部有无淋巴结肿大，咽部炎症性疾病往往伴有颈部淋巴结肿大、疼痛；颈部有无压痛点，如甲状腺有无压痛、亚急性甲状腺炎患者有时表现为吞咽疼痛而首先就诊耳鼻喉科，舌骨综合征患者常有舌骨大角触痛。

2. 全面系统的体格检查　全身体格检查，寻找可能引起咽痛的全身疾病如胃食管反流病、心绞痛等。

（三）辅助检查

1. 实验室检查　血常规检查白细胞增高伴中性粒细胞增多者常见于咽部细菌感染性疾病如急性化脓性扁桃体炎、咽部脓肿；病毒感染一般无明显变化或白细胞稍减少。怀疑细菌性感染时可行咽拭子涂片检查或细菌培养和药物敏感试验。

2. 其他辅助检查　喉镜检查应常规进行，检查下咽部有无病变。怀疑胸部、纵隔或食管有病变时可行胸部和纵隔 CT 检查、食管钡餐检查或食管镜检查；疑有消化系统疾病者可行电子胃镜检查。

五、处理原则

（1）咽部细菌感染性炎症如急性化脓性扁桃体炎，主要应用抗生素治疗；咽部各种脓肿除应用抗生素外，还需要进行脓肿切开引流；对全身症状重者要进行对症支持治疗；局部可给予漱口液。

（2）急性会厌炎患者要应用抗生素和糖皮质激素联合治疗。

（3）有咽部异物者要取出异物。

六、转诊指征

各种咽痛在进行治疗后不能好转甚至加重、伴有严重呼吸困难、咽部脓肿没有条件治疗、疑有咽部异物而不能确诊或虽确诊但不能取出时均须立即转诊。

【同步综合练习】

单项选择题

1. 引起咽痛最常见的原因（　　）

A. 咽部炎症　　　　　　　　　　B. 会厌病变

C. 咽食管反流　　　　　　　　　D. 肿瘤

E. 创伤

2. 患者咽痛 1 周，伴反酸、嗳气、胃灼热感考虑（　　）

A. 扁桃体炎　　　　　　　　　　B. 咽食管反流

C. 咽后脓肿　　　　　　　　　　D. 会厌脓肿

E. 肿瘤

3. 患者咽部疼痛，高热，血中性粒细胞升高，查体可见扁桃体肿大，上有脓点，考虑为

（　　）

A. 咽炎　　　　　　　　　　　　B. 化脓性扁桃体炎

C. 咽部脓肿　　　　　　　　　　D. 急性会厌炎

E. 咽后脓肿

4. 咽部细菌感染的处理原则不包括（　　　）

A. 抗生素治疗　　　　　　　　　B. 脓肿形成切开引流

C. 高热患者降温处理　　　　　　D. 局部给予漱口液

E. 给予镇静安眠药

5. 患者为会厌脓肿，喉镜检查会厌红肿，声门不能窥见，此时患者突然大汗淋漓、双手乱抓，考虑为（　　　）

A. 炎症加重　　　　　　　　　　B. 休克

C. 窒息　　　　　　　　　　　　D. 咽痛加剧

E. 呼吸衰竭

【参考答案】

1. A　2. B　3. B　4. E　5. C

（编者　梁世翠）

第十一节　吞咽困难

一、概述

吞咽困难是指食物从口腔至胃、贲门运送过程中因受阻而产生咽部、胸骨后或剑突部位的梗阻停滞感。可伴或不伴吞咽痛、胸骨后疼痛。吞咽困难可能是咽部或食管病变引起，亦可由吞咽肌肉的运动障碍所致，还有可能是全身性疾病的一种表现（如中枢神经系统疾病）。假性吞咽困难并无食管梗阻的基础，而仅为一种咽喉部阻塞感、不适感，不影响进食。

二、常见病因和临床特点

（一）常见病因

1. 机械性吞咽困难　包括腔内因素（食团过大或食管异物），管腔狭窄（炎症、肿瘤）。

2. 动力性吞咽困难　包括吞咽启动困难，咽、食管横纹肌、平滑肌功能障碍等。

（二）临床特点

1. 口腔性吞咽困难　食物由口腔进入食管过程受阻，食物阻滞于口腔及咽喉部。常见疾病如脑血管病变、帕金森病、脊髓灰质炎等。

2. 食管性吞咽困难　表现为吞咽时食物阻滞于食管某段，进食过程受阻。如食管癌为进行性吞咽困难，一般在半年内从进干食发噎到半流质、流质也难以下咽；食管良性肿瘤的吞咽困难症状较轻，或仅为一种阻挡感；反流性食管炎的吞咽困难症状不重，多伴有反食、胃灼热、胸痛等反流症状；贲门失弛缓症的吞咽困难病程较长，反复发作，发病多与精神因素有关，进食时需大量饮水以助干食下咽，后期有反食症状。

3.动力性吞咽困难 无液体、固体之分,吞咽反射性动力障碍者吞咽液体比固体食物更加困难,延髓麻痹者饮水由鼻腔反流伴以呛咳、呼吸困难等症状。患者陈述的梗阻部位与食管病变的解剖部位基本吻合,有定位诊断的参考意义。

三、诊断思路

(一)病史采集

1.现病史

(1)针对吞咽困难本身问诊:①发病情况:有无诱因(饮酒、吸烟、精神因素)及相关病史(吞服强酸、强碱),发病缓急及病程长短;②吞咽困难的主要特点:是进行性、持续性还是间歇性,是吞咽固体食物困难还是吞咽液体困难,有无吞咽疼痛,有无反酸、反食、胃灼热及胸痛,有无呃逆、呛咳、发音困难等。

(2)相关的疾病鉴别问诊:①吞咽困难伴声嘶:多见于食管癌纵隔浸润、主动脉瘤、淋巴结肿大及肿瘤压迫喉返神经。②吞咽困难伴呛咳:见于脑神经疾病、食管憩室和贲门失弛缓症致潴留食物反流;此外也可因食管癌致食管支气管瘘及重症肌无力致咀嚼肌、咽喉肌和舌肌无力,继而出现咀嚼及吞咽困难及饮水呛咳。③吞咽困难伴呃逆:病变多位于食管下端,见于贲门失弛缓症、膈疝等。④吞咽困难伴胸骨后疼痛:见于食管炎症、溃疡、异物、癌等,如进食过冷、过热食物诱发疼痛,则常为弥漫性食管痉挛。⑤吞咽困难伴反酸、胃灼热,提示胃食管反流。⑥吞咽困难伴哮喘和呼吸困难:见于纵隔肿物、大量心包积液。

此外,自觉咽部有阻塞感,在不进食时也感到在咽部或胸骨上凹部位有上下移动的物体堵塞,常提示癔球症,多见于年轻女性。

(3)诊疗经过问诊:①患病以来是否曾到医院就诊和检查,如是否检查 X 线胸片、X 线食管钡餐造影、CT 检查,纤维内镜检查及活检,喉镜检查等,结果如何。②治疗和用药情况,如是否用过抗生素、H_2受体拮抗药等,疗效如何。

(4)患病以来的一般情况问诊:包括饮食、睡眠、大小便和体重变化情况等。

2.其他相关病史问诊 ①既往有无脑血管病、帕金森病、糖尿病、食管癌等病史。②有无烟酒嗜好及饮食习惯。③有无药物过敏史、手术外伤史。④有无肿瘤家族史。

(二)体格检查

1.一般检查 营养及精神状态,有无脱水征。

2.口咽部检查 有无溃疡、炎症表现,扁桃体是否肿大,软腭、声带是否麻痹,舌有无肥大、萎缩及活动情况,吞咽动作是否正常。

3.头颈部及淋巴结检查 有无锁骨上淋巴结肿大,有无甲状腺肿大,有无口咽部病变(如炎症、溃疡或肿物)。

4.胸部检查 注意心界大小,有无心脏杂音。

5.神经系统检查 疑为神经系统疾病所致,应做神经系统检查。

(三)辅助检查

1.必须要做的检查

(1)饮水试验:将听诊器放在剑突下,让患者饮水,经过 8~10 秒钟后在剑突下听到气过水音,若需时延长则表示食管梗阻。

(2)X 线胸片:可明确纵隔占位性病变与主动脉瘤的诊断。

(3)X线食管吞钡造影：可确定食管病变为梗阻性或蠕动失常所致。

(4)纤维内镜检查及病变活检有确诊价值。

2.可选择做的检查

(1)疑为食管癌者，可行食管拉网脱落细胞学检查或pH监测。

(2)疑为食管运动功能障碍者，可行食管测压或X线食管吞钡检查。

(3)疑为咽喉部疾病者，可行间接喉镜检查。

四、处理原则

1.一般处理　加强营养，根据病情给予高热量流质或软食，脱水者适当补液。

2.病因治疗　①明确病因，进行相应治疗。②抗反流药物：H_2受体拮抗药、质子泵抑制药。③手术治疗：肿瘤患者首选的治疗。

五、转诊指征

(1)口咽部炎症经常规抗感染治疗无明显好转。

(2)神经系统病变所致。

(3)疑为肿瘤病变所致需进一步确诊。

(4)其他：食管憩室、贲门失弛缓症、膈疝、食管异物等。

【同步综合练习】

单项选择题

1.食物由口腔进入食管过程受阻，食物滞于口腔为(　　)

A.食管性吞咽困难　　　　　　　　B.动力性吞咽困难

C.口腔性吞咽困难　　　　　　　　D.延髓麻痹

E.食管癌

2.吞咽困难的患者饮水经过15秒后在剑突下听到气过水声，提示(　　)

A.正常　　　　　　　　　　　　　B.食管梗阻

C.胃食管反流　　　　　　　　　　D.纵隔肿瘤

E.脑血管疾病

3.患者，男性，60岁，近半年吞咽困难逐渐加重，从进干食发噎到流质难以下咽，考虑为(　　)

A.食管炎症　　　　　　　　　　　B.食管溃疡

C.食管癌　　　　　　　　　　　　D.贲门迟缓

E.重症肌无力

4.患者吞咽困难伴有疼痛，进食冷、热等刺激性食物诱发疼痛，考虑为(　　)

A.胃溃疡　　　　　　　　　　　　B.食管炎症

C.纵隔肿瘤　　　　　　　　　　　D.食管痉挛

E.食管异物

5.吞咽困难患者处理不妥的是(　　)

A.病因治疗　　　　　　　　　　　B.质子泵抑制药抗返流

C. 禁食禁饮　　　　　　　D. 肿瘤患者手术治疗

E. 加强营养

【参考答案】

1. C　2. B　3. C　4. D　5. C

（编者　张阳）

第十二节　声音嘶哑

一、概述

声音嘶哑，简称声嘶，是喉部疾病最常见的症状，表示病变已影响到声带。根据病变的不同，声音嘶哑的程度可有不同，轻者为声音稍变粗，音调变低，重者声音明显嘶哑，甚至可完全失声。

二、常见病因

（一）支配声带运动的神经受损

1. 喉返神经受损　最常见，如颈部外伤、甲状腺手术、颈段食管肿瘤、纵隔肿瘤等均可引起喉返神经损伤。

2. 迷走神经损伤　喉返神经是迷走神经的分支，当迷走神经在发出喉返神经这一分支前受损，也会同时影响到喉返神经，如颈部外伤、鼻咽癌扩散到咽旁间隙侵犯迷走神经等。

3. 喉上神经受损　临床上少见。该神经受损后主要是使声带张力减弱，引起声调变低。

（二）喉部本身的病变

当喉部病变影响到声带时即可发生声音嘶哑，常见原因有：

1. 喉先天性畸形　如先天性喉蹼、声带发育不良（声带沟）等。

2. 喉的炎症性疾病　包括非特异性炎症和特异性炎症，如急性喉炎、慢性喉炎、喉结核、白喉、喉梅毒等。

3. 声带疾病　声带小结、声带息肉和声带囊肿等。

4. 喉良性肿瘤　如喉乳头状瘤、纤维瘤和血管瘤等。

5. 喉恶性肿瘤　喉癌。

6. 喉外伤　喉的软骨及软组织损伤、环杓关节脱位等。

7. 喉代谢性疾病　如喉淀粉样变。

（三）癔症性声嘶

多见于女性，喉结构正常，突发声音嘶哑，但咳嗽、哭笑声正常，声嘶恢复快，可再发，常发生于精神创伤或情绪激动后。

（四）其他

由于激素水平的变化导致在变声期、女性月经期及老年阶段可出现不同程度的声音嘶哑。

三、临床特点和意义

（一）喉返神经麻痹

喉返神经支配除环甲肌以外的喉内肌，当其受压或损害时，声带运动发生障碍即可出现声嘶。喉返神经麻痹在喉运动神经损伤中最常见，多为单侧，以左侧居多。单侧喉返神经麻痹的临床表现主要为声音嘶哑，喉镜检查可见患侧声带不运动。临床上出现单侧声带麻痹时要查找原因，因为其常见于肺癌、食管癌及纵隔肿瘤。

（二）喉的炎症性疾病

1. 急性喉炎　常见于急性上呼吸道感染之后，常伴有鼻塞、流涕、咽痛及畏寒、发热、乏力等全身症状，局部症状主要就是声音嘶哑，有时可有轻微喉部不适、喉痛、咳嗽、咳痰等；喉镜检查（间接喉镜检查最简单易行）可见声带充血呈粉红色或红色，声带运动正常。

2. 慢性喉炎　指喉部黏膜的慢性非特异性炎症，多见于过度用声、长期吸入有害气体或粉尘、鼻腔和（或）鼻窦及咽部慢性炎症、急性喉炎反复发作、下呼吸道有慢性炎症等；其主要表现为声音嘶哑、喉部不适及喉部有黏痰、发声易疲劳等，经过减少发声等使声带休息后声嘶可缓解，喉镜检查可见声带充血、边缘变钝，声带表面可见黏痰，声带运动正常。

（三）声带小结和声带息肉

多见于用声不当或过度发声者，如教师和歌唱者。其主要表现为声音嘶哑，早期经过休息后可缓解，逐渐发展为长期、持续声音嘶哑，导致歌唱者不能歌唱、教师不能上课。喉镜检查：声带小结表现为双侧声带前、中 1/3 交界处有对称性结节隆起、早期呈粉红色息肉状，病程长者则变为白色结节状小的隆起，表面光滑。声带息肉则表现为一侧或双侧声带前、中 1/3 交界处有半透明，白色或粉红色的肿物，表面光滑，可带蒂，也可见整个声带弥漫性息肉样病变者。

（四）喉肿瘤

1. 喉的良性肿瘤　如喉乳头状瘤、喉血管瘤、喉纤维瘤等，其中喉乳头状瘤最常见。喉乳头状瘤可发生于任何年龄，但以 10 岁以下儿童多见。儿童喉乳头状瘤生长较快，极易复发，成年型则有癌变可能，现多认为该病由人乳头状瘤病毒感染所致。临床表现为进行性声嘶，肿瘤较大者可失声，甚至出现喉喘鸣及呼吸困难。喉镜检查：可见肿瘤呈淡红色或暗红色，表面不平呈乳头状；成人一般为单发性，儿童多为基底广、多发性。

2. 喉癌　多发于 50~70 岁男性，目前认为长期吸烟、人乳头状瘤病毒感染、空气污染等与其发病有关；喉部癌变侵犯到声带时就出现声音嘶哑，特别是声门型喉癌早期即出现声音嘶哑，其他类型的喉癌发生声嘶时病变已属中晚期，晚期还可出现颈部淋巴结转移或远处转移；喉癌引起的声音嘶哑特点是进行性加重；喉镜检查：可见会厌、喉腔、声门及声门下病变，后期可见声带固定。

（五）喉的其他病变

喉角化症、喉白斑病、喉淀粉样变等发生在声带时也可引起声音嘶哑。

（六）喉外伤

喉的闭合性或开放性外伤伤及喉的软骨和软组织、环杓关节脱位均可引起声嘶，检查可见喉部黏膜肿胀、声带变形、声带运动障碍等。

【同步综合练习】

单项选择题

1.患者甲状腺功能亢进,手术治疗,术后发现声音嘶哑,可能为(　　)

A.喉上神经损伤 　　　　　　　　B.喉返神经损伤

C.声带损伤 　　　　　　　　　　D.声带炎症

E.癔症

2.患者声音嘶哑就诊,职业为教师,长期过度发声,喉镜检查可见有对称性结节状隆起,考虑为(　　)

A.声带小结 　　　　　　　　　　B.急性喉炎

C.急性咽炎 　　　　　　　　　　D.喉肿瘤

E.喉淀粉样变

3.患者,男性,感冒3天,出现声音嘶哑,考虑为(　　)

A.慢性喉炎 　　　　　　　　　　B.急性喉炎

C.声带小结 　　　　　　　　　　D.声带囊肿

E.喉返神经损伤

4.喉部疾病最常见的症状为(　　)

A.喉部不适 　　　　　　　　　　B.发声易疲劳

C.喉痛 　　　　　　　　　　　　D.声音嘶哑

E.咳嗽咳痰

5.儿童,6岁,出现失声,呼吸困难,喉镜可见乳头状肿物,考虑(　　)

A.喉纤维瘤 　　　　　　　　　　B.乳头状瘤

C.喉血管瘤 　　　　　　　　　　D.喉癌

E.囊肿

【参考答案】

1.B　2.A　3.B　4.D　5.B

（编者　张阳）

第十三节　咳嗽与咳痰

一、概述

咳嗽是为清除气道内分泌物或异物的一种保护性反射动作。借助咳嗽动作将气管、支气管的分泌物或肺泡内渗出液排出称咳痰。

二、常见病因和临床特点

(一)咳嗽的持续时间

1.急性咳嗽(持续时间<3周)　常见的原因有上呼吸道感染(包括急性鼻炎、鼻窦炎、

咽炎、喉炎、支气管炎）、慢性阻塞性肺疾病（COPD）急性发作、肺炎、气管异物、哮喘等；其他有肺栓塞、心力衰竭等。

2.亚急性咳嗽（持续时间3~8周） 原因较为复杂。

3.慢性咳嗽（持续时间>8周） 常见的原因有慢性支气管炎、胃食管反流；药物如血管紧张素转化酶抑制药（ACEI）；其他有恶性肿瘤、结核或真菌感染等。

（二）咳嗽的特点

1.是否伴有咳痰

（1）干性咳嗽：咳嗽无痰或痰量极少，常见于急性或慢性咽峡炎、喉癌、急性支气管炎初期，气管受压、支气管异物、支气管肿瘤、胸膜疾病、原发性肺动脉高压、二尖瓣狭窄等，还可见于使用血管紧张素转化酶抑制药（ACEI）。

（2）湿性咳嗽：咳嗽伴有咳痰，常见于慢性支气管炎、支气管扩张、肺炎、肺脓肿和空洞型肺结核等。

2.咳嗽的时间与规律

（1）突发性咳嗽：常由于吸入刺激性气体或异物、淋巴结或肿瘤压迫气管或支气管分叉处所引起。

（2）发作性咳嗽：可见于百日咳、支气管内膜结核、咳嗽变异性哮喘等。

（3）长期慢性咳嗽：多见于慢性支气管炎、支气管扩张、肺结核、肺脓肿。

（4）夜间咳嗽：常见于左心衰竭、肺结核。

3.咳嗽的音色

（1）咳嗽声音嘶哑：多为声带的炎症或肿瘤压迫喉返神经所致。

（2）鸡鸣样咳嗽：表现为连续阵发性剧咳伴有高调吸气回声，多见于百日咳、气管受压、会厌或喉部疾患。

（3）金属音咳嗽：常见于纵隔肿瘤、主动脉瘤或支气管癌直接压迫气管所致。

（4）咳嗽声音低微或无力：见于严重肺气肿、声带麻痹及极度衰弱者。

（三）伴随症状

1.伴发热 多见于急性呼吸道感染、肺结核、胸膜炎等。

2.伴胸痛 常见于肺炎、胸膜炎、支气管肺癌、肺栓塞和自发性气胸等。

3.伴呼吸困难 见于喉水肿、喉肿瘤、支气管哮喘、COPD、重症肺炎、肺结核、大量胸腔积液、气胸、肺水肿（左心衰竭）、气管或支气管异物。

4.伴咯血 常见于支气管扩张、肺结核、肺脓肿、支气管肺癌、二尖瓣狭窄等。

5.伴大量脓痰 常见于支气管扩张、肺脓肿。

6.伴有哮鸣音 多见于支气管哮喘、慢性喘息性支气管炎、心源性哮喘、气管与支气管异物等；当支气管肺癌引起气管与支气管不完全阻塞时可出现局限性分布的哮鸣音。

7.伴有杵状指（趾） 常见于支气管扩张、慢性肺脓肿、支气管肺癌和脓胸等。

（四）咳痰的性质

1.白色泡沫黏液痰 多见于支气管炎和支气管哮喘。

2.黄色脓样痰 化脓性感染所致。

3.粉红色泡沫痰 肺水肿的特征。

4.铁锈色痰 肺炎球菌肺炎的典型特点。

5. 黑色或灰白色痰 多见于煤尘肺和矽肺。

6. 红色胶样痰 见于支气管肺癌、克雷伯菌肺炎。

7. 果酱样痰 肺吸虫病的典型表现之一。

8. 大量稀薄痰 肺泡细胞癌的特征。

9. 大量脓性泡沫痰 肺脓肿和支气管扩张的典型特点。

10. 清水样痰伴有"粉皮"样囊壁 肺包囊虫病临床诊断的重要依据。

三、诊断思路

（一）病史采集

1. 现病史 咳嗽的病程、特点、伴随症状、咳痰性质以及诱发因素（如冷空气、气味）等。

2. 相关鉴别症状 包括流涕和咽喉疼痛（上呼吸道感染）；发热、寒战和胸痛（肺炎）；盗汗和体重下降（恶性肿瘤、结核）；胃灼热（胃食管反流）；进食或饮水时发生吞咽困难或窒息发作（误吸）。

3. 既往史 关注近期呼吸道感染的情况（最近的 1~2 个月）；过敏史、哮喘史、COPD 和胃食管反流等疾病史；结核杆菌或 HIV 感染的危险因素（或已知病史）；吸烟史；药物应用史，需要特别强调 ACEI 的使用情况；慢性咳嗽的患者还需要问及有无接触气道刺激物或致敏原，以及真菌疾病流行地区的居住和旅游史。

（二）体格检查

1. 生命体征 有无呼吸急促、发热。

2. 全身检查 有无慢性疾病的表现（如消瘦、嗜睡）。

3. 鼻腔和咽部 鼻黏膜的外观（如颜色、充血情况）和分泌物的部位（鼻腔或咽后壁）。

4. 颈和锁骨上区域 有无淋巴结肿大。

5. 肺部 吸气和呼气时长，呼吸音的对称性，有无湿啰音、哮鸣音或兼有两者、有无肺实变的体征（如支气管哮鸣音、叩诊浊音）。

6. 其他体征 如心脏听诊、腹部触诊，下肢水肿等。

（三）辅助检查

（1）有发热的患者，应行血常规检查。

（2）有呼吸困难、咯血或高度疑似肺炎的患者需进行指尖氧饱和度和胸片的检查。

（3）有体重下降或危险因素的患者应行 X 线胸片以及结核杆菌和 HIV 感染的检查。

（4）其他检查包括：肺功能（哮喘、COPD）；鼻窦部 CT（鼻窦疾病）；食管 pH 监测（胃食管反流）；痰培养（结核等感染性疾病）；痰细胞学检查、胸部 CT、支气管镜（恶性肿瘤）等。

【危险信号】呼吸困难、咯血、体重下降、结核或 HIV 感染的危险因素、淋巴结肿大。

四、处理原则

治疗咳嗽主要是治疗引起咳嗽的病因。咳嗽是一种将气道分泌物清除的重要机制。对呼吸道感染的恢复有辅助作用，因此应谨慎使用镇咳药。

1. 镇咳药 上呼吸道感染和经过基础疾病治疗后咳嗽症状仍未得到缓解的患者可使用。

（1）临床上常用的是右美沙芬和可待因（或含其成分的复方制剂），作用机制是抑制延髓咳嗽中枢而止咳。可待因有镇咳、止痛和镇静作用，但可能出现药物依赖，常见的不良反应为恶心、呕吐、便秘和耐药。右美沙芬是阿片类物质左啡诺的同类物，作用与可待因相似，但无镇静作用和成瘾性，临床中更为常用。

（2）其他阿片类药物（如美沙酮、吗啡、罂粟壳等）虽能镇咳但极易形成药物依赖和导致滥用，应避免使用。

2. 祛痰药　能降低呼吸道分泌物的黏性，使其易于咳出。

（1）愈创甘油醚因其不良反应小而得到广泛应用。

（2）其他镇咳药，如溴己新，临床上亦可使用。

（3）确保充足的水化，如雾化吸入等可能有助于排痰。

3. 支气管舒张药与糖皮质激素吸入药　对上呼吸道感染后咳嗽和咳嗽变异性哮喘有效。

4. 其他　没有明确病因的患者，如果不伴危险信号，有些医生会凭经验进行治疗，针对上呼吸道咳嗽综合征可使用抗组胺药，减轻黏膜充血（如盐酸伪麻黄碱），鼻腔糖皮质激素喷剂等，针对胃食管反流病给予质子泵抑制药、H_2受体拮抗药进行治疗。经过这类治疗后症状充分缓解的患者一般无须进一步检查。

五、转诊指征

（1）有危险症状、体征的，呼吸困难、慢性发热、体重下降、咯血和淋巴结肿大。

（2）诊断不明确或对症治疗效果不佳的严重咳嗽。

（3）怀疑结核或肿瘤。

（4）怀疑哮喘，胃食管反流、鼻窦炎等需明确诊断。

（5）患者或其家属要求。

【同步综合练习】

单项选择题

1. 以下关于咳嗽的说法不正确的是（　　　　）
A. 咳嗽是一种保护性反射动作　　　　B. 咳嗽对人体有百害无一益
C. 借助咳嗽动作可排出气管内异物　　D. 咳嗽可由吸入刺激性气体引起
E. 咳嗽是由于咳嗽中枢受刺激引起

2. 金属音咳嗽常见于（　　　）
A. 纵隔肿瘤　　　　　　　　　　B. 百日咳
C. 声带炎　　　　　　　　　　　D. 喉癌
E. 肺结核

3. 干咳常见于（　　　）
A. 支气管扩张　　　　　　　　　B. 肺脓肿
C. 肺结核　　　　　　　　　　　D. 胸膜炎
E. 肺炎

4. 肺炎链球菌肺炎咳痰为（　　　）
A. 铁锈色痰　　　　　　　　　　B. 粉红色泡沫样痰
C. 大量恶臭脓性痰　　　　　　　D. 巧克力色痰
E. 白色黏痰

5.急性左心衰竭引起肺水肿咳痰为( )

A. 铁锈色痰   B. 粉红色泡沫样痰

C. 大量恶臭脓性痰   D. 巧克力色痰

E. 白色黏痰

【参考答案】

1. B 2. A 3. D 4. A 5. B

（编者　张阳）

第十四节　咯血

一、概述

咯血是指血液从呼吸道中咳出或痰中带血。

咯血按出血量分为：小量咯血(24 小时内咯血量小于 100 mL)，中等量咯血(24 小时内咯血 100 ~ 500 mL)，大咯血 (24 小时内咯血量超过 500 mL，或一次咯血量超过 300 mL)。

小量咯血可仅表现为痰中带血而无其他症状；中等量以上咯血则可有胸闷、喉痒、咳嗽等先兆症状；大咯血表现为满口血液，甚至从口鼻中涌出或短时间内咯血不止，常伴呛咳、脉搏快、呼吸急促、出冷汗、面色苍白、紧张或恐惧感，如阻塞呼吸道可造成窒息。但咯血多少与疾病严重程度不完全一致。

二、常见病因和临床特点

痰中带血在多种呼吸系统疾病中都很常见，成人患者常见病因包括上呼吸道感染、支气管炎、支气管扩张、结核、肺炎；40 岁以上的吸烟者出现咯血应考虑有无原发性肺癌的可能（转移性肿瘤一般较少出现咯血）。儿童常见病因包括下呼吸道感染、异物吸入等。

大量咯血常见病因包括支气管肺癌、支气管扩张、肺结核和肺炎等。

(一)咯血的病因

按来源分为如下几种：

1. 气管、支气管来源

(1)恶性肿瘤(支气管来源、支气管转移性)：盗汗、体重下降、有重度吸烟史。

(2)急性支气管炎：发热、咳痰或干咳。

(3)慢性支气管炎：既往有 COPD 或吸烟史。

(4)支气管扩张：既往有支气管扩张病史或反复肺部感染病史者出现慢性咳嗽和黏痰。

(5)慢性未诊断(非急性)气管异物：慢性咳嗽不伴上呼吸道感染症状，有时伴有发热，以婴儿或幼儿为典型。

2. 肺实质来源

(1)肺脓肿：亚急性发热伴咳嗽、盗汗、畏食、体重下降。

(2)肺炎：发热、咳痰、呼吸困难和胸痛，呼吸音减弱或出现管状呼吸音及湿啰音，外周血白细胞计数升高。

（3）肺出血—肾炎综合征：疲劳、体重下降、常血尿，有时伴水肿。

3.血管来源

（1）肺静脉压力升高（尤其二尖瓣狭窄、左心功能衰竭）：肺部听诊有湿啰音，有中央或外周容量负荷过度的体征（如颈静脉怒张、外周性水肿），平卧位呼吸困难（端坐呼吸）或入睡后 1~2 小时出现呼吸困难（夜间阵发性呼吸困难）。

（2）肺栓塞：见于具有慢性血栓栓塞疾病的危险因素（如长期卧床）的患者，突发剧烈胸痛、呼吸急促和心动过速。

4.其他　如肺子宫内膜异位症（月经期反复咯血）；全身凝血系统疾病或使用抗凝药等。

（二）伴随症状

1.伴发热　多见于肺结核、肺炎、肺脓肿、流行性出血热（肾综合征出血热）、支气管肺癌等。

2.伴胸痛　常见于肺炎、肺栓塞、肺结核、支气管肺癌等。

3.伴呛咳　可见于支气管肺癌、支原体肺炎等。

4.伴皮肤黏膜出血　可见于血液病（如白血病、血小板减少性紫癜）、流行性出血热（肾综合征出血热）等。

5.伴大量脓痰　常见于支气管扩张。

6.伴呼吸困难　重症肺炎、肺结核、气管或支气管异物。

7.伴有哮鸣音　气管与支气管异物；支气管肺癌引起气管与支气管不完全阻塞时可出现局限性分布的哮鸣音。

8.伴有杵状指（趾）　常见于支气管扩张、支气管肺癌等。

9.伴黄疸　多见于肺出血型钩端螺旋体病。

（三）咯血的颜色和性状

1.鲜红色　多见于肺结核、支气管扩张、肺脓肿和出血性疾病。

2.铁锈色　肺炎球菌肺炎的典型特点，也可见于肺吸虫病和肺泡出血。

3.暗红色　可见于二尖瓣狭窄。

4.黏稠暗红色血痰　可见于肺栓塞。

5.粉红色泡沫痰　可见于肺水肿（急性左心衰竭）。

6.红色胶样痰　见于支气管肺癌、克雷伯菌肺炎。

7.果酱样痰　肺吸虫病的典型表现之一。

三、诊断思路

（一）病史采集

1.现病史

（1）根据咯血情况的问诊：①起病情况：首次发作或既往已有发作。②持续时间：持续存在或反复发作。③诱发的原因：如接触过敏原、受凉、劳累、仰卧位等。④估计咯血量：量少时仅为血丝；量较多时则以茶匙、茶杯或矿泉水瓶等易描述的容器估计出血量。

【注意】需要区分假性咯血和呕血。①真性咯血：出现泡沫痰，多呈鲜红色，大量咯血时伴窒息感。②假性咯血：如鼻咽部出血导致的痰中带血，典型表现包括有鼻涕倒流感及没有咳嗽的痰中带血。③呕血：有消化系统疾病如消化性溃疡、慢性肝炎或肝硬化，伴恶心、呕吐,吐出物黑色、棕色、暗红色或鲜红色,常混有食物残渣。

(2)相关鉴别问诊:与病因相关的症状:发热和咳痰(肺炎、结核);盗汗、体重下降和乏力(恶性肿瘤、结核);胸痛和呼吸困难(肺炎、肺栓塞);(单侧的)下肢痛胀和水肿(肺栓塞);血尿(肺出血—肾炎综合征)。反复鼻出血、皮肤瘀斑提示可能存在凝血功能障碍。

(3)诊疗经过问诊:对于反复发作的咯血,应了解以往的检查、诊断和治疗效果。

(4)一般情况:发病以来睡眠、大小便等情况。

2.其他相关病史的问诊

(1)相关疾病:慢性肺部疾病(如COPD、支气管扩张、结核)、恶性肿瘤、血液系统疾病、心力衰竭、慢性肝病。

(2)相关的危险因素:HIV感染、使用免疫抑制药(易发生结核杆菌、真菌感染);结核暴露史;长期吸烟(恶性肿瘤);近期制动如手术或长距离旅行、已知的恶性肿瘤、既往或家族血液系统疾病史、妊娠、使用含激素药物如避孕药(肺栓塞)。

(3)相关用药:是否使用抗血小板药物如阿司匹林、抗凝药物如华法林等。

(4)食用生或不熟的螃蟹、蝲蛄(小龙虾)史。

(二)体格检查

1.生命体征 有无发热、心动过速、呼吸急促或呼吸窘迫(如使用辅助呼吸肌、缩唇呼吸)、发绀、烦躁、意识障碍等。全身体征如恶病质。

2.肺部 注意呼吸音的对称性;有无干湿啰音、喘鸣音和哮鸣音;有无肺实变的体征,如支气管羊鸣音、叩诊浊音。

3.心脏听诊 有无心音改变、额外心音或杂音(提示心力衰竭和肺动脉压力升高)。

4.腹部 有无肝淤血或肿块的体征(提示恶性肿瘤或肝硬化食管静脉曲张引起的呕血)。

5.其他 颈、锁骨上区域有无淋巴结肿大(提示恶性肿瘤或结核);有无颈静脉怒张、下肢和骶尾部凹陷性水肿(提示心力衰竭);下肢静脉曲张(肺栓塞可能);皮肤和黏膜有无瘀斑、瘀点、毛细血管扩张;有无牙龈炎、口腔或鼻腔出血。

【危险信号】大量咯血;背部疼痛;精神萎靡、体重下降、乏力;大量吸烟史;在检查的静息状态下出现呼吸困难、呼吸音消失或降低。

(三)辅助检查

1.影像学 必须行X线胸片检查。必要时可行CT、纤维支气管镜、肺血管造影等检查。必要时胃镜检查可区分有无呕血。

2.实验室检查 通常应查血常规(全血细胞计数、血小板计数);尿常规可寻找肾小球肾炎的依据(血尿、蛋白尿、管型尿);怀疑活动型肺结核需进行结核菌素皮肤试验。

四、处理原则

大量咯血是急症,可威胁患者生命,必须及时抢救。对人体的影响,除咯血量和出血速度外,还与患者一般状况有关,如久病体弱者即使出血量小于300 mL也可能是致命的。大咯血的直接危险主要是窒息和失血性休克,间接危险是继发肺部感染或血块堵塞支气管引起肺不张,肺结核患者还可造成血行播散。

基层医疗机构初步治疗目标是预防血液吸入健侧肺导致窒息和预防持续出血导致的休克。具体措施包括:

1. 一般治疗　吸氧、监护、开通静脉通道。

2. 止血　可试用云南白药等口服止血药，有条件的可以用静脉止血药。

3. 体位　由于一般出血部位不明，宜采取坐位或半坐卧位，如为卧位则头偏向一侧；一旦出血部位明确(如单侧支气管扩张或肿瘤)，可让患者保持患侧卧位，防止窒息。

4. 保持呼吸道通畅　如患者感胸闷、气短、喘憋，需帮助患者清除口鼻分泌物；保持室内空气流通，给予吸氧。

5. 严密观察病情　密切观察患者呼吸、脉搏、血压、心率等生命体征及咯血情况，防止休克的发生。

6. 慎重给予镇咳药　咳嗽剧烈可慎重适量使用，但禁用剧烈的镇静止咳药，以免过度抑制咳嗽中枢，使血液淤积气道引起窒息。

7. 勿用力排便　防止用力排便而加重咯血。

8. 镇静　避免精神紧张，给予精神安慰，必要时可给予镇静药，如地西泮等。

9. 窒息患者的抢救　若发生窒息，立即体位引流，取头低足高位(可将床尾抬高 45 度左右)，或侧头拍背；心脏骤停时，应立即予心肺复苏。

【特别提醒】大量咯血患者经初步处理，咯血稍有缓和，血压、脉搏、呼吸相对平稳时，应尽快护送患者到附近医院，以便进一步救治；如出血不止，应请急救中心急救医生进行就地抢救，一旦病情稍微平稳，允许转运时，仍需送医院进行吸氧、监护、止血、输血、输液等对症和病因治疗。转送过程中，需持续监测生命体征及咯血情况，保持静脉开通及准备其他应急措施。

五、转诊指征

(1) 诊断不明、频繁发生或试验性治疗无效者。

(2) 怀疑肺结核、肿瘤、其他系统疾病(心血管系统、血液系统)者。

(3) 大量咯血，初步治疗后应及时转诊。

(4) 伴有危险信号的，如背部疼痛、体重下降、乏力，有大量吸烟史，在静息状态下出现呼吸困难、呼吸音消失或降低等。

【同步综合练习】

单项选择题

1. 大量咯血是指(　　　)

A. 一次咯血量小于 100 mL　　　　　　　B. 一次咯血量大于 100 mL

C. 一次咯血量大于 200 mL　　　　　　　D. 一次咯血量大于 300 mL

E. 24 小时咯血量大于 100 mL

2. 咯血引起死亡的最常见原因是(　　　)

A. 发热　　　　　　　　　　　　　　　　B. 休克

C. 疼痛　　　　　　　　　　　　　　　　D. 咳嗽

E. 窒息

3. 以下关于咯血的说法不正确的是(　　　)

A. 大咯血是疾病严重的表现　　　　　　　B. 小量咯血代表疾病不严重

C.大量咯血可见于支气管扩张　　　D.咯血量小者可表现为痰中带血

E.长期小量咯血的中年以上患者

4.下列关于咯血的描述错误的是(　　)

A.呈鲜红色或暗红色　　　B.血中混有痰液及泡沫

C.常呈碱性　　　D.常伴柏油样大便

E.出血前常有喉部发痒，咳嗽等

5.以下不属于临床引起咯血常见四大病因的是(　　)

A.风湿性心脏病(二尖瓣狭窄)　　　B.支气管扩张

C.肺癌　　　D.肺结核

E.肺炎

【参考答案】

1.D　2.E　3.B　4.D　5.E

（编者　张阳）

第十五节　呼吸困难

一、概述

呼吸困难是指患者主观感到空气不足、呼吸费力；客观表现为呼吸用力、呼吸辅助肌也参与活动，重者有鼻翼扇动、张口耸肩，常伴有呼吸频率、深度与节律的异常。

二、常见病因和临床特点

引起呼吸困难的最常见原因是呼吸系统疾病和心血管系统疾病，其次为中毒性、中枢性及精神性(心理性)因素等。

(一)肺源性呼吸困难

呼吸系统疾病引起的呼吸困难也称为肺源性呼吸困难。常见于各种原因引起的气道狭窄、哮喘、COPD、气胸、大量胸腔积液、重症肺炎、肺肿瘤等。不同部位损伤出现的呼吸困难表现不同。

1.吸气性呼吸困难　　主要见于大气道狭窄，如急性喉炎、喉头水肿、气管异物，气管肿瘤或气管受压。临床特点是吸气费力，吸气时间延长；查体可见"三凹征"，即吸气时由于呼吸肌过度用力而出现胸骨上窝、锁骨上窝及肋间隙明显凹陷。患者可有刺激性干咳或吸气性喉鸣。

2.呼气性呼吸困难　　主要见于哮喘、COPD，是由于小气道或肺泡弹性回缩力下降引起。临床特点是呼气费力，呼气时间延长，查体可闻及哮鸣音。

3.混合型呼吸困难　　主要因气体交换面积减少所致。临床特点是呼吸浅快、局部呼吸音减弱或消失、可伴有病理性呼吸音。常见于重症肺炎、大面积肺栓塞、气胸、大量胸腔积液、肺间质纤维化、尘肺等。

（二）心源性呼吸困难

心血管系统疾病引起的呼吸困难又称为心源性呼吸困难。主要见于各种心脏病引起的左心衰竭，也可见于右心衰竭、大量心包积液、先天性发绀型心脏病。

1. 左心衰竭 有急性与慢性之分。慢性左心衰竭主要表现为活动后呼吸困难及夜间阵发性呼吸困难。前者常在终止活动后缓解；后者可坐起后减轻或缓解。严重左心衰竭的患者不能平卧，睡眠时只能高枕卧位或坐位。体检可发现原有的心脏病体征（如心脏扩大、病理性心脏杂音等）。急性左心衰竭时患者有明显的喘憋、呼吸急促，伴有大汗、端坐呼吸，严重者咯粉红色泡沫痰；查体可见口唇发绀，呼吸加快、双肺湿啰音（肺底明显），有时可伴有哮鸣音。急性左心衰竭因症状酷似支气管哮喘发作，故又称为心源性哮喘。体检除原有的心脏病体征外，心尖部常可闻及舒张期奔马律。

2. 其他心脏疾病 右心衰竭及心包大量积液时静脉回流受阻、淤血性肝大、腹水、胸腔积液，导致呼吸运动受限、肺受压、气体交换面积减少因而出现呼吸困难。先天性发绀型心脏病由于血氧含量下降可导致呼吸困难，活动后更明显。

（三）其他原因导致的呼吸困难

1. 中毒性呼吸困难 代谢性酸中毒引起的呼吸困难表现为呼吸深大而节律规整，其中糖尿病酮症酸中毒者呼气中有烂苹果味；尿毒症所致代谢性酸中毒者呼气中有氨味。一氧化碳中毒者有相应的暴露史，患者口唇呈樱桃红色。有机磷中毒者大量白色泡沫痰伴全身湿冷、肌颤、瞳孔缩小。

2. 中枢性呼吸困难 脑血管意外、颅内肿物引起的颅内压升高者表现为呼吸深慢、节律不规则。

3. 精神性呼吸困难 癔症患者呼吸浅快，常伴有口周麻木、手足搐搦；精神症患者常自诉有胸闷、气短，长出气后感到舒适，体检无呼吸困难的体征。

4. 贫血引起的呼吸困难 严重贫血者有睑结膜、甲床苍白。

三、诊断思路

（一）病史采集

1. 现病史

（1）针对呼吸困难的问诊。

1）发作的急缓与进程：呼吸困难是突然发生的还是逐渐发生的。突发的常见于气道（喉、气管）异物、自发性气胸、肺动脉栓塞；数小时内逐渐加重的见于急性左心衰竭（肺水肿）、哮喘、重症肺炎、糖尿病酮症酸中毒；超过数天或数周的见于胸腔积液、慢性右心衰竭、心包积液、气管或支气管肿瘤；超过数月或数年的见于COPD、慢性左心衰竭、肺间质纤维化、尘肺等；慢性病基础上的急性发作常见于慢性左心衰竭的急性发作及COPD的急性发作。出生后即出现呼吸困难者常见于先天性心脏病。

2）发作诱因及缓解因素：哮喘患者常在接触过敏原（如花粉、某些食物、尘螨等）后发作，脱离过敏原、使用支气管解痉药可缓解；心源性哮喘常因过度劳累、肺部感染并发心律失常等诱因发作，坐位可缓解；自发性气胸常见于过度用力；胸腔积液时患侧卧可缓解；重症肺炎前期可有上呼吸道感染的因素。

3）呼吸困难的类型：是吸气性呼吸困难、呼气性呼吸困难，还是混合性呼吸困难。

（2）相关鉴别问诊。

问伴随症状：①发热：提示感染性疾病：如肺炎、胸膜炎；②一侧胸痛：见于胸膜炎、气胸、肺动脉栓塞，胸骨后疼痛见于缺血性心脏病合并左心衰竭；③咳嗽、咳黄痰见于 COPD，咳大量浆液性泡沫痰见于急性左心衰竭及有机磷中毒引起的急性肺水肿。

（3）诊疗经过问诊：是否检查、治疗，效果如何。非突发性的呼吸困难患者以往做过的一些检查和治疗对此次的诊断有借鉴作用。

（4）一般情况问诊：发病以来睡眠、大小便和体重变化情况。有无情绪异常。

2．其他相关病史

（1）过敏史：有过敏史者更要注意排除哮喘。

（2）既往史：有高血压、心脏病者应首先除外心源性呼吸困难；有 COPD 等慢性肺疾病者则肺源性呼吸困难的可能性大。

（3）个人史：吸烟者警惕肺肿瘤；长期接触粉尘等提示硅沉着病等导致的呼吸困难。

（二）体格检查

1．呼吸频率、节律、音调

2．一般状况　意识障碍见于颅内高压、糖尿病酮症酸中毒、一氧化碳中毒、有机磷中毒；端坐呼吸见于急性左心衰竭；发绀见于各种肺源性呼吸困难及急性左心衰竭；声音嘶哑见于急性喉炎。

3．气管位置　一侧气胸或胸腔积液时气管偏向健侧；哮喘、COPD、心源性哮喘时气管无偏移。

4．肺部检查　肺源性呼吸困难及心源性呼吸困难常见的疾病体征见表 2－1－3。其中最重要的是心源性哮喘和肺源性哮喘的鉴别。

表 2－1－3　肺源性呼吸困难及心源性呼吸困难常见的疾病体征

疾病	肺脏			心脏	
	叩诊	呼吸音	啰音	叩诊	听诊
哮喘	清音	呼气延长	哮鸣音	—	—
肺炎	局部浊音	局部支气管呼吸音	局部湿啰音	—	—
气胸	患侧鼓音	患侧消失	—	—	—
胸腔积液	患侧浊音或实音	患侧减弱或消失	—	—	—
COPD	过清音	减弱	干、湿啰音	—	—
急性左心衰竭			肺底湿啰音	心界扩大	心尖部奔马律

（三）辅助检查

1．心电图　对判断有无急性心肌梗死、严重心律失常引起的急性左心衰竭有重要帮助。

2．血常规　对确定有无呼吸系统感染性疾病有重要临床意义。

3．X 线胸片　可明确气胸、胸腔积液、肺炎的诊断；对 COPD、哮喘、心源性哮喘有重要参考意义。

四、处理原则

1. 对症处理　①休息、吸氧(COPD 患者宜低流量吸氧)；②帮助患者采取可缓解症状的体位；③保持呼吸道通畅，及时清理分泌物，可酌情给予解痉、祛痰药物。

2. 尽可能明确呼吸困难的病因，根据病因进行处理　如哮喘可使用支气管解痉药、心源性哮喘可用强心药、利尿药、扩张血管药；糖尿病酮症酸中毒应使用胰岛素治疗；大量胸腔积液及气胸者应做胸腔穿刺治疗。对于不能判断是支气管哮喘还是心源性哮喘的患者可先给予茶碱治疗以缓解症状。

五、转诊指征

(1)不能明确病因的呼吸困难。

(2)经初步处理不能缓解的哮喘、气胸、气道异物，重症肺炎、急性左心衰竭、糖尿病酮症酸中毒、一氧化碳中毒，有机磷中毒。

(3)急性喉炎、重症哮喘、急性心肌梗死、严重心律失常、大面积气胸及胸腔积液、COPD 并发严重并发症、中枢性呼吸困难、急性肺栓塞。

【同步综合练习】

单项选择题

1. 吸气性呼吸困难的发生机制(　　)

A. 上呼吸道狭窄　　　　　　　　B. 细小支气管狭窄

C. 肺组织弹性减弱　　　　　　　D. 麻醉药抑制呼吸中枢

E. 呼吸面积减少

2. 吸气性呼吸困难的主要特点是(　　)

A. 呼吸频率加快　　　　　　　　B. 呼吸节律改变

C. 鼻翼扇动　　　　　　　　　　D. 三凹征

E. 呼吸困难伴发绀

3. 夜间阵发性呼吸困难常见于(　　)

A. 胸腔积液　　　　　　　　　　B. 支气管炎

C. 急性左心功能不全　　　　　　D. 喉炎

E. 右心功能不全

4. 呼吸深大而规则伴有鼾声常见于(　　)

A. 大叶性肺炎　　　　　　　　　B. 右心功能不全

C. 支气管哮喘　　　　　　　　　D. 喉痉挛

E. 代谢性酸中毒

5. 呼气性呼吸困难见于(　　)

A. 大气管异物阻塞　　　　　　　B. 小支气管痉挛

C. 肺呼吸面积减少　　　　　　　D. 贫血

E. 心力衰竭

【参考答案】
1. A   2. D   3. C   4. E   5. B

（编者　张阳）

第十六节　胸痛

一、概述

胸痛是导致患者就诊的常见症状。胸部多种脏器的疾病均可引起胸痛。最常见的有心脏、主动脉、气管、肺与胸膜、食管以及胸壁的病变。此外，某些上腹部疾病也可引起胸痛。

二、常见病因与临床特点

（一）心脏血管疾病

1. 心绞痛　是中老年患者胸痛的常见原因，其特点是胸骨后或心前区压榨性疼痛，范围如手掌大小；疼痛可放射至下颌、左上肢，发作持续数分钟，体力负荷增加时诱发，休息或用硝酸酯类药后可缓解；发作时心电图出现缺血性 ST－T 改变。

2. 急性心肌梗死　表现为更严重的心绞痛，其特点是无明显诱发因素，突发心前区与胸骨后剧烈疼痛，伴有濒死感和恐惧感，持续时间长，服硝酸甘油无效，可伴有休克、心力衰竭、心律失常等。心电图出现 ST 段抬高或 ST 段的显著降低；同时伴心肌坏死标志物升高。

3. 心包炎　呈急性或亚急性发病，多见于青壮年。先有呼吸道感染症状，持续性或间歇性胸痛，吸气与咳嗽可使疼痛加重；伴有发热、气短；体检可听到心包摩擦音；心电图多导联 ST 轻度抬高；超声心动图可发现心包少量积液。

4. 主动脉夹层　中年以上发病，有高血压、动脉硬化史。突然发生剧烈胸痛，可放射至头、颈、上肢、腰背、中下腹甚至下肢，疼痛剧烈可有休克征象。体检两上肢血压或上、下肢血压有明显差别；颈部血管或主动脉瓣区出现杂音。心电图改变缺乏特异性。超声心动图可能看到升主动脉增宽、主动脉出现夹层。

5. 肺栓塞　患者有慢性血栓栓塞症的危险因素。突然发生一侧胸痛伴呼吸困难、发绀、咳嗽、咯血；重者可有晕厥。体检肺动脉瓣区第二心音亢进；心电图出现右束支传导阻滞、电轴右偏等；超声心动图肺动脉高压、三尖瓣关闭不全。

（二）胸膜疾病

1. 自发性气胸　在持重物或剧烈咳嗽后突然发病；一侧胸痛伴呼吸困难、干咳。查体：气管向健侧移位；叩诊患侧呈鼓音，患侧呼吸音减低或消失。胸部 X 线检查患侧肺压缩。

2. 胸膜炎　急性或亚急性起病，胸痛伴发热，咳嗽、气短。查体：患侧叩诊浊音，听诊有胸膜摩擦音，胸部 X 线可见少量胸腔积液。

3. 肺炎　大叶肺炎当炎症累及胸膜时可出现胸痛。急性起病，胸痛伴发热、咳嗽、咳痰。查体：叩诊患侧浊音，听诊有支气管呼吸音及湿啰音。胸部 X 线可见片状阴影。

（三）食管疾病

1. 食管反流性疾病　特点为胸骨后烧灼样疼痛，饱餐后平卧易发生，常于夜间发作，平时常有反酸，胃灼热的症状。

2.食管癌　特点是吞咽时疼痛发作或加剧，常伴有吞咽困难；患者有进行性消瘦。

（四）胸壁疾病

1.肋骨骨折　有外伤史，呼吸时疼痛加重，局部有压痛、骨擦感。胸部 X 线可见骨折（也可能不明显）。

2.肋软骨炎　可持续数周或数月，呼吸及上臂活动时加重。查体肋软骨有压痛。心电图、胸部 X 线检查无异常。

（五）神经与精神性胸痛

1.带状疱疹　亚急性发病，一侧剧烈胸痛，夜间重。发病数天后胸壁出现疱疹，沿神经走行呈簇状分布。心电图、胸部 X 线检查无异常。

2.肋间神经痛　胸痛为刺痛、肋骨下缘可有压痛并沿肋间神经走行放射。心电图、胸部 X 线检查无异常。

3.心脏神经症　青年或中年女性，有神经衰弱的症状，胸痛为短暂的刺痛或较久的隐痛；经常有胸闷、气短等不适，与情绪有关。心肺检查正常，心电图、胸部 X 线检查无异常。

（六）腹部疾病

1.膈下脓肿、肝脓肿　亚急性发病，寒战高热，下胸部或背部疼痛，右侧较重。查体局部有明显压痛。胸部透视膈运动减弱；血常规、胸部 X 线检查、B 超检查有助于诊断。

2.胆囊炎、胆结石　发作时右上腹疼痛，可向右胸部及右肩部放射。腹部超声可明确诊断。

三、诊断思路

（一）病史采集

1.现病史

（1）根据胸痛的问诊。

1）胸痛的部位：缺血性心脏病的疼痛位于胸骨后方或心前区；位于胸骨后方的还有主动脉及食管病变；胸痛在一侧的提示肺、胸膜病变。

2）发作的急缓：急性发作首先要考虑急性心肌梗死、急性主动脉夹层、肺栓塞、自发性气胸、肋骨骨折等；慢性反复发作的胸痛见于心绞痛、胃食管反流、肋软骨炎、心脏神经症等。

3）诱发与缓解因素：体力负荷加重时诱发、休息可缓解者常见于心绞痛；深呼吸加重者提示胸膜，胸壁病变；肋骨病变易在上臂运动时诱发；与进食相关的胸痛提示可能是食管疾病。

4）疼痛的性质：心脏缺血性疼痛为压榨性疼痛；神经病变引起的为瞬间即过的针刺或刀割样疼痛。

5）持续时间：心绞痛发作时间一般是 3～5 分钟，通常不会超过 15 分钟；如果心绞痛 30 分钟仍未缓解，应高度警惕是否发生急性心肌梗死。肺炎、胸膜炎引起的疼痛为持续性、呼吸时加重。

（2）相关鉴别问诊。

是否有伴随症状：①伴发热，提示感染性疾病，如胸膜炎、心包炎、肺炎；心肌梗死有时会有低热。②伴咳嗽咳痰，常见于肺炎，咳嗽无痰，见于胸膜炎。突发胸痛伴咳嗽、咯血、呼吸困难，应警惕肺栓塞。③伴有心慌、头晕、黑蒙、低血压，应高度警惕急性心肌梗死。伴吞咽困难的要考虑食管疾病。

（3）诊治经过问诊：对于慢性反复发作性胸痛，了解以往的检查、诊断和治疗效果，对目前的胸痛的病因有借鉴作用。

（4）一般情况：发病以来睡眠、大小便和体重变化情况。

2. 其他相关病史

（1）既往病史：有无高血压、糖尿病、慢性呼吸道疾病、慢性血栓栓塞病、胃食管反流病史。有高血压病史的要首先排除心脏血管性疾病；有慢性血栓栓塞病史的要注意排除急性肺栓塞；有外伤史的要排除肋骨骨折；有 COPD 史的要警惕自发性气胸。

（2）个人史：注意了解相关疾病的危险因素。

（3）家族史：有无心脑血管疾病的家族史。

（二）体格检查

1. 生命体征　体温、脉搏、呼吸、血压；新出现的双上肢血压不等或下肢血压明显低于上肢应警惕主动脉夹层。

2. 一般情况　面色苍白、大汗，应警惕心肌梗死、主动脉夹层或肺栓塞。

3. 胸壁和胸椎　如存在局限性触、压痛，应注意排除肋骨骨折、脊柱病变；胸壁如有沿肋间神经走行分布的簇状疱疹，可能是带状疱疹引起的胸痛。

4. 胸部　气管移位、一侧听诊呼吸音消失、叩诊为鼓音、触觉语颤减弱，提示气胸；听到胸部摩擦音，提示胸膜炎；局部听到管状呼吸音或湿啰音，提示大叶性肺炎。

5. 心脏　出现心音低钝、奔马律、收缩期杂音应警惕急性心肌梗死；听到心包摩擦音提示心包炎症，主动脉瓣新出现舒张期杂音应警惕升主动脉夹层累及主动脉根部；突然出现的肺动脉第二心音亢进或三尖瓣关闭不全应警惕急性肺栓塞。

6. 检查颈部、锁骨上窝、背部、腹部有无血管杂音　进一步排除主动脉夹层的可能；颈静脉扩张提示右心负荷加重。

7. 腹部触诊　检查右上腹部有触痛，提示可能存在肝胆疾病；突发肝肿大提示右心衰竭；见于急性肺栓塞。

8. 下肢存在静脉曲张及水肿　应警惕下肢深部静脉血栓引发急性肺栓塞。

（三）辅助检查

1. 心电图　对诊断心绞痛和心肌梗死非常重要。

2. X 线胸片　用于诊断气胸、骨折、肺炎、胸膜炎；对于肺栓塞导致的大面积的肺梗死有诊断意义。

3. 超声心动图　用于诊断心包积液；对于肺栓塞、主动脉夹层有一定的诊断价值。

4. 其他　心肌坏死标志物是诊断心肌梗死的主要依据，血气分析、D－二聚体对诊断或排除肺栓塞有重要意义。

四、处理原则

对突发胸痛患者，首先应排除各种致命性疾病，包括：急性心肌梗死、主动脉夹层、急性肺栓塞和气胸；其次排除心包炎、肋骨骨折等可能威胁生命的疾病；然后再考虑引起胸痛的其他常见原因。

（1）明确诊断者，按相应疾病处理。

（2）未能明确诊断的急性胸痛，在询问病史、体格检查和安排辅助检查的同时，应监测生命体征、开通静脉通道、吸氧，血压不低者可试用硝酸甘油。

五、转诊指征

（1）可疑急性心肌梗死、不稳定型心绞痛、急性肺栓塞、气胸、主动脉夹层者。

（2）未能明确病因的突发胸痛及慢性反复发作的胸痛患者。

（3）胸痛诊断明确但治疗效果不佳或出现并发症者。

（4）初步判断为精神或心理疾病导致的胸痛；需进一步排除器质性疾病者。

【同步综合练习】

单项选择题

1. 下列引起胸痛的原因，其中哪项不是胸壁病（　　）

A. 胸膜肿瘤 　　　　　　　　　　B. 肋间神经炎

C. 肋间骨折 　　　　　　　　　　D. 非化脓性软骨炎

E. 带状疱疹

2. 反流性食管炎所致胸痛的特点是（　　）

A. 饱餐后出现 　　　　　　　　　B. 直立位减轻

C. 仰卧或俯卧位时加重 　　　　　D. 用法莫替丁时加重

E. 用促动力药后减轻

3. 胸骨中上段后方疼痛，向左肩部放射，最可能的病因是（　　）

A. 胸膜疾病 　　　　　　　　　　B. 心绞痛

C. 肋间神经病变 　　　　　　　　D. 食管炎症

E. 肋骨骨折

4. 临床上区别心绞痛和心肌梗死可通过（　　）

A. 疼痛的部位 　　　　　　　　　B. 疼痛的性质

C. 疼痛的诱因 　　　　　　　　　D. 原发病因

E. 用药后的反应

5. 下列胸痛的描述中，哪一项不正确（　　）

A. 带状疱疹呈刀割样 　　　　　　B. 心绞痛呈压榨样

C. 自发性气胸疼痛剧烈 　　　　　D. 胸膜炎时胸痛可随咳嗽而加剧

E. 心肌梗死时服用硝酸甘油可缓解

【参考答案】

1. A　2. E　3. B　4. E　5. E

（编者　张阳）

第十七节　心悸

一、概述

心悸指患者有心慌、心脏漏跳、颤动或锤击感。心脏活动过度是心悸发生的基础，常与心率及心搏出量改变有关。

二、常见原因

心悸最常见的原因是各种心律失常，其次是各种原因导致的心脏搏动过强（可伴或不伴有心律失常），少部分是心脏神经症所致。

（一）心律失常

因心悸就诊的患者，最常见的原因是心律失常，其中以各种期前收缩及心房颤动最为常见，其次是各种心动过速。心悸可以是一过性的（多见于期前收缩）、发作性的（多见于阵发性心动过速），也可以是持续的（多见于心房颤动）。

导致心律失常的原因包括：①各种器质性心脏病：最常见高血压心脏病、缺血性心脏病（冠心病）、心肌炎、心肌病、心脏瓣膜病、先天性心脏病、心力衰竭、甲亢性心脏病、糖尿病心肌病及某些特发性心律失常等。②其他病理状态：电解质紊乱（特别是低血钾）可引起室性心律失常；缺氧、酸中毒也可引起各种期前收缩、心动过速；发热、休克、贫血等是窦性心动过速的常见原因；甲亢可引起心房颤动和房性或室性期前收缩；某些药物如肾上腺素、麻黄碱、咖啡因、阿托品、甲状腺素片等也可导致各种心律失常。③生理状态下出现的功能性心律失常：常见于精神紧张、饮酒、大量吸烟、喝浓茶或咖啡后出现各种期前收缩。

（二）心脏搏动过强

各种原因导致的心脏前负荷或后负荷增加，致使心脏搏动增强，如血压过高、主动脉瓣狭窄（后负荷增加）；主动脉瓣关闭不全、二尖瓣关闭不全、动脉导管未闭、室间隔缺损、脚气性心脏病（前负荷增加）等，甲状腺功能亢进时的心肌收缩力增强。健康人在剧烈运动后也会因心脏搏动增强感到心悸。

（三）心脏神经症

有些患者心脏本身并无器质性病变、心悸时也无任何心律失常，仅是自我有不适感，多见于青年女性。临床表现除心悸外常有心率偏快、心前区或心尖部隐痛，以及疲乏、失眠、头晕、头痛、耳鸣、记忆力减退等神经衰弱症状，且在焦虑、情绪激动等情况下更易发生。

三、临床特点及意义

（1）心悸是一种常见的临床症状，多数情况下，是机体异常状态的客观表现，但有时也可能仅是患者的主观感觉。心悸可见于心脏病患者，也可见于无器质性心脏病的健康人，所以有心悸者不一定有心脏病。

（2）心悸最常见原因是心律失常，但也可仅仅是心脏搏动过强所致。面对因"心悸"就诊的患者，医生的首要任务是要明确患者是否存在心律失常。心悸发作时记录心电图（包括动态心电图)是唯一能确定或排除心律失常的有效方法。

(3)对于已证实心悸是由心律失常引起的,按心律失常处理。

(4)对于心脏搏动过强引起的心悸,以治疗原发疾病为主。

(5)对于明确为心脏神经症者可适当使用镇静药,伴有窦性心动过速者使用 β 受体拮抗药。

(6)病理状态引发的心律失常(如发热、贫血、缺氧状态引起的窦性心动过速,电解质紊乱、酸中毒等导致的室性心律失常,甲亢引起的房颤),应以治疗原发病为主,除非心律失常危及生命。

(7)对于未能排除心律失常者,如果发作时伴有头晕、黑矇、晕厥、抽搐、胸闷、憋气、出汗等症状,应建议患者到综合医院进一步检查;对于心悸发作时不伴有上述明显心脑缺血症状的患者,可继续观察,争取记录到发作时的心电图以明确心悸原因。

【同步综合练习】

单项选择题

1.引起心悸的常见原因有(　　)

A.先天性心脏病　　　　　　　　B.心律失常

C.甲状腺功能减退　　　　　　　D.肺炎

E.心肌疾病

2.有关心悸的叙述正确的是(　　)

A.提示器质性心脏病　　　　　　B.仅发生在心率快时

C.仅发生在心率慢时　　　　　　D.有重要临床意义

E.一种自觉心脏跳动的不适感

3.在引起心悸的病因中,哪一项是心脏搏动增强所致(　　)

A.饮用浓茶　　　　　　　　　　B.口服阿托品

C.低血糖　　　　　　　　　　　D.心房颤动

E.剧烈运动

4.下列关于心悸的叙述中不正确的是(　　)

A.发生机制不清楚　　　　　　　B.与心动过速有关

C.心搏增强也可引起　　　　　　D.感受因人而异

E 心悸越明显提示病变越重

【参考答案】

1.B　2.E　3.C　4.E

(编者　张阳)

第十八节 恶心与呕吐

一、概述

恶心为上腹部不适、紧迫欲吐的感觉，并伴有迷走神经兴奋的症状，常为呕吐的前奏。一般在感到恶心后会随之呕吐，但也可仅有恶心而无呕吐，或仅有呕吐而无恶心。呕吐是通过胃的强烈收缩迫使胃或部分小肠的内容物经食管、口腔而排出体外的现象。二者均为复杂的反射动作，可由多种原因引起。

呕吐与反流不同，反流是指无恶心与呕吐的情况下，胃内容物反流至口腔或咽部。

二、常见病因

（一）反射性呕吐

由内脏等末梢神经传来的冲动刺激呕吐中枢引起的恶心呕吐。

1. 消化系统疾病　口咽部炎症、理化刺激；胃肠疾病（如急性胃炎、慢性胃炎、幽门梗阻、肠梗阻、急性阑尾炎）；肝胆、胰腺疾病（如肝炎、肝硬化、胆囊炎、胆结石、胆道蛔虫症、急性胰腺炎）等。

2. 其他系统疾病　心血管系统疾病、泌尿及生殖系统疾病、眼部疾病等。

（二）中枢性呕吐

由颅内病变或药物等刺激呕吐中枢，使其兴奋性增加所引起的呕吐。常见于：①颅内压增高：中枢神经系统的感染、急性脑血管病、颅脑外伤及脑肿瘤等。②药物或化学毒物的作用：如洋地黄、有机磷、某些抗生素及抗肿瘤药物。③其他：甲状腺危象、尿毒症、糖尿病酮症酸中毒及妊娠反应等。

（三）前庭功能障碍性呕吐和精神性呕吐

如梅尼埃病、晕动病、胃神经症、癔症等。

三、临床特点

（一）前驱表现

呕吐前往往有迷走神经兴奋的表现（皮肤苍白、出汗、流涎、血压降低及心动过缓等）。

（二）呕吐的时间

育龄期妇女，晨起呕吐可见于早期妊娠；鼻窦炎患者因起床后脓液经鼻后孔刺激咽部，可引起恶心、呕吐；夜间呕吐见于幽门梗阻。

（三）呕吐与进食的关系

餐后近期呕吐，特别是集体发病者，多由食物中毒所致；进食过程中或餐后即刻呕吐，可能为精神性呕吐；餐后数小时后呕吐称延迟性呕吐，提示胃动力下降或胃排空延迟；餐后呕吐，见于幽门梗阻。

（四）呕吐的特点

中枢神经系统疾病所致的呕吐，以喷射性呕吐为其特点；消化系统疾病所致的呕吐，多为非喷射性呕吐。

（五）呕吐物的性质

带发酸、腐败气味提示胃潴留、幽门梗阻；带粪臭味提示低位小肠梗阻；不含胆汁说明梗阻平面多在十二指肠乳头以上，含大量胆汁则提示在此平面以下；含有大量酸性液体者多有促胃液素瘤或十二指肠溃疡，而无酸味者可能为贲门狭窄或贲门失弛缓症所致；上消化道出血常呈咖啡渣样呕吐物。

四、诊断思路

（一）病史采集

1.现病史

（1）针对恶心、呕吐本身问诊：①病因或诱因：有无饮食不当、饮酒、服用非甾体抗炎药、精神因素、咽部刺激等。②主要特点：呕吐发生的时间、频率，是否为喷射性，呕吐物的性状，气味颜色及量，加重与缓解的因素。

（2）相关鉴别问诊：①伴腹痛、腹泻者：多见于急性胃肠炎或细菌性食物中毒和各种原因的急性中毒。②伴右上腹痛及发热、寒战和（或）黄疸者应考虑急性胆囊炎或胆结石。③呕吐大量隔夜宿食，且在晚间发生，提示幽门梗阻、胃潴留或十二指肠壅滞症；呕吐伴有粪臭者，可见于低位小肠梗阻。④伴头痛及喷射性呕吐者：常见于颅内高压症或青光眼。⑤伴眩晕、眼球震颤者：见于前庭器官疾病。⑥应用阿司匹林、某些抗生素及抗癌药物后呕吐可能与药物不良反应有关。⑦已婚育龄妇女：呕吐在早晨者应注意早孕反应。

（3）诊疗经过问诊：①患病以来是否曾到医院就诊和检查，如是否检查过血常规、尿常规、血尿淀粉酶、肝肾功能、腹部X线平片、B超或CT等，检查结果如何。②治疗和用药情况，如是否用过止吐药及胃黏膜保护药等，疗效如何。

（4）患病以来的一般情况问诊：包括睡眠、饮食、大小便和体重变化情况等。

2.其他相关病史问诊 ①有无类似发病史；②既往有无胃炎、消化性溃疡、肝胆胰疾病、血液系统疾病、腹外疝、精神神经系统疾病等病史；③有无药物过敏史，有无腹部手术史。④配偶健康状况，女性患者的月经与婚育史。⑤有无肿瘤家族史。

（二）体格检查

生命体征、神志、皮肤黏膜、眼球检查。腹部检查：有无胃型、肠型蠕动波，腹膜刺激征。神经系统检查：局灶性体征、脑膜刺激征、病理征等。

（三）辅助检查

1.X线钡餐、内镜、B超 有助于胃肠及腹腔脏器疾病的诊断。

2.脑脊液检查、CT 有助于中枢神经系统疾病的诊断。

3.其他 如三大常规及血生化检查、血尿淀粉酶、肝肾功能检查、尿妊娠试验均有助于病因的诊断。

五、处理原则

（一）紧急处理及病因治疗

1.确保气道通畅 对有意识障碍者尤其要避免呕吐物吸入，昏迷患者可插入鼻胃管，以避免误吸入呼吸道。

2.控制血压 脑血管意外时的高血压，出血等休克时的低血压，均应紧急处理。

3.纠正脱水与代谢性碱中毒 系由持续性呕吐丧失胃液所致。

4.其他 中枢性呕吐且呈喷射状，可能是颅高压引起，应立即给予脱水治疗，如用20%甘露醇250 mL快速静脉滴注，呋塞米20～40 mg加入50%葡萄糖注射液40 mL，静脉注射。须进一步查明原因，以便明确诊断，对因治疗。

（二）一般治疗

严密观察，注意体位，防止呕吐物吸入呼吸道（对昏迷患者）。宜流质饮食，呕吐严重者暂禁食。

（三）对症治疗

1.止吐 维生素 B_6、甲氧氯普胺、氯丙嗪、多潘立酮。

2.解痉止痛 阿托品、山莨菪碱、盐酸帕诺司琼。

3.镇静药 苯巴比妥、地西泮。

4.其他 纠正水、电解质及酸碱失衡，有明显腹胀者应胃肠减压，亦可以采取中医中药或针灸等。

六、转诊指征

（1）频繁呕吐，原因不明者。

（2）病因明确，但经对症处理不能止吐者，可能出现电解质紊乱酸碱失衡者。

（3）有基础病伴发呕吐，提示原发病加重者。

（4）生命体征不稳定，有意识障碍者。

【同步综合练习】

单项选择题

1.下列属于周围性呕吐的是（   ）

A.尿毒症 　　　　　　　　　B.颅内压增高

C.胆囊炎 　　　　　　　　　D.代谢性酸中毒

E.不愉快的气味刺激

2.喷射性呕吐可见于（   ）

A.颅内压增高 　　　　　　　B.前庭功能障碍

C.幽门梗阻 　　　　　　　　D.霍乱

E.急性胃炎

3.呕吐大量隔夜宿食可见于（   ）

A.急性胃炎 　　　　　　　　B.慢性胃炎

C.消化性溃疡 　　　　　　　D.急性肝炎

E.幽门梗阻

4.下列哪项引起的呕吐为反射性呕吐（   ）

A.幽门梗阻 　　　　　　　　B.脑膜炎

C.脑炎 　　　　　　　　　　D.妊娠

E.尿毒症

【参考答案】

1. C　2. A　3. E　4. D

(编者　张阳)

第十九节　黄疸

一、概述

黄疸是指血清中的胆红素升高而引起皮肤、黏膜及巩膜黄染的症状和体征。正常情况下，血中总胆红素最高为 17.1 μmol/L（1.0 mg/dL），若血清胆红素在 17.1～34.2 μmol/L（1.0～2.0 mg/dL），临床上不易察觉，称为隐性黄疸；血清胆红素超过 34.2 μmol/L（2.0 mg/dL），巩膜及皮肤出现黄疸，称为显性黄疸。

按病因分类，黄疸分为溶血性黄疸、肝细胞性黄疸、胆汁淤积性黄疸（旧称梗阻性黄疸）、先天性非溶血性黄疸。临床上以前三类多见。按胆红素性质分类，分为以非结合胆红素增高为主的黄疸和以结合胆红素增高为主的黄疸。

血液中胆红素增加而胆酸正常，称为高胆红素血症。血液中胆酸增高而胆红素正常，称为胆汁淤积。若血液中两者都增高，则称为胆汁淤积性黄疸。

二、常见病因

(一)溶血性黄疸

由大量红细胞破坏导致大量非结合胆红素形成，并在血液中潴留。见于先天性和后天性多种溶血性疾病和血型不同输血后溶血等。

(二)肝细胞性黄疸

肝细胞受损后对胆红素的摄取、结合、排泄能力均降低，从而使非结合胆红素在血中潴留和结合胆红素反流进入血，故血中结合胆红素和非结合胆红素均升高。见于多种致肝细胞广泛损害的疾病，如病毒性肝炎、药物中毒性肝炎等。

(三)胆汁淤积性黄疸

胆道梗阻造成胆红素反流入血，结合胆红素升高。可由水肿、结石、肿瘤、寄生虫病等肝内外性因素所致。

(四)先天性非溶血性黄疸

肝细胞对胆红素的摄取、结合和(或)排泌存在缺陷。

三、临床特点

(一)不同类型黄疸的临床特点

1. 溶血性黄疸　通常皮肤、黏膜呈浅柠檬色。急性溶血可伴有发热、寒战、腰背痛，并可有不同程度的贫血和血红蛋白尿(尿呈酱油色或浓茶色)。

2. 肝细胞性黄疸　皮肤、黏膜呈浅黄色至深黄色，常感疲乏、食欲减退、肝区不适。

3. 胆汁淤积性黄疸　皮肤多呈暗黄色或黄绿色，可伴有皮肤瘙痒、尿色深、粪便颜色变浅或呈白陶土色。

（二）不同疾病黄疸进展的形式

1. 进行性黄疸　黄疸持续并逐步加深，应考虑由肿瘤所致的阻塞性黄疸。

2. 间歇性黄疸　黄疸有波动，有几种可能性：①胆管结石、胆总管炎性狭窄；②十二指肠乳头肿瘤，当肿瘤组织坏死脱落时，黄疸可减轻；③肝炎患者的黄疸可出现反复；④药物性肝损伤所致的黄疸临床较常见，其特点为：发病前有明确的服药史，多伴有肝肿大，全身症状常不明显，停药后黄疸可消失。

四、诊断思路

（一）病史采集

1. 现病史

(1)针对黄疸的问诊。

1)发病诱因：有无暴饮暴食、进食不洁饮食、饮酒、服药、劳累、剧烈运动、输血；是否进食过量含有胡萝卜素的食物。

2)黄疸起病急或缓，呈进行性加重或波动性；皮肤、巩膜颜色，黄染的部位及程度。尿液颜色及尿量，粪便颜色(是否有白陶土样粪便)。

3)伴随症状及相关疾病的特点：①有无发热、热型、发热和黄疸出现的顺序。黄疸伴发热多见于肝胆系统炎症或其他部位感染。病毒性肝炎常先发热后出现黄疸，其特点是平素健康者迅速出现发热疲乏、肝区不适及消化不良症状。②有无腹痛，腹痛部位及程度。黄疸伴右上腹剧烈疼痛时，应考虑有胆道结石、蛔虫及肝脓肿的可能性。黄疸伴腹痛、寒战、发热，即夏科三联征，提示急性胆管炎。③是否伴有皮肤感觉异常。黄疸伴皮肤瘙痒、尿色深黄、大便颜色变浅提示有胆道梗阻、胆汁淤积。

(2)诊治经过问诊：患病以来是否到医院就诊。做过哪些检查，如血尿粪常规、肝功能及影像学检查(包括腹部B超、CT等)；结果如何，是否接受治疗，疗效如何。

(3)患病以来一般情况的问诊：包括饮食、睡眠、大小便和体重变化。

2. 相关既往及其他病史的问诊

有无急慢性肝病、胆道系统疾病史(如胆结石、胆道蛔虫)、血液病(溶血性贫血等)及肿瘤史。有无手术、外伤及输血史，有无烟酒嗜好。有无与肝炎患者接触史、流行病区居住及疫水接触史。有无家族性遗传病史。

（二）体格检查

1. 伴肝脏肿大　若轻度至中度肿大，质地软而光滑者，常见于急性肝炎、急性胆道感染或梗阻。如肝脏明显肿大，质地坚硬，表面结节状，可见于肝癌。肝脏质地较硬，边缘不整，表面小结节感，常见于肝硬化。

2. 伴胆囊肿大　无痛性胆囊肿大常提示胆总管梗阻、胰头癌、壶腹癌、胆总管癌等引起肝外胆管梗阻的疾病。

3. 伴脾肿大　可见于病毒性肝炎、钩端螺旋体病、疟疾、肝硬化。

4. 伴有腹水　可见于重症肝炎、重症急性胰腺炎、肝硬化失代偿期、肝癌患者。

（三）辅助检查

1. 血液生化和尿液检查　见表2-1-4。

表 2 –1 –4　三种黄疸的血液生化和尿液检查比较

项目	溶血性	肝细胞性	胆汁淤积性
TB	增加	增加	增加
CB	正常	增加	明显增加
CB/TB	<15% ~20%	>30% ~40%	>60%
尿胆红素	–	+	+ +
尿胆原	增加	轻度增加	减少或消失
ALT、AST	正常	明显增高	可增高
ALP	正常	增高	明显增高
GGT	正常	增高	明显增高
对维生素 K 反应	无	差	好
胆固醇	正常	轻度增加或降低	明显增加
血浆蛋白	正常	清蛋白降低球蛋白升高	正常

2. 腹部 B 超　用于了解肝脏大小、形态，肝内有无占位性病变，胆囊大小、脾脏及胰腺的形态及大小等。

3. 腹部 CT　对肝胆、胰腺等器官病变的诊断有重要的作用。

4. 磁共振成像　对软组织的分辨率较高，能多方位、多序列成像。主要用于胰及胰胆管疾病的诊断。

5. 经内镜逆行胰胆管造影　主要用于胰胆管疾病的诊断和治疗。

6. 肝穿刺活检及腹腔镜检查　主要用于疑难或少见黄疸病例的诊断。

五、处理和转诊

应首先寻找和确定黄疸的病因，并根据病因进行相应的治疗。

1. 一般处理　戒酒；胆道疾病者应以低脂饮食为主；肝病患者应以高热量、优质蛋白、高维生素低脂肪饮食为主。

2. 被毒蛇咬伤致急性溶血和血红蛋白尿者　可应用右旋糖酐、糖皮质激素，同时碱化尿液，以减少血红蛋白沉积，防止急性肾衰竭。

3. 对于毒蕈中毒者　应积极纠正水电解质及酸碱平衡紊乱，利尿，促使毒物排出。可用 5% 碳酸氢钠碱化尿液。酌情应用保肝药物。糖皮质激素对急性溶血、中毒性肝损害有一定的治疗作用。

4. 若发生不同血型输血　应立即停止输血，并进行：①抗休克治疗；②保护肾功能；静脉滴注 5% 碳酸氢钠 250 mL 以碱化尿液；③维持水电解质与酸碱平衡；④防治 DIC；⑤如果输入的异型血量过大或症状严重时可考虑换血治疗。如无抢救条件，应请会诊或适时转诊。

5. 病毒性肝炎患者的防治　要力争早发现、早诊断、早隔离、早报告、早处理疫点，防止流行；转诊患者，以便得到及时治疗，提高疗效。做好易感人群的保护，减少发病。

6. 梗阻性黄疸　应根据梗阻原因和患者的情况及时转诊，并选择手术或内镜下治疗。对于缺乏诊治设备和能力的医疗机构应及时转诊。

【同步综合练习】

单项选择题

1.属于隐形黄疸的血清总胆红素是(　　)

A. 15 μmol/L　　　　　　　　　　B. 27 μmol/L

C. 45 μmol/L　　　　　　　　　　D. 54 μmol/L

E. 36 μmol/L

2.黄疸是由(　　)升高引起

A.血红蛋白　　　　　　　　　　B.胆红素

C.红细胞　　　　　　　　　　　D.胆汁

E.血小板

3.溶血性黄疸尿液特点为(　　)

A.酱油色尿　　　　　　　　　　B.血尿

C.蛋白尿　　　　　　　　　　　D.脓尿

E.胆红素尿

4.胆汁淤积性黄疸粪便颜色的特点为(　　)

A.变浅或白陶土色　　　　　　　B.柏油样便

C.鲜血便　　　　　　　　　　　D.果酱样便

E.绿色样便

【参考答案】

1. B　　2. B　　3. A　　4. A

（编者　张阳）

第二十节　腹痛

一、概述

腹痛是最常见的症状之一。多由腹腔脏器疾病引起，也可由胸部及全身性疾病引起；原因可以是严重的器质性病变，也可以是功能性改变。临床上按照起病急缓与病程长短，将腹痛分为急性与慢性腹痛两大类，其中需进行外科紧急处理的急性腹痛又称为急腹症。

二、常见病因

(一)急性腹痛

1.腹腔内疾病

(1)消化系统疾病：急性肠胃炎、消化性溃疡并发症、阑尾炎、胆道疾病(急性胆囊炎、胆结石、胆道蛔虫等)，肠梗阻、胃肠道穿孔、过敏性紫癜、胰腺炎、憩室炎、疝、儿童肠套叠、腹腔脏器破裂等。

(2)泌尿系统：尿路结石、急性尿潴留。

（3）妇产科疾病：痛经、异位妊娠、卵巢黄体破裂出血或蒂扭转、肿瘤。

（4）血管系统疾病：腹腔血管阻塞、腹主动脉夹层。

2.腹腔外疾病

（1）心肺疾病：急性心肌梗死、肺栓塞、肺炎、胸膜炎。

（2）其他疾病：带状疱疹、主动脉夹层、腹壁挫伤、铅中毒、过敏性紫癜。

（二）慢性腹痛

1.消化系统疾病　胃食管反流病、消化性溃疡、慢性胃炎、炎症性肠病、慢性胆囊炎、胃肠道肿瘤、缺血性肠病、胆囊炎及胆结石、胰腺炎、结核性腹膜炎等。

2.妇科疾病　慢性盆腔炎症、子宫内膜异位症。

3.其他　尿路感染、代谢性疾病及肿瘤等。

三、临床特点

（一）诱发因素

胆囊炎或胆石症发作前常有进油腻食物史，急性胰腺炎发作前则常有酗酒、暴饮暴食史，部分机械性肠梗阻多与腹部手术有关，腹部受暴力作用引起的剧痛并有休克者，可能是肝、脾破裂所致。

（二）性质和程度

突发性、剧烈中上腹刀割样痛多为消化性溃疡穿孔；阵发性绞痛（常令患者辗转不安）可见于胆结石或泌尿系结石；阵发性剑突下钻顶样痛是胆道蛔虫症的典型表现；中上腹持续痛应考虑急性胃炎、急性胰腺炎；持续性全腹痛伴腹壁肌紧张提示急性弥漫性腹膜炎；转移性右下腹痛为急性阑尾炎的典型症状。

（三）发作时间

餐后痛多见于胆囊炎、胆结石、胰腺炎、胃溃疡；饥饿痛是十二指肠溃疡的典型表现；周期性、节律性上腹痛是消化性溃疡的特点；部分胃食管反流病及食管裂孔疝患者易在夜间（卧位）出现症状；月经期间痛可见于卵泡破裂；子宫内膜异位症的腹痛与月经来潮相关。

（四）疼痛部位与疾病关系

疼痛部位与器官疾病的关系（表2-1-5）。

表2-1-5　急性腹痛部位与疾病关系

疼痛部位		腹内病变	腹外病变
上腹疼	中	胃与十二指肠溃疡及胃溃疡穿孔，胃癌急性穿孔，胃痉挛、胃炎、急性胰腺炎、胆道蛔虫	急性心肌梗死，急性心包炎
	右	急性胆囊炎，胆结石，十二指肠溃疡及穿孔，肝脓肿，肝破裂，胆道蛔虫，结肠癌梗阻	右肺底部大叶性肺炎，右侧胸膜炎，右肾结石，右侧肾盂肾炎
	左	胃溃疡，急性胰腺炎，脾栓塞，脾破裂，结肠癌梗阻	左侧胸膜炎，左肺底部大叶性肺炎，左肾结石，左侧肾盂肾炎

续表 2 - 1 - 5

疼痛部位		腹内病变	腹外病变
中下腹疼	脐周	肠炎，肠蛔虫症，急性机械性肠梗阻，腹主动脉瘤，急性阑尾炎(早期)	
	右下腹	急性阑尾炎，急性克罗恩病，右侧嵌顿性腹股沟疝，右侧输卵管炎，右侧卵巢囊肿蒂扭转，右侧卵巢破裂、异位妊娠破裂，痛经	
	左下腹	乙状结肠扭转、左侧嵌顿性腹股沟，左侧输卵管炎，左侧卵巢囊肿蒂扭转，左侧卵巢破裂、异位妊娠破裂，痛经	
弥漫性或部位不定		急性原发性或继发性腹膜炎、急性肠穿孔、大网膜扭转、急性出血性坏死性肠炎等	慢性铅中毒、过敏性紫癜腹型，急性溶血

（五）疼痛部位与体位的关系

某些体位会使腹痛加剧或减轻，可以成为诊断的线索。如左侧卧位时可使胃黏膜脱垂者疼痛减轻；弯腰抱膝位可使胰腺炎疼痛减轻；膝胸位或俯卧位可使十二指肠淤滞症患者的腹痛及呕吐症状缓解；急性胆囊炎患者弯腰时或深呼吸时加重疼痛等。

（六）伴随症状

1. 伴发热寒战　提示炎症，如急性胆道感染、腹腔脓肿、肝脓肿，泌尿系感染。

2. 伴休克　同时有贫血者提示腹腔实质脏器(如脾、肝)破裂；无贫血者可疑胃肠穿孔、绞窄性肠梗阻、急性梗阻性化脓性胆管炎、重症急性胰腺炎。

3. 伴反酸、胃灼热、嗳气　提示消化性溃疡、胃食管反流病、胃炎。

4. 伴呕吐　若呕吐量大且有异味，可疑胃肠道梗阻。

5. 伴腹泻　提示消化吸收障碍或感染。

6. 伴黄疸　提示肝胆胰疾病。

7. 伴血尿　提示泌尿系疾病(如结石)。

（七）内外科急性腹痛特点

基层医生在缺乏临床检验设备的情况下，尤其需要分辨急性腹痛属于内科或外科疾患，以便做出准确的处理(表 2 - 1 - 6)。

表 2 - 1 - 6　内外科急性腹痛的特点

临床表现	外科性	内科性
起病	急骤	不定
先驱症状	一般无，但可有	有
腹痛	由轻到重，由含糊到明确，由局限到弥漫	由重到轻，含糊而平稳
发热等全身中毒反应	后于腹痛出现	先于腹痛出现

续表 2 - 1 - 6

临床表现		外科性	内科性
腹膜刺激征	压痛	+	±
	反跳痛	+	-
	腹肌紧张	+	±
腹膜刺激征的演变		持续、进展	间断，减轻或消失
腹部触诊包块/肿物		可有	无
腹式呼吸		受限或消失	不受限
其他部位体征		无	常有

四、诊断思路

（一）病史采集（问诊）

1. 现病史

（1）诱因，见临床特点中内容。

（2）针对疼痛本身的问诊：①起病的方式：是突然起病，还是逐渐发生；②位置；③特点：如闷痛、撕裂痛、绞痛，转移性痛等；④持续时间；⑤频率；⑥严重程度；⑦加重与缓解因素等。

（3）相关鉴别问诊，是否有伴随症状：①发热、畏寒；②恶心、呕吐、腹胀、口干；③腹泻；④头晕乏力；⑤尿频、尿急、排尿困难及血尿；⑥黄疸；⑦阴道有分泌物或出血。

（4）诊疗经过问诊：①患病以来是否曾到医院就诊和检查，如血常规、尿常规、粪常规和隐血、肝肾功能及生化、胸部 X 线片、腹部 B 超、腹部平片或 CT 等，检查结果如何。②治疗和用药情况，如是否用过抗生素和止痛药等，疗效如何。

（5）患病以来的一般情况问诊：包括饮食、睡眠、大小便和体重变化等。

2. 其他相关病史问诊

（1）既往有无类似发作；有无胆结石、肾与尿道结石、炎症性肠病、结核病、肝炎和肿瘤等疾病史；有无外伤手术史；有无传染病接触史；有无药物和食物过敏史。

（2）有无长期疫区居住史；有无烟酒嗜好。

（3）女性月经、婚育、避孕情况等。

（二）体格检查

（1）生命体征（血压、呼吸、脉搏及体温），一般情况（注意有无脱水现象、皮肤黏膜颜色及意识状态等）。

（2）有以下体征时应考虑有急腹症的可能性：①腹膜刺激征（腹部压痛、反跳痛及肌紧张）；②肠鸣音亢进或消失；③伴有休克表现等。

（3）在腹部触及肿块时，须注意肿块的部位、大小、有无触痛、活动度及有无波动感等。

（4）墨菲征阳性提示有急性胆囊感染。

（5）麦氏点压痛及反跳痛：提示阑尾炎累及腹膜壁层。

（6）必要时行妇科专科查体。

（三）辅助检查

1. 血液检查　血常规，生化检查。若白细胞 $>10.0\times10^9$/L，且中性粒细胞比例升高，常可能有急性细菌感染，有时需要监测血常规的变化。血清淀粉酶检查对急性胰腺炎的诊断和鉴别诊断有意义。血糖、酮体检查用于糖尿病及并发症的诊断。

2. 尿液检查　主要用于尿路感染、尿路结石等疾病。生育年龄女性出现下腹部疼痛时，为排除异位妊娠可做尿妊娠检查。

3. 诊断性腹腔穿刺　当叩诊有移动性浊音而诊断不明确时，可行诊断性腹腔穿刺。穿刺液混浊或为脓液提示腹膜炎或腹腔脓肿，如有胃肠内容物（食物残渣、胆汁、粪汁等），提示消化道穿孔；不凝血液多为实质脏器破裂，如外伤性肝、脾破裂，或肝癌自发性破裂；穿刺液为淡红色血液可能是绞窄性肠梗阻；如腹水淀粉酶高多为出血坏死性胰腺炎。

4. 腹部 B 超检查　对胆结石检查其敏感度高，对其他如肝脓肿、肝肿瘤、胰腺炎、肠道疾病及肾结石引起的腹痛也有重要的诊断价值。

5. 心电图检查　当有心血管疾病高危因素者出现急性上腹痛时，须行心电图等检查以便于与心血管疾病进行鉴别。

6. 内镜检查（胃镜或结肠镜）　是消化道疾病首先的检查方法，但考虑或明确有消化道穿孔者为检查的禁忌证；生命征不稳定者应慎重选用。

7. X 线检查　立位腹平片检查是临床判断有无胃肠道穿孔或肠梗阻简单易行的首选项目。

五、处理原则

（一）急性腹痛

（1）稳定生命体征；判断是否需要住院或手术治疗。

（2）对伴有休克者，立即给予抗休克治疗。

（3）对怀疑急腹症者应加强监测和护理，及时转院。

（4）对可能需要手术治疗的患者，需告知要禁食。

（5）后续追踪：对腹痛原因仍不确定的患者，即使腹痛已改善，但须注意后续观察及 24 小时后的追踪复诊。需要继续追踪的患者，回家后应避免使用吗啡、哌替啶等以免掩盖病情。

（6）对诊断明确的急性腹痛，如急性胃肠炎、胆道蛔虫症等可给予适量解痉止痛药，如丙胺太林（普鲁苯辛）；山莨菪碱。

（7）对原因不明的腹痛，慎用镇痛药，以免掩盖病情，延误诊治。

（8）怀疑为胸腔疾病如肺炎、心肌梗死所致的急性腹痛，以原发病的治疗为主。

（二）慢性腹痛

（1）以病因治疗为主，必要时可给予解痉、止痛、止血等对症治疗。

（2）对慢性腹痛或复发性腹痛患者，注意提供连续性整体性的个性化医疗照顾。

（三）需要注意的特殊问题

1. 麻醉止痛药的应用　传统的观念一直认为，急腹症在未明确诊断之前禁用麻醉止痛药。只有在明确诊断并决定采用非手术疗法的前提下，可根据需要适当适用，但应密切观察病情变化。

2. 老年人急性腹痛属高危问题 因为：①老年人感觉迟钝，对疼痛不敏感；②症状不典型，老年人腹膜炎可不发热，无腹膜刺激征，无白细胞增高；③死亡率随年龄递增：基础病多，并存各种呼吸、心脏及神经科疾患；④老年人的急性胃肠炎必须采用排除法确诊，上腹痛、恶心呕吐首先考虑心肌梗死、腹腔疾患，排除上述疾病后才考虑胃肠炎。

3. 儿童肠套叠 多发于婴幼儿，特别是 2 岁以下的儿童。儿童在添加辅食的年龄，可因肠蠕动紊乱而发生肠套叠。绝大多数肠套叠是近端肠管向远端肠管内套入；最主要症状为腹痛呕吐和果酱样血便。如果一个健康的婴幼儿突然出现不明原因的阵发性哭闹，持续 10～20 分钟后有 5～10 分钟间歇，如此反复发作(与肠蠕动间期相一致)；同时面色苍白、出冷汗、呕吐、精神不振时，应想到肠套叠的可能。腹部可触及包块；肛门指诊往往可见果酱样血便。

六、转诊指征

(1)需要手术治疗时。

(2)有危及生命情况的腹痛如主动脉夹层或腹部动脉瘤破裂、心肌梗死、内出血(如创伤、异位妊娠等)。

(3)有休克现象，如低血压合并组织灌注不良、异常呼吸及意识变化等应在积极建立静脉通路抗休克及监测的情况下通过急救机构转院。

(4)无法提供设备作做一步检查来明确诊断；譬如长期上腹部痛患者需做胃镜排除肿瘤或溃疡的可能。

【同步综合练习】

单项选择题

1. 急性胆囊炎的腹痛常发生在(　　)
A. 右上腹部　　　　　B. 左上腹部
C. 左下腹部　　　　　D. 下腹中部
E. 右下腹部

2. 阑尾炎的疼痛特点(　　)
A. 上腹痛　　　　　B. 下腹痛
C. 左下腹痛　　　　D. 右下腹痛
E. 转移性右下腹痛

3. 消化性溃疡(　　)
A. 上腹痛　　　　　B. 剑下痛
C. 脐周痛　　　　　D. 上腹部节律性，周期性痛
E. 下腹痛

4. 中老年患者慢性上腹痛，无明显规律性，伴消瘦、呕血，应警惕(　　)
A. 慢性胃炎　　　　B. 消化性溃疡
C. 胃癌　　　　　　D. 胰腺炎
E. 胆囊炎

5. 患者，女性，40 岁，右上腹痛伴发热、黄疸 3 天，最可能的诊断是(　　)

A. 急性胆囊炎   B. 急性胃炎

C. 消化性溃疡   D. 急性阑尾炎

E. 急性胰腺炎

【参考答案】

1. A   2. E   3. D   4. C   5. A

（编者 张阳）

第二十一节 腹泻

一、概述

腹泻是指排便次数增加粪便稀薄或带有黏液脓血或未消化的食物。腹泻可分为急性与慢性两种。腹泻持续或反复发作超过 2 个月者称为慢性腹泻。

二、常见病因

（一）急性腹泻

1. 肠道疾病　各种病原体感染所致的肠炎、克罗恩病或溃疡性结肠炎急性发作，或因抗生素使用不当而发生的抗生素相关性肠炎。

2. 急性中毒　食用毒蕈、河豚、鱼胆及化学药物如砷、磷、铅、汞等所致的急性腹泻。

3. 全身性疾病　如全身性感染（败血症、伤寒或副伤寒、钩端螺旋体病）、尿毒症、甲状腺危象、肾上腺皮质功能减退危象等。

4. 其他　如变态反应性肠炎、过敏性紫癜，服用某些药物如氟尿嘧啶、利血平及新斯的明等引起腹泻。

（二）慢性腹泻

1. 消化系统疾病

（1）胃部病变：慢性萎缩性胃炎、胃大部切除术后胃酸缺乏。

（2）肠道感染：结核、细菌性痢疾、阿米巴痢疾、血吸虫病、鞭毛虫、钩虫等感染。

（3）肠道非感染性疾病：克罗恩病、溃疡性结肠炎、结肠多发性息肉、吸收不良综合征等。

（4）肠道肿瘤。

（5）胰腺疾病：慢性胰腺炎、胰腺癌、胰腺广泛切除等。

（6）肝胆疾病：各种病毒性肝炎、肝硬化、胆汁淤积性黄疸、慢性胆囊炎与胆结石等。

2. 全身性疾病

（1）内分泌代谢性疾病：甲状腺功能亢进、慢性肾上腺皮质功能减退、糖尿病性肠病等。

（2）其他系统疾病：系统性红斑狼疮、硬皮症、尿毒症等。

（3）药物的不良反应：利血平、甲状腺素、某些抗生素和抗肿瘤药物等。

三、临床表现

（一）急性腹泻

起病急骤、病程较短，每天排便可达10余次，粪便量多而稀薄甚至呈稀水样便。粪便中可有脓血、黏液或未消化物质。可有腹痛或排便时有里急后重。大量腹泻后，可有脱水电解质失衡与代谢性酸中毒等。

（二）慢性腹泻

起病缓慢，或由急性腹泻转为慢性腹泻。每日排便次数增多，粪便中可含脓血、黏液或未消化的食物，可伴有或不伴有腹痛。有的患者可有腹泻与便秘交替现象。长期腹泻者可导致营养不良、体重减轻、维生素缺乏等。慢性腹泻时可伴急性发作。

四、诊断思路

（一）病史采集

1.现病史

（1）针对腹泻本身问诊。

1）病因或诱因：不洁饮食常致急性感染性腹泻，食物中毒常有群集发生，慢性腹泻常有慢性病史。

2）起病及病程：急性腹泻发病急，病程短；慢性腹泻起病缓，病程长。

3）排便次数及排便量，发作频率。

4）腹泻主要特点：①分泌性腹泻：常表现为排大量水样便，主要见于霍乱弧菌外毒素引起的腹泻。②渗出性腹泻：主要见于溃疡性结肠炎、缺血性肠病，患者粪便中常混有黏液、脓液或血液。③渗透性腹泻：可见于应用导泻药后引起的腹泻。④动力性腹泻：常伴有腹痛或腹部不适，主要见于甲状腺功能亢进、胃肠功能紊乱。

5）腹泻与腹痛的关系：急性腹泻常有腹痛，尤其以感染性腹泻明显，部分患者排便时有里急后重。慢性腹泻可伴或不伴腹痛。

（2）相关鉴别问诊。

1）伴发热者：常见于感染性疾病、炎症性肠病、肠癌、淋巴瘤、甲状腺危象等。

2）伴里急后重者：提示肛门、直肠疾病，见于细菌性痢疾、直肠炎、直肠癌、溃疡性结肠炎。

3）伴明显消瘦者：可见于胃肠道恶性肿瘤及吸收不良综合征。

4）伴皮疹或皮下出血者：见于伤寒或副伤寒、过敏性紫癜、糙皮病等。

5）伴关节痛或肿胀者：炎症性肠病、结缔组织病、肠结核等。

6）伴腹部包块者：见于胃肠恶性肿瘤、肠结核、克罗恩病及血吸虫病。

7）伴重度失水者：常见于分泌性腹泻，如霍乱、细菌性食物中毒等。

（3）诊疗经过问诊。

1）患病以来是否曾到医院就诊和检查，是否检查过血常规、粪常规及隐血试验、粪培养、PPD试验、胸部X线、胃肠钡剂灌肠、腹部B超、CT、胃镜、结肠镜检查等，检查结果如何。

2）治疗和用药情况，是否用过抗菌药、抗结核药物及止泻药物治疗导，疗效如何。

（4）患病以来的一般情况问诊：包括睡眠、饮食、小便和体重变化情况等。

2.其他相关病史问诊

(1)有无相关病史：如结核病，炎症性肠病、感染性肠炎、痔疮、肛裂、心血管疾病、肠道肿瘤、免疫性疾病等病史；有无结核患者接触史；有无疫区居住史。

(2)有无药物过敏史；有无外伤、手术史；有无群集发生情况；有无烟酒嗜好。

(3)女性患者的月经史与婚育史。

(4)有无肿瘤家族史。

(二)体格检查

1.一般检查　注意生命体征、体重、营养状况、皮肤黏膜等。

2.腹部检查　腹部压痛、包块。

3.肛门直肠指诊

(三)辅助检查

1.血常规和生化检查

2.粪便检查　粪常规、隐血试验及粪便培养。

3.影像学检查　X线(胸片、钡灌肠)、选择性血管造影、CT检查、腹部B超等。

4.内镜和活组织病理检查

5.小肠吸收功能试验

五、处理原则

(一)病因治疗

1.感染性疾病　根据不同病因，选用相应的抗生素。

2.其他　如乳糖不耐受症不宜用乳制品，成人乳糜泻应禁食麦类制品。慢性胰腺炎可补充多种消化酶。药物相关性腹泻应立即停用有关药物。溃疡性结肠炎可以考虑用氨基水杨酸类药物或糖皮质激素或免疫抑制药(酌情使用)。

(二)对症治疗

1.饮食　急性期暂禁食或流质、半流质清淡饮食。

2.营养支持　补液及各种营养物质，纠正水、电解质和酸碱平衡紊乱。

3.止泻药　感染性腹泻不宜使用，非感染性腹泻酌情使用。

4.解痉、止痛　可用山莨菪碱、阿托品等，但青光眼、前列腺肥大、严重炎症性肠病患者慎用。

5.其他　益生菌可以调节肠道菌群，硫糖铝保护胃黏膜。

六、转诊指征

(1)腹泻严重脱水、酸中毒、休克、多器官功能衰竭的患者，应及时转诊。

(2)诊断困难的患者，应及时转诊。

(3)疑为溃疡性结肠炎、克罗恩病，须转上一级医院进行确诊。

(4)疑为肿瘤引起的腹泻患者，应及时转诊。

(5)疑为传染病时，应转至传染病医院进行诊断治疗。

【同步综合练习】

单项选择题

1. 慢性腹泻是指病程超过(　　　)

A. 2 周　　　　　　　　　　　　B. 3 周

C. 1 月　　　　　　　　　　　　D. 2 月

E. 3 月

2. 黏液脓血便伴里急后重可见于下述哪项(　　　)

A. 肠结核　　　　　　　　　　　B. 直肠息肉

C. 急性细菌性痢疾　　　　　　　D. 阿米巴痢疾

E. 伤寒

3. 下列哪种疾病所致腹泻可伴重度脱水(　　　)

A. 霍乱　　　　　　　　　　　　B. 溃疡性结肠炎

C. 肠结核　　　　　　　　　　　D. 慢性细菌性痢疾

E. 吸收不良综合征

4. 腹泻伴皮疹或皮下出血可见于(　　　)

A. 克罗恩病　　　　　　　　　　B. 伤寒或副伤寒

C. 霍乱　　　　　　　　　　　　D. 溃疡性结肠炎

E. 细菌性痢疾

5. 下列哪项提示阿米巴痢疾(　　　)

A. 柏油样便　　　　　　　　　　B. 暗红色果酱样粪便

C. 黏液脓血便　　　　　　　　　D. 洗肉水样粪便

E. 黏液便，无病理成分

【参考答案】

1. D　　2. C　　3. A　　4. B　　5. B

(编者　王溪)

第二十二节　便秘

一、概述

便秘是指大便次数减少，一般每周少于 2 ~ 3 次，伴排便困难、粪便量少且干结。便秘是临床上常见的症状，多长期持续存在，症状扰人，影响生活质量，病因多样，以肠道疾病最为常见，诊断时要首选排除器质性疾病。

二、常见病因

(一)功能性便秘

发生原因有：

（1）进食量少或食物缺乏纤维素或水分不足，对结肠运动的刺激减少，肠蠕动减弱。

（2）因工作紧张、生活节奏过快、工作性质和时间变化、精神因素等打乱了正常的排便习惯。

（3）生活规律改变，未养成定时排便的习惯，又称习惯性便秘，见于长期卧床患者。

（4）结肠运动功能紊乱：常见于肠易激综合征，系由结肠及乙状结肠痉挛引起，部分患者可表现为便秘与腹泻交替。

（5）排便推动力不足，难以将粪便排出体外。腹肌及盆腔肌张力不足，腹肌衰弱（如多胎妊娠、肥胖或急剧消瘦者）、肠平滑肌衰弱（老年人）、肛提肌衰弱（经产妇）、妊娠后期平滑肌功能降低等。

（6）滥用泻药，形成药物依赖，造成便秘；年老体弱，活动过少，肠痉挛导致排便困难。

（7）结肠冗长。

（二）器质性便秘

发生原因有：

（1）直肠与肛门病变引起肛门括约肌痉挛、排便疼痛造成恐惧排便：如痔疮、肛裂、肛周脓肿、溃疡、直肠炎等。

（2）局部病变导致排便无力：如大量腹水、膈肌麻痹、系统性硬化症、肌营养不良等。

（3）结肠完全或不完全性梗阻：结肠良、恶性肿瘤、克罗恩病、先天性巨结肠症。各种原因引起的肠粘连、肠扭转、肠套叠等。

（4）腹腔或盆腔内肿瘤的压迫（如子宫肌瘤）。

（5）全身性疾病引起的便秘：如铅、砷、磷及汞中毒；截瘫、脊髓结核、多发性神经根炎、周围神经病变、脑血管意外、甲状腺功能减退、尿毒症、糖尿病、昏迷等；此外，血卟啉病引起肠肌痉挛，亦可导致便秘。

（6）应用吗啡类药、抗胆碱能药、钙通道阻滞药、神经阻滞药、镇静药、抗抑郁药以及含钙、铝的抗酸药等使肠肌松弛可引起便秘。

三、临床特点及意义

急性便秘患者多伴有腹痛、腹胀，甚至恶心、呕吐，多见于各种原因的肠梗阻；慢性便秘多无特殊表现，部分患者诉口苦、食欲减退、腹胀、下腹不适或有头晕、疲乏等神经功能症状，但一般不重。

粪块长时间停留在肠道内可引起腹胀，排便时可有左腹部或下腹部痉挛性疼痛与下坠感，常可在左下腹触及痉挛的乙状结肠，排出粪便坚硬如羊粪。在直肠停留过久，可有下坠感和排便不尽感。粪便过于坚硬，排便时可引起肛门疼痛或肛裂。便秘还可造成直肠、肛门过度充血，久之易导致痔疮，排便困难严重者可因痔加重及肛裂而有大便带血或便血，患者亦可因此而感到紧张、焦虑。

便秘的伴随症状对确定病因很有帮助。如为肠梗阻引起的便秘多起病急，可伴有腹痛、腹胀、呕吐、腹内包块等表现；如为肠肿瘤（注意勿将左下腹痉挛的乙状结肠或其内之粪便块误认为肿瘤）、肠结核及克罗恩病引起便秘者可触及腹部包块；缓慢发病伴消瘦、贫血、粪便呈扁条状，应考虑结（直）肠癌；肠结核及克罗恩病常有右下腹压痛；如表现为便秘与腹泻交替出现应注意肠结核、溃疡性结肠炎、肠易激综合征；排出羊粪便多为结肠性便秘，粪便坚硬粗大多为直肠便秘;如伴有低热、盗汗、消瘦、乏力等结核中毒症状应注意肠结核;如生活环境改变、精神紧张出现便秘,多为功能性便秘。另外,慢性习惯性便秘多发生于中老年人,尤其是经产妇,可能与肠肌、腹肌与盆底肌的张力降低有关;新生儿严重便秘,应考虑先天性巨结肠,无大便应检查有无锁肛;中老年人便秘,进行性加重,应考虑结肠癌;便秘反复加重及缓解,可见于肠易激综合征;有腹部手术史者,应考虑肠粘连。

【同步综合练习】

单项选择题

1. 便秘是指一周内排便次数少于(　　　)

A. 1~2 次　　　　　　　　　　　B. 3 次

C. 3~4 次　　　　　　　　　　　D. 4~5 次

E. 6 次

2. 便秘与腹泻交替常见于(　　　)

A. 肠梗阻　　　　　　　　　　　B. 血吸虫病

C. 慢性细菌性痢疾　　　　　　　D. 溃疡性结肠炎

E. 肠易激综合征

3. 下列哪项是功能性便秘的原因(　　　)

A. 肠粘连　　　　　　　　　　　B. 克罗恩病

C. 肠易激综合征　　　　　　　　D. 肠梗阻

E. 铅中毒

4. 下列哪项是器质性便秘的原因(　　　)

A. 进食少量和食物缺乏纤维素　　B. 肠易激综合征

C. 结肠冗长　　　　　　　　　　D. 先天性巨结肠

E. 应用吗啡治肠肌松弛引起便秘

【参考答案】

1. B　　2. E　　3. C　　4. D

(编者　王溪)

第二十三节　呕血与便血

一、概述

呕血是上消化道疾病(指屈氏韧带以上的消化道,包括食管、胃、十二指肠、肝、胆、胰疾病)或全身性疾病所致的上消化道出血,血液经口腔呕出。常伴有黑便,严重时可有急性周围循环衰竭的表现。

便血是指消化道出血,血液由肛门排出。便血颜色可呈鲜红、暗红或黑色。少量出血不造成粪便颜色改变,须经隐血试验才能确定者,称为隐血。

二、常见病因

(一)引起呕血的病因

1. **消化系统疾病** 食管、胃及十二指肠疾病,如消化性溃疡、急性糜烂出血性胃炎、胃食管肿瘤、食管胃底静脉曲张破裂出血等。

2. **上消化道邻近器官或组织的疾病** 胆、胰腺、肝脏疾病等。此外,还有主动脉瘤破入食管、胃或十二指肠等。

3. **全身性疾病** 血液疾病,感染性疾病,结缔组织病等累及上消化道的疾病。

呕血的病因甚多,但以消化性溃疡引起最为常见,其次为食管或胃底静脉曲张破裂,再次为急性糜烂性出血性胃炎和胃癌。因此,考虑呕血的病因时,应首先考虑上述四种常见疾病。当病因未明时,也应考虑一些少见疾病,如平滑肌瘤、血管畸形、血友病、原发性血小板减少性紫癜等。

(二)引起便血的病因

(1)引起呕血的病因均可引起便血。

(2)下消化道疾病。如小肠疾病,结肠疾病,直肠肛管疾病等。

(3)血管病变。如血管瘤、毛细血管扩张症、血管畸形等。

三、临床特点

(一)呕血

胃内储血量达 250~300 mL 时可出现呕血。呕血前常有上腹不适、恶心,随后呕吐出血性胃内容物。其颜色视出血量的多少及在胃内停留时间的长短以及出血部位而不同。出血量多、在胃内停留时间短、出血位于食管则呕出的血色常为鲜红、暗红色或混有凝血块;当出血量较少或在胃内停留时间长,则因血红蛋白与胃酸作用形成酸化正铁血红蛋白,呕吐物可呈咖啡渣样的棕褐色。呕血的同时因部分血液经肠道排出体外,可形成黑便。

(二)便血

便血颜色可因出血部位不同、出血量的多少以及血液在肠腔内停留时间的长短而异。上消化道出血或小肠出血在肠内停留时间较长,粪便呈黑色,由于附有黏液而发亮,类似柏油,又称柏油样便。下消化道出血,如出血量大则呈鲜红色,若血液在肠道停留时间长,则可为暗红色。血色鲜红不与粪便相混,仅黏附于粪便表面或于排便后有鲜血滴出喷射出者,提示为肛管疾病或肛门出血,如痔、肛裂或直肠肿瘤引起的出血。急性细菌性痢疾多有黏液脓性鲜血便,急性出血性坏死性肠炎可排出洗肉水样血便,并有特殊的腥臭味。阿米巴痢疾的粪便多为暗红色果酱样的脓血便。仔细观察粪便的颜色、性状及气味等对寻找病因及确立诊断有极大的帮助。

(三)失血性周围循环衰竭

出血量占循环血容量10%以下时,患者一般无明显临床表现;出血量占循环血容量10%~20%时,可有头晕、无力等症状,多无血压、脉搏等变化;出血量达循环血容量的20%以上时,则有冷汗、四肢厥冷、心慌、脉搏增快等急性失血症状;若出血量在循环血容量的30%以上,则常有神志不清、面色苍白、心率加快、脉搏细弱、血压下降、呼吸急促等急性周围循环衰竭的表现。

（四）发热

多数出血量大的患者在 24 小时内出现发热，一般体温不超过 38.5℃，可持续 3~5 天。

（五）血液学改变

出血早期可无明显血液学改变，出血 3~4 小时以后由于组织液的渗入及输液等情况，血液被稀释，血红蛋白及血细胞比容逐渐降低。因此，大出血早期不能根据红细胞数与血红蛋白量来判断有无出血及出血量。

（六）氮质血症

呕血的同时因部分血液进入肠道，血红蛋白的分解产物在肠内被吸收，故在出血数小时后血清尿素氮开始上升，24~48 小时可达高峰。如无继续出血 3~4 天即可降至正常。

四、诊断思路

（一）病史采集

1. 现病史

（1）针对主要症状的问诊。

针对呕血的问诊：①明确是否为呕血：注意排除口腔、鼻咽部出血和咯血。②起病诱因：有无饮食不当、大量饮酒、毒物或特殊药物摄入史。③呕血的颜色：有助推测出血的部位和速度，如食管病变或出血量大、出血速度快者多为鲜红或暗红色；胃内病变或出血量小、出血速度慢者多呈咖啡色。④呕血次数与量：可作为估计出血量的参考，但因为部分血液可较长时间滞留在胃肠道，故应该结合全身表现估计出血量。⑤一般情况：有无口渴、黑矇、头晕、出汗、心悸等症状。

针对便血的问诊：①病因和诱因：有无不洁饮食，进食辛辣刺激、生冷等食物史。有无服药史或集体发病。便血的颜色及其与大便的关系有助推测出血部位、速度及可能的病因。②便血次数与量：有助于推测出血量。需结合患者全身表现才能大致估计失血量。③其他情况有无口渴、黑矇、头晕、出汗、心悸等症状。

（2）伴随症状及相关鉴别问诊。

呕血的伴随症状对估计出血量和确定病因很有帮助：①呕血伴上腹痛：中老年人，慢性上腹痛，疼痛无明显规律性并伴有食欲减退、消瘦或贫血者，应警惕胃癌；中青年人，慢性反复发作的上腹痛，具有一定的周期性与节律性，多为消化性溃疡。②伴皮肤黏膜出血：常与凝血功能障碍的疾病及血液疾病有关。③伴黄疸：黄疸、发热、寒战伴右上腹绞痛者，可能由肝胆疾病引起。黄疸、发热及全身皮肤黏膜有出血倾向者，见于某些感染性疾病，如钩端螺旋体病及败血症等。④伴肝脾大：蜘蛛痣、腹壁静脉曲张或有腹水、肝掌，化验显示肝功能异常，提示肝硬化门脉高压；出现肝大、肝区疼痛、质地坚硬、表面凹凸不平或有结节，血液化验甲胎蛋白（AFP）阳性者多为肝癌。⑤伴口渴、头晕、黑矇、冷汗：提示血容量不足，早期伴随体位变动（如由卧位变坐位、立位时）而发生。伴随腹鸣、黑便或血便提示活动性出血。⑥其他：近期大面积烧伤、颅脑手术、有服用非甾体抗炎药物史、脑血管疾病者和严重外伤伴呕血者，应考虑急性胃黏膜病变。剧烈呕吐后出现呕血，应注意食管贲门黏膜撕裂。

便血的伴随症状对确定病因很有帮助：①伴里急后重：里急后重即肛门坠胀感，常觉排便不尽，常有便意，但每次排便量甚少，且排便后未见轻松。提示为直肠、肛门疾病，见于痢疾、直肠炎及直肠癌。②伴腹痛：腹痛时排血便或脓血便，便后腹痛减轻，见于溃疡性结肠炎、细菌性痢疾或阿米巴痢疾。还见于肠套叠、急性出血坏死性肠炎、肠系膜血栓形成或栓塞等。伴上腹痛或有黄疸，应考虑肝胆道出血。③伴全身出血倾向：伴皮肤黏膜出血者，可见于急性传染性疾病及血液疾病，如流行性出血热、血小板减少性紫癜、白血病、血友病等。④伴发热：常见于传染性疾病、肠道淋巴瘤等。⑤腹部肿块：考虑结肠癌、肠道淋巴瘤、肠结核及克罗恩病等。⑥皮肤改变：皮肤有蜘蛛痣及肝掌者，可能与肝硬化门脉高压有关。

（3）诊疗经过问诊：①患病以来是否曾到医院就诊和检查，体格检查有哪些阳性发现，有无行血常规、尿常规、大便常规、肝肾功能等生化检查，有无行腹部 B 超或 CT、内镜检查组织病理检查等结果如何。②治疗和用药情况，疗效如何，包括一般急救措施及补充血容量、各种止血药物、质子泵抑制药、生长抑素等药物的疗效。

（4）患病以来的一般情况问诊：包括饮食、睡眠、大便、小便和体重变化情况等。

2. 其他相关病史问诊

（1）既往史：有无结核病、肝炎、肿瘤等疾病史；有无传染病接触史；有无药物和食物过敏史；有无外伤、手术史，尤其胃肠手术史；特别应注意过去是否有慢性上腹痛、反酸、胃灼热、嗳气、腹泻、腹鸣等症状，是否有肝病、痔、肛裂和长期药物摄入史，并注意药名、剂量及反应等。

（2）个人史：有无长期疫区居住史；有无烟酒嗜好；女性月经婚育情况等。

（3）有无相关家族遗传史。

（二）体格检查

1. 全身检查　注意有无皮肤黏膜出血、黄疸，有无浅表淋巴结肿大等。便血患者一定要常规检查肛门直肠，注意有无肛裂、痔、瘘管，注意直肠指诊有无肿物。

2. 腹部检查　腹部是否有压痛，是否有肝脾肿大，是否能触及腹部包块，肠鸣音是否活跃。

（三）辅助检查

1. 实验室检查　血尿便常规、血型、出凝血时间、大便或呕吐物的隐血试验，肝功能及血肌酐、尿素氮等。有条件应测血细胞比容。

2. 胃镜检查　是目前明确上消化道出血病因的首选检查方法。胃镜检查在直视下顺序观察食管、胃、十二指肠球部直至降段，从而判断出血的病变部位、病因及出血情况。

3. 结肠镜检查　是诊断大肠及回肠末端病变的首选检查方法。其优点是诊断敏感性高，可以发现活动性出血，结合活检病理检查可判断病变性质。

4. X 线钡剂造影　X 线钡餐检查主要适用于有胃镜检查禁忌或不愿进行胃镜检查者，对怀疑病变在十二指肠降段以下小肠段，则有特殊诊断价值。X 线钡剂灌肠多用于诊断大肠、回盲部及阑尾病变，一般主张进行双重气钡造影。检查一般在出血停止数天后进行。

5. 其他检查　选择性动脉造影、吞棉线试验、小肠镜检查等主要适用于不明原因的出血。

五、处理原则

（一）病因治疗

针对病因进行治疗，如消化性溃疡、肝硬化等疾病。

(二)对症处理

1.一般处理 卧床、镇静(可肌注地西泮 10 mg,但肝硬化食管胃底静脉曲张出血者或伴有呼吸衰竭者慎用),大呕血者应给氧,观察并记录血压、脉搏、呼吸、尿量、神志、呕血及黑便情况,根据出血病因、部位及出血量多少决定禁食的时间和注意事项。

2.补充血容量 输血是消化道大出血的重要治疗,有条件而出血量较大并有适应证者应及时输血,无条件或出血量不大者可输入 10% 葡萄糖注射液、0.9% 氯化钠注射液、血浆或血浆代用品。

3.有效止血

(1)药物止血:常给 1~2 种止血药物,如酚磺乙胺、维生素 K、氨甲环酸、云南白药等。消化性溃疡、急性胃黏膜病变出血期应选用静脉途径给药,如西咪替丁、雷尼替丁、法莫替丁、奥美拉唑。食管静脉曲张破裂如无高血压、冠心病者,可选用抗利尿激素加于 5% 葡萄糖液中静脉持续滴注,同时舌下含服硝酸甘油以减少抗利尿激素引起的不良反应。

(2)胃内冰盐水冲洗止血。

(3)内镜及手术止血。

(4)对食管或食管胃底静脉曲张破裂出血可用三腔二囊管压迫止血。

(5)对内痔、直肠下段出血,可用 0.1% 盐酸麻黄碱加 0.9% 氯化钠注射液棉球压迫止血,或去甲肾上腺素 2~4 mg 加冷开水 200 mL 做保留灌肠。

六、转诊指征

(1)呕血或黑便次数增多,呕血颜色转鲜红色,大便转暗红伴有肠鸣音活跃者。

(2)充分补充血容量后,周围循环衰竭仍未改善或好转后又恶化者,血红蛋白及血细胞比容持续下降者

(3)未能明确出血原因者。

【同步综合练习】

单项选择题

1.呕血最常见的疾病是(　　　)

A.消化性溃疡　　　　　　　　　B.食管静脉曲张破裂出血

C.胃癌　　　　　　　　　　　　D.急性胃黏膜病变

E.急性出血性胃炎

2.呕血的颜色,下列说法正确的是(　　　)

A.出血量大时咖啡色　　　　　　B.出血速度快时咖啡色

C.出血量大出血速度快时鲜红　　D.出血量小时鲜红

E.出血速度慢时鲜红

3.鲜血便一般来自(　　　)

A.直肠,肛门　　　　　　　　　B.空肠

C.十二指肠　　　　　　　　　　D.胃

E.食道

4.黑便并蜘蛛痣和肝掌可见于(　　　)

A.直肠癌　　　　　　　　　　　B.胃癌

C.溃疡性结肠炎　　　　　　　　D.门脉高压胃病

E.胆管癌

【参考答案】

1.A　2.C　3.A　4.D

（编者　王溪）

第二十四节　尿频、尿急与尿痛

一、概述

尿频是指单位时间内排尿次数增多，成人每日排尿 >8 次。尿急是指一旦有尿意需即刻排尿、难以控制。尿痛是指排尿时感觉耻骨上区、会阴部和尿道内疼痛或烧灼感。尿频、尿急、尿痛合称为尿路刺激征。

二、常见病因和临床特点

（一）尿路感染

狭义是指细菌引起的、广义是指所有致病微生物引起的尿路炎症，包括：细菌、病毒、结核、真菌、支原体、衣原体、寄生虫等。急性肾盂肾炎常表现为高热、肾区叩击痛，可伴或不伴尿频、尿急和尿痛。急性膀胱炎则仅表现为尿路刺激征。尿常规检查白细胞增多，尿中可以找到致病微生物（培养、显微镜检查）。

（二）肿瘤

膀胱、尿道及其邻近器官的肿瘤可导致膀胱容量减少而出现尿频，也可继发感染出现尿急及尿痛。血尿可较突出，可伴排尿困难。尿病理检查可找到癌细胞。

（三）尿路结石

因可刺激黏膜而产生尿频；膀胱结石常伴排尿困难及尿线中断。影像学检查如泌尿系统 B 超、静脉肾盂造影、腹部及盆腔 CT 有助诊断。

（四）间质性膀胱炎

可见于结缔组织疾病，较常见于系统性红斑狼疮（SLE）；找不到病因者，称为特发性间质性膀胱炎。

（五）出血性膀胱炎

常见于使用环磷酰胺的患者。

（六）尿道综合征

尿液检查正常、排除了器质性疾病所致的尿路刺激征后，可考虑诊断此病多与心理因素有关。

三、诊断思路

（一）病史采集

1.现病史

（1）针对尿频、尿急、尿痛本身的问诊：①可能的诱因：如劳累、憋尿、近期接受流产手术等。②起病的缓急、病程的长短。③排尿频率，夜尿次数，每次尿量，有无排尿困难，有无尿不尽感；尿痛的部位、性质；尿的颜色，有无血尿、脓尿。

(2)伴随症状问诊：①尿频伴尿急和尿痛见于膀胱炎和尿道炎；②尿路刺激征伴发热及腰痛见于肾盂肾炎；③尿频尿急伴血尿、午后低热、乏力、盗汗见于膀胱结核；④尿频、尿急伴无痛性血尿见于膀胱癌；⑤老年男性，病程长，尿频伴尿线细，进行性排尿困难见于前列腺增生；⑥尿频不伴尿急和尿痛、但伴有多饮多尿和口渴见于糖尿病、尿崩症等。

(3)诊疗经过问诊：①患病以来是否曾到医院就诊和检查，是否做过血常规、尿常规、尿微生物及细胞学检查、泌尿系统影像学检查等。②治疗和用药情况。

(4)患病以来的一般情况问诊：饮食、睡眠、大便和体重变化。

2.其他相关病史问诊

(1)既往有无类似发作。

(2)有无糖尿病、结核病、肾炎、尿路结石、肿瘤、精神心理疾病、接受环磷酰胺治疗等疾病史；外伤手术史。

(3)职业、毒物接触史、性病及冶游史

(4)婚育史，有无流产及妇科疾病。

（二）辅助检查

1.血常规 血白细胞总数及中性粒细胞比例升高，提示存在全身性感染。

2.尿常规 尿路感染时尿白细胞增多，伴或不伴尿红细胞增多。尿路结石或肿瘤时尿常规以红细胞增多更突出，合并感染可以白细胞增加。

3.清洁中段尿培养 对确诊尿路感染有价值。

4.血糖 升高提示：①糖尿病多尿导致的尿频；②尿路感染的易感因素。

5.尿病理找癌细胞 对提示尿路肿瘤有意义。

6.影像学检查 X线检查、泌尿系统B超、静脉肾盂造影，必要时可行腹部及盆腔CT检查有助发现尿路结石及肿瘤。

四、处理原则

关键是针对原发病治疗。对于无器质性疾病导致的尿道综合征无须特殊治疗。

五、转诊指征

(1)伴有发热，抗感染治疗无效，需进一步明确原因。
(2)伴有无痛血尿，不能除外泌尿系统肿瘤。
(3)经治疗后，症状仍反复发作。

【同步综合练习】

单项选择题

1.因排尿次数增多但每次尿量正常而引起尿量增多为(   )

A.尿崩症　　　　　　　　　　B.膀胱结石

C.膀胱炎　　　　　　　　　　D.前列腺增生症

E.神经源性膀胱

2.40 岁以上无痛性血尿或尿频、尿急、尿痛后出现血尿多见于( )

A. 膀胱炎   B. 肾肿瘤

C. 膀胱癌   D. 前列腺增生症

E. 神经源性膀胱

【参考答案】

1. A   2. C

（编者　王溪）

第二十五节　血尿

一、概述

血尿根据能否被肉眼发现分为镜下血尿和肉眼血尿，前者是指尿色正常，但新鲜尿液沉渣镜检红细胞≥3 个/高倍视野，后者是指肉眼可见尿液呈洗肉水样或血色。血尿依其排尿先后可分为初血尿（初始 10 ~ 15 mL）、终末血尿（终末 10 ~ 30 mL）和全程血尿。这里还需注意：①不要依靠试纸条法确定是否存在血尿，因为血尿、血红蛋白尿和肌红蛋白尿都可以在试纸条法中呈现红细胞或隐血阳性，此外还有很多因素可以影响试纸条检测的结果，还有可能出现假阴性。②排除假性血尿，确立真性血尿。主要通过询问病史除外女性月经污染尿液和极少见的伪造血尿的情况。

二、常见病因和临床特点

（一）各种原发性和继发性肾小球疾病引起的肾小球源性血尿

如慢性肾小球肾炎、狼疮性肾炎等。肾小球源性血尿具有全程、不凝、无痛、变形红细胞尿、可有红细胞管型和伴有其他肾小球疾病表现（如蛋白尿、水肿等）的特点。

（二）其他疾病引起的非肾小球源性血尿

既可为全程血尿，也可为初血尿或终末血尿，可含有凝血块。

1. 全身性疾病引起的尿路出血　如：抗凝药物过量、血液病（凝血功能及血小板异常），往往同时伴有其他部位黏膜及皮肤出血。

2. 泌尿系统疾病引起的尿路出血

（1）结石：常伴有疼痛。肾结石以腰部胀痛为主；输尿管结石则有绞痛并向下腹及会阴部放射；膀胱尿道结石有排尿困难及排尿中断。

（2）感染：常伴有尿路刺激征。尿沉渣中白细胞为主。

（3）肿瘤：多见于老年人，表现为无痛性全程肉眼血尿，伴或不伴腹部肿块。

（4）其他：如多囊肾、尿路畸形、肾静脉血栓形成等。

（三）特殊类型的血尿

1. 运动性血尿　指仅在剧烈运动后出现的血尿。

2. 直立性血尿　指血尿出现在身体直立时，平卧时消失。一般具有非肾小球源性血尿的特点，但也有少数患者可以表现为肾小球源性血尿，并且可以合并直立性蛋白尿。患者预后良好，成年后大多血尿逐渐减轻。

3.腰痛血尿综合征　常见于年轻女性，口服避孕药者，表现为一侧或双侧腰痛伴血尿，肾动脉造影显示肾内动脉分支变狭窄有局灶肾缺血征象。诊断本病需要首先除外其他泌尿系统疾病。

三、诊断思路

(一)病史采集

1.现病史

(1)针对血尿的问诊：①尿的颜色：肉眼血尿多有混浊，而血红蛋白尿多为酱油或红葡萄酒样。②血尿发生的诱因：有无前驱感染，与感染密切相关的反复发作的无痛性肉眼血尿提示 IgA 肾病的可能性大；有无特殊用药史如使用肝素、华法林及阿司匹林等抗凝药或抗血小板药物；有无外伤、剧烈运动等。③血尿的特点：是间断还是持续出现，与发作性腰痛相伴随的间断血尿提示结石可能性大。④血尿出现的时相：肾小球源性血尿为全程血尿；非肾小球源性血尿：初血尿提示病变部位在前尿道，终末血尿提示病变部位在膀胱三角区或后尿道；病变在膀胱及输尿管开口以上部位时可表现为全程血尿。⑤尿中有无血丝或凝血块：肾小球源性血尿多为不凝血尿，而非肾小球源性血尿多有血丝或血块。⑥无痛性肉眼血尿伴血块者应首先考虑泌尿系肿瘤。

(2)相关鉴别问诊：①是否伴疼痛：绝大多数肾小球源性血尿不伴有疼痛；若伴有单侧或双侧腰腹痛，则可能为尿路结石。②是否伴有尿路刺激症状：如伴尿频、尿急、尿痛及排尿困难，可提示尿路感染或前列腺疾病。③是否伴有发热、盗汗：泌尿系结核时可伴有此症状，同时对于老年人，肾脏肿瘤时发热可以是早期症状，这时的血尿可以是镜下血尿，晚期可发展为肉眼血尿。④是否伴有少尿或无尿。

(3)诊疗经过问诊：①是否曾到医院就诊，做过哪些检查，如血常规、尿常规、尿红细胞位相、尿微生物及细胞学检查、肝肾功能、尿路影像学检查、膀胱镜等。②治疗和用药情况，疗效情况，病情变化情况。

(4)一般情况问诊：饮食、睡眠、大便和体重变化，全身一般情况。

2.其他相关病史问诊

(1)既往有无结核病、肝炎、尿路结石、肿瘤等病史；有无传染病接触史；药物和食物过敏史；外伤、手术史。

(2)有无长期疫区居住史；有无烟酒嗜好；性病和冶游史。

(3)女性婚育月经史，有无流产史等。

(4)有无遗传性疾病史。

(二)体格检查

重点注意有无全身皮肤出血点或紫癜、腹部沿输尿管走行区压痛、腹部包块、肾区叩击痛。男性还应做前列腺指诊。

(三)辅助检查

1.尿常规　确诊血尿。出现红细胞管型则可以确诊为肾小球源性血尿，合并蛋白尿时提示肾小球源性血尿。若白细胞为主，要考虑尿路感染可能。

2.尿红细胞位相或相差显微镜　有助于鉴别肾小球源性与非肾小球源性血尿。前者多为多种形态的变形红细胞尿；后者多为正常形态红细胞尿。

3.血常规及凝血功能检查　有助于诊断抗凝药物或血液系统疾病导致的血尿。

4.尿病理找癌细胞　对提示尿路肿瘤有意义。

5.影像学检查　泌尿系统 B 超、静脉肾盂造影、腹部及盆腔 CT 等检查有助发现尿路结石、肿瘤、多囊肾等。

四、处理原则

关键是针对原发病治疗，除由于凝血功能障碍、外伤或手术导致的严重血尿，一般无须给予止血治疗。

五、转诊指征

（1）经初步检查，对血尿原因诊断不清，需要做进一步检查的患者。

（2）疑为肿瘤、血液系统疾病、结核、上尿路感染、肾小球疾病导致的血尿。

【同步综合练习】

单项选择题

1.血尿最常见的原因（　　　）

A.钩端螺旋体病　　　　　　　　　B.盆腔炎

C.运动后血尿　　　　　　　　　　D.泌尿系结石

E.泌尿系外伤

2.镜下血尿是尿液沉渣镜检每高倍镜下红细胞数量≥（　　　）

A.1 个　　　　　　　　　　　　　B.2 个

C.3 个　　　　　　　　　　　　　D.4 个

E.5 个

【参考答案】

1.D　　2.C

（编者　王溪）

第二十六节　阴道出血

一、概述

阴道出血是指除正常月经外，来自女性生殖道任何部位出血的统称，大多数出血来自宫体。

二、常见疾病

（一）排卵障碍性异常子宫出血

包括无排卵性异常子宫出血、黄体功能不足和子宫内膜不规则脱落。

（二）与妊娠分娩有关的子宫出血

常见流产、异位妊娠、葡萄胎、产后胎盘胎膜残留、子宫复旧不全等。

（三）生殖器肿瘤

子宫肌瘤最常见，其他有分泌雌激素的卵巢肿瘤、阴道癌、宫颈癌、子宫内膜癌及子宫肉瘤等。

（四）生殖器炎症

阴道炎、急性宫颈炎、子宫颈息肉、子宫内膜炎等。

（五）损伤、异物和外源性性激素

生殖道创伤、放置宫内节育器、服用雌激素或孕激素药物等。

（六）全身性疾病

血小板减少性紫癜、再生障碍性贫血、白血病、肝功能损害等。

三、临床特点

阴道出血的临床表现形式多样，有的与月经周期有关，有的则无规律可循。

（一）与月经周期有关的阴道出血

1.经量增多　月经周期基本正常，但月经量过多（＞80 mL）或经期延长，为子宫肌瘤的典型症状，也可见于子宫腺肌病、放置宫内节育器、排卵障碍性异常子宫出血等。

2.周期不规则的阴道出血　多为无排卵性异常子宫出血，围绝经期妇女应注意排除子宫内膜癌。

3.排卵期出血　由月经间期卵泡破裂，雌激素水平暂时下降所致。

4.经前或经后点滴出血　可见于放置宫内节育器、排卵性月经失调、子宫内膜异位症等。

（二）无规律的阴道出血

1.停经后阴道出血　发生在育龄妇女，多与妊娠有关，如流产、异位妊娠、葡萄胎等；发生在围绝经期妇女，多为无排卵性异常子宫出血。

2.长期、反复的阴道出血　多为生殖道恶性肿瘤，如宫颈癌、子宫内膜癌等。

3.接触性出血　性交后或阴道检查后有鲜血流出，要考虑急性宫颈炎、宫颈癌、宫颈息肉或子宫黏膜下肌瘤等。

4.绝经后阴道出血　常见于子宫内膜癌，也可见于子宫内膜炎或萎缩性阴道炎。

5.血性白带或排液　可见于宫黏膜下肌瘤、宫颈癌、子宫内膜癌或输卵管癌。

6.外伤后阴道出血　多见于骑跨伤后，出血量可多可少。

四、诊断思路

（一）病史采集

1.现病史　①详细询问阴道出血的发生时间、持续天数，流血的性状和量等；②询问发病年龄，对诊断有重要参考价值，青春期多为无排卵性异常子宫出血，育龄妇女应考虑是否与妊娠有关，绝经后妇女要首先排除妇科恶性肿瘤；③询问是否伴有停经腹痛、晕厥和休克、白带增多、腹部包块、全身乏力、气短和心悸等伴随症状；④询问患病以来是否到医院就诊过，做过何种检查，治疗和用药情况，效果如何；⑤询问患病以来的饮食、睡眠、大小便情况及体重有无变化等。

2. 既往史　重点询问有无血液系统疾病、肝脏疾病等导致出血的病史。有无药物过敏史。

3. 个人史　询问出生地、长期居住地、有无不良嗜好等。

4. 月经史　询问平素月经的情况，阴道流血与月经的关系，若有停经史，应询问妊娠经过，出血发生的周数。

5. 婚育史　询问生育情况，并了解避孕方式。

6. 家族史　注意家族中有无类似病史和妇科肿瘤病史等。

（二）体格检查

1. 全身检查　检查生命体征，注意皮肤黏膜有无苍白、出血点和瘀斑，注意有无肝脾肿大，有无腹部包块，下腹有无压痛、反跳痛及肌紧张，叩诊有无移动性浊音。

2. 妇科检查　观察外阴、阴道及宫颈情况，判断出血来源，注意宫口有无肿物或组织物堵塞；检查子宫及双侧附件，了解有无宫颈举痛，检查子宫大小、质地以及宫旁有无包块和压痛。

（三）辅助检查

1. 超声检查　是妇科常用的辅助检查，可了解子宫及子宫附件的情况，对早孕、异位妊娠、子宫内膜病变、妇科肿瘤等均有重要的诊断价值。

2. 妊娠试验　可进行尿或血 HCG 测定，对诊断早期妊娠和与妊娠相关的疾病有重要意义。

3. 宫颈细胞学检查　用于筛查宫颈癌及癌前病变。

4. 宫颈和宫颈管活组织检查　是宫颈癌及其癌前病变确诊的依据，阴道镜下定位有助于提高取材的准确率。

5. 分段诊断性刮宫　刮取子宫内膜送病理检查，以明确有无子宫内膜病变。

6. 影像学检查　包括 CT、MRI 等，对妇科肿瘤的诊断有一定价值。

7. 宫腔镜、腹腔镜检查　宫腔镜检查对子宫内膜病变、黏膜下肌瘤有诊断价值，腹腔镜检查是异位妊娠诊断的金标准，并可在确诊的同时行镜下手术治疗。

8. 血常规、凝血功能检查　了解有无贫血、感染及凝血功能异常。

五、处理和转诊

（1）关键是明确病因，针对原发病进行治疗。

（2）经初步检查，对出血诊断不清，需要做进一步检查的患者，应转有条件的医院诊治。

（3）对于出血时间长或出血量多导致贫血患者，止血同时辅以纠正贫血及预防感染治疗，经处理仍出血不止者及时转诊到有条件的医院。

（4）疑为妇科肿瘤、血液系统疾病和肝脏疾病导致出血的患者，转诊到有条件的医院诊治。

（5）可疑流产，需要清宫者，应尽快转诊到有清宫条件的医院。

（6）当患者阴道出血过多或疑有腹腔内出血，伴有血压下降、脉搏增快，或出现晕厥与休克时，应立即开放静脉，快速补充血容量，在抗休克同时紧急陪同转诊到位，并做好与接诊医生的交接工作。

【同步综合练习】

单项选择题

1.月经周期正常，经量超过多少称为经量增多(　　)

A．>40 mL

B．>50 mL

C．>60 mL

D．>70 mL

E．>80 mL

2.绝经后阴道出血多见于(　　)

A．子宫内膜癌

B．宫颈癌

C．输卵管癌

D．阴道炎

E．子宫内膜异位症

3.因月经间期卵泡破裂，雌激素水平暂时下降所致的阴道出血称为(　　)

A．接触性出血

B．绝经后阴道出血

C．排卵期出血

D．经前出血

E．不规则阴道出血

4.阴道出血的患者，在询问其现病史时，重点询问阴道流血的(　　)

A．发生时间

B．持续天数

C．流血性状

D．流血量

E．以上都是

5.停经后阴道流血应考虑(　　)

A．流产

B．异位妊娠

C．葡萄胎

D．无排卵性异常子宫出血

E．以上都是

6.要明确有无子宫内膜病变，应首先进行(　　)

A．宫颈和宫颈管活组织检查

B．分段诊断性刮宫

C．宫腔镜检查

D．腹腔镜检查

E．超声检查

【参考答案】

1．E　2．A　3．C　4．E　5．E　6．B

(编者　邓秋景)

第二十七节　腰腿痛

一、常见病因

腰腿痛的病因繁多，创伤、炎症、肿瘤和先天性疾患等四大基本病因均可囊括在内。临床分类方法也多，各有侧重。目前尚无全面准确的分类方法，常见原因见表2－1－7。

表 2 - 1 - 7　腰腿痛病因分类

	脊柱	软组织	椎管	内脏
损伤	骨折和(或)脱位 椎弓崩裂 腰椎滑脱 椎间盘突出	腰扭伤 腰背筋膜脂肪疝 腰肌劳损 棘上、棘间韧带损伤 腰 3 横突综合征 臀上皮神经炎	陈旧性骨折、脱位 畸形 硬脊膜囊肿	肾挫伤
炎症	结核、骨髓炎 强直性脊柱炎 类风湿关节炎	纤维织炎 筋膜炎 血管炎 神经炎	蛛网膜炎 硬膜外感染 脊髓炎 神经根炎	胰腺炎 肾盂肾炎 盆腔炎
退变	腰椎骨关节炎 小关节紊乱 骨质疏松症		椎体后缘骨赘 椎管狭窄 黄韧带肥厚	内脏下垂
发育及 姿势异常	脊柱裂 侧凸、后凸 移行椎 水平骶椎	脊肌瘫痪性侧弯	脊膜膨出 神经根和神经节变异 血管畸形 神经根管发育性狭窄	多囊肾 游走肾
肿瘤及 类肿瘤	血管瘤、脊索瘤 转移性肿瘤 嗜伊红肉芽肿 骨巨细胞瘤	脂肪瘤 纤维瘤 血管瘤	脊髓及神经根肿瘤	胰腺癌 盆腔肿瘤 肾肿瘤 腹膜后肿瘤

二、临床特点及意义

根据起病急缓大致可分为急性腰腿痛和慢性腰腿痛。

（一）急性腰腿痛

疼痛突然发生，多较剧烈，一般持续时间小于 6 周。

引起急性腰腿痛的原因有很多，大多数与外伤有关。常见的有急性腰肌扭伤、腰椎棘间韧带损伤、腰椎小关节紊乱症、腰椎压缩性骨折、骶髂关节半脱位、腰椎间盘突出症、膝关节内外侧副韧带损伤等。

临床特点为：

（1）疼痛剧烈、急骤，疼痛突然发生或早晨不能起床，自觉腰部疼痛难忍，随腰部活动而加剧，平卧后可减轻，压痛点较固定明确，也可向大腿部放射。

（2）强迫体位：严重者多卧床不起，不敢翻身，站立时不能直腰，腰弯向一侧，走路跛行，侧卧时屈膝屈髋可以减轻疼痛。

（3）活动受限：腰椎前屈、后伸、侧弯、左右旋转受限，伸膝、屈膝可引起疼痛。

（4）肌肉痉挛。

（5）"4"字试验、直腿抬高试验阳性等。

（二）慢性腰腿痛

疼痛持续发生，多数程度较轻或时重时轻，一般持续时间大于 12 周。

慢性腰腿痛较急性腰腿痛在就诊患者中多见，引起慢性腰腿痛的常见疾病有腰腿部软组织损伤、椎管狭窄、腰椎或髋骨关节炎，骨质疏松、腰骶椎或膝关节的先天性畸形、腰椎结核、强直性脊椎炎、肿瘤等。

临床特点为：

（1）病程时间长，多在 3 个月以上，患者往往有职业特点。

（2）各个年龄段均可见，但以中老年人为多。

（3）疼痛局限，两侧交替出现，叩痛压痛明显，一般疼痛时不太剧烈，反复发作；用止痛药物可以缓解，但不能巩固，易复发。

（三）临床引起腰腿痛常见疾病的特点

1. 强直性脊柱炎　好发于 16~30 岁的青壮年，男性占 90%，有明显的家族遗传史。早期主要表现下腰痛或骶髂部不适、疼痛或发僵。晨起或久坐起立时腰部发僵明显，但活动后减轻。当病变累及胸椎和肋椎关节时，胸部扩张活动受限，导致肺活量减少，胸部有狭窄感。晚期脊柱僵硬可致躯干和髋关节屈曲，最终发生驼背畸形。患者组织相容抗原（HLA - B27）的阳性率很高。

2. 腰椎管狭窄症　腰背疼痛伴有间歇性跛行（活动后小腿后方或者小腿远端疼痛，发沉、酸胀，休息后可以缓解），腰椎管狭窄最常见的表现是持续性腰腿痛，坐位或弯腰等动作却可以缓解。尽管间歇性跛行是典型表现，但是相对少见。此神经性间歇性跛行要注意与血管源性跛行相鉴别。对活动后小腿痛的老年患者要检查足背动脉搏动情况来除外血管性跛行。

3. 腰椎间盘突出症　常见于 20~50 岁患者，男女之比为（4~6）:1。患者多有弯腰劳动或长期坐位工作史，首次发病常是半弯腰持重或突然作扭腰动作过程中。椎间盘突出导致的坐骨神经根性疼痛往往因咳嗽、打喷嚏或做 valsalva 动作诱发或加重。直腿抬高试验阳性对诊断椎间盘突出是敏感的，但是特异性不佳，其阳性率约 90%。怀疑腰椎间盘突出症时，应该重点对 L_5 和 S_1 神经根进行检查，因 98% 的腰椎间盘突出发生在 L_4~L_5 和 L_5~S_1，L_5 神经根受累会出现踝关节力量和趾背伸力弱，足背内侧和跨背侧区域感觉减退。S_1 神经根受累时表现跟腱反射减弱（单侧跟腱反射减弱更具有意义），足背外侧和小腿后方感觉减弱，长期受累还会表现跖趾关节跖屈力弱。典型患者，根据病史、症状、体征，结合 X 线平片即可作出初步诊断。

4. 腰肌劳损　常因腰扭伤治疗不彻底或累积性损伤，如有躯干长期负重活动或长期弯腰工作史，临床表现为慢性腰痛，为酸胀痛，休息后可缓解，但卧床过久又感不适，稍事活动后又减轻，活动过久疼痛再次加剧。一个部位腰痛可随时间而向上、下或对侧发展。在疼痛区有固定压痛点，该点位置常在肌肉起止点附近，或神经肌肉结合点。在压痛点进行叩击，疼痛反可减轻，这是与深部骨疾患区别之一。

5. 结核性脊椎炎　是感染性脊椎炎中最常见的疾病，腰椎最易受累，其次为胸椎。背部疼痛常为结核性脊椎炎的首发症状。疼痛局限于病变部位。呈隐痛、钝痛或酸痛，夜间明显，活动后加剧，伴有低热、盗汗、乏力、食欲缺乏。晚期可有脊柱畸形，冷脓肿及脊髓压迫症。

6.增生性脊柱炎　又称退行性脊柱炎，多见于50岁以上患者，晨起时感腰痛、酸胀、僵直而活动不便，活动腰部后疼痛好转，但过多活动后腰痛又加重。疼痛以傍晚时明显。平卧可缓解，疼痛不剧烈，敲打腰部有舒适感，腰椎无明显压痛。

7.泌尿系统疾病　肾炎、肾盂肾炎、泌尿道结石、结核、肿瘤、肾下垂和肾积水等多种疾病可引起腰背痛。不同疾病有其不同特点，肾炎呈深部胀痛，位于腰肋三角区，并有轻微叩痛；肾盂肾炎腰痛较鲜明，叩痛较明显；肾脓肿多为单侧腰痛，常伴有局部肌紧张和压痛；肾结石多为绞痛，叩痛剧烈；肾肿瘤引起的腰痛多为单侧钝痛或胀痛。

8.盆腔器官疾病　男性前列腺炎和前列腺癌常引起下腰底部疼痛，伴有尿频、尿急，排尿困难；女性慢性附件炎、宫颈炎、子宫脱垂和盆腔炎可引起腰骶部疼痛，且伴有下腹坠胀感和盆腔压痛。

【同步综合练习】

单项选择题

1.胸腔、腹腔、盆腔内脏器官病变引起的腰背痛主是由哪项所致(　　)

A.侵犯腰肌　　　　　　　　　　B.牵涉痛

C.累及皮肤　　　　　　　　　　D.累及脊柱

E.以上都不是

2.结核性脊椎炎最易受累(　　)

A.左上肢　　　　　　　　　　　B.右下肢

C.腰椎　　　　　　　　　　　　D.胸椎

E.颈椎

【参考答案】

1.B　2.C

（编者　王溪）

第二十八节　关节痛

一、常见病因

(一)急性关节痛

1.与感染因素有关的关节炎　如急性化脓性关节炎、病毒感染所致关节炎等。

2.与自身免疫或变态反应有关的关节炎　如风湿热、过敏性紫癜(关节型)等。

3.与代谢有关的关节炎　如急性痛风性关节炎等。

4.与肿瘤有关的关节炎　如急性白血病关节炎等。

5.其他　关节急性损伤等

(二)慢性关节痛

1.弥漫性结缔组织病　如类风湿关节炎、系统性红斑狼疮等。

2.与脊柱炎有关的关节病 如强直性脊柱炎。

3.与代谢有关的关节炎 如慢性痛风性关节炎等。

4.与退行性变有关的关节炎 如骨关节炎等。

5.与感染因素有关的关节炎 如结核性关节炎、梅毒性关节炎等。

6.骨和软骨疾病 骨质疏松症等。

7.肿瘤 多发性骨髓瘤等。

8.其他 关节慢性损伤等。

需要注意的是，慢性关节痛也常有急性发作的情况。

二、临床特点及意义

(一)外伤性关节痛

关节遭遇外伤或暴力作用会导致关节内关节软骨半月板、交叉韧带、侧副韧带等结构损伤，重者出现关节脱位。急性外伤性关节痛常在外伤后即出现受损关节疼痛，肿胀和功能障碍。慢性外伤性关节炎有明确的外伤史，反复出现关节痛，常于过度活动和负重及气候寒冷等刺激时诱发，药物及物理治疗后缓解。

(二)化脓性关节炎

化脓性关节炎多由细菌感染关节所致，多见于儿童及年老体弱者，易发生在膝关节和髋关节，多为单发，很少3个以上关节发病，如不能得到早期诊断和早期治疗，细菌可以破坏关节结构，导致关节功能丧失。患者起病急，全身中毒症状明显，早期则有畏寒、寒战和高热，体温高达39℃以上。病变关节红、肿、热、痛。位置较深的肩关节和髋关节则红肿不明显。患者常感病变关节持续疼痛，功能严重障碍，各个方向的被动活动均引起剧烈疼痛，患者常不愿活动患肢。

(三)结核性关节炎

儿童和青壮年多见，负重大、活动多、肌肉不发达的关节易患结核，其中脊柱最常见，其次为髋关节和膝关节。早期症状和体征不明显。活动期常有疲劳、低热、盗汗及食欲下降。病变关节肿胀疼痛，但疼痛程度较化脓性关节炎轻。活动后疼痛加重，休息后稍减轻。晚期关节畸形和功能障碍。如关节旁有窦道形成，常可见有干酪样物质流出。滑液或滑膜组织中可检出抗酸染色阳性杆菌，结核分枝杆菌培养80%为阳性。

(四)风湿性关节炎

起病急剧，是上呼吸道 A 组乙型溶血性链球菌感染后引起的一种自身免疫性疾病，其关节痛呈游走性、多发性，以膝、踝、肘、腕、肩关节等大关节受累为主，病变关节可有红、肿、热、疼痛和压痛，肿胀消失快，常在 1~6 周内自然消肿，不遗留关节僵直和畸形改变。患者可同时出现心脏损害。

(五)类风湿关节炎

多发生在 20~45 岁女性，男女发病率比约为 1:3，是一种以慢性进行性关节炎症和骨质破坏为主的全身性自身免疫病。起病缓慢、隐匿。病变以手中指指间关节首发疼痛，近端指间关节梭形肿胀，呈对称性、持续性。继而出现其他指间关节和腕关节的肿胀、疼痛，也可累及踝、膝和髋关节。病变关节活动受到限制，有僵硬感，以早晨为重，称晨僵。晚期可出现手指关节的"天鹅颈样"和"纽扣花样"畸形。可伴有发热、贫血、皮下结节、血管炎、心包炎及淋巴结肿大等关节外表现，血清中可查到类风湿因子(RF)等多种自身抗体。未经正规治疗的类风湿关节炎可反复迁延多年，最终病变关节附近肌肉萎缩关节软骨增生而导致关节畸形及功能丧失。

（六）退行性关节炎

早期表现为步行、久站和天气变化时病变关节疼痛，休息后缓解。如受累关节为掌指及指间关节，除关节疼痛外，患者常感觉手指僵硬肿胀，活动不便。如病变在膝关节则常伴有关节腔积液，皮温升高，关节边缘有压痛。晚期病变关节疼痛加重，持续并向他处放射，关节有摩擦感，活动时有响声。关节周围肌肉挛缩常呈屈曲畸形，患者常有跛行。

（七）痛风

痛风是嘌呤代谢紊乱和(或)尿酸排泄减少所引起的一组疾病。最常见于中年男性，临床上常见高尿酸血症痛风性关节炎、痛风性肾病、痛风石等，并常与肥胖、高血压、高血脂、高血糖等同时存在。患者常在饮酒、劳累或高嘌呤饮食后急发关节痛，局部皮肤红肿灼热。患者常于夜间痛醒。以第1跖趾关节多见。踝、手、膝、腕和肘关节也可受累。病变呈自限性，有时在1~2周内自行消退，但经常复发。晚期可出现关节畸形，皮肤破溃，经久不愈，常有白色乳酪状分泌物流出。

（八）骨关节炎

骨关节炎是一种以关节软骨变性、破坏和骨质增生为主的慢性退行性病变。主要临床表现为慢性关节疼痛、肿胀、僵硬及活动受限。中老年人多见，男女比例为1:2。

（九）系统性红斑狼疮

系统性红斑狼疮是自身免疫反应介导、多因素参与的以免疫性炎症为突出表现的弥漫性结缔组织病。本病好发于20~40岁的育龄期女性，男女比例为1:9。其主要临床特征为多系统受累，约90%的患者在病程中出现各种热型的发热；其关节表现为对称性多关节压痛肿胀或积液，但关节炎为非侵蚀性；神经系统受累可导致偏头痛、性格改变、记忆力减退等。患者血清中可出现抗核抗体、抗dsDNA抗体等多种自身抗体。

（十）强直性脊柱炎

强直性脊柱炎是一种以侵犯中轴骨骼为主的慢性炎症性疾病，以骶髂关节炎为标志。炎症可以向上累及腰椎、胸椎和颈椎，也可向下累及髋、膝、踝等关节，也常累及肌腱、韧带附着于骨的部位(肌腱端)，可引起肿痛、纤维性及骨性强直。本病有明显的家族聚集倾向，HLA－B27基因阳性率高达90%。

【同步综合练习】

单项选择题

1.类风湿关节炎最先受累的关节是(　　　)

A.远端指间关节　　　　　　　　　　B.近端指间关节

C.肘关节　　　　　　　　　　　　　D.肩关节

E.髋关节

2.下列哪一种疾病会出现尿酸升(　　　)

A.痛风　　　　　　　　　　　　　　B.骨关节炎

C.结核性关节炎　　　　　　　　　　D.化脓性关节炎

E.类风湿关节炎

【参考答案】

1.B　2.A

（编者　王溪）

第二十九节　头痛

一、概述

头痛是指头颅内外各种性质的疼痛。部位可位于额、顶、颞及枕部或者面部。可见于多种疾病，大多无特异性。

二、常见病因

（一）颅脑病变

1.感染　如脑膜炎、脑膜脑炎、脑炎、脑脓肿等。

2.血管病变　如蛛网膜下隙出血、脑出血、脑血栓形成、脑栓塞、高血压脑病、脑供血不足、脑血管畸形、血管闭塞性脑脉管炎等。

3.占位性病变　如脑肿瘤、颅内转移瘤、颅内囊虫病或棘球蚴病等。

4.颅脑外伤　如脑震荡、脑挫伤、硬膜下血肿、颅内血肿、脑外伤后遗症。

5.其他　如偏头痛、丛集性头痛、头痛型癫痫、腰椎穿刺后及腰椎麻醉后头痛。

（二）颅外病变

1.颅骨疾病　如颅底凹入症、颅骨肿瘤。

2.颈部疾病　颈椎病及其他颈部疾病。

3.神经痛　如三叉神经、舌咽神经及枕神经痛。

4.其他　如眼、耳、鼻和齿疾病所致的头痛。

（三）全身性疾病

1.急性感染　如流感、伤寒、肺炎等发热性疾病。

2.心血管疾病　如高血压病心力衰竭。

3.中毒　如铅、酒精、一氧化碳、有机磷、药物(如颠茄、水杨酸类)等中毒。

4.其他　尿毒症、低血糖、贫血、肺性脑病、系统性红斑狼疮、月经及绝经期头痛、中暑等。

（四）神经症

如神经衰弱及癔症性头痛。

三、临床特点

1.发病情况　急性起病并有发热者常为感染性疾病所致。急剧的头痛，持续不减，并有不同程度的意识障碍而无发热者，提示颅内血管性疾病(如蛛网膜下隙出血)；长期的反复发作头痛或搏动性头痛，多为血管性头痛(如偏头痛)或神经症。慢性进行性头痛并有颅内压增高的症状(如呕吐、缓脉、视盘水肿)应注意颅内占位性病变。青壮年慢性头痛,但无颅内压增高,常因焦急、情绪紧张而发生,多为肌收缩性头痛(或称肌紧张性头痛)。

2. 头痛部位　了解头痛部位是单侧或双侧、前额或枕部、局部或弥散、颅内或颅外对病因的诊断有重要价值。如偏头痛及丛集性头痛多在一侧。颅内病变的头痛常为深在性且较弥散,颅内深部病变的头痛部位不一定与病变部位相一致,但疼痛多向病灶同侧放射。高血压引起的头痛多在额部或整个头部。全身性或颅内感染性疾病的头痛,多为全头部痛。蛛网膜下隙出血或脑脊髓膜炎除头痛外尚有颈痛。眼源性头痛为浅在性且局限于眼眶、前额或颞部。鼻源性或牙源性也多为浅表性疼痛。

3. 头痛的程度与性质　头痛的程度一般分轻、中、重三种,但与病情的轻重并无平行关系。三叉神经痛、偏头痛及脑膜刺激的疼痛最为剧烈。脑肿瘤的痛多为中度或轻度。有时神经功能性头痛也颇剧烈。高血压性、血管性及发热性疾病的头痛,往往带搏动性。神经痛多呈电击样痛或刺痛,肌肉收缩性头痛多为重压感、紧箍感或钳夹样痛。

4. 发病时间与持续时间　某些头痛可发生在特定时间,如颅内占位性病变往往清晨加剧;鼻窦炎的头痛也常发生于清晨或上午;丛集性头痛常在晚间发生;女性偏头痛常与月经期有关。脑肿瘤的头痛多为持续性,可有长短不等的缓解期。

5. 加重、减轻头痛的因素　咳嗽、打喷嚏、摇头、俯身可使颅内高压性头痛、血管性头痛、颅内感染性头痛及脑肿瘤性头痛加剧。丛集性头痛在直立时可缓解。颈肌急性炎症所致的头痛可因颈部运动而加剧;慢性或职业性的颈肌痉挛所致的头痛,可因按摩颈肌而逐渐缓解。偏头痛在应用麦角胺后可获缓解。

四、诊断思路

(一)病史采集

1. 现病史

(1)针对头痛本身的问诊:①询问头痛的可能诱因:如着凉、发热考虑为感染性疾病;情绪激动诱发的可能为高血压或出血性脑血管病;因焦虑、情绪紧张而发生多为紧张性头痛。②起病的缓急、病程的长短。③询问头痛的部位。④询问头痛的程度、性质。⑤头痛的持续时间:偏头痛和三叉神经痛为发作性,出血性脑血管病引起的头痛多为持续性,脑肿瘤引起的头痛为持续性,并呈进行性加重的特点。⑥影响头痛的因素。

(2)相关鉴别问诊:①伴剧烈呕吐者为颅内压增高,头痛在呕吐后减轻者见于偏头痛。②伴眩晕者见于小脑肿瘤、椎-基底动脉供血不足。③伴发热者常见于感染性疾病,包括颅内或全身性感染。④慢性进行性头痛出现精神症状者应注意颅内肿瘤。⑤慢性头痛突然加剧并有意识障碍者提示可能发生脑疝。⑥伴视力障碍、瞳孔大小形态或眼底改变者可见于青光眼或脑肿瘤。⑦伴脑膜刺激征者提示有脑膜炎或蛛网膜下隙出血。⑧伴癫痫发作者可见于脑血管畸形、蛛网膜下隙出血、脑内寄生虫病或脑肿瘤。⑨伴神经功能紊乱症状者可能是神经功能性头痛。

(3)诊疗经过问诊:①患病以来是否曾到医院就诊和检查,如是否检查过血常规、头颅CT或MRI,检查结果。②治疗和用药情况,如是否用过止痛药等,疗效如何。

(4)患病以来的一般情况问诊:包括饮食、睡眠、大便、小便和体重变化情况等,以了解全身一般情况。

2. 其他相关病史问诊　　重点询问既往有无类似头痛病史；有无高血压等与该症状相关的病史；家族其他成员有无类似头痛病史。其余病史如传染病病史、药物和食物过敏史；外伤史、手术史及个人史、月经史、婚育史、家族遗传史。

（二）体格检查

1. 需测量血压　　以除外高血压引起的头痛，伴发热者需测量体温。对于急性起病、头痛较重、一般情况较差的患者首先要观察意识状态和生命体征是否平稳。

2. 神经系统体检　　意识状态；双侧瞳孔大小是否对称，对光反射是否存在；言语是否正常；是否有面、舌瘫及肢体瘫痪；面部及躯干两侧浅痛觉是否对称；双侧共济运动是否正常；脑膜刺激征是否阳性。上述检查对判断是否为颅内器质性疾病有很高的诊断价值。

（三）辅助检查

1. 头颅 CT　　首次急性起病的剧烈头痛或慢性进行性加重的头痛或有神经系统定位体征者需进行头颅 CT 检查，对判断颅内疾患的性质有重要价值。

2. 头颅 MRI　　为进一步了解颅内病变情况可进行头颅 MRI。

3. 脑脊液检查　　对于临床高度怀疑蛛网膜下隙出血，但头颅 CT 阴性的患者及颅内感染患者可进行腰椎穿刺，以明确诊断。

4. 血常规　　头痛伴发热者可有白细胞增高等表现。

五、处理原则

首先区分是器质性原因引起的头痛还是功能性原因引起的头痛。若经诊断为器质性疾病，如脑出血、蛛网膜下隙出血、颅内感染、中毒、脑肿瘤、头颅外伤、眼、耳、鼻和齿疾病所致的头痛，则处理原发病。必要的时候给予止痛、脱水降颅压等对症治疗。若经诊断为功能性原因引起的头痛，如偏头痛、紧张性头痛等，或高血压及发热引起的头痛，则可对症治疗。

六、转诊指征

（1）首次急性起病的剧烈头痛。

（2）头痛患者伴意识障碍或抽搐发作或有偏瘫、偏身感觉障碍、脑膜刺激征阳性等神经系统定位体征者。

（3）慢性进行性加重的头痛。

【同步综合练习】

单项选择题

1. 下列哪项是引起头痛的颅脑病变（　　　）

A. 颅底凹入症　　　　　　　　　B. 颅骨肿瘤

C. 颈椎病　　　　　　　　　　　D. 三叉神经痛

E. 脑肿瘤

2. 下列哪项是引起头痛的全身性疾病（　　　）

A. 三叉神经痛　　　　　　　　　B. 偏头痛

C. 一氧化碳中毒　　　　　　　　D. 脑供血不足

E. 脑外伤后遗症

3.下列哪项是引起头痛的颅外病变(　　)

A. 脑震荡
B. 蛛网膜下隙出血
C. 脑栓塞
D. 颅骨肿瘤
E. 脑膜炎

【参考答案】

1. E　　2. C　3. D

（编者　王溪）

第三十节　抽搐

一、概述

抽搐属于不随意运动。抽搐是指全身或局部成群骨骼肌非自主的抽动或强烈收缩，常可引起关节运动和强直。当肌群收缩表现为强直性和阵挛性时，称为惊厥。惊厥表现的抽搐一般为全身性、对称性、伴或不伴有意识丧失。

二、常见病因

抽搐的病因可分为特发性与症状性。特发性常由于先天性脑部不稳定状态所致。症状性病因有以下几种。

（一）脑部疾病

1. 感染　如脑炎、脑膜炎、脑脓肿、脑结核瘤、脑灰质炎等。

2. 外伤　如产伤、颅脑外伤等。

3. 肿瘤　包括原发性肿瘤、脑转移瘤。

4. 血管疾病　如脑出血、蛛网膜下隙出血、高血压脑病、脑梗死、脑缺氧等。

5. 寄生虫病　如脑型疟疾、脑血吸虫病、脑棘球蚴病、脑囊虫病等。

6. 其他　①先天性脑发育障碍；②原因未明的大脑变性，如结节性硬化、播散性硬化、核黄疸等。

（二）全身性疾病

1. 感染　如急性胃肠炎、中毒型菌痢、链球菌败血症、中耳炎、百日咳、狂犬病、破伤风等。

2. 中毒　①内源性：如尿毒症、肝性脑病；②外源性：如酒精、苯、铅、砷、汞、氯喹、阿托品、樟脑、白果、有机磷等中毒。

3. 心血管疾病　高血压脑病或阿－斯综合征等。

4. 代谢障碍　如低血糖、低钙及低镁血症、急性间歇性血卟啉病、子痫、维生素 B_6 缺乏等。其中低血钙可表现为典型的手足搐搦症。

5. 风湿病　如系统性红斑狼疮、脑血管炎等。

6. 其他　如突然撤停安眠药、抗癫痫药，还可见于热射病、溺水、窒息、触电等。

（三）神经症

各种精神障碍引起的癔症性抽搐。

三、临床特点及意义

（一）分类

1. 全身性抽搐　以全身骨骼肌痉挛为主要表现，典型者为癫痫大发作（惊厥）：患者突然意识模糊或丧失，全身强直、呼吸暂停，继而四肢发生阵挛性抽搐，呼吸不规则，尿便失控、发绀，发作约半分钟自行停止，也可反复发作或呈持续状态。发作时可有瞳孔散大，对光反射消失或迟钝，病理反射阳性等。发作停止后不久意识恢复。如为肌阵挛性，一般只是意识障碍。由破伤风引起者为持续性强直性痉挛，伴肌肉剧烈的疼痛。

2. 局限性抽搐　以身体某一局部连续性肌肉收缩为主要表现，大多见于口角、眼睑、手、足等。而手足搐搦症则表现间歇性双侧强直性肌痉挛，以上肢手部最典型。呈"助产士手"表现。

（二）发作特点

1. 病程特点　反复抽搐发作，病程较长者，考虑特发性癫痫。新近刚出现的抽搐症状，病程较短者，考虑脑血管病、中枢神经系统感染、外伤、肿瘤、寄生虫病、中毒、心血管、代谢等原因引起的症状性癫痫。

2. 伴随症状　①伴发热，多见于儿童的急性感染，也可见于胃肠功能紊乱、重度失水等。②伴血压增高，可见于高血压病、肾炎、子痫、铅中毒等。③伴脑膜刺激征，可见于脑膜炎、脑膜脑炎、假性脑膜炎、蛛网膜下隙出血等。④伴瞳孔扩大与舌咬伤，可见于癫痫大发作。⑤惊厥发作前有剧烈头痛，可见于高血压、急性感染、蛛网膜下隙出血、颅脑外伤、颅内占位性病变等。⑥伴意识丧失，见于癫痫大发作、重症颅脑疾病等。

四、处理原则

处理抽搐发作时，扶助患者卧倒于安全的平地上或床上，防止碰伤及坠落伤，正在抽搐发作时，不可强压患者肢体以防骨折，擦去口鼻分泌物，保持呼吸道通畅。有呕吐者使其头转向一侧，防止误吸。抽搐发作停止后将患者头转向一侧，让分泌物流出，并擦拭干净，防止窒息。可吸氧，给予20%甘露醇静滴以脱水降颅压。有高热等症状者给予物理降温。并发肺炎者，给予抗感染治疗。发作停止后积极寻找抽搐发作的原因，给予相应治疗。

癫痫持续状态的判断和处理原则：

癫痫全身性发作在两次发作间期意识未完全恢复；或者一次癫痫发作持续30分钟以上者，称为癫痫持续状态。此时应首先保持生命体征稳定，如保持呼吸道通畅、吸氧、心电监护，进行血气分析、血生化分析，保证水电解质平衡。首选地西泮10～20 mg静脉缓慢注射，控制发作。注意地西泮对呼吸的抑制，发作控制后可使用苯巴比妥0.1～0.2 g肌注，每12小时1次，巩固维持疗效，逐渐加用口服抗癫痫药，待达稳态血药浓度后逐渐停用苯巴比妥。积极治疗的同时寻找病因，处理并发症。

五、转诊指征

（1）任何抽搐发作或可疑抽搐发作者，在检查血糖排除低血糖抽搐后均需立即转诊。发现为低血糖症者,需立即给予口服糖水或静脉推注 50% 葡萄糖注射液 40~60 mL,并予 5% 或 10% 的葡萄糖液静滴维持。生命体征平稳后也要立即转诊。

(2)癫痫持续状态的患者在保证生命体征稳定的基础上,在院前急救人员的监护下转诊。

【同步综合练习】

单项选择题

1.癫痫大发作最典型的特点是(　　)

A.牙关紧闭 　　　　　　　　　B.局部肌肉节律性抽搐

C.意识丧失、全身抽搐 　　　　D.全身肌肉强直性收缩

E.有大小便失禁

2.对癫痫最有诊断价值的辅助检查是(　　)

A.脑 CT 　　　　　　　　　　　B.脑 MRI

C.脑电图 　　　　　　　　　　D.脑脊液检查

E.脑血流图检查

【参考答案】

1.C　　2.C

(编者　王溪)

第三十一节　眩晕

一、概述

眩晕是一种自身或外界物体的运动性错觉。患者感到自身或周围环境物体旋转或摇动的一种主观感觉障碍,常伴有客观的平衡障碍,一般无意识障碍。主要由迷路、前庭神经、脑干及小脑病变引起,亦可由其他系统或全身性疾病而引起。

二、常见病因

眩晕发生机制有多种因素。

1.梅尼埃(Meniere)病　可能是由于内耳的淋巴代谢失调、淋巴分泌过多或吸收障碍,引起内耳膜迷路积水所致,亦有人认为是变态反应,维生素 B 族缺乏等因素所致。

2.迷路炎　常由于中耳病变(胆脂瘤、炎症性肉芽组织等)直接破坏迷路的骨壁引起,少数是炎症经血行或淋巴扩散所致。

3.药物中毒　是由于对药物敏感、内耳前庭或耳蜗受损所致。

4.晕动病　是由于乘车、船或飞机时,内耳迷路受到机械性刺激,引起前庭功能紊乱所致。

5.椎 - 基底动脉供血不足　可由动脉管腔变窄、内膜炎症、椎动脉受压或动脉舒缩功能障碍等因素所致。

三、临床特点及意义

（一）周围性眩晕（耳性眩晕）

指内耳前庭至前庭神经颅外段之间的病变所引起的眩晕。

1. 梅尼埃病 以发作性眩晕伴耳鸣、听力减退及眼球震颤为主要特点，严重时可伴有恶心、呕吐、面色苍白和出汗，发作多短暂很少超过2周具有复发性特点。

2. 迷路炎 多由于中耳炎并发，症状同上，检查发现鼓膜穿孔，有助于诊断。

3. 内耳药物中毒 常由链霉素、庆大霉素及其同类药物中毒性损害所致。多为渐进性眩晕伴耳鸣、听力减退，常先有口周及四肢发麻等。水杨酸制剂、奎宁、某些镇静安眠药（氯丙嗪、哌替啶等）亦可引起眩晕。

4. 前庭神经元炎 多在发热或上呼吸道感染后突然出现眩晕，伴恶心呕吐，一般无耳鸣及听力减退。持续时间较长，可达6周，痊愈后很少复发。

5. 位置性眩晕 患者头部处在一定位置时出现眩晕和眼球震颤，多数不伴耳鸣及听力减退。可见于迷路和中枢病变。

6. 晕动病 见于晕船、晕车等，常伴恶心呕吐、面色苍白、出冷汗等。

（二）中枢性眩晕（脑性眩晕）

指前庭神经颅内段、前庭神经核及其纤维联系小脑、大脑等的病变所引起的眩晕。

1. 颅内血管性疾病 椎－基底动脉供血不足、锁骨下动脉偷漏综合征、延髓外侧综合征、脑动脉粥样硬化、高血压脑病和小脑出血等。

2. 颅内占位性病变 听神经瘤、小脑肿瘤、第四脑室肿瘤和其他部位肿瘤等。

3. 颅内感染性疾病 颅后凹蛛网膜炎、小脑脓肿。

4. 颅内脱髓鞘疾病及变性疾病 多发性硬化、延髓空洞症。

5. 癫痫

（三）其他原因的眩晕

1. 心血管疾病 低血压、高血压、阵发性心动过速、房室传导阻滞等。

2. 血液病 各种原因所致贫血、出血等。

3. 中毒性 急性发热性疾病、尿毒症、严重肝病、糖尿病等。

4. 眼源性 眼肌麻痹，屈光不正。

5. 头部或颈椎损伤后

6. 神经症

以上病症可有不同程度眩晕，但常无真正旋转感，一般不伴听力减退、眼球震颤，少有原发病的其他表现。

【同步综合练习】

单项选择题

下列哪种疾病属于周围性眩晕（　　　）

A. 椎－基底动脉供血不足　　　B. 小脑脓肿

C. 梅尼埃病　　　D. 高血压脑病

E. 小脑出血

【参考答案】

C

（编者　王溪）

第三十二节　晕厥

一、概述

晕厥亦称昏厥，是由于一时性广泛性脑供血不足所致的短暂意识丧失状态，发作时患者因肌张力消失不能保持正常姿势而倒地。一般为突然发作，迅速恢复，很少有后遗症。

二、晕厥的常见病因及分类

1.血管舒缩障碍　见于单纯性晕厥、直立性低血压、颈动脉窦综合征、排尿性晕厥、咳嗽性晕厥及疼痛性晕厥等。

2.心源性晕厥　见于严重心律失常、心脏排血受阻及心肌缺血性疾病等，如阵发性心动过速、阵发性心房颤动、病态窦房结综合征、高度房室传导阻滞、主动脉瓣狭窄、先天性心脏病的某些类型、心绞痛与急性心肌梗死、原发性肥厚型心肌病等，最严重的为阿-斯综合征。

3.脑源性晕厥　见于脑动脉粥样硬化、短暂性脑缺血发作、偏头痛、慢性铅中毒性脑病等。

4.血液成分异常　见于低血糖、通气过度综合征、重症贫血及高原晕厥等。

三、临床特点及意义

（一）血管舒缩障碍

1.血管抑制性晕厥（单纯性晕厥）　多见于年轻体弱女性，发作常有明显诱因如长时间站立、疼痛、情绪紧张、恐惧等，在天气闷热、空气污浊、疲劳空腹、失眠及妊娠等情况下更易发生。晕厥前期有头晕、眩晕、恶心、上腹不适、面色苍白、肢体发软、坐立不安和焦虑等，持续数分钟继而突然意识丧失，常伴有血压下降、脉搏微弱，持续数秒或数分钟后可自然苏醒，无后遗症。发生机制是由于各种刺激通过迷走神经反射，引起短暂的血管床扩张，回心血量减少、心输出血量减少、血压下降导致脑供血不足所致。

2.直立性低血压　表现为在体位骤变（主要由卧位或蹲位突然站起）时发生晕厥。可见于：①某些长期处于固定位置及长期卧床者；②服用某些药物，如氯丙嗪、胍乙啶、亚硝酸盐类等或交感神经切除术后患者；③某些全身性疾病，如脊髓空洞症、多发性神经根炎、脑动脉粥样硬化、急性传染病恢复期、慢性营养不良等。发生机制可能是由于下肢静脉张力低，血液蓄积于下肢（体位性）周围血管扩张淤血（服用亚硝酸盐药物）或血液循环反射调节障碍等因素使回心血量减少心排血量减少、血压下降导致脑供血不足所致。

3.颈动脉窦综合征　由于颈动脉窦附近病变，如局部动脉硬化、动脉炎、颈动脉窦周围淋巴结炎或淋巴结肿大、肿瘤以及瘢痕压迫或颈动脉窦受刺激致迷走神经兴奋、心率减慢、心排血量减少、血压下降致脑供血不足。可表现为发作性晕厥或伴有抽搐。常见的诱因有用手压迫颈动脉窦、突然转头、衣领过紧等。

4.排尿性晕厥 多见于青年男性，在排尿中或排尿结束时发作，持续1~2分钟，自行苏醒，无后遗症。机制可能为综合性的，包括自身自主神经不稳定，体位骤变(夜间起床)，排尿时屏气动作或通过迷走神经反射致心排血量减少、血压下降、脑缺血。

5.咳嗽性晕厥 见于患慢性肺部疾病者，剧烈咳嗽后发生。机制可能是剧咳时胸腔内压力增加静脉血回流受阻，心排血量降低、血压下降、脑缺血所致，亦有认为剧烈咳嗽时脑脊液压力迅速升高，对大脑产生震荡作用所致。

6.其他因素 如剧烈疼痛、下腔静脉综合征(晚期妊娠和腹腔巨大肿物压迫)食管、纵隔疾病、胸腔疾病、胆绞痛、支气管镜检时由于血管舒缩功能障碍或迷走神经兴奋，导致发作晕厥。

（二）心源性晕厥

由于心脏病心排血量突然减少或心脏停搏，导致脑组织缺氧而发生。最严重的为阿－斯综合征，主要表现是在心搏停止5~10秒出现晕厥，停搏15秒以上可出现抽搐，偶有大小便失禁。

（三）脑源性晕厥

由于脑部血管或主要供应脑部血液的血管发生循环障碍，导致一时性广泛性脑供血不足所致。如脑动脉硬化引起血管管腔变窄，高血压病引起脑动脉痉挛，偏头痛及颈椎病时基底动脉舒缩障碍，各种原因所致的脑动脉微栓塞、动脉炎等病变均可出现晕厥。其中短暂性脑缺血发作可表现为多种神经功能障碍症状。由于损害的血管不同而表现多样化，如偏瘫、肢体麻木、语言障碍等。

（四）血液成分异常

1.低血糖综合征 是由于血糖低而影响大脑的能量供应所致，表现为头晕、乏力、饥饿感、恶心、出汗、震颤、神志恍惚、晕厥甚至昏迷。

2.通气过度综合征 是由于情绪紧张或癔症发作时，呼吸急促、通气过度，二氧化碳排出增加，导致呼吸性碱中毒、脑部毛细血管收缩、脑缺氧，表现为头晕、乏力、颜面四肢针刺感，并因可伴有血钙降低而发生手足搐搦。

3.重症贫血 是由于血氧低下而在用力时发生晕厥。

4.高原晕厥 是由于短暂缺氧所引起。

【同步综合练习】

单项选择题

阿－斯综合征属于(   )

A.脑源性晕厥　　　　　　　　B.血管舒缩障碍

C.心源性晕厥　　　　　　　　D.肾源性晕厥

E.通气过度综合征

【参考答案】

C

（编者　王溪）

第三十三节　意识障碍

一、概述

意识障碍是指人对周围环境及自身状态的识别和觉察能力出现障碍。多由于高级神经中枢功能活动(意识、感觉和运动)受损所引起,可表现为嗜睡、意识模糊和昏睡,严重的意识障碍为昏迷。

二、常见病因

1. 重症急性感染　如败血症、肺炎、中毒型菌痢、伤寒、斑疹伤寒、恙虫病和颅脑感染(脑炎、脑膜脑炎、脑型疟疾)等。

2. 颅脑非感染性疾病　如:①脑血管疾病:脑缺血、脑出血、蛛网膜下隙出血、脑栓塞、脑血栓形成、高血压脑病等;②脑占位性疾病:如脑肿瘤、脑脓肿;③颅脑损伤:脑震荡、脑挫裂伤、外伤性颅内血肿、颅骨骨折等;④癫痫。

3. 内分泌与代谢障碍　如尿毒症、肝性脑病、肺性脑病、甲状腺危象、甲状腺功能减退、糖尿病性昏迷、低血糖、妊娠、中毒症等。

4. 水、电解质平衡紊乱　如低钠血症、低氯性碱中毒、高氯性酸中毒等。

5. 外源性中毒　如安眠药、有机磷杀虫剂、氰化物、一氧化碳、酒精和吗啡等中毒。

6. 物理性及缺氧性损害　如高温中暑、日射病、触电、高山病等。

三、临床表现

意识障碍可有下列不同程度的表现:

(一)嗜睡

嗜睡是最轻的意识障碍,是一种病理性倦睡,患者陷入持续的睡眠状态,可被唤醒,并能正确回答和作出各种反应,但当刺激去除后很快又再入睡。

(二)意识模糊

意识模糊是意识水平轻度下降,较嗜睡为深的一种意识障碍。患者能保持简单的精神活动,但对时间、地点、人物的定向能力发生障碍。

(三)昏睡

昏睡是接近于人事不省的意识状态。患者处于熟睡状态,不易唤醒。虽在强烈刺激下(如压迫眶上神经,摇动患者身体等)可被唤醒,但很快又再入睡。醒时答话含糊或答非所问。

(四)昏迷

昏迷是严重的意识障碍,表现为意识持续的中断或完全丧失。按其程度可分为三阶段。

1. 轻度昏迷　意识大部分丧失,无自主运动,对声、光刺激无反应,对疼痛刺激尚可出现痛苦的表情或肢体退缩等防御反应。角膜反射、瞳孔对光反射、眼球运动、吞咽反射等可存在。

2.**中度昏迷** 对周围事物及各种刺激均无反应，对于剧烈刺激可出现防御反射。角膜反射减弱，瞳孔对光反射迟钝，眼球无转动。

3.**深度昏迷** 全身肌肉松弛，对各种刺激全无反应。深、浅反射均消失。

此外，还有一种以兴奋性增高为主的高级神经中枢急性活动失调状态，称为谵妄。临床上表现为意识模糊、定向力丧失、感觉错乱(幻觉、错觉、躁动不安、言语杂乱)。谵妄可发生于急性感染的发热期间，也可见于某些药物中毒(如颠茄类药物中毒、急性酒精中毒)代谢障碍(如肝性脑病)循环障碍或中枢神经疾患等。由于病因不同，有些患者可康复，有些患者可发展为昏迷状态。

四、诊断思路

(一)病史采集

1.现病史

(1)针对意识障碍本身的问诊：①询问意识障碍起病的缓急：急性起病者考虑脑血管病、外伤、中毒等原因；亚急性疾病者考虑中枢神经系统感染、代谢性疾病、水电解质平衡紊乱、脱髓鞘疾病等。缓慢进展出现的意识障碍考虑脑占位性疾病，神经系统退行性疾病等原因。②询问意识障碍出现的可能诱因：如有无情绪激动、剧烈运动。有无服毒及毒物接触史，服用过量药物等原因。③出现意识障碍前后的病情：如意识障碍前有无剧烈头痛、恶心呕吐等症状，出现意识障碍后有无抽搐等。④有无急性感染、休克、高血压、动脉硬化、糖尿病、肝肾疾病、肺源性心脏病、癫痫、颅脑外伤、肿瘤等病史。⑤意识障碍持续的时间。

(2)相关鉴别问诊：①伴发热：先发热后有意识障碍，可见于重症感染性疾病；先有意识障碍后有发热，见于脑出血、蛛网膜下隙出血、巴比妥类药物中毒等。②伴呼吸缓慢：是呼吸中枢受抑制的表现，可见于吗啡、巴比妥类、有机磷杀虫剂等中毒等。③伴瞳孔散大：可见于颠茄类、酒精、氰化物等中毒以及癫痫、低血糖状态等。④伴瞳孔缩小：可见于吗啡类、巴比妥类、有机磷杀虫剂等中毒。⑤伴心动过缓：可见于颅内高压症、房室传导阻滞以及吗啡类、毒蕈等中毒。⑥伴高血压：可见于高血压脑病、脑血管意外、肾炎尿毒症等。⑦伴低血压：可见于各种原因的休克。⑧伴皮肤黏膜改变：出血点、瘀斑和紫癜等可见于严重感染和出血性疾病；口唇呈樱红色提示一氧化碳中毒。⑨伴脑膜刺激征：见于脑膜炎、蛛网膜下隙出血等。

(3)诊疗经过问诊：①患病以来是否曾到医院就诊和检查，如是否检查过血糖、血常规、血生化、肝肾功能、心肌酶、心肌坏死标志物、血毒物测定、脑脊液检查；心电图、头颅CT或MRI、脑电图，检查结果如何。②治疗和用药情况，疗效如何。

(4)患病以来的一般情况问诊：包括饮食、睡眠、大便、小便和体重变化情况等，以了解全身一般情况。

2.其他相关病史问诊
重点询问既往有无类似意识障碍病史；有无头颅外伤、脑血管病、脑肿瘤；有无心脏病、糖尿病、低血糖症、肝性脑病、肺性脑病、尿毒症等与该症状相关的病史；其余病史如传染病病史、药物和食物过敏史；外伤史、手术史及个人史、月经史、婚育史、家族遗传史按常规询问。

(二)体格检查

1.一般检查及生命体征
首先要观察意识状态和生命体征是否平稳。

2.神经系统体检 意识状态,头颅及全身皮肤黏膜情况,双侧瞳孔大小是否对称,对光反射是否存在;是否有面瘫及肢体瘫痪;脑膜刺激征是否阳性,病理征是否阳性。

(三)辅助检查

1.测血糖 以除外低血糖昏迷。

2.测血生化、肝肾功能、血气分析 除外肝性脑病、肺性脑病、尿毒症性脑病等代谢性原因引起的意识障碍。

3.头颅 CT 意识障碍者需进行头颅 CT 检查,对寻找病因有重要价值。

4.心电图、心肌酶、心肌坏死标志物等 对于鉴别心血管疾病引起的意识障碍有重要价值,必要时行 24 小时动态心电图检查。

5.头颅 MRI 为进一步了解颅内病变情况可进行头颅 MRI。

6.脑脊液检查 对于可疑中枢性神经系统感染性疾病或头颅 CT 阴性的可疑蛛网膜下隙出血者,可进行腰椎穿刺,以明确诊断、指导治疗。

7.其他针对性辅助检查 血毒物检测。

五、处理原则

对于意识障碍者首先密切监测生命体征(脉搏、呼吸、血压)保持呼吸道通畅,吸氧。禁止服用任何饮料或药物。若有呕吐则应将患者的头偏向一侧。对症支持治疗。

尽快测血糖水平,发现为低血糖症者,需立即给予口服糖水或静脉推注 50% 葡萄糖注射液 40~60 mL,并予 5% 或 10% 的葡萄糖注射液静滴维持。床边心电图简单易行,可及时发现心血管疾病并给予相应处理。其他辅助检查依患者病情及诊疗条件安排,以寻找昏迷病因,争取尽早对因治疗。

六、转诊指征

对于所有意识障碍者,在排除低血糖昏迷后均需立即转诊,转诊前及转诊的过程中必须严密监测生命体征。

【同步综合练习】

单项选择题

1.下列引起意识障碍的疾病,其中哪项属颅内感染(   )

A.高血压脑病　　　　　　　　　　B.脑梗死

C.脑血栓形成　　　　　　　　　　D.脑型疟疾

E.癫痫

2.意识障碍伴瞳孔散大可见于(   )

A.颠茄类中毒　　　　　　　　　　B.吗啡类中毒

C.巴比妥类中毒　　　　　　　　　D.有机磷农药中毒

E.毒蕈类中毒

3.意识障碍伴瞳孔缩小可见于(   )

A.颠茄类中毒　　　　　　　　　　B.有机磷农药中毒

C.酒精中毒　　　　　　　　　　　D.氰化物中毒

E. 癫痫

4. 深昏迷最有价值的鉴别依据是(　　)

A. 各种刺激无反应　　　　　　　B. 不能唤醒

C. 无自主运动　　　　　　　　　D. 深浅反射均消失

E. 大小便失禁

5. 最轻的意识障碍为(　　)

A. 嗜睡　　　　　　　　　　　　B. 昏睡

C. 浅昏迷　　　　　　　　　　　D. 意识模糊

E. 谵妄

6. 最严重的意识障碍为(　　)

A. 昏迷　　　　　　　　　　　　B. 嗜睡

C. 昏睡　　　　　　　　　　　　D. 意识模糊

E. 不醒

【参考答案】

1. D　2. A　3. B　4. D　5. A　6. A

(编者　王溪)

第三十四节　失眠

一、概述

　　失眠是最常见的睡眠障碍，可表现为入睡困难、清晨早醒、睡眠不深或减少、多梦、易觉醒、惊醒，有时可通宵不眠。正常人每日所需睡眠时间常随年龄增长而逐渐减少，一般新生儿的睡眠时间为 18～20 小时，儿童为 12～14 小时，青壮年为 7～9 小时，老年人为 5～6 小时。失眠患者会容易引起精神不振、烦躁不安、疲乏无力、全身不适、反应迟缓、头痛、记忆力不集中等。

二、常见病因和临床特点

　　(一)精神、神经系统疾病

　　1. 精神疾病　包括心理、精神障碍如抑郁症、强迫症、焦虑症、神经衰弱、躯体化障碍、精神分裂症、躁狂症等疾病，失眠常是其伴发症状之一，常由紧张、焦虑、恐惧、兴奋等因素引起。多表现为入睡困难和易惊醒、清晨早醒。患者常有较多自觉症状，如头晕、头痛、健忘、注意力不集中、烦躁、心悸等不适。

　　2. 神经系统疾病　包括由脑动脉硬化、代谢内分泌疾病、慢性中毒等引起的大脑弥漫性器质性疾病时，失眠可能为早期症状，常引起睡眠不深或减少、易觉醒等。临床特点是可有智力减退。

　　(二)躯体疾病

　　多种躯体疾病所引起的症状都能影响睡眠，如躯体疾病引起的疼痛、瘙痒咳嗽、鼻塞不通、呼吸困难、心悸、腹泻、尿频等均可引起入睡困难和时常觉醒等。患者常有躯体疾病的临床特点。

（三）其他因素

1. 环境因素　卧室内噪声、异常气温或气味、光线过强、蚊虫叮咬、床铺不适，或对更换的生活环境不习惯等，均可引起不同程度的失眠。

2. 药物或饮料　如服用兴奋性药物或应用镇静药物的戒断，可引起入睡困难或易醒、多梦等。用药史可提供线索。饮用浓茶或咖啡可引起入睡困难，晚间饮酒可使睡眠时间缩短。

3. 生理因素和不规则的生活作息制度或不良的睡眠卫生习惯　①生理因素：老年人常有清晨早醒、睡眠不深，妇女妊娠后期常有入睡困难、易觉醒等；②不规则的生活作息制度：如三班轮替的工作或不规则的夜班作息制度、旅行途中或双休日等可引起入睡困难、睡眠不深等；③不良的睡眠卫生习惯：如无固定的睡眠等。

（四）原发性失眠

即无任何特殊原因引起的慢性、长期失眠。这类失眠患者一般无器质性的病变，而与遗传及患者长期形成的生活行为习惯、性格特征、认知方式和睡眠规律等因素有关。这只有在经过认真地询问病史和全面的体格检查及相关的辅助检查后作出诊断。

三、处理原则

失眠的处理取决于引起失眠的基本病因。因此对于失眠患者，首先应找出引起失眠的原因然后再根据不同原因进行相应的处理，切忌盲目使用镇静安眠药。

（一）积极寻找病因，针对病因进行相应的治疗

（1）因躯体疾病影响睡眠者，应积极治疗原发的躯体疾病。

（2）某些精神、神经系统疾病应请精神、神经科医生治疗。

（3）除治疗上述可能引起失眠的原因外，下述处理可有助于改善睡眠：①稳定生活节奏，养成良好的生活习惯，建立合理的睡眠规律；②卧室应偏暗、安静、温度适宜；③睡前设法放松及安定情绪等。

（二）镇静催（助）眠药物治疗

1. 应用原则　①催（助）眠药物易产生耐药性和依赖性，因此要尽量少用、慎用（避免不良反应）间歇使用（避免成瘾），应几种药物交替使用，尽量避免长期使用。②根据失眠的特点选用催（助）眠药物，对不易入睡者应选用起效快、作用时间较短的药物，对入睡不难而夜间易醒或睡眠不深者，则选用起效慢、作用维持时间长的药物。

2. 常用催（助）眠药物　催（助）眠药物的种类很多，但比较好的是苯二氮䓬类，其疗效较好，不良反应较轻，常作为首选，如三唑仑和艾司唑仑等常用于入睡困难者；还有一些其他催（助）眠药物如佐匹克隆和水合氯醛等可用于延长睡眠时间、减少夜间觉醒和早醒次数。巴比妥类服后都有宿醉未醒、晨起头昏等不良反应，已较少使用。

【同步综合练习】

单项选择题

可能造成睡眠障碍的因素不包括(   )

A. 急性应激反应   B. 饮用浓咖啡

C. 过度担心失眠   D. 睡前进食过多

E. 安静环境

【参考答案】

E

（编者　王溪）

第二章

常见病与多发病

第一单元　呼吸系统

第一节　急性上呼吸道感染

一、概述

急性上呼吸道感染简称上感，是鼻、咽或喉部急性炎症的总称。发病不分年龄、性别、职业和地区，免疫功能低下者易感。通常病情轻、病程短、可自愈，预后良好。但由于发病率高，有时还可伴有严重并发症，并具有一定的传染性，应积极防治。

急性上感多数由病毒引起，少数因细菌引起。淋雨、受凉、气候突变、过度劳累等可降低全身或呼吸道局部防御功能，致使原存的病毒或细菌迅速繁殖，或者直接接触含有病原体的患者喷嚏、空气以及污染的手和用具诱发本病。年老体弱、儿童、免疫功能低下或有慢性呼吸道疾病如鼻窦炎、扁桃体炎者更易发病。

二、临床表现

（一）普通感冒

多由病毒引起，俗称"伤风"，又称急性鼻炎。起病较急，以鼻部症状为主要表现，如喷嚏、鼻塞、流清水样鼻涕，也可表现为咳嗽、咽干、咽痒或烧灼感甚至鼻后滴漏感。2~3天后鼻涕变稠，可伴咽痛、头痛、流泪、味觉迟钝、呼吸不畅、声嘶等，有时由于咽鼓管炎致听力减退。严重者有发热、轻度畏寒和头痛等。体检可见鼻腔黏膜充血、水肿、有分泌物，咽部可为轻度充血。一般经 5~7 天痊愈，伴并发症者可致病程迁延。

(二)急性病毒性咽炎和喉炎

多由病毒等引起，临床表现为咽痒和灼热感，咽痛不明显。咳嗽少见。临床表现为明显声嘶、讲话困难、可有发热、咽痛或咳嗽，咳嗽时咽喉疼痛加重。体检可见喉部充血、水肿，局部淋巴结轻度肿大和触痛，有时可闻及喉部的喘息声。

(三)急性疱疹性咽峡炎

多由柯萨奇病毒 A 引起，表现为明显咽痛、发热，病程约为一周。体检可见咽部充血，软腭、腭垂、咽及扁桃体表面有灰白色疱疹及浅表溃疡，周围伴红晕。常发生于夏季，多见于儿童，偶见于成人。

(四)急性咽结膜炎

多由病毒引起。表现为发热、咽痛、畏光、流泪、咽及结膜明显充血。病程 4~6 天，常发生于夏季，儿童多见，通过游泳传播。

(五)急性细菌性咽扁桃体炎

多为溶血性链球菌引起。起病急，咽痛明显，伴发热、畏寒，体温可达 39℃ 以上，咳嗽、咳脓痰。体检可发现咽部明显充血、扁桃体肿大、充血，表面有黄色脓性分泌物。有时伴有颌下淋巴结肿大及压痛，而肺部体检无异常体征。

部分患者可出现并发症，如急性鼻窦炎、中耳炎、气管、支气管炎等，少数可并发风湿热、肾小球肾炎、病毒性心肌炎等。

此类并发症多发生在以咽炎为表现的上呼吸道感染后，部分患者是继发于溶血性链球菌感染。

三、诊断与鉴别诊断

(一)诊断

根据鼻咽部的症状和体征，结合周围血象可做出临床诊断。但要注意与初期表现为感冒样症状的其他疾病鉴别。

(二)鉴别诊断

1. 流行性感冒　为流感病毒引起，可散发，时有小规模流行，病毒发生变异时可大规模暴发。起病急，鼻咽部症状较轻，全身症状较重，伴高热、全身酸痛和眼结膜炎症状。

2. 过敏性鼻炎　起病急骤，常表现为鼻黏膜充血和分泌物增多，伴有突发的连续喷嚏、鼻痒、鼻塞、大量清涕，无发热，咳嗽较少。多由过敏因素如螨虫、灰尘、动物毛皮、冷空气等刺激引起。如脱离过敏原，数分钟至 1~2 小时内症状即消失。

3. 急性气管、支气管炎　主要表现为咳嗽、咳痰，鼻部症状较轻，血白细胞可升高，X 线胸片常见肺纹理增多、增粗。

4. 某些急性传染病　如麻疹、脊髓灰质炎、脑炎、肝炎、心肌炎等病。前驱症状可有鼻塞、头痛等类似病毒感染的表现，应予重视。

四、治疗原则

目前尚无特效药物，以对症处理为主，同时戒烟、注意休息、多饮水、保持室内空气流通和防治继发细菌感染。

1. 对症治疗　鼻塞严重的患者可用1%麻黄碱局部滴鼻。对有头痛、发热、全身肌肉酸痛者适当加用解热镇痛类药物。对有咳嗽明显的患者可适当使用镇咳药。对咽喉肿痛者给清音利咽含片。

2. 抗菌药物治疗　普通感冒不应使用抗菌药物，若有白细胞升高、咽部脓苔、咳黄痰等继发细菌感染依据，可使用青霉素、头孢菌素、大环内酯类或喹诺酮类等抗生素治疗。

3. 抗病毒药物治疗　由于目前滥用药物造成流感病毒耐药现象，所以如无发热，免疫功能正常，发病不超过2天的患者不需用抗病毒药物。对于免疫缺陷患者，可早期常规使用。利巴韦林和奥司他韦，有较广的抗病毒谱，对病毒有较强的抑制作用，可缩短病程。

4. 中药治疗　可选用有清热解毒和抗病毒作用的中药，有助于改善症状，缩短病程。

五、预防

预防上呼吸道感染最好的方法是：加强锻炼、增强体质、生活饮食规律、改善营养，避免受凉和过度劳累，上呼吸道感染流行时，年老体弱易感者应注意防护，出门应戴口罩，避免在人多的公共场合出入。隔离传染源，避免传染。

六、转诊指征

(1) 明显气促出现：呼吸大于30次/分，发绀、三凹征等，或血气分析提示氧合指数小于300，或指尖血氧饱和度小于90%。

(2) 有脱水征，间歇性呼吸暂停。

(3) 持续高热2～3天不退，存在长期卧床，糖尿病、冠心病、慢性阻塞性肺疾病、慢性心力衰竭、因器官移植而长期使用糖皮质激素和免疫抑制药、自身免疫性疾病等情况者。

(4) 并发肺炎、喉头水肿、病毒性心肌炎、病毒性脑膜炎、中耳炎等。

(5) 如在上呼吸道感染1周内，呼吸道症状减轻但出现新的症状，疑似急性传染病者，须转送到上级医院诊治，以免误诊。

【同步综合练习】

一、名词解释

1. 急性上呼吸道感染：
2. 急性细菌性咽扁桃体炎：

二、填空题

1. 急性上呼吸道感染的分类：＿＿＿＿＿＿、＿＿＿＿＿＿、＿＿＿＿＿＿、＿＿＿＿＿＿、＿＿＿＿＿＿、＿＿＿＿＿＿。

2. 急性上呼吸道感染的诱因：＿＿＿＿＿＿、＿＿＿＿＿＿、＿＿＿＿＿＿、＿＿＿＿＿＿等。

三、案例分析

患者，女，16岁。1天前和朋友晚餐后，在湖边散步吹风，回到家后，当天晚上先出现咽干、烧灼感，随后有鼻塞，流清涕，第二天早上开始发热，喉咙痛，鼻涕变稠。遂来诊。

体格检查：T 38.1℃，P 90次/分，R 18次/分，BP 110/70 mmHg(14.6/9.3 kPa)神志清，

精神可,咽部充血,双侧扁桃体Ⅰ°肿大,充血,未见脓血,颈部查体无异常,双肺呼吸音清,未闻及干湿啰音,心律齐,无杂音,腹软,肝脾未触及。

问题:

1.结合病史与体格检查,初步诊断是什么?

2.应与哪些疾病鉴别?

3.应给予哪些相应的处理?

四、单项选择题

1.预防急性上呼吸道感染的关键是(　　)

A.利巴韦林雾化吸入　　　　　　B.加强体格锻炼,增强机体抵抗力

C.合理饮食　　　　　　　　　　D.积极防治佝偻病

E.流行季节避免去公共场所

2.引起急性上呼吸道感染的主要病原为(　　)

A.细菌　　　　B.病毒　　　　C.真菌　　　　D.原虫　　　　E.螺旋体

3.急性上呼吸道感染的主要治疗措施是(　　)

A.对症治疗　　　　　　　　　　B.抗病毒

C.抗细菌　　　　　　　　　　　D.积极锻炼

E.中药治疗

4.细菌性咽扁桃体炎多由何种病原体感染引起(　　)

A.肺炎球菌　　　　　　　　　　B.葡萄球菌

C.流感嗜血杆菌　　　　　　　　D.柯萨奇病毒A

E.溶血性链球菌

【参考答案】

一、名词解释

略

二、填空题

略

三、案例分析

1.患者在受凉后出现发热、流清鼻涕、鼻塞的症状,可初步诊断为:上呼吸道感染(病毒性咽炎)。

2.应与流行性感冒、过敏性鼻炎、急性气管、支气管炎鉴别。

3.①休息、鼓励多饮水、保持室内空气流通;②可口奥司他韦;③中医辨证施治,中药汤剂或清热解毒中成药,如牛黄解毒片、含化片等;④含服利咽、消肿止痛含片,如西瓜霜、金果饮、冰硼散等。

四、单项选择题

1.B　　2B　　3.A　　4.E

(编者 陆俊妃)

第二节 急性支气管炎

一、概述

急性支气管炎是由生物、物理、化学刺激或过敏反应等因素引起的气管－支气管黏膜的急性炎症。多散发，无流行倾向，年老体弱者易感。本病常见于寒冷季节或气候突变时，也可由上感迁延不愈所致。

二、常见病因

（一）微生物

病毒、细菌、衣原体和支原体等微生物感染。

（二）理化因素

空气、粉尘、刺激性气体、烟雾（二氧化硫、二氧化氮、氨气等）吸入。

（三）过敏反应

吸入性致敏原如花粉、有机粉尘、真菌孢子、动物毛皮及排泄物过敏，钩虫、蛔虫的幼虫在肺内移行也可致气管支气管急性炎症反应。

三、临床表现

（一）症状

起病较急，先为干咳或少量黏液性痰，随后痰量增多，咳嗽加剧，偶有痰中带血。伴有支气管痉挛时可出现不同程度的气促胸闷感。咳嗽咳痰可延续 2~3 周，如迁延不愈可演变成慢性支气管炎。通常全身症状较轻，可有发热与全身不适。

（二）体格检查

可无明显阳性表现，也可在两肺听到干湿啰音，部位不固定，咳嗽后可减少或消失。

四、诊断和鉴别诊断

（一）诊断依据

根据病史咳嗽、咳痰等症状，两肺呼吸音增粗或散在干湿啰音等体征，结合血象和 X 线胸片可临床诊断。

血常规检查一般白细胞计数正常，细菌性感染较重时白细胞总数可升高或中性粒细胞比例增多，血沉加快，痰涂片或培养可发现致病菌。胸部 X 线片检查大多表现为正常或肺纹理增粗。

（二）鉴别诊断

1. 流行性感冒　起病急骤，发热较高，全身中毒症状（全身酸痛、头痛、乏力）明显，呼吸道局部症状较轻。

2. 急性上呼吸道感染　鼻咽部症状明显，咳嗽轻微，一般无痰。肺部无异常体征。

五、治疗原则

1. 对症治疗　咳嗽无痰或少痰，可用镇咳药，如右美沙芬、喷托维林、复方甘草合剂。咳嗽有痰或痰不易咳出者可选用口服祛痰药，如氨溴索、溴己新、桃金娘油、咳特灵胶囊、蜜炼川贝枇杷膏等，也可雾化祛痰。有支气管痉挛或气道反应性高的患者可选用解痉平喘和抗过敏类药物，如氨茶碱、长效茶碱舒氟美、阿斯美、酮替芬。头痛、发热时可加用解热镇痛药，如对乙酰氨基酚(扑热息痛)、布洛芬。

2. 抗生素治疗　有细菌感染时选用合适的抗生素。一般咳嗽 10 天以上，细菌、支原体、衣原体等感染概率较高。痰培养阳性首选青霉素、新大环内酯类(如罗红霉素、阿奇霉素)，亦可选用头孢菌素类或喹诺酮类如左氧氟沙星。多数患者口服抗生素即可，根据病情连续服用 5～14 天。症状较重者可先静脉给药，再口服抗生素治疗。

3. 一般治疗　注意休息、多饮水、保暖，避免劳累等。

六、预防

增强体质，避免受凉、劳累，防止感冒，戒烟。改善生活卫生环境，保持室内通风，少去人群拥挤的地方，防止空气污染。

七、转诊指征

急性支气管炎一般预后良好，可于社区医院治疗。但对于短期内症状无好转趋势、年老体弱、基础病较多的患者，应加强随访，发生并发症者应及时转往上级医院治疗。

【同步综合练习】

一、名词解释

急性支气管炎：

二、填空题

1. 急性支气管炎的临床表现为：起病较急，先为 _____，随后 _____
_____，偶有痰中带血。

2. 急性支气管炎常见病因有：_____、_____、_____。

三、简答题

简述急性支气管炎的治疗原则。

四、单项选择题

1. 急性支气管炎常见病因不包括(　　　)

A. 病毒　　　　　　　　　　　B. 衣原体

C. 缺氧　　　　　　　　　　　D. 过敏

E. 制激性气体

2. 急性气管支气管炎的临床表现不正确的是(　　　)

A. 主要表现为咳嗽、咳痰　　　　B. 肺部听诊散在于湿性啰音

C. 鼻咽部症状较明显　　　　　　D. X 线胸片可正常或肺纹理增粗

E. 白细胞分类和计数多无明显改变

【参考答案】

一、名词解释

略

二、填空题

略

三、简答题

略

四、单项选择题

1. C   2. C

（编者   陆俊妃）

第三节　肺炎

一、概述

肺炎是指终末气道、肺泡和肺间质的炎症，可由病原微生物、理化因素、免疫损伤、过敏及药物等多种因素引起，感染是最常见的致病因素，以细菌性肺炎最为常见。

肺炎可按解剖部位、病因、患病环境进行分类。

（一）按解剖部位分类

大叶性（肺泡性）肺炎、小叶性（支气管性）肺炎、间质性肺炎。

（二）按病因分类

细菌性肺炎、病毒性肺炎、非典型病原体所致肺炎、肺真菌病、其他病原体所致肺炎、理化因素所致的肺炎等。社区感染以肺炎球菌肺炎多见。

（三）按获得环境分类

1. 社区获得性肺炎　是指在医院外罹患的感染性肺实质炎症，包括具有明确潜伏期的病原体感染而在入院后平均潜伏期内发病的肺炎。常见病原体为肺炎球菌、支原体、衣原体、流感嗜血杆菌和呼吸道病毒等。

2. 医院获得性肺炎　又称医院内肺炎，是指患者入院时不存在、也不处于潜伏期，而于入院 48 小时后在医院（包括老年护理院、康复院等）内发生的肺炎。常见病原体为铜绿假单胞菌、大肠杆菌、肺炎克雷伯菌等。

二、临床表现

发病前常有受凉、淋雨、疲劳、醉酒、病毒感染等诱因，多数患者有上呼吸道感染的前驱症状。本病自然病程 1～2 周。

（一）症状

1. 全身症状　起病急骤，寒战、高热，体温在数小时内升至 39℃～40℃，伴全身肌肉酸痛、疲乏无力、食欲减退。

2.呼吸系统症状

（1）咳嗽、咳痰：初为干咳或少量黏液痰，典型患者咳铁锈色痰。

（2）胸痛：当并发胸膜炎时有患侧胸部疼痛，放射到肩部或腹部，咳嗽或深呼吸时加剧，屏气时胸痛减轻，患者常采取患侧卧位。

（3）呼吸困难：病变范围广泛时，可出现气急、呼吸困难等症状。

（二）体格检查

急性病容、面颊绯红。早期无明显异常，肺实变时出现典型肺实变征：呼吸急促，触诊语颤增强，叩诊浊音，可闻及管状呼吸音、湿啰音。

肺炎可并发感染性休克、胸膜炎、脓胸、心肌炎等。

三、诊断与鉴别诊断

（一）诊断依据

1.病史 常有受凉、雨淋、疲劳、酗酒、感冒等诱因。

2.症状 如寒战、高热、咳嗽、咳痰、胸痛，严重时出现呼吸困难。

3.体征 急性病容，面颊绯红，鼻翼扇动，口角及鼻周有单纯疱疹。肺实变征、闻及管状呼吸音、湿啰音。血液检查白细胞计数升高，X线检查典型表现为按叶或段分布的大片状模糊阴影，密度均匀、边缘清楚。

依据上述特征可做出初步诊断，病原菌检测也是诊断本病的主要依据，若有条件可做痰培养检查以明确病原体。对于年老体衰、继发于其他疾病的患者，临床表现常不典型，需认真加以鉴别。

（二）鉴别诊断

1.肺结核 患者多有全身结核中毒症状如午后低热、盗汗、乏力、体重减轻等。X线胸片、痰中找到结核分枝杆菌可确诊；一般抗菌治疗无效。

2.肺癌 患者年龄较大、持续痰中带血，多无急性感染中毒症状，血白细胞计数不高，痰中发现癌细胞可以确诊。必要时做CT、MRI、纤维支气管镜和痰脱落细胞等检查以便及早明确诊断。

3.急性肺脓肿 患者咳大量脓臭痰，X线显示脓腔及气液平。

4.其他病原体引起的肺炎

（1）金黄色葡萄球菌肺炎。

临床特点：①起病急骤，寒战、高热，体温高达39℃～40℃，多呈弛张热或不规则热，伴胸痛，咳脓性痰，量多，带血丝或呈脓血状。②全身毒血症状明显，全身肌肉、关节酸痛，精神萎靡，病情严重者可早期出现周围循环衰竭表现。③院内感染者通常起病较隐袭，体温逐渐上升，老年患者症状可不典型。④血源性金黄色葡萄球菌肺炎常有皮肤伤口、疖、痈感染病灶，咳脓性痰较少见。⑤早期可无体征，其后可出现两肺散在湿啰音。病变较大或融合时可有肺实变体征，并发气胸或脓气胸时有相应体征。胸部X线有特征性改变。

（2）革兰阴性杆菌肺炎。

以肺炎克雷伯菌感染多见，为医院获得性肺炎的主要致病菌，多继发于年老体衰、营养不良或原有支气管、肺部疾病及长期使用大量抗生素和激素患者，亦可通过使用呼吸机、雾化器引起感染。预后差，死亡率高。起病急，寒战、高热、胸痛、咳嗽、咳痰、痰多黏稠，不易咳出。肺炎克雷伯菌肺炎患者痰液多为砖红色胶冻状痰；铜绿假单胞菌肺炎多咳黄绿色脓痰，少数患者咳翠绿色脓痰。伴畏寒、气急、心悸、休克等。患者多呈急性病容、肺部有实变征、呼吸音减低或闻及湿啰音，部分患者有血压下降。血白细胞计数可增高、正常或下降，但中性粒细胞一般为增高；痰涂片或痰和血培养可有革兰阴性杆菌生长；胸部 X 线可见特征性改变。

(3)肺炎支原体肺炎。

以儿童及青年人居多，婴儿间质性肺炎亦应考虑本病的可能。患者起病较缓慢，潜伏期约 2~3 周，主要为乏力、咽痛、头痛、咳嗽、发热、食欲不振、肌肉酸痛、腹泻、耳痛等。咳嗽多为阵发性刺激性呛咳，咳少量黏液。一般无呼吸困难。发热可持续 2~3 周，体温恢复正常后可能仍有咳嗽。偶伴有胸骨后疼痛。体检可见咽部充血，儿童偶可并发鼓膜炎或中耳炎，颈淋巴结肿大。胸部体格检查可无明显体征。血白细胞总数正常或略增高，以中性粒细胞为主。2/3 的患者冷凝集试验阳性，血清支原体 IgM 抗体测定阳性可确诊。胸部 X 线显示肺部多种形态的浸润影，呈节段性斑片状模糊阴影。

(4)肺炎衣原体肺炎。

常在聚居场所的人群中流行，如军队、学校、家庭，通常感染所有的家庭成员。起病多隐袭，症状与支原体肺炎颇为相似。早期表现为上呼吸道感染，症状较轻，表现为：发热、寒战、肌痛、干咳，非胸膜炎性胸痛，头痛、不适和乏力，少有咯血。发生咽喉炎者表现为咽喉痛、声音嘶哑。血白细胞正常或稍高，血沉加快。可从痰、咽拭子、咽喉分泌物、支气管肺泡灌洗液中直接分离肺炎衣原体。咽拭子分离出肺炎衣原体是诊断的金标准。

(5)病毒性肺炎。

是由上呼吸道病毒感染，向下蔓延所致的肺部炎症。呼吸道病毒可通过飞沫与直接接触传播，且传播迅速、传播面广。症状较轻，与支原体肺炎的症状相似，但起病较急，发热、头痛、全身酸痛、倦怠等较突出，常在急性流感症状尚未消退时，即出现咳嗽、少痰、或白色黏液痰、咽痛等呼吸道症状。儿童或老年人易发生重症病毒性肺炎，表现为呼吸困难、发绀、嗜睡、精神萎靡，甚至发生休克、心力衰竭和呼吸衰竭等并发症，也可发生急性呼吸窘迫综合征。本病常无明显的胸部体征，病情严重者可有呼吸浅速、心率增快、发绀、肺部干湿性啰音等。白细胞计数正常、稍高或偏低，痰涂片以单核细胞居多，痰培养常无致病细菌生长。胸部 X 线检查可见肺纹理增多，小片状浸润或广泛浸润。

(6)肺真菌病。

是最常见的深部真菌病。表现为持续发热、咳嗽、咳痰、胸痛、消瘦、乏力等，肺部体征无特异性变化。病理改变特点是有过敏、化脓性炎症反应或形成慢性肉芽肿。X 线表现无特征性，由于肺真菌病临床表现无特异性，诊断时必须综合考虑宿主因素、临床特征、微生物学检查和组织病理学特点，病理学特征改变是诊断肺真菌病的金标准。

四、治疗原则

(一)肺炎球菌肺炎的治疗

1.抗菌药物治疗 肺炎球菌肺炎首选青霉素 G，成年轻症患者，可肌内注射，病情重者，分次静脉滴注，对青霉素过敏者，或耐青霉素菌株感染者，可用喹诺酮类、头孢噻肟或头孢曲松等抗菌药物。抗菌治疗疗程至少 5 天，大多数患者需要 7~10 天或更长疗程，经治疗体温正常 72 小时和肺炎临床症状稳定后可停用抗生素。

2. 支持疗法 患者应卧床休息，鼓励多饮水，注意补充足够热量、蛋白质及维生素；密切监测病情变化，防止休克发生。剧烈胸痛者，可酌情用少量镇痛药，如可卡因；发热患者一般不用阿司匹林或其他解热药，以免过度出汗、脱水及干扰真实热型，导致临床判断错误；烦躁不安、谵妄、失眠者酌用地西泮或水合氯醛，禁用抑制呼吸的镇静药。气急发绀者可鼻导管吸氧，氧流量一般为 4~6 L/min。

3. 感染性休克的治疗 严重的肺部感染患者有时会出现感染性休克，治疗原则应加大抗菌药物剂量，同时尽快补充血容量抗休克治疗，先输低分子右旋糖酐或平衡液以维持有效血容量，降低血液黏稠度防止 DIC 的发生。

（二）其他病原体肺炎的治疗

1. 金黄色葡萄球菌肺炎 可选用耐青霉素酶的半合成青霉素或头孢菌素，如苯唑西林钠、氯唑西林、头孢呋辛钠等，联合氨基糖苷类如阿米卡星等。

2. 革兰阴性杆菌肺炎 可选氨基糖苷类、第二或三代头孢菌素。也可根据药物敏感试验选择药物。治疗宜大剂量、联合用药，疗程至少 2~3 周。同时还应注意营养支持、补充水分、充分引流痰液。

3. 肺炎支原体肺炎 首选大环内酯类抗菌药物：红霉素、罗红霉素和阿奇霉素。对大环内酯类抗菌药物不敏感者可选喹诺酮类如左氧氟沙星、加替沙星和莫西沙星等，四环素类也用于肺炎支原体肺炎的治疗。疗程一般 2~3 周。

4. 肺炎衣原体肺炎 首选红霉素，亦可选用多西环素或克拉霉素，疗程均为 14~21 天。阿奇霉素 0.5 g/d，连用 5 天。也可选用喹诺酮类药物。对发热、干咳、头痛等可对症治疗。

5. 病毒性肺炎 以对症治疗为主，卧床休息，保持居室空气流通，注意隔离消毒，预防交叉感染。酌情静脉输液及吸氧。保持呼吸道通畅，常用药有：利巴韦林、阿昔洛韦、更昔洛韦、奥司他韦、阿糖腺苷、金刚烷胺，如怀疑为传染性非典型肺炎及高致病性人禽流感病毒肺炎，则应严格按呼吸道传染病防治措施进行处理。

6. 肺真菌病 轻症患者在消除诱因后，病情常能逐渐好转，病情严重者则应及时应用抗真菌药物。如氟康唑、两性霉素 B。

五、预防

预防重点在于加强体育锻炼、增强体质、提高机体免疫力和呼吸道局部防御能力。还应注意减少危险因素如吸烟、酗酒，避免受凉、淋雨、过度劳累等诱发因素，可注射肺炎疫苗。

六、转诊指征

（一）与传染病有关的肺部感染情况

（1）诊断为传染性疾病的肺部感染如传染性非典型性肺炎、麻疹病毒性肺炎、艾滋病并发肺部感染等，应按法律的有关规定转诊到定点收治医院进行治疗。

（2）疫情（如传染性非典型性肺类）流行期间出现的肺炎患者。

（二）肺部感染控制不佳的情况

（1）合理应用抗生素控制超过 3 天，感染不能控制，病情有加重倾向者，应及时转送上级医院进行治疗。

(2)胸片显示的新发病灶不能以普通细菌感染加重进行解释，病灶发展快，诊断不明者。

（三）肺炎的重症情况

(1)意识障碍，咳嗽，咳痰，发热，啰音，呼吸频率大于 30 次/分，血压小于 90/60 mmHg，低氧血症，怀疑为重症肺炎。

(2)并发肺脓肿、脓气胸、大咯血、心律失常等严重并发症者。

（四）肺炎患者合并的其他基础疾病出现恶化的情况

如肾功能衰竭、糖尿病明显加重等应予转诊。

【同步综合练习】

一、名词解释

1.肺炎：

2.社区获得性肺炎：

3.医院获得性肺炎：

二、填空题

1.肺炎按获得环境分类，可分为＿＿＿＿＿＿和＿＿＿＿＿＿。

2.肺炎链球菌肺炎病前常有＿＿＿＿、＿＿＿＿、＿＿＿＿、＿＿＿＿等诱因。

3.肺炎链球菌肺炎体征：＿＿＿＿、＿＿＿＿、＿＿＿＿、＿＿＿＿。

三、简答题

简述肺炎球菌肺炎的转诊指征。

四、病例分析

患者，男，28 岁。4 天前淋雨受凉后突然出现寒战高热，T40.2℃，伴咳痰、咳暗红色血性痰，胸痛且逐渐加重，呼吸困难、烦躁、四肢质冷出汗而入院。以往体健，无重要病史。体格检查：T 39.8℃，P 120 次/分，R 28 次/分，BP 104/82 mmHg。急性热病容，口唇发绀。右肺下野叩诊呈浊音，语颤增强，可闻及支气管呼吸音，心律齐，心脏各瓣膜听诊区未闻及杂音，腹软，无压痛，肝脾未触及，双下肢无浮肿，指端发绀。

问题：

1.根据病史、体征，诊断及诊断根据是什么？

2.目前应如何处理？

五、单项选择题

1.细菌性肺炎最常见的病原菌是（　　）

A.葡萄球菌　　　　　　　　B.大肠埃希菌

C.肺炎球菌　　　　　　　　D.铜绿假单胞菌

E.肺炎克雷伯菌

2.社区感染性肺炎最常见的病原菌是（　　）

A.肺炎球菌　　　　　　　　B.葡萄球菌

C.绿脓杆菌　　　　　　　　D.肺炎克雷伯菌

E.大肠埃希菌

3.肺炎球菌肺炎患者的典型临床表现不包括( )

A.胸痛   B.咳嗽

C.咳铁锈色痰   D.寒战、高热

E.腹胀

4.女，30岁。畏寒、高热、咳嗽5天。查体：右上肺语颤增强，呼吸音减弱，血白细胞15.2×10⁹/L，中性粒细胞百分比为0.92。该患者最可能的诊断是( )

A.支气管扩张   B.病毒性肺炎

C.肺炎球菌肺炎   D.干酪性肺炎

E.肺炎支原体肺炎

5.肺炎链球菌肺炎治疗的首选抗生素是( )

A.红霉素   B.庆大霉素

C.氧氟沙星   D.青霉素

E.林可霉素

6.治疗肺炎支原体肺炎的首选抗生素是( )

A.大环内酯类   B.β-内酰胺类

C.氨基糖苷类   D.喹诺酮类

E.磺胺类

7.肺炎球菌肺炎患者若对青霉素过敏，宜选用的有效抗菌药物是( )

A.庆大霉素   B.阿米卡星

C.链霉素   D.左氧氟沙星

E.阿莫西林

8.最容易发生休克的肺炎是( )

A.军团菌肺炎   B.肺炎球菌肺炎

C.肺炎支原体肺炎   D.革兰阴性杆菌肺炎

E.金黄色葡萄球菌肺炎

9.克雷伯菌肺炎患者痰液特点为( )

A.黄绿色脓痰

B.砖红色胶冻状痰

C.翠绿色脓痰

D.铁锈色痰

E.白色黏液泡沫痰

10.肺炎患者需要转诊的情况错误的是( )

A.伴糖尿病明显加重者

B.诊断为传染性疾病的肺部感染

C.合理应用抗生素控制超过5天，感染不能控制

D.重症肺炎

E.胸片显示的新发病灶不能以普通细菌感染加重进行解释

【参考答案】

一、名词解释

略

二、填空题

略 **三、简答题**

略

四、病例分析

1.青年男性，在淋雨受凉后出现寒战高热，伴咳痰、咳暗红色血性痰、胸痛等症状，查体：有呼吸急促、右肺下野叩诊呈浊音、语颤增强等肺实变征。可初步诊断为：肺炎链球菌肺炎。

2.①支持疗法：卧床休息，鼓励多饮水，注意补充足够热量、蛋白质及维生素；密切监测病情变化，防止休克发生。胸痛剧烈时，可酌情用少量镇痛药，如可卡因；吸氧：给氧流量4~6 L/min。

②控制感染：首选静脉滴注青霉素G。

五、单项选择题

1.C　2.A　3.E　4.C　5.D　6.A　7.D　8.B　9.B　10.C

（编者　陆俊妃）

第四节　支气管哮喘

一、概述

支气管哮喘简称哮喘，是一种以反复发作喘息性呼吸困难、胸闷气促及顽固性咳嗽，并以肺部广泛分布不固定呼气相哮鸣音为主要体征的气道慢性炎症性疾病。我国已成为全球哮喘病死率最高的国家之一，多与哮喘长期控制不佳、最后一次发作时治疗不及时有关。

二、发病因素

（一）遗传因素

本病与多基因遗传有关。

（二）环境因素

包括变应原性因素和非变应原性因素。变应原性因素有室内变应原（尘螨、家养宠物、蟑螂）、室外变应原（花粉、草粉）、职业性变应原（油漆、饲料、活性染料）、食物（鱼、虾、蛋类、牛奶）、药物（阿司匹林、抗生素）等；非变应原性因素有大气污染、吸烟、运动、肥胖等。

（三）神经因素

迷走神经张力过高，交感神经功能低下。

（四）气道高反应性

气道对各种刺激因子表现出过强或过早的收缩反应。

三、临床表现

（一）症状

表现多样，典型症状为发作性伴有哮鸣音的呼气性呼吸困难。症状可在数分钟内发生，并持续数小时至数天，可经平喘药物治疗后缓解或自行缓解。夜间及凌晨发作或加重是哮喘的重要临床特征。有些患者尤其是青少年，其哮喘症状在运动时出现，称为运动性哮喘。不典型哮喘，指患者没有喘息症状，可表现为发作性咳嗽、胸闷或其他症状。咳嗽变异性哮喘是以咳嗽为唯一症状的不典型哮喘。哮喘持续状态是严重持续哮喘发作超过24小时，常规治疗无效。患者表现为不能平卧，烦躁不安，大汗淋漓、讲话不连贯、呼吸加快、胸廓饱满，运动幅度下降，出现三凹征，心动过速、常出现奇脉，危重者可出现意识障碍、胸腹矛盾运动、哮鸣音消失等。

（二）体征

视诊胸廓饱满、触诊语音震颤减弱，叩诊呈过清音，听诊可闻及哮鸣音、呼气音延长。发作时的典型体征是双肺可闻及广泛的哮鸣音，但非常严重的哮喘发作，哮鸣音反而减弱，甚至完全消失，表现为"沉默肺"，是病情危重的表现。非发作期体检可无异常发现，因此未闻及哮鸣音，不能排除哮喘。

四、诊断与鉴别诊断

（一）诊断标准

（1）反复发作喘息、气急、胸闷或咳嗽，多与接触变应原、冷空气、物理、化学性刺激、病毒性上呼吸道感染、运动等有关。

（2）发作时在双肺可闻及散在或弥漫性、以呼气相为主的哮鸣音，呼气相延长。

（3）上述症状可经平喘药物治疗后缓解或自行缓解。

（4）除外其他疾病所引起的喘息、气急、胸闷或咳嗽。

（5）临床表现不典型者（如无明显喘息或体征）应有下列三项中至少一项阳性：①支气管激发试验或运动试验阳性；②支气管舒张试验阳性；③昼夜 PEP 变异率≥20%。

符合（1）~（4）条或（4）、（5）条者，可以诊断为哮喘。

（二）鉴别诊断

左心衰竭引起的呼吸困难、慢性阻塞性肺疾病、中央型支气管肺癌。

五、治疗原则

（一）确定并减少危险因素接触

防治哮喘最有效的方法是找到引起哮喘发作的变应原或其他非特异刺激因素，使患者脱离并长期避免接触这些危险因素。目前推荐治疗哮喘的最常用方法是吸入法。

（二）药物治疗

1.急性发作期的治疗 目标是尽快缓解气道痉挛，纠正低氧血症，恢复肺功能，预防进一步恶化或再次发作，防治并发症。

（1）轻度：经定量雾化吸入器（MDI）吸入短效 β_2 受体激动药（简称 SABA）；常用的药物如沙丁胺醇和特布他林等。在第 1 小时内每 20 分钟吸入 1~2 喷。随后轻度急性发作可调整为每 3~4 小时吸入 1~2 喷。效果不佳时可加缓释茶碱片，或加用短效抗胆碱药气雾剂吸入。

（2）中度：吸入 SABA（常用雾化吸入），第 1 小时内可持续雾化吸入。联合应用雾化吸入短效抗胆碱药、激素混悬液。也可联合静脉滴注茶碱类。如果治疗效果欠佳，尤其是在控制性药物治疗的基础上发生的急性发作，应尽早口服激素，同时吸氧。

（3）重度至危重度：持续雾化吸入 SABA，联合雾化吸入短效抗胆碱药、激素混悬液以及静脉茶碱类药物，吸氧。尽早静脉应用激素，待病情得到控制和缓解后改为口服给药。注意维持水、电解质平衡，纠正酸碱失衡，当 pH < 7.20 且合并代谢性酸中毒时，应适当补碱。

2. 慢性持续期的治疗　应在评估和监测患者哮喘控制水平的基础上，定期根据长期治疗分级方案做出调整，以维持患者的控制水平。

对哮喘患者进行哮喘知识的健康教育、有效控制环境、避免诱发因素，要贯穿于整个哮喘治疗过程中。

六、预防

了解哮喘的激发因素，找出各自的激发因素及避免诱因的方法；熟悉哮喘发作先兆表现及相应处理办法；与医生共同制订出防止复发，保持长期稳定的方案。

七、转诊指征

重度哮喘患者及哮喘持续状态，以及经规范治疗后发作仍较频繁的患者，应转送上级医院治疗。

【同步综合练习】

一、名词解释

1. 支气管哮喘：

2. 哮喘持续状态：

二、填空题

1. 支气管哮喘的本质是_____，控制哮喘的根本措施是_____，首选药物是_____。

2. 诱发支气管哮喘的环境因素包括：_____。

三、单项选择题

1. 支气管哮喘的主要临床表现是（　　）

A. 吸气性呼吸困难伴"三凹征"

B. 发作性呼吸困难伴窒息感

C. 反复发作带哮鸣音的呼气性呼吸困难

D. 带哮鸣音的混合性呼吸困难

E. 呼吸困难伴喘鸣音

2. 哮喘持续状态是指严重哮喘持续时间达（　　）

A. 6 小时　　　　　　　　　　　　B. 10 小时

C. 24 小时　　　　　　　　　　　　D. 48 小时

E.12 小时

3.治疗轻度哮喘,首选的支气管解痉药是(　　)

A.青霉素 　　　　　　　　　　B.氨茶碱

C.沙丁胺醇 　　　　　　　　　D.异丙基阿托品

E.色甘酸钠

4.目前推荐长期抗感染治疗哮喘的最常用方法是(　　)

A.吸入法 　　　　　　　　　　B.口服法

C.肌内注射法 　　　　　　　　D.静脉推注法

E.静脉输液法

5.患者,男性,20岁,急诊入院,查体:双肺布满哮鸣音、呼气延长,疑是下列哪种疾病的典型体征(　　)

A.支气管扩张 　　　　　　　　B.支气管哮喘

C.支气管肺炎 　　　　　　　　D.慢性支气管炎(喘息型)

E.肺间质纤维化

6.患者,女性,32岁。因外出旅游去参观植物园后出现咳嗽、咳痰伴喘息1天入院。入院后诊断为支气管哮喘,该患者发病最可能的诱因是(　　)

A.花粉 　　　　　　　　　　　B.尘螨

C.动物毛屑 　　　　　　　　　D.病毒感染

E.劳累

7.患者,男性,32岁,自幼患发作性呼吸困难,发作时经用药数小时至数日缓解。查:Bp18.6/11.9 kPa(140/90 mmHg),心界不大,心尖部Ⅰ级收缩期杂音,律齐,双肺布满哮鸣音,肝脏不大,下肢不肿。诊断首先应考虑(　　)

A.慢性支气管炎 　　　　　　　B.支气管扩张症

C.风湿性心脏病左心衰竭 　　　D.支气管哮喘

E.高血压性心脏病

8.患者,男性,32岁,在进入某旅馆时出现流鼻涕、打喷嚏,继而出现明显喘憋。查体:呼气音延长,满肺广泛哮鸣音,最可能的原因是(　　)

A.喉头水肿 　　　　　　　　　B.急性支气管炎

C.慢性阻塞性肺气肿 　　　　　D.支气管哮喘

E.急性肺水肿

【参考答案】

一、名词解释

略

二、填空题

略

三、选择题

1.C　2.C　3.C　4.A　5.B　6.A　7.D　8.D

(编者　陆俊妃)

第五节 慢性阻塞性肺疾病

一、概述

慢性阻塞性肺疾病(COPD)简称慢阻肺,是一组以气流受限为特征的肺部疾病,气流受限不完全可逆,呈进行性加重发展。主要累及肺部,但也可以引起肺外各器官的损害。当慢性支气管炎(简称慢支)和肺气肿患者肺功能检查出现持续气流受限不能完全可逆时可诊断为慢阻肺。

慢支是气管、支气管黏膜及其周围组织的慢性非特异性炎症。临床上以咳嗽、咳痰或伴有喘息及反复发作的慢性过程为特征。若控制不当,可发展为慢性阻塞性肺气肿,最终导致慢性肺源性心脏病。

COPD 患者通气和换气功能障碍可引起缺氧和二氧化碳潴留,发生不同程度的低氧血症和高碳酸血症,最终出现呼吸功能衰竭。

病因包括吸烟、呼吸道感染、职业粉尘和化学物质接触、空气污染、自主神经功能失调、营养不良、气温变化等。

二、临床表现

(一)症状

起病缓慢、病程较长,反复发作,主要有:

1. 慢支的症状 慢性咳嗽咳痰,可伴或不伴喘息和胸闷。常晨起时咳嗽明显,夜间有阵咳或排痰。咳痰一般为白色黏液或浆液性泡沫性痰,偶可带血丝,清晨排痰较多。急性发作期痰量增多,常为脓性痰。部分重度患者或急性加重时支气管分泌物增多,气道通气障碍加重出现喘息和胸闷。

2. COPD 的标志性症状 是气短或呼吸困难。最初仅在劳力、上楼梯和爬坡时出现气短,随着病情发展,日常活动甚至在休息时即感到气短或呼吸困难。

3. 全身症状 晚期患者常有体重下降、食欲减退、营养不良、精神抑郁等。

(二)体征

早期体征不明显,随疾病进展出现典型的肺气肿体征:视诊可见桶状胸;触诊双侧语颤减弱或消失;叩诊呈过清音;听诊呼吸音减弱,呼气延长。并发感染时,可闻及干、湿啰音。

(三)实验室和其他检查

1. 肺功能检查 是判断气流受限的主要客观指标,对 COPD 的诊断、严重程度评价、疾病进展、预后及治疗等有重要意义。

2. 胸部 X 线检查 COPD 早期胸片可无变化,后期可出现两肺野透光度增加,肺纹理增粗、紊乱及肺气肿改变。

3. 血气分析 对确定动脉血氧分压(PaO_2)、二氧化碳分压($PaCO_2$)、酸碱平衡失调以及判断呼吸衰竭的类型有重要价值。

4. 其他血常规、痰培养。

（四）并发症

自发性气胸、慢性呼吸衰竭、慢性肺源性心脏病。

三、诊断与鉴别诊断

（一）诊断标准

根据吸烟等高危因素史、临床症状、体征及肺功能检查等综合分析确定。诊断 COPD 的必备条件是肺功能检查有不完全可逆的气流受限。吸入支气管舒张药后 $FEV_1/FVC < 70\%$ 及 $FEV_1 < 80\%$ 预计值可确定为不完全可逆性气流受限。有少数患者并无咳嗽、咳痰症状，仅在肺功能检查时 $FEV_1/FVC < 70\%$，而 $FEV_1 \geqslant 80\%$ 预计值，在除外其他疾病后，亦可诊断为 COPD。

（二）鉴别诊断

支气管哮喘、支气管扩张、肺结核、支气管肺癌。

四、治疗原则

（一）稳定期治疗

慢阻肺稳定期治疗以减轻症状，减少急性发作，阻止病情发展和肺功能进一步减退；提高患者生活能力和生活质量；降低病死率为目的。针对病因和原发病治疗，教育和劝导患者戒烟，因职业或环境粉尘、刺激性气体所致者，应脱离污染环境。指导患者加强腹式呼吸、缩唇呼吸等呼吸功能锻炼，提高机体抵抗力和肺功能。

1. 支气管舒张药 可松弛支气管平滑肌，扩张支气管，缓解气流受限，是控制 COPD 的主要治疗措施。常用药：

（1）β_2 受体激动药：可缓解症状，主要有沙丁胺醇、特布他林气雾剂，定量吸入，按需要使用。或选用长效制剂长期正规应用，减少发作，如沙美特罗、福莫特罗等。

（2）抗胆碱能药：主要有异丙托溴铵气雾剂、噻托溴铵，定量吸入。

（3）茶碱类：茶碱缓释或控释片、氨茶碱等。

2. 糖皮质激素 对重度和极重度，反复加重的患者，长期吸入糖皮质激素与长效 β_2 受体激动剂联合，可增加运动耐量、减少急性加重发作频率、提高生活质量，甚至有些患者的肺功能得到改善。目前常用剂型有沙美特罗加氟替卡松、福莫特罗加布地奈德。

3. 祛痰药 对痰不易咳出患者可选用盐酸氨溴索、N - 乙酰半胱氨酸、羧甲司坦等。

4. 长期家庭氧疗（LTOT） 长期家庭氧疗可提高 COPD 和慢性呼吸衰竭者的生活质量和生存率。常用鼻导管吸氧，氧流量为 $1.0 \sim 2.0$ L/min，吸氧时间 >15 h/d。

5. 加强呼吸功能锻炼 指导长期坚持呼吸功能锻炼，可增加肺泡通气量，改善肺功能。

（1）腹式呼吸锻炼：患者取坐位或立位，一手放于前胸，另一手放于腹部，吸气时尽量挺腹，胸部不动，呼气时腹部尽量内陷，将气体呼出，吸气与呼气时间之比为 1:2 或 1:3，2 次/日，每次 10 ~ 20 分钟。

（2）缩唇呼气：用鼻吸气，用口呼气，呼气时口唇应收拢，似吹口哨样。按节律进行呼吸，吸气与呼气时间比为 1:2 或 1:3。

（二）急性加重期治疗

急性加重是指咳嗽、咳痰、呼吸困难比平时加重或痰量增多或咯黄痰，治疗时应确定急性加重期的原因及病情严重程度,决定患者应该门诊或住院治疗。

1. 低流量氧疗　发生低氧血症者可鼻导管低流量每分钟 1.0～2.0 L,低浓度(<30%)吸氧,应避免吸入氧浓度过高引起二氧化碳潴留。

2. 支气管舒张药治疗　同稳定期,有严重喘息症状者可给予短效、较大剂量雾化剂吸入治疗,如沙丁胺醇 500 μg、异丙托溴铵 500 μg,或沙丁胺醇 1000 μg 加异丙托溴铵 250～500 μg,通过小型雾化器给患者吸入治疗以缓解症状。

3. 控制感染　感染是 COPD 急性加重的主要诱因,当患者呼吸困难加重,咳嗽伴痰量增加、有脓性痰时,是用应用抗生素的指征,根据患者所在地常见病原菌类型及药物敏感情况积极选用抗生素治疗。如给予 β-内酰胺类/β-内酰胺酶抑制药;第二代头孢菌素、大环内酯类或喹诺酮类。如门诊可用阿莫西林/克拉维酸、头孢唑肟、头孢呋辛、左氧氟沙星、莫西沙星或加替沙星;较重者可应用第三代头孢菌素如头孢曲松钠静脉滴注。住院患者当根据疾病严重程度和预计的病原菌更积极地给予抗生素,一般多静脉滴注给药。如果找到确切的病原菌,根据药敏结果选用抗生素。

4. 糖皮质激素　对需住院治疗的急性加重期患者在运用支气管扩张药的基础上可口服泼尼松龙,也可静脉给予甲泼尼龙,连续 5～7 日。

5. 祛痰药　可酌情使用溴己新等药物促进排痰。

6. 并发症治疗　患者有呼吸衰竭、肺源性心脏病、心力衰竭等并发症,应积极治疗。

五、预防

COPD 的预防主要是避免发病的高危因素、急性加重的诱发因素以及增强机体免疫力。戒烟、控制职业和环境污染、积极防治婴幼儿和儿童期的呼吸系统感染;流感疫苗、肺炎球菌疫苗、细菌溶解物等对防止患者反复感染有益;加强呼吸功能锻炼和体育锻炼,增强体质,提高机体免疫力,改善机体一般状况;此外,对于有 COPD 高危因素的人群,应定期进行肺功能监测,尽可能早期发现 COPD 并及时予以干预,比后期治疗更为重要。

六、转诊指征

(1)急性加重期经社区积极治疗症状无法缓解。

(2)患者并发症严重,需要呼吸机支持治疗或入 ICU 治疗。

(3)伴呼吸衰竭时需吸氧条件下转诊,合并严重气胸时需胸腔穿刺或置管抽气后转诊。

【同步综合练习】

一、名词解释

1. 慢性阻塞性肺疾病(COPD):

二、填空题

1. 预防 COPD 简单、易行的重要措施是:_____。

2. 长期家庭氧疗氧流量为_____,吸氧时间_____。

3. 缩唇呼气:_____吸气,_____呼气,吸气与呼气时间比为_____。

三、简答题

1. 如何诊断 COPD?

2. 简述 COPD 稳定期治疗。

四、单项选择题

1. 慢性支气管炎最突出的症状是（　　）

A. 时有喘息 　　　　　　　　　B. 长期反复咳嗽、咳痰

C. 反复发热 　　　　　　　　　D. 咯血

E. 胸痛

2. 引起慢性阻塞性肺气肿最常见的病因是（　　）

A. 支气管哮喘 　　　　　　　　B. 尘肺

C. 慢性支气管炎 　　　　　　　D. 慢性纤维空洞性肺结核

E. 支气管扩张

3. 桶状胸常见于下列哪种疾病（　　）

A. 肺结核 　　　　　　　　　　B. 佝偻病

C. 一侧大量胸腔积液 　　　　　D. 肺不张

E. 肺气肿

4. 某患者胸廓成桶状，胸廓活动度减弱，叩诊过清音，最可能是（　　）

A. 胸膜炎 　　　　　　　　　　B. 肺气肿

C. 肺实变 　　　　　　　　　　D. 气胸

E. 肺不张

5. 慢性支气管炎最常见的并发症是（　　）

A. 肺炎 　　　　　　　　　　　B. 结核

C. 胸膜炎 　　　　　　　　　　D. 呼吸衰竭

E. 阻塞性肺气肿

6. 肺气肿最具特征性的体征是（　　）

A. 一侧胸廓膨隆 　　　　　　　B. 叩诊呈过清音

C. 呼吸活动度减弱 　　　　　　D. 呼吸音减弱，呼气时间延长

E. 触觉语颤减弱

7. 慢性阻塞性肺气肿最重要的并发症是（　　）

A. 慢性肺源性心脏病 　　　　　B. 肺结核

C. 肺不张 　　　　　　　　　　D. 自发性气胸

E. 呼吸衰竭

8. 患者，男，62 岁，因慢性咳、痰、喘 10 余年，加重一周入院，初诊为慢性支气管炎、慢性阻塞性肺气肿，为缓解呼吸困难，给予鼻导管低流量持续吸氧，氧流量为（　　）

A. 1～2 L/s 　　　　　　　　　B. 2～3 L/s

C. 1～2 L/min 　　　　　　　　D. 2～3 L/min

E. 5～6 L/min

9. 患者，男，65 岁，慢性咳、痰、喘 30 年，活动后气急 4 年，诊断为慢性支气管炎，阻塞性肺气肿。该患者体检胸廓有可能出现（　　）

A. 扁平胸 　　　　　　　　　　B. 桶状胸

C. 鸡胸 　　　　　　　　　　　D. 胸廓一侧隆起

E. 胸廓一侧凹陷

10. 患者,男性,70岁。慢性支气管炎,阻塞性肺气肿病史20年。近日由于天气寒冷病情加重,今晨起床后剧烈咳嗽,继而出现呼吸困难突然加剧,左侧胸痛明显,叩诊呈鼓音。该患者可能发生了(   )

A. 自发性气胸   B. 支气管哮喘

C. 支气管阻塞   D. 胸腔积液

E. 慢性肺源性心脏病

11. 患者,男,65岁,有慢性咳嗽咳痰史25年,近2年来呼吸困难逐渐加重,发绀。近日由于感染,咳嗽加重、咳黄脓痰,治疗最重要措施是(   )

A. 吸氧   B. 遵医嘱使用呼吸兴奋药

C. 应用抗生素   D. 呼吸功能锻炼

E. 纠正酸碱平衡

【参考答案】

一、名词解释

略

二、填空题

略

三、简答题

1. 诊断 COPD 的必备条件是肺功能检查有不完全可逆的气流受限。吸入支气管舒张药后 $FEV_1/FVC < 70\%$ 及 $FEV_1 < 80\%$ 预计值可确定为不完全可逆性气流受限。

2. ①支气管舒张药可松弛支气管平滑肌,扩张支气管,缓解气流受限,是控制 COPD 的主要治疗措施;②糖皮质激素吸入;③对痰不易咳出患者可选用祛痰药;④长期家庭氧疗可提高 COPD 和慢性呼吸衰竭者的生活质量和生存率。常用导管吸氧,氧流量为 1.0 ~ 2.0 L/min,吸氧时间 >15 h/d。⑤加强呼吸功能锻炼

四、单项选择题

1. B   2. C   3. E   4. B   5. E   6. B   7. A   8. C   9. D   10. A   11. C

(编者　陆俊妃)

第六节　慢性肺源性心脏病

一、概述

慢性肺源性心脏病简称肺心病,是指由支气管—肺组织、胸廓或肺血管慢性病变致肺血管阻力增加,产生肺动脉高压,致右心室后负荷增大、右心室扩大的疾病。

按原发病的不同部位,可分为支气管、肺疾病(以慢阻肺最为多见,占80% ~90%),胸廓运动障碍性疾病,肺血管疾病等。上述病因均可引起肺组织缺氧,肺血管收缩,导致肺动脉高压。

二、临床表现

（一）肺、心功能代偿期

1. 症状　主要为慢支炎、慢阻肺的表现。

2. 体征　可有不同程度的发绀，原发肺脏疾病体征，如肺气肿体征。当闻及 $P_2 > A_2$，三尖瓣区收缩期杂音或剑突下心脏搏动增强，提示有右心室肥厚。

（二）肺、心功能失代偿期

1. 呼吸衰竭

（1）症状：常由急性呼吸道感染诱发，患者表现为呼吸困难加重，夜间为甚，常有头痛、食欲下降、昼睡夜醒、神志恍惚、谵妄等肺性脑病的表现。

（2）体征：发绀明显、球结膜充血、水肿，严重者可有视网膜血管扩张、视盘水肿等颅内压升高表现。高碳酸血症可出现周围血管扩张的表现，如皮肤潮红、多汗。

2. 右心衰竭

（1）症状：气促、心悸更明显，食欲不振、腹胀、恶心等。

（2）体征：发绀明显，颈静脉怒张，心率增快，三尖瓣区可闻及收缩期杂音。肝大且有压痛，肝颈静脉回流征阳性，下肢水肿，严重者可有腹水。

（三）实验室和其他检查

1. 胸部 X 线检查　除肺、胸基础疾病及急性肺部感染的特征外，可有肺动脉高压及右心室肥厚的表现。

2. 心电图检查　电轴右偏、重度顺钟向转位、肺型 P 波，可作为诊断肺心病的参考条件。

3. 超声心动图检查　有肺动脉增宽和右心增大、肥厚的征象。

4. 血气分析　可出现低氧血症甚至呼吸衰竭或合并高碳酸血症。

5. 血液检查　红细胞及血红蛋白可升高。合并感染时可有白细胞计数和中性粒细胞分类升高。

三、诊断与鉴别诊断

（一）诊断标准

根据患者有慢阻肺或慢性支气管炎、肺气肿病史，或其他胸肺疾病病史，并出现肺动脉压增高、右心室增大或右心功能不全的征象，如颈静脉怒张、$P_2 > A_2$、剑突下心脏搏动增强、肝大压痛、肝颈静脉反流征阳性、下肢水肿等，心电图，X 线胸片，可以作出诊断。

（二）鉴别诊断

冠心病、风湿性心脏病、原发性心肌病。

四、治疗

（一）肺、心功能代偿期

可采用综合治疗措施，延缓基础支气管、肺疾病的发展，增强患者的免疫功能，预防感染，减少或避免急性加重，需要时长期家庭氧疗或家庭无创呼吸机治疗等，以改善患者的生活质量。

（二）肺、心功能失代偿期

治疗原则为积极控制感染，通畅呼吸道，改善呼吸功能，纠正缺氧和二氧化碳潴留，控制呼吸衰竭和心力衰竭，积极治疗并发症。

1. 控制感染　呼吸系统感染是引起慢性肺心病急性加重致肺、心功能失代偿的常见原因，需积极控制感染。

2. 控制呼吸衰竭　给予扩张支气管、祛痰等治疗，通畅呼吸道，改善通气功能。合理氧疗纠正缺氧。需要时给予无创正压通气或气管插管有创正压通气治疗。

3. 控制心力衰竭　慢性肺心病患者一般在积极控制感染、改善呼吸功能、纠正缺氧和二氧化碳潴留后，心力衰竭便能得到改善，患者尿量增多，水肿消退，肿大的肝脏缩小，不需加用利尿药和正性肌力药。但对经上述治疗无效较重患者，可适当选用利尿药、正性肌力药或扩血管药物。

4. 并发症治疗　患者有肺性脑病、酸碱失衡及电解质紊乱、心律失常、休克、消化道出血、弥散性血管内凝血等并发症，应积极治疗。

五、预防

主要是防治支气管、肺和肺血管等基础疾病，预防肺动脉高压、慢性肺心病的发生发展。

六、转诊指征

（1）高度怀疑为急性肺栓塞导致的急性加重，社区无条件诊治。

（2）根据患者的病史、体征疑诊肺心病，社区无诊断条件者。

（3）经过常规治疗及氧疗，呼吸衰竭无法纠正（$SpO_2 < 90\%$）。

（4）心功能改善不满意，持续存在心力衰竭症状者，如持续尿少、下肢水肿等。

【同步综合练习】

一、名词解释

1. 慢性肺源性心脏病：

2. 肺性脑病：

二、填空题

1. 慢性肺源性心脏病肺心功能代偿期表现：慢性_____，伴或不伴_____，进行性_____。

2. 慢性肺源性心脏病肺心功能失代偿期可有：_____、_____等呼吸衰竭表现伴_____、_____，_____、_____、_____等右心衰竭表现。

3. 提示有右心室肥厚的体征有：_____、_____。

三、简答题

简述慢性肺源性心脏病的发病机制。

四、单项选择题

1. 慢性肺源性心脏病最常见的病因是（　　　）

A. 支气管扩张　　　　　　　　　　B. 慢性阻塞性肺疾病

C. 肺结核　　　　　　　　　　　　D. 支气管哮喘

E.肺炎

2.慢性肺源性心脏病的症状加重主要由于( )

A.呼吸道感染   B.过度劳累

C.摄入钠盐过多   D.心律失常

E.停用洋地黄类药物

3.慢性肺源性心脏病导致右心衰竭最主要的发病机制是( )

A.血液黏稠度增高   B.心肌缺氧

C.水钠潴留   D.酸中毒

E.肺动脉高压

4.慢性肺源性心脏病提示有肺动脉高压的体征是( )

A.A2 亢进   B.双肺明显湿啰音

C.P2 亢进   D.三尖瓣区出现收缩期杂音

E.剑突下见心脏搏动

5.慢性肺源性心脏病提示有右心衰竭的体征除外( )

A.发绀   B.颈静脉怒张

C.水肿   D.肺部湿啰音

E.肝大

6.提示慢性肺源性心脏病并发肺性脑病的表现是( )

A.昼睡夜醒   B.心悸气短

C.恶心呕吐   D.明显发绀

E.重度水肿

7.患者,女性,60岁。慢性咳嗽、咳痰10年,2日来活动后出现心悸、呼吸困难。查体:颈静脉怒张,肝大有压痛,下肢水肿,呼吸21次/分,心率120次/分。诊断应首先考虑( )

A.风湿性心脏病   B.贫血性心脏病

C.高血压性心脏病   D.慢性肺源性心脏病

E.冠状动脉硬化性心脏病

8.患者,男性,72岁。诊断为慢性肺源性心脏病,如果达到肺、心功能失代偿期,最突出的表现是( )

A.休克   B.出血

C.昏迷   D.呼吸衰竭

E.心力衰竭

【参考答案】

一、名词解析

略

二、填空题

略

三、简答题

肺组织缺氧→肺动脉高压→右心室后负荷增大→右心室扩大。

四、选择题

1. B 2. A 3. E 4. C 5. D 6. A 7. D 8. C

（编者　陆俊妃）

第七节　肺结核

一、概述

肺结核是由结核分枝杆菌引起的慢性呼吸道传染病，临床上有低热、乏力、消瘦、盗汗等全身中毒症状和咳嗽、咯血等呼吸系统症状。

肺结核在 21 世纪仍然是严重危害人类健康的主要传染病，是全球关注的公共卫生和社会问题，也是我国重点控制的主要疾病之一。世界卫生组织（WHO）1993 年开始制订和启动特别项目以积极推行全程督导短程化学治疗（DOTS）作为国家结核病规划的核心内容。

肺结核的病原菌为结核分枝杆菌。该菌抵抗力强。在干燥的环境中可存活数月或数年。在室内阴暗潮湿处，结核分枝杆菌能数月不死。结核分枝杆菌对紫外线比较敏感，太阳光直射下痰中结核分枝杆菌经 2～7 小时可被杀死，实验室或病房常用紫外线灯消毒，10W 紫外线灯距照射物 0.5～1 米，照射 30 分钟具有明显杀菌作用。

结核病在人群中的传染源主要是肺结核痰涂片阳性患者。飞沫传播是肺结核最重要的传播途径，主要通过咳嗽、喷嚏、大笑、大声谈话等方式把含有结核分枝杆菌的微滴排到空气中而传播。经消化道和皮肤等其他途径传播现已罕见。影响机体对结核分枝杆菌自然抵抗力的因素除遗传因素外，还包括生活贫困、居住拥挤、营养不良等社会因素。结核病的易感人群是婴幼儿、老年人、HIV 感染者、免疫抑制药使用者、慢性疾病患者等免疫力低下人群。

二、临床表现

各种类型的肺结核表现各有特点，但也有共同之处。

（一）症状

1. 呼吸系统症状　咳嗽、咳痰两周以上或痰中带血是肺结核的常见可疑症状。咳嗽较轻，干咳或少量黏液痰。有空洞形成时，痰量增多，若合并其他细菌感染，痰可呈脓性。若合并支气管结核，表现为刺激性咳嗽。约 1/3 的患者有咯血，多数患者为少量咯血，少数为大咯血。大咯血若突然中断，表情恐怖，大汗淋漓，双手乱抓，发绀，提示发生窒息，应立即清理呼吸道。结核病灶累及胸膜时可表现胸痛，为胸膜性胸痛。随呼吸运动和咳嗽加重。呼吸困难多见于干酪样肺炎和大量胸腔积液患者。

2. 全身症状　发热为最常见症状，多为长期午后潮热，即下午或傍晚开始升高，次日晨降至正常。部分患者有倦怠乏力、盗汗、食欲减退和体重减轻等。育龄女性患者可以有月经不调。

（二）体征

病变范围较小时，肺部可无体征。渗出性病变范围较大或干酪样坏死时，可有肺实变体征：触诊语音震颤增强、叩诊呈浊音、听诊可闻及支气管呼吸音或细湿啰音。当有较大范围的纤维条索形成时，气管向患侧移位，患侧胸廓塌陷、叩诊呈浊音、听诊呼吸音减弱并可闻及湿啰音。结核性胸膜炎时有胸腔积液体征。支气管结核可有局限性哮鸣音。

三、诊断与鉴别诊断

（一）诊断标准

1. 肺结核接触史 主要是密切接触史。

2. 病史和症状体征 症状一般没有特异性，可表现为呼吸系统症状及发热等。

3. 影像学诊断胸部 X 线或 CT 检查 是诊断肺结核的重要方法。

4. 痰结核分枝杆菌检查 确诊肺结核病的主要方法。

5. 结核菌素试验结核菌素试验 反应愈强，对结核病的诊断，特别是对婴幼结核病诊断愈重要。凡是阴性反应结果的儿童，一般来说，表明没有受过结核分枝杆菌染，可以除外结核病。

（二）肺结核的分类标准和诊断要点

我国现在实施的结核病分类标准主要内容包括：

1. 原发型肺结核 含肺原发性结核性复征及胸内淋巴结结核。多见于少年儿童，无症状或症状轻微，多有结核病家庭接触史，结核菌素试验多为强阳性，X 线胸片表现为哑铃型阴影，即原发病灶、引流淋巴管炎和肿大的肺门淋巴结，形成典型的肺原发性结核性复征。原发病灶一般吸收较快，可不留任何痕迹。

2. 血行播散型肺结核 含急性血行播散型肺结核（急性粟粒型肺结核）及亚急性、慢性血行播散型肺结核。起病急，持续高热，中毒症状严重。X 线胸片和 CT 检查开始为肺纹理重，在症状出现两周左右可发现由肺尖至肺底呈大小、密度和分布三均匀的粟粒状结节阴影，结节直径 2 mm 左右。亚急性、慢性血行播散型肺结核起病较缓，症状较轻，X 线胸片呈双上、中肺野为主的大小不等、密度不同和分布不均的粟粒状或结节状阴影，新鲜渗出与陈旧硬结和钙化病灶共存。

3. 继发型肺结核 继发型肺结核含浸润性肺结核、纤维空洞性肺结核和干酪样肺炎等。临床特点如下：

（1）浸润性肺结核：浸润渗出性结核病变和纤维干酪增殖病变多发生在肺尖和锁骨下，影像学检查表现为小片状或斑点状阴影，可融合形成空洞。渗出性病变易吸收，而纤维干酪增殖病变吸收很慢，可长期无改变。

（2）空洞性肺结核：空洞形态不一，可为虫蚀样空洞、薄壁空洞、溶解性空洞。空洞性肺结核多有支气管播散病变，临床症状较多，发热、咳嗽、咳痰和咯血等。空洞性肺结核患者痰中经常排菌，应用有效的化学治疗后，痰菌可阴性。

（3）结核球：多由干酪样病变吸收和周边纤维膜包裹或干酪空洞阻塞性愈合而形成。结核球内有钙化灶或液化坏死形成空洞。

（4）干酪性肺炎：多发生在机体免疫力和体质衰弱，又受到大量结核分枝杆菌感染的患者，或有淋巴结支气管瘘，淋巴结中的大量干酪样物质经支气管进入肺内而发生。大叶性干酪性肺炎 X 线影像呈大叶性密度均匀磨玻璃状阴影，逐渐出现溶解区，呈虫蚀样空洞，可出现播散病灶，痰中能查出结核分枝杆菌。小叶性干酪性肺炎的症状和体征都比大叶性干酪性肺炎轻，X 线影像呈小叶斑片播散病灶，多发生在双肺中下部。

(5)纤维空洞性肺结核:其特点是病程长,反复进展恶化,肺组织破坏重,肺功能严重受损,双侧或单侧出现纤维厚壁空洞和广泛的纤维增生,造成肺门抬高和肺纹理呈垂柳样,患侧肺组织收缩,纵隔向患侧移位,常见胸膜粘连和代偿性肺气肿。长期排菌者成为主要传染源。

4.结核性胸膜炎　含结核性干性胸膜炎、结核性渗出性胸膜炎、结核性脓胸。

5.其他肺外结核　按部位和脏器命名,如骨关节结核、肾结核、肠结核等。

6.菌阴肺结核　为3次痰涂片及1次培养阴性的肺结核。

（三）鉴别诊断

需与肺炎、慢性阻塞性肺疾病、支气管扩张、肺癌、肺脓肿等疾病鉴别。

四、治疗原则

1.化学治疗　肺结核的治疗以化学治疗(简称化疗)为主,化疗的原则是早期、联合、规律、适量、全程。采用全程督导化疗管理,以保证患者不间断地规律用药。

2.常用抗结核药物　常用抗结核药物的用法、用量及主要不良反应见表2-2-1。

表2-2-1　常用抗结核药物成人剂量和主要不良反应

药名	缩写	每日剂量（g）	间歇疗法一日量(g)	主要不良反应
异烟肼	H, INH	0.3	0.3～0.6	周围神经炎、偶有肝功能损害
利福平	R, REP	0.45～0.6	0.6～0.9	肝功能损害、过敏反应
链霉素	S, SM	0.75～1.0	0.75～1.0	听力障碍、眩晕、肾功能损害
吡嗪酰胺	Z, PZA	1.5～2.0	2～3	胃肠道不适、肝损害、高尿酸血症、关节痛
乙胺丁醇	E, EMB	0.75～1.0	1.5～2.0	视神经炎
对氨基水杨酸	P, PAS	8～12	10～12	胃肠道反应、过敏反应、肝功能损害
丙硫异烟肼	Pro	0.5～1.0	0.5～1.0	胃肠道反应、肝功能损害
卡那霉素	K, KM	0.75～1.0	0.75～1.0	听力障碍、眩晕、肾功能损害
卷曲霉素	Cp, CPM	0.75～1.0	0.75～1.0	听力障碍、眩晕、肾功能损害

3.其他治疗

(1)对症治疗:肺结核的一般症状在合理化疗下很快减轻或消失,无需特殊处理。咯血一般可用氨基己酸、氨甲苯酸、酚磺乙胺、卡巴克洛等药物止血。大咯血时用垂体后叶素止血。

(2)糖皮质激素治疗:仅用于结核毒性症状严重者。必须确保在有效抗结核药物治疗的情况下使用。

(3)肺结核外科手术治疗:主要的适应证是经合理化学治疗后无效、多重耐药的厚壁空洞、大块干酪灶、结核性脓胸、支气管胸膜瘘和大咯血保守治疗无效者。

五、预防

(1)推广全程督导化学治疗,有效控制痰涂片阳性的肺结核患者,从源头上控制结核分枝杆菌的传播。

(2)对于受结核分枝杆菌感染易发病的高危人群。包括 HIV 感染者、涂阳肺结核患者的密切接触者、肺部硬结纤维病灶(无活动性)、硅沉着病、糖尿病、长期使用糖皮质激素或免疫抑制药者、吸毒者、营养不良者、35 岁以下结核菌素试验硬结直径达≥15 mm 者等给予预防性化学治疗。

(3)卡介苗接种,普遍认为卡介苗接种对预防成年人肺结核的效果很差,但对预防由血行播散引起的结核性脑膜炎和粟粒型结核有一定作用。

(4)加强公共卫生教育,提高全民素质。

六、转诊指征

(1)对具有咳嗽、咳痰 2 周及咯血或血痰等症状的疑似肺结核病例。

(2)严重合并症或急重症肺结核患者。

(3)确诊为结核的患者应转至当地疾病预防控制中心,无相应资质不得开具抗肺结核药处方。

【同步综合练习】

一、名词解释

肺结核:

二、填空题

1.结核病分类:___ _____、_____、_____、_____。

2.肺结核的化疗原则:_____、_____、_____、_____。

3.肺结核的传播途径:_____。

4.结核病的易感人群是:_____、_____、_____。

三、简答题

1.简述肺结核的主要临床表现。

2.肺结核转诊指征是?

四、选择题

1.判断肺结核有传染性最主要的依据是( )

A.结核菌素试验阳性 　　　　　　　B.痰结核菌检查阳性

C.血沉增快 　　　　　　　　　　　　D.胸部 X 线检查发现空洞

E.反复咯血

2.结核菌主要的传播途径为( )

A.呼吸道 　　　　　　　　　　　　　B.消化道

C.泌尿道 　　　　　　　　　　　　　D.生殖道

E.破损的皮肤、黏膜

3.肺结核的主要传染源是( )

A. 原发性肺结核患者　　　　　　B. 纤维空洞性肺结核患者

C. 血行播散型肺结核患者　　　　D. 形成结核球患者

E. 干酪性肺炎患者

4. 不属于结核毒性症状的是(　　)

A. 午后低热　　　　　　　　　　B. 盗汗

C. 食欲减退　　　　　　　　　　D. 乏力

E. 体重增加

5. 肺结核的化疗原则不包括(　　)

A. 早期　　　　　　　　　　　　B. 规律

C. 全程　　　　　　　　　　　　D. 足量

E. 联合

6. 最容易引起周围神经损害的抗结核药物是(　　)

A. 异烟肼　　　　　　　　　　　R. 利福平

C. 链霉素　　　　　　　　　　　D. 吡嗪酰胺

E. 乙胺丁醇

7. 患者，女性，29岁，为初治肺结核患者。在抗结核化疗过程中出现高尿酸血症、关节痛，引起上述不良反应的药物是(　　)

A. 异烟肼　　　　　　　　　　　B. 利福平

C. 链霉素　　　　　　　　　　　D. 吡嗪酰胺

E. 乙胺丁醇

8. 某肺结核患者，突然出现喷射性大咯血，继而突然中断，表情恐怖，大汗淋漓。此时首要的处理措施是(　　)

A. 首先给止血药　　　　　　　　B. 加压给氧

C. 立即气管插管　　　　　　　　D. 立即清除血块保持呼吸道通畅

E. 人工呼吸

9. 预防肺结核流行的最重要措施是(　　)

A. 加强营养　　　　　　　　　　B. 接种卡介苗

C. 加强登记管理　　　　　　　　D. 做好痰的处理

E. 隔离和有效治疗排痰患者

10. 最简便的杀灭结核菌的方法是(　　)

A. 阳光下爆晒2小时　　　　　　B. 煮沸1分钟

C. 70%酒精接触2分钟　　　　　D. 来苏水接触2~12小时

E. 直接焚烧带有病菌的痰纸

【参考答案】

一、名词解释

略

二、填空题

略

三、简答题

1. 肺结核的主要临床表现：

①全身症状：低热、乏力、盗汗、消瘦。

②呼吸系统症状：咳嗽、咯血、胸痛。

③基本病理变化：炎性渗出、增生和干酪样坏死。

2. 肺结核转诊指征是：

①对具有咳嗽、咳痰 2 周及咯血或血痰等症状的疑似肺结核病例。

②严重合并症或急重症肺结核患者。

③确诊为结核的患者应转至当地疾病预防控制中心，不得开抗肺结核药处方。

四、单项选择题

1. B　2. A　3. B　4. E　5. D　6. A　7. D　8. D　9. E　10. E

（编者　陆俊妃）

第八节　胸腔积液

一、概述

胸膜腔是位于肺和胸壁之间的一个潜在的腔隙。在正常情况下脏胸膜和壁胸膜表面有一层很薄的液体，在呼吸运动时起润滑作用。任何因素使胸膜腔内液体形成过快或吸收过缓，即产生胸腔积液，简称胸水。

常由于以下因素引起：

(1)充血性心力衰竭、缩窄性心包炎、血容量增加、上腔静脉受阻，低蛋白血症、肝硬化、肾病综合征、急性肾小球肾炎、黏液性水肿等产生胸腔漏出液；

(2)胸膜炎症(肺结核、肺炎)、结缔组织病(系统性红斑狼疮、类风湿炎)、胸膜肿瘤(恶性肿瘤转移间皮瘤)、肺梗死、膈下炎症(膈下脓肿、肝脓肿、急性胰腺炎产生胸腔渗出液。以肺结核多见。

(3)损伤如主动脉瘤破裂、食管破裂、胸导管破裂等，可导致血胸、脓胸和乳糜胸。

此外，医源性如药物、放射治疗、液体负荷过大和腹膜透析等.也可以引起渗出性或漏出性胸腔积液。

二、临床表现

(一)症状

1. 基础疾病的症状　包括肺、胸膜、心血管、肾脏、肝脏及全身性疾病等原发病表现。

2. 胸腔积液的症状　少量时可无明显症状或仅有胸痛，随呼吸而加剧；积液量达 300 ~ 500 mL 以上时可感胸闷或轻度气急；随积液增多，胸闷、气急逐渐加剧；大量胸腔积液时，可出现呼吸困难和心悸，但胸痛症状缓解或消失。

(二)体征

少量积液时，体征不明显，或可触及胸膜摩擦感并闻及胸膜摩擦音。中至大量积液时，患侧胸廓饱满,触觉语颤减弱,局部叩诊浊音,呼吸音减低或消失。可伴有气管、纵隔向健侧移位。

三、转诊指征

(1)经积极诊治,胸水原因不明,治疗效果不佳。

(2)诊断明确,病因需要专科治疗。

注意:呼吸衰竭时需吸氧情况下转诊。大量胸腔积液致呼吸困难者需胸腔置管引流、呼吸困难改善后转诊。

【同步综合练习】

单项选择题

1.导致胸腔积液常见病因是( )

A.肺炎   B.肺结核

C.心包炎   D.肝硬化

E.肾炎

2.患者出现胸闷或轻度气急,说明胸腔积液量达( )

A.100 ~ 200 mL 以上   B.200 ~ 300 mL 以上

C.300 ~ 500 mL 以上   D.500 ~ 800 mL 以上

E.800 ~ 1000 mL 以上

【参考答案】

选择题

1. B   2. C

(编者　陆俊妃)

第二单元　心血管系统

第一节　慢性心力衰竭

一、概述

心力衰竭是各种心脏结构或功能性疾病导致心室充盈和(或)射血功能受损,心排血量不能满足机体组织代谢需要,同时伴有肺循环和(或)体循环淤血,器官、组织血液灌注不足为临床表现的一组综合征。在原有慢性心脏疾病基础上逐渐出现心力衰竭症状、体征的称为慢性心力衰竭。慢性心力衰竭是大多数心血管疾病的终末期表现,也是最主要的死亡原因。主要表现为呼吸困难、体力活动受限和体液潴留。

（一）常见病因

1. 心脏负荷过重

（1）心室的容量负荷（前负荷）过重：如主动脉瓣关闭不全、二尖瓣关闭不全可以引起左心室容量负荷过重。严重贫血、妊娠中后期、摄入钠水过多等导致循环血量增加。

（2）心室的压力负荷（后负荷）过重：如高血压、主动脉瓣狭窄可以引起左心室后负荷过重；肺动脉高压、肺动脉瓣狭窄可以引起右心室后负荷过重。

2. 心肌病变

（1）缺血性心肌损害：如冠心病心肌缺血和（或）心肌梗死。

（2）心肌炎和心肌病：如病毒性心肌炎及扩张型心肌病。

（3）心肌代谢障碍性疾病：如糖尿病性心肌病。

3. 心室充盈量不足 如风心病二尖瓣狭窄、心包积液等。

（二）诱发因素

1. 感染 以呼吸道感染最常见。

2. 劳累 如劳动、运动、情绪激动、分娩等。

3. 心律失常 心房颤动是常见的诱因，其他类型的快速性心律失常以及严重的缓慢性心律失常均可成为诱发因素。

4. 血容量增加 常见的如静脉输入液体过多、过快，摄入钠盐过多等。

5. 治疗不当 应用对心脏有抑制作用的药物、突然停用利尿药等。

6. 其他 如电解质紊乱、风湿活动等。

二、临床表现

临床上左心衰竭较为常见，单纯右心衰竭较少见。左心衰竭后继发右心衰竭而致全心衰竭者，以及由于严重广泛心肌疾病同时波及左、右心而发生全心衰竭者在住院患者中更为多见。

（一）左心衰竭

以肺淤血及心排血量降低为主要表现。

1. 症状

（1）呼吸困难。①劳力性呼吸困难：是左心衰竭最早出现的症状；②夜间阵发性呼吸困难：患者入睡后突然因憋气而惊醒，被迫采取坐位，呼吸深快。重者可有哮鸣音，多于端坐休息后缓解；③端坐呼吸：患者不能平卧，因平卧时回心血量增多且横膈上抬，呼吸更为困难。高枕卧位、半卧位甚至端坐时方可使憋气好转；④急性肺水肿：是左心衰竭呼吸困难最严重的形式，患者表现为极度呼吸困难，频繁咳嗽，可伴咳粉红色泡沫痰。

（2）咳嗽、咳痰、咯血。

（3）乏力、疲倦、头晕、心慌。

（4）少尿及肾功能损害症状。

2. 体征

（1）心脏体征。除基础心脏病原有体征外，一般均有左心室增大，心尖搏动向左下移位；心率增快及舒张期奔马律。

（2）肺部湿啰音。主要分布于两侧肺底，呈细湿啰音，也可出现哮鸣音。

（二）右心衰竭

以体循环淤血为主要表现。

1.症状

消化道症状最常见，表现为腹胀、食欲不振、恶心、呕吐等。

2.体征

（1）水肿：呈凹陷性水肿，多出现于身体下垂的部位，如两足、踝部，严重的出现胸水和腹水。

（2）颈静脉征：颈静脉搏动增强、充盈、怒张，肝颈静脉反流征阳性更具有特征性。

（3）肝大：肝大常伴压痛，长期的肝内淤血，可致心源性肝硬化。晚期可出现黄疸及大量腹水。

（4）心脏体征：除基础心脏病的相应体征外，因右心室显著扩大导致三尖瓣关闭不全，可闻及三尖瓣听诊区收缩期吹风样杂音。

（三）全心衰竭

全心衰竭表现出肺淤血和体循环淤血的症状和体征。

三、心力衰竭的分级

美国纽约心脏病学会（NYHA）的心功能分级：

Ⅰ级：心脏病患者日常活动量不受限制，一般活动不引起乏力、呼吸困难等心力衰竭症状。

Ⅱ级：心脏病患者体力活动轻度受限，休息时无自觉症状，一般活动下可出现心力衰竭症状。

Ⅲ级：心脏病患者体力活动明显受限，低于平时一般活动即引起心力衰竭症状。

Ⅳ级：心脏病患者不能从事任何体力活动，休息状态下也存在心力衰竭症状，活动后加重。

四、诊断与鉴别诊断

（一）诊断标准

心力衰竭的诊断是综合病因、病史、症状、体征及辅助检查而做出的。典型的心功能不全，诊断并不困难。原有明确的器质性心脏病的患者，如出现肺循环淤血症状和体征，即可诊断为左心功能不全；如出现体循环淤血的症状和体征，则可诊断为右心功能不全。X线和B超检查，亦可为诊断提供依据。

（二）鉴别诊断

1.支气管哮喘　主要与左心功能不全引起的心源性哮喘相鉴别。①慢性、阵发性或季节性发作的病史；②发作时可自动缓解；③心脏无特殊异常体征，肺部以哮鸣音为主。

2.肾性水肿　主要与右心功能不全导致的水肿相鉴别。①最常见于急性和慢性肾小球肾炎；②水肿起于眼睑部，然后遍及全身；③尿液检查有明显变化。

3.肝脏肿大　右心功能不全的肝大尚需与血吸虫病、肝炎或其他疾病引起的肝大相鉴别，一般均有原发疾病的临床特征。

4.其他　慢性心功能不全尚需与心包积液、缩窄性心包炎、肝硬化腹水相鉴别。

五、治疗原则

心力衰竭的治疗目标为防止和延缓心力衰竭的发生发展；缓解临床症状，提高生活质量；改善长期预后和降低死亡率。

（一）一般治疗

1. 休息与活动 急性期或病情不稳定者应限制体力活动，避免精神刺激，降低心脏的负荷，有利于心功能的恢复。病情稳定的心力衰竭患者逐步增加运动。

2. 饮食管理 控制钠盐摄入，有利于减轻水肿等症状，但应注意在应用强效排钠利尿药时，过分严格限盐可导致低钠血症。

（二）病因及诱因治疗

1. 基本病因的治疗 早期积极有效治疗高血压、冠心病、糖尿病、严重贫血、代谢综合征、原发性扩张型心肌病、先天性心脏病、心脏瓣膜病、心包疾病等。

2. 消除诱因 常见的诱因为呼吸道感染，应积极选用适当的抗菌药物治疗。心律失常特别是心房颤动也是诱发心力衰竭的常见原因，应尽快控制心室率，如有可能应及时复律。纠正甲状腺功能亢进、贫血等。

（三）药物治疗

包括利尿药、ACEI、β 受体拮抗药、正性肌力药及扩血管药物等的应用。

1. 利尿药 是心力衰竭治疗中最常用的药物，通过排钠排水减轻心脏的容量负荷，对缓解淤血症状，减轻水肿有十分显著的效果。临床常用的利尿药有三类：

（1）袢利尿药：以呋塞米为代表，为强效利尿药。对轻度慢性心力衰竭者一般用小剂量（20 mg，口服）起始，逐渐加量；对重度慢性心力衰竭者用量可增至100 mg，每日2次。效果仍不佳者可用静脉注射，每次用量100 mg，每日2次。主要不良反应是低血钾，应监测血钾。

（2）噻嗪类利尿药：以氢氯噻嗪（双氢克尿塞）为代表，为中效利尿药。轻度心力衰竭可首选此药，开始12.5～25 mg，每日1次，逐渐加量。对较重的患者用量可增至每日75～100 mg，分2～3次服用，可致低血钾，应监测血钾。噻嗪类利尿药可抑制尿酸的排泄，引起高尿酸血症，长期大剂量应用还可干扰糖及胆固醇代谢，应注意监测。

（3）保钾利尿药：常用的有螺内酯（安体舒通）、氨苯蝶啶、阿米洛利。保钾利尿药可能产生高钾血症，与上述两类利尿药联合应用时，可维持血钾平衡。

2. 肾素－血管紧张素－醛固酮系统（RAAS）抑制药

（1）血管紧张素转换酶抑制药（ACEI）：可扩张血管，延缓心力衰竭进展，改善预后，降低远期死亡率。常用制剂有卡托普利、贝那普利、培哚普利、咪达普利、赖诺普利等。对重症心力衰竭在其他治疗配合下从极小量开始逐渐加量，至慢性期长期维持终生用药。

ACEI 的不良反应有低血压、肾功能一过性恶化、高血钾、干咳及血管性水肿。临床上无尿性肾衰竭、妊娠哺乳期妇女及过敏者禁用本类药物。双侧肾动脉狭窄、血肌酐明显升高、高血钾及低血压者慎用。

（2）血管紧张素受体拮抗药（ARB）：当心力衰竭患者因 ACEI 引起的干咳不能耐受者可改用 ARB，如坎地沙坦、氯沙坦、缬沙坦等。不良反应除干咳外类似于 ACEI。

（3）醛固酮受体拮抗药：螺内酯、依普利酮，尤适于老龄、糖尿病和肾功能不全患者。高血钾、严重肾功能不全者禁用。

3. β 受体拮抗药　主要目的并不在于短时间内缓解症状，而是长期应用达到延缓病变进展，减少复发和降低死亡率的目的。

常用制剂有美托洛尔、比索洛尔、卡维地洛。首先从小量开始，逐渐增加剂量，适量长期维持。临床疗效常在用药后 2~3 个月才出现。β 受体阻滞药的禁忌证为支气管痉挛性疾病、心动过缓、二度及二度以上房室传导阻滞。

4. 正性肌力药

（1）洋地黄类药物：适用于伴有快速心房颤动的收缩性心力衰竭，包括扩张型心肌病、二尖瓣和主动脉瓣病变、陈旧性心肌梗死和高血压心脏病所致慢性心力衰竭。

常用的洋地黄类药物：地高辛、毛花苷丙、毒毛花苷 K 等。①地高辛：口服，适用于中度心力衰竭维持治疗，对 70 岁以上或肾功能不良的患者宜减量。②毛花苷丙：为静脉注射用制剂，注射后 10 分钟起效。每次 0.2~0.4 mg 稀释后静脉注射，24 小时总量 0.8~1.2 mg，适用于急性心力衰竭或慢性心力衰竭加重时，特别适用于心力衰竭伴快速心房颤动者。③毒毛花苷 K：亦为快速作用类，静脉注射后 5 分钟起效。每次静脉用量为 0.25 mg，24 小时总量 0.5~0.75 mg，用于急性心力衰竭时。肺源性心脏病导致右心衰竭，常伴低氧血症，洋地黄效果不好且易于中毒，应慎用。肥厚型心肌病主要是舒张不良，增加心肌收缩性可能使原有的血流动力学障碍更为加重，禁用洋地黄。

洋地黄中毒的表现：①各类心律失常，是较严重的毒性反应，最常见者为室性期前收缩，多表现为二联律；②胃肠道反应，如恶心、呕吐、厌食。是早期较常见的毒性反应；③神经系统症状，如视物模糊、黄视、绿视、定向力障碍等。

洋地黄中毒的处理：发生洋地黄中毒后应立即停药；对快速性心律失常者，如血钾浓度低则可用静脉补钾，如血钾不低可用利多卡因或苯妥英钠；有传导阻滞及缓慢性心律失常者可用阿托品；电复律一般禁用，因易致心室颤动。

（2）非洋地黄类正性肌力药：多巴胺、多巴酚丁胺可增强心肌收缩力，均只能短期静脉应用。

5. 扩血管药物　对于不能耐受 ACEI 的患者可考虑应用小静脉扩张剂硝酸异山梨酯和扩张小动脉的肼苯达嗪等。

六、预防

对所有可能导致心脏功能受损的常见疾病如高血压、冠心病、糖尿病、严重贫血，代谢综合征等，在尚未造成心脏器质性改变前即应早期进行有效的治疗。对于少数病因未明的疾病如原发性扩张型心肌病等亦应早期干预，延缓疾病进展。可经手术改善或纠正的疾病，如先天性心脏病房间隔缺损、室间隔缺损、法洛四联症、风湿性心脏瓣膜病、心包疾病等，应及时手术纠正，保证心脏的收缩和舒张功能以及血流动力学正常。同时，防止各种诱因的发生也是预防心力衰竭的重要环节。

七、转诊指征

（1）慢性心力衰竭急性加重，生命体征不稳定的患者。

（2）规律药物治疗的情况下病情出现进行性恶化、药物疗效不佳的情况。

（3）出现严重药物不良反应，如肾功能恶化、高钾血症、洋地黄中毒等情况。

（4）心力衰竭终末期，需机械和手术治疗。

【同步综合练习】

一、案例分析题

【案例1】患者，男，64 岁。活动后气短 3 年，明显加重伴下肢浮肿半个月。

患者 3 年前，因登山时突感心悸、气短、胸闷，休息约 1 小时稍有缓解。以后自觉体力日渐下降，稍微活动即感胸闷、气短，夜间时有憋醒，无心前区疼痛。半个月前感冒后咳嗽，咳白色黏痰，气短明显，不能平卧，食欲不振，尿少，颜面及双下肢浮肿，腹胀加重。二十余年前发现高血压(170/100 mmHg)未经任何治疗；无结核、肝炎病史，无长期咳嗽、咳痰史，吸烟 40 余年，不饮酒。

查体：T37.1℃，P70 次/分，R20 次/分，Bp 166/100 mmHg，神清合作，半卧位，口唇轻度发绀，巩膜无黄染，颈静脉充盈，气管居中，甲状腺不大；两肺叩诊清音，两肺低均可闻及细湿啰音，心界向两侧扩大，心率 70 次/分，律齐，胸骨左缘第三肋间可闻 2/6 级舒张期杂音；腹软，肝肋下 3 cm，有压痛，肝颈静脉反流征（＋），脾未及，移动浊音(一)，肠鸣音减弱；双下肢明显凹陷性水肿。

问题：

1.诊断及诊断依据是什么？

2.处理原则是什么？

【案例2】患者，女，42 岁，山区农民。活动后心悸、气短 12 年，加重伴下肢水肿、痰中带血 2 月。

患者 12 年前于挖地、爬山等重体力劳动时感心悸、气短，休息后可缓解。3 年前起自觉体力明显下降，洗衣、扫地、做饭等日常活动即出现心悸、喘憋、咳嗽，间断出现双下肢水肿，偶有痰中带血，当地医院曾给予"地高辛，呋塞米"治疗，症状好转，未规律治疗。近 2 月来，上述症状明显加重，安静休息时亦出现心悸、喘憋，间断出现痰中带血，夜间不能平卧。25 年前曾有"关节疼痛"史。

查体：T36.7℃，P 90 次/分，R20 次/分，BP110/50 mmHg，二尖瓣面容，口唇发绀，颈静脉怒张，双肺可闻及湿啰音，心界向左下扩大，心率 110 次/分，节律不规则，第一心音强弱不等，心尖部闻及舒张中晚期低调的隆隆样杂音伴震颤，左侧卧位，呼气末杂音增强。胸骨左缘 3～4 肋间闻及哈气样全舒张期杂音，坐位前倾时杂音增强。肝肋下 2 cm，剑下 3 cm，质韧，肝颈静脉反流征阳性，双下肢可凹性水肿。周围血管征阳性。

问题：

1.诊断及诊断依据是什么？

2.处理原则是什么？

二、单项选择题

1.慢性心力衰竭最常见的诱因是(　　　)

A.情绪激动　　　　　　　　　B.呼吸道感染

C.妊娠　　　　　　　　　　　D.体力活动过重

E.高盐饮食

2.慢性左心衰竭的主要表现是(　　　)

A. 咳嗽   B. 心悸

C. 下肢水肿   D. 肝脏大

E. 呼吸困难

3. 右心衰竭的主要表现有(　　　)

A. 心悸   B. 发绀

C. 胸闷、气促、呼吸困难   D. 下肢水肿、颈静脉回流征呈阳性

E. 咳嗽、咯血

4. 洋地黄类药物较严重的不良反应是(　　　)

A. 胃肠道反应：食欲不振   B. 神经系统反应：黄视、绿视

C. 呼吸系统反应：呼气中有烂苹果味   D. 心血管系统反应：各种心律失常

E. 泌尿系统反应：血尿、蛋白尿

5. 卡托普利的主要不良反应是(　　　)

A. 干咳   B. 心悸

C. 下肢水肿   D. 肝脏大

E. 低血钾

6. 患者，男性，60岁。双下肢水肿、肝大，颈静脉怒张、肝颈静脉回流征阳性，应考虑(　　　)

A. 心肌炎   B. 慢性肾炎

C. 慢性肝炎   D. 左心功能不全

E. 右心功能不全

7. 某女风湿性心脏病二尖瓣狭窄患者，休息时感心悸、气促，双肺闻及湿啰音。据此可判断其心功能分级属于(　　　)

A. 心功能Ⅰ级   B. 心功能Ⅱ级

C. 心功能Ⅲ级   D. 心功能Ⅳ级

E. 心功能Ⅴ级

8. 患者，女性，60岁，诊断为冠心病、心力衰竭，服用地高辛、氢氯噻嗪1周后症状加重，心电图示有多发性室性期前收缩。下列处理哪项是错误的(　　　)

A. 吸氧   B. 补钾

C. 给利多卡因   D. 停用地高辛

E. 使用氢氯噻嗪

9. 肝颈静脉回流征阳性可见于(　　　)

A. 右心衰竭   B. 失血性休克

C. 肝炎后肝硬化   D. 酒精性肝硬化

E. 急性重症肝炎

10. 提示左心功能不全的脉搏是(　　　)

A. 奇脉   B. 迟脉

C. 速脉   D. 水冲脉

E. 交替脉

11. 心力衰竭患者水肿通常首先出现在(　　　)

A. 颜面　　　　　　　　　　B. 双手

C. 眼睑　　　　　　　　　　D. 腹部

E. 身体最低部位

【参考答案】

一、案例分析题

【案例1】

1. 诊断及诊断依据

诊断：

（1）慢性心力衰竭，高血压性心脏病全心衰竭，全心扩大，主动脉瓣关闭不全，心功能Ⅳ级；

（2）原发性高血压2级，极高危险组。

诊断依据：

（1）慢性心力衰竭：高血压病史长，未治疗；左心功能不全（夜间憋醒，不能平卧）；右心功能不全（食欲不振、腹胀、颈静脉充盈，肝大和肝颈静脉反流征阳性，双下肢水肿）；心脏向两侧扩大。

（2）原发性高血压：20余年血压高（170/100 mmHg）；现在BP166/100 mmHg；已出现心力衰竭。

2. 处理原则：

（1）病因、诱因治疗：合理选用ACEI或ARB、β受体阻滞药、利尿降血压药等控制血压，积极控制感染。

（2）心力衰竭治疗：吸氧、利尿、扩血管、强心药。

（3）必要时转诊。

【案例2】

1. 诊断及诊断依据：

诊断：

（1）风湿性心脏瓣膜病，二尖瓣狭窄合并主动脉瓣关闭不全，慢性心力衰竭，心功能Ⅳ级；

（2）心律失常心房颤动。

诊断依据：

（1）风湿性心脏瓣膜病：患者有多年活动性心悸、气短、咳嗽、间断痰中带血及双下肢水肿史，逐年加重；查体可见二尖瓣面容，心尖部闻及舒张中晚期低调的隆隆样杂音伴震颤，提示二尖瓣狭窄。胸骨左缘3~4肋间闻及哈气样递减型全舒张期杂音，向心尖部传导，坐位前倾时杂音增强，周围血管征阳性，提示主动脉瓣关闭不全。有肝大、肝颈静脉反流征阳性、下肢可凹性水肿等右心衰竭表现，休息时也出现心力衰竭的症状，故诊断心功能Ⅳ级。

（2）心律失常心房颤动：脉搏90次/分，心率110次/分（脉搏短绌），节律不规则，第一心音强弱不等，提示房颤。

2. 处理原则：

（1）使用利尿及血管扩张药物，减轻心脏负荷。

（2）控制心室率，并服用华法林预防血栓形成。

（3）预防风湿热复发，预防感染性心内膜炎。

（4）必要时转诊。

二、选择题

1. B　2. E　3. D　4. D　5. A　6. E　7. D　8. E　9. A　10. E　11. E

（编者　严正梅）

第二节　心律失常

一、概述

心律失常是指心脏冲动的起源部位、频率、节律、传导速度或激动次序的异常。引起心律失常的原因很多，包括各种器质性心脏病、电解质紊乱、药物过量或中毒、缺血、缺氧、情绪激动、烟、酒、茶过量等，也有些原因不明。心律失常发作时表现为心悸、心跳停搏感、胸闷，气急、出汗、头晕、乏力、低血压，严重者可出现抽搐、晕厥、阿－斯综合征，甚至猝死。最常见为心悸。确诊心律失常有赖于发作时描记心电图。

临床常见的心律失常有窦性心动过速、窦性心动过缓、房性期前收缩、室性期前收缩、阵发性室上性心动过速、阵发性室性心动过速、心房颤动。

二、临床表现及治疗

（一）窦性心动过速

指成人窦性心律的频率超过 100 次/分。见于健康人吸烟、饮茶或咖啡、饮酒、体力活动及情绪激动时。某些病理状态，如发热、甲状腺功能亢进、贫血、休克、心肌缺血、充血性心力衰竭以及应用阿托品等药物。

1. 临床表现　窦性心动过速通常逐渐开始和终止。患者可无症状或有心悸。刺激迷走神经可使其频率逐渐减慢，停止刺激后又加速至原先水平。

2. 心电图特点　窦性心律，PP 间期 <0.60 秒，成人频率大多在 100～150 次/分之间，偶有高达 200 次/分。见图 2－2－1。

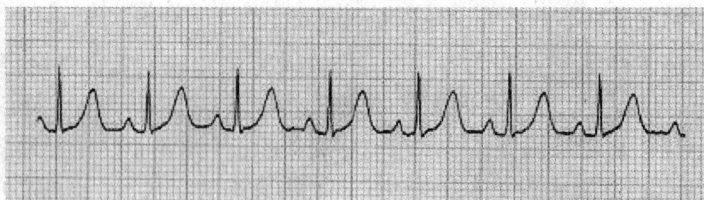

图 2－2－1　窦性心动过速

3. 治疗　应针对病因和去除诱发因素，如治疗心力衰竭、纠正贫血、控制甲状腺功能亢进等。必要时用美托洛尔或地尔硫䓬可减慢心率。

（二）窦性心动过缓

指成人窦性心律的频率低于60次/分。常见于健康的青年人、运动员与睡眠状态。某些病理状态，如颅内疾病、严重缺氧、低温、甲状腺功能减退、阻塞性黄疸，以及应用拟胆碱药物、胺碘酮、β受体拮抗药、非二氢吡啶类的钙通道阻滞药或洋地黄等药物。窦房结病变和急性下壁心肌梗死亦常发生窦性心动过缓。

1.临床表现　患者可有头晕、乏力及胸闷等心排血量下降的表现。见于高血压、冠心病、肺心病、心脏瓣膜病、心肌病等患者，也常见于正常人。

2.心电图特点　窦性心律，PP间期>1.0秒，常伴窦性心律不齐，即最长与最短的PP间期之差>0.12秒。见图2-2-2。

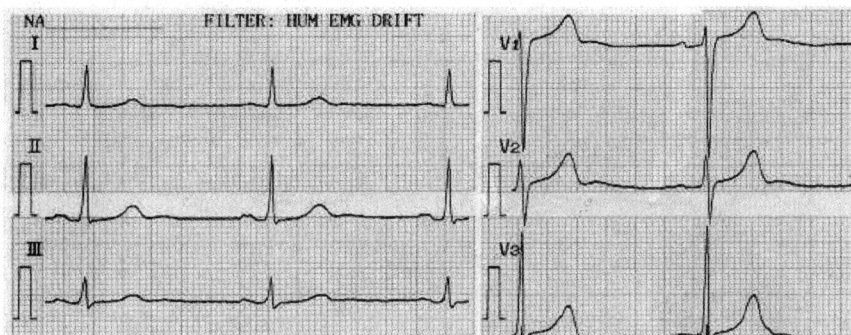

图2-2-2　窦性心动过缓

3.治疗　无症状的窦性心动过缓通常无需治疗。如因心率过慢，出现心排血量不足症状，可应用阿托品、麻黄碱或异丙肾上腺素等药物，但长期应用往往效果不确定，易发生严重不良反应，故应考虑心脏起搏治疗。

（三）房性期前收缩（房性早搏、房早）

是指起源于窦房结以外心房的任何部位的心房激动。见于正常人过量吸烟、饮酒和咖啡、疲劳，也见于高血压、冠心病、肺心病、心脏瓣膜病、心肌病等患者。

1.临床表现　可有心悸、胸闷、乏力、心跳停搏感，部分患者无症状，仅心电图检查时发现。听诊特点：在规则心律的基础上，有提前出现的心跳。

2.心电图特点　窦性心律的基础上有一个提前出现的、形态有变异的P波，PR>012秒，QRS形态与窦性时相同，代偿间歇不完全。若提前出现的P波后无QRS波，为房早未下传。见图2-2-3。

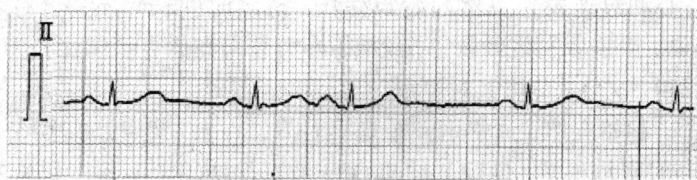

图2-2-3　房性期前收缩

3. 治疗　多数情况下无需治疗，部分症状明显患者可短期服用镇静药、美托洛尔、地尔硫䓬等。

（四）室性期前收缩（室性早搏、室早）

是指起源于希氏束分叉以下部位的心室激动，是临床最常见的心律失常。常见于高血压、冠心病、心脏瓣膜病、心肌炎、心肌病、缺血、缺氧、麻醉和手术、洋地黄中毒、低钾、低镁等患者，也见于正常人疲劳、过量吸烟、饮酒和咖啡。

1. 临床表现　心悸、胸闷、头晕、乏力、心跳停搏感，严重者发生心绞痛、低血压、晕厥、心力衰竭。桡动脉搏动减弱或消失。

2. 心电图特点　提前发生的 QRS 波群，时限通常超过 0.12 秒、宽大畸形，ST 段与 T 波的方向与 QRS 主波方向相反，其后出现完全性代偿间歇。见图 2 - 2 - 4。

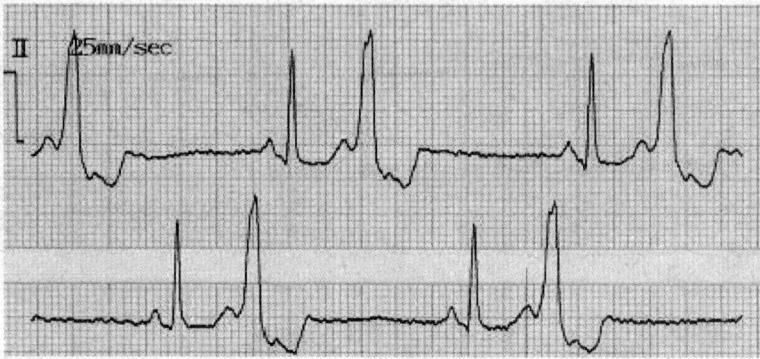

图 2 - 2 - 4　室性期前收缩

3. 治疗

（1）无器质性心脏病，又无明显症状的患者不必使用药物治疗。如患者症状明显，治疗以消除症状为目的，避免诱发因素，如吸烟、咖啡、应激等，药物宜选用美托洛尔、美西律、普罗帕酮、稳心颗粒、参松养心胶囊等。

（2）有器质性心脏病，积极治疗心脏本身的疾病，急性心肌梗死并发室性期前收缩者，首选利多卡因静脉注射。若患者发生窦性心动过速与室性期前收缩，早期应用 β 受体拮抗药可能减少心室颤动的危险。

（五）阵发性室上性心动过速（室上速）

指起源于心房或房室交界区的心动过速，患者通常无器质性心脏病表现，不同性别与年龄均可发生。也见于冠心病、心力衰竭、慢性阻塞性肺疾病、甲状腺功能亢进等。

1. 临床表现　心动过速发作突然起始与终止，持续时间长短不一。症状包括心悸、胸闷、焦虑不安、头晕，严重者发生晕厥、心绞痛、心力衰竭与休克。体检心尖区第一心音强度恒定，心率 150 ~ 250 次/分，节律绝对规则。

2. 心电图特点　起始突然，通常由一个房早触发，心率 150 ~ 250 次/分，节律规则。多数 QRS 波群形态与时限均正常，逆行 P 波与 QRS 波群保持固定关系。见图 2 - 2 - 5。

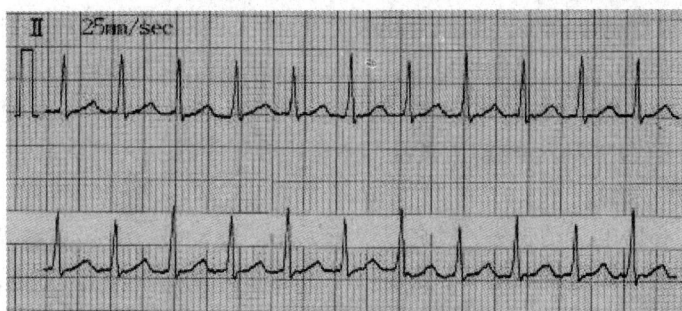

图 2 - 2 - 5　阵发性室上性心动过速

3. 治疗

(1)先尝试刺激迷走神经：颈动脉窦按摩(患者取仰卧位，先行右侧，每次 5～10 秒，切莫双侧同时按摩)；压迫一侧眼球，每次 5～10 秒；Valsalva 动作(深吸气后屏气、再用力作呼气动作)；刺激咽部诱导恶心；将面部浸没于冰水内等方法可使心动过速终止。

(2)药物应用：静脉注射维拉帕米或地尔硫䓬，也可用胺碘酮，伴有心力衰竭者可用毛花苷丙静注。

(3)其他：食管心房调搏术、直流电复律、导管消融术。

(六)室性心动过速(室速)

是起源于希氏束分支以下的特殊传导系统或者心室肌的连续 3 个或 3 个以上的异位心搏。常发生于各种器质性心脏病患者，如心肌梗死、心肌病、心力衰竭、心瓣膜病等，心肌梗死最常见，也可发生于代谢障碍、电解质紊乱等。

1. 临床表现　无症状或低血压、少尿、晕厥、气促、心绞痛等。听诊心律轻度不规则，第一、二心音分裂。

2. 心电图特点　3 个或以上的室早连续出现，QRS 波群形态畸形时限超过 0.12 秒，ST - T 波方向与 QRS 波群主波方向相反，心室率通常为 100～250 次/分，节律规则或略不规则。见图 2 - 2 - 6。

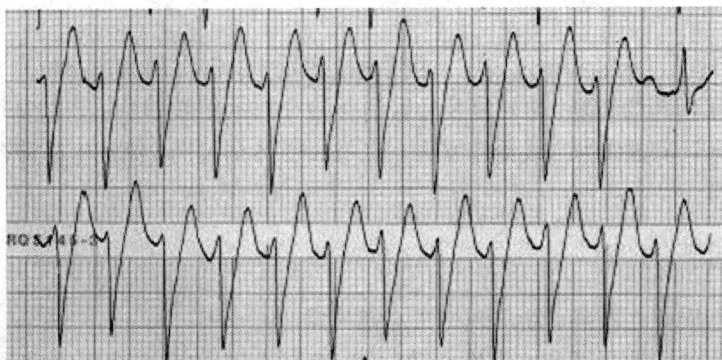

图 2 - 2 - 6　室性心动过速

3. 治疗   室性心动过速患者如无显著的血流动力学障碍，首先给予静脉注射利多卡因或普鲁卡因胺，同时静脉持续滴注。如患者已发生低血压、休克、心绞痛、充血性心力衰竭或脑血流灌注不足等症状，应迅速施行电复律。洋地黄中毒引起的室性心动过速，不宜用电复律，应给予药物治疗。积极预防病因和诱因，治疗充血性心力衰竭，心肌梗死患者早期应用β受体拮抗药，纠正代谢障碍、电解质紊乱。

(七)心房颤动(房颤)

指规则有序的心房电活动丧失，代之以快速无序的颤动波，引起心室律紊乱，是临床上最常见的心律失常之一。随年龄增长，其发生率增加。常发生于原有心血管疾病者，如风湿性心脏病、冠心病、高血压性心脏病、甲状腺功能亢进、缩窄性心包炎、心肌病、感染性心内膜炎以及慢性肺源性心脏病。也可见于正常人情绪激动、手术后、运动或大量饮酒时。

1. 临床表现   房颤症状的轻重受心室率快慢的影响。心室率超过150次/分，患者可发生心绞痛与充血性心力衰竭。心室率不快时，患者可无症状。风湿性心脏患者并发房颤时，易发生体循环栓塞，以脑栓塞最常见。心脏听诊第一心音强度变化不定，心律极不规则，出现脉搏短绌。

2. 心电图特点   P波消失，代之以小而不规则的基线波动，形态与振幅均变化不定的f波，频率为350~600次/分；心室率100~160次/分，节律极不规则；QRS波群形态通常正常，R-R间期完全不规则。见图2-2-7。

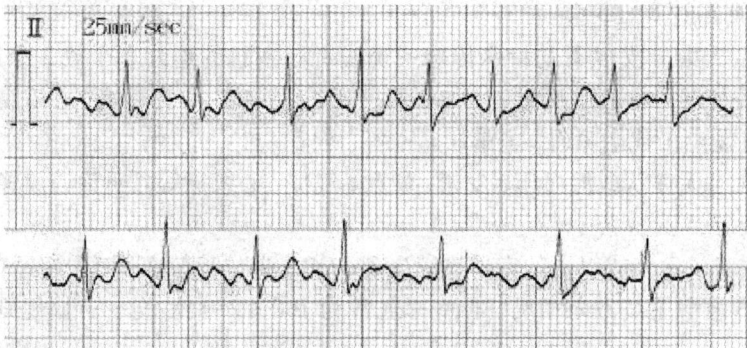

图2-2-7   心房颤动

3. 治疗   处理原发疾病和诱发因素，为防止栓塞发生，需应用华法林抗凝，以预防脑卒中发生。控制房颤采用药物转复、电转复及导管消融治疗。常用胺碘酮；药物复律无效时，可改用同步电复律；导管消融作为二线治疗方法。应用β受体拮抗药、钙通道阻滞药或地高辛控制心室率。

三、转诊指征

(1)有严重器质性心脏病，新出现严重心律失常。

(2)需要治疗的房性早搏和室上性心动过速、频繁发作的室上速需确定预防发作方案或进行手术根治者。

(3)新发生的室性早搏。

（4）室性心动过速。

（5）以下情况的心房颤动：初发经处理后未能转复者以及转复后需明确病因者；在心动过缓基础上发生；除外预激伴发房颤者，心室率超过 150 次/分。

（6）心律失常发作时出现意识丧失或低血压、晕厥、心绞痛、心力衰竭等血流动力学不稳定表现者。

【同步综合练习】

一、案例分析题

患者，男，56 岁。阵发性心悸 20 年，加重伴呼吸困难 1 天。

患者 20 年前无明显诱因出现心悸，乏力，有时伴有头晕、胸闷、胸痛，曾诊断为"高血压、心房纤颤"。近年多次因"心房纤颤"住院治疗，口服"美托洛尔、阿司匹林"可缓解，但心悸时有发生。昨日受凉后咳嗽、无痰，低热，明显心悸、伴呼吸困难。发病来患者略有头晕、头胀、头痛，无肢体活动不灵，进食差，二便正常。

既往有高血压病史 13 年，最高 190/110 mmHg，服多种降压药，具体名称不详，血压控制可。吸烟 30 余年，每天一包。否认肝炎、结核、风心病、冠心病、心肌病等病史。

查体：T37.5℃，P 90 次/分，R 22 次/分，BP 140/70 mmHg。神志清，口唇无发绀，右下肺可闻及湿啰音，心界不大，心率 110 次/分，第一心音强弱不等，节律绝对不齐，腹软，无压痛及反跳痛，肝脾肋下未触及，双下肢无浮肿，生理反射存在，病理反射未引出。

问题：

1.为明确诊断，最需要做哪些辅助检查？

2.初步诊断是什么？诊断依据有哪些？

3.初步采取哪些处理措施？

二、单项选择题

【A 型题】

1.对于无器质性心脏病无症状的室性期前收缩的患者，应采取的治疗是（　　）

A. 去除病因和诱因　　　　　　　B. 胺碘酮

C. 维拉帕米　　　　　　　　　　D. 地尔硫䓬

E. 美托洛尔

2.陈旧性心肌梗死患者，心电图示频发室性期前收缩，首选药物是（　　）

A. 美西律　　　　　　　　　　　B. 利多卡因

C. 胺碘酮　　　　　　　　　　　D. 地尔硫䓬

E. 美托洛尔

3.心电图示：提前发生的 P 波，形态与窦性 P 波略不同，PR 间期 0.14 秒，QRS 波群形态和时限正常。该心律失常最可能是（　　）

A. 房性期前收缩　　　　　　　　B. 室性期前收缩

C. 心房颤动　　　　　　　　　　D. 阵发性室性心动过速

E. 阵发性室上性心动过速

4.患者，男，32 岁。阵发性心悸 2 年，发作时按摩颈动脉窦可好转。发作时心电图示：心室率 190 次/分，逆行 P 波，QRS 波群形态与时限正常。该患者最可能的诊断是（　　）

A. 房性期前收缩   B. 室性期前收缩

C. 心房颤动   D. 阵发性室性心动过速

E. 阵发性室上性心动过速

5. 患者, 女, 25 岁。体检时 ECG 发现偶发房性期前收缩。既往体健。查体: 心界不大, 心率 85 次/分, 心脏各瓣膜区未闻及杂音。该患者最恰当的处理措施是(　　　)

A. 寻找病因, 定期随诊   B. 口服胺碘酮

C. 口服维拉帕米   D. 口服地尔硫䓬

E. 口服美托洛尔

【B 型题】(　　　)

A. 100 ~ 150 次/分   B. 150 ~ 250 次/分

C. 260 ~ 300 次/分   D. 350 ~ 600 次/分

E. >600 次/分

6. 窦性心动过速的心率是(　　　)

7. 心房颤动时 f 波的频率是(　　　)

8. 阵发性室上性心动过速的心室率一般为(　　　)

【参考答案】

一、案例分析题

1. 需要做的辅助检查: 心电图、X 线胸片、血常规、血脂、血糖、电解质。

2. 初步诊断:

(1) 心律失常: 心房颤动;

(2) 原发性高血压 3 级, 极高危险组;

(3) 右下肺炎。

诊断依据:

(1)"心房纤颤"病史; 心悸、乏力, 伴头晕、胸闷、胸痛等表现; 体检第一心音强弱不等, 节律绝对不齐, 心率大于脉率即短细脉;

(2) 男性大于 55 岁; 吸烟; 高血压病史, 血压高于 180/110 mmHg;

(3) 受凉后咳嗽、呼吸困难; 低热, 右下肺湿啰音。

3. 初步处理措施:

(1) 抗感染;

(2) 胺碘酮控制房颤;

(3) 华法林抗凝以预防栓塞;

(4) 进行冠心病一级预防;

(5) 持续房颤, 药物不能控制时转诊。

二、单项选择题

1. A　2. E　3. A　4. E　5. A　6. A　7. D　8. B

(编者　严正梅)

第三节 原发性高血压

一、概述

原发性高血压是以体循环动脉血压升高为主要临床表现的心血管综合征，通常简称为高血压。高血压是多种心、脑血管疾病的重要病因和危险因素，影响重要脏器，如心、脑、肾的结构与功能，最终导致这些器官的功能衰竭。

原发性高血压的病因为多因素，尤其是遗传和环境因素相互作用的结果。

1. 遗传因素　高血压具有明显的家族聚集性。

2. 环境因素

（1）饮食：高钠盐、高蛋白质、高饱和脂肪酸、低钾、叶酸缺乏，与高血压发病相关。

（2）精神应激：脑力劳动者、从事精神紧张度高的职业者、长期生活在噪声环境中听力敏感性减退者，发病率高。

（3）其他因素：超重和肥胖、服用避孕药、睡眠呼吸暂停低通气综合征也与高血压的发生有关。

二、临床表现

（一）症状

大多数起病缓慢，缺乏特殊的临床表现，导致诊断延迟，仅在测量血压时或发生心、脑、肾等并发症时才被发现。常见症状有头晕、头痛、颈项板紧、疲劳、心悸等，也可出现视物模糊、鼻出血等较重症状。典型的高血压头痛在血压下降后即可消失。如果突然发生严重头晕与眩晕，要注意可能是短暂性脑缺血发作或者过度降压、直立性低血压。高血压患者还可以出现受累器官的症状，如胸闷、气短、心绞痛、多尿等。

（二）体征

高血压时体征一般较少，除血压升高外，心脏听诊可有主动脉瓣区第二心音亢进、收缩期杂音或收缩早期喀喇音。

（三）并发症

1. 心脏　主要包括充血性心力衰竭及冠状动脉粥样硬化性心脏病的临床表现。长期高血压可致左心室肥厚、扩大，最终导致充血性心力衰竭。高血压可促使冠状动脉粥样硬化形成及发展并使心肌耗氧量增加，可出现心绞痛、心肌梗死、心力衰竭及猝死。

2. 高血压脑病　包括脑出血、脑血栓形成、腔隙性脑梗死、短暂性脑缺血发作。

3. 肾脏　肾小管、肾小球功能损害表现，包括夜尿增多、蛋白尿、肾衰竭等。

4. 血管　主动脉夹层、动脉粥样硬化等。

三、诊断与鉴别诊断

（一）诊断

1. 高血压诊断标准　高血压诊断主要根据诊室测量的血压值，采用经核准的水银柱或电子血压计,测量安静休息坐位时上臂肱动脉部位血压。一般需非同日测量三次血压值收缩压≥140 mmHg 和(或)舒张压≥90 mmHg 可诊断高血压。是否血压升高,不能仅凭 1 次或 2 次诊室血压测量值来确定,需要一段时间的随访,观察血压变化和总体水平。

一旦诊断高血压,必须鉴别是原发性还是继发性。原发性高血压患者需做有关实验室检查,评估靶器官损害和相关危险因素。

2. 高血压分类标准　目前,我国采用的血压分类和标准见表 2 - 2 - 2。高血压定义为未使用降压药物的情况下收缩压≥140 mmHg 和(或)舒张压≥90 mmHg,根据血压升高水平,又进一步将高血压分为 1 ~ 3 级。

表 2 - 2 - 2　血压水平分类和定义(单位: mmHg)

分类	收缩压		舒张压
正常血压	<120	和	<80
正常高值血压	120 ~ 139	和(或)	80 ~ 89
高血压	≥140	和(或)	≥90
1 级高血压(轻度)	140 ~ 159	和(或)	90 ~ 99
2 级高血压(中度)	160 ~ 179	和(或)	100 ~ 109
3 级高血压(重度)	≥180	和(或)	≥110
单纯收缩期高血压	≥140	和	<90

注:当收缩压和舒张压分属于不同分级时,以较高的级别作为标准。以上标准适用于任何年龄的成年男性和女性。

3. 高血压的危险因素评估　长期血压升高可造成心、脑、血管及肾脏等靶器官的损害;靶器官的损害程度不仅直接与血压升高的水平有关,还与患者是否伴有其他心血管的危险因素、靶器官的损害程度及合并其他疾病的情况密切相关。高血压危险分层见表 2 - 2 - 3。

表 2 - 2 - 3　高血压危险分层

其他危险因素和病史	高血压		
	1 级	2 级	3 级
无	低危	中危	高危
1 ~ 2 个危险因素	中危	中危	很高危
≥3 个危险因素或靶器官损害	高危	高危	很高危
临床合并症或合并糖尿病	很高危	很高危	很高危

除血压升高水平以外,表 2 - 2 - 3 中危险因素包括:年龄(男性 >55 岁,女性 >65 岁)、吸烟、血脂异常、早发心血管病家族史、肥胖或腹型肥胖。靶器官损害包括左心室肥厚、颈动脉内膜增厚或斑块、血肌酐轻度升高。临床疾病包括:脑血管病、心脏病、肾脏疾病、周围血管病、视网膜病变、糖尿病。

（二）鉴别诊断

继发性高血压：肾性高血压（肾炎、肾动脉狭窄）、内分泌疾病（嗜铬细胞瘤、原发性醛固酮增多症）、主动脉狭窄。

四、治疗

（一）治疗目的

降压治疗的最终目的是减少高血压患者心、脑血管病的发生率和死亡率。

（二）血压控制目标值

目前一般主张血压控制目标值至少 < 140/90 mmHg。糖尿病、慢性肾脏病、心力衰竭或病情稳定的冠心病合并高血压患者，血压控制目标值 < 130/80 mmHg。65 岁以上老年人收缩压控制于 150 mmHg 以下，如果能够耐受可降至 140 mmHg 以下。

（三）治疗策略

1. 生活方式干预 高血压初步诊断后立即采取生活方式干预（非药物治疗）：①减少钠盐摄入，每日钠盐摄入应低于 5 g，增加钾盐摄入。②控制体重：成人 BMI 应控制在 18.5~23.9 之间；腰围：男女分别应小于 90 cm 及 85 cm。③不吸烟（包括二手烟）。④限制饮酒：所有高血压见者应限制饮酒量，每日酒精摄入量男性不应超过 25 g，女性不应超过 15 g。⑤体育运动：定期的体育锻炼可产生重要的治疗作用、降低血压、改善糖代谢。⑥精神放松。

2. 药物治疗时机 ①高危患者：一旦确诊，立即开始对高血压、并存的危险因素及临床疾患进行综合治疗。②中危患者：随访 1 个月，多次测量血压仍高于正常，可开始药物治疗；血压正常者继续检测血压。③低危患者：随访 3 个月，多次测量血压仍高于正常，可开始药物治疗；血压正常者继续检测血压。

（四）常用降压药物

1. 降压药物应用基本原则 4 项原则，即小剂量开始，优先选择长效制剂，联合用药及个体化。

2. 降压药物种类 目前常用降压药物可归纳为五大类，即利尿药、β 受体拮抗药、钙通道阻滞药（CCB）、血管紧张素转换酶抑制药（ACEI）和血管紧张素 II 受体拮抗药（ARB），详见表 2 - 2 - 4。

表 2 - 2 - 4 常用降压药物名称、剂量及用法

药物分类	药物名称	单次剂量	用法（每日）
利尿药	氢氯噻嗪	12.5 mg	1~2 次
	氨苯蝶啶	50 mg	1~2 次
	呋塞米	20~40 mg	1~2 次
β - 受体拮抗药	美托洛尔	25~50 mg	2 次
	阿替洛尔	50~100 mg	1 次
	倍他洛尔	10~20 mg	1 次
	拉贝洛尔	100 mg	2~3 次

续表 2 - 2 - 4

药物分类	药物名称	单次剂量	用法(每日)
钙通道阻滞药 (CCB)	硝苯地平	5 ~ 10 mg	3 次
	硝苯地平控释剂	30 ~ 60 mg	1 次
	尼群地平	10 mg	2 次
	非洛地平缓释剂	5 ~ 10 mg	1 次
	氨氯地平	5 ~ 10 mg	1 次
	左旋氨氯地平	1.25 ~ 5 mg	1 次
	维拉帕米缓释剂	240 mg	1 次
	地尔硫䓬缓释剂	90 ~ 180 mg	1 次
血管紧张素转换酶抑制药 (ACEI)	卡托普利	12.5 ~ 50 mg	2 ~ 3 次
	依那普利	10 ~ 20 mg	2 次
	贝那普利	10 ~ 20 mg	1 次
	赖诺普利	10 ~ 20 mg	1 次
血管紧张素Ⅱ受体拮抗药 (ARB)	氯沙坦	50 ~ 100 mg	1 次
	缬沙坦	80 ~ 160 mg	1 次
	厄贝沙坦	150 ~ 300 mg	1 次
	坎地沙坦	8 ~ 16 mg	1 次

注：具体使用剂量及注意事项请参照药物使用说明书

3.常用降压药物适应证及不良反应

(1)利尿药：有噻嗪类、袢利尿药和保钾利尿药3类。

噻嗪类适用于轻、中度高血压；不良反应主要是低钾血症、影响血脂、血糖、血尿酸代谢，乏力、尿量增多。痛风患者禁用。

保钾利尿药可引起高血钾，不宜与ACEI、ARB合用，肾功能不全者禁用。

(2)β受体拮抗药：适用于各种不同严重程度高血压，尤其是心率较快的中、青年患者或合并心绞痛患者，对老年人高血压疗效相对较差。不良反应主要有心动过缓、乏力、四肢发冷。急性心力衰竭、支气管哮喘、病态窦房结综合征、房室传导阻滞和外周血管病患者禁用。

(3)钙通道阻滞药：适用于各种不同严重程度高血压。主要不良反应是心率增快、面部潮红、头痛、下肢水肿等。

(4)血管紧张素转换酶抑制药(ACEI)：对肥胖、糖尿病和心脏、肾脏靶器官受损的高血压患者具有相对较好的疗效，特别适用于伴有心力衰竭、心肌梗死、房颤、蛋白尿、糖耐量减退或糖尿病肾病的高血压患者。不良反应主要是刺激性干咳和血管性水肿。高钾血症、妊娠妇女和双侧肾动脉狭窄患者禁用。

(5)血管紧张素Ⅱ受体拮抗药(ARB)：适应证同ACEI类药。最大的特点是不良反应很少，不引起刺激性干咳，持续治疗的依从性高。

（五）特殊人群的降压问题

1.高血压合并心力衰竭　高血压是引起心力衰竭最常见的原因。治疗首选 ACEI 或 ARB、β 受体阻滞药和利尿药。

2.高血压合并冠心病　高血压是冠心病的主要危险因素。应优先使用 β 受体拮抗药、钙通道阻滞药，也可选用 ACEI 或 ARB。

3.高血压合并糖尿病　高血压患者中有 20%～40% 合并糖尿病，而糖尿病患者的高血压患病率约比非糖尿病者高 2～3 倍。高血压合并糖尿病的治疗首选 ACEI 或 ARB，也可加用钙通道阻滞药或小剂量利尿药。ACEI 或 ARB 能有效减轻和延缓糖尿病肾病的进展，改善血糖控制。

4.高血压合并肾脏损害　高血压的肾损害很常见，应首选 ACEI、ARB、钙通道阻滞药，在同等降压条件下这些药物降低尿蛋白的作用更为显著，临床证据更多。也可以选用醛固酮拮抗药如螺内酯。

5.老年高血压患者　降压治疗可降低老年高血压患者的致残率和病死率，治疗应优先选择钙通道阻滞药、ACEI 或 ARB 及利尿药。强调和缓降压，避免血压大幅度起伏波动。

6.高血压合并脑血管病　对于已发生过脑卒中的患者，降压治疗的目的是预防再次发生脑卒中。高血压合并脑血管病患者不能耐受血压下降过快或过大，压力感受器敏感性减退，易发生直立性低血压，降压过程应缓慢平稳，最好不要减少脑血流量。可选择 ARB、长效钙通道阻滞药、ACEI 或利尿药。

7.高血压急症　包括高血压脑病、颅内出血、脑梗死、急性心力衰竭、急性冠脉综合征、主动脉夹层等。应采用静脉给药的方法、迅速降低血压。大多数情况下首选硝普钠，使用硝普钠时必须密切监测血压，根据血压水平调节滴注速度。硝普钠可用于各种高血压急症。高血压急症禁止使用利血平，因为利血平肌内注射的降压作用较缓慢，如果短期内反复注射可导致难以预测的蓄积效应，发生严重低血压。治疗开始时也不宜使用强有力的利尿药，除非有心力衰竭或体液容量负荷过重。

五、预防

1.一级预防　即控制危险因素。精神因素、钠摄入过多、肥胖等是较为明确的发病因素。可针对这些因素进行预防，鼓励广大群众采取相应的预防措施和健康生活方式，如提倡减轻体重、减少食盐摄入量、控制饮酒、运动及减轻精神压力等。

2.二级预防　即高血压导致的靶器官损害的并发症的预防。提高人民大众对高血压及其后果的认识，做到及早发现、早诊断、早期有效治疗，预防并发症的发生。

3.三级预防　治疗并发症、促进康复、延长生命、降低致残致死率。

六、转诊指征

（一）初诊患者转诊条件

（1）合并严重的临床情况或靶器官损害；

（2）患者年轻且血压水平高达 3 级；

（3）怀疑继发性高血压；

（4）妊娠和哺乳期妇女；

（5）怀疑白大衣高血压的可能，需明确诊断；

（6）为诊断分级、危险分层需要到上级医院进一步检查。

（二）随诊高血压转诊条件

（1）按治疗方案用药 2～3 个月血压不达标；

（2）血压控制平稳的患者再度血压升高并难以控制；

（3）血压波动较大，基层医生处理困难；

（4）出现新的临床疾病；

（5）出现不能解释或难以处理的药物不良反应；

（6）高血压伴发多重危险因素或靶器官损害而处理困难。

【同步综合练习】

一、简答题

1. 简述高血压合并糖尿病、冠心病、脑血管病、肾功能损害时的用药。

2. 简述高血压的一级预防措施。

二、单项选择题

1. 成人高血压病的诊断标准为静息时（　　　）

A. 收缩压≥140 mmHg，舒张压≥90 mmHg

B. 收缩压 >110 mmHg，舒张压 >75 mmHg

C. 收缩压≥120 mmHg，舒张压≥80 mmHg

D. 收缩压≥130 mmHg，舒张压≥85 mmHg

E. 收缩压 >120 mmHg，舒张压 >80 mmHg

2. 下列哪项不是原发性高血压的相关因素（　　　）

A. 遗传因素　　　　　　　　　B. 年龄增大

C. 脑力活动过度紧张　　　　　D. 自身免疫缺陷

E. 高盐饮食及肥胖

3. 高血压老年患者的饮食不须限制（　　　）

A. 高胆固醇食物　　　　　　　B. 高动物脂肪食物

C. 高糖食物　　　　　　　　　D. 高钠食物

E. 高钙食物

4. 有三个危险因素的轻度高血压患者属（　　　）

A. 低危人群　　　　　　　　　B. 中危人群

C. 高危人群　　　　　　　　　D. 极高危人群

E. 无危险人群

5. 2 级高血压是指血压的范围为（　　　）

A. 收缩压 140～159 mmHg，舒张压 90～99 mmHg

B. 收缩压 160～179 mmHg，舒张压 100～109 mmHg

C. 收缩压≥180 mmHg，舒张压 90～100 mmHg

D. 收缩压≥180 mmHg，舒张压 100～110 mmHg

E. 收缩压≥180 mmHg，舒张压≥110 mmHg

6. 高血压可造成哪些靶器官的损伤（　　　）

A.心、肺、肾   B.肝、肺、肾

C.肺、心、肾   D.心、肝、肾

E.心、脑、肾

7.卡托普利最常见的不良反应是(　　)

A.头痛   B.乏力

C.心率增快   D.心率减慢

E.刺激性干咳

8.高血压的一级预防不包括(　　)

A.控制钠盐   B.降低体重

C.控制饮酒   D.情绪平稳

E.治疗冠心病

9.主要不良反应为电解质紊乱的药物是(　　)

A.利尿药   B.β受体拮抗药

C.CCB   D.ACEI

E.ARB

10.主要不良反应为颜面潮红、头痛的药物是(　　)

A.利尿药   B.β受体拮抗药

C.CCB   D.ACEI

E.ARB

11.血管紧张素转换酶抑制药最适合于(　　)

A.妊娠高血压   B.高血压伴高钾血症

C.高血压伴左心室肥厚   D.高血压伴主动脉瓣狭窄

E.高血压伴双侧肾动脉狭窄

12.患者,男,45岁。患高血压3年,指导患者饮食中钠盐应(　　)

A.<2 g/d   B.<4 g/d

C.<6 g/d   D.<8 g/d

E.<10 g/d

13.患者,男,69岁,患有原发性高血压10年,吸烟史30年,父亲死于高血压引发的脑出血,目前血压为145/95 mmHg,该患者按高血压危险度分层属于(　　)

A.低危人群   B.中危人群

C.高危人群   D.极高危人群

E.无危险人群

14.患者,男,75岁。高血压病史16年,平素血压170/70 mmHg左右。实验室检查:空腹血糖5.6 mmol/L,血肌酐180umo/L,尿蛋白(+)。该患者收缩压至少应控制在(　　)

A.110 mmHg以下   B.120 mmHg以下

C.130 mmHg以下   D.140 mmHg以下

E.150 mmHg以下

(15~16题共用选项)

A.氢氯噻嗪   B.硝苯地平

C.美托洛尔   D.依那普利

E.厄贝沙坦

15.合并痛风的高血压患者不宜选用(　　　)

16.合并支气管哮喘的高血压患者不宜选用(　　　)

(17~18题共用选项)

A.噻嗪类利尿药   B.a受体拮抗药

C.β受体拮抗药   D.二氢吡啶类钙通道阻滞药

E.血管紧张素转换酶抑制药

17.合并低钾血症的高血压患者降压不宜使用的药物是(　　　)

18.合并糖尿病的高血压患者,血清肌酐正常,降压治疗宜首选的药物(　　　)

【参考答案】

一、简答题

略

二、单项选择题

1.A　2.D　3.E　4.C　5.B　6.E　7.E　8.E　9.A　10.C　11.C　12.C　13.C

14.C　15.A　16.C　17.A　18.E

(编者　严正梅)

第四节　冠状动脉粥样硬化性心脏病

一、概述

冠状动脉粥样硬化性心脏病指冠状动脉粥样硬化引起管腔狭窄或闭塞,导致心肌缺血缺氧或坏死而引起的心脏病,简称冠心病,也称缺血性心脏病。

冠状动脉粥样硬化性心脏病是动脉粥样硬化导致器官病变的最常见类型,也是严重危害人类健康的常见病。冠心病的发病有多种易患因素或危险因素:①年龄、性别:本病多见于40岁以后,且男性多于女性,女性患病常在绝经期之后;②高血压;③血脂异常;④吸烟;⑤糖尿病和糖耐量异常;⑥胰岛素抵抗;⑦其他有关因素:高体重,尤其体重迅速增加者;遗传因素;A型性格者等。

冠心病分为5型:①隐匿型或无症状型冠心病;②心绞痛;③心肌梗死;④缺血性心肌病;⑤猝死。近年趋向于根据发病特点和治疗原则不同分为两大类:①慢性冠脉疾病(CAD),也称慢性心肌缺血综合征(CIS);②急性冠状动脉综合征(ACS)。本节仅讨论稳定型心绞痛和不稳定型心绞痛。

二、临床表现

(一)稳定型心绞痛

发作性胸痛,部位在胸骨中下部之后方以及左前胸部,手掌范围大小,疼痛性质为压迫性、发闷或紧缩感;疼痛可放射到左上臂内侧、颈部、下颌,持续数分钟,休息或舌下含服硝酸甘油后数分钟可缓解。心绞痛常因体力负荷加重、寒冷、情绪激动、饱餐、吸烟等诱发，而且诱发心绞痛的体力负荷量比较恒定。心绞痛发作时可有心率加快、心电图有缺血性 ST 段下移及 T 波倒置，症状缓解后可恢复。

（二）不稳定型心绞痛

如果心绞痛发作有下述特点，被称之为不稳定现心绞痛：①近 1～2 个月内新发生心绞痛；②原有稳定型心绞痛，近期明显加重，表现为心绞痛的体力负荷量明显下降、疼痛更剧烈、更频繁、持续时间更长、需要更长的时间或更多的药物才能缓解；③休息时发作且持续时间 > 20 分钟。

不稳定型心绞痛发作时心电图有缺血性 ST 段下移及 T 波倒置，心绞痛缓解后可恢复。部分患者发作时 ST 段出现一过性抬高，含服硝酸甘油后 ST 段可迅速降至正常；这类患者的发病机制是冠状动脉痉挛，属不稳定现心绞痛的一种特殊类型，称为变异性心绞痛。严重的不稳定型心绞痛发作时可有肌钙蛋白轻度（小于正常值 3 倍）升高。

三、诊断与鉴别诊断

（一）诊断

心绞痛的诊断根据典型的心绞痛症状，并排除其他原因导致的心绞痛，可初步诊断；有心绞痛发作时心肌缺血的心电图可确定诊断；必要时可作激发试验（如心电图运动试验）。对少数症状不典型的心绞痛，冠脉造影可确定病变的部位、程度，是明确诊断及手术治疗的依据。冠脉 CT 是借助计算机辅助成像技术检查冠状动脉的无创性方法。

（二）鉴别诊断

1. 急性心肌梗死　发作无诱因，胸痛更剧烈，伴有濒死感和恐惧感，持续时间长，服硝酸甘油无效，可伴有休克、心力衰竭、心律失常。心电图 ST 段抬高或 ST 段显著降低伴心肌坏死标志物升高 3 倍以上。

2. 其他原因引起的心绞痛　肥厚型梗阻性心脏病者常有猝死的家族史、听诊胸骨左缘第 3、4 肋间可听到收缩期杂音，心电图可见深而窄的 Q 波；主动脉解狭窄者在主动脉瓣可听到收缩期杂音。

3. 胃食管反流病　胸骨后烧均样疼痛，饱餐后平卧易发生，多伴有反酸等反流症状，常于夜间发作。

4. 肋间神经痛　胸痛为刺痛、串痛并沿肋间神经分布，肋骨下缘可有压痛并沿肋间神经放射。心电图、胸部 X 线未见异常。

5. 肋软骨炎　可持续数周或数月，深呼吸及上臂活动时加重，肋软件有压痛。心电图、胸部 X 线未见异常。

6. 心脏神经症　青年成中年女性，有神经衰弱的症状；胸痛为短暂的刺痛或较久的隐痛；胸闷、气短与情绪有关；心电图、胸部 X 线片未见异常。

四、治疗原则

1. 稳定型心绞痛的治疗　药物治疗、介入治疗和冠状动脉旁路移植术是冠心病治疗的 3 种方法。其中药物治疗是基本手段，同时要强调包括改变生活方式的综合治疗。

（1）动脉粥样硬化的治疗。

1) 抗血小板：除非有禁忌证，所有患者均应口服阿司匹林 75 ~ 150 mg/d 治疗。

2) 降脂治疗：首选他汀类药，控制血脂、稳定粥样硬化斑块、抗炎、保护血管内皮功能。

(2) 抗心绞痛治疗。目的是达到心肌需氧与供氧的平衡。

1) β 受体拮抗药：常用有美托洛尔、比索洛尔。除非有禁忌证，均应持续、无限期使用。剂量个体化，小剂量开始，逐渐增量。能缓解症状、心率不低于 50 次/分为宜。

2) 硝酸酯类药物治疗：常用单硝酸异山梨酯、硝酸异山梨酯、硝酸甘油等。根据症状使用。用药后出现头晕、心悸等直立性低血压症状，应马上平卧。

3) 钙通道阻滞药：常用有硝苯地平(控释或缓释剂型)、氨氯地平等。根据病情选用。

(3) 积极治疗高血压、糖尿病、高脂血症。降压常用 ACEI 或 ARB，高血压的控制目标 < 140/90 mmHg，合并糖尿病、肾病者 < 130/80 mmHg；糖尿病的控制目标是糖化血红蛋白正常。高脂血症的控制目标依危险分层确定。

(4) 改变生活方式。戒烟(包括被动吸烟)，运动(每天 30 ~ 60 分钟适当强度有氧运动)，减少饱和脂肪酸、反式脂肪酸和胆固醇摄入，保持正常休重。

2. 不稳定型心绞痛的治疗　除稳定型心绞痛的各项治疗措施外，不稳定型心绞痛最重要的治疗措施是强化抗血小板治疗及抗凝(使用肝素)治疗，有些患者还需要介入/手术治疗。这些措施需在专科医院进行。具体治疗原则包括：①强化抗血小板治疗：常需要两种抗血小板药物联合使用；②抗凝治疗：使用肝素防止血栓形成及扩展，避免心肌损伤、坏死；③强化降脂：使用大剂量他汀类药物稳定斑块；抗炎、保护血管内皮功能；④抗心绞痛：硝酸酯类可酌情增加剂量或静脉注射；在无禁忌证的情况下口服 β 受体拮抗药；⑤变异性心绞痛者(发作时出现 ST 段一过性抬高者)使用硫氮䓬酮，解除冠状动脉痉挛。

五、预防

1. 一级预防　主要是针对冠心病的危险因素进行宣教，包括：①不吸烟(包括二手烟)；②饮食调整：总热量控制，减少胆固醇摄入；③增加体力活动、防止肥胖；④积极治疗高血压、糖尿病、血脂异常。

2. 二级预防　对冠心病患者早诊断、早治疗，积极采取药物及非药物措施，控制病情发展、预防并发症的发生。药物治疗包括长期服用阿司匹林、β 受体拮抗药、他汀类降脂药；心肌梗死病史的患者应长期使用 ACEI。其他措施与一级预防相同，鼓励病情稳定的冠心病患者有计划地适当运动。

3. 三级预防　积极治疗并发症，防止病情恶化，延长患者寿命，减低死亡率。

六、转诊

(1) 对于确诊或疑诊为急性心肌梗死患者，应立即安排专业医护人员护送转诊。心电图及心肌酶谱检查高度怀疑心肌梗死者，应尽快给予吸氧、卧床休息、缓解疼痛等一般治疗，在生命征平稳的条件下迅速转诊。

(2) 所有不稳定型心绞痛均应转诊。其中 48 小时内频繁发作的静息心绞痛患者、发作时段明显抬高或下移 >1 mm、发作持续时间 >20 分钟或伴发严重的心律失常、血压下降者，需安排专业医护人员护送转诊。

(3) 稳定型心绞痛及陈旧心肌梗死患者出现下列情况时需转诊：①原有的危险因素控制

不理想或发现新的危险因素(伴发糖尿病、严重血脂异常等);②原有并发症控制不佳或出现新的并发症(如心功能不全、心律失常等);③出现药物不良反应,需调整治疗方案;④首次发现陈旧心肌梗死。

【同步综合练习】

一、简答题

1. 描述稳定型心绞痛的发作特点。

2. 简述冠心病的一、二级预防措施和转诊指征。

二、单项选择题

1. 稳定型心绞痛诱因不包括(　　)

A. 卧床 　　　　　　　　　　B. 寒冷

C. 饱餐 　　　　　　　　　　D. 吸烟

E. 情绪激动

2. 心绞痛胸痛特点不包括(　　)

A. 疼痛位于胸骨后 　　　　　B. 一般持续数分钟

C. 常有明显诱因 　　　　　　D. 呈针刺样疼痛

E. 休息后可缓解

3. 典型心绞痛发作临床表现下列哪项不妥(　　)

A. 发作性胸骨后或心前区疼痛

B. 疼痛持续时间多在 1~5 分钟内,很少超过 15 分钟

C. 疼痛性质为压迫性、闷胀、紧缩或烧灼感

D. 休息或含服硝酸甘油后 1~5 分钟内缓解

E. 疼痛可持续 1 小时左右

4. 终止心绞痛发作最有效、作用最快的药物是(　　)

A. β受体拮抗药 　　　　　　B. 钙离子拮抗药

C. 阿司匹林 　　　　　　　　D. 硝酸酯类药物

E. 潘生丁

5. 冠心病改变生活方式不包括(　　)

A. 戒烟(包括被动吸烟) 　　　B. 减少饱和脂肪酸摄入

C. 选择合适运动方式 　　　　D. 剧烈运动降低体重

E. 保持正常体重

6. 冠心病心绞痛口服阿司匹林的目的是(　　)

A. 阻断β受体减慢心率 　　　B. 阻断钙通道减慢传导

C. 调节血脂 　　　　　　　　D. 溶解血栓

E. 抑制血小板聚集

7. 冠心病的一级预防措施不包括(　　)

A. 不吸烟 　　　　　　　　　B. 饮食控制总热量

C. 防止肥胖 　　　　　　　　D. 治疗高血压

E. 治疗并发症

8.冠心病二级预防不常用以下药物(　　)

A.地高辛　　　　　　　　　　　B.阿司匹林

C.辛伐他汀　　　　　　　　　　D.美托洛尔

E.依那普利

9.心绞痛与急性心肌梗死最主要的区别是(　　)

A.疼痛部位　　　　　　　　　　B.疼痛持续时间

C.疼痛性质　　　　　　　　　　D.疼痛范围

E.疼痛放射部位

10.某心绞痛患者,在搬东西时突然感到心前区闷痛,立即含服硝酸甘油0.6 mg,2 min后出现头晕、心悸,应马上采取(　　)

A.吸氧

B.平卧

C.肌注哌替啶

D.站立不动

E.含硝酸甘油0.3 mg

【参考答案】

一、简答题

略

二、单项选择题

1.A　2.D　3.E　4.D　5.D　6.E　7.E　8.A　9.B　10.B

（编者　严正梅）

第五节　心肌病

一、概述

心肌病是一组特异质性心肌疾病,由不同病因(遗传性病因较多见)引起的心肌病变,导致心肌机械和(或)心电功能障碍,常表现为心室肥厚或扩张,最终可导致心脏性死亡或进行性心力衰竭。有多种类型,其中临床较常见的是扩张型心肌病和肥厚型心肌病。

扩张型心肌病是一类以左心室或双心室扩大伴收缩功能障碍为特征的心肌病。临床表现为心脏扩大、心力衰竭、心律失常、血栓栓塞及猝死。预后较差,病死率较高。多数病例病因不明,部分有家族遗传性。可能的病因有病毒感染、非感染的炎症、中毒(包括酒精)、内分泌和代谢紊乱、精神创伤、遗传等。

肥厚型心肌病是一种遗传性心肌病,以心室非对称性肥厚为特征。根据左心室流出道有无梗阻可分为梗阻性肥厚型和非梗阻性肥厚型心肌病。本病是常染色体显性遗传疾病,具有遗传异质性。是青少年和运动员猝死的主要原因。

二、临床表现

（一）扩张型心肌病

1. **症状** 起病隐匿，早期可无症状，或有疲劳、乏力、心悸、气促，后期出现呼吸困难、水肿、食欲下降、腹胀等左、右心衰竭的表现。合并心律失常时有心悸、头昏、黑矇甚至猝死。部分患者可发生栓塞，出现相应脏器栓塞的表现。持续顽固性低血压往往是本病终末期的表现。

2. **体征** 心尖搏动弥散，心界扩大，心音减弱，常可听到第三或第四心音，心率快时呈奔马律。左心衰竭时可闻及肺部湿啰音，右心衰竭时有颈静脉怒张、肝大、肝颈静脉回流征阳性、下肢水肿等。

（二）肥厚型心肌病

1. **症状** 部分患者可无自觉症状，而因猝死或在体检中被发现。有症状者常见劳力性呼吸困难和乏力，少见夜间阵发性呼吸困难。可有劳力性胸痛。部分患者常于运动时发生晕厥。可并发心律失常，以心房颤动多见，甚至发生心室颤动而猝死。

2. **体征** 可有心脏轻度增大，可闻及第四心音。流出道有梗阻的患者可在胸骨左缘第3~4肋间闻及较粗糙的收缩期喷射性杂音。心尖部也常可听到收缩期杂音。

三、诊断与鉴别诊断

（一）诊断

对于有慢性心力衰竭临床表现，超声心动图检查有心腔扩大与心脏收缩功能减低，即应考虑扩张型心肌病。根据病史和体格检查，超声心动图示舒张期室间隔的厚度≥15mm，如有阳性家族史（猝死、心肌肥厚等）更有助于诊断肥厚型心肌病，基因检查有助于明确遗传学异常。

（二）鉴别诊断

可通过病史、体检和超声心动图等检查与心脏瓣膜病、高血压性心脏病、冠心病、先天性心脏病等鉴别。肥厚型心肌病还需与淀粉样变、糖原贮积症等伴有心肌肥厚的疾病鉴别。

四、治疗

（一）扩张型心肌病的治疗

无特殊治疗方法，目前主要的治疗原则是纠正心力衰竭和心律失常，并预防栓塞和猝死，提高生活质量，延长生存期。

1. **病因及诱因治疗** 积极寻找病因，给予相应的治疗，如控制感染、严格限酒和戒酒、治疗内分泌疾病、纠正电解质紊乱，改善营养失衡等。

2. **纠正心力衰竭和心律失常** 常用ACEI或ARB、β受体拮抗药、肼屈嗪、二硝酸异山梨酯、利尿药、伊伐布雷定、洋地黄等，但本病较易发生洋地黄中毒，应慎用。

3. **预防栓塞** 对于有房颤或已经有附壁血栓形成或有血栓栓塞病史的患者须长期口服华法林或新型抗凝药物治疗。

4. **预防猝死** 可植入心律转复除颤器（ICD）。

5. **心脏移植** 对长期严重心力衰竭，内科治疗无效的病例，可考虑进行心脏移植。

6. 其他　心脏磁共振成像、心导管检查和冠状动脉造影、心内膜心肌活检等。

（二）肥厚型心肌病的治疗

治疗旨在改善症状、减少并发症和预防猝死。

1. 药物治疗　常用 β 受体拮抗药和非二氢吡啶类钙通道阻滞药以减轻左室流出道梗阻。心力衰竭时可选 ACEI、ARB、β 受体拮抗药、利尿药等。胺碘酮可减少阵发性房颤，β 受体拮抗药可控制持续性房颤的心室率。避免使用增强心肌收缩力和减少心脏容量负荷的药物，如洋地黄、硝酸酯类制剂等，以免加重左室流出道梗阻。

2. 非药物治疗　室间隔切除术、酒精室间隔消融术、起搏治疗。

五、预防

本病由于病因不明，又很多与遗传基因有关，难于预防。应对肥厚型心肌病患者进行生活指导，提醒患者避免激烈运动、持重或屏气等，减少猝死的发生。

六、转诊指征

心肌病患者出现心力衰竭、心律失常、栓塞、晕厥等情况时应做出初诊断，积极处理，如病情难以控制，应尽快转诊。

【同步综合练习】

单项选择题

1. 不属于肥厚型梗阻性心肌病特点的是（　　）

A. 心室肥厚　　　　　　　　　　　　B. 心腔扩大

C. 室间隔肥厚　　　　　　　　　　　D. 心肌非对称性肥厚

E. 心肌细胞排列紊乱

2. 对诊断心肌病最有意义的是（　　）

A. 运动时心前区闷痛及晕厥史　　　　B. 胸骨左缘第 3～4 肋间的收缩期杂音

C. 可闻第三心音及第四心音　　　　　D. 心电图

E. 超声心动图

3. 扩张型心肌病最主要的临床表现为（　　）

A. 晕厥　　　　　　　　　　　　　　B. 栓塞

C. 猝死　　　　　　　　　　　　　　D. 食欲不振

E. 充血性心力衰竭

4. 扩张型心肌病的彻底治疗方法是（　　）

A. 强心药　　　　　　　　　　　　　B. 利尿药

C. 血管扩张药　　　　　　　　　　　D. 安装 ICD

E. 心脏移植术

5. 预防肥厚型心肌病猝死发生最有效的方法是（　　）

A. 安装 ICD　　　　　　　　　　　　B. 服用 ACEI

C. 服用 ARB　　　　　　　　　　　　D. 服用胺碘酮

E. 服用 β 受体拮抗药

6.患者,女,36岁。半年来活动后气促,伴食欲减退、腹胀及双下肢水肿。自述既往无不适,生活工作正常。查体:BP 110/70 mmHg,颈静脉怒张,双肺底可闻及湿性啰音,心界向两侧扩大,S1减弱,心尖部可闻及3/6级收缩期杂音,肝肋下2 cm,肝颈静脉回流征阳性,双下肢凹陷性水肿。该患者最可能的诊断是( )

A.冠心病 B.风湿性心脏病

C.扩张型心肌病 D.肥厚型心肌病

E.缩窄性心包炎

(7~9题共用题干)

患者,男,19岁。8个月来反复心悸、胸痛、劳力性呼吸困难,时有头晕或短暂意识丧失。体检发现:心脏轻度增大,心尖部有2级收缩期杂音和第4心音,胸骨左缘第3~4肋间闻及收缩期粗糙喷射性杂音。

7.最可能的诊断是( )

A.冠心病 B.风湿性心脏病

C.扩张型心肌病 D.肥厚型梗阻性心肌病

E.心肌炎

8.应选用的药物是( )

A.地高辛 B.硝酸甘油

C.美托洛尔 D.依那普利

E.螺内酯

9.最有价值的诊断方法是( )

A.心电图 B.超声心动图

C.X线胸片 D.冠脉造影

E.心脏核素检查

【参考答案】

1.B 2.E 3.E 4.E 5.A 6.C 7.D 8.C 9.B

(编者 严正梅)

第三单元　消化系统

第一节　胃食管反流病

一、概述

胃食管反流病是指胃十二指肠内容物反流入食管引起烧心等症状,根据是否导致食管黏膜糜烂、溃疡,分为反流性食管炎及非糜烂性反流病。胃食管反流病也可引起咽喉、气道等食管邻近的组织损害,出现食管外症状。胃食管反流病由多种因素造成,是以食管下端括约肌功能障碍为主的胃食管动力障碍性疾病。直接损伤食管黏膜的因素是胃酸、胃蛋白酶及胆汁、胰液(非结合胆盐和胰酶)等反流物,故抑酸药及促胃肠动力药是临床主要的治疗药物。

二、临床表现

胃食管反流病的临床表现见表2-2-5。

表2-2-5　胃食管反流病的临床表现

	食管症状	食管外症状	并发症
常见和典型症状	烧心、反酸等反流症状	咽喉炎	上消化道出血
非典型症状	胸痛:是非心源性胸痛常见病因之一	咽部异物感	食管狭窄
	吞咽困难	咽部堵塞感	食管腺癌
	胸骨后不适感	慢性咳嗽	
		哮喘	
		睡眠障碍	

三、诊断

1.胃镜　是诊断反流性食管炎最准确的方法,能判断反流性食管炎的严重程度和有无并发症。内镜下反流性食管炎的分级见表2-2-6。

表2-2-6　反流性食管炎分级(洛杉矶分级法)

分级	胃镜改变
正常	食管黏膜没有破损
A级	一个或一个以上食管黏膜破损,长径小于5 mm
B级	一个或一个以上食管黏膜破损,长径大于5 mm,但没有融合性病变
C级	食管黏膜破损有融合,但小于75%的食管周径
D级	食管黏膜破损融合,至少达到75%的食管周径

若患者提供有吞咽困难、消化道出血、呼吸困难、体重减轻或有肿瘤家族史等任何报警症状或信息时,应及时行胃镜检查,以便与食管其他良恶性疾病、胃食管交界部疾病进行鉴别。

2.24小时食管pH监测　提供食管是否存在过度酸反流的客观依据,是诊断胃食管反流病(尤其非糜烂性反流病)的重要方法。

3.食管X线钡餐　主要用于不适合或不愿意接受胃镜检查者,对反流性食管炎诊断敏感性较胃镜差,对诊断食管裂孔疝有帮助。

4.食管压力测定　可以检测食管上、下括约肌及食管体部的功能状态,对鉴别诊断、术前及术后食管功能的评估有重要价值。

5.滴酸试验　可用于胸骨后疼痛的鉴别诊断。

6.质子泵抑制药(PPI)试验治疗　可用于疑诊为本病,而内镜检查阴性或不具备内镜检查的条件,且没有警报信号者,常用的试验方法是PPI 1片,每日2次,连用7~14天。如效果明显,胃食管反流病的临床诊断基本成立。

四、治疗

治疗目的主要是控制症状、治愈食管炎,减少复发和防治并发症。

(一)药物治疗

1.促胃肠动力药　可通过增加食管下端括约肌压力、改善食管蠕动功能、促进胃排空,从而达到减少胃内容物食管反流及减少其在食管的暴露时间。由于这类药物疗效有限且不确定,因此只适用于轻症患者,或作为与抑酸药合用的辅助治疗。

2.抑酸药　有效降低食管损伤因素的作用,是目前治疗本病的主要措施,对初次接受治疗的患者或有食管炎的患者宜以质子泵抑制药(PPI)治疗,以求迅速控制症状、治愈食管炎。

(1)质子泵抑制药(PPI)。这类药物抑酸作用强,疗效优于组胺H_2受体拮抗药,适用于症状重、有严重食管炎的患者。一般按治疗消化性溃疡常规用量,疗程4-8周。对个别疗效不佳者可加倍剂量或与促胃肠动力药联合使用,并适当延长疗程。

(2)组胺H_2受体拮抗药(H_2RA)。如雷尼替丁、法莫替丁等,能减少24小时胃酸分泌的50%~70%,但不能有效抑制进食刺激引起的胃酸分泌,因此适用于轻、中症患者。可按治疗消化性溃疡常规用量,分次服用,疗程8~12周。增加剂量可提高疗效,同时亦增加不良反应。

(二)维持治疗

胃食管反流病具有慢性复发倾向,为减少症状复发,防止食管炎复发引起的并发症,可给予维持治疗。停药后很快复发且症状持续者,以及有食管炎并发症如食管溃疡、食管狭窄者,需要长程维持治疗。质子泵抑制药和组胺H_2受体拮抗药均可用于维持治疗,PPI效果更优。维持治疗的剂量因患者而异,以调整至患者无症状之最低剂量为适宜剂量;对无食管炎的患者也可考虑采用按需维持治疗,即有症状时用药,症状消失时停药。

【同步综合练习】

单项选择题

1.诊断反流性食管炎最准确的方法是(　　　)

A.内镜检查　　　　　　　　　　　B.24小时食管pH值监测

C.食管钡餐检查　　　　　　　　　D.食管测压

E.食管滴酸试验

2.下列有关胃食管反流病烧心的描述,错误的是(　　　)

A.烧心是指胸骨后或剑突下烧灼感　B.常在餐后1小时出现

C.腹压增高时可加重　　　　　　　D.弯腰时可加重

E.卧位时可减轻

3.目前治疗胃食管反流病主要的措施是(　　　)

A. 促进胃肠道排空   B. 抑制胃酸分泌

C. 缓解症状   D. 减少复发

E. 防治并发症

【参考答案】

1. A 2. E 3. B

（编者　聂芮红）

第二节　急性胃炎

一、概述

各种原因引起的胃黏膜急性炎症称为急性胃炎。在胃镜下可见胃黏膜糜烂和出血，因此也称急性糜烂性出血性胃炎。常见病因见表2-2-7。

表2-2-7　引起急性胃炎的常见病因

	常见病因	主要致病机制
应激状态	严重创伤、手术、败血症、脑血管疾病、颅脑外伤、多脏器衰竭及严重心理障碍等	胃黏膜微循环障碍、缺氧、黏液分泌减少、胃酸分泌增加
药物	非甾体抗炎药（NSAIDs）、抗凝药物：是导致急性糜烂出血性胃炎较常见的原因，如阿司匹林、对乙酰氨基酚、吲哚美辛、布洛芬，氯吡格雷等	导致前列腺素E合成不足，黏液屏障受损，黏膜修复障碍
	糖皮质激素：如泼尼松、地塞米松、甲泼尼龙等	使胃酸和胃蛋白酶原分泌增多，黏液分泌减少
	抗肿瘤药物	对胃肠黏膜产生细胞毒作用，使合并感染机会增加
	其他：铁剂、氯化钾	直接剌激胃黏膜
创伤	放置鼻胃管、胃镜下治疗	刺激、损伤黏膜
十二指肠-胃反流	上消化道动力障碍、幽门括约肌功能不全、胃毕Ⅱ式手术后、十二指肠远端梗阻等	胆汁酸和胰液损伤胃黏膜
饮食	过冷、过热、过于粗糙食物、病原菌污染的食物、咖啡、酒精、刺激性调味品	刺激黏膜、破坏黏膜屏障
其他	剧烈恶心、呕吐，胃石	损伤胃黏膜

二、诊断与鉴别诊断

（一）诊断

（1）临床表现：常有上腹痛、恶心、呕吐和食欲不振等，严重者可以呕血或黑便为首发表现，并伴有脱水、酸中毒或休克。部分患者无明显症状，仅在胃镜检查时发现。

（2）确诊有赖于急诊胃镜。胃镜应在发病后 24～48 小时内进行。内镜下可见到胃黏膜充血、水肿、出血、糜烂、溃疡（一般为浅溃疡）。活检组织病理学检查常可见以中性粒细胞为主的炎性细胞浸润。注意腐蚀剂性胃炎急性期严禁行胃镜检查。

（3）疑有消化道出血者，应做呕吐物或粪隐血试验，外周血红细胞计数、血红蛋白测定。

（4）考虑感染因素引起者，应行外周血白细胞计数、分类检查，必要时行病原学检查。

（二）鉴别诊断

（1）以急性上腹痛、呕吐为主要表现者，需与急性胆囊炎、急性阑尾炎、急性胰腺炎、冠心病等进行鉴别；

（2）有呕血、便血时，应与消化性溃疡、反流性食管炎、贲门撕裂综合征、门静脉高压等进行鉴别。

三、治疗原则

1. 祛除病因 停用不必要的药物。若需要用阿司匹林或氯吡格雷，可选择药物剂型，病情严重者应暂停用药；积极治疗原发病；适当限制饮食。

2. 应用抑酸药、抗酸药或胃黏膜保护药 常用抑酸药有组胺受体拮抗药（H_2RA），质子泵抑制药（PPI）。抗酸药：包括氢氧化铝、碳酸氢钠等。常用的胃黏膜保护药如铋剂、硫糖铝、前列腺素等。

3. 其他治疗 出血严重者，除了限制饮食、抑制胃酸外，应输血、补液，也可采用冰盐水100～200 mL ＋ 去甲肾上腺素 8～16mL 或凝血酶分次口服或经胃管、胃镜喷洒止血治疗。

四、预防

停用不必要的非甾体抗炎药治疗。严重创伤、烧伤、大手术和重要器官衰竭及需要长期服用阿司匹林或氯吡格雷等患者，可预防性给予 H_2RA。对有骨关节疾病患者，可用选择性环氧合酶－2 抑制药，如塞来昔布、美洛昔康等进行治疗，减少对环氧合酶－1 的抑制。倡导规律饮食，避免酗酒和暴饮暴食。

【同步综合练习】

单项选择题

1. 非甾体抗炎药引起急性胃炎的主要机制是（　　　）

A. 激活磷脂酶 A
B. 抑制前弹性蛋白酶
C. 抑制前列腺素合成
D. 促进促胃液素（胃泌素）合成
E. 抑制脂肪酶

2. 急性糜烂出血性胃炎的常见病因不包括（　　　）

A. 非甾体抗炎药
B. 糖皮质激素
C. 乙醇
D. 严重烧伤
E. 幽门螺杆菌感染

3. 患者，女，22 岁。因服用吲哚美辛数片后觉胃痛，今晨呕吐咖啡样胃内容物 400 mL来诊。既往无胃病史。首选的检查是（　　　）

A.血清促胃液素测定　　　B.B 型超声检查

C.X 线胃肠钡餐　　　D.胃液分析

E.急诊胃镜检查

【参考答案】

1.C　2.E　3.E

（编者　聂芮红）

第三节　慢性胃炎

一、概述

各种原因引起的胃黏膜慢性炎症称之为慢性胃炎。根据组织学改变，慢性胃炎分为非萎缩性胃炎和萎缩性胃炎两大类。根据病因及好发部位，慢性萎缩性胃炎又分为多灶性萎缩性胃炎和自身免疫性胃炎。幽门螺杆菌(Hp)感染是最常见的病因。

1.Hp 感染　通过产生氨及空泡毒素导致细胞损伤；促进上皮细胞释放炎症介质；自身免疫反应等多种机制引起或加重黏膜炎症反应。

2.十二指肠—胃反流　胃肠慢性炎症、消化吸收不良及动力异常等所致。

3.自身免疫　胃体腺壁细胞除分泌盐酸外，还分泌一种黏蛋白，称为内因子。它能与食物中的维生素 B_{12}(外因子)结合形成复合物，使之不被酶消化，到达回肠后维生素 B_{12} 得以吸收。当体内出现壁细胞抗体和内因子抗体时，胃酸分泌降低、内因子不能发挥正常功能，导致维生素 B_{12} 吸收不良，出现巨幼红细胞性贫血，称之为恶性贫血。

4.年龄因素　老年人常存在胃黏膜营养不良、分泌功能下降和屏障功能降低等问题。

5.缺乏黏膜营养因子　长期消化不良、营养缺乏可使胃黏膜修复和再生功能降低，炎症慢性化，上皮增殖异常或胃腺萎缩。

6.其他　长期不当饮食或应用一些药物可刺激、损伤胃黏膜。

二、临床表现

慢性胃炎起病较隐匿，大多数患者症状较轻或无明显症状。可表现为上腹疼痛或不适，也可有上腹胀满、烧灼感、食欲不振、嗳气、泛酸、恶心等消化不良症状。体征多不明显，有时上腹轻压痛。恶性贫血者可出现明显的厌食、体重减轻、贫血等表现。

三、诊断与鉴别诊断

（一）诊断

1.胃镜及活检组织病理学检查　是慢性胃炎诊断的关键。临床上还常用于评估疾病程度、鉴别诊断及随访。临床症状程度和慢性胃炎组织学之间没有明显联系。

慢性胃炎常见病理改变见表 2-2-8。

表2-2-8 慢性胃炎组织学病理改变

组织病理学改变	特点
炎症反应	以淋巴细胞和浆细胞为主的炎性细胞浸润
化生	胃黏膜表层上皮和腺上皮被杯状细胞和幽门腺细胞所取代
萎缩	腺体破坏,腺体数量减少,黏膜变薄。波及胃窦及胃体的多灶性萎缩发展为胃癌的风险性增加
不典型增生 (异型增生或上皮内瘤变)	细胞增生过度、分化缺失,增生的上皮细胞拥挤、有分层现象,核增大失去极性,有丝分裂象增多,腺体结构紊乱。重度者有时与高分化腺癌不易区分,应密切观察、随诊
化生、萎缩和不典型增生被视为癌前状态,应定期随访	

2. Hp 检测 检测方法分为侵入性和非侵入性,见表2-2-9。

表2-2-9 Hp检测方法及诊断价值

方法	检测名称	特点
非侵入性	^{13}C、^{14}C-尿素呼气试验	不依赖内镜检查,患者依从性好,准确性高。为"金指标"之一
	粪便Hp抗原检测	不依赖内镜检查,特异性、敏感性待定
	血清抗体检测	不依赖内镜检查,常反映感染过Hp
侵入性	快速尿素酶试验	依赖内镜检查,可快速观察,敏感性欠佳
	胃黏膜组织切片染色镜检	依赖内镜检查,特异性高。为Hp检测"金指标"之一

3. 血常规、血清抗壁细胞抗体、内因子抗体及维生素B_{12}水平测定 有助于诊断慢性自身免疫性胃炎。

（二）鉴别诊断

（1）以上腹痛为主要症状者,需与消化性溃疡、胃食管反流病、心脏疾病进行鉴别。

（2）伴有头晕、心悸等贫血症状者,需与消化道出血、肿瘤、慢性肾疾病和营养不良性疾病进行鉴别。

（3）以胃灼热、嗳气、腹胀及睡眠障碍为主要表现者,应考虑到有功能性疾病存在或并存的可能性。

四、治疗原则

1. 去除病因

（1）合理饮食:主张食物多样化,避免过于粗糙、浓烈、辛辣食物及大量长期饮酒,少吃熏制、腌制食物。

（2）抗 Hp 治疗：目前国内常用的治疗方案有：①标准三联：1 种 PPI +2 种抗生素或 1 种铋剂 +2 种抗生素，疗程 7 ~ 14 天。②四联疗法：PPI + 铋剂 + 两种抗菌药物，疗程 7 ~ 14 天，适用于三联疗法初治失败者。目前，临床常用的抗 Hp 治疗药物见表 2 - 2 - 10。

表 2 - 2 - 10　具有杀灭或抑制 Hp 作用的药物

抗菌药物：阿莫西林、克拉霉素、四环素、呋喃唑酮、甲硝唑、喹诺酮类抗生素
PPI：雷贝拉唑、兰索拉唑、泮托拉唑、埃索美拉唑、奥美拉唑等
铋剂：枸橼酸铋钾、果胶铋等

注：抗 Hp 药物的选择：①应根据患者的具体情况或当地耐药情况，合理选择治疗方案。②若在抗 Hp 治疗过程中，需同时服用抗凝药，不主张选择奥美拉唑，因其可能降低氯吡格雷血药浓度、增加心脑血管事件的发生率。

注意：单用表 2 - 3 - 5 中任何一种药均不能达到根除 Hp 的目的。

（3）十二指肠 — 胃反流：可用助消化、促胃肠动力药物等。

（4）胃黏膜营养因子缺乏：补充复合维生素，改善胃肠营养。

2. 个体化治疗　在实际工作中，应根据患者的具体情况制订治疗方案，见表 2 - 2 - 11。

表 2 - 2 - 11　慢性胃炎的个体化治疗

主要临床表现	用药的选择
上腹痛、反酸、胃灼热	合理应用抑酸药、抗酸或胃黏膜保护药
腹胀、早饱、恶心、呕吐	用促胃肠动力药，如多潘立酮，莫沙比利等
明显精神症状或情绪不稳定	酌情抗抑郁或抗焦虑治疗或请专科会诊
贫血症状	补充维生素 B_{12}，必要时补充铁剂
有上述表现者	或单独或配合使用中药

3. 癌前状态的处理　对用药物不能逆转的局灶中、重度不典型增生（高级别上皮内瘤变），在确定没有淋巴结转移时，可选择胃镜下黏膜剥离术，并应视病情定期随访。对用药物不能逆转的灶性重度不典型增生伴有局部淋巴结肿大时，应考虑外科手术治疗。

【同步综合练习】

单项选择题

1. 慢性胃炎最主要的致病因素是（　　　）

A. 对胃黏膜有损伤的药物　　　　B. 幽门螺杆菌感染

C. 自身免疫因素　　　　D. 十二指肠液反流

E. 粗糙食物等物理因素

2. 患者，男，45 岁。间断上腹痛、腹胀伴嗳气 8 年。胃镜检查：胃窦黏膜粗糙，以白为主，黏膜活检病理提示慢性萎缩性胃炎伴中至重度肠上皮化生，快速尿素酶试验阳性。该患者首先应采用的治疗是（　　　）

A.应用质子泵抑制药　　　　　B.应用促胃肠动力药

C.抗幽门螺杆菌治疗　　　　　D.应用抗酸药

E.应用止痛药

3.患者，女，51岁。间断上腹疼痛2年，疼痛发作与情绪、饮食有关。查：上腹部轻压痛。胃镜：胃窦皱襞平坦，黏膜粗糙无光泽，黏膜血管透见。此病例考虑诊断为(　　　)

A.消化性溃疡　　　　　　　　B.急性胃炎

C.慢性浅表性胃炎　　　　　　D.胃癌

E.慢性萎缩性胃炎

4.患者，男，65岁。间断腹胀、上腹隐痛25年。胃镜检查提示：胃体黏膜变薄，血管透见，皱襞稀疏。患者可能缺乏的维生素是(　　　)

A.维生素B　　　　　　　　　B.维生素C

C.维生素B_{12}　　　　　　　　D.维生素B_2

E.维生素D

【参考答案】

1.B　2.C　3.E　4.C

（编者　聂芮红）

第四节　消化性溃疡

一、概述

消化性溃疡(PU)是指胃肠黏膜被胃酸、胃蛋白酶等自身消化而形成的溃疡。主要指发生在胃和十二指肠球部的溃疡，分别称之为胃溃疡(GU)和十二指肠溃疡(DU)。

二、常见病因

1.Hp感染　是消化性溃疡发病的主要原因。十二指肠溃疡患者的Hp感染率高达90%～100%，胃溃疡为80%～90%。根除Hp可加速黏膜溃疡的愈合，显著降低消化性溃疡的复发率。

2.胃酸、胃蛋白酶　是胃黏膜损害的主要因素

3.药物　长期服用NSAIDs、糖皮质激素、氯吡格雷、化疗药物者易发生消化性溃疡。NSAIDs是导致胃黏膜损伤最常见的药物。

4.遗传易感性　部分患者有家族史。正常人的胃黏膜内，大约有10亿壁细胞，平均每小时分泌盐酸22 mmol，而十二指肠球部溃疡患者的壁细胞总数平均为19亿，每小时分泌盐酸约42 mmol，比正常人高出1倍左右。但是，个体之间的壁细胞数量也有很大的差异，在十二指肠球部溃疡和正常人之间存在显著的重叠现象。

5.胃排空障碍　常见于幽门梗阻、慢性肠梗阻、功能性消化不良者。十二指肠—胃反流可导致胃黏膜损伤；胃排空延迟及食糜停留过久可持续刺激胃窦部，使胃酸分泌增多。

6.其他　应激、吸烟、饮酒、长期精神紧张、进食无规律等

消化性溃疡发病的机制是胃酸、胃蛋白酶的侵袭作用与黏膜的防御作用之间失去平衡所致。黏膜屏障防御机制降低易发生胃溃疡，黏膜损害因素增加易发生十二指肠溃疡。

三、临床表现

（一）症状

上腹痛或不适是消化性溃疡的主要症状，少部分患者症状轻或无症状，以消化道出血、穿孔等并发症为首发症状。典型消化性溃疡的疼痛特点是：慢性过程，周期性发作，节律性疼痛（表 2－2－12）。

表 2－2－12　胃溃疡及十二指肠溃疡的典型表现

	典型的临床表现	
	十二指肠溃疡	胃溃疡
诱因	应激、过劳、精神紧张、进食无规律、吸烟等	同十二指肠溃疡
病程	可数年，甚至数十年	同十二指肠溃疡
发病季节性	好发于秋冬或冬春之交，发作与缓解交替	同十二指肠溃疡
腹痛与进食的关系	多为饥饿痛和（或）夜间痛，进餐后可缓解	腹痛常出现在餐后，下次进餐前可缓解
伴有消化道出血的表现	常呕吐咖啡样物，排柏油样便。大量出血者常伴有头晕、心悸、意识障碍等	
伴有幽门梗阻的表现	餐后腹胀明显，常呕吐酸臭或隔夜食物，呕吐后症状可缓解或改善	

（二）体征

（1）部分患者有剑突下压痛。

（2）合并消化道出血者，可有不同程度的贫血，甚至出现失血性休克的表现。可闻及肠鸣音活跃。

（3）合并幽门梗阻者，可有呕吐后脱水表现；典型的患者可出现胃型及胃蠕动波，进餐6～8小时以后，上腹部振水音仍阳性。

（4）合并胃肠穿孔者，可有腹膜感染，甚至感染性休克的表现。急性穿孔典型的腹部体征为：肝浊音界消失或缩小；腹膜刺激征，即压痛、反跳痛和腹肌紧张。

（5）胃溃疡癌变：可出现贫血、营养不良，甚至恶病质。晚期肿瘤者可触及肿大的左锁骨上淋巴结和上腹部包块。

（三）一些特殊类型溃疡的临床特点

特殊类型溃疡的临床特点见表 2－2－13。

表2-2-13 特殊类型溃疡的临床特点

类型	病因、好发部位或人群	临床特点
复合溃疡	胃、十二指肠	幽门梗阻发生率较高,癌变率较低
幽门管溃疡	幽门管	餐后很快发生疼痛,早起出现呕吐,易发生出血、穿孔、梗阻
球后溃疡	十二指肠降部、水平段	疼痛可向右上腹和背部放射,易出血
巨大溃疡	溃疡直径>2 cm,多见于长期服NSAIDs者和老年人	发生在十二指肠后壁者,疼痛剧烈而顽固,多放射至背部,易并发穿孔。需与恶性病变鉴别
老年人溃疡	常与使用NSAIDs有关多发胃体上部	症状不典型,可以没有症状或疼痛不规律,较易出现贫血、体重减轻,溃疡较大,需与恶性病变鉴别
儿童溃疡	儿童	腹痛多位于脐部,常出现呕吐,与幽门、十二指肠水肿和痉挛有关
无症状溃疡	长期服用NSAIDs者老年患者	以消化道出血、穿孔等并发症为首发症状
难治性溃疡	病因未祛除、Hp感染持续用NSAIDs老年人	经正规治疗,症状不能改善,溃疡不愈合

(四)常见并发症

1. 消化道出血 是最常见的并发症。当消化性溃疡侵蚀周围或深处的血管,可产生不同程度的出血。轻者表现为黑粪,重者出现呕血。出血后在溃疡表面形成一层蛋白保护膜,腹痛的症状可减轻。

2. 穿孔 指溃疡穿过浆膜层,可有三种结果:①溃破入腹腔引起急性弥漫性腹膜炎;②穿孔受阻于邻近实质性器官,如肝、胰、脾等(穿透性溃疡),病情发展较慢。腹痛失去节律性,持续而顽固;③穿入空腔脏器形成瘘管如十二指肠球部溃疡可以穿破胆总管,胃溃疡可穿破入十二指肠或横结肠,可通过钡餐或CT检查确定。

3. 幽门梗阻 多由十二指肠溃疡或幽门管溃疡引起。炎症水肿和幽门管痉挛引起的梗阻为暂时性,可因药物治疗、溃疡愈合而消失;瘢痕收缩或与周围组织粘连而发生的梗阻为持续性,需要外科手术治疗。

4. 癌变 年龄大于40岁;典型疼痛节律消失伴消瘦;OB试验持续阳性;经一个疗程的严格内科治疗病情无好转者;要警惕癌病的可能,但一般癌变率很低,估计胃溃疡有<1%的癌变率,十二指肠溃疡一般不发生癌变。

四、诊断和鉴别诊断

(一)诊断

1. 胃镜 是确诊消化性溃疡首选的检查方法,可直接观察胃十二指肠黏膜,也可进行活组织病理及幽门螺杆菌检查,对并发症的诊断及良性、恶性溃疡的鉴别具有重要的价值。

注意:穿孔或高度可疑有穿孔者,禁忌行胃镜检查;消化道大出血并生命征不稳定者,应慎重选择胃镜检查。

2. X 线钡餐　主要用于以下几种情况：了解胃十二指肠的运动情况；有胃镜检查禁忌证者；不愿接受胃镜检查和没有胃镜检查设备时。

注意：在上消化道出血急性期，一般不适宜进行 X 线钡餐检查。

3. Hp 检测　见慢性胃炎章节。

4. 血常规及粪便隐血　主要用于消化道出血、感染、营养不良等的诊断。

（二）鉴别诊断

1. 恶性溃疡：见表 2-2-14。

表 2-2-14　良性溃疡与恶性溃疡的鉴别要点

		良性溃疡	恶性溃疡
临床表现		周期性发作，节律性疼痛，慢性病程	进行性发展，不规律疼痛，可出现贫血、体重减轻、恶病质
内镜下典型表现	溃疡形态	一般溃疡较小，呈圆形或类圆形	常较大，不规则
	溃疡边缘	锐、光滑、整齐	隆起，质地硬、易出血
	溃疡黏膜	苔平整、洁净	不平，污秽苔，可有岛屿状结构
	周围黏膜	柔软，皱襞向溃疡集中	结节状隆起，皱襞中断或变细
	分期	活动期限（A1、A2 期）、愈合期（H1、H2 期）、瘢痕期（S1、S2 期）	早期和进展期
X 线钡餐检查		胃壁蠕动正常。溃疡直径较小，龛影呈现圆形或圆形。边缘光滑，龛影位于胃腔外。周围黏膜规则、柔软，皱襞集中。	胃壁蠕动消失。溃疡直径较大。龛影不规则，位于胃腔内。边缘不整齐。周围黏膜隆起、结节状，皱襞僵硬。

2. 慢性胆囊炎、胆结石、胆管炎：常在进油腻食物后发作，疼痛多位于右上腹，有时向背部、肩部放射，可伴有寒战、发热、呕吐、黄疸等。腹部 B 超或 CT 检查有助于诊断。

3. 慢性胃炎：部分患者上腹痛与季节、饮食有关，需要鉴别，详见相关章节。

4. 功能性消化不良：主要表现为上腹痛、饱胀、反酸、呕吐等，部分患者可有类似消化性溃疡的症状。内镜检查有助于鉴别诊断。

五、治疗原则

消化性溃疡治疗目的：去除病因，控制症状，促进溃疡愈合，预防复发和避免并发症。

（一）抑制胃酸分泌

1. H_2 受体拮抗药　是治疗消化性溃疡的主要药物之一，其疗效较好，用药方便，价格适中，不良反应较少，见表 2-2-15。

2. 质子泵抑制药（PPI）　具有抑酸作用强、作用时间长（可达72 小时）的特点。促溃疡愈合率超过 H_2 受体拮抗药，是难治性溃疡和伴有消化道出血者的首选，见表 2-2-16。

为使溃疡愈合率超过90%，应用抑酸药物的疗程通常为 4~6 周，部分患者需要应用8 周。

表 2 - 2 - 15 常用 H_2受体拮抗药及应用方法

常用药名	规格(mg)	治疗剂量(mg)	维持剂量(mg)	主要不良反应
雷尼替丁	150	150,每日 2 次	150,每晚 1 次	孕妇、哺乳期妇女及 8 岁以下儿童禁用。肝、肾功能不全者慎用
法莫替丁	20	20,每日 2 次	20,每晚 1 次	头痛、头晕、便秘和腹泻偶有荨麻疹(应停药)、白细胞减少、转氨酶升高肾功能衰竭或肝病者慎用孕妇慎用,哺乳期妇女使用时应停止哺乳
尼扎替丁	150	150,每日 2 次	150,每晚 1 次	贫血和荨麻疹

表 2 - 2 - 16 常用各种质子泵抑制药及使用方法

通用药名	规格(mg)	治疗剂量(mg)	维持剂量(mg)	主要不良反应
埃索美拉唑	20,40	40,每日 1 次	20,每日 1 次	口干、恶心、便秘或腹泻;肝功能异常;头晕、失眠
兰索拉唑	30	30,每日 1 次	30,每日 1 次	皮疹(需停用药);白细胞减少,腹泻;肝功能异常;头痛、失眠
奥美拉唑	10,20	20,每日 2 次	20,每日 1 次	口干、恶心、腹泻;肝功能异常;长期应用可致胃酸及维生素 B_{12} 缺乏
泮托拉唑	20	40,每日 1 次	20,每日 1 次	头晕、失眠或嗜睡、恶心、便秘、皮疹和肌肉疼痛
雷贝拉唑	10	20,每日 1 次	10,每日 1 次	腹泻、恶心、咽炎、背痛;偶有过敏(应立即停药)

(二)抗 Hp 治疗

对于幽门螺杆菌感染引起的消化性溃疡,抗 Hp 可以治愈溃疡、预防复发。因此,不论消化性溃疡活动与否,都是抗 Hp 的主要指征之一,治疗方案及疗程见慢性胃炎章节。

(三)保护胃黏膜

(1)铋剂:在酸性溶液中呈胶体状,与溃疡基底面形成蛋白—铋复合物,覆盖于溃疡表面,阻断胃酸、胃蛋白酶对黏膜的消化作用。铋剂还可以通过包裹 Hp 菌体、干扰 Hp 代谢,发挥抗菌作用。铋剂止痛效果较缓慢,4~6 周愈合率与 H_2 受体拮抗药相仿。不良反应少,常见舌苔和粪便变黑。由于肾脏为铋的主要排泄器官,故肾功能不良者忌用铋剂。

(2)弱碱性抗酸药:常用的有铝碳酸镁、磷酸铝、硫糖铝、氢氧化铝凝胶等。这类药物可中和胃酸,缓解疼痛。

(四)内镜及手术治疗

用于有严重并发症者。

六、预防及健康教育

建议有症状患者适当休息，减轻精神压力，停服 NSAIDs 药物，酌情加用抑酸药及黏膜保护药，改善饮食习惯、戒烟酒。

七、转诊指征

绝大多数消化性溃疡患者经过 H_2 受体拮抗药或 PPI 治疗及抗 Hp 治疗后溃疡可以愈合。作为基层医院，当遇到下述情况时，应认真履行请会诊义务或转诊义务。

（1）消化道出血，药物治疗无效者。

（2）发生急性穿孔、慢性穿透性溃疡的患者。

（3）溃疡瘢痕导致幽门梗阻者。

（4）既往有胃溃疡史，近期疼痛节律发生改变，伴有消瘦、贫血、呕血或便血等报警信号，疑似为溃疡癌变者。

（5）治疗过程中，症状无改善或出现严重药物不良反应者。

（6）缺乏抗 Hp 感染的药物、经验或治疗失败。

注意：在患者出现急性并发症、转诊前，应检测患者的生命征，对患者的一般情况进行认真评估，并将具体情况客观地记录在病历上。若患者生命征不稳定，搬动和长途转运均应慎重。

【同步综合练习】

病例分析题

患者，男，35 岁。间断上腹部疼痛 1 年，加重 3 天。

患者 1 年前开始间断性出现上腹部疼痛，呈钝痛，空腹时加重，进食后可缓解，无夜间痛，同时伴有反酸、嗳气、烧心，未服药。3 天前饮酒后腹痛加重，呈绞痛，向后背部放散，伴有恶心，无呕吐，行胃镜示十二指肠球部溃疡，为求进一步诊治入院。既往史及家族史否认糖尿病、高血压病史及家族史，否认肝炎及结核病史，无药物过敏史。

体格检查：T 36.8 ℃，P 84 次/分，R 16 次/分，Bp 120/80 mmHg。神清语明，皮肤黏膜未见异常，浅表淋巴结未触及肿大。双肺呼吸音清晰，未闻及干湿音，心率 84 次/分，节律规整，心脏各瓣膜听诊区未闻及病理性杂音。腹平软，上腹部压痛，无反跳痛及肌紧张，Murphy 征阴性，肝肋下未触及。双下肢无水肿。

辅助检查：胃镜：食道黏膜光滑；胃窦、胃体黏膜光滑，色泽红白相间，以红为主；十二指肠球部前壁可见 1.0 cm×1.2 cm 大小的溃疡，底覆厚白苔，周边充血水肿明显。

问题：

1. 诊断及诊断依据。

2. 鉴别诊断。

3. 进一步检查。

4. 治疗原则。

【参考答案】

略

（编者　聂芮红）

第五节 肝硬化

一、概述

肝硬化是由一种或几种病因长期、反复作用所致的慢性肝脏疾病，其病理学特点为：肝组织弥漫性纤维化、肝细胞广泛变性、坏死，残存肝细胞结节性再生，假小叶形成。

二、常见病因

1.病毒性肝炎　乙型病毒性肝炎是最常见的病因，其次是丙型和丁型肝炎。从病毒性肝炎发展为肝硬化短至数月，长达数十年。

2.长期大量饮酒

3.持续肝内外胆汁淤积

4.免疫紊乱导致自身免疫性肝损害

5.长期接触毒物或服用肝损性药物

6.循环障碍　如右心衰竭、肝静脉或下腔静脉阻塞等。

7.寄生虫感染　血吸虫感染。

8.遗传和代谢障碍

9.营养障碍

10.原因不明

三、临床表现

(一)肝功能代偿期

无症状或症状较轻，可表现为乏力、食欲减退、腹胀、消化不良和腹泻等症状。患者营养状态尚可，肝脏是否肿大取决于不同类型的肝硬化，脾脏因门静脉高压有轻、中度肿大。肝功能检查正常或轻度异常。

(二)肝功能失代偿期

症状较明显，以肝功能减退和门静脉高压为主要表现。

1.肝功能减退的表现

(1)消化道症状：食欲减退、恶心、厌食、腹胀，稍微一进食油腻的食物就会引起腹泻。主要与门静脉高压时胃肠道淤血、消化吸收障碍和肠道菌群失调有关。

(2)营养不良：一般情况较差，消瘦，乏力，精神不振，面色黑黄、晦暗无光(肝病面容)，患者皮肤干燥或水肿。

(3)黄疸：皮肤、黏膜、巩膜黄染，尿色加深，肝细胞进行性或广泛性坏死，肝功能衰竭时，黄疸持续加重。

(4)出血和贫血：常有鼻腔、口腔、牙龈的出血，皮肤瘀点或紫癜，严重的还有胃肠道出血，女性患者可表现为月经过多。与肝脏合成凝血因子减少、脾功能亢进和毛细血管脆性增加有关

(5)内分泌失调：①性激素代谢：常见雌激素增多，雄激素减少。前者与肝脏对其灭活减少有关，后者与升高的雌激素反馈抑制垂体促性腺激素释放，从而引起睾丸间质细胞分泌雄激素减少有关。男性患者常有性欲减退、睾丸萎缩、毛发脱落及乳房发育等；女性有月经失调、闭经、不孕等症状。蜘蛛痣及肝掌的出现均与雌激素增多有关。②肾上腺皮质功能：肝硬化时，合成肾上腺皮质激素重要的原料胆固醇酯减少，肾上腺皮质激素合成不足；促皮质素释放因子受抑，肾上腺皮质功能减退，促黑素细胞激素增加。患者面部和其他暴露部位的皮肤色素沉着面色黑黄，晦暗无光，称肝病面容。③抗利尿激素：促进腹水形成。

2.门静脉高压的表现

(1)腹水：是肝硬化失代偿期最突出的表现，是肝功能减退和门静脉高压的共同结果。参与腹水形成的因素包括门静脉高压、有效循环血流量减少及肾小球滤过率降低、低蛋白血症、继发性醛固酮和抗利尿激素增多、肝淋巴液生成过多等。门静脉高压是腹水形成的决定性因素。

临床常用的检查腹水方法分别是液波震颤检查法、移动性浊音检查法和水坑征检查法。水坑征阳性提示游离腹水量超过 120 mL；移动性浊音阳性提示游离腹水量超过 1000 mL；液波震颤阳性提示腹水量超过 3000ml。

(2)侧支循环的建立与开放，主要有：①食管胃底静脉曲张：需通过胃镜和 X 线钡餐检查等影像学检查发现。②腹壁静脉扩张：可以观察到腹壁曲张静脉的血流以脐为中心呈放射状流向脐上和脐下；③痔静脉扩张：部分患者因痔出血而发现肝硬化。

(3)脾大：脾大是肝硬化门静脉高压较早出现的体征。脾静脉回流阻力增加及门静脉压力逆传到脾，使脾脏被动淤血性肿大，脾组织和脾内纤维组织增生。脾功能亢进时，导致全血细胞或不同血液细胞成分的减少。

(三)并发症

肝硬化失代偿期可出现消化道出血、肝性脑病、肝肾综合征、水电解质紊乱、腹水感染、原发性肝癌等并发症。

1.上消化道出血　是最常见的并发症。严重时可引发休克和肝性脑病。导致消化道出血的原因包括：食管胃底静脉曲张破裂、门静脉高压性胃病、消化性溃疡或急性糜烂出血性胃炎。门静脉高压是导致曲张静脉出血的主要原因，由于曲张静脉管壁薄弱、缺乏弹性收缩，一旦破裂，应用药物常难以止血，死亡率较高。

2.肝性脑病　为本病最严重的并发症，是肝硬化最常见的死亡原因。

3.感染　肝硬化患者抵抗能力减弱，易并发感染，如肺炎、胆道感染、败血症、自发性细菌性腹膜炎。自发性细菌性腹膜炎的致病菌多为革兰阴性杆菌，可表现为发热(多为低热)、腹胀、腹痛明显、腹水持续不减或腹水迅速增加。

4.肝肾综合征　患者肾脏无实质性病变，是由多种原因导致体循环血流量明显减少、血管床扩张而引起肾脏血流量不足。临床主要表现为少尿或无尿及氮质血症。

5.原发性肝癌　特点为肝脏进行性增大、肝区持续性胀痛或钝痛。腹水可迅速增加且难治。血性腹水多因癌组织侵犯肝包膜或向腹腔破溃引起。

6.电解质和酸碱平衡紊乱　长期钠摄入不足、使用利尿药、大量放腹水、腹泻和继发性醛固酮增多是导致电解质紊乱的常见原因。

四、诊断和鉴别诊断

（一）诊断

1. 肝功能储备能力的评估 临床广泛应用的 Child – Pugh 肝功能分级法对于评估肝功能状态、预后及对手术耐受性十分重要，见表 2 – 2 – 17。

表 2 – 2 – 17　Child – Pugh 肝功能分级

临床及系列化测定	异常程度的分数		
	1	2	3
肝性脑病	无	1 ~ 2 度	3 ~ 4 度
腹水	无	少量	多
白蛋白（g/L）	>35	28 ~ 35	<28
凝血酶原时间（延长秒数）	<4	4 ~ 6	>6
胆红素（μmol/L）	<34	34 – 51	>51

注：5 ~ 6 为 A 级，7 ~ 9 为 B 级，10 ~ 15 为 C 级。

2. 代偿期肝硬化 指早期肝硬化，一般肝功能属于 Child – Pugh A 级。患者可有轻度乏力、腹胀等消化不良症状，血清白蛋白降低，但常大于 35 g/L，凝血酶原活动度多大于 60%，血清 ALT 及 AST 可有升高，可有门静脉高压症的表现，食管静脉多为轻度曲张。患者一般无腹水及肝性脑病或上消化道出血等严重并发症。

3. 失代偿期肝硬化 指中、晚期肝硬化，一般肝功能属于 Child – Pugh B 或 C 级。患者常有明显的消化不良症状，血清白蛋白小于 35 g/L，A/G <1.0，凝血酶原活动度小于 60%，食管胃底静脉曲张明显。患者可出现腹水及肝性脑病、上消化道出血等严重并发症。

4. 肝炎病毒学检查 用于判断有无病毒感染及感染病毒的类型。

5. AFP 是诊断肝细胞癌特异性的标志物。

6. 腹水检查 有助于鉴别诊断。

7. 腹部 B 超 常见肝脏左、右叶比例失调，肝实质回声异常改变。能够显示脾大小及外形；门静脉高压时可见门静脉和脾静脉直径增宽，有腹水时可以见到液性暗区。

8. 上消化道 X 线钡餐检查 食管静脉曲张时，检查显示食管腔内虫蚀样或蚯蚓状充盈缺损；胃底静脉曲张时可见胃底菊花样充盈缺损。

9. 内镜检查 可观察曲张静脉的部位、数量及程度。诊断敏感性高于 X 线钡餐检查。

10. 肝穿刺活组织检查 假小叶形成是确定肝硬化诊断的依据。

（二）鉴别诊断

1. 与引起肝大的其他疾病鉴别 如淤血性肝肿大，血吸虫病，肝包虫病等；

2. 与引起腹水的其他疾病鉴别 如结核、肿瘤等，见表 2 – 2 – 18。

3. 与其他原因引起的上消化道出血及肾功能不全的疾病进行鉴别

表 2 - 2 - 18　肝硬化与自发性腹膜炎、结核性腹膜炎及肿瘤腹水的诊断要点

疾病	腹水性质	细胞分类特点	进一步检查
肝硬化腹水	漏出液改变	白细胞 <100×10⁶/L	
自发性腹膜炎	漏 - 渗液之间或渗出液改变	白细胞 >500×10⁶/L 中性粒细胞升高	腹水培养
结核性腹膜炎	渗出液改变	白细胞增多，淋巴细胞增加，红细胞可增多	抗酸杆菌检查 ADA
肿瘤性腹水	可呈漏出液改变	红细胞增多	细胞学检查

四、治疗原则

(一)一般治疗

包括:①休息;②饮食:以碳水化合物为主,蛋白质摄入量以患者可耐受为宜,辅以多种维生素。食物不宜过于辛辣或粗糙,应注意避免误服刺和骨。肝功能严重损害或出现肝性脑病时,应禁止或限制蛋白质摄入;腹水患者应选用少盐或无盐饮食。

(二)去除或减轻病因

抗病毒治疗:复制活跃的乙型肝炎病毒(HBV)是肝硬化进展最重要的危险因素之一。目前认为,对于乙型肝炎病毒肝硬化失代偿期患者,无论血清酶水平如何,若 HBV - DNA 阳性时,均应予抗病毒治疗。抗丙型肝炎病毒治疗适用于肝功能代偿的丙型肝炎肝硬化患者。戒酒并治疗其他基础疾病。

(三)避免或慎用损伤肝脏的药物

(四)应用保护肝细胞的药物

如多烯磷脂酰胆碱、水飞蓟宾、甘草酸二铵等。

(五)腹水治疗和预防

在休息、增加营养、加强支持疗法基础上,还应注意:①限制钠、水的摄入。②合理应用利尿药:通常联合应用保钾利尿药(如螺内酯)和排钾利尿药(如呋塞米),两者的比例为100:40,用药过程中应监测尿量、体重变化及血电解质等生化指标;③提高血浆胶体渗透压:对低蛋白血症者应输注白蛋白。放腹水加输白蛋白可以治疗难治性腹水。④可通过颈静脉肝内门体分流术等措施,降低门静脉压力,减轻或消除由门静脉高压引起的腹水。

(六)并发症的治疗和预防

1. 上消化道出血　①一级预防:主要针对已有食管胃底静脉曲张,尚未出血者。措施包括:对因治疗,口服抑酸药减少胃酸对曲张静脉的损伤;口服普萘洛尔和5 - 单硝酸异山梨醇酯降低门静脉压力;内镜治疗等。②二级预防:对已经发生食管胃底静脉曲张出血者所采取的措施。急性出血期应禁食、静卧、加强监护、补充血容量(静脉补液、输血);应酌情选择垂体后叶素、抗利尿激素、生长抑素、内镜治疗、手术治疗或气囊压迫止血法。高血压、冠心病患者及孕妇禁用垂体后叶素、抗利尿激素;目前内镜治疗已经成为治疗食管胃底静脉曲张破裂出血的重要手段;急诊外科手术止血并发症较多、死亡率较高;气囊压迫止血法通常用于药物治疗或内镜治疗无效,或无条件及时行内镜治疗或手术治疗时,气囊压迫一段时间后应放气观察(一般为15~30分钟),必要时可重复充气囊、压迫止血。气囊持续压迫时间

不应超过 24 小时，压迫过久会导致黏膜溃疡、坏死，甚至使出血加重或穿孔。气囊压迫的主要并发症有吸入性肺炎、窒息、食管损伤、心律失常等。

2. 自发性腹膜炎　应立足于早诊、早治，抗菌药物的选择应遵循广谱、足量、肝肾毒性小的原则，首选第三代头孢菌素，如头孢哌酮 + 舒巴坦，用药时间不得少于 2 周。

3. 肝性脑病　见于严重肝病患者，是以代谢紊乱为基础的中枢神经系统功能失调综合征。治疗与预防措施包括：①及早识别并去除诱因：纠正电解质和酸碱平衡失调、止血、清除肠道出血（如服用乳果糖，0.9% 氯化钠注射液或弱酸液灌肠、导泻等）、防治感染、慎用镇静药和损伤肝功能的药物；②营养支持：保证热量和维生素的供应。急性期限制或禁食蛋白质；③减少肠道毒物的生成与吸收：如清洁肠道、口服抗生素、应用益生菌制剂；④促进体内氨的代谢；⑤治疗基础疾病。

4. 肝肾综合征　目前缺乏有效的治疗方法。积极防治上消化道出血，纠正水电解质紊乱，避免肾毒性药物及大剂量应用利尿药等是预防肝肾综合征发生的重要措施；积极抗感染、输注白蛋白可降低其发生率。

（七）手术治疗

切断或减少曲张静脉的血流来源，降低门静脉压力，消除脾功能亢进。方法：分流术、断流术、脾切除术。无黄疸或腹水以及肝功能损害较轻者，手术效果较好。

肝移植：在我国是对晚期肝硬化治疗的最佳选择。

五、转诊指征

当出现下列情况时，作为基层医院的医生应认真履行转诊和请会诊义务。

(1)合并消化道出血，用抑酸药和其他药物难以控制病情；
(2)考虑消化道出血原因为食管胃底曲张静脉破裂出血所致；
(3)合并感染性疾病，尤其感染原因不明或疗效不好时，如自发性腹膜炎者；
(4)肝硬化腹水患者使用利尿药或大量放腹水后出现意识障碍；
(5)肝硬化腹水患者出现少尿或无尿，尤其出现肾功能指标异常时；
(6)肝硬化患者出现不明原因消瘦、肝区疼痛，不除外肝癌。

【同步综合练习】

一、病例分析题

患者，男，48 岁，反复黑便 3 周，呕血 1 天。

患者 3 周前自觉上腹部不适，偶有嗳气，反酸，口服西咪替丁有好转，但发现大便色黑，成形，1～2 次/天，未予重视。1 天前，进食辣椒及烤馒头后，觉上腹不适，伴恶心，并有便意，排出柏油样便约 500 mL，呕鲜血约 500 mL，当即晕倒，家人急送我院。查 Hb 48 g/L，收入院。发病以来乏力明显，睡眠、体重大致正常，无发热。70 年代在农村插队，79 年发现 HbsAg(+)，有"胃溃疡"史 10 年，常用制酸剂。否认高血压、心脏病史，否认结核史，药物过敏史。

体格检查：T 37℃，P 120 次/分，R 22 次/分，BP 90/70 mmHg，重病容，皮肤苍白，无出血点，面颊可见蜘蛛痣 2 个，浅表淋巴结不大，结膜苍白，巩膜可疑黄染，心界正常，心率 120 次/分，律齐，未闻杂音，肺无异常，腹饱满，未见腹壁静脉曲张，全腹无压痛、肌紧张，肝脏未触及，脾肋下 10 cm，并过前正中线 2 cm，质硬，肝浊音界第Ⅶ肋间，移动性浊音阳性，肠鸣音 3~5 次/分。

问题：

1. 诊断及诊断依据。

2. 鉴别诊断。

3. 进一步检查。

4. 治疗原则。

二、单项选择题

1. 我国肝硬化最常见的病因是(　　　)

A. 慢性酒精中毒　　　　　　　　B. 乙型病毒性肝炎

C. 自身免疫性肝炎　　　　　　　D. 丙型病毒性肝炎

E. 药物中毒

2. 肝硬化特征性病理表现是(　　　)

A. 肝细胞坏　　　　　　　　　　B. 假小叶形成

C. 炎细胞浸润　　　　　　　　　D. 肝细胞浊肿变性

E. 肝细胞脂肪变性

3. 下列不属于肝硬化门静脉高压症表现的是(　　　)

A. 腹壁静脉曲张　　　　　　　　B. 食管静脉曲张

C. 脾大　　　　　　　　　　　　D. 腹水

E. 肝大

4. 男性肝硬化患者性欲减退、睾丸萎缩、肝掌的原因是(　　　)

A. 雄激素过多　　　　　　　　　B. 肾上腺皮质激素过多

C. 雌激素过多　　　　　　　　　D. 甲状腺激素过多

E. 醛固酮过多

5. 肝硬化最严重的并发症是(　　　)

A. 上消化道出血　　　　　　　　B. 肝肾综合征

C. 电解质紊乱　　　　　　　　　D. 原发性腹膜炎

E. 肝性脑病

6. 患者，男，52 岁。乏力、腹胀 1 年，加重伴腹痛 2 天。慢性乙型肝炎病史 12 年。查体：T38.8℃；前胸可见数个蜘蛛痣，腹部饱满，全腹弥漫压痛及反跳痛，移动性浊音阳性。最可能的诊断是(　　　)

A. 肝癌破裂　　　　　　　　　　B. 结核性腹膜炎

C. 自发性腹膜炎　　　　　　　　D. 上消化道穿孔

E. 腹膜转移癌

【参考答案】

一、病例分析题

略

二、单项选择题

1. B　2. B　3. E　4. C　5. E　6. C

（编者　聂芮红）

第六节 急性阑尾炎

一、概述

急性阑尾炎是最常见的外科急腹症之一。

（一）病因

阑尾腔梗阻和细菌侵入阑尾壁。

（二）临床分型

（1）急性单纯性阑尾炎。

（2）急性化脓性阑尾炎。

（3）坏疽性及穿孔性阑尾炎。

（4）阑尾周围脓肿。

（三）转归

（1）炎症消退。

（2）炎症局限化。

（3）炎症扩散。

二、临床表现

（一）腹痛

腹痛开始的部位多在上腹痛、剑突下或脐周围，约经 6~8 小时疼痛转移，最后固定于右下腹部。这种腹痛部位的变化，临床上称为转移性右下腹痛，是急性阑尾炎的典型症状。

（二）胃肠道症状

恶心，呕吐最为常见，早期的呕吐多为反射性，晚期的呕吐与腹膜炎有关。

（三）全身反应

部分患者自觉全身疲乏，四肢无力或头痛、头晕。病程中发热，体温多在 37.5℃~38℃之间，化脓性和穿孔性阑尾炎时，体温较高，可达 39℃左右，极少数患者出现寒战、高热，体温可升到 40℃以上。

（四）体征

右下腹麦氏点压痛是最常见、最重要的体征。出现腹膜刺激征（右下腹压痛、肌紧张和反跳痛），提示病情加重；若向全腹部扩散，提示穿孔性阑尾炎。阑尾周围脓肿形成时，部分患者可于右下腹触到包块。

（五）辅助试验

1. 结肠充气试验 又称间接压痛。

2. 腰大肌试验（+） 阑尾位置较深，位于腰大肌前方、盲肠后位或腹膜后位。

3. 闭孔内肌试验（+） 阑尾位置较低，靠近闭孔内肌。

4. 经肛门直肠指检 引起炎症阑尾所在位置疼痛，提示阑尾位置低。

三、诊断和鉴别诊断

（一）诊断

临床诊断主要依靠病史、临床表现、辅助检查。常用的辅助检查：

1. 血常规检查　白细胞总数和中性粒细胞可有不同程度的升高。

2. 尿常规化验　多数患者正常，但炎症刺激到输尿管和膀胱时，尿中可出现少量红细胞和白细胞。

3. X线检查　合并弥漫性腹膜炎时，为除外溃疡穿孔和急性绞窄性肠梗阻，立位腹部平片是必要的。

4. 腹部 B 超检查　病程较长者应行右下腹 B 超检查，了解是否有炎性包块及脓肿存在。

（二）鉴别诊断

许多急腹症的症状和体征与急性阑尾炎相似，需鉴别。

1. 胃十二指肠溃疡穿孔　腹痛发生突然或突然加重，开始就达到最严重的程度。约50%的患者有消化性溃疡病史以及近期溃疡病加重的表现，查体除右下腹压痛外，上腹仍有疼痛和压痛，肌紧张往往更为明显，肝浊音界缩小或消失，站立后前位腹部平片可显示膈下有新月形游离气体影。

2. 右侧输尿管结石　多为右下腹绞痛，向会阴部和外生殖器放射，右侧肾区通常有叩击疼痛，沿右侧输尿管压痛。尿检通常可查到大量红细胞。腹部 X 线平片可发现阳性结石影，超声检查可发现右侧肾盂积水及输尿管扩张。

四、治疗原则

1. 手术治疗　绝大多数急性阑尾炎一旦确诊应早期施行阑尾切除术。

2. 非手术治疗　仅适用于单纯性阑尾炎及急性阑尾炎的早期阶段，患者不接受手术治疗或客观条件不允许，或伴有其他严重器质性疾病有手术禁忌证者。主要措施包括选择有效的抗生素和补液治疗。也可经肛门直肠内给予抗生素栓剂。

五、转诊指征

以下情况需及时转诊至上级医院：

（1）诊断不明的腹痛，应转诊进一步检查，以防误诊漏诊，尤其急性腹痛如重症胰腺炎、肠梗阻、胃肠穿孔等，如果没有得到及时救治会危及生命。

（2）需要手术治疗的腹痛患者，应尽早安排转诊。

（3）伴休克、水电解质、酸碱平衡紊乱的严重患者，应在社区医院测量并记录血压心率呼吸吸等生命体征；给予补液扩容、使用升压药、补充电解质等；维持生命体征稳定，同时积极护送转诊。

注意：诊断未明确的腹痛患者，转诊前尽量不用止痛药物，以免掩盖病情变化。

【同步综合练习】

单项选择题

1. 急性阑尾炎时腰大肌试验阳性提示（　　）

A.并发盆腔脓肿　　　　　　　B.脊髓腰段神经受累

C.盆位阑尾　　　　　　　　　D.盲肠后阑尾

E.盲肠内位阑尾

2.老年人急性阑尾炎临床表现特点（　　　）

A.白细胞显著增高　　　　　　B.常出现高热

C.胃肠道症状明显　　　　　　D.腹痛及腹部压痛均较轻，腹肌紧张不明显

E.常在上呼吸道感染后发生

3.阑尾周围脓肿局限在右下腹，病情平稳的患者的治疗是（　　　）

A.阑尾切除，切口一期缝合　　B.阑尾切除，切口开放引流

C.只做切开引流术　　　　　　D.给予抗生素并加强全身支持治疗

E.腹腔穿刺抽脓

4.患者，男，20岁。近2日乏力，厌食，上腹痛，伴恶心呕吐，当腹痛尚未转移至右下腹前，在诊断急性阑尾炎上具有重要意义的是（　　　）

A.可以出现发热　　　　　　　B.已有白细胞显著升高

C.脐周压痛及反跳痛　　　　　D.压痛固定在右下腹

E.脐周及右下腹均有压痛及反跳痛

5.患者，男，30岁。转移性右下腹痛1天，伴恶心，体温37.3℃，右下腹压痛，轻度肌紧张，反跳痛（＋），可能的诊断是（　　　）

A.急性阑尾炎　　　　　　　　B.急性胃肠炎

C.输尿管结石　　　　　　　　D.急性肠系膜淋巴结炎

E.消化性溃疡穿孔

6.关于急性阑尾炎的描述，哪项是正确的（　　　）

A.早期少见恶心和食欲减退　　B.早期均有发热

C.腰大肌征阳性者即可诊断阑尾炎　　D.均有转移性右下腹痛

E.穿孔后腹痛可暂时减轻

【参考答案】

1.D　2.D　3.D　4.D　5.A　6.E

（编者　曾艳怀）

第七节　胆结石

一、概述

胆结石是指发生在胆囊和胆管的结石，胆囊内的结石为胆囊结石，左右肝管汇合部以下的肝总管和胆总管结石为肝外胆管结石，汇合部以上的为肝内胆管结石。按结石的成分可分为胆固醇类结石、胆色素类结石及混合性结石。

二、临床表现

(一)胆囊结石

部分患者为无症状胆囊结石。症状出现与否与结石的部位、大小及是否合并感染、梗阻等有关。进食油腻食物后，患者可出现右上腹部隐痛不适、饱胀，可伴嗳气、呃逆等，易误诊为"胃病"。当结石嵌顿在胆囊壶腹或颈部，会发生典型的胆绞痛症状。胆绞痛多于进食油腻食物后发生，疼痛位于右上腹部，阵发性疼痛，可向右肩胛部和背部放射，可伴有恶心呕吐。少数患者有轻度黄疸。

(二)肝外胆管结石

继发胆管炎后，可发生典型的夏科(Charcot)三联征：腹痛、寒战高热、黄疸。如果胆道梗阻未能解除，胆管炎未被控制，可发生急性梗阻性化脓性胆管炎，患者可在夏科三联征的基础上出现休克、意识障碍的症状，即雷诺(Reynolds)五联征。

(三)肝内胆管结石

部分患者无临床症状，而在体检做超声检查时发现。常见的临床症状是胆管炎引起的寒战、高热和腹痛，局限于肝段的结石可不引起黄疸，反复胆管炎可导致多发肝脓肿。长期梗阻甚至导致肝硬化。

三、诊断和鉴别诊断

(一)诊断

1. 饱餐或油腻饮食史

2. 典型胆绞痛表现　肝外胆管结石合并胆管炎具有 Charcot 三联征，进展为 AOSC 时为 Reynolds 五联征。

3. 体格检查　右上腹压痛，不同程度肌紧张，Murphy 征阳性，肝区叩痛。

4. 影像学检查　腹部超声(B 型超声)是首选检查方法。腹部 CT、磁共振成像，必要时可行 PTC 和 ERCP 检查，明确结石的大小、部位、数量，胆道梗阻的部位和程度。

5. 实验室检查　血常规、血清胆红素可有相应变化。部分患者血清淀粉酶可有轻度增高。

(二)鉴别诊断

1. 右肾结石　部分含钙量较高的胆囊结石可在前后位立位腹平片上显影，位置与右肾结石可重叠，侧位照片可区别。典型临床症状、腹部超声可明确诊断。

2. 胆囊息肉　多数无症状，少数患者会有右上腹疼痛，伴有消化道症状，腹部超声可以与胆囊结石鉴别。

四、治疗原则

(1)无症状的胆囊结石和肝内胆管结石可定期观察、密切随访。

(2)伴有临床症状并反复发作者需手术治疗。手术方式包括胆囊切除术(开腹或腹腔镜)，胆管切开取石、胆肠吻合术、肝切除术等方式。

(3)临床症状急性发作时，非手术治疗也可作为手术前的准备。治疗措施包括：应用抗生素；解痉，利胆，保护肝功能；维持水、电解质、酸碱平衡；营养支持。

五、预防

(1)饮食控制能够一定程度上减少胆结石的发生,饮食规律,避免长期高脂肪、高热量饮食,多食含纤维素丰富的食品。

(2)控制甜食摄入,不过多饮用咖啡。

(3)适当运动,避免肥胖。

六、转诊指征

(1)有明确胆囊结石病史,反复出现右上腹疼痛等症状,即胆囊炎反复发作者。

(2)胆囊结石伴有胆囊息肉者。

(3)出现梗阻性黄疸的患者,特别是黄疸伴有腹痛、高热的患者。

(4)有胆囊结石病史,油腻饮食或饮酒后出现右上腹部疼痛,不能除外胆囊炎急性发作者。

(5)既往无明确胆囊结石病史,但右上腹疼痛,Murphy 征阳性者。

(6)突发右上腹疼痛,在有条件的基层医疗机构经超声检查提示胆囊结石者,如发现胆总管扩张或内有结石者更应及时转诊。

【同步综合练习】

单项选择题

1.引起右上腹胆绞痛及黄疸的最常见的原因是( )

A.胆道回虫症 B.急性胆囊炎

C.胆总管结石 D.先天性胆总管扩张

E.复发性慢性胰腺炎

2.Charcot 三联征间歇发作最大的可能是( )

A.壶腹部癌 B.肝细胞癌

C.胆总管结石 D.黄疸型肝炎

E.细菌性肝脓肿

3.胆管结石和急性胆管炎急性发作的典型症状是( )

A.腹痛呕吐寒热 B.腹痛呕吐黄疸

C.腹痛黄疸腹泻 D.腹痛腹胀昏迷

E.腹痛高热黄疸

4.胆道手术时,下述哪项不是胆总管探查的指征( )

A.胆总管肝总管肝胆管结石 B.黄疸或黄疸病史

C.胰头肿大变硬 D.胆总管增厚变粗

E.胆囊积液

5.胆囊结石主要是( )

A.胆固醇结石 B.胆色素结石为主的结石

C.混合性结石 D.泥沙样结石

E.胆固醇结石或胆固醇为主的混合性结石

6.胆道结石主要是(　　　)

A.胆固醇结石　　　　　　　　B.胆色素结石为主的结石

C.混合性结石　　　　　　　　D.泥沙样结石

E.胆固醇结石或胆固醇为主的混合性结石

7.急性梗阻性化脓性胆管炎最常见的原因是(　　　)

A.胆总管结石　　　　　　　　B.胆总管末端狭窄

C.胆道出血继发感染　　　　　D.胆总管癌

E.胆道畸形

【参考答案】

1.C　2.C　3.E　4.E　5.E　6.B　7.A

（编者　曾艳怀）

第八节　急性胆囊炎

一、概述

急性胆囊炎是胆囊发生的急性细菌性炎症，根据是否合并胆囊结石分为结石性胆囊炎和非结石性胆囊炎，前者占95%。主要的致病原因包括：①胆囊管梗阻：胆囊结石堵塞或嵌顿，胆汁排出受阻，浓缩的胆汁使胆囊黏膜发生炎症、水肿甚至坏死；②细菌感染：主要是革兰阴性杆菌，以大肠埃希菌最常见，多从胆道逆行进入胆囊，也可经血行、淋巴途径进入胆囊。

二、临床表现

急性发作时患者出现右上腹不适，逐渐发展至典型的阵发性胆绞痛表现，常见的诱因是饱餐或进食油腻食物。疼痛可放射到右肩胛背部，并可伴有恶心、呕吐等消化道症状。患者常有发热，如发生胆囊坏疽、穿孔或合并胆管炎，患者可出现寒战、高热。10%~25%患者可出现轻度黄疸。

三、诊断

诊断依据如下：

1.病史　女性多见，多数患者既往有胆囊结石病史，并且在发作前有油腻饮食史。

2.临床症状　典型的右上腹胆绞痛表现，如病情进展，疼痛可转为持续性并阵发性加重。疼痛可向肩背部放射。

3.体格检查　右上腹可有压痛、反跳痛及肌紧张，程度与炎症严重程度有关，胆囊发生穿孔后可有全腹弥漫性腹膜炎表现。Murphy征阳性。

4.实验室检查　白细胞有不同程度升高，约半数患者血清胆红素增高。部分患者血清淀粉酶可有不同程度增高。

5.影像学检查　腹部B型超声为首选检查方法，可显示胆囊增大，胆囊壁增厚、可呈"双边"征，胆囊内可见到结石强回声光团后伴声影，可随体位变动，并可观察及除外肝内外胆管是否有扩张及其内是否有结石梗阻。亦可行腹部 CT 或磁共振了解胆囊病变情况及肝内外胆管情况。

四、治疗原则

并非全部的急性胆囊炎患者一经诊断就必须接受急症手术，相当部分患者经过有效的非手术治疗能够控制病情的急性进展，从而使急症手术转化为择期胆囊切除术。急症手术的术后并发症发生风险相对择期手术更高，因此需严格把握急症手术的适应证。

（一）非手术治疗

对于诊断明确的急性胆囊炎的患者，疾病早期可在密切监测病情变化的情况下，给予患者非手术治疗，争取控制急症症状，使患者避免风险相对较高的急症胆囊切除术，择期行手术治疗。同时，非手术治疗也可以作为急症手术前的准备。

非手术治疗的措施包括禁食（必要时胃肠减压）、补液营养支持维持水电解质平衡，有效的抗感染治疗。抗菌药物通常联合应用对革兰阴性细菌及厌氧菌有效的药物。治疗期间必须密切注意病情变化，如腹痛的范围、程度有无变化，是否出现黄疸并不断加重，生命体征是否平稳等，一旦患者病情加重，应及时决定进行手术治疗。

（二）急症手术适应证

（1）确诊的急性胆囊炎，发病在 72 小时以内者。

（2）经非手术治疗无效且病情恶化者。

（3）有胆囊穿孔、弥漫性腹膜炎、急性化脓性胆管炎、急性坏死性胰腺炎等并发症者。

五、转诊指征

（1）饱餐、油腻饮食或饮酒后突发右上腹痛，查体 Murphy 征阳性，临床诊断急性胆囊炎者。

（2）既往有胆囊结石病史，突然出现典型的胆绞痛等症状者。

（3）首发症状为右上腹痛，逐渐进展出现全腹疼痛，查体出现腹膜炎体征，不能除外并发胆囊坏疽、穿孔等并发症者。

（4）右上腹疼痛伴有高热、黄疸等症状不能除外有急性梗阻性化脓性胆管炎者，

（5）右上腹疼痛 Murphy 征阳性，伴有剑突下疼痛及其他消化道症状，不能除外伴有急性胰腺炎者。

（6）突发右上腹痛，在有条件的基层医疗机构经超声检查提示为非结石性胆囊炎者或提示胆总管扩张或内有结石者，或提示伴有急性胰腺炎者。

（7）临床诊断的结石性急性胆囊炎，经抗炎对症治疗症状不缓解或进展者。

【同步综合练习】

单项选择题

1. 胆道疾病的患者首选的辅助检查是（　　　）

A. B 超

B. 静脉胆道造影

C. 口服胆囊造影

D. 经皮肝穿刺胆道造影

E. 经内镜逆行胆胰管造影

2.关于急性胆囊炎，错误的是(　　　)

A.进油腻食物是发病的诱发因素　　　　B.右上腹持续性疼痛，阵发性加重

C.疼痛放射至右肩或右背部　　　　　　D.墨菲氏征阳性

E.多数患者伴有黄疸

3.急性胆囊炎引起的腹痛常发生于(　　　)

A.情绪激动时　　　　　　　　　　　　B.剧烈运动时

C.空腹时　　　　　　　　　　　　　　D.油腻餐后

E.紧张工作时

4.Murphy 征阳性多见于(　　　)

A.急性胆囊炎　　　　　　　　　　　　B.急性胰腺炎

C.胃十二指肠溃疡穿孔　　　　　　　　D.胆总管结石

E.胆道蛔虫病

5.急性胆囊炎致病菌的主要来源于(　　　)

A.肠道逆行入侵胆囊　　　　　　　　　B.淋巴管道

C.邻近脏器　　　　　　　　　　　　　D.经门静脉

E.经胃十二指肠动脉

6.急性胆囊炎最严重的并发症是(　　　)

A.细菌性肝脓肿　　　　　　　　　　　B.胆囊积脓

C.胆囊坏疽穿死致胆汁性腹膜炎　　　　D.急性胰腺炎

E.胆囊十二指肠内瘘

【参考答案】

1.A　2.E　3.D　4.A　5.A　6.C

（编者　曾艳怀）

第九节　腹股沟疝

一、概述

腹股沟疝是指发生在腹股沟区的腹外疝。腹股沟疝分为斜疝和直疝两种。斜疝是最多见的腹外疝，发病率约占全部腹外疝的 75% –90%；多发生于男性，右侧比左侧多见。

二、诊断与鉴别诊断

(一)诊断

腹股沟斜疝的基本临床表现是腹股沟区有一突出的包块。有的患者开始时包块较小，仅有轻度坠胀感，此时诊断较为困难；一旦包块明显，并穿过浅环甚或进入阴囊，诊断就较容易。

1.易复性疝　除腹股沟区有包块和偶有胀痛外，并无其他症状。用手按包块并嘱患者咳嗽，可有膨胀性冲击感。如患者平卧休息或用手将包块向腹腔推送，包块可向腹腔回纳而

消失。

2. **难复性疝**　主要特点是包块不能完全回纳。

3. **嵌顿性疝**　通常发生在斜疝,强力劳动或排便等腹内压骤增是其主要原因。临床上表现为包块突然增大,并伴有明显疼痛,用手推送不能回纳。包块紧张发硬,且有明显触痛。不但局部疼痛明显,还可伴有机械性肠梗阻的临床表现。如不及时处理,将会发展成为绞窄性疝。

4. **绞窄性疝**　临床症状多较严重。但在肠袢坏死穿孔时,疼痛可因包块压力骤降而暂时有所缓解。因此,疼痛减轻而包块仍存在者,不可认为是病情好转。严重者可发生脓毒症。

（二）鉴别诊断

腹股沟直疝与腹股沟斜疝的鉴别要点,见表2-2-19。

表2-2-19　斜疝和直疝的鉴别

	斜疝	直疝
发病年龄	多见于儿童及青壮年	多见于老年
突出途径	经腹股沟管突出,可进阴囊	由直疝三角突出,不进阴囊
疝块外形	椭圆形或梨形,上部呈蒂柄状	半球形,基底较宽
指压内环	疝块不再出现	疝块仍可突出
外环指诊	外环扩大,咳嗽时有冲击感	外环大小正常,无咳嗽冲击感
术中所见	精索在疝囊内后方,疝囊颈在腹壁下动脉外侧	外环大小正常,无咳嗽冲击感
嵌顿机会	较多	较少

腹股沟疝的诊断虽较容易,还需与如下常见疾病相鉴别。

1. **睾丸鞘膜积液**　包块完全局限在阴囊内,其上界可以清楚地摸到;透光试验检查,鞘膜积液多为透光(阳性)。

2. **隐睾**　腹股沟管内下降不全的睾丸可被误诊为斜疝或精索鞘膜积液。如患侧阴囊内睾丸缺如,则诊断更为明确。

三、治疗原则

腹股沟疝如不及时处理,疝块可逐渐增大,终将加重腹壁的缺损而影响劳动力;斜疝又可发生嵌顿或绞窄而威胁患者的生命。因此,除少数特殊情况外,腹股沟疝一般均应尽早施行手术治疗。

1. **非手术治疗**　适用于1岁以内的儿童,随年龄增长,部分患者可自愈。不适宜手术的儿童或年老体弱、伴有其他严重疾患者,可使用疝带或疝卡。非手术疗法时尽量减少增加腹压的动作。

2. **手术治疗**　适用大多数腹股沟疝及嵌顿疝。疝囊高位结扎术,适用于儿童;疝囊高位结扎加疝修补术,适用于成年人。

四、转诊指征

(1)需手术治疗的病例。

(2)非手术治疗期间出现特殊情况者。

1)出现全身症状,如发热、休克等。

2)局部症状加重者,如疼痛加重、嵌顿、绞窄等表现。

3)出现腹股沟以外部位的症状,如腹痛、肠梗阻症状、腹膜炎表现等。

【同步综合练习】

单项选择题

1.嵌顿性疝手法复位后,应重点观察的内容是(　　)

A.腹痛、腹部体征　　　　　　　　B.生命体征

C.神志改变　　　　　　　　　　　D.呕吐、腹胀

E.肛门排气

2.区别腹股沟斜疝与直疝的主要依据是(　　)

A.疝块的形状　　　　　　　　　　B.好发年龄

C.疝块是否进入阴囊　　　　　　　D.疝块嵌顿机会

E.回纳疝块后压迫深环,疝块能否突出

3.斜疝修补术后,用砂袋压迫切口的主要目的是(　　)

A.减轻切口疼痛　　　　　　　　　B.预防切口裂开

C.预防切口感染　　　　　　　　　D.防止疝块脱出

E.减少伤口内渗血

4.患者,男,10岁,站立时右侧腹股沟区出现疝块,并可降入阴囊。疝囊从下列哪一个疝环突出(　　)

A.浅环　　　　　　　　　　　　　B.深环

C.股环　　　　　　　　　　　　　D.隐静脉裂孔

E.腹股沟三角

5.最容易发生嵌顿的腹外疝是(　　)

A.腹股沟斜疝　　　　　　　　　　B.腹股沟直疝

C.股疝　　　　　　　　　　　　　D.脐疝

E.切口疝

【参考答案】

1.A　2.E　3.E　4.B　5.C

（编者　黄仕杰）

第十节　痔

痔是最常见的肛肠疾病。病因尚未完全明确,可能与多种因素有关,目前主要有肛垫下

移学说和静脉曲张学说。另外，长期饮酒和进食大量刺激性食物可使局部充血；肛周感染可引起静脉周围炎，使静脉失去弹性而扩张；营养不良可使局部组织萎缩无力，这些因素都可诱发痔的发生。

一、临床表现

痔根据其所在部位不同分为三类。

（一）内痔

内痔的主要临床表现是出血和脱出。间歇性便后出鲜血是内痔的常见症状。未发生血栓、嵌顿、感染时内痔无疼痛，部分患者可伴发排便困难。内痔的好发部位为截石位3、7、11点。

内痔的分度：Ⅰ度：便时带血、滴血或喷射状出血，便后出血可自行停止，无痔脱出；Ⅱ度：常有便血，排便时有痔脱出，便后可自行还纳；Ⅲ度：偶有便血，排便或久站、咳嗽、劳累、负重时痔脱出，需用手还纳；Ⅳ度：偶有便血，痔脱出不能还纳或还纳后又脱出。

（二）外痔

主要临床表现是肛门不适、潮湿不洁，有时有瘙痒。结缔组织外痔（皮垂）及炎性外痔常见。如发生血栓形成及皮下血肿有剧痛，称之为血栓性外痔，是血栓性静脉炎的一种表现，48小时后疼痛才开始逐渐缓解。

（三）混合痔

表现为内痔和外痔的症状可同时存在。

二、诊断和鉴别诊断

主要靠肛门直肠检查。首先做肛门视诊，内痔除Ⅰ度外，其他三度都可在肛门视诊下见到。对有脱垂者，最好在蹲位排便后立即观察，可清晰见到痔块大小、数目及部位。直肠指诊虽对痔的诊断意义不大，但可了解直肠内有无其他病变，如直肠癌、直肠息肉等。最后做肛门镜检查，不仅可以见到痔块的情况，还可观察到直肠黏膜有无充血、水肿、溃疡、肿块等。血栓性外痔表现为肛周暗紫色长条圆形肿物，表面皮肤水肿、质硬、压痛明显。

痔的诊断不难，但应与以下疾病鉴别：

（一）直肠息肉

多为低位带蒂息肉，呈圆形、实性，活动度好。

（二）直肠脱垂

易误诊外环状痔，但直肠脱垂黏膜呈环形，表面光滑，括约肌松弛。

三、治疗原则

应遵循三个原则：无症状的痔无需治疗；有症状的痔重在减轻或消除症状，而非根治；以非手术治疗为主。

（一）非手术治疗

1. 一般治疗　适用于绝大部分的痔，包括血栓性和嵌顿性痔的初期。注意饮食，忌酒和辛辣刺激食物，增加纤维性食物，多摄入果蔬、多饮水，改变不良的排便习惯，保持大便通畅，必要时服用缓泻剂，便后清洗肛门。对于脱垂型痔，注意用手轻轻托回痔块，阻止再脱出。避免久坐久立,进行适当运动,睡前温热水(可含高锰酸钾)坐浴等。

2.局部用药治疗　已被广泛采用,药物包括栓剂、膏剂和洗剂,多数含有中药成分。

3.注射疗法　对Ⅰ、Ⅱ度出血性内痔效果较好;将硬化剂注射于黏膜下层静脉丛周围,使引起炎症反应及纤维化,从而压闭曲张的静脉;1个月后可重复治疗,避免将硬化剂注入黏膜层造成坏死。

4.物理疗法　激光治疗、冷冻疗法、直流电疗法和铜离子电化学疗法、微波热凝疗法、红外线凝固治疗,较少用。

5.胶圈套扎　套扎痔根部,阻断其血供以使痔脱落坏死;适用于Ⅱ、Ⅲ度内痔,对于巨大的内痔及纤维化内痔更适合。

(二)手术治疗

保守治疗无效,痔脱出严重,较大纤维化内痔、注射等治疗不佳,合并肛裂、肛瘘等。

【同步综合练习】

单项选择题

1.下列哪项不是痔形成的原因(　　)

A.便秘　　　　　　　　　　　B.排尿困难

C.门静脉高压　　　　　　　　D.长期腹泻

E.长期饮酒

2.关于痔的叙述,下列哪项是错误的(　　)

A.外痔位于齿状线以下　　　　B.内痔有便血,无明显疼痛

C.混合痔具有内、外痔的特点　D.痔是直肠上、下静脉丛迂曲所形成的

E.血栓外痔一般无疼痛

3.内痔的主要表现(　　)

A.肛门不适　　　　　　　　　B.排便时无痛性间歇性出血

C.肛门环状肿物　　　　　　　D.肛周红肿

E.有脓液流出

4.便血量减少,痔块脱出不能自行回纳,需用手拖回是(　　)

A.内痔Ⅰ期　　　　　　　　　B.内痔Ⅱ期

C.内痔Ⅲ期　　　　　　　　　D.内痔Ⅳ期

E.血栓性外痔

5.患者,男性,62岁。便秘数年,半年来排便时有肿物自肛门脱出,便后自行还纳,检查时患者的体位应取(　　)

A.平卧位　　　　　　　　　　B.侧卧位

C.俯卧位　　　　　　　　　　D.膝胸位

E.蹲位

【参考答案】

1.D　2.E　3.B　4.C　5.B

（编者　黄仕杰）

第十一节 急性胰腺炎

一、概述

急性胰腺炎是由多种病因导致胰腺组织自身消化所致的胰腺水肿、出血及坏死等炎性损伤。

二、常见病因

1. 胆道疾病 如胆结石、胆道感染所致胰腺损伤与胰管流出道不畅，胰管内高压有关。胆道梗阻是引起急性胰腺炎发病的重要原因。

2. 暴饮暴食 酒精及其代谢产物可促进胰液分泌，当不能充分引流时，导致胰管内压升高。暴饮暴食是引起急性胰腺炎发病的重要诱因。

3. 胰管阻塞 如胰管结石、蛔虫、狭窄、肿瘤导致胰管受阻塞、管内压升高。

4. 十二指肠疾病 如球后穿透溃疡、邻近十二指肠乳头的憩室炎可直接波及胰腺组织。

5. 腹腔手术、腹部顿挫伤 损伤胰腺组织、导致胰腺血液循环障碍。

6. 代谢障碍 如高甘油三酯血症，导致胰腺损伤可能与脂球微栓和毒性脂肪酸损伤胰腺组织细胞有关。

7. 药物 如噻嗪类利尿药、硫唑嘌呤、糖皮质激素、磺胺类可促发急性胰腺炎，损伤与药物剂量无明确关系。

8. 感染及全身炎症反应 如急性流行性腮腺炎、甲型流感肺炎、衣原体感染、传染性单核细胞增多症，胰腺是受攻击的靶器官之一。

三、临床表现

临床上根据病情程度分为：轻症急性胰腺炎、中度重症急性胰腺炎、重症急性胰腺炎。

（一）症状

1. 轻症急性胰腺炎 急性发作的腹痛，常为持续性剧痛，多位于上腹或偏左上腹，部分患者腹痛向腰背部放射，仰卧位时明显疼痛可持续数小时或数日，常伴有恶心、呕吐，呕吐后无舒适感。部分患者出现发热、黄疸。

2. 重症急性胰腺炎 腹痛持续不缓解，腹胀逐渐加重，可出现全身并发症、单个或多脏器功能障碍的表现。

3. 中度重症急性胰腺炎 临床表现介于轻症与重症急性胰腺炎之间。

（二）体征

1. 轻症急性胰腺炎的常见体征 可表现为轻度脱水貌，上腹压痛。

2. 重症急性胰腺炎的常见体征 ①低血压或休克。②发热。③皮肤巩膜黄染。④意识障碍。⑤呼吸困难。⑥全腹膨隆，广泛压痛及反跳痛，腹水征阳性，肠鸣音减少，甚至消失；少数患者可出现 Grey – Turner 征，Culleen 征。

四、诊断和鉴别诊断

（一）诊断

1. **临床表现**　急性起病，突发上腹痛可伴有呕吐、发热等，多与饮酒或脂肪餐有关。主要腹部体征是上腹压痛。

2. **血淀粉酶升高**　对诊断很有意义，但血淀粉酶水平与病情轻重并不平行。血淀粉酶于起病后 2～12 小时开始升高，48 小时开始下降，持续 3～5 天。

3. **血脂肪酶**　特异性较高。多于起病后 24～72 小时开始升高，持续 7～10 天。

患胆结石、胆囊炎、消化性溃疡等急腹症时，上述两种胰酶也可升高，但通常低于正常值的 2 倍。血淀粉酶或脂肪酶水平超过正常值的 3 倍方可诊断急性胰腺炎。

4. **病理生理变化**　反映重症急性胰腺炎病理生理变化的实验室指标，见表 2－2－20。

表 2－2－20　重症急性胰腺炎病理生理变化的实验室指标

检测指标及结果	反映的病理生理变化
白细胞总数及中性粒细胞比例升高	炎症或感染
血糖 > 11.2 mmol/L（无糖尿病病史）	胰腺坏死，胰岛素减少胰高血糖素增加
胆红素、AST、ALT 升高	胆道梗阻，肝损伤
白蛋白降低	大量炎性渗出，肝损伤
尿素氮、肌酐升高	肾功能不全
血氧分压降低	呼吸衰竭
血压低、休克	胰腺坏死，血容量不足
血钙 < 2 mmol/L	胰腺坏死
血甘油三酯升高	是病因，也是结果

5. **腹部 B 超检查**　是急性胰腺炎的常规初筛影像学检查，也是胆源性胰腺炎病因的初筛方法。

6. **腹部 CT 检查**　对判断有无胰腺炎、疾病程度、胰腺局部并发症及鉴别诊断均有重要的价值。

（二）鉴别诊断

1. **急性胆囊炎和胆结石**　腹痛多位于右上腹，常放射至右肩部，Murphy 征阳性、血胰酶检测及腹部 B 超检查可协助明确诊断。

2. **消化性溃疡急性穿孔**　典型患者表现为腹痛突然发生或加重，腹肌紧张，肝浊音界减小或消失，立位 X 线平片检查可发现膈下游离气体。

五、治疗原则

治疗原则以非手术治疗为主。

1. **抑制或减少胰液分泌**

（1）禁食：多数患者需要禁食 1～3 天减少胃酸与食物刺激胰液分泌。

（2）胃肠减压：明显腹胀的患者应进行胃肠减压，减轻呕吐与腹胀。

（3）药物治疗：为减少胃酸分泌，从而减少对胰腺分泌的刺激。可用 H_1 受体拮抗药，如西咪替丁、雷尼替丁等。为抑制胃肠分泌，从而减少胃酸分泌，可用抗胆碱能药如阿托品或盐酸消旋山莨菪碱注射液肌注。生长抑素类药物：如施他宁等，具有抑制胰液和胰酶分泌，抑制胰酶合成的作用。常用于重症胰腺炎。

2. 解痉镇痛 可用阿托品或盐酸消旋山莨菪碱注射液肌注，每天 2~3 次。疼痛剧烈患者可用哌替啶 50~100 mg 肌内注射。吗啡可引起 Oddi 括约肌痉挛，加重疼痛，因此禁用。

3. 应用抗生素 酌情使用抗生素，以防感染。胆源性轻症患者，应选择针对革兰阴性菌和厌氧菌类的抗生素。

4. 补充血容量、抗休克治疗 输全血、血浆白蛋白或血浆代用品。

5. 积极预防和纠正水电解质平衡失调 由于禁食、呕吐、胃肠减压等易造成水、电解质平衡失调，应积极补充液体及电解质。

6. 抑制胰酶活性 多在出血坏死型胰腺炎早期，可用抑肽酶静脉滴注，利用其具有抗胰血管舒缓素，抑制缓激肽生成，抑制蛋白酶、糜蛋白酶等作用。

7. 监护 主要用于重症患者。监护内容：症状、体征、实验室指标和影像学变化。

8. 器官支持 主要用于重症患者。包括：抗休克、液体复苏、呼吸功能支持、维护肠功能、血液净化。

9. 营养支持 可短期通过肠外补充能量，病情缓解时，应尽早过渡到肠内营养，以增强肠道黏膜屏障，防止肠内细菌移位。

10. 中药治疗 包括柴胡、黄连、黄芩、厚朴、木香、白芍、大黄（后下），应随症加减。

11. 内镜、腹腔镜或手术治疗 主要目的是去除病因。适用于胆总管结石性梗阻、化脓性胆管炎、胆源性败血症、胆囊结石、胰胆管狭窄、慢性胰腺炎等。

六、预防

积极治疗胆、胰及血脂异常等疾病，适度饮酒及进食，部分患者需严格戒酒。

七、转诊指征

（1）急性剧烈腹痛患者，难以诊断或缺乏诊断设备和经验；

（2）急性胰腺炎患者，一般治疗无效；

（3）考虑为重症急性胰腺炎或不能除外重症患者；

（4）考虑为由胆源性因素引起的急性胰腺炎；

（5）急性胰腺炎患者，血钙低于 2 mmol/L；

（6）在急性胰腺炎诊治过程中，出现脏器功能不全。

【同步综合练习】

单项选择题

1. 患者，男，24 岁。暴饮暴食后出现上腹剧痛 8 h 伴呕吐、冷汗，面色苍白入院。查体：T 39.1℃，心率 100 次/分，BP 95/60 mmHg，上腹部压痛及反跳痛阳性，腹肌紧张，Cullen 征（＋）。实验室检查：血清淀粉酶上升，血钙降低。最可能的诊断是（　　　）

A. 急性水肿型胰腺炎 　　　　　B. 出血坏死型胰腺炎

C. 急性胃穿孔 　　　　　D. 胃溃疡

E. 胆石症

2. 患者，男，37 岁，饱餐饮酒后出现上腹持续性剧痛并向左肩、腰背部放射，伴恶心，呕吐 10 小时，拟诊为急性胰腺炎，为明确诊断最重要的检查是(　　)

A. 外周血象 　　　　　B. 腹腔穿刺

C. 胰腺 B 超 　　　　　D. 血淀粉酶

E. X 线胸腹联合透视

3. 急性胰腺炎的非手术治疗中错误的是(　　)

A. 禁食和胃肠减压

B. 应用抗胆碱药物抑制胃酸分泌，减少胰腺外分泌

C. 给予吗啡止痛

D. 应用抗生素

E. 抗休克治疗

4. 有效抑制胰腺分泌的药物是(　　)

A. 阿托品 　　　　　B. 甲氰咪胍

C. 生长抑素 　　　　　D. 甲硝唑

E. 山莨菪碱

5. 患者，女，42 岁，诊断为急性胰腺炎，经治疗后腹痛、呕吐基本消失，开始进食时应给予(　　)

A. 普食 　　　　　B. 低脂低蛋白流质饮食

C. 高脂高蛋白流质饮食 　　　　　D. 高脂低蛋白流质饮食

E. 低脂高蛋白饮食

6. 对于急性胰腺炎的患者，出现下列哪项实验室检查需要进行转诊(　　)

A. 血钾：4.2 mmol/L 　　　　　B. 血钙低于 2 mmol/L

C. 血钠：140 mmol/L 　　　　　D. 血钙：2.5 mmol/L

E. 血镁：0.9 mmol/L

【参考答案】

1. B　2. D　3. C　4. C　5. B　6. B

（编者　曾艳怀）

第四单元 泌尿与生殖系统

第一节 尿路感染

一、概述

尿路感染是指各种病原微生物在尿路中生长、繁殖而引起的炎症性疾病。多见于育龄期女性、老年人、免疫力低下及尿路畸形者。革兰阴性杆菌为尿路感染最常见致病菌，其中以大肠埃希菌最为常见，占全部尿路感染的80%～90%，其次为变形杆菌、肺炎克雷伯菌。根据感染发生部位分为上尿路感染(主要是肾盂肾炎)和下尿路感染(包括膀胱炎和尿道炎)。

二、临床表现

(一)急性膀胱炎

常见于年轻健康女性，以尿路刺激症状为主，患者有尿频、尿急、排尿时烧灼样痛、排尿困难，可有排尿时和排尿后耻骨上疼痛，约30%患者可出现肉眼血尿。一般无全身感染症状。

(二)急性肾盂肾炎

通常起病急，常有发热、寒战，体温多在38℃以上，伴一侧或两侧腰部钝痛或酸痛，尿频、尿急、尿痛、排尿困难等，也可伴有恶心、呕吐、头痛、全身酸痛等全身症状。部分患者尿路刺激症状不典型或缺如，严重者可伴随感染性休克。体检可发现肾区叩击痛。尿显微镜检查有白(脓)细胞、红细胞、上皮细胞，还可见到白细胞管型。

(三)慢性肾盂肾炎

临床表现复杂，全身及泌尿系统局部表现均可不典型。一半以上患者可有急性肾盂肾炎病史，可出现不同程度的低热、间歇性尿频、排尿不适及肾小管功能受损表现，如夜尿增多、低比重尿等。病情持续可发展为慢性肾衰竭。

三、诊断和鉴别诊断

(一)确认尿路感染的存在

尿路刺激征、伴或不伴全身中毒症状、腰部不适等，结合尿沉渣镜检白细胞数＞5个/HP，尿细菌学检查提示真性菌尿可以确诊。真性菌尿是指：①新鲜中段尿沉渣革兰染色后，细菌＞1个/HP；②新鲜中段尿细菌培养计数≥10^5/mL；③膀胱穿刺尿细菌培养阳性。

(二)尿路感染定位诊断

1.根据临床表现定位　上尿路感染常有发热、寒战，伴明显腰痛，输尿管点和(或)肋脊点压痛、肾区叩击痛。急性膀胱炎则常常以膀胱刺激征为突出表现，很少有发热、腰痛等。

2.根据实验室检查定位　出现下列情况提示上尿路感染：尿白细胞管型；尿NAG升高、

尿 β_2 微球蛋白升高；尿渗透压降低。

3. 确定病原体　清洁中段尿培养结合药敏试验，不仅可明确诊断，对治疗也有指导意义。

4. 慢性肾盂肾炎的诊断　长期反复发作的上尿路感染不一定就是慢性肾盂肾炎。诊断需有诱因（易感因素）包括尿路畸形，尿路梗阻如结石、肿瘤等，机体免疫功能降低如糖尿病患者或应用糖皮质激素者，尿道口及其周围炎症患者等。在此基础上反复尿路感染病史超过半年，有以下数条中一条者即可诊为慢性肾盂肾炎：①静脉肾盂造影有肾盂肾盏狭窄变形者（此项检查阳性率不高）。②肾外形表面凹凸不平、两个肾脏大小不等。③持续性肾小管功能受损，如尿浓缩功能减退、夜尿增多、晨尿比重和渗透压降低、肾小管酸化功能减退等。

（三）鉴别诊断

1. 尿道综合征　常见于妇女，有尿路刺激征，但多次检查尿常规无白细胞尿，尿细菌培养无真性菌尿。可能与神经焦虑等因素有关。

2. 泌尿系结核　膀胱刺激症状更为明显，一般抗生素治疗无效，尿沉渣可找到抗酸抗菌，尿培养结核分枝杆菌阳性，而普通细菌培养为阴性。静脉肾盂造影可发现肾实质虫蚀样缺损等表现。

3. 慢性肾小球肾炎　有明确蛋白尿、血尿和水肿病史，双肾同时受累；而慢性肾盂肾炎常有尿路刺激征，细菌学检查阳性，影像学检查双肾不对称性缩小。

四、治疗原则

（一）一般治疗

急性期注意休息，多饮水，勤排尿。反复发作者积极寻找病因，及时去除诱发因素。

（二）抗感染治疗

急性肾盂肾炎和反复发作的膀胱炎用药前应先做尿培养及药物敏感试验。无病原学结果之前，首选对革兰阴性杆菌有效的抗生素，包括磺胺类、β-内酰胺类、氨基糖苷类等。

五、预防

坚持多饮水，勤排尿，避免细菌在尿路繁殖，是最有效的预防方法。

六、转诊指征

（1）经规范治疗仍反复发作的下尿路感染，建议转上级医院进一步筛查易感因素及尿细菌学检查。

（2）急性肾盂肾炎全身中毒症状明显者，或怀疑有尿路复杂因素者。

（3）临床不除外慢性肾盂肾炎的患者，建议转上级医院进一步评估。

【同步综合练习】

病例分析题

患者，男性，65岁。间断尿频、尿急、尿痛、腰痛和发热32年，再发加重2天。

患者32年前因骑跨伤后"下尿路狭窄"，间断发作尿频、尿急、尿痛，有时伴腰痛、发热，经抗炎和对症治疗后好转，平均每年发作1~2次。入院前2天无明显诱因发热达38℃~

39℃，无寒战，伴腰痛、尿频、尿急、尿痛，无肉眼血尿，无浮肿，自服氟哌酸无效，为进一步诊治入院。发病来饮食可，大便正常，睡眠好，体重无明显变化。既往 47 年前患"十二指肠溃疡"，经治疗已愈，无结核病密切接触史，无药物过敏史。

体格检查：T 38.9℃，P 120 次/分，R 20 次/分，Bp 120/80 mmHg，急性热病容，无皮疹，浅表淋巴结未触及，巩膜不黄，眼睑不肿，心肺无异常，腹平软，下腹部轻压痛，无肌紧张和反跳痛，肝脾未触及，双肾区叩痛（+），双下肢不肿。

化验：血 Hb132 g/L，WBC28.9×10^9/L，中性分叶核粒细胞86%，杆状核粒细胞5%，淋巴细胞9%，尿蛋白（+），WBC 20/HP，可见脓球和白细胞管型，RBC 5～10 个/HP。

问题：

1. 诊断及诊断依据。

2. 鉴别诊断。

3. 进一步检查。

4. 治疗原则。

【参考答案】

略

（编者　聂芮红）

第二节　慢性肾小球肾炎

一、概述

慢性肾小球肾炎简称慢性肾炎，是指以蛋白尿、血尿、水肿、高血压为基本临床表现，起病方式不同，病情迁延，缓慢进展，终将发展为慢性肾衰竭的一组疾病。

二、临床表现

呈多样性，差异较大，主要表现为血尿、蛋白尿，可伴有水肿、高血压、肾功能不全，病情迁延，肾功能进行性减退，最终发展至尿毒症。

三、诊断和鉴别诊断

本病临床诊断需符合以下诊断指标：蛋白尿和（或）血尿，伴有水肿、高血压、肾功能不全至少一种情况者；若为单纯性蛋白尿，尿蛋白大于 1 g/d 者；在除外继发性肾小球肾炎和遗传性肾小球肾炎后，即可诊断本病。

应与下列疾病鉴别：

1. 继发性肾小球肾炎　如狼疮性肾炎、过敏性紫癜肾炎、乙型肝炎病毒相关性肾小球肾炎等，有相应的肾外受累的表现及血清学检查异常。

2. 高血压肾损害　既往有较长时间的高血压病史，肾小管功能（如尿浓缩功能减退、尿比重降低和夜尿增多）异常早于肾小球功能损害，尿检异常较轻（蛋白尿 <2 g/d，以中、小分子蛋白为主），常伴有高血压其他靶器官损害（眼底、心脏、脑）。

3.**慢性肾盂肾炎** 有反复发作的尿路感染史,尿细菌学检查常阳性,如 B 超检查或静脉肾盂造影显示双侧肾脏不对称性缩小有鉴别诊断价值。

四、治疗原则

1.**饮食** 有水肿者,需限制钠和水的摄入,伴肾功能不全时还应控制蛋白和磷的摄入。

2.**积极控制血压**

(1)理想的血压控制目标为 140/90 mmHg 以下(若尿蛋白大于 1 g/d,可以更低)。

(2)在无禁忌证的情况下,首选具有保护肾脏的药物血管紧张素转换酶抑制药(ACEI)或血管紧张素Ⅱ受体拮抗药(ARB)。

3.**对症处理** 避免劳累、预防感染、纠正水电解质和酸碱平衡紊乱,避免使用肾毒性药物。

4.**针对性治疗** 如有条件行肾穿刺活检,应根据肾脏病理类型进行针对性治疗。

五、转诊指征

(1)首次就诊的慢性肾炎综合征患者,建议转上级医院进一步筛查继发性肾炎的病因,必要时行肾穿刺活检。

(2)维持治疗的慢性肾炎患者,出现肾功能快速进展或严重并发症。

【同步综合练习】

单项选择题

1.慢性肾炎必有的表现是( )

A.蛋白尿　　　　　　　　　　　B.血尿

C.管型尿　　　　　　　　　　　D.高血压

E.水肿

2.治疗慢性肾小球肾炎的主要目的是( )

A.防止肾功能进行性恶化　　　　B.消除蛋白尿

C.消除血尿　　　　　　　　　　D.消除水肿

E.控制血压在正常范围

3.患者,男性,35 岁。因血尿伴中度水肿 2 月余就诊,测血压 140/95 mmHg,诊断为"慢性肾炎"。下列治疗措施中错误的是( )

A.利尿药　　　　　　　　　　　B.抗血小板药物

C.糖皮质激素　　　　　　　　　D.血管紧张素转换酶抑制药

E.低蛋白低磷饮食

【参考答案】

1.A　2.A　3.C

(编者　聂芮红)

第三节　急性尿潴留

一、概述

急性尿潴留是指由于突然不能排尿，而导致膀胱内充满尿液的临床急症。引起急性尿潴留的病因很多，可分为机械性和动力性梗阻两类。机械性梗阻最多见，如尿道结石、尿道狭窄、尿道瓣膜、良性前列腺增生压迫尿道等。动力性梗阻是因为排尿动力障碍所致。

二、临床表现

急性尿潴留发病突然，膀胱内充满尿液，胀痛难忍，辗转不安，有时发生从尿道溢出部分尿液的充溢性尿失禁，但不能减轻膀胱胀痛症状。体检可见耻骨上方呈半球形膨隆，按压有尿意，叩诊呈浊音。超声检查可以明确诊断。急性尿潴留应与无尿鉴别，无尿时膀胱空虚，是由于肾功能衰竭或上尿路完全梗阻而引起的没有尿液进入膀胱。

三、治疗原则

急性尿潴留的治疗原则是解除病因，恢复排尿。对于病因尚不明确或者梗阻一时不能解除的，应先引流膀胱尿液缓解患者痛苦。急诊处理可先行导尿术，是缓解急性尿潴留最简便的方法。尿潴留的病因短时间内不能解除的，如患良性前列腺增生等疾病的患者，可以留置导尿管持续引流一段时间后拔除。如果插入导尿管困难，不宜反复强行插入，以免造成尿道损伤，加重梗阻；可以采用粗针头耻骨上穿刺吸出尿液，暂时缓解患者痛苦。具备膀胱穿刺造瘘条件的，可以在局麻下行耻骨上膀胱穿刺造瘘，持续引流尿液。也可以进行耻骨上膀胱造瘘手术治疗。如果导致尿潴留的梗阻不能解除，可以永久性引流尿液。

急性尿潴留进行导尿或穿刺引流尿液时，应间歇缓慢地放出尿液，以避免快速排空膀胱而导致的膀胱内压骤减，引起膀胱内大出血。对于永久性引流的患者，应定期进行膀胱冲洗和更换导尿管或膀胱造瘘管，以减轻感染和避免结石沉积。

四、转诊

对于导尿管插入困难者，可以先行膀胱穿刺抽吸尿液后及时转诊。插入导尿管的患者，在引流尿液后保留导尿管，转入上级医院做进一步的原发病诊断和治疗。

【同步综合练习】

单项选择题

1. 引起急性尿潴留的病因中，属于动力性梗阻的是（　　　）

A. 膀胱结石　　　　　　　　　　B. 膀胱肿瘤

C. 尿道狭窄　　　　　　　　　　D. 外伤性脊髓损伤

E. 良性前列腺增生

2. 急性尿潴留病因中，属于非机械性梗阻的是（　　　）

A. 尿道结石   B. 外伤性高位截瘫

C. 尿道断裂   D. 尿道肿瘤

E. 前列腺增生

3. 老年男性急性尿潴留常见的病因是(　　)

A. 前列腺增生   B. 尿道结石

C. 尿道外伤   D. 膀胱异物

E. 尿道肿瘤

4. 患者,男性,70岁。前列腺增生10年,口服药物治疗。1天前饮酒后出现不能自行排尿,下腹胀痛。首选的治疗方法是(　　)

A. 耻骨上膀胱穿刺   B. 前列腺切除手术

C. 耻骨上膀胱穿刺造瘘   D. 口服 α_1 受体拮抗药

E. 导尿并留置尿管

5. 急性尿潴留是指(　　)

A. 无尿并且膀胱空虚

B. 突然不能排尿,而导致膀胱内充满尿液的临床急症

C. 尿量少

D. 肾功能衰竭引起

E. 必须手术

【参考答案】

1. D   2. B   3. A   4. E   5. B

(编者　陆永彬)

第四节　慢性肾衰竭

一、概述

慢性肾衰竭指各种原发和继发的慢性肾脏疾病进行性恶化,逐渐出现肾功能不全发展到最终的结局。目前这一概念在全球肾脏病界已被慢性肾脏病(CKD)所取代,CKD病因多样、复杂,在我国以IgA肾病为主的原发性肾小球肾炎最为多见。感染、血容量不足(出血或液体入量不足及丢失过多)、不适当药物的应用、血压增高、尿路梗阻、饮食不当等因素可导致慢性肾衰竭患者肾功能急骤恶化。

二、临床表现

1. 水、电解质酸碱平衡失调　　会出现少尿,水钠潴留,高钾血症,代谢性酸中毒等。

2. 消化系统　　食欲减退、恶心、呕吐是慢性肾衰竭患者最早出现的表现。晚期患者可有消化道出血。

3. 心血管系统　　大部分患者有不同程度的高血压。长期高血压、容量负荷过重和贫血,患者可出现左心室肥厚或尿毒症性心肌病,出现心力衰竭、心律失常,晚期或透析患者可以

有心包炎的表现和动脉粥样硬化的快速进展；患者可因冠心病而危及生命。

4. 血液系统 主要表现为贫血和出血倾向。

5. 呼吸系统 有代谢性酸中毒时呼吸深而长，水潴留和心力衰竭可以出现肺水肿；还可以有尿毒症肺，X线胸片可见肺门两侧出现对称型蝴蝶状阴影，与肺水肿、低蛋白血症、间质性肺炎等因素有关。

6. 矿物质及骨代谢异常 由于排磷减少致血磷升高、肾脏产生活性维生素 D3 的功能减退，均致血钙降低。血钙浓度降低刺激甲状旁腺激素（PTH）分泌增加，发生继发性甲状旁腺功能亢进。骨骼系统表现为纤维性骨炎、肾性骨软化症、骨质疏松症，最终肾性骨硬化。患者可有骨酸痛甚至发生自发性骨折。

7. 神经、肌肉系统 早期多有乏力、失眠、记忆力减退、注意力不集中等症状。随着病情进展患者表现出尿毒症性脑病和周围神经病变症状，出现嗜睡、抽搐、昏迷，肢体（下肢更常见）远端对称性感觉异常，"不安腿"，肌无力等。

8. 内分泌系统 表现为：①肾脏本身分泌 EPO 减少致贫血，分泌活性维生素 D_3 减少致肾性骨病，肾脏本身降解、排出激素的功能降低致一些激素在体内蓄积如胰岛素。②患者有甲状腺及性腺功能受损的表现，如体温偏低、怕冷、闭经、不孕等表现。

9. 代谢紊乱 慢性肾衰竭患者因蛋白分解大于合成造成严重的蛋白质缺乏。同时氨基酸代谢紊乱，必需氨基酸减少，非必需氨基酸相对升高。有高脂血症，主要是甘油三酯增加，低及极低密度脂蛋白升高。患者空腹血糖多正常，但糖耐量降低，这与胰岛素靶组织反应受损有关。

10. 其他 慢性肾衰竭患者多有皮肤瘙痒，面色较暗且萎黄并稍有水肿感。

三、治疗原则

（一）非透析疗法的原则

非透析疗法的目的就是为了延缓早中期慢性肾功能减退患者肾功能的进一步恶化，其内容包括以下几个方面：

1. 营养治疗 保证足够的热量摄入（每天每千克体重 30～35 kcal）以避免蛋白质的过多分解。蛋白质的摄入应采用优质低量的原则。

2. 维持水、电解质平衡，纠正酸中毒 在无水、钠潴留及高血压的患者，水入量不必严格控制，每天盐入量 3 g 左右即可。对高钾血症患者，应积极处理，当血钾 >5.5 mmol/L 时，可用聚磺苯乙烯（降钾树脂）口服。患者如有酸中毒亦应积极纠正。

3. 纠正钙、磷代谢紊乱和继发性甲状旁腺功能亢进 首先应控制高血磷，通过限磷饮食和应用磷结合剂。降低血磷后如 PTH 仍高可以给予活性维生素 D 治疗。

4. 纠正贫血 给予补充 EPO 以及铁剂等造血原料。

5. 控制高血压 血管紧张素转换酶抑制药（ACEI）或血管紧张素 II 受体拮抗药（ARB）可以降低系统性高血压和肾小球内高压（无论有无系统性高血压），故可使用。

6. 清除体内毒性代谢产物 口服吸附剂或中药大黄等，通过肠道增加毒性代谢产物的排泄。

（二）肾脏替代治疗

肾脏替代治疗包括血液净化和肾脏移植。其适应证包括：①限制蛋白摄入等不能缓解尿毒症症状；②难以纠正的高钾血症；③难以控制的进展性代谢性酸中毒；④难以控制的水钠潴留，合并充血性心力衰竭或急性肺水肿；⑤尿毒症性心包炎；⑥尿毒症脑病和进展性神经病变。

四、转诊指征

(1)首诊肾功能不全，不能鉴别急性或慢性肾衰竭者。

(2)慢性肾衰竭患者短期内肾功能急剧恶化，提示可能存在某些可逆因素导致疾病快速进展。

(3)慢性肾衰竭患者进展到终末期肾衰，有血液净化指征者。

【同步综合练习】

单项选择题

1.引起慢性肾功能不全的病因最常见疾患是(　　)

A.慢性肾小球肾炎　　　　　　B.慢性肾盂肾炎

C.糖尿病肾病　　　　　　　　D.高血压肾动脉硬化

E.系统性红斑狼疮

2.尿毒症患者高血压最主要的原因是(　　)

A.肾素增多　　　　　　　　　B.促红细胞生成素减少

C.水钠潴留　　　　　　　　　D.抗利尿激素增多

E.交感神经必奋

3.慢性肾功能不全尿毒症期必有的临床表现是(　　)

A.贫血　　　　　　　　　　　B.蛋白尿

C.水肿　　　　　　　　　　　D.高血压

E.血尿

4.肾性贫血最主要的原因是(　　)

A.铁及叶酸摄入不足　　　　　B.消化道失血

C.蛋白质摄入量不足　　　　　D.红细胞寿命缩短

E.红细胞生成素合成不足

5.患者，男性，35岁。发现蛋白尿、镜下血尿3年，血压升高1个月。BP 160/100 mmHg，尿 RBC 30~35/HP，尿蛋白1.8 g/d，血 Cr 130μmol/L，BUN 8.2 mmol/L。该患者首选的降压药物是(　　)

A.β受体拮抗药　　　　　　　B.利尿药

C.钙通道阻滞药　　　　　　　D.δ受体拮抗药

E.血管紧张素转换酶抑制药

【参考答案】

1.A　2.C　3.A　4.E　5.E

（编者　聂芮红）

第五节　前列腺增生

一、概述

前列腺增生是良性前列腺增生的简称，是引起老年男性排尿障碍原因中最为常见的一种良性疾病。随着男性年龄的逐渐增大，前列腺也随之增生，增大的腺体压迫尿道引起排尿困难等一系列症状。导致前列腺增生的病因很复杂，年龄增大和性激素水平失衡是已经明确的导致前列腺增生的原因。

二、临床表现

前列腺增生多在50岁以后出现症状，60岁左右症状逐渐加重。前列腺增生的症状可时好时坏，症状严重程度与前列腺腺体增大程度不一定成正比，而是取决于增大的前列腺所导致的梗阻程度。

1. 尿频　尿频是前列腺增生最早出现的症状，夜间更为明显，随着病情的进展尿频程度越来越严重，有时甚至会出现急迫性尿失禁。

2. 排尿困难　进行性加重的排尿困难，是前列腺增生最典型的症状。表现为排尿迟缓、断续、尿线变细、射程变短、终末滴沥、排尿时间延长，排尿结束后常有尿不尽感。

3. 慢性尿潴留　梗阻加重到一定程度时，膀胱逼尿肌功能受损，收缩乏力，排尿终末膀胱内仍有尿液残留，称为残余尿。随着病情加重，残余尿逐渐增多，继而发生慢性尿潴留。膀胱过度充盈达到膀胱容量极限时，会有尿液不自主地从尿道口溢出，称为充盈性尿失禁。气候变化、劳累、情绪激动、饮酒、久坐等因素，可以导致增生的前列腺充血、水肿，加重梗阻症状，而出现急性尿潴留。

4. 其他　长期尿潴留可以导致膀胱结石形成。严重梗阻导致膀胱压力升高，可以使尿液经输尿管反流，引起上尿路积水，最终肾功能受损害，而出现食欲下降、恶心、呕吐、乏力、贫血等肾功能不全的表现。长期排尿困难导致腹压增高，可以并发腹股沟疝、内痔、脱肛等疾病。

5. 直肠指检　直肠指检是诊断前列腺疾病重要的检查方法。前列腺增生时，可以触到前列腺增大、表面光滑、界限清晰、质韧、中央沟变浅或消失，据此即可做出初步判断。

三、治疗原则

1. 观察等待　对于梗阻症状较轻，不影响生活与睡眠的患者，一般不需要治疗，可以观察等待，定期随访。

2. 药物治疗

(1)抑制前列腺腺体增生的药物：如非那雄胺、花粉制剂等。

(2)解除前列腺平滑肌痉挛药物：如特拉唑嗪、索罗辛等。

3. 手术治疗　对于症状严重、存在明显梗阻或有并发症者，应选择手术治疗。经尿道前列腺切除术是目前最常用、最有效的手术方式，适合于绝大多数前列腺增生患者，被称为前列腺增生治疗的金标准。

【同步综合练习】

单项选择题

1.患者,男,70岁。进行性排尿困难3年,加重伴尿失禁2天。此尿失禁为( )

A.充溢性尿失禁 　　　　　　B.压力性尿失禁

C.真性尿失禁 　　　　　　　D.混合性尿失禁

E.急迫性尿失禁

2.患者,男,72岁。进行性排尿困难6年,近1周出现排尿疼痛伴发热,T 39℃。B超提示前列腺增大,残余尿400 mL,双肾积水。血常规:WBC 30~50个/HP;血BUN及血Cr升高。入院后首选的治疗是( )

A.抗感染治疗 　　　　　　　B.α受体拮抗药

C.5α-还原酶抑制药 　　　　D.前列腺切除

E.耻骨上膀胱造瘘+抗感染治疗

(3~4题共用题干)

患者,男,70岁。进行性排尿困难10年,夜尿3~4次。从未药物治疗。直肠指检:前列腺体积增大,中央沟消失,表面尚光滑,质地中等。B超:双肾无积水,输尿管未见扩张。最大尿流率10 mL/s。

3.首先考虑的疾病是( )

A.膀胱结石 　　　　　　　　B.膀胱颈部挛缩

C.前列腺癌 　　　　　　　　D.前列腺增生

E.神经源性膀胱

4.首选的治疗方法是( )

A.膀胱造瘘

B.根治性前列腺切除术

C.口服多沙唑嗪+非那雄胺

D.经尿道前列腺切除术(TURP)

E.膀胱切开取石

5.前列腺增生重要的检查方法是( )

A.直肠指检 　　　　　　　　B.CT

C.MRI 　　　　　　　　　　D.B超

E.X线

【参考答案】

1.A　2.E　3.D　4.D　5.A

(编者　陆永彬)

第六节　尿路结石

一、概述

尿路结石又称尿石症，是最常见的泌尿外科疾病之一。按结石发生的部位可以分为上尿路结石(肾结石、输尿管结石)和下尿路结石(膀胱结石和尿道结石)。按照结石成分，以草酸钙结石最常见，磷酸盐、尿酸盐、碳酸盐结石次之，胱氨酸结石罕见。影响结石形成的因素很多，年龄、性别、种族、遗传、环境、饮食习惯和职业均与结石的形成有关。

二、临床表现

1. 疼痛　肾结石一般无明显症状，并发肾积水或感染时，可出现上腹或腰部钝痛或隐痛。输尿管结石可引起肾绞痛，典型的表现为疼痛剧烈难忍、辗转不安，并沿输尿管走行放射至腰背部、下腹部和大腿内侧，常伴有恶心、呕吐等消化道症状。

2. 血尿　较大结石多在剧烈活动后出现血尿，可以是肉眼或镜下血尿，以后者更为常见。

3. 感染症状　结石伴感染时，可出现尿频、尿急、尿痛。继发急性肾盂肾炎或肾积脓时，可有畏寒、发热、寒战等全身症状。

4. 排尿中断和排尿困难　膀胱结石典型症状为排尿突然中断，疼痛放射至远端尿道及阴茎头部，儿童患者常用手搓拉阴茎。跑跳或改变排尿体位后，可能恢复排尿。排尿困难是尿道结石的典型症状，点滴状排尿，伴会阴部剧痛，可发生急性尿潴留。

5. 其他　结石导致肾功能严重受损时，也可以出现恶心、呕吐、食欲下降等胃肠道症状。上尿路结石查体可以发现肾区叩击痛；引起较大肾积水时，可以在上腹部触及肾脏。

三、治疗原则

因为结石的性质、形态、大小、部位不同，以及患者个体差异等因素，尿路结石治疗方法的选择存在很大差别。

1. 肾绞痛的处理　解痉镇痛为主，可用阿托品、吲哚美辛、黄体酮、哌替啶等药物。

2. 保守治疗　适用于直径<0.8 cm、表面光滑、无远端尿路梗阻和感染的输尿管结石。主要措施包括：多饮水、做跳跃活动，必要时给予抗感染、解痉等药物。中西医结合治疗效果良好。特殊成分的结石，可以通过药物调节尿液酸碱度，促进结石溶化。如胱氨酸结石和尿酸结石，可以口服氯化铵碱化尿液，使结石溶化。

3. 体外冲击波碎石　通过X线或B超对结石进行定位，利用高能冲击波聚焦后作用于结石，使结石裂解，随尿液排出体外。主要适应证是结石直径<2.0 cm的肾结石和输尿管结石；主要的禁忌证包括结石远端尿路梗阻、妊娠期、出血性疾病、严重的心脑血管疾病等。

4. 手术治疗　目前绝大多数结石采用腔内技术治疗，而不需要开放性手术治疗。

5. 尿道结石的处理　前尿道结石可压迫结石近端尿道，阻止结石后退，经尿道口注入无菌液状石蜡，再轻轻地向尿道远端推挤、钳出结石。后尿道结石可用尿道探条将结石轻轻地推人膀胱，再按膀胱结石处理。

6.结石预防　大量饮水可以增加尿量，稀释尿液，减少晶体沉积；调节饮食结构，可以降低结石形成危险及时治疗引起结石的疾病。

7.应转诊治疗的情况　上尿路结石直径≥1 cm 或估计保守治疗结石不能排出者；结石合并感染引发败血症者；结石复发者可转诊上一级医院行结石分析或进一步检查寻找结石形成的原因。

【同步综合练习】

单项选择题

1.诊断上尿路结石首选的检查方法是(　　　)

A.腹部平片＋静脉尿路造影　　　　　　B.逆行造影

C.CT　　　　　　　　　　　　　　　　D.肾动脉造影

E.MRI

2.肾绞痛发作时，首选的治疗方注是(　　　)

A.中药排石　　　　　　　　　　　　　B.抗感染

C.饮水、补液　　　　　　　　　　　　D.碱化尿液

E.解痉止痛

3.患者，男，30岁。B超发现右肾盂结石，大小为 $2.0 \text{ cm} \times 1.5 \text{ cm}$；合并轻度肾积水。首选的治疗方法是(　　　)

A.体外冲击波碎石　　　　　　　　　　B.肾盂切开取石

C.多饮水＋药物治疗　　　　　　　　　D.经皮肾镜碎石

E.服用中药排石

4.以下不适合用输尿管镜碎石的是(　　　)

A.输尿管狭窄　　　　　　　　　　　　B.阴性结石

C.结石停留时间较长　　　　　　　　　D.患侧肾积水

E.肥胖患者

5.患者，男，10岁。1年来时有尿频、尿急、尿痛和排尿困难、尿流中断，改变体位后又能继续排尿，首先应考虑(　　　)

A.急性膀胱炎　　　　　　　　　　　　B.前列腺炎

C.尿道狭窄　　　　　　　　　　　　　D.膀胱结石

E.输尿管结石

【参考答案】

1.A　2.E　3.A　4.A　5.D

（编者　陆永彬）

第五单元 血液、代谢、内分泌系统

第一节 贫血

一、概述

（一）血液组成

由血浆及血细胞组成。血细胞有红细胞、白细胞、血小板3种。

（二）血细胞特点和功能

1. 红细胞 主要成分是血红蛋白（Hb），主要功能是运输氧气和二氧化碳。

2. 白细胞 共有5种，主要功能是抵御病原微生物入侵和参与机体免疫反应。

3. 血小板 主要功能是止血和凝血。

贫血常不是一个独立的疾病，而是其他疾病的一种症状表现。临床上如只满足于纠正贫血，忽略病因，易延误原发病的诊治，还会导致贫血的复发。

（三）造血器官和组织

正常情况下，人出生后骨髓是唯一的造血器官。

（四）贫血的定义

贫血指在海平面地区，人体外周血在单位体积中的血红蛋白浓度、红细胞计数和（或）血细胞比容低于正常下限。成年男性低于120 g/L，成年女性低于110 g/L，妊娠女性低于100 g/L。贫血的定义可作为贫血的诊断标准。

（五）贫血分类

1. 按贫血程度分类 见表2-2-21。

表2-2-21 贫血的严重程度划分及标准

Hb浓度	>90 g/L	60~90 g/L	30~59 g/L	<30 g/L
贫血严重程度	轻度	中度	重度	极重度

2. 按细胞形态分类 见表2-2-22。

表2-2-22 贫血的细胞学分类

类型	MCV(fl)	MCHC(%)	常见疾病
大细胞性贫血	>100	32~35	巨幼细胞贫血、肝病
小细胞性贫血	80~100	32~35	再障、急性失血性贫血
小细胞低色素性贫血	<80	<32	缺铁性贫血、海洋性贫血、慢性病贫血

二、缺铁性贫血

缺铁性贫血是由于合成血红蛋白的铁缺乏，首先体内贮存铁耗竭，继而发生红细胞内缺铁，最后由于血红素合成减少而形成一种小细胞低色素性贫血。

认识铁缺乏的三个阶段(贮存铁耗竭、红细胞内铁缺乏、缺铁性贫血)，有助于缺铁性贫血的早期诊断和防治。

（一）常见病因

1. 铁摄入不足而需要量增加　如婴幼儿辅食添加不当、儿童偏食、妊娠和哺乳期的妇女。

2. 铁丢失过多　如月经过多、反复鼻出血、慢性消化道出血(包括溃疡、肿瘤、痔、钩虫感染等)、血红蛋白尿等。

3. 吸收不良　如胃及十二指肠切除术后、慢性胃肠炎、慢性萎缩性胃炎等。

（二）临床表现

1. 贫血的表现　皮肤黏膜苍白：睑结膜、口唇、舌及甲床；疲乏、困倦、软弱无力；心悸、气短；头痛、头晕、耳鸣；食欲减退、恶心等。

2. 引起缺铁的原发病表现　如消化性溃疡、痔疮、妇女月经过多等。

3. 组织缺铁表现　黏膜损害，如口腔炎、舌炎、吞咽困难等；组织营养缺乏表现，如皮肤干燥、毛发无泽、反甲(匙状指)等；精神神经系统表现，如行为异常、烦躁、易怒、异食癖等。

（三）诊断

1. 诊断要点　有缺铁的病因和贫血的临床表现；实验室检查示小细胞低色素性贫血，血清铁降低、铁蛋白降低和总铁结合力升高，转铁蛋白饱和度降低。骨髓有核红细胞体积小，细胞外铁减低或消失，细胞内铁减低。口服铁剂治疗有效也是一种辅助诊断方法。

2. 病因诊断　确诊后必须查清引起缺铁的原因及原发病，才能根治缺铁性贫血。

临床应除外铁粒幼细胞性贫血、地中海贫血、慢性病性贫血。

（四）治疗原则

主要原则为去除病因和补充铁剂。

1. 首选口服铁剂治疗　常用口服铁剂有硫酸亚铁、富马酸亚铁、琥珀酸亚铁等。口服铁剂后5～10天网织红细胞开始上升，7～12天达高峰，其后开始下降；2周后血红蛋白开始上升，一般2个月左右恢复正常；待血红蛋白正常后，至少再继续服药4～6个月，以补充储存铁，待血清铁蛋白正常后停药。

2. 注射铁剂治疗　常用右旋糖酐铁，深部肌内注射。其适应证为：①口服铁剂有严重消化道反应，无法耐受；②消化道吸收障碍；③严重消化道疾病，服用铁剂后加重病情；④妊娠晚期、手术前、失血量较多，亟待提高血红蛋白者。

3. 病因治疗　这是缺铁性贫血患者最根本的治疗，只有去除病因才能彻底治愈。应尽可能早地去除导致缺铁的病因，特别是由恶性肿瘤如胃癌、结肠癌等引起者。

（五）预防

重点是营养保健：青少年应纠正偏食，妇女应防治月经过多及孕期和哺乳期适当补充铁剂等；做好肿瘤性疾病和慢性出血性疾病的人群防治和筛查工作。

三、缺铁性贫血、巨幼细胞性贫血和再生障碍性贫血的比较

缺铁性贫血、巨幼细胞性贫血和再生障碍性贫血的比较见表2-2-23。

表2-2-23 缺铁性贫血、巨幼细胞性贫血和再生障碍性贫血的比较

项目	缺铁性贫血	再生障碍性贫血	巨幼细胞性贫血
发病原因	铁缺乏	骨髓造血功能衰竭	维生素 B_{12} 和叶酸缺乏
临床表现	①贫血表现 ②组织缺铁表现：异食癖、匙状甲(反甲)、缺铁性吞咽困难 ③原发病表现	三种血细胞都减少： 红细胞↓→贫血 白细胞↓→感染 血小板↓→出血	患儿面色苍黄或蜡黄、口唇指甲处苍白、烦躁易怒、行走不稳、虚胖、毛发稀疏细黄
诊断	血红蛋白↓、血清铁蛋白↓、骨髓铁染色可诊断	三系血细胞均减少可诊断，必要时做骨穿	血红蛋白↓、维生素 B_{12}↓、叶酸↓可诊断
贫血分类	小细胞低色素性贫血	正常细胞正常色素性贫血	大细胞性贫血
治疗	①去除或纠正病因 ②补铁： 硫酸亚铁 右旋糖酐铁 福乃得 右旋糖酐铁，肌注(首剂 50 mg，如无明显不良反应，第二次注射 100 mg，每日或隔日一次，直至完成总剂量①)。	①雄激素：丙酸睾酮(疗程不短于4个月)；司坦唑醇(康力龙)(疗程不短于4个月)；②免疫抑制药：ATG②、ALG③、环孢素④等；③泼尼松(连用4~6周)，④骨髓移植	①去除或纠正病因 ②补维生素 B_{12} 和叶酸

注：①补铁总剂量 $mg = [150 - 患者血红蛋白(g/L)] \times 体重(kg) \times 0.33$；
②ATG：抗胸腺细胞球蛋白 $2.5 \sim 5$ mg/(kg·d) iv drip (共5天)；
③ALG：抗淋巴细胞球蛋白 $10 \sim 15$ mg/(kg·d) iv drip (共5天)。

四、转诊指征

(1)重度贫血患者 Hb < 60 g/L。
(2)再障患者。
(3)贫血合并血小板 $< 30 \times 10^9$/L。
(4)中度贫血合并心脏病患者。
(5)原因不明的贫血患者。
(6)急性血管内溶血患者。
(7)阵发性睡眠性血红蛋白尿、溶血性贫血患者需输血治疗时。
(8)阵发性睡眠性血红蛋白尿、合并血栓形成患者。

【同步综合练习】

单项选择题

1. 诊断成年女性贫血的标准为血红蛋白浓度低于(   )

A. 100 g/L

B. 110 g/L

C. 120 g/L

D. 130 g/L

E. 140 g/L

2. 重度贫血的血红蛋白浓度是(   )

A. <30 g/L

B. 30~59 g/L

C. 60~89 g/L

D. 90~100 g/L

E. >100 g/L

3. 下列哪种贫血有血红素合成障碍(   )

A. 再生障碍性贫血

B. 缺铁性贫血

C. 巨幼细胞性贫血

D. 慢性病贫血

E. 海洋性贫血

4. 贫血的治疗原则首先是(   )

A. 刺激骨髓造血

B. 使用肾上腺糖皮质激素

C. 去除或纠正病因

D. 补充造血原料

E. 使用抗贫血药物

5. 人体铁吸收率最高的部位是(   )

A. 回肠远段及回盲部

B. 升结肠及降结肠

C. 食管及胃

D. 十二指肠及空肠上段

E. 空肠下段及回肠近段

6. 在缺铁性贫血的实验室检查中,最能说明体内贮备铁缺乏的指标是(   )

A. 血清铁降低

B. 血清铁蛋白降低

C. 骨髓铁染色,铁粒幼细胞减少

D. 小细胞低色素

E. 总铁结合力升高

7. 缺铁性贫血最常见的病因是(   )

A. 慢性胃炎

B. 慢性失血

C. 慢性溶血

D. 慢性肝炎

E. 慢性感染

8. 患者,男,46岁。半年来乏力、面色苍白,体重下降12kg。既往体健。化验 Hb63 g/L,RBC 3.0×10^{12}/L,WBC 8.2×10^9/L,Plt 310×10^9/L,外周血涂片见红细胞中心淡染区扩大。为寻找贫血的原因,首选的检查是(   )

A. 尿常规

B. 血清铁蛋白

C. 腹部 B 超

D. 骨髓检查

E. 大便潜血

9. 患者,女,40岁。2年前因胃出血行胃大部切除术,近1年半来头晕,乏力,面色逐渐苍白,平时月经量稍多。检查:Hb 76 g/L,RBC 3.1×10^{12}/L,WBC 5.3×10^9/L,网织红细胞

0.015。在进行体格检查时,不可能出现的体征是(　　　)

A. 口腔炎、舌乳头萎缩　　　　　　B. 指甲变脆,变平或匙状甲

C. 皮肤干燥,毛发干燥易脱落　　　D. 心尖部收缩期吹风样杂音

E. 行走不稳,深感觉减退

10. 口服铁剂治疗有效的缺铁性贫血患者,下列化验指标最先上升的是(　　　)

A. 网织红细胞　　　　　　　　　　B. 血红蛋白

C. 红细胞　　　　　　　　　　　　D. MCV

E. MCHC

【参考答案】

1. B　2. B　3. B　4. C　5. D　6. B　7. B　8. E　9. E　10. A

(编者　汪正丽)

第二节　血小板减少性紫癜

一、概述

正常血小板计数参考值为$(100 \sim 300) \times 10^9/L$,若$< 100 \times 10^9/L$为血小板减少。血小板减少的常见病因包括:①生成减少:如再生障碍性贫血、急性白血病等;②破坏过多:如特发性血小板减少性紫癜(ITP)、药物和其他原因引起的免疫性血小板减少性紫癜;③消耗过多:如血栓性血小板减少性紫癜、弥散性血管内凝血(DIC)等;④血小板分布异常:如脾大、低温麻醉等。

二、临床表现

血小板减少性紫癜的主要临床表现是出血倾向,可表现为皮肤瘀点(或称出血点)、紫癜、瘀斑和外伤后不易止血及鼻出血、牙龈出血、月经过多等,严重内脏出血较少见。在临床上当血小板$>50 \times 10^9/L$时一般出血不明显,但当血小板$< 50 \times 10^9/L$时,轻度损伤即可有出血倾向,手术后可出血不止;血小板$< 20 \times 10^9/L$时,可有自发出血,而血小板$< 10 \times 10^9/L$时,常有明显出血,表现为全身多部位出血,甚至出现口腔颊黏膜血疱和视物模糊(眼底出血),后两者常是颅内出血的先兆。

血小板减少性紫癜的临床表现常因病因不同而异,如常见的再生障碍性贫血和急性白血病,除有血小板减少性紫癜的出血表现外,常伴有贫血和白细胞的异常。而临床上以血小板减少性紫癜为主要表现的疾病主要是ITP,属于免疫性血小板减少性紫癜,为最常见的一种血小板减少性紫癜。多发于成人,起病隐匿,常说不清具体发病日期。ITP的主要临床表现包括:①出血倾向:多数较轻而局限,但易反复发生,严重内脏出血较少见,可因感染等情况骤然加重;②乏力;③长期出血者可有与出血量平行的慢性失血性贫血(属于缺铁性贫血)。

三、治疗原则

血小板减少性紫癜患者，当血小板 $< 20 \times 10^9/L$ 时应卧床休息，避免外伤，出血倾向明显者应给予血小板成分输注。由于引起血小板减少性紫癜的病因不同，还应针对原发病给予相应的治疗。下面重点介绍 ITP。

1. 首次诊断 ITP 的治疗

（1）首选糖皮质激素：首选口服醋酸泼尼松，每天用量开始为 $1 \sim 1.5$ mg/kg，一次顿服。待血小板恢复正常或接近正常后逐渐缓慢减量。小剂量（$5 \sim 10$ mg/d）维持治疗 $3 \sim 6$ 个月。少数患者可根据情况选用氢化可的松或甲泼尼龙。

（2）脾切除：是治疗本病的有效方法之一，用于糖皮质激素治疗 $3 \sim 6$ 个月无效或对激素的依赖者。

（3）免疫抑制药治疗：一般不做首选治疗，当对糖皮质激素或脾切除治疗效果不佳、不能应用糖皮质激素治疗或脾切除及初治后数月或数年复发者加用，常用药物和用法：长春新碱 $1 \sim 2$ mg/次，每周一次静脉滴注，连续用 $4 \sim 6$ 周；环磷酰胺每天口服 $50 \sim 100$ mg，或硫唑嘌呤每天口服 $100 \sim 200$ mg，需用 $4 \sim 6$ 周以上，毒不良反应较大。

2. 急症处理 指血小板 $< 20 \times 10^9/L$ 及伴有严重、广泛出血者的治疗。①血小板成分输注；②大剂量免疫球蛋白 0.4 g/（kg·d），静脉滴注，连续用 5 天；③静脉注射糖皮质激素：地塞米松 $10 \sim 20$ mg/d 或甲泼尼龙 1 g/d，连续用 $3 \sim 5$ 天；④血浆置换。

四、预防

应避免应用减少血小板数量和抑制血小板功能的药物；防治各种感染，以免加重病情。

五、转诊指征

（1）血小板计数 $< 20 \times 10^9/L$。

（2）有头面部、眼底出血或口腔血泡者。

（3）出现头痛头晕、恶心，有可疑颅内出血者。

【同步综合练习】

单项选择题

1. 血小板消耗过多导致的血小板减少性疾病是（　　　）

A. 特发性血小板减少性紫癜（ITP）　　　B. 弥散性血管内凝血

C. 白血病　　　D. 病毒感染

E. 再生障碍性贫血

2. 血小板减少性紫癜较少出现（　　　）

A. 肌肉血肿　　　B. 鼻出血

C. 月经过多　　　D. 口腔黏膜出血

E. 皮肤瘀点

3. 血小板减少性紫癜治疗首选的方法是（　　　）

A. 糖皮质激素　　　B. 脾切除

C.免疫抑制药 　　　　　　　D.口服退热剂

E.达那唑

4.特发性血小板减少性紫癜好发于女性，是因为雌激素可以(　　)

A.加快血沉　　　　　　　　B.增加毛细血管的脆性

C.抑制凝血因子的生成　　　D.增强中性粒细胞系统的功能

E.增强单核吞噬细胞系统的功能

5.禁用于特发性血小板减少性紫癜的药物是(　　)

A.地西泮　　　　　　　　　B.红霉素

C.阿司匹林　　　　　　　　D.阿莫西林

E.泼尼松

【参考答案】

1.A　2.A　3.A　4.B　5.C

（编者　汪正丽）

第三节　过敏性紫癜

一、概述

过敏性紫癜指机体对某些物质过敏，导致微小血管脆性和通透性增加出现出血点。本病多见于青少年，春秋季发病较多。

常见病因有：①感染：细菌（β溶血性链球菌引起的呼吸道感染最常见）、病毒（发疹性病毒感染）、寄生虫感染。②高蛋白食物：鱼、虾、蟹、蛋、牛奶等。③药物：抗生素类、解热镇痛药、磺胺类、阿托品、异烟肼。④其他：花粉、尘埃、疫苗接种、虫咬、寒冷刺激等。

二、临床表现

发病前1~3周有全身不适、低热、乏力及上呼吸道感染等前驱症状，随之出现典型临床表现。根据病变累及部位所出现的表现分为5型：

1.单纯型（紫癜型）　最常见，主要表现是皮肤紫癜。紫癜多位于下肢及臀部，呈对称分布，常分批反复出现，大小不等，初呈深红色，按之不褪色，可融合成片或略高出皮肤表面，一般在数日内逐渐变成紫色、黄褐色、淡黄色，经7~14日消退。

2.腹型　常由于胃肠黏膜水肿、出血而致腹痛，伴恶心、呕吐、呕血、腹泻及血便。腹痛呈阵发性绞痛或持续性钝痛，多位于脐周或下腹部，发作时可因腹肌紧张、明显压痛及肠鸣音亢进而误诊为急腹症。幼儿可因肠壁水肿、蠕动增强等而致肠套叠。

3.关节型　因关节部位血管受累出现关节肿胀、疼痛、压痛及功能障碍等表现。多发生于膝、踝、肘、腕等大关节，反复发作，呈游走性，一般在数月内消退，不留后遗症。

4.肾型　最严重。多在紫癜发生后1周出现蛋白尿、血尿、管型尿。多在3~4周内恢复，少数可发展为慢性肾炎或肾病综合征。

5.混合型　具备2种以上类型的特点，称混合型。

三、诊断要点和鉴别诊断

1.诊断要点　发病前有前驱症状；典型四肢皮肤紫癜，可伴腹痛、关节肿痛及血尿；血小板、凝血功能正常并排除其他原因所致的血管炎及紫癜可诊断。

2.本病需与下列疾病相鉴别　血小板减少性紫癜、风湿性关节炎、肾小球肾炎、系统性红斑狼疮、外科急腹症等。

四、治疗和预防

治疗目标是祛除致病因素，预防及减轻肾脏并发症，减少心肌炎、胸膜炎、肠套叠等合并症。药物治疗主要有：

1.抗组胺药　阿司咪唑、氯苯那敏（扑尔敏）、10%葡萄糖酸钙。

2.增加血管壁抵抗力，降低血管壁通透性和脆性的药物　维生素C、芦丁、5%葡萄糖注射液。

3.糖皮质激素　对腹型和关节型患者疗效较好，泼尼松30 mg/d，顿服或分两次服用。

4.免疫抑制药　用于肾型患者，环孢素、硫唑嘌呤。

五、转诊指征

（1）过敏性紫癜有肾脏损害，如蛋白尿、水肿、尿少者。

（2）腹型过敏性紫癜。

（3）过敏性紫癜合并消化道出血、神经系统并发症者。

【同步综合练习】

单项选择题

（1~4题共用题干）

女，14岁。反复散在四肢紫癜2年。近3天双下肢伸侧出现对称性紫癜，分批出现，颜色鲜红，伴腹痛及血尿，尿蛋白（＋＋＋），Plt 100×10^9/L，WBC 10×10^9/L，Hb 100 g/L，凝血时间正常。

1.应首先考虑下列哪种疾病（　　　）

A.血友病　　　　　　　　　　　B.血小板减少性紫癜

C.再障　　　　　　　　　　　　D.急性白血病

E.过敏性紫癜

2.下述情况对明确病因意义不大的是（　　　）

A.有无花粉、尘埃过敏　　　　　B.应用药物情况

C.有无食用鱼虾蟹等　　　　　　D.发病前有无呼吸道感染

E.皮肤紫癜有无瘙痒

3.该患者目前不需要的治疗药物是（　　　）

A.扑尔敏　　　　　　　　　　　B.大剂量维生素C

C.泼尼松　　　　　　　　　　　D.654-2

E.低分子肝素

4.该患者属于疾病分型是(　　)

A.单纯型　　　　　　　　　　B.腹型

C.肾型　　　　　　　　　　　D.混合型

E.关节型

【参考答案】

1.E　　2.E　　3.E　　4.D

（编者　汪正丽）

第四节　白血病

一、概述

白血病俗称血癌，是骨髓造血干细胞的恶性克隆性疾病。因白血病细胞自我更新增强、增值失控、分化障碍、凋亡受阻，而停滞在细胞发育的不同阶段。白血病细胞在骨髓腔中大量增生积聚，使正常造血功能受抑制，这些白血病细胞还会被释放到外周血管导致外周血中出现非常多的不具有功能的、异常的白细胞，同时这类细胞还会浸润其他器官和组织。

根据白血病细胞的分化程度和自然病程，将白血病分为急性和慢性两大类。

尚不完全清楚病因，其发病可能与某些病毒感染、化工染料、化学药物、电离辐射、遗传等有关。

二、临床表现

(一)急性白血病

起病缓急不一，发病后进展快。

1.正常骨髓造血功能受抑制表现

(1)正常红细胞生成减少导致贫血。部分患者因病程短，可无贫血；半数患者就诊时已有严重贫血，尤其是继发骨髓增生异常综合征患者。

(2)成熟粒细胞缺乏导致发热。本身低热，合并感染可高热。最常见的感染部位：口腔炎、牙龈炎、咽峡炎；最常见的致病菌是G^-杆菌(肺炎克雷伯菌)。

(3)正常血小板减少导致出血。表现为皮肤淤点、瘀斑、鼻出血、牙龈出血、月经过多。严重者发生颅内出血而死亡，故要警惕颅内出血。

2.白血病细胞增殖浸润表现

肝、脾、淋巴结肿大；胸骨下段局部压痛；眼眶绿色瘤；牙龈肿胀，皮肤出现蓝灰色斑丘疹、紫蓝色结节；髓外白血病，如中枢神经系统白血病、睾丸白血病。

(二)慢性白血病

起病缓慢，多因体检或其他疾病就诊时发现血象异常或脾大而被确诊。

患者有乏力、低热、多汗或盗汗、体重减轻等全身症状，最典型的表现是脾脏肿大，左上腹坠胀感。慢性白血病持续1～4年的慢性期后可出现急变，预后差。最多见的是慢性粒细胞性白血病。

三、诊断和鉴别诊断

（一）诊断

根据临床表现、血象（白细胞计数异常增多，部分患者白细胞数正常或减少，红细胞和血小板降低）、骨髓象特点（白血病原始细胞和幼稚细胞增多）、Ph 染色体阳性等可作出急、慢性白血病的诊断。

（二）鉴别诊断

1. 再障和特发性血小板减少性紫癜　血象与白细胞不增多性白血病可能混淆，但肝脾淋巴结不大，骨髓象无异常增多的白血病细胞。

2. 急性粒细胞缺乏症恢复期　该症病因明确，无血小板减少。

3. 类白血病反应　由严重感染引起，白细胞明显增多，一般无贫血和血小板减少。

4. 骨髓增生异常综合征　属于良性肿瘤，不会转移。外周血中有原始和幼稚细胞、骨髓中原始细胞不到20%，全血细胞减少，染色体异常，易与白血病混淆。

5. 慢性白血病　还应与其他疾病引起的脾肿大相鉴别，如肝硬化、血吸虫肝病、慢性疟疾、黑热病等。

四、治疗

由于白血病分型和预后分层复杂，所有白血病确诊后都应该进一步完善各种预后分层所需要的检查，然后制定个体化治疗方案进行综合治疗。目前的治疗方法有：化疗、放疗、靶向治疗、免疫治疗、干细胞移植等。目前白血病治疗已取得很大进展，预后得到极大的改善，相当多的患者可以获得治愈或者长期稳定。所以，基层医生应重视早发现、早诊断、早治疗的原则。

（一）白血病确诊后的一般处理

1. 紧急处理高白细胞血症（白细胞瘀滞症）　当循环血液中白细胞数 $>200 \times 10^9$/L，表现为呼吸困难，低氧血症，呼吸窘迫，反应迟钝、言语不清、颅内出血等。高白细胞会增加早期死亡率、髓外白血病的发病率和复发率。因此当血中白细胞 $>100 \times 10^9$/L 时应立即水化、同时开始化疗，或使用白细胞分离机清除过高白细胞。

2. 防治感染　有持续发热时应及早抗生素治疗，尤其是化疗、放疗后粒细胞缺乏者要及时进行保护性隔离。G－CSF 可缩短粒缺期，大剂量化疗后、既往化疗后严重骨髓抑制及大面积放疗后可以使用，以防止粒缺期出现严重感染。

3. 严重贫血　予吸氧、输浓缩红细胞维持 Hb >80 g/L，白细胞瘀滞症时不宜立即输红细胞以免增加血粘度。

4. 广泛出血　如果是血小板计数太低引起出血，需输血小板。有出血时须密切观察病情，如出现头痛、恶心、呕吐、烦躁不安、视力模糊、瘫痪等症状是发生了颅内出血，立即予20% 甘露醇静脉快速滴注脱水降颅压为患者争取转院抢救时间。

5. 防治高尿酸血症肾病

（二）抗白血病治疗

分为诱导缓解治疗和缓解后治疗两个阶段。

1. 诱导缓解治疗　主要方法是化疗，目标是使白血病的症状和体征迅速消失，即完全缓解（CR）。多为联合用药，例如急淋使用长春新碱（VCR）和泼尼松（P）组成的 VP 方案治疗。化疗药物毒性及不良反应大，常引起①静脉炎：多采用深静脉置管的方式输注化疗药物；②骨髓抑制：出院后 1~2 周必须复查血常规；③胃肠道反应：药物停用后消失；④其他：如脱发、末梢神经炎、出血性膀胱炎、心脏毒性、口腔溃疡等。

2.缓解后治疗 达到 CR 后开始，主要方法是化疗和造血干细胞移植（HSCT），目标是清除隐藏的微小残留病灶，减少白血病的髓外复发，使患者能长期无病生存和痊愈。

3.中枢神经系统白血病的预防与治疗 用甲氨蝶呤鞘内注射、头颅部放射线照射和脊髓照射。

五、转诊指征

（1）不明原因反复发热患者。

（2）不明原因皮下出血或牙龈出血，月经量增多患者。

（3）短期内出现的全身乏力迅速加重者。

（4）不明原因出现浅表淋巴结肿大患者。

（5）不明原因骨痛者。

（6）白细胞异常升高或降低，合并血小板减少患者。

（7）慢性白血病加速期、急变期患者。

（8）慢粒患者出现脾进行性肿大。

（9）慢粒患者出现不明原因的贫血、出血、感染加重或伴有骨骼疼痛。

【同步综合练习】

一、名词解释

白血病：

二、简答题

简述白血病患者的转诊注意事项。

【参考答案】

略

（编者 汪正丽）

第五节 甲状腺功能亢进症

一、概述

甲状腺功能亢进症（简称甲亢）是由多种原因引起甲状腺激素合成和分泌过多所致的一组临床综合征。以高代谢综合征及甲状腺肿大为主要表现。其病因包括弥漫性毒性甲状腺肿（Graves 病）、结节性毒性甲状腺肿和甲状腺自主高功能腺瘤等。下面主要介绍 Graves 病，目前公认该病与自身免疫有关，患者血清中存在针对甲状腺细胞促甲状腺激素（TSH）受体的特异性自身抗体，称为 TSH 受体抗体（TRAb）。TRAb 中的 TSH 受体刺激性抗体（TSAb）可使甲状腺细胞增生、甲状腺激素合成及分泌增加。大部分患者还存在甲状腺过氧化物酶抗体(TPOAb)、甲状腺球蛋白抗体(TgAb)等自身抗体。

二、临床表现

（一）甲状腺毒症表现

1. 高代谢症状　多食善饥、怕热多汗、皮肤潮湿、疲乏无力、体重显著下降等。

2. 精神神经系统　多言好动、紧张焦虑、焦躁易怒、失眠不安、思想不集中、记忆力减退，双手震颤等。

3. 心血管系统　心悸气短、心动过速、第一心音亢进，收缩压升高、舒张压降低、脉压增大，合并甲亢性心脏病时，出现心律失常、心脏增大和心力衰竭表现。

4. 消化系统　稀便，排便次数增加；重者可以有肝大、肝功能异常。

5. 肌肉骨骼系统　主要是甲亢性周期性瘫痪，诱因包括剧烈运动、高碳水化合物饮食、注射胰岛素等，病变主要累及下肢，有低钾血症。

6. 造血系统　周围血淋巴细胞比例增加，单核细胞增加，但是白细胞总数减低；可以伴发血小板减少性紫癜。

7. 生殖系统　女性月经减少或闭经，男性阳痿。

（二）甲状腺肿

甲状腺呈弥漫性对称性肿大，质地中等(病史较久或食用含碘食物较多者可坚韧)，无压痛，上、下极可触及震颤，闻及血管杂音。

（三）眼征

1. 单纯性突眼　干性、非浸润性、良性突眼，可无自觉症状，仅眼征阳性。

2. 浸润性突眼　水肿性、恶性突眼，恢复较困难。眼球明显突出，超过眼球突出度参考值上线的 3 mm 以上(中国人群突眼度：女性 16 mm，男性 18.6 mm)，有眼内异物感、胀痛、畏光、流泪、复视、斜视、视力下降。查体见眼睑肿胀，结膜充血水肿，眼球活动受限，严重者眼球固定，眼睑闭合不全、角膜外露而形成角膜溃疡、全眼炎，甚至失明。

（四）胫前黏液性水肿

较少见，多发生在胫骨前下 1/3 部位，也见于足背、踝关节、肩部、手背或手术瘢痕处。

三、诊断

（一）甲状腺功能亢进症（甲亢）的诊断

①有高代谢症状和体征；②甲状腺肿，伴或不伴血管杂音；③血清总甲状腺素(TT_4)和血清游离甲状腺素(FT_4)增高、TSH 减低。具备以上三项诊断即可成立。T_3 型甲亢仅血清总三碘甲腺原氨酸(TT_3)增高。

（二）Graves 病的诊断

①甲亢诊断成立；②甲状腺肿大呈弥漫性；③伴浸润性突眼；④胫前黏液性水肿；⑤TRAb、TSAb、TPOAb、TCAb 阳性。以上标准中，①②项为诊断必备条件，其他三项为诊断辅助条件。临床应与单纯性甲状腺肿、无痛性甲状腺炎、神经症、嗜铬细胞瘤等相鉴别。老年甲状腺功能亢进症常不典型，应特别注意与老年相关性心脏病、结核病、恶性肿瘤、抑郁症等鉴别。

四、治疗原则

1.抗甲状腺药物(ATD) 是甲亢的基础治疗,也用于手术和放射碘(^{131}I)治疗前的准备阶段。常用的 ATD 分为硫脲类和咪唑类两类,硫脲类包括丙硫氧嘧啶、甲硫氧嘧啶,咪唑类包括甲巯咪唑(他巴唑)、卡比马唑,比较常用的是丙硫氧嘧啶和甲巯咪唑。适应证:①病情轻、中度患者;②甲状腺轻、中度肿大;③孕妇、高龄或由于其他严重疾病不适宜手术者;④手术前或^{131}I 治疗前的准备;⑤手术后复发且不适宜^{131}I 治疗者。要注意致命性粒细胞缺乏和肝脏损害等不良反应。

2.^{131}I 治疗

(1)适应证:①成人 Craves 病伴甲状腺肿大Ⅱ度以上;②对 ATD 过敏;③ATD 治疗或手术后复发;④甲状腺毒症心脏病或甲亢伴其他病因的心脏病;⑤甲亢伴白细胞和(或)血小板减少或全血细胞减少;⑥甲亢合并肝、肾等脏器功能损害;⑦拒绝手术治疗或有手术禁忌证;⑧浸润性突眼。对轻度和稳定期的中、重度病例可单用^{131}I 治疗甲亢,对活动期患者,可以加用糖皮质激素。

(2)禁忌证:妊娠和哺乳期妇女。

3.手术治疗

(1)适应证:①甲状腺肿大显著(80 g),有压迫症状;②中、重度甲亢,长期服药无效,或停药后复发,或不能坚持服药者;③胸骨后甲状腺肿;④细针穿刺细胞学检查怀疑恶变;⑤ATD 治疗无效或过敏的妊娠患者,手术需要在妊娠 T2 期(4~6 个月)施行。

(2)禁忌证:①重度活动性患者;②合并较重心、肝、肾疾病,不能耐受手术;③妊娠前3 个月(T1 期)和第 6 个月以后(T3 期),因为这时手术可以出现流产和麻醉剂致畸。

(3)手术方式:通常为甲状腺次全切除术,两侧各留下 2~3 g 甲状腺组织。主要并发症是甲状旁腺损伤导致甲状旁腺功能减退和喉返神经损伤。

4.其他治疗 ①碘剂:手术前和甲状腺危象可应用复方碘化钠溶液;②β 受体拮抗药:多用于刚诊断时,可较快控制临床症状,常用普萘洛尔。

五、转诊指征

(1)疑似甲状腺功能亢进而不能确诊。

(2)甲状腺功能亢进性心脏病表现为心房颤动和心力衰竭。

(3)甲状腺功能亢进合并周期性瘫痪,可出现呼吸肌瘫痪导致窒息的危险。

(4)出现甲状腺危象,包括高热(39℃以上)、心动过速(140 次/分以上)、伴心房颤动或心房扑动、烦躁不安、呼吸急促、大汗淋漓、厌食、恶心、呕吐、腹泻等,甚至出现虚脱、休克、嗜睡、谵妄、昏迷,部分出现心力衰竭、肺水肿。

【同步综合练习】

一、名词解释

1.甲亢:

2.甲状腺危象:

二、病例分析题

患者,女,30 岁。自诉脾气暴躁、心悸、怕热、出汗 6 个月,体重下降约 5 kg。查体:BP

96/64 mmHg，皮肤潮湿，双手有细颤，眼裂较大，眼球突出，甲状腺Ⅰ度肿大，质软。双肺呼吸音清晰，心率 100 次/分，心律齐，双下肢无水肿。血 WBC 3.3×10^9/L。

1. 初步诊断及诊断依据，进一步检查的方式。

2. 假如诊断成立该患者的最佳治疗药物及不良反应是？

3. 假设该患者病情反复，出现哪些表现提示病情危急需要转诊？

三、单项选择题

1. 硫脲类抗甲状腺药物治疗甲状腺功能亢进的主要作用(　　)

A. 抑制碘的吸收 　　　　　　　　B. 降低靶细胞对 T3、T4 的敏感性

C. 抑制甲状腺激素的释放 　　　　D. 抑制促甲状腺激素的释放

E. 抑制甲状腺激素合成

2. 诊断甲亢(Graves 病)最有价值的体征是(　　)

A. 皮肤湿润多汗，手颤 　　　　　B. 阵发性心房纤颤

C. 甲状腺弥漫性肿大伴震颤和血管杂音 D. 窦性心动过速

E. 收缩压升高，舒张压降低，脉压增大

3. 甲状腺功能亢进症患者具有特征性的表现是(　　)

A. 食欲亢进体重锐减 　　　　　　B. 低热多汗皮肤温暖

C. 注意力不集中 　　　　　　　　D. 焦虑、失眠、多梦

E. 心悸、气促

4. 患者，女，30 岁。因患甲状腺功能亢进症服用卡比马唑治疗，患者出现下列哪种情况必须立即停药(　　)

A. 皮疹 　　　　　　　　　　　　B. 突眼加重

C. 甲状腺肿增大 　　　　　　　　D. 中性粒细胞低于 1.5×10^9/L

E. 胃肠道反应

【参考答案】

一、名词解释

略

二、病例分析题

略

三、单项选择题

1. E　2. C　3. A　4. D

（编者　汪正丽）

第六节　甲状腺功能减退症

一、概述

甲状腺功能减退症(简称甲减)，是由于甲状腺激素分泌及合成不足或周围组织对甲状腺激素缺乏反应所引起的临床综合征。90% 以上为甲状腺本身疾患所致原发性(甲状腺性)甲减。功能减退起始于胎儿期或新生儿期称呆小病(克汀病)，神经系统及脑发育障碍突出，一

般不可逆转。起始于儿童期的幼年型，智力发育障碍，如及早治疗尚可能逆转。成人期起病的成年型则以全身代谢缓慢、器官功能降低为特征，各型严重时均可有黏液性水肿之临床症状及体征。血中 T_3、T_4 正常，仅 TSH 增高者，称为亚临床甲减。下面重点介绍成年型甲减。

二、临床表现

依功能受损程度而定，轻者无明显临床表现，重者出现黏液水肿性昏迷。成人经及时系统治疗均可恢复。

1. 一般表现　乏力、体重增加、行动迟缓、食欲缺乏、畏寒、无汗、低体温。

2. 黏液水肿面容　虚肿、呆滞、淡漠、苍白，语音不清、嘶哑，鼻、唇、舌肥大增厚，毛发稀疏干燥、脱落(眼眉外 1/3 脱落)，皮肤干、粗、厚、脱屑。

3. 精神神经系统　记忆力减退、智力下降、抑郁、神经质、嗜睡，重者痴呆、木僵、惊厥、精神失常，小脑受累时共济失调、眼球 EEm。

4. 肌肉、关节　肌张力或强直、痉挛疼痛、肌萎缩，少数肌肥大、关节痛可伴积液。

5. 心血管系统　心动过缓、心脏扩大、心音减弱。可出现心包积液表现，易合并冠心病，但心绞痛及心力衰竭不易发生。

6. 消化系统　厌食、腹胀、便秘，重则麻痹性肠梗阻、巨结肠、腹水。

7. 血液系统　可发生贫血。

8. 其他　性欲减退、阳痿、月经紊乱、溢乳、不育，睡眠呼吸暂停。

9. 黏液性水肿性昏迷　见于重症患者，表现为心动过缓、呼吸浅慢、嗜睡、木僵至昏迷，低体温($<35℃$)、低通气、低血糖、低钠血症、水中毒、休克、肌张力降低、反射减弱或消失，心、肾、肺功能衰竭等。常见诱因：感染、寒冷、手术、麻醉、镇静药的应用等及伴有严重躯体疾病。

三、诊断

1. 典型症状　典型患者根据黏液水肿面容及其他临床表现，结合甲状腺功能检查容易确认。更多的患者应当想到本病，及时进行甲状腺功能检查明确诊断。

2. 甲状腺功能检查　包括：①TT_4、TT_3、FT_4、FT_3 降低，TT_4、FT_4 较 TT_3、FT_3 先降低，而且更明显；②血 TSH 增高是原发性(甲状腺性)甲减最敏感的诊断指标，亚临床期仅 TSH 增高；血 TSH 减低或正常应考虑继发性(垂体性或下丘脑性)甲减。

3. 病变部位和病因诊断

(1)原发性(甲状腺性)甲减的病变部位在甲状腺，诊断成立后，应进一步寻找引起甲减的病因，甲状腺过氧化物酶抗体(TPOAb)阳性提示甲减的病因为自身免疫性甲状腺炎(如桥本甲状腺炎)。

(2)继发性(垂体性或下丘脑性)甲减又称中枢性甲减，诊断成立后，应行 TRH(促甲状腺激素释放激素)兴奋试验以确立病变是在垂体或下丘脑，TSH 不能被兴奋为垂体性，否则为下丘脑性，然后再进一步寻找垂体和下丘脑的病变。

四、治疗原则

1. 替代治疗　一旦甲减确诊，即应给予甲状腺制剂替代治疗。永久性甲减需要终生服药。

（1）替代治疗：①首选左甲状腺素（L－T$_4$），可在体内转换成 T$_3$，半衰期为 7 天。每日一次口服，成人 50 ~ 200 μg/d，平均 125 μg/d，按体重计算的剂量是 1.6 ~ 1.8 μg/（kg·d）；儿童约 2.0 μg/（kg·d）；老年患者大约 1.0 μg/（kg·d）；妊娠时的需要量需增加 30% ~ 50%。一般主张从小剂量开始，即初始 25 ~ 50 μg/d，每 1 ~ 2 周增加 25 μg/d，逐渐加至有效剂量长期维持。②甲状腺片：是动物甲状腺片制剂，含 T$_3$ 及 T$_4$，但 T$_3$/T$_4$ 比值较高，易致血中高水平 T$_3$，且含量不稳定，目前已很少使用。

（2）对症治疗：对贫血明确者，可根据贫血类型分别或联合补充铁剂、维生素 B$_{12}$、叶酸等。必要时给予稀盐酸。

2. 亚临床甲减的处理　在高胆固醇血症、血清 TSH > 10mU/L 需要给予 L－T$_4$ 治疗。

3. 黏液性水肿性昏迷的治疗　避免昏迷发生的关键在于坚持甲状腺激素替代治疗。一经确诊，立即抢救和转诊。抢救的措施包括：①补充甲状腺激素：首选 T$_3$ 缓慢静脉注射，每 4 小时给药 10 μg，或 L－T$_4$ 首次静脉注射 300 μg，以后每日注射 50 μg，清醒后可逐渐改为口服并酌情减量。无注射剂时，口服或胃管注入 T$_3$ 20 ~ 30 μg，每 4 ~ 6 小时一次；或 L－T$_4$ 首次 100 ~ 200 μg，以后每日 50 μg；②氢化可的松 200 ~ 300 mg/d 持续静滴，患者清醒后逐渐减量。③保暖、给氧、保证呼吸道通畅，必要时机械或辅助通气甚至气管切开；④保持水、电解质平衡，注意补液速度、避免液体过多；⑤维持血压、控制感染、治疗原发疾病，禁用镇静、麻醉剂等。

五、转诊指征

（1）黏液性水肿性昏迷可危及生命，一经诊断需立即转诊和抢救。
（2）临床怀疑甲减而不能确诊。

【同步综合练习】

单项选择题

1. 先天性甲状腺功能减低最主要的原因是（　　　）

A. 孕妇饮食中缺碘　　　　　　　　B. 甲状腺或靶器官反应性低下
C. 促甲状腺激素缺陷　　　　　　　D. 甲状腺素合成途径酶缺陷
E. 甲状腺不发育或发育不全

2. 先天性甲状腺功能减低的治疗中，错误的是（　　　）

A. 出生后 1 ~ 2 个月开始治疗，可不遗留神经系统损害
B. 需甲状腺素终身治疗
C. 甲状腺素治疗维持到青春期即可停药
D. 甲状腺素自小剂量开始逐渐剂量
E. 临床症状改善，T$_4$、TSH 正常，此时甲状腺素剂量可作为维持量

【参考答案】

1. E　2. C

（编者　汪正丽）

第七节　糖尿病

一、概述

糖尿病是以血糖升高为特征，伴有脂肪、蛋白质代谢紊乱及继发性电解质失衡的代谢综合征。长期血糖升高可导致急性和慢性并发症，如急性酮症酸中毒及心、脑、眼、肾、神经病变、糖尿病足。其病因是多基因遗传与环境因素相互作用，引起胰岛素相对或绝对缺乏及不同程度的胰岛素抵抗而导致血糖升高。

2008 年对我国 14 个省市年龄 >20 岁人群调查发现，糖尿病患病率为 9.7%，糖尿病前期（空腹血糖受损、糖耐量减低）患病率为 15.5%，我国糖尿病总人数为 9240 万人，居世界第一位。

1999 年 WHO 将糖尿病分为四种类型：

1.1 型糖尿病　在我国约占 5%，由于胰岛 β 细胞被破坏，引起胰岛素绝对缺乏。多见于青少年，起病急，代谢紊乱症状明显，患者需注射胰岛素以维持生命。

2.2 型糖尿病　在我国约占 93.7%，患者均有不同程度的胰岛素抵抗和胰岛素分泌缺陷，多数为超重或肥胖者；多见于成年人。此型糖尿病的遗传易感性较 1 型糖尿病强。

3.特殊类型糖尿病　按病因和发病机制可分 8 种亚型。

4.妊娠期糖尿病　妊娠期发生糖尿病者（已知有糖尿病而妊娠者不包括在内）。

二、临床表现

（一）一般症状

为多尿、多饮、多食和体重减轻（"三多一少"），常伴有软弱、乏力，许多患者有皮肤干燥，女患者可出现外阴瘙痒，易生疖、痈，肢体可有麻木、疼痛等异常感觉。1 型糖尿病起病较急，病情较重，症状明显；2 型糖尿病起病隐匿缓慢，症状不明显，甚至无任何症状，多经体检发现。

（二）糖尿病并发症

包括慢性并发症和急性并发症。有各种感染，慢性并发症血管病变、神经病变等。

1.急性并发症　少数患者以糖尿病酮症酸中毒或高渗性非酮性糖尿病昏迷为首发表现。（详见本书第二部分第四章急诊与急救相关内容）

2.感染　常见皮肤化脓性感染（疖、痈）、肺结核、肾盂肾炎、胆道感染、齿槽脓肿和真菌感染（足癣、甲癣、体癣、阴道炎）等。

3.慢性并发症　一些患者以糖尿病并发症为主诉而就医；不少患者可先发生心脑血管病或在手术及外伤时才发现高血糖。

（1）大血管病变：糖尿病患者发生心血管疾病的危险性为非糖尿病患者的 2～4 倍，而且其病变发病年龄早、广泛、严重和预后差，心脑血管疾病是 2 型糖尿病最主要死亡原因。

（2）糖尿病肾病：主要表现为蛋白尿、水肿及高血压，血清肌酐、尿素氮升高，最终发生肾衰竭。

（3）糖尿病性神经病变：包括周围神经和自主神经病变。

（4）糖尿病性视网膜病变：是导致患者失明的主要原因之一，按眼底受损程度可分为早期非增殖性视网膜病变和晚期增殖性视网膜病变。

（5）糖尿病足：指因末梢神经病变，下肢供血不足、细菌感染等引起的足部溃疡和肢端坏疽。

三、诊断和鉴别诊断

（一）糖尿病的诊断

（1）空腹血浆葡萄糖（FPG）：3.9～6.0 mmol/L（70～109 mg/dL）为正常，6.1～6.9 mmol/L（110～125 mg/dL）为空腹血糖受损（IFG），≥7.0mmoL/L（126 mg/dL）为糖尿病。

（2）葡萄糖耐量试验（OGTT）中2小时血浆葡萄糖（2 hPG）：<7.8 mmol/L（140m/dL）为正常，7.8～11.0 mmol/L（140～100 mg/dL）为糖耐量减低（IGT）。

（3）糖尿病的诊断标准：糖尿病症状＋随机血糖≥11.1 mmol/L（200 mg/dL），或FPG≥7.0 mmol/L（126 mg/dL），或OGTT中2 hPG≥11.1 mmoL/L（200 mg/dL）。症状不典型者，需另一天再次证实，不主张做第三次OGTT。

空腹血糖受损（IFG）及糖耐量减低（IGT）统称糖调节异常（IGR），也称为糖尿病前期。这些人群是社区预防糖尿病的重点。

血糖升高是诊断糖尿病的主要依据，应注意单纯空腹血糖正常不能排除糖尿病的可能性，应加测餐后血糖，必要时应做OGTT。OGTT的葡萄糖负荷量成人为75 g，儿童1.75 g/kg，总量不超过75 g。服糖前及服糖后60、120、180分钟测定血糖。尿糖阳性是诊断糖尿病的重要线索，但不作为糖尿病诊断指标。

（二）糖尿病的鉴别诊断

（1）尿糖阳性要与肾性糖尿、餐后糖尿和应激性糖尿相鉴别。

（2）药物对糖耐量的影响：噻嗪类利尿药、呋塞米、糖皮质激素、避孕药、阿司匹林、吲哚美辛、氟哌啶醇等可以使血糖增高，尿糖阳性。

（3）新发生糖尿病的老人，需做B超，以除外胰腺癌所致糖代谢异常.

四、治疗原则

特别强调早诊断、规范化长期综合治疗、治疗措施个体化的原则。治疗目标是控制血糖，兼顾控制血压、控制血脂以预防或延缓慢性并发症的发生。提高患者的生活质量，延长生命、降低死亡率。血糖控制目标见表2-2-24。

表2-2-24　糖尿病血糖控制目标

		良好	一般	差
血糖（mmol/L）	空腹	4.4～6.1	≤7.0	>7.0
	非空腹	4.4～8.0	≤10.0	>10.0
糖化血红蛋白（%）		<6.0	6.5～7.5	>7.5

注：糖化血红蛋白（HbA$_1$C）测定可反映取血前8～12周的血糖综合水平。

治疗原则有 5 个：糖尿病教育、饮食治疗、运动治疗、合理用药及自我监测，所谓"五驾马车"，缺一不可。

1. 对患者和家属进行教育　是糖尿病重要的基本治疗措施之一。家庭成员、特别是配偶也应参与，成为家庭保健员。近来开始重视糖尿病的同伴教育，糖尿病患者小组式管理往往比医务人员教育的效果更好。教育内容可根据管理的对象而定。

2. 饮食治疗　是糖尿病基础治疗，应长期执行，并随病情改变而更改。糖尿病患者饮食治疗的总目标是控制每日摄入的总热量。

（1）制订总热量计划：用简易公式算出理想体重，理想体重（kg）= 身高（cm）- 105。

（2）根据不同工作性质、理想体重算出每日所需总热量。

成人休息状态给予热量 20 ~ 25 kcal/kg；轻体力劳动为 25 ~ 30 kcal/kg；中体力劳动为 30 ~ 35 kcal/kg；重体力劳动 > 35 kcal/kg。儿童、孕妇、消瘦、伴有消耗性疾病者应酌情增加，肥胖者酌减。

碳水化合物含量占饮食总热量的 55% ~ 60%，1 g 碳水化合物产生 4kcal 热量。蛋白质含量占总热量的 15%，1 g 蛋白质产生 4kcal 热量，成人每日每千克理想体重蛋白质摄入量为 1.0 g，孕妇为 1.5 ~ 2 g，儿童为 2 ~ 3 g，伴有糖尿病肾病而血尿素氮升高者，应限制在 0.6 ~ 0.8 g。脂肪含量占总热量的 25% ~ 30%，不吃油炸食物、内脏、肥肉，少吃坚果类食品，1 克脂肪产生 9kcal 热量。

（3）三餐热量的分配：为 1/5、2/5、2/5 或 1/3、1/3、1/3。

3. 运动治疗　运动可增强机体对胰岛素的敏感性，在一定程度上有助于降低血糖、调节血脂、适当减重、增强体质。体育锻炼的原则是根据年龄、性别、体力情况、病情轻重及有无并发症等不同条件，循序渐进、长期坚持有氧运动。

（1）体育锻炼最好在餐后 0.5 ~ 1 小时开始，要注意避免空腹锻炼造成低血糖。

（2）运动时，应随身携带少量食品，如点心、糖块，一旦出现低血糖可立即进食，得以自我保护。

（3）应注意足部的保护，避免损伤足部，避免摔倒引起骨折。

4. 药物治疗

（1）口服降糖药。

1）双胍类药物：常用药物为二甲双胍，主要通过减少肝脏葡萄糖的输出降低血糖。双胍类药物有降低体重的趋势，适用于肥胖或超重的 2 型糖尿病患者。1 型糖尿病患者在使用胰岛素治疗的基础上如血糖波动较大，加用双胍类药物有利于稳定病情。常见不良反应为胃肠道反应，偶有过敏反应，在肝肾功能不全、低血容量休克、心力衰竭等缺氧情况下，偶可诱发乳酸性酸中毒，应慎用。

2）磺脲类药物：常用药物有格列本脲、格列齐特、格列吡嗪、格列喹酮和格列美脲等。磺脲类药物为促胰岛素分泌药，主要通过增加胰岛素的分泌降低血糖。适宜不太肥胖的 2 型糖尿病患者。常见不良反应为低血糖。

3）格列奈类药物：常用药物有瑞格列奈和那格列奈，为非磺脲类促胰岛素分泌药，主要通过刺激胰岛素的早期分泌相降低餐后血糖，其特点为吸收快、起效快、作用时间短。常见不良反应也是低血糖，但发生率、严重程度较磺脲类药物轻。

4）α 葡萄糖苷酶抑制药：常用药物有阿卡波糖和伏格列波糖，通过抑制肠道 α 葡萄糖苷酶而延缓碳水化合物的吸收，降低餐后高血糖，适用于餐后高血糖为主要表现的患者。可单独用药，也可与磺脲类、双胍类药物或胰岛素合用。常见不良反应为胃肠反应，如腹胀、腹泻、排气过多。

（2）胰岛素治疗。

1）适应证：①1型糖尿病；②2型糖尿病，口服降糖药效果不良；③糖尿病急性并发症；④合并重症感染；⑤大手术前后；⑥伴较重糖尿病慢性并发症；⑦糖尿病妊娠期或妊娠糖尿病患者；⑧全胰腺切除引起的继发性糖尿病，营养不良相关糖尿病。

2）常用胰岛素制剂：根据其作用特点分为速效（超短效）胰岛素类似物、短效（常规）胰岛素或胰岛素类似物、中效胰岛素、长效胰岛素或胰岛素类似物以及预混胰岛素或胰岛素类似物。

3）不良反应：胰岛素和胰岛素类似物的常见不良反应是低血糖，与药物剂量过大、运动过量、进食过少有关，尤其接受强化治疗者更常见。少见不良反应有脂肪萎缩和过敏反应。

4）胰岛素治疗的部位及方法：通常在腹部、臀部、上臂与大腿的部位进行皮下注射，患者可以轮换注射不同部位，其中腹部血流量多，因此吸收最快。此外，注射完后应停留10～15秒后才拔出针头，以免药水漏出；不可用手搓揉，以免局部血液循环增加，影响药物吸收。如果有较激烈的运动或工作时，最好选择活动量较低的部位，以免吸收太快，造成低血糖。

5）胰岛素保存：未开封的必须贮存在2℃～8℃的环境中，最好放在冰箱保鲜层，已使用的药应避光放在盒内。

5. 自我监测

主要内容有：血糖和尿糖，还应做体重、血压、饮食用量及用药情况方面的记录，定期（每年至少一次）测定糖化血红蛋白和尿微量白蛋白，必要时可查尿酮体。

医院监测内容：每3～6个月定期复查糖化血红蛋白（HbA_1C），了解糖尿病控制程度，以便及时调整治疗方案；0.5～1年测尿微量白蛋白；每年全面复查一次，了解血脂水平，心、肝、肾、神经功能和眼底情况，以便及早发现大血管、微血管并发症，并给予相应的治疗。

五、预防

1. 一级预防　是对糖尿病易感人群及已有糖尿病潜在表现的人群有针对性地通过健康教育及健康促进，改变和减少不利环境、行为因素，以最大限度减少糖尿病的发生。

预防的主要对象有：①糖调节受损，现在或曾是IGT或IFG；②2型糖尿病的一级亲属；③超重、肥胖（BMI≥24），男性腰围≥90 cm，女性腰围≥85 cm；④高血压患者；⑤血脂异常者；⑤年龄≥40岁者；⑦有巨大儿（出生体重≥4kg）生产史，妊娠糖尿病史；⑧心脑血管疾病患者及静坐生活方式。

2. 二级预防　主要是对糖尿病做到早诊断、早治疗，通过筛查发现无症状的糖尿病患者和糖尿病前期人群，对这些人群进行早期干预治疗。

3. 三级预防　预防急性并发症和慢性并发症，其关键是对新发现的糖尿病及IGR者尽早和定期检查有无大血管病变和微血管病变。

六、转诊指征

（1）糖尿病患者在合理饮食和适当运动后，又经过药物治疗，血糖控制不满意时。

（2）糖尿病患者出现尿酮体（＋）或血糖增高达 16.7 mmol/L（300 mg/d1）以上。

（3）已注射胰岛素，血糖持续超过 16.7 mmol/L（300 mg/d1）以上。

（4）出现急性并发症者。

（5）患者已伴有慢性并发症，难于确诊，需转院进一步诊治。

（6）患者合并其他疾病需进一步诊治者。

【同步综合练习】

一、名词解释

1. 糖尿病：

2. 糖耐量减低：

二、简答题

1. 简述糖尿病的三级预防。

2. 简述胰岛素的治疗的适应证。

三、病例分析题

患者，男，56 岁，多饮、多食、消瘦 10 余年，下肢浮肿伴麻木 1 个月。10 年前无明显诱因出现烦渴、多饮，饮水量每日达 4000 mL，伴尿量增多，主食由 5 两/日增至 1 斤/日，体重在 6 个月内下降 5 kg，门诊查血糖 12.5 mmol/L，尿糖（＋＋＋＋），服用降糖药物治疗好转。近 1 年来逐渐出现视物模糊，眼科检查"轻度白内障，视网膜有新生血管"。1 个月来出现双下肢麻木，时有针刺样疼痛，伴下肢浮肿。大便正常，睡眠差。既往 7 年来有时血压偏高，无药物过敏史，个人史和家族史无特殊。

查体：T36℃，P78 次/分，R18 次/分，Bp160/100 mmHg，无皮疹，浅表淋巴结未触及，巩膜不黄，双晶体稍混浊，颈软，颈静脉无怒张，心肺无异常。腹平软，肝脾未触及，双下肢可凹性浮肿，感觉减退，膝腱反射消失，Babinski 征（－）。化验：血 Hb 123 g/L，WBC $6.5×10^9$/L，N 65％，L 35％，Plt $235×10^9$/L，尿蛋白（＋），尿糖（＋＋＋），WBC 0～3/高倍，血糖 13 mmol/L，BUN 7.0 mmol/L。

1. 诊断及诊断依据？

2. 列出鉴别诊断？

3. 进一步检查？

4. 简要说明治疗原则。

四、单项选择题

1. 糖尿病患者控制饮食的主要目的是（　　　）

A. 保持大便通畅　　　　　　　　B. 降低血糖浓度

C. 减少热量、防止肥胖　　　　　D. 预防各种并发症

E. 防止水、电解质紊乱

2. 应用胰岛素的注意事项中，下列哪项错误（　　　）

A. 胰岛素宜冰冻保存　　　　　　B. 抽吸药液时避免振荡

C. 皮下注射部位经常更换　　　　D. 配制混合胰岛素时，先抽吸正规胰岛素

E. 应用时注意药物有效期

3. 糖尿病的临床表现不包括（　　　）

A."三多一少"　　　　　　B.双下肢刺痛，足底麻木甚至坏疽

C.头痛、头晕、周期性瘫痪、视力模糊　　D.心慌、气促、心律失常

E.尿蛋白阳性

4.糖尿病患者失明的主要原因是(　　　　)

A.白内障　　　　　　　　　B.视神经炎症

C.角膜感染　　　　　　　　D.青光眼

E.视网膜病变

5.糖尿病患者，女，胰岛素治疗期间，突然心悸、饥饿、出汗，随即意识不清。此时首要的处理措施为(　　　)

A.加用二甲双胍　　　　　　B.加大胰岛素剂量

C.静脉注射50%葡萄糖注射液　　　　D.静脉注射碳酸氢钠

E.应用格列喹酮

【参考答案】

一、名词解释

略

二、简答题

略

三、病例分析题

略

四、单项选择题

1.B　2.A　3.C　4.E　5.C

(编者　汪正丽)

第八节　血脂异常

一、概述

血脂异常是指血浆中脂质的异常。通常是指血浆总胆固醇(TC)升高、甘油三酯(TG)升高、低密度脂蛋白胆固醇(LDL－C)升高和高密度脂蛋白胆固醇(HDL－C)低下。

血脂在血液循环中以脂蛋白形式转运，脂蛋白分为乳糜微粒(CM)、极低密度脂蛋白(VLDL,)、中密度脂蛋白(IDL)、低密度脂蛋白(LDL)及高密度脂蛋白(HDL)，不同脂蛋白载运的胆固醇分别称为极低密度脂蛋白胆固醇(VLDL－C)、低密度脂蛋白胆固醇(LDL－C)、中等密度脂蛋白胆固醇(IDL－C)及高密度脂蛋白胆固醇(HDL－C)。不同脂蛋白与动脉粥样硬化的关系不同：富含甘油三酯的脂蛋白如乳糜微粒和VLDL被认为不能直接导致动脉粥样硬化，但它们脂解后的产物(分别为乳糜微粒残粒和IDL)可能导致动脉粥样硬化；而VLDL代谢的终末产物LDL具有明确的致动脉粥样硬化的作用。HDL－C具有心血管保护作用。血脂异常，特别是LDL－C增高及HDL－C降低，是动脉粥样硬化和心脑血管疾病的重要危险因素。此外，甘油三酯明显升高时易诱发急性胰腺炎。

二、治疗原则与预防

血脂异常的原因主要是：①遗传因素，如家族性高脂血症；②不健康的生活方式，如高胆固醇饮食（动物脂肪及内脏、蛋黄中富含胆固醇）、高热量饮食、缺乏运动等。治疗和预防血脂异常主要从改变不健康的生活习惯入手，对家族性高脂血症者须长期药物治疗。药物与非药物治疗时机见表 2 - 2 - 25。

表 2 - 2 - 25　不同危险程度人群的血脂管理目标

危险等级	开始治疗性生活方式改变	开始药物治疗	治疗目标值
低危： 10 年危险性 <5%	TC≥6.21(240) LDL - C≥4.14(160)	TC > ≥6.99(270) LDL - C≥4.92(190)	TC <6.21(240) LDL - C <4.14(160)
中危： 10 年危险性 5% ~10%	TC≥5.2(200) LDL - C≥3.41(130)	TC≥6.22(240) LDL - C≥4.14(160)	TC <5.2(200) LDL - C <3.41(130)
高危：冠心病或冠心病等危症；或 10 年心血管危险 10% ~15%	TC≥4.14(160) LDL - C≥2.6(100)	TC≥4.14(160) LDL - C≥2.6(100)	TC <4.14(160) LDL - C <2.6(100)
极高危：急性冠脉综合征或缺血性心脏病合并糖尿病	TC≥4.14(120) LDL - C≥2.07(80)	TC≥4.14(160) LDL - C≥2.07(80)	TC <3.1(120) LDL - C <2.07(80)

注：源自 2011 年中华心血管病分会、中华心血管病杂志编辑委员会发表的《中国心血管病防治指南》表中血脂单位为 mmol/L，括号内为 mg/dL。

（一）非药物治疗

为基础治疗，包括改变不良生活习惯、增加运动、调整饮食结构、控制总热量的摄入。

（二）药物治疗

非药物治疗不能达标者，才应考虑药物治疗。药物治疗主要以减低低密度脂蛋白胆固醇（LDL - C）为主。高甘油三酯明显升高者为防止发生急性胰腺炎，也应给予积极治疗。血脂异常的类型不同，选用的调脂药物不同。

1. 他汀类（羟甲基戊二酰辅酶 A 还原酶抑制药）　通过抑制羟甲基戊二酰辅酶 A 还原酶，抑制内源性胆固醇的合成，能显著降低总胆固醇（TC）、LDL - C，也能轻度降低 TG 水平和升高 HDL - C。此外，他汀类药物还具有抗炎、稳定粥样硬化斑块、保护血管内皮功能作用，这些作用可能是他汀类药物降低心血管事件危险性的主要原因。代表药物有辛伐他汀、普伐他汀、阿托伐他汀、瑞舒伐他汀。常见的不良反应有腹泻、腹胀、眩晕、头痛、恶心、皮疹；罕见的有肌痛、肌炎，严重时可出现横纹肌溶解（肌肉疼痛、发热、乏力、伴肌红蛋白尿）。使用中应注意：轻、中度肾功能不全者无需调整剂量，严重肾功能不全者慎用；大量饮酒、有肝病史者慎用；ALT、AST 升高至正常 3 倍以上时停止使用；当出现肌痛、肌酸激酶升高 10 倍以上时应考虑肌病，须立即停药。使用禁忌证为过敏者、活动性肝脏疾病或无法解释的肝酶持续升高。

2. 贝丁酸类（也称为苯氧芳酸类）　此类药物主要降低血浆 TG 和提高 HDL - C 水平，促进胆固醇逆向转运；不良反应主要有肝酶升高、肌痛、消化不良、胆结石。严重肝肾疾病者禁用。

3.烟酸类　烟酸属于B族维生素，大剂量时有降脂作用，主要降低血清 TC、TG、VLDL－C 和 LDL－C。作为降脂药，烟酸用量需较大，1~2 g/d，所以不良反应较多，主要是脸部潮红，皮肤血管扩张，消化道反应有恶心、呕吐、消化不良、损伤肝脏、引起溃疡病等。烟酸还能降低糖耐量，恶化糖尿病，增加血尿酸，加重痛风性关节炎等。故溃疡病、痛风和肝功能不全者禁用。

【同步综合练习】

单项选择题

1.关于低密度脂蛋白胆固醇(LDL－C)叙述错误的是(　　)
A.LDL－C 是动脉粥样硬化形成中的必备因素
B.LDL－C 是动脉粥样硬化进展的罪魁祸首
C.LDL－C 水平与糖尿病患者的心血管疾病发生无关联
D.LDL－C 水平和心血管事件的发生呈线性相关
E.LDL－C 升高提示动脉粥样硬化可能

2.下列哪个是所谓的好胆固醇(　　)
A.胆固醇　　　　　　　　　B.甘油三酯
C.高密度脂蛋白　　　　　　D.低密度脂蛋白
E.乳糜微粒

3.下列哪种方法有助于高脂血症恢复(　　)
A.控制饮食　　　　　　　　B.运动
C.口服降脂药物　　　　　　D.不喝咖啡、可乐
E.以上都对

【参考答案】

1.C　2.C　3.E

(编者　汪正丽)

第六单元　神经、精神系统疾病

第一节　脑血管疾病

脑血管疾病是由于各种原因引起的脑血管阻塞或破裂后导致脑组织缺血、缺氧、水肿或受压引起神经细胞损伤和坏死，出现一系列临床症状的一组疾病。

一、短暂性脑缺血发作

(一)概述

短暂性脑缺血发作(TIA)是指脑的短暂性血液供应不足并出现脑功能障碍的一系列症状的急性脑血管病。每次发病持续时间不长,通常是数秒钟、数分钟或数小时,一般在 24 小时完全恢复正常,可以反复发作,约 1/3 患者可发生脑梗死,1/3 患者持续发作,1/3 患者发作可自行终止。脑梗死者中的 1/3~2/3 曾经发生过短暂性脑缺血发作。

(二)临床表现

1.发病年龄及病因 多在 50 岁以上,男性多于女性。往往有动脉样硬化、高血压、血脂异常、糖尿病、心脏病和血液系统疾病。其中,动脉粥样硬化是最重要的原因。

2.发病形式 往往是突然发病,病程短暂,有局灶性神经功能缺失,发作多在 24 小时内恢复,无后遗症。可反复发作,间隔时间不等。

3.局灶性神经功能缺失症状 主要有:①颈内动脉系统常有:偏肢体瘫痪、偏身麻木,感觉减退,视力障碍;②椎 - 基底动脉系统常有:眩晕、共济失调、平衡障碍、头痛、耳鸣、面部麻木、饮水呛咳、说话不清、短时记忆和定向障碍等。以上诸多症状持续数分钟或数小时即完全恢复正常,少数持续十几小时,但多在 24 小时内恢复正常。

(三)诊断和鉴别诊断

(1)有上述典型 TIA 表现,但多无意识障碍和无颅内压增高。

(2)脑 CT 和磁共振成像检查正常或可见腔隙性梗死灶。鉴别诊断见表 2-2-26

表 2-2-26 几种常见的脑血管疾病的鉴别诊断

项目	TIA	脑血栓形成	脑栓塞	脑出血
发病年龄	老年多见	老年多见	青、中年	中、老年
主要病因	动脉硬化斑块及附壁血栓的微栓子脱落、脑血管痉挛、颈椎动脉受压	脑动脉硬化、动脉内膜炎、脑血管腔变窄,于血流减慢时形成血栓	风湿性心膜病、亚急性感染性心内膜炎、大动脉硬化斑块脱落、心肌病及房颤左房血栓脱落	高血压及动脉硬化,血压突然升高引起动脉破裂
发病形式	突然发作,每次发作持续数分钟到数小时,24 小时内完全恢复	发病稍慢,多于睡眠或安静状态下发生,症状于 1~2 天才达高峰	最急,发病时间不定	急骤,多在活动或情绪激动时发生
瘫痪	单肢无力或轻度偏瘫	最常见	单瘫或不完全偏瘫	最常见
脑膜刺激征	无	少见	少见	多见
抽搐	可有	少见	间有	间有
颅内压增高	无	少见	间有	多有
脑脊液	压力正常,清亮	压力正常或稍高,清亮	压力正常或稍高,清亮	压力高,多为血性
头颅 CT	可有(或无)小的低密度区	脑实质内低密度病灶	脑实质内低密度病灶	脑实质内高密度病灶

（四）治疗原则

约 1/3 的 TIA 患者最终会发生脑梗死，发作频繁者近期内发生脑梗死的可能性很大，因此应积极治疗，防止发生脑梗死。主要措施如下：

1. 积极治疗危险因素　对高血压、血脂异常、心脏病、糖尿病、脑动脉硬化应积极地给予治疗。

2. 抗血小板药物　主要是抑制血小板聚集，使之不能形成微小血栓。常用药物有：肠溶阿司匹林，75 ~ 100 g，1 次/日；双嘧达莫 50 ~ 100 mg，3 次/日；氯吡格雷 75 mg，1 次/日等。

3. 扩溶治疗　低分子右旋糖酐具有扩溶、改善微循环和降低血液黏度的作用，常用500 mL 静滴，1 次/日，14 天为 1 疗程。

4. 抗凝治疗　若患者发作频繁，用其他药物疗效不佳，又无出血性疾病等禁忌者，可用抗凝治疗。常用药物有肝素双香豆素、藻酸双酯钠等。

5. 扩血管治疗　可选用培他定、桂利嗪、氟桂利嗪等。

6. 活血化瘀中药　丹参、川芎、桃仁、红花等。

7. 脑 CT 检查有微小脑梗死病灶的按脑梗死治疗。

（五）转诊与康复

对初次短暂发作或近 1 ~ 2 周内频繁发作的患者应转诊到有条件的医院进一步做头颅 CT 检查，然后针对病因治疗。对有 TIA 发作史的患若要长期服用小剂量肠溶阿司匹林预防发生脑卒中。及时有效的治疗伴发疾病，如血脂异常、高血压、糖尿病和心脏病等。

二、脑梗死

脑梗死是指各种原因所致的局部脑组织区域血液供应障碍导致脑组织缺血、缺氧坏死、出现相应神经功能障碍的一类疾病。包括脑血栓形成、脑栓塞和腔隙性脑梗死。

（一）概述

脑血栓形成是指脑动脉血管血栓形成，导致脑血液循环障碍，脑细胞缺血、缺氧坏死而产生一系列局灶性脑功能缺损症状和体征的急性脑血管疾病。中老年人多见，常见原因为脑动脉粥样硬化。

脑栓塞是各种栓子经血液循环流入脑动脉并造成血管阻塞，引起该血管供应区脑组织缺血、缺氧、坏死并出现脑功能障碍的一种疾病。常见原因有：①心源性栓子：以风湿性心瓣膜病伴房颤附壁血栓脱落最常见；②非心源性栓子：大动脉粥样硬化的斑块脱落、羊水栓塞、癌性栓子等。

腔隙性脑梗死是由于长期高血压或动脉硬化致大脑半球或脑干深部的小穿通动脉病变，管腔闭塞导致的缺血性微小梗死，坏死液化的脑组织被吞噬细胞清除而形成腔隙。

（二）临床表现

1. 脑血栓形成　多见于 50 ~ 60 岁以上患有动脉硬化的老年人，常伴有高血压，糖尿病或冠心病，男性多于女性，约 1/3 有 TIA 病史，部分可有头昏、头晕和头痛等前驱症状，常在安静或休息状态下发病。多有局灶性神经症状和体征，如对侧偏瘫、偏身感觉障碍、偏盲、眩晕、复视、眼球震颤、吞咽困难、构音障碍、共济失调、交叉性瘫痪等。在 1 ~ 3 天内症状达高峰。患者通常意识清晰，少数可有不同程度的意识障碍，一般生命征无明显改变。

2. 脑栓塞　中、青年多见，多有栓子来源的原发病史，如风湿性心瓣膜病、心脏手术、长骨骨折等病史。发病急骤，症状多在数分钟或短时间内达到高峰。临床表现轻重与栓子的大小、数量、部位、心功能状况等因素有关。症状及体征与脑血栓形成相似，但症状较重，部分患者可有意识障碍，较大栓塞或多发性栓塞时患者可迅速进入昏迷和出现颅内压增高症状。局部神经缺失症状取决于栓塞的动脉，多为偏瘫或单瘫、偏身感觉缺失，累及单、双侧大脑后动脉导致同向性偏盲或皮层盲，椎－基底动脉主干闭塞导致突然昏迷、四肢瘫、出汗和呼吸衰竭等可突然引起死亡。

3.腔隙性脑梗死　多见于中、老年人，常有高血压和(或)TIA病史；突然起病，出现一过性或局灶性神经症状，也可无症状；体征少，恢复较完全，预后好。

(三)诊断和鉴别诊断

1.诊断

(1)典型的临床表现。

(2)影像学检查：①CT检查：发病24～48小时后脑梗死病变区密度减低，早期检查可排除脑出血，因此应尽早进行。②MRI检查：对脑梗死的诊断好于CT检查，且较敏感。可在发病后数分钟显示缺血性梗死，早期显示脑干、小脑梗死及直径在5mm以下的腔隙性脑梗死，T1呈现低信号，T12呈高信号。③数字减影(DSA)检查：可显示血管狭窄、闭塞或血管畸形等，为血管内治疗提供依据，是脑血管病变检查的"金标准"。

(3)脑脊液检查：压力可轻度增高，生化及细胞学检查多为正常。

2.鉴别诊断　见表2－2－26。

(四)治疗原则

1.一般治疗　卧床休息，加强皮肤、口腔、呼吸道护理。注意水、电解质的平衡，如起病24～48小时后仍不能自行进食者，应予鼻饲以保障营养供应。特别注意调整血压，使其不可过高或过低而影响局部脑血流量。

2.控制脑水肿　梗死区域大或发病急骤者均可能产生脑水肿，加剧病灶区缺血、缺氧。因此，急性期或重症患者应给予脱水降颅压治疗，常用药物有20%甘露醇每次125～250 mL，2～4次/天，3～7天；也可用呋塞米、白蛋白、甘油果糖和β－七叶皂苷钠等。

3.改善脑血液循环　①溶栓治疗：脑梗死早期6小时以内的患者可进行尿激酶、纤溶酶原激活物(rt－PA)等溶栓治疗，但要严格掌握适应证和禁忌证，以防发生颅内出血并发症。②降纤治疗：脑梗死早期，特别是12小时以内可选择巴曲酶、降纤酶或其他降纤制剂如蚓激酶、蝮蛇抗栓酶等治疗。③抗凝治疗：可用于不完全性缺血性卒中，尤其是椎－基底动脉血栓者宜早期应用，有出血倾向、溃疡病史、严重高血压、肝肾疾患及年龄过大者忌用，常用药有：肝素、双香豆素、华法林等。④抗血小板药物：肠溶阿司匹林75～100 mg，1次/日；氯吡格雷75 mg，1次/日。⑤扩容：低分子右旋糖酐可以稀释血液，减少血黏度和红细胞比容，增加血流速度，有利于脑微循环，常用250～500 mL，1次/日，7～10天为一疗程。

4.脑神经营养、代谢药及脑神经保护药　毗拉西坦或奥拉西坦，胞磷胆碱、细胞色素C、辅酶A和B族维生素等对改善患者的认知功能和康复有一定辅助效果。

5.中医治疗　以活血化瘀兼以理气为主，如丹参、三七、葛根素等。

脑梗死及腔隙性脑梗死与脑血栓形成治疗相似，但要进行病因治疗，防止再次发生使梗死。脑硬死患者可能有心脏疾病，因此要注意心功能情况。

（五）转诊与康复

基层医院应与上级医院建立"双向转诊"机制，对病情严重的患者进行初步处理后及时转上级医院进行进一步治疗，为患者赢得抢救治疗时机，最大限度地提高治愈率，减少致残和死亡。待急性期过后，生命征平稳，神经系统症状和体征经治疗改善或平稳，其他系统急性或进展的并发症/合并症，经治疗情况平稳再转回基层医疗单位进行康复治疗。对有下列情况者应进行转诊：

（1）初发脑血栓形成或脑栓塞急性期的患者。

（2）怀疑有腔隙性脑梗死，需要进一步进行检查者。

（3）生命征不稳定的患者。

（4）有严重的并发症/合并症的患者。

（5）对原发性疾病在本单位不能有效处理的患者。

（6）患者或家属积极要求到上级医院就诊的患者。

康复内容主要包括：运动功能、感觉功能、认知和情绪、语言交流等。有效的康复治疗能够加速康复的进程，减轻功能上的残疾，节约社会资源，基层医院应积极主动地为患者开展康复治疗。

三、脑出血

（一）概述

脑血管壁病变、血液凝结功能障碍及血流动力学改变等因素所导致的非创伤性脑实质内出血称为自发性脑出血。以高血压性脑出血最为常见。多发生在脑的一级大动脉直接分出来的第二级分支，如大脑中动脉的豆纹动脉、基底动脉的脑桥支等。此外，先天动脉畸形、动脉瘤、血液病、梗死性出血、抗凝药物的使用不当也可引起脑出血。

（二）临床表现

1. 一般表现 多在 50~70 岁发病，常见高血压病史，通常在情绪激动、酒后、体力劳动、气候变化等时发病。大多数病例无预兆，数分钟到数小时症状达到高峰。临床表现因出血部位及量不同而异，重症者可突感头痛、呕吐、意识模糊或昏迷。

2. 出血大多位于内囊－基底节区 ①壳核出血可出现典型"三偏"综合征：病变对侧面瘫和肢体瘫痪、感觉障碍、同向偏盲；小量出血可仅有轻偏瘫和轻度感觉障碍，不易与腔隙性脑梗死区分。②丘脑出血：一般病情较为严重，中到大量出血时表现为昏迷和对侧肢体的偏瘫；血液进入下丘脑引起几种典型的眼征：上视不能或凝视鼻尖、眼球偏斜或分离性斜视，眼球会聚障碍等。③脑桥出血，小量出血，出血灶直径在 1.0 cm 以下无意识障碍，有交叉性瘫痪和共济失调性瘫痪，两眼向病灶侧凝视麻痹；大量（>5 mL）出血破入第四脑室，患者迅速出昏迷、双侧针尖样瞳孔、呕吐咖啡样物、中枢性高热、中枢性呼吸障碍、眼球浮动、四肢瘫、去大脑强直发作等，多在 48 小时内死亡。④小脑出血：患者有眩晕、频繁呕吐、枕部剧痛和平衡障碍等，无肢体瘫痪是常见特点。出血重者，血液直接进入第四脑室，导致颅内压迅速增高、昏迷、枕骨大孔疝形成而死亡。

（三）诊断和鉴别诊断

1. 诊断 有高血压病史的中老年患者，突发剧烈头痛、呕吐、失语、偏瘫等，均应考虑到高血压性脑出血。进一步检查可作头颅 CT 扫描，脑 CT 检查是首选检查，可见出血区呈高密度影,周围有低密度水肿带,其宽度自数毫米至15毫米不等。脑血管造影有助于排除颅内动脉瘤、脑动静脉畸形及其他引起自发性脑出血的病变。

2. 鉴别诊断 见表2-2-26。

(四)治疗原则

脑出血急性期治疗的目的是挽救患者的生命,预防各种并发症,使患者顺利度过急性期,处理原则如下:

1. 保持安静和卧床休息 尽量减少不必要的搬动,最好就近治疗。定时观察血压、脉搏、呼吸和意识的变化。

2. 保持呼吸道通畅 侧卧位较好,便于口腔分泌物自行流出和防止舌后坠。呼吸道分泌物及痰液过多者,必要时做气管切开。

3. 保持营养和水、电解质平衡 对清醒且无呕吐者,可试进流质;意识不清者,3~5天后病情较平稳可鼻饲;有呕吐的患者应禁食,经静脉补充营养维持水、电解质平衡。

4. 降低颅内压 常用药物有20%甘露醇、25%山梨醇或甘油制剂。

5. 调整血压 原则上降压不宜过低、过快。

6. 防治并发症 昏迷患者易发生肺部感染,要勤翻身和防止产生压疮。注意口腔清洁,随时吸出口腔分泌物及呕吐物,定时更换体位,保持肢体功能位等。对于病情严重患者给予抗生素以预防肺部感染。

7. 外科治疗 脑出血量在30 mL以上,或者有偏瘫、昏迷等情况时应行手术治疗。早期手术清除血肿,有利于抢救患者生命并减少并发症及后遗症的出现。

8. 微创血肿清除术 微创血肿清除术具有费用低、适应证宽、损伤小、禁忌证少和患者恢复快等特点,目前已在许多医院开展,有较大的前途。本法对颅内性血肿幕上>30 mL、幕下或丘脑>10 mL、脑室内出血(除脑干出血、脑干功能衰竭者外)均可采用微创颅脑血肿清除术治。

(五)转诊与康复

与上级医院建立"双向转诊"机制,对怀疑或诊断是脑出血的患者,应及时转到上级医院进一步治疗。待急性期过后,生命征平稳,神经系统症状、体征经治疗改善或平稳,其他系统急性或进展的并发症/合并症,经治疗情况平稳再转回基层医疗单位进行康复治疗。主要康复内容包括:运动功能、感觉功能、认知和情绪,语言交流等。

【同步综合练习】

单项选择题

1. 对频繁发作的短暂性脑缺血发作,应用的治疗是(   )

A. 华法林
B. 阿司匹林
C. 噻氯匹定
D. 噻氯匹定加双嘧达莫
E. 尼莫地平

2. 患者,女,32岁。购物时感头晕、恶心、乏力,随即意识丧失,摔倒在地,约1分钟自行苏醒,无大小便失禁,无遗留意识或肢体功能障碍。其意识丧失最可能的病因(   )

A. 迷走神经张力异常增高
B. 分离(转换)性障碍
C. 心律失常
D. 低血糖症

E.短暂性脑缺血发作

3.男,65岁。有高血压、糖尿病多年。一天前发现左侧上、下肢活动受限,吐字不清,神志清楚。无明显头痛、呕吐。检查发现左侧上、下肢肌力3级,左半身痛觉减退。临床上考虑可能性最大的疾病是( )

A.脑出血   B.脑栓塞

C.短暂性脑缺血发作   D.蛛网膜下隙出血

E.脑血栓形成

4.脑栓塞最常见的病因是( )

A.脂肪栓塞   B.空气栓塞

C.风心病房颤   D.二尖瓣狭窄

E.动脉粥样硬化斑块脱落

(5~6题共用题干)

男,64岁,患糖尿病15年。今晨起床时发现吐字不清,右侧肢体不能活动。无明显头痛及呕吐。起病3小时后急诊入院。查体:患者神志清楚,血压110/75 mmHg,失语,右侧面瘫、舌瘫,右侧上、下肢肌力3级,右半身痛觉减退。急诊头颅CT检查未见异常。查血糖5.5 mmol/L。

5.该患者最可能的诊断( )

A.脑血栓形成   B.脑出血

C.脑栓塞   D.蛛网膜下隙出血

E.癫痫发作

6.该患者的首选治疗为( )

A.抗凝治疗   B.溶栓治疗

C.抗血小板聚集治疗   D.经皮腔内血管成形术

E.外科手术治疗

(7~8题共用题干)

男,56岁。心房颤动患者,突然发生命名物名困难。2周来共发生过5次,每次持续2~15秒。查体无神经系统异常。脑CT无异常。

7.可能的诊断是( )

A.脑动脉瘤   B.脑血栓形成

C.脑出血   D.脑血管畸形

E.短暂性脑缺血发作

8.最适宜的预防治疗是( )

A.阿司匹林   B.低分子右旋糖酐

C.丙戊酸钠   D.胞二磷胆碱

E.降纤酶

【参考答案】

1.A 2.E 3.E 4.C 5.A 6.B 7.E 8.A

(编者 赵竹)

第二节 癫痫

癫痫可分为原发性和继发性两种。原发性癫痫(特发性)常在特殊年龄段起病,具有特征性临床及脑电图改变,目前诊断技术找不到脑部有病理和代谢的异常。继发性癫痫(症状性)是指能找到病因的癫痫,如脑外伤或脑卒中后癫痫。

一、临床表现

癫痫系多种原因引起脑部神经元群阵发性异常放电所致的发作性运动、感觉、意识、精神、自主神经功能异常的一种疾病。临床表现如下:

(一)全面性发作

1.强直—阵挛性发作 又称大发作,按其发展过程可分如下三期:

(1)先兆期:约半数患者有先兆,指在意识丧失前的一瞬间所出现的各种体验。常见先兆有:特殊感觉性的幻视、幻嗅、眩晕,一般感觉性的肢体麻木、触电感。

(2)痉挛期:继先兆期后,随即意识丧失,进入痉挛发作期。首先为强直性发作(强直期),表现为突然尖叫一声,跌倒在地,眼球向上凝视,瞳孔散大,全身肌肉强直,上肢伸直或屈曲手握拳,下肢伸直,头转向一侧或后仰,口吐白沫,大小便失禁等,持续1分钟左右。

(3)痉挛后期:抽搐停止后患者进入昏睡、昏迷状态,然后逐渐清醒,部分患者在清醒过程中有精神行为异常,表现为惊恐、躁动不安等。醒后患者常有头痛、头昏现象,持续数小时到数天不等。

2.失神发作

(1)典型失神发作:又称小发作,儿童期起病,青春期前停止发作。临床表现为突发突止的意识障碍,可在工作、活动、进食和步行等情况下发生,双眼茫然凝视,呼之不应,如"愣神",可有单纯自动性动作,如砸嘴、吞咽等,可伴有手中持物坠落或小的阵挛,一般不会跌倒,事后对发作时的情况无记忆。

(2)非典型失神发作:意识障碍发生及停止均较典型者缓慢,肌张力改变较明显。常有脑部弥漫性损害。

3.强直性发作 多见于有脑部损害的儿童,表现为全身或局部肌肉强烈持续的强直性收缩,伴短暂意识丧失,头、眼和肢体固定在某一位置,以及面部发青、瞳孔散大等。

4.阵挛性发作 主要发生于婴幼儿,表现为重复阵挛性抽动及意识丧失,持续一至几分钟。

5.肌阵挛性发作 是一种突发、短暂的闪电样肌肉收缩,出现于眼、面、颈、四肢或躯干或个别肌群,单独出现或连续成串出现,不伴或伴短暂意识障碍。

6.失张力性发作 突然出现短暂意识障碍,肌张力丧失姿势不能维持而跌倒。发作后立即清醒和站起。

(二)部分性发作

1.简单部分性发作 又称局限性发作,无意识障碍的运动、感觉和自主神经症状的发作。

2.复杂部分性发作 又称精神运动性癫痫,伴有意识障碍的部分性发作,成人癫痫发作以此种类型最多,其多数病例病灶在颞叶和边缘系统。

3. 部分性发作继发泛化 患者先出现简单部分性发作或复杂部分性发作,之后引起强直-阵挛性发作、强直性发作、阵挛性发作。

(三)癫痫持续状态

癫痫持续状态是指反复癫痫发作,发作之间意识未完全恢复,或一次发作持续30分钟以上未能自行停止。任何发作类型均可出现癫痫持续状态,在脑电图上表现为持续性痫样放电,其中以全面性强直—阵挛性发作持续状态最为常见和危险,是最常见的临床急症之一。

二、诊断和鉴别诊断

(一)诊断

1. 病史 是诊断癫痫的主要手段之一,在病史中应询问有无家族史,有无产伤、头颅外伤、脑炎、脑膜炎、脑寄生虫感染和脑卒中病史等。体检时注意有无皮下结节、全身性疾病及神经系统局限体征等。设法查明病因。

2. 脑电图 检查发现棘-慢波、棘波等电活动是诊断癫痫的客观指标。

3. 排除其他发作性疾患

(二)鉴别诊断

1. 假性发作 是由于心理障碍而非脑电紊乱引起的脑部功能异常。发作时脑电图检查无痫样放电,抗癫痫药物治疗无效。

2. 晕厥 为弥漫性脑部短暂缺血、缺氧所致意识暂时性丧失和跌倒。多有明显的诱因,如疼痛、见血、情绪激动、排尿等;发作时常有面色苍白、眼前发黑、出冷汗,常有心脏病、低血糖等相关病史;EEG 检查无痫样放电。

3. 短暂性脑缺血发作(TIA) 多见于老年人,常有动脉硬化、高血压、糖尿病等病史,以前可能有类似的发作病史,EEG 检查无痫样放电。

三、治疗原则

(一)病因治疗

原发性癫痫找不到病因,主要是控制发作。对于症状性癫痫,一旦病因明确,应对因治疗。

(二)药物治疗

抗癫痫药物的使用原则:根据类型选择药物,尽可能使用一种药物,个体化用药,规则用药,坚持长期用药,禁止突然停药。

1. 发作期的治疗

(1)一般治疗:全身强直—阵挛性发作时,首先应将患者置于安全处,解开衣扣,拿去可移去义齿,保持呼吸道通畅。同时在上下臼齿之间垫软物,以防唇舌咬伤。

(2)迅速控制抽搐:可选用地西泮、异戊巴比妥钠、10% 水合氯醛等。

(3)减轻脑水肿:可用 20% 甘露醇、呋塞米 20～40 mg 或 10% 葡萄糖甘油利尿脱水,以减轻脑水肿。

(4)其他:维护呼吸道通畅,注意循环功能,纠正水电解质及酸碱平衡紊乱,控制高热及感染等。

2. 发作间歇期的处理 ①根据发作类型继续使用的抗癫痫药物,大发作首选丙戊酸钠、卡马西平,次选苯巴比妥、苯妥英钠、扑痫酮等;部分发作首选卡马西平,次选丙戊酸钠、苯妥英钠、苯巴比妥等;失神发作首选乙琥胺、丙戊酸钠。②尽量药物治疗,联合用药不超过两种。③坚持长期规律治疗,一般需要控制发作后再维持 1~2 年。④停药前先逐渐减量,掌握好停药时机及方法。⑤严密观察用药期间的不良反应。

四、转诊指征

(1)癫痫持续状态应及时转上级医院治疗。但转诊前要给予相应的处理,防止在转诊的过程中发生意外。

(2)初发癫痫原因不明,应到上级医院进一步检查明确病因。

(3)癫痫患者同时伴有其他较严重的心、脑、肺等疾病。

【同步综合练习】

单项选择题

1.癫痫患者服药最不应该(　　)

A.服药量太少　　　　　　　　　B.两药同时服

C.在夜间服　　　　　　　　　　D.服药次数太多

E.突然停药

2.癫痫诊断主要是依靠病史的仔细询问,了解发作期的临床表现,在辅助检查中最重要手段是(　　)

A.脑电图　　　　　　　　　　　B.头颅 CT

C.头颅 MRI　　　　　　　　　　D.脑脊液穿刺

E.功能影像如 PET

(3~4 题共用题干)

男,24 岁,突然意识不清,跌倒,全身强直数秒钟后抽搐,咬破舌。2 分钟后抽搐停止。醒后活动正常。

3.首先应考虑的疾病是(　　)

A.脑出血　　　　　　　　　　　B.脑血栓

C.蛛网膜下隙出血　　　　　　　D.癫痫

E.脑栓塞

4.治疗的首选药物是(　　)

A.降颅压药　　　　　　　　　　B.溶栓治疗

C.止血药　　　　　　　　　　　D.扩血管药

E.抗癫痫药

【参考答案】

1.E　2.A　3.D　4.E

(编者　赵 竹)

第三节　精神分裂症

精神分裂症病因复杂,目前尚未明了。以青壮年多见,主要表现为感知、思维、情感、意志行为障碍,精神活动与周围环境和内心体验不协调,脱离现实。一般无意识障碍和明显的智能障碍，常反复发作或恶化，部分患者发生精神活动衰退和不同程度社会功能缺损。

一、临床表现

精神分裂症的临床表现个体差异较大，但都可出现精神活动与周围环境和内心体验不符。

（一）前驱期表现

该期症状不明显，易被忽略。患者可有情绪、认知、感知、行为、躯体改变。常表现为工作的积极性和能力下降，情感淡漠，对外界事物不感兴趣，对家人不知关心照顾，生活懒散，敏感多疑，易激惹，性格改变等。部分患者可有失眠、头晕等神经症状。

（二）症状明显期表现

1.思维障碍　思维障碍是精神分裂症的核心症状，主要包括思维形式障碍和思维内容障碍。思维形式障碍常见病理性象征性思维、思维不连贯、语词新作等。思维内容障碍最常见的是妄想，尤其是被害妄想。

2.感知觉障碍　精神分裂症的感知觉障碍表现多样，其中最突出的是幻觉，包括幻听、幻视、幻嗅、幻味及幻触等，而以幻听最常见，评论性幻听和命令性幻听是精神分裂症特征性的表现。

3.情感障碍　精神分裂症主要的情感症状有情感淡漠、情感反应不协调，部分患者可出现情感倒错。

4.意志与行为障碍　大部分患者可有意志减退甚至缺乏，表现为活动减少、离群独处，行为被动，缺乏应有的积极性和主动性，对工作和学习兴趣减退，某些患者可出现紧张综合征，表现出木僵和蜡样屈曲（"空气枕头"）。

5.其他　精神分裂症患者缺乏自知力，定向力、记忆力、智力大多正常。

二、临床分型

1.偏执型　以妄想为主要临床表现，常常伴有幻觉。首先以敏感多疑、关系妄想、被害妄想多见；其次为影响、嫉妒等。绝大多数患者数种妄想同时存在。

2.青春型　在青年期起病，表现兴奋、话多、活动多，言语凌乱，行为怪异、杂乱、愚蠢、幼稚，思维、情感和行为不协调。

3.紧张型　紧张性木僵和紧张性兴奋，以紧张综合征为主要临床表现。

4.单纯型　以思维贫乏、情感淡漠、意志缺乏、社会性退缩等阴性症状为主要临床相。起病隐袭，缓慢发展，病程至少2年，并逐渐趋向精神衰退。一般无幻觉妄想等阳性症状。

5.未定型　难以归入上述任何一型者。

6.其他　如儿童或晚发性精神分裂症，精神分裂症后抑郁，或残留型、慢性衰退型等。

三、诊断和鉴别诊断

（一）诊断要点

精神分裂症目前尚无确切的诊断依据，确诊主要靠了解病史，结合临床症状。具体可参照中国精神疾病分类与诊断标准－第三版（CCMD－3）进行诊断。

1.症状标准　至少有下列2项，并非继发于意识障碍、智能障碍、情感高涨或低落，单纯型分裂症另规定：

（1）反复出现的言语性幻听；

（2）明显的思维松弛、思维破裂、言语不连贯，或思维贫乏或思维内容贫乏；

（3）思想被插入、被撤走、被播散、思维中断，或强制性思维；

（4）被动、被控制，或被洞悉体验；

（5）原发性妄想（包括妄想知觉，妄想心境）或其他荒谬的妄想；

（6）思维逻辑倒错、病理性象征性思维，或语词新作；

（7）情感倒错，或明显的情感淡漠；

（8）紧张综合征、怪异行为，或愚蠢行为；

（9）明显的意志减退或缺乏。

2.严重标准　自知力障碍，并有社会功能严重受损或无法进行有效交谈。

3.病程标准　符合症状标准和严重标准至少已持续 1 个月（CCMD－3），单纯型另有规定。

4.排除标准　排除器质性精神障碍，及精神活性物质和非成瘾物质所致精神障碍。尚未缓解的分裂症患者，若又罹患本项中前述两类疾病，应并列诊断。

（二）鉴别诊断

精神分裂症需与器质性疾病所致的精神障碍、药物或精神活性物质所致精神障碍、心境障碍、偏执性精神障碍、强迫性神经症等疾病相鉴别。

四、治疗原则

（一）药物治疗

精神分裂症首选抗精神病药物治疗，应强调早期、低剂量起始、逐渐加量、足量、足疗程的全病程治疗原则，尽量单一用药，个体化用药。常用药物有第二代（非典型）抗精神病药物如利培酮、奥氮平等，可作为一线药物选用。第一代及非典型抗精神病药物的氯氮平作为二线药物使用。此外，还可选用经典抗精神病药物氯丙嗪、奋乃静、舒必利等。急性期治疗时间至少6周，巩固期治疗一般 3～6 个月，维持期因人而异，首次发病者药物维持 1～2 年，多次发病者应维持至少 5 年，或终身服药。

（二）电抽搐治疗

部分急性期患者或疗效欠佳患者可以合用电抽搐治疗，以快速控制症状，电抽搐治疗对紧张型治疗效果较好。

（三）心理社会干预

除药物治疗外，精神分裂症患者还应注重心理社会干预，以降低复发、促进社会功能恢复。常用干预措施包括家庭干预、社会技能训练、职业康复训练等。

五、转诊指征

与上级医院建立"双向转诊"机制，发生下列情况者应及时转到上级医院进一步治疗：

（1）急性发作期，如严重的幻觉、妄想、躁动、思维紊乱者。

（2）治疗过程中出现药物不良反应者。

（3）有暴力攻击或明显自伤、自杀行为者。

（4）在家中治疗效果不好，病情复发或加重者。

(5)需住院治疗者。

【同步综合练习】

单项选择题

1. 紧张综合征主要见于（　　　）

A. 精神分裂症青春型　　　　　　　B. 躁狂症

C. 癔症　　　　　　　　　　　　　D. 神经衰弱

E. 精神分裂症紧张型

2. 某首次发作精神分裂症患者，服用利培酮治疗 2 个月后症状缓解，自知力恢复。家属询问继续服药的时间，下列哪项答复合适（　　　）

A. 长期治疗　　　　　　　　　　　B. 不少于 2 年

C. 不少于 3 年　　　　　　　　　　D. 不少于 1 年

E. 不少于 5 年

3. 患者，男，27 岁，病程 5 年，性格孤僻，不上班，将自己的东西都卖掉，流浪街头，睡门洞，在饭店乞讨，时有自言自语，经常呼唤着因病过世的母亲的名字。精神检查：意识清晰，衣冠不整，表情淡漠，对人冷淡，经常对人冷笑，孤僻离群，时有奇怪想法，如"衣服内面外穿代表表里如一"。躯体及神经系统检查无异常，该患者诊断是（　　　）

A. 分裂性人格　　　　　　　　　　B. 抑郁症

C. 精神分裂症　　　　　　　　　　D. 偏执性精神障碍

E. 内分泌疾病所致精神障碍

【参考答案】

1. E　2. D　3. C

（编者　赵　竹）

第七单 元运动系统

第一节　颈椎病

一、概述

颈椎病指因颈椎间盘退变及其继发性改变刺激或压迫邻近组织，并引起各种症状和体征者，颈椎病多发生于 40 岁以上。发病与颈椎间盘退行性变化(是颈椎病发生发展最基本和主要的改变)，慢性损伤及颈椎发育性椎管狭窄等因素有关。

二、临床表现

颈椎病临床上可分为神经根型、脊髓型、椎动脉型、交感神经型等。

（一）神经根型颈椎病

此型发病率最高，多因颈椎外伤、劳损和退变引起颈椎某一节段松动不稳、椎间盘向后外侧突，椎体后外侧缘骨赘形成、钩椎关节增生和关节突关节增生肥大等，从而造成神经根管和椎间孔狭窄，可刺激和压迫神经根，引起神经根充血和水肿，从而引起神经功能障碍。

1. 临床表现和诊断

首发症状多为颈肩痛，后放射到前臂和手指，轻者为持续性酸胀痛，重者可为剧痛。局部可出现感觉过敏、麻木、上肢无力和肌肉萎缩。上述症状与受累神经根分布区相一致。体征：颈部活动受限，颈项肌肉紧张，受累节段多可找到压痛点。上肢神经功能检查：可见受损神经根分布区痛觉过敏或感觉减退、肌力弱和肌肉萎缩、反射减弱。臂丛牵拉试验和压头试验均为阳性，见图2-2-8、图2-2-9。

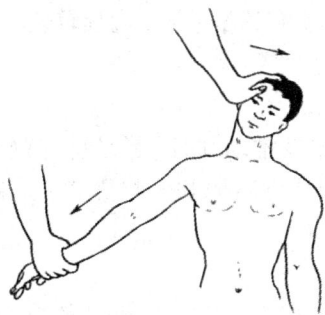

图2-2-8 臂丛神经牵拉试验（Eaton）

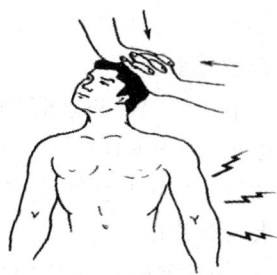

图2-2-9 压头试验（Spurling征）

影像学检查：在X线检查可发现节段性不稳、颈椎生理弧度改变、钩椎关节增生、椎间孔（斜位片较明显），CT和MRI检查可见椎间盘突出，椎管及神经根管狭窄及神经受压情况。

2. 治疗

（1）避免和消除各种诱发因素：平时注意颈椎保健，注意工作和睡眠体位，加强颈肌锻炼，避免外伤、劳损和寒冷刺激。

（2）症状较重者可用颈围保护或牵引，以平卧位小重量颌枕带牵引为宜（图2-2-10）。

（3）理疗和按摩：治疗的目的是缓解肌肉痉挛和消除疼痛，按摩应施松弛肌肉的轻手法，且忌暴力。

（4）药物治疗：主要使用解痉止痛药物和舒筋活血的中药制剂。

3. 转诊 经非手术治疗3个月以上无效、临床表现和X线影像定位一致、有进行性肌肉萎缩及剧烈疼痛或频繁发作应及时转诊。

（二）脊髓型颈椎病

因脊髓受到压迫和刺激而出现脊髓性感觉、运动、反射障碍。

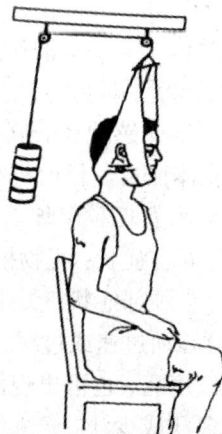

图2-2-10 坐位颌枕带牵引法

1.临床表现和诊断

主要症状为四肢麻木、无力、僵硬不灵活。上肢持物不稳、精细动作困难,下肢有踩棉花感、步态不稳,不能快走,胸腹部束带感。重者可出现行走困难、四肢瘫痪和大小便失控。全面细致的四肢和躯干检查可发现感觉减退、肌力减弱、肌张力增高、反射亢进、椎体束征阳性、胸式呼吸减弱、腹壁反射和提睾反射减弱或消失。因脊髓损害类型不同各肢体可出现轻重不一的体征。感觉障碍常不规则,不能凭感觉改变做脊髓损害节段定位。影像学检查:X 线片可显示颈椎管矢状径狭窄、椎间隙变窄、椎体边缘骨质增生、后纵韧带骨化等。CT、磁共振检查(MRI)可显示脊髓受压的部位、程度和脊髓有无变性改变。

2.治疗 非手术治疗仅适用于早期轻症患者。严禁牵引、推拿按摩,一般应行手术治疗。

3.转诊 急性脊髓受压症状明显、CT 和 MRI 检查证实宜尽早手术;病程较长、症状持续加重、诊断明确者;经非手术治疗无改善者。

(三)椎动脉型颈椎病

当椎间关节退变失稳和松动、钩椎关节增生等因素累及椎动脉时,椎动脉受刺激发生痉挛、受压、扭曲,血管本身硬化、粥样斑块形成也可引起弹性减弱和管腔狭窄。这些变化引起椎 - 基底动脉供血不足而产生症状。

1.临床表现和诊断

(1)症状:快速旋转引起眩晕是本病的特点。如头转向左侧时右侧椎动脉血流量减少,左侧血流量增加以代偿供血,因左侧椎动脉病变不能代偿时即可引起脑缺血产生眩晕发作。严重时可发生猝倒,发作过程中无意识障碍,跌倒后可自行爬起。较常见的症状还有头痛、耳鸣、眼花、记忆力减退等。

(2)体征:非发作期体征很少,有时转颈试验可诱发眩晕发作。

(3)影像学检查:X 线片可发现钩椎关节增生、椎间孔狭小、失稳征象。椎动脉造影可发现椎动脉扭曲或狭窄。椎动脉磁共振成像检查可显示椎动脉受压、扭曲或狭窄。

2.治疗 非手术治疗为本病的基本疗法,90% 以上病例均可获得疗效,制动可限制发作。

3.转诊 非手术治疗无效应及时转诊。

(四)交感神经型颈椎病

因颈部交感神经受刺激或压迫引起交感神经兴奋或抑制的自主神经系统紊乱。主观症状多,客观体征少。目前机制尚不太清楚。

1.临床表现和诊断

(1)五官症状:视物模糊、眼后部胀痛、流泪、瞳孔扩大或缩小、耳鸣、耳聋等。

(2)头颈部症状:头痛、偏头痛、三叉神经痛、枕大神经痛及头晕等。

(3)心动过速或过缓、心前区疼痛、血压增高、四肢发冷。肢体遇冷会出现针刺样疼痛,继而发红疼痛,也可出现血管扩张征象,如手指发红、发热、疼痛、感觉过敏等,还可出现一侧肢体多汗或少汗。

2.转诊 如果伴有椎动脉型、神经根型或脊髓型颈椎病,采取相应的治疗措施,必要时转诊。

【同步综合练习】

单项选择题

1.脊髓型颈椎病最重要的诊断依据为(   )

A.头痛头晕　　　　　　　　　　　B.双上肢麻木

C.眼痛、面部出汗失常　　　　　　D.四肢麻、无力，病理反射(+)

E.肢体发凉，无或少

2.患者，45 岁，因右上肢放射痛伴手指麻木，动作不灵活 2 年就诊，检查发现颈肩部压痛。神经牵拉试验及压头试验阳性，右上肢桡侧皮肤感觉减退，握力减弱，肌张力减低，最可能的诊断是(   )

A.交感神经型颈椎病　　　　　　　B.脊髓型颈椎病

C.椎动脉型颈椎病　　　　　　　　D.神经根型颈椎病

E.混合型颈椎病

3.颈椎病发生的基本原因是(   )

A.颈椎间盘退行性变　　　　　　　B.发育性颈椎管狭窄

C.急性颈部损伤　　　　　　　　　D.颈部肌肉痉挛

E.颈椎不稳

4.椎动脉型颈椎病最突出的临床表现为(   )

A.眩晕　　　　　　　　　　　　　B.闪电样锐痛

C.猝倒　　　　　　　　　　　　　D.持物不稳

E.耳鸣耳聋

5.颈交感神经型颈椎病的临床表现为(   )

A.恶心呕吐　　　　　　　　　　　B.视力模糊

C.肌张力升高　　　　　　　　　　D.共济失调

E.肢体麻木

6.神经根型颈椎病的最主要临床表现为(   )

A.颈肩活动受限　　　　　　　　　B.闪电样锐痛和手指麻木

C.头晕头痛　　　　　　　　　　　D.持物不稳

E.肱二头肌肌腱反射消失

【参考答案】

1.D 2.D 3.A 4.A 5.B 6.B

(编者　卢崇仁)

第二节　骨关节炎

一、概述

骨关节炎多发生于 45 岁以上的中老年人，也可见于有关节病变的青年，如继发于骨折、关节韧带损伤等创伤。骨关节炎为关节的变性而非炎症。许多因素与本病有关。如过高的体重增加对关节软骨的压力；老年人软骨发生了不可逆的生化特性改变，或软骨下血供减少；受累关节的过度活动与外伤；骨骼畸形致关节面应力改变等，均可导致骨关节炎的发生。

二、临床表现及诊断

骨关节炎呈慢性进展，逐渐加重。受累关节疼痛，僵直，活动障碍。疼痛在活动时加重，休息后可减轻。关节有压痛，有时可触及增生的骨赘。发生于脊柱者由于骨质增生压迫神经引起相应症状。由于关节失用可引起相应肌肉的萎缩。实验室检查多为阳性。X线检查可见骨性关节面轮廓不规则，关节间隙变窄，关节面致密硬化，并出现边缘性骨赘，滑膜和韧带附着骨骼处的纤维软骨骨化。关节面下出现圆形、边界清楚的密度减低区。增生的骨赘在两关节骨端形成骨桥。有时可见关节内的游离体(图2－2－11)。

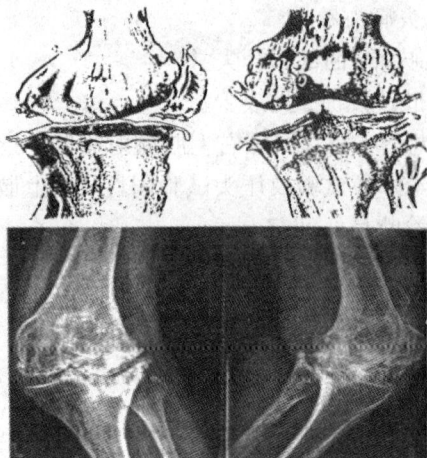

图2－2－11　膝关节骨关节炎示意图及X线图像表现

三、治疗原则

骨关节炎发生后，随着年龄的增长，其病理学改变不可逆转。治疗目的是缓解或解除疾病，延缓关节退变，最大限度地保持和恢复患者的日常生活。

（一）非药物治疗

对于初次就诊且症状不重的骨关节炎患者，非药物治疗是首选的治疗方式，目的是减轻疼痛，改善功能，使患者能够很好地认识疾病的性质和预后。

1.患者教育　减少不合理的运动，适量活动，避免不良姿势，避免长时间跑、跳、蹲、减少或避免爬楼梯，可进行自行车、游泳等有氧锻炼，使膝关节在非负重下屈伸活动，以保持关节最大活动度，同时要进行肌力训练，适当减轻体重。

2.物理治疗　主要增加局部血液循环、减轻炎症反应，包括热疗、水疗、超声波、针灸、按摩、牵引、经皮神经电刺激等。

3.行动支持　主要减少受累关节负重，可采用手杖、助行器等。

4.改变负重力线　根据骨关节炎所伴发的内翻或外翻畸形情况，采用相应的矫形支具或矫形鞋以平衡各关节面的负荷。

（二）药物治疗

如非药物治疗无效，可根据关节疼痛情况选择药物治疗。

1.局部药物治疗　首先可选择非甾体抗炎药(NSAIDS)的乳胶剂、贴剂和非甾体抗炎药擦剂等局部外用药，可以有效缓解关节轻中度疼痛，且不良反应轻微。

2.全身镇痛药物　依据给药途径，分为口服药物、针剂以及栓剂。非甾体消炎药物可以止痛,软骨保护药在一定程度上可延缓病程、改善患者症状。

3.关节腔药物注射。

四、转诊指征

疼痛严重,影响关节功能时可行手术治疗。如四肢大关节的人工关节置换术或关节融合术及脊柱的神经减压术。

【同步综合练习】

单项选择题

骨关节炎最常累及的关节是(　　　)

A 腕关节,踝关节,远端指间关节

B 膝关节,肩关节,近端指间关节

C 腕关节,肘关节,近端指间关节

D 膝关节,髋关节,远端指间关节

E 掌指关节,远端指间关节,近端指间关节

【参考答案】

D

（编者　卢崇仁）

第三节　常见的骨折

一、肱骨干骨折

（一）概述

肱骨外科颈远端1 cm以下至肱骨髁部上方2 cm以上为肱骨干。肱骨干骨折多见于青壮年,好发于中部,其次为下部,上部最少。中下1/3骨折易合并桡神经损伤,下1/3骨折易发生骨不连。

（二）临床表现

骨折原因、类型与移位机制:

1.直接暴力　常发生于交通及工伤事故,多见于中1/3,多为粉碎或横行骨折。

2.间接暴力　跌倒时因手掌或手肘部着地所致,多见于下1/3,骨折线为斜形或螺旋形。

3.旋转暴力　常发生于新兵投掷训练中,好发于中下1/3处,骨折线为螺旋形。

（三）诊断

1.病史　症状明显外伤史,患肢疼痛,活动受限。

2.查体　骨折局部肿胀,可有短缩、成角畸形,局部压痛剧烈,有异常活动及骨擦音。上肢活动受限。合并桡神经损伤时,出现腕下垂等症状。

3.辅助检查　X线片可确定骨折部位及移位情况。

（四）转诊指征

确诊后及时转往上级医院进一步救治。

二、桡骨远端骨折

（一）概述

桡骨远端骨折极为常见，约占平时骨折的 1/10，多见于老年妇女、儿童及青年。骨折发生在桡骨远端 2~3 cm 范围内。常伴桡腕关节及下尺桡关节的损坏。

（二）临床表现

骨折原因及类型：

1. 伸直型骨折（Colles 骨折）　最常见，多为间接暴力致伤。跌倒时腕关节处于背伸及前臂旋前位、手掌着地，暴力集中于桡骨远端松质骨处而引起骨折。骨折远端向背侧及桡侧移位（图 2-2-12、图 2-2-13）。儿童可为骨骺分离；老年人由于骨质疏松，轻微外力即可造成骨折且常为粉碎骨折，骨折端因嵌压而短缩。粉碎骨折可累及关节面或合并尺骨茎突撕脱骨折及下尺桡关节脱位。

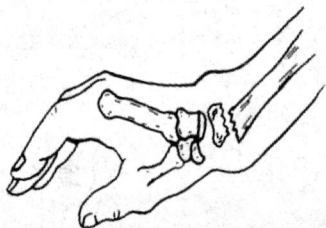

图 2-2-12　间接暴力致桡骨远端骨折

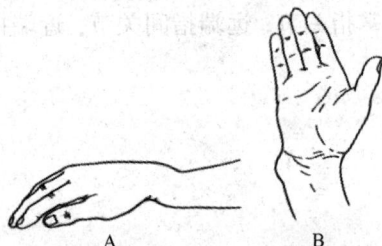

图 2-2-13　伸直型桡骨远端骨折后的畸形

A."银叉"畸形；B."刺刀样"畸形

2. 屈曲型骨折（Smith 骨折）　较少见，骨折发生原因与伸直型骨折相反，故又称反柯利氏骨折。跌倒时手背着地，骨折远端向掌侧及尺侧移位（图 2-2-14、图 2-2-15）。

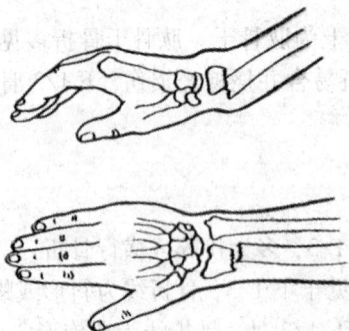

图 2-2-14　伸直型桡骨远端骨折的典型移位图

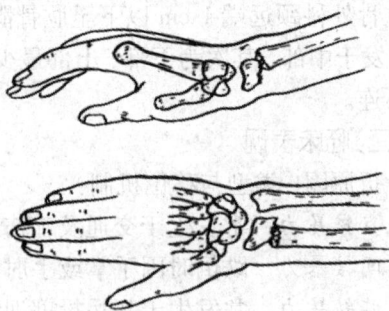

图 2-2-15　屈曲型桡骨远端骨折的典型移位

3. 巴尔通骨折（Barton 骨折）　系指桡骨远端关节面纵斜型骨折，伴有腕关节脱位者。跌倒时手掌或手背着地。暴力向上传递，通过近排腕骨的撞击引起桡骨关节面骨折，在桡骨下端掌侧或背侧形成一带关节面软骨的骨折块，骨块常向近侧移位，并腕关节脱位或半脱位

（图 2 - 2 - 16）。

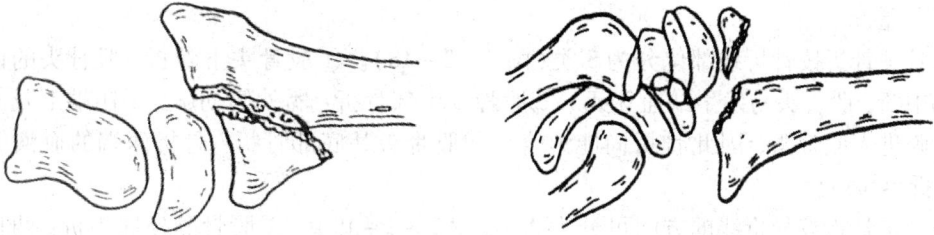

图 2 - 2 - 16　桡骨远端关节骨折伴腕关节脱位（Barten 骨折）典型移位

（三）诊断

1. 病史　症状腕部外伤后剧痛，不敢活动。

2. 查体　腕部肿胀、压痛明显，手和腕部活动受限，伸直型骨折有典型的银叉状和刺刀样畸形（图 2 - 2 - 13），尺桡骨茎突在同一平面，直尺试验阳性。屈曲型骨折畸形与伸直型相反。注意正中神经有无损伤。

3. 辅助检查　X 线片可清楚显示骨折及其类型。伸直型者桡骨骨折远端向背桡侧移位，关节面掌侧及尺侧倾斜角度变小、消失，甚至反向倾斜（图 2 - 2 - 14）。桡骨远骨折端与近侧相嵌插，有的合并尺骨茎突骨折及下尺桡关节分离。屈曲型骨折桡骨远端向掌侧移位。对轻微外力致伤的老年患者，应做骨密度检查，以了解骨质疏松情况。

（四）防治原则

1. 无移位的骨折　用石膏四头带或小夹板固定腕关节于功能位 3 ~ 4 周。

2. 有移位的伸直型骨折或屈曲型骨折多可手法复位成功。伸直型骨折，非粉碎性未累及关节面者，常采用复位法（图 2 - 2 - 17）。复位后，保持腕关节掌屈及尺偏位，石膏或外固定架固定 4 周。屈曲型骨折纵向牵引后复位方向相反，复位后，腕关节背屈和旋前位固定 4 周。固定后即拍 X 线片检查对位情况外，1 周左右消肿后需拍片复查，如发生再移位应及时处理。

3. 转　复位困难或复位后不易维持者（如巴尔通骨折），及时转往上级医院救治。

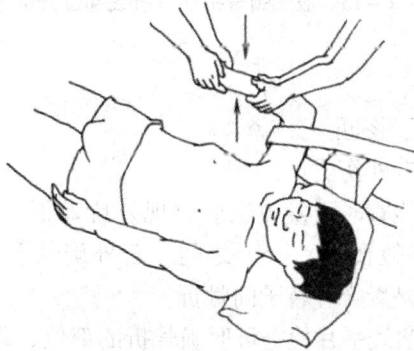

图 2 - 2 - 17　屈曲型桡骨远端骨折的典型移位

4. 功能锻炼　骨折固定期间要注意肩、肘及手指的活动锻炼。尤其老年人，要防止肩关节僵硬，并及时治疗及预防骨质疏松，避免跌倒。

三、股骨颈骨折

（一）概述

股骨颈骨折常发生于老年人，随着人的寿命延长，其发病率日渐增高。其临床治疗中存在骨折不愈合和股骨头缺血坏死两个主要问题。

造成老年人发生骨折有两个基本因素,一是骨强度下降,二是老年人髋周肌群退变,不能有效地抵消髋部有害应力。而青壮年股骨颈骨折,往往由于严重损伤所致。

(二)临床表现

股骨颈骨折按骨折线部位分为3类(图2-2-18)。①股骨头下骨折:股骨头的血液循环大部中断,股骨头易发生缺血坏死。②股骨颈中部骨折:髋外侧动脉、干骺端上及下侧动脉经滑膜进入股骨头,因此骨折尚能愈合。③股骨头基底部骨折:骨折两端的血液循环良好,骨折容易愈合。

股骨颈骨折按骨折线的方向可分为2类(图2-2-19)。①股骨颈外展骨折:两折端之间呈外展关系,颈干角增大,骨端嵌插,位置稳定,骨折线的Pauwel角小于30°骨折易愈合。②股骨颈内收骨折:骨折线的Pauwel角大于50°,此种骨折线之间剪力大,骨折不稳定,股骨头坏死率高。

患者有外伤后感髋部疼痛,下肢活动受限,不能站立和行走。有时伤后并不立即出现活动障碍,仍能行走,但数天后,髋部疼痛加重,逐渐出现活动后疼痛更加重,甚至不能行走,说明受伤时可能为稳定骨折,以后发展为不稳定骨折而出现功能障碍。

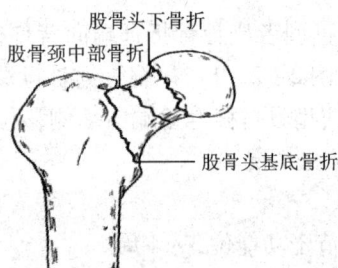

图2-2-18 股骨颈骨折按骨折线部位分类

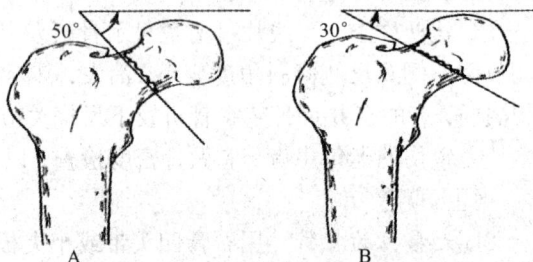

图2-2-19 按骨折线方向分类
A.内收型骨折;B.外展型骨折

(三)诊断

1.有外伤史。

2.检查时可发现患肢出现外旋畸形(图2-2-20),一般在45°~60°之间。若外旋畸形达到90°,应注意是否合并转子间骨折。

3.X线平片检查可明确骨折的部位、类型、移位情况。

(四)防治原则

确诊后尽快转往上级医院救治,中老年人应注意防治骨质疏松,防止跌倒。

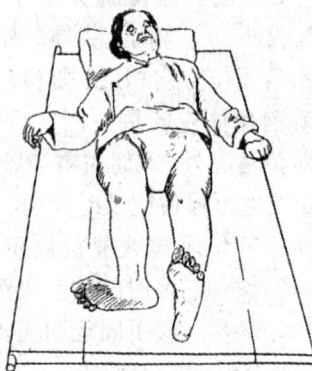

图2-2-20 股骨颈骨折伤肢的外旋畸形

四、胫骨骨折

(一)概述

胫骨骨折原因有直接暴力与间接暴力。

1.直接暴力

胫骨骨折以重物打击,踢伤,撞击伤或车轮碾轧伤等多见,暴力多来自小腿的外前侧(图2-2-21)。骨折线多呈横断型或短斜行。巨大暴力或交通事故伤多为粉碎性骨折。因胫骨前面位于皮下,所以骨折端穿破皮肤的可能极大,肌肉被挫伤的机会较多。

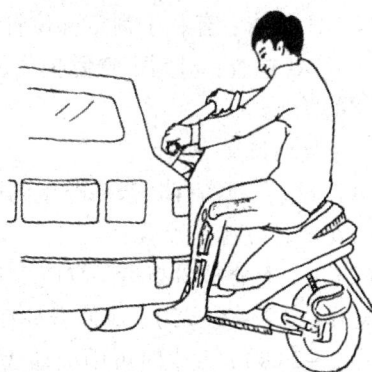

图2-2-21　直接暴力致胫腓骨骨干骨折

2.间接暴力

为由高处坠下、旋转暴力扭伤或滑倒等所致的骨折,特点是骨折线多呈斜行或螺旋形。儿童胫骨骨折遭受外力一般较小,加上儿童骨皮质韧性较大,可为青枝骨折。

(二)临床表现与诊断

胫骨骨折后小腿肿胀、疼痛,可有畸形和异常动度;X线片检查有助于骨折和骨折类型的诊断;此骨折应注意检查组织损伤的范围和程度,以及有无神经、血管损伤、胫骨上段骨折和腓骨颈骨折,应注意腘动脉和腓总神经损伤的可能。

(三)转诊指征

确诊后及时转往上级医院救治。

五、脊柱骨折

(一)概述

脊柱骨折常发生于工矿、交通事故,战时和自然灾害时可成批发生。伤情严重复杂,多发伤、复合伤较多,并发症多,合并脊髓伤时预后差,甚至造成终身残疾或危及生命。

(二)临床表现

(1)有严重外伤史,如高空落下、重物打击头颈或肩背部、塌方事故、交通事故等。

(2)患者感受伤局部疼痛,颈部活动障碍,腰背部肌肉痉挛,不能翻身起立。骨折局部可扪及局限性后突畸形。

(3)由于腹膜后血肿对自主神经刺激,肠蠕动减慢,常出现腹胀、腹痛等症状,有时需与腹腔脏器损伤相鉴别。

(4)合并脊髓和神经根损伤时,可出现损伤平面以下的运动感觉反射及括约肌和自主神经功能损害,甚至出现脊髓休克。

(三)诊断

1.有外伤史

2.有上述临床表现

3.特殊检查

(1)X线检查:常规摄脊柱正侧位,必要时摄斜位。阅片时测量椎体前部和后部的高度与上下邻椎相比较;测量椎弓根间距和椎体宽度;测量棘突间距及椎间盘间隙宽度并与上下邻近椎间隙相比较。测量正侧位上椎弓根高度。X线片基本可确定骨折部位及类型。

（2）CT检查：有利于判定移位骨折块侵犯椎管程度和发现突入椎管的骨块或椎间盘。

（3）MRI检查：对判定脊髓损伤状况极有价值。

（四）防治原则

1.急救和搬运

（1）脊柱脊髓伤有时合并严重的颅脑损伤、胸部或腹部脏器损伤、四肢血管伤，危及伤员生命安全时应首先抢救。

（2）凡疑有脊柱骨折者，应使患者脊柱保持正常生理曲线。切忌使脊柱做过伸、过屈的搬运动作（图2-2-22），应使脊柱在无旋转外力的情况下，三人用手同时平抬平放至木板上（图2-2-23A）；人少时可用滚动法（图2-2-23B）。对颈椎损伤的患者，要有专人扶托下颌和枕骨，沿纵轴略加牵引力，使颈部保持中立位，患者置木板上后用砂袋或折好的衣物放在头颈的两侧，防止头部转动，并保持呼吸道通畅。

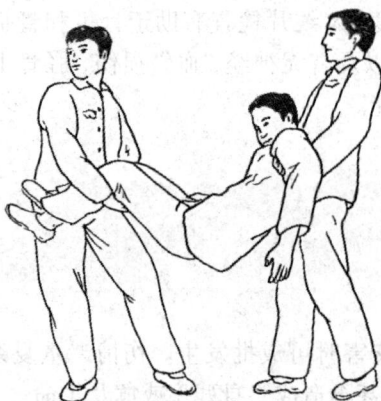

图2-2-22　脊柱骨折不正确搬运法　　　　图2-2-23　脊柱骨折正确搬运法

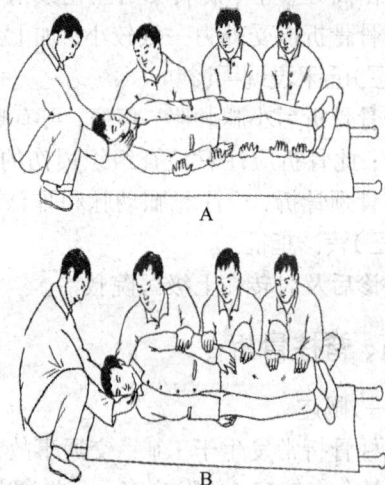

2.转诊指征

确诊后及时转往上级医院救治。

六、骨盆骨折

（一）概述

骨盆骨折是一种较少见而死亡率较高的严重创伤，多由高速交通肇事、塌方挤压及高处坠落冲撞等强大的直接暴力所致。骨盆骨折常为多发伤中的一种，常同时合并广泛的软组织损伤、盆腔脏器损伤及其他骨骼和内脏损伤。损伤后早期的主要死亡原因是大出血、休克、多脏器功能衰竭及感染等。无合并伤的骨盆骨折，其死亡率约为10%；合并多发损伤的骨盆骨折，死亡率可高达30%。

（二）临床表现及诊断

1.病史　症状常有交通肇事、高处坠落、塌方砸压等严重外伤史，伤后骨盆局部疼痛。

2.查体　发现局部皮肤擦伤、肿胀、淤血,压痛可累及髋部、腹股沟部、臀部、会阴部,骨盆移动、倾斜或受压时及移动下肢时可加重骨盆部疼痛。骨盆分离挤压试验阳性。不稳定骨折可见骨盆变形、耻骨联合间隙明显增宽或变形、因半骨盆移位而出现下肢短缩畸形或有明显的旋转畸形。应首先注意检查有无休克、大血管伤、神经伤及泌尿、生殖、肠管等脏器伤。

3.辅助检查　骨盆正位 X 线片是最基本和重要的检查,大多数重要的不稳定骨折可明确诊断。

(三)防治原则

优先处理直接危及生命的外伤或并发症,并及时转往上级医院救治。

【同步综合练习】

单项选择题

1.肱骨干骨折有可能致(　　)

A.闭孔损伤　　　　　　　　　　B 股神经损伤

C.正中神经损伤或尺神经损伤　　D 坐骨神经损伤

E 桡神经损伤

2.关于股骨颈骨折的描述不正确的是(　　)

A.囊内的头下型骨折固定不好极易形成股骨头缺血坏死

B.好发于老年女性

C.患肢多呈短缩、外旋、内收畸形,大转子上移

D.根据病情可选择保守治疗或手术治疗

E.内收型骨折较稳定、愈合率高

3.关于桡骨远端骨折的下列说法,哪项错误(　　)

A.桡骨远端关节面 3 cm 以内的骨折　　B.桡骨远端关节面掌倾角为 5°～10°

C.桡骨远端关节面尺倾角为 20°～25°　　D.桡骨茎突位于尺骨茎突平面以远 1～1.5 cm

E.尺桡骨远端共同与腕骨近侧列形成腕关节

4.桡骨远端骨折常见的受伤原因(　　)

A.腕部背伸手掌若地　　　　　　B.腕部背伸手背着地

C.腕部屈曲手掌着地　　　　　　D.腕部屈曲手背着地

E.腕部中立手掌着地

5.伸直型桡骨远端骨折可见到以下哪种畸形(　　)

A."方肩"畸形　　　　　　　　　B."写膝"畸形

C.腕下垂　　　　　　　　　　　D."枪刺刀"样琦形

E.爪形手

7.脊柱骨折的正确搬运方法是(　　)

A.脊柱保持伸直位　　　　　　　B.脊柱保持屈曲位

C.患者保持俯卧位　　　　　　　D.患者保持损伤当时的体位

E.患者保持仰卧位

【参考答案】

1. E　2. E　3. B　4. C　5.　6. A

（编者　卢崇仁）

第四节　关节脱位

一、概述

关节面失去正常的对合关系，称为关节脱位。部分失去正常的对合关系，称为半脱位。全身大关节中以肩、肘关节脱位最常见，髋关节次之，膝、腕关节脱位较少见。

关节脱位方向的命名：关节脱位的方向均以关节远侧骨端的移位方向命名，如肘关节后脱位指尺骨鹰嘴移至肱骨髁的后方。

（一）关节脱位的分类

1. 按脱位发生的原因分类　外伤性脱位、先天性脱位、病理性脱位、麻痹性脱位、习惯性脱位。

2. 按脱位程度分类　全脱位和半脱位。

3. 按远侧骨端移位方向分类　前脱位、后脱位、侧方脱位和中央脱位等。

4. 按脱位发生时间分类　新鲜脱位（脱位未满3周）和陈旧性脱位（脱位超过3周）。

5. 按关节腔是否与外界相通分类　闭合性脱位、开放性脱位。其中通过身体自然腔隙与外界相通亦为开放性脱位。

（二）临床表现

1. 一般症状

（1）疼痛：活动患肢时加重。

（2）肿胀：因出血、水肿使关节明显肿胀。

（3）功能障碍：关节脱位后失去正常对合关系，丧失正常活动功能。

2. 特殊表现

（1）畸形：关节脱位后，各个关节会有不同的畸形外现，正常骨性标志发生改变。

（2）弹性固定：关节脱位后，未撕裂的肌肉和韧带可使脱位的肢体保持在特殊的位置。故动活动时有抵抗并自动弹回。

（3）关节盂空虚：最初关节盂空虚较易触及，肿胀后较难触及。

二、颞下颌关节脱位

指大张口时，髁突与关节窝、关节结节或关节盘之间完全分离，不能自行回复到正常的位置。常见于打呵欠、唱歌、大笑、大张口进食、长时间大张口进行牙科治疗等情况下或开口状态下，下颌受到外力的打击时。

（一）临床表现

1. 急性前脱位　好发于女性。患者表现为不能闭口，前牙开，下颌中线偏向健侧，后牙早接触。双侧脱位患者语言不清，唾液外流，面部下1/3变长。检查可见双侧髁突突出于关节结节前下方,喙突突出于颧骨之下。关节区与咀嚼肌疼痛,特别在复位时明显。

2.复发性脱位 反复出现急性前脱位的症状,患者不敢张大口。复位较容易患者可自行手法复位。

3.陈旧性脱位 临床表现与急性前脱位相似,但颞下颌关节和咀嚼肌无明显疼痛,下颌有一定的活动度,可进行开闭口运动。

(二)诊断

体格检查可见下颌运动异常,呈开口状态而不能闭合,下颌前伸,颏部下移,面形相应变长,触诊时耳屏前可扪到凹陷区,单侧前脱位时,下颌微向前伸,颏部中线偏向健侧。必要时做 X 线检查。

(三)治疗

手法复位不用麻醉时,复位前应注意消除病员紧张情绪;向患者解释手法复位的过程,配合治疗;复位后立即用头颌绷带固定,限制张口活动两周左右。有时可按摩颞肌及咬肌或用 1%~2%普鲁卡因作颏下三叉神经或关节周围封闭,以助复位。

(四)转诊指征

陈旧性脱位、复发性脱位手法复位效果不佳者转往上一级医院救治。

三、肩关节脱位

肩关节脱位最多见,约占全身关节脱位的 50%。

(一)分类

肩关节脱位可以分前脱位、后脱位、下脱位、盂上脱位四型。各种脱位中,以前脱位最为多见(图 2-2-24)。这与肩关节的解剖和生理特点有关,如肱骨头大,关节盂浅而小,关节囊松弛,其前下方组织薄弱,关节活动范围大,遭受外力的机会多等。

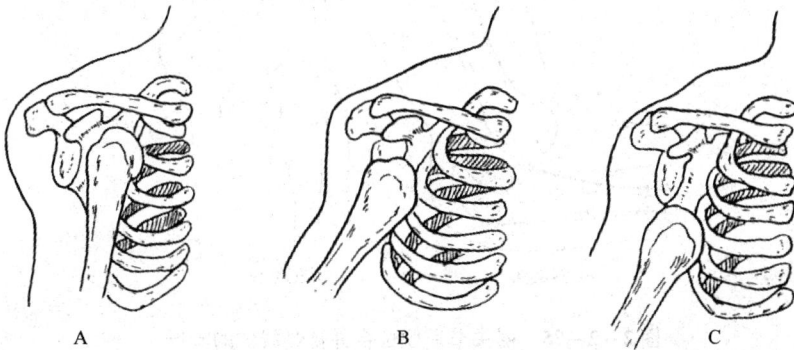

图 2-2-24 肩关节前脱位的三种类型

A.盂下脱位;B.喙突下脱位;C.锁骨下脱位

(二)肩关节前脱位机制

喙突下脱位是最常见的肩关节前脱位。第一种是间接暴力,它是外展与外旋力量同时作用于肱骨头的结果,使肩关节前方关节囊出现破口,肱骨头滑出肩胛盂窝而位于喙突的下方;第二种是直接暴力,患者向后跌倒时,肱骨后方直接撞击于硬物上,所产生的向前暴力亦可形成前脱位，足球运动创伤所发生的肩关节脱位以第二种直接暴力机制最为多见。

（三）临床表现与诊断

1. 有外伤病史　常见于倾跌，手掌撑地，肩部出现外展外旋；或为肩关节后方直接受到撞伤。轻微外伤不会产生创伤性肩关节脱位。

2. 症状　患处疼痛肿胀，关节功能障碍，以健手托住患侧前臂，头部倾斜。

3. 方肩畸形　肱骨头脱至喙突下，肩部失去圆浑的轮廓而出现方肩畸形，触诊肩胛处有空虚。

4. Dugas 征阳性　将患侧肘部紧贴胸壁时，手掌搭不到健侧肩部；或手掌搭在健侧肩部时，肘部无法贴近胸壁，称为 Dugas 征阳性。Dugas 征还可用来判断复位是否成功。

5. X 线检查　主要用来了解有无合并骨折，最常见的为肱骨大结节骨折。还可了解脱位的类型。

（四）治疗与转诊

确诊后及时转送上级医院救治。

四、肘关节脱位

发生率仅次于肩关节脱位。发生后需及早复位，延迟复位会引起肘部长期肿胀和关节活动受限，还会因过度肿胀而减少前臂的血液循环而产生 Volkmann 挛缩，以及骨化性肌炎。

（一）分类

按尺桡骨近端移位的方向可分为：后脱位，外侧方脱位，内侧方脱位及前脱位。以后脱位最为常见。重度向后移位，可有正中神经与尺神经过度牵拉损伤（图 2 - 2 - 25）。

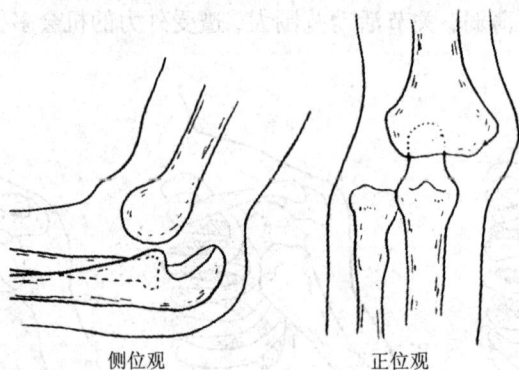

侧位观　　　　正位观

图 2 - 2 - 25　肘关节后脱位合并桡侧脱位的畸形

（二）临床表现及诊断

1. 肘关节受伤史及局部症状

2. 脱位的特殊表现　肘部明显畸形，肘窝部饱满，前臂外观变短，尺骨鹰嘴后突，肘后部空虚和凹陷。关节弹性固定于 120°~140°，只有微小的被动活动度。肘后骨性标志关系改变。在正常情况下肘伸直位时，尺骨鹰嘴尖和肱骨内、外上髁三点呈直线；屈时时则呈一等腰三角形。脱位时上述关系被破坏，肱骨髁上骨折时三角关系保持正常，此征是鉴别二者的要点。

3. X线检查　可明确脱位情况，有无合并骨折。

（三）治疗与转诊

确诊后及时转送上级医院救治。

五、髋关节脱位

髋关节是髋臼与股骨头两者形态上紧密配合而构成典型的杵臼关节，周围又有坚强的韧带与强壮的肌群，因此只有强大的暴力才会引起髋关节脱位。在车祸中，暴力往往是高速和高能量的，因此多发性创伤并不少见。

（一）原因及类型

髋关节脱位分为前、后脱位和中心脱位三种类型，以后脱位最常见，占85%～90%。髋关节后脱位是由于髋关节在屈曲、内收位，受到来自股骨长轴方向的暴力，使韧带撕裂，股骨头向后突破关节囊而造成后脱位，多见于交通事故。外力亦可使髋臼顶部后缘骨折，股骨头向后脱位。如髋关节在中位或轻度外展位，暴力可引起髋臼骨折，股骨头沿骨折处向盆腔方向移位，叫作中心脱位，较少见。如髋关节处于外展位，股骨大粗隆与髋臼上缘相顶撞，以此为支点继续外展，暴力沿股骨头长轴冲击，可发生前脱位。股骨头可停留在闭孔或耻骨嵴处，亦称闭孔脱位。

（二）临床表现与诊断

（1）有明显外伤史，通常暴力很大。例如，乘车时一腿放在另一腿上，膝盖顶住前座椅背，突然刹车时，膝部受撞击而产生脱位。

（2）有明显的疼痛，髋关节功能障碍。

（3）患肢缩短，髋关节呈屈曲、内收、内旋畸形（图2－2－26）。

（4）可在臀部摸到脱出的股骨头，大粗隆上移明显。

（5）部分病例有坐骨神经损伤表现，大都为挫伤，2～3个月后会自行恢复。神经损伤原因为股骨头压迫，持续受压使神经出现不可逆病理变化。

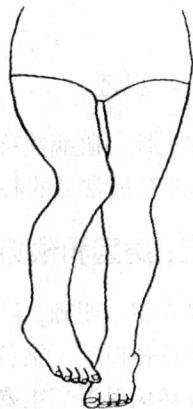

图2－2－26　髋关节后脱位

（6）X线检查：了解脱位情况以及有无骨折。

（三）治疗与转诊

确诊后及时转送上级医院救治。

【同步综合练习】

单项选择题

1. 新鲜脱位是指关节脱位后的时间未满（　　　）

A. 1周　　　　　　　　　　　　　B. 2周

C. 3周　　　　　　　　　　　　　D. 3个月

E. 6个月

2. 发生脱位率最高的关节是（　　　）

A. 肩关节　　　　　　　　　　　　B. 肘关节

C.膝关节   D.髋关节

E.骶髂关节

3.肩关节脱位最多见的类型是(   )

A.前脱位   B.后脱位

C.下脱位   D.盂上脱位

E.中心型脱位

【参考答案】

1. C   2. A   3. A

（编者 卢崇仁）

第八单元 儿童常见疾病

第一节 先天性心脏病

一、概述

先天性心脏病简称先心病，是指胎儿时期心脏及大血管发育异常所致的心血管先天畸形，是儿童最常见的心脏病，目前仍为儿童因先天发育异常致死的重要原因。

二、病因和预防

尚未完全明确，目前认为主要由遗传和环境因素及其相互作用所致。

1.遗传因素 染色体易位、畸变，基因突变。

2.环境因素 主要的是孕早期宫内感染，如风疹、流行性感冒、流行性腮腺炎和柯萨奇病毒感染等；孕母接触大量放射线；孕母患代谢性疾病；服用致畸性药物；妊娠早期饮酒、吸毒等。

预防关键是加强对孕妇保健工作。

三、分类

1.左向右分流型（潜伏青紫型） 室间隔缺损、房间隔缺损、动脉导管未闭。

2.右向左分流型（青紫型） 法洛四联症。

3.无分流型（无青紫型） 肺动脉狭窄。

四、几种常见先天性心脏病的临床表现、诊断与鉴别诊断

先天性心脏病的临床表现、诊断与鉴别诊断见表2-2-27。

表 2 - 2 - 27　先天性心脏病的临床表现、诊断与鉴别诊断表

分类	房间隔缺损	室间隔缺损	动脉导管未闭	法洛四联症
	左向右分流型	左向右分流型	左向右分流型	右向左分流型
症状	一般发育落后、乏力，活动后心悸、气短、咳嗽，晚期出现肺动脉高压时有发绀	同左	同左	发育落后，乏力，发绀（吃奶及哭闹时重），蹲踞，可有阵发性的晕厥
心脏体征、杂音部位	第 2 ~ 3 肋间	第 3 ~ 4 肋间	第 2 肋间	第 2 ~ 4 肋间
杂音的性质和响度	Ⅱ ~ Ⅲ 级收缩期吹风样杂音，传导范围较小	Ⅲ ~ Ⅴ 级粗糙的全收缩期杂音，传导范围广	Ⅱ ~ Ⅳ 级连续性机器样杂音，向颈部传导	Ⅱ ~ Ⅲ 级收缩期喷射性杂音，传导范围较广
P₂（肺动脉瓣关闭音）	亢进，固定分裂	亢进	亢进	减低
震颤	无	有	有	可有
X 线检查　房室增大　肺动脉段　肺野　肺门舞蹈	右心房、右心室大　凸出　充血　有	左、右心室大，左心房可大　凸出　充血　有	左心室大，左心房可大　凸出　充血　有	右心室大，心尖上翘，呈靴形　凹陷　清晰　无

知识补充：目前确诊先天性心脏病最常用的检查是超声心动图（M 型、二维、彩色多普勒超声等）

五、转诊指征

（1）房间隔缺损 <3 mm 的多在 3 个月内自行闭合，>8 mm 的一般不会自行闭合。

（2）室间隔小型缺损的自然闭合率可达 30% 左右，闭合多发生在 7 岁以内，以 1 岁内多见。

（3）动脉导管未闭的早产儿可用吲哚美辛或阿司匹林口服促使导管关闭。但对足月儿无效。

（4）法洛四联症的患儿应供给足够的液量以防并发脑血栓。平时应去除诱发缺氧发作的诱因，如剧烈哭闹、酸中毒、感染、贫血等，尽量保持患儿安静。

凡是需外科手术治疗或介入性治疗应转诊到有相应条件的医疗机构进行。

【同步综合练习】

单项选择题

1.右向左分流型（青紫型）的先天性心脏病是（　　　）

A.动脉导管未闭　　　　　　　B.房间隔缺损

C.室间隔缺损　　　　　　　　D.法洛四联症

E.肺动脉狭窄

2. 儿童时期最常见的先天性心脏病是( )

A. 房间隔缺损 B. 室间隔缺损

C. 动脉导管未闭 D. 法洛四联症

E. 肺动脉狭窄

3. 动脉导管未闭心脏听诊的典型杂音为( )

A. 收缩期吹风样杂音 B. 粗糙的全收缩期杂音

C. 连续性机器样杂音 D. 收缩期喷射性杂音

E. 舒张期隆隆样杂音

4. 患儿，男，3 岁，从生后 3 个月开始出现口唇青紫，并逐渐加重，活动后喜蹲踞。查体：胸骨左缘第 3 肋间有Ⅲ级粗糙的收缩期喷射性杂音，肺动脉瓣区第二心音明显减弱。最有可能的诊断是( )

A. 室间隔缺损 B. 房间隔缺损

C. 大动脉转位 D. 法洛四联症

E. 动脉导管未闭

5. 患儿，男，9 岁。近 2 年内发生肺炎 6 次，易感疲劳，活动后气促，胸骨左缘第 3～4 肋间可闻及Ⅳ级粗糙的全收缩期杂音，该患儿最可能的诊断是( )

A. 动脉导管未闭 B. 房间隔缺损

C. 室间隔缺损 D. 法洛四联症

E. 肺动脉狭窄

6. 患儿，男，3 岁。哭闹时出现口唇发绀，听诊闻及胸骨左缘收缩期杂音，考虑为先天性心脏病，最具有诊断价值的检查是( )

A. 超声心动图 B. X 线检查

C. 心电图 D. 血常规检查

E. 心肌标志物检查

7. 青紫型先天性心脏病患儿，要保证液体入量的目的是( )

A. 防止心力衰竭 B. 防止肾栓塞

C. 防止便秘 D. 防止脑血栓形成

E. 防止组织灌注不足

8. 动脉导管未闭的早产儿可用什么药物口服促使导管关闭( )

A. 地西泮 B. 苯巴比妥

C. 吲哚美辛 D. 普萘洛尔

E. 葡萄糖酸钙

【参考答案】

1. D 2. B 3. C 4. D 5. C 6. A 7. D 8. C

（编者 农庆云）

第二节 腹泻

一、概述

儿童腹泻又称腹泻病，是一组由多病原、多因素引起的以大便次数增多和大便形状改变为特点的儿科常见病，临床上主要是腹泻和呕吐，严重病例伴有脱水、电解质和酸碱平衡紊乱。为婴幼儿时期的常见病，是我国儿童保健重点防治的"四病"之一。

二、病因

（一）易感因素

1. 消化系统发育不成熟　胃酸分泌低、消化酶的量分泌少，酶活性低。婴儿饮食质和量变化较快。

2. 生长发育快　所需营养物质较多，胃肠负担较重，易发生消化不良。

3. 机体防御功能差　非特异性肠道免疫功能和特异性肠道免疫未发育成熟，肠道黏膜防御能力差。

4. 肠道菌群失调　年龄越小正常肠道菌群未建立，长期滥用广谱抗生素也会导致肠道菌群失调。

5. 人工喂养

（二）感染因素

1. 病毒感染　寒冷季节的婴幼儿腹泻80%由病毒感染引起。以轮状病毒引起的秋冬季腹泻最常见。其次有星状病毒、杯状病毒和肠道病毒等。

2. 细菌感染　以致腹泻的大肠埃希菌为主，其他细菌包括空肠弯曲菌、耶尔森菌、沙门菌属、变形杆菌、金黄色葡萄球菌、克雷伯菌等。

3. 真菌　白色念珠菌。

4. 原虫　梨形鞭毛虫、阿米巴原虫。

（三）非感染因素

如饮食因素；气候因素等引起的腹泻。

三、临床表现

（一）分类

1. 按病因分类

感染性腹泻：病毒、细菌、真菌、寄生虫等。

非感染性腹泻：饮食性、气候性、其他因素。

2. 按病程分类

急性腹泻：<2周；迁延性腹泻：2周~2个月；慢性腹泻：>2个月。

3. 根据病情分类

轻型腹泻；重型腹泻。

（二）急性腹泻

1.轻型腹泻　常由饮食因素和肠道外感染所致。

（1）消化道症状：腹泻次数增多，大多每日 10 次以内。稀便或水样便，黄色或黄绿色，味酸。呕吐少见，腹痛轻微。便检有大量脂肪球。

（2）全身中毒症状：无。

（3）脱水、电解质紊乱及酸碱平衡失调：无。

2.重型腹泻　多由肠道内感染引起，常急性起病。

（1）消化道症状：腹泻加重，每日 10 次以上或更多。可有黏液血样便，呕吐明显，常有厌食，恶心，腹痛和腹胀。

（2）全身中毒症状：精神萎靡，烦躁不安，意识模糊甚至昏迷。

（3）水、电解质和酸碱平衡紊乱表现。

3.脱水　由于呕吐、腹泻丢失体液过多和摄入量不足，使体液总量尤其细胞外液减少，导致不同程度脱水。由于腹泻时水和电解质二者丢失比例不同，造成体液渗透压变化，导致不同性质脱水。

（1）按脱水程度分：轻度、中度、重度脱水（表 2 - 2 - 28）。

（2）按脱水性质分：低渗性、等渗性、高渗性脱水（表 2 - 2 - 29）。

表 2 - 2 - 28　脱水程度及表现

	轻度	中度	重度
失水百分比	3%～5%	5%～10%	＞10%
累积损失量	30～50 mL/kg	50～100 mL/kg	100～120 mL/kg
精神状态	稍差、略烦躁	烦躁或萎靡	昏睡甚至昏迷
皮肤弹性	稍差	差	极差
口腔黏膜	稍干燥	干燥	极干燥
眼窝及前囟	稍凹陷	明显凹陷	深凹陷
眼泪	有	少	无
尿量	稍减少	明显减少	极少或无尿
酸中毒及休克	无	不明显	明显

表 2 - 2 - 29　不同性质脱水的临床表现

	等渗性脱水	低渗性脱水	高渗性脱水
水、电解质丢失	钠、水丢失大致相同	失钠＞失水	失水＞失钠
血钠浓度	130～150 mmol/L	＜130 mmol/L	＞150 mmol/L
细胞内、外液	细胞外液减少为主	细胞外液减少明显	细胞内液减少明显
皮肤弹性	稍差	极差	尚可

续表 2 - 2 - 29

	等渗性脱水	低渗性脱水	高渗性脱水
口渴	明显	不明显	极明显,烦渴
血压	低	很低,易休克	正常或稍低
精神状态	精神萎靡	嗜睡、昏迷或惊厥	惊厥、肌张力增高

4.代谢性酸中毒 主要是吐泻时丢失大量碱性肠液,还有酸性物质产生过多和堆积(表 2 - 2 - 30)。

表 2 - 2 - 30 不同程度代谢性酸中毒的表现

	轻度	中度	重度
$CO_2 CP (mmol/L)$	18 ~ 13	13 ~ 9	<9
精神状态	正常	精神萎靡或烦躁不安	昏睡、昏迷
呼吸改变	呼吸稍快	呼吸深大	呼吸深快、节律不齐、有烂苹果味
口唇颜色	正常	樱桃红	发绀

5.低钾血症 指血清钾 <3.5 mmol/L。原因是呕吐、腹泻丢失大量含钾的胃肠液;进食少,钾入量不足;肾脏保钾功能不如保钠功能,缺钾时仍排钾。

临床特点:神经肌肉兴奋性降低。表现为精神萎靡不振,腱反射减弱或消失,腹胀,肠鸣音减弱或消失,心律失常,心肌受损表现:心音低钝,心脏扩大,心力衰竭。心电图低钾表现。

6.低钙和低镁血症 指血清钙 <1.85 mmol/L、血清镁 <0.58 mmol/L。原因是丢失过多、摄入不足。多见于活动型佝偻病伴长期腹泻,营养不良患儿。临床表现:震颤、手足搐搦、惊厥。多在补液后出现。若补钙后抽搐仍不见缓解,注意低镁血症可能。

知识补充:轮状病毒肠炎。
(1) 秋冬季发病;
(2) 6 个月 ~2 岁多见;
(3) 起病急,伴发热和呼吸道症状,中毒症状较轻;
(4) 呕吐较多,先吐后泻;
(5) 大便为水样或蛋花汤样,次数多、量多、水份多,无腥臭味;
(6) 多为自限性疾病,病程 7 天左右。

(三)迁延性和慢性腹泻

病因复杂,以急性腹泻未彻底治疗或治疗不当、迁延不愈最为常见。人工喂养、营养不良婴幼儿患病率高。

四、诊断和鉴别诊断

根据发病季节、病史、临床表现和粪便检查做出诊断。

鉴别诊断需与生理性腹泻、乳糖酶缺乏、细菌性痢疾、坏死性肠炎等疾病相鉴别。其中，生理性腹泻多见于6个月以内虚胖的婴儿，生后不久即出现腹泻，大便呈黄绿色稀便，每日4~5次或更多，无其他症状，食欲好，生长发育不受影响，常随添加辅食后自然痊愈。

五、治疗原则

原则：调整饮食，不提倡禁食；预防和纠正脱水、电解质和酸碱平衡紊乱；合理用药；加强护理，对症治疗，预防并发症。

（一）饮食疗法

目的是防止营养不良的发生。除严重呕吐者可暂时禁食4~6小时（不禁水），原则上继续饮食。母乳喂养儿，可减少喂奶次数，或缩短每次哺乳时间。人工喂养儿，可将牛奶稀释或喂脱脂奶、米汤。病毒性肠炎常有双糖酶（乳糖酶）缺乏，可喂不含乳糖的食品：豆浆，发酵奶，去乳糖配方奶粉。

（二）合理用约

1. 抗生素治疗　病毒性肠炎不需抗生素治疗。细菌性肠炎特别是侵袭性肠炎，应早期运用抗生素，如氨苄青霉素、痢特灵、黄连素等。

2. 肠道微生态疗法　调整和恢复肠道正常菌群。常用双歧杆菌、嗜乳酸杆菌、粪链球菌等制剂。

3. 肠黏膜保护药　吸收病原体和毒素，增强黏膜屏障作用。如蒙脱石粉（思密达）。

4. 止吐药物　胃复安、西沙必利。

5. 补锌治疗　急性腹泻患儿，月龄为6个月以下者每日10 mg，6个月以上者每日20 mg，疗程10~14天，可缩短病程。

一般不用止泻药，止泻药如洛哌丁醇、鸦片叮等，会抑制胃肠动力，可增加细菌繁殖和毒素的吸收，对感染性腹泻有时是很危险的。非感染性因素引起的腹泻，可运用助消化药物。

（三）护理和对症治疗

注意消毒隔离，避免感染性腹泻的传播。勤换尿布以预防上行性尿路感染、尿布性皮炎。仔细观察腹泻次数、尿量、水的补充。严密监测出入水量，控制不同阶段的输液速度。呕吐严重者可肌注氯丙嗪或针刺足三里。腹胀严重者可肌注新斯的明或肛管排气。

（四）纠正水、电解质紊乱及酸碱失衡（液体疗法）

（五）迁延性和慢性腹泻的治疗

继续喂养，寻找病因，祛除病因，合理使用抗生素等。

六、转诊指征

经综合治疗效果不佳，腹泻原因不清，脱水不易纠正，迁延性和慢性腹泻者应转诊至上级医院。

儿童液体疗法

一、常用液体种类、成分及配制

1.非电解质溶液 常用的有5%葡萄糖注射液(等渗液),10%葡萄糖注射液(高渗液)。但葡萄糖进入体内后氧化成水和二氧化碳,被认为是无张力液体,用以补充水分和能量。

2.电解质溶液

(1)0.9%氯化钠溶液:为等渗液,含氯比血浆高,大量输入可致高氯血症。

(2)5%碳酸氢钠溶液:为高渗碱性溶液,用于纠正酸中毒,用5%或10%葡萄糖注射液稀释3.5倍后的1.4%碳酸氢钠溶液为等渗液。

(3)10%氯化钾溶液:为高渗液,配制成混合溶液后,用于预防和纠正低钾血症。

3.混合溶液

(1)盐糖液:1:1液(1/2张含钠液);1:2液(1/3张含钠液);1:4液(1/5张含钠液)。

(2)盐碱液:2:1液(等张含钠液)。

(3)盐糖碱液:2:3:1液(1/2张含钠液);4:3:2液(2/3张含钠液)。

(4)常用混合溶液的成分和简易配制(表2-2-31)。

表2-2-31 常用混合溶液的成分和简易配制表

混合溶液	简易配制(mL)			
	5%或10% GS	10% NaCl	5% SB	10% KCl
1:1液	500	20		
1:2液	500	15		
1:4液	500	10		
2:1液	500	30	47	
2:3:1液	500	15	24	
4:3:2液	500	20	33	
生理维持液(1/5张)	500	10		7.5

4.口服补液盐溶液(ORS液)

ORS液是WHO推荐用于治疗急性腹泻合并脱水的一种溶液。2002年推荐的新配方为NaCL 2.6 g,枸橼酸钠2.9 g,KCL 1.5 g,葡萄糖13.5 g加水到1000 mL。该溶液的张力为1/2张,主要用于腹泻时脱水预防或轻、中度脱水而无严重呕吐患儿。

二、液体疗法

目的:纠正脱水、电解质和酸碱平衡紊乱,以恢复机体的正常生理功能。

基本方法:三定——定量、定性、定速。

原则:三补(见)——见酸补碱;见尿补钾;防(见)惊补钙,无效补镁。

（一）口服补液疗法

适应证：轻度或中度脱水，呕吐不重，无腹胀。

方法：轻度脱水：50～80 mL/kg，中度脱水：80～100 mL/kg，在8～12 h内将累积损失补足，少量多次服完。

（二）静脉补液疗法

适应证：中度或重度脱水，经口服补液不见好转，呕吐、腹胀严重者。

1. 第一天补液

（1）定量（根据脱水程度决定）：补液总量 = 累积损失量 + 继续损失量 + 生理需要量。见表2-2-32。

表2-2-32　第一天补液量表

	累积损失量（mL）	继续损失量	生理需要量	总量（mL）
轻度脱水	30～50	10～40	60～80	90～120
中度脱水	50～100	10～40	60～80	120～150
重度脱水	100～120	10～40	60～80	150～180

（2）定性（根据脱水性质决定）：

累积损失量：

等渗性脱水：1/2张，常用2∶3∶1液或1∶1液。

低渗性脱水：2/3张～1张，常用4∶3∶2液或2∶1液。

高渗性脱水：1/3～1/5张，常用1∶2液或1∶4液。

继续损失量：1/2～1/3张液体，常用1∶1液。

生理维持量：1/3～1/5张液体，常用生理维持液。

（3）定速（根据脱水程度和性质决定）：

扩容阶段：重度脱水，有明显周围循环衰竭（休克）者。

目的：快速补充循环血量、恢复或改善肾功能。

液体：用2∶1等张含钠液20 mL/kg，总量不超过300 mL。

速度：30～60分钟内静脉注入。

注：该部分液体属于累积损失量。

补充累积损失量阶段：扩容后或不需要扩容者从本阶段开始。约为总量的1/2，有扩容者还要减去扩容量。速度：8～12小时内滴完，8～10 mL/（kg·h），高渗性脱水补液速度宜稍慢。

维持补液阶段：脱水已基本纠正后，补充继续损失量和生理需要量。约为总量的1/2。速度：余下的12～16小时输完，约为5 mL/（kg·h）。

（4）纠正酸中毒：因为混合溶液中含有碱性溶液，在输液纠正脱水之后，多数轻、中度酸中毒即可纠正，对重度酸中毒可根据临床症状、血气分析结果，再另外用碳酸氢钠溶液纠正。

一般用5%碳酸氢钠溶液5 mL/kg，稀释成1.4%碳酸氢钠溶液，先给予计算量的1/2，如酸中毒得到纠正剩下的溶液就不再使用,如酸中毒不能纠正再给予计算量的另外 1/2。

(5)纠正低钾血症:轻度低钾血症,补氯化钾 200~300 mg/(kg·d),相当于 10% 氯化钾溶液 2~3 mL/(kg·d)。严重低钾血症,补氯化钾 300~450 mg/(kg·d),相当于 10% 氯化钾溶液 3~4.5 mL/(kg·d)。

补钾原则(注意事项):见尿补钾,或来诊前 6 小时曾排过尿;补钾浓度 0.15%~0.3%(<0.3%);禁忌静脉直接推注,可引起心肌抑制而死亡;一日补钾总量静脉输液时间不能少于 6 小时;静脉补钾时间:一般补 2~3 天,重者补 4~6 天。

(6)纠正低钙血症或低镁血症:纠正低钙血症用 10% 葡萄糖酸钙 10 mL 加等量葡萄糖注射液稀释后静脉缓慢推注,每日 1~2 次。用钙剂无效时考虑低镁血症,用 25% 硫酸镁深部肌内注射,每次 0.2mL/kg,每日 1~2 次,连用 3~5 日。

2. 第二天补液　主要补充生理需要量和继续损失量。生理需要量:60~80 mL/kg,用 1/5 张含钠液补充。继续损失量:"丢多少补多少,随时丢随时补。"用 1/2~1/3 张含钠液补充,12~24 小时内匀速滴入。注意继续补钾和纠正酸中毒。

3. 补液疗效观察　如补液方案合理,患儿一般于补液 3~4 小时内开始排尿,说明血容量已恢复;补液后 24 小时后皮肤弹性恢复,眼窝凹陷消失,口唇湿润,无口渴,表明脱水已被纠正;如补液后眼睑水肿,可能是输入钠盐(电解质溶液)过多;补液后尿量多而脱水未纠正,可能是输入含糖溶液过多。医生应及时合理调整。

【同步综合练习】

单项选择题

1. 轮状病毒肠炎多发病于(　　)
A. 春季　　　　　　　　　　B. 夏季
C. 秋冬　　　　　　　　　　D. 冬春
E. 全年散发

2. 急性腹泻的病程为(　　)
A. <1 周　　　　　　　　　B. <2 周
C. 2 周~2 个月　　　　　　D. 2 个月~3 个月
E. 3 个月以上

3. 不属于轮状病毒肠炎特点的是(　　)
A. 多见于 6 个月~2 岁儿童　　B. 多见于秋季
C. 常伴有上呼吸道感染　　　　D. 全身中毒症状不明显
E. 大便有腥臭味

4. 儿童腹泻轻度脱水,丢失水分占体重的(　　)
A. 3%~5%　　　　　　　　B. 5%~6%
C. 7%~8%　　　　　　　　D. 9%~10%
E. 10%~12%

5. 腹泻患儿出现呼吸深快,口唇樱桃红,可能发生(　　)
A. 血钙降低　　　　　　　　B. 血钾降低

C. 代谢性酸中毒　　　　　　　　　　　D. 高渗性脱水

E. 低镁血症

6. 患儿，男，8个月。腹泻3天，大便15次/天，皮肤弹性极差，无尿，血钠140 mmol/L，患儿脱水的程度和性质为(　　)

A. 轻度高渗性脱水　　　　　　　　　　B. 重度低渗性脱水

C. 轻度等渗性脱水　　　　　　　　　　D. 重度等渗性脱水

E. 轻度低渗性脱水

7. 一腹泻患儿经输液6小时后，开始排尿，脱水情况好转，但又出现精神萎靡，心音低钝，腹胀，肠鸣音减弱，这时应首先考虑为(　　)

A. 酸中毒未纠正　　　　　　　　　　　B. 中毒性麻痹

C. 低钾血症　　　　　　　　　　　　　D. 低钙血症

E. 败血症

8. 有助于维护和修复儿童肠道黏膜屏障功能的药物是(　　)

A. 青霉素　　　　　　　　　　　　　　B. 黄连素

C. 制霉菌素　　　　　　　　　　　　　D. 蒙脱石散(思密达)

E. 双歧杆菌

9. 患儿，男，11个月。2015年10月因发热、呕吐、腹泻入院。大便黄色蛋花汤样，每日十余次，量多，无腥臭味。前囟、眼窝稍凹陷，尿量减少，大便镜检(－)。对该患儿的治疗不恰当的是(　　)

A. 及时足量使用广谱抗生素　　　　　　B. 补液

C. 补钾　　　　　　　　　　　　　　　D. 应用双歧杆菌

E. 使用蒙脱石散

10. 轻型、重型腹泻的区别主要是(　　)

A. 腹泻、呕吐的次数　　　　　　　　　B. 全身中毒症状的有无

C. 脱水、电解质紊乱的有无　　　　　　D. 大便的性状

E. 有无发热

11. 下列何种溶液是非电解质溶液(　　)

A. 5%葡萄糖注射液　　　　　　　　　B. 0.9%氯化钠注射液

C. 碳酸氢钠溶液　　　　　　　　　　　D. 乳酸钠溶液

E. 氯化钾溶液

12. 轻型腹泻患儿预防脱水应(　　)

A. 口服0.9%氯化钠注射液　　　　　　B. 口服补液盐

C. 静脉点滴1/3张液　　　　　　　　　D. 静脉点滴1/2张液

E. 静脉点滴等张液

13. 当儿童补液纠正脱水与酸中毒后，突然发生惊厥，应首先考虑(　　)

A. 低血糖　　　　　　　　　　　　　　B. 低血钠

C. 低血镁　　　　　　　　　　　　　　D. 低血钙

E. 碱中毒

14.患儿7个月,腹泻。排黄绿色稀水样便2天,每日4~5次,精神状态好。为预防脱水给口服补液盐(ORS),其张力是(   )

A.1/5 张   B.1/4 张

C.1/2 张   D.l/3 张

E.2/3 张

15.静脉输液中患儿出现尿多,但脱水未纠正是由于(   )

A.输液速度过快   B.输入含钠液过多

C.输入含钠液过少   D.输入葡萄糖注射液过少

E.输入葡萄糖注射液过多

16.在观察补液效果时如患者出现眼睑浮肿则提示(   )

A.输入葡萄糖液过多   B.输入葡萄糖液过少

C.输入电解质液过少   D.输入电解质液过多

E.以上都不正确

17.在静脉补钾时,200 mL 液体,最多可加入10%氯化钾的量是(   )

A.12mL   B.10 mL

C.8mL   D.6mL

E.3mL

18.患儿,男,11 个月,呕吐、腹泻3 天,补液治疗后患儿出现低血钾症状,给患儿补钾,下列处理不正确的是(   )

A.患儿有尿后再进行补钾   B.必要时可将含钾液静脉缓慢推注

C.静脉补钾的浓度不超过0.3%   D.一般补2~3 天

E.滴注速度不可过快

19.患儿,男,11 个月,因呕吐、腹泻3 天来院,初步诊断为婴儿腹泻伴脱水。考虑该患儿为等渗性脱水,补液治疗应选的液体是(   )

A.等张含钠液   B.1/2 张含钠液

C.1/3 张含钠液   D.1/4 张含钠液

E.1/5 张含钠液

20.1 岁儿童因呕吐、腹泻5 天,8 小时无尿入院。评估发现重度脱水貌、四肢湿冷、血压下降,首选的补液措施是快速滴注(   )

A.2:1 液   B.0.9%氯化钠注射液

C.5%碳酸氢钠溶液   D.5%葡萄糖注射液

E.1:4 液

【参考答案】

1.C 2.B 3.E 4.A 5.C 6.D 7.C 8.D 9.A 10.C 11.A 12.B 13.D
14.C 15.E 16.D 17.D 18.B 19.B 20.A

(编者 农庆云)

第三节　急性肾小球肾炎

一、概述

急性肾小球肾炎，简称急性肾炎，是一组不同病原所致感染后免疫反应造成的急性弥漫性肾小球损害的疾病。包括急性链球菌感染后肾小球肾炎和急性非链球菌感染后肾小球肾炎。最常见的是 A 组乙型溶血性链球菌感染后肾小球肾炎。多见于 5～14 岁儿童，男女之比2:1。

二、临床表现

（一）前驱感染

发病前 1～4 周常有呼吸道或皮肤链球菌感染史。

（二）典型表现

1. 水肿　为最常见和最早出现的症状。初期多为眼睑及颜面水肿，逐渐波及躯干、四肢，重者波及全身，为非凹陷性，一般多为轻、中度水肿。

2. 少尿　每日尿量学龄前期儿童 <300 mL，学龄期儿童 <400 mL。

3. 血尿　起病几乎都有血尿。轻者仅有镜下血尿，30%～70% 患儿有肉眼血尿。肉眼血尿 1～2 周后消失，镜下血尿持续 3～6 个月。

4. 高血压　一般学龄前期儿童血压 >120/80 mmHg，学龄期儿童血压 >130/90 mmHg。多为轻度或中度增高。

（三）严重表现

多发生于起病后 2 周内，尤其是第 1 周。

1. 严重的循环充血　轻者出现呼吸急促、心率增快。重者端坐呼吸、咯粉红色泡沫痰、双肺满布湿啰音、颈静脉怒张、肝大等。

2. 高血压脑病　血压升高超过 150/100 mmHg。出现剧烈头痛、恶心、呕吐、复视或一过性失明，严重者突然出现惊厥、昏迷等。

3. 急性肾功能衰竭　出现严重少尿或无尿，出现氮质血症、代谢性酸中毒及电解质紊乱等的表现。

三、诊断及鉴别诊断

（一）诊断要点

前驱感染；临床出现水肿、少尿、血尿、高血压；尿液检查有蛋白、RBC、管型；血清补体 C_3 下降，伴或不伴抗链球菌溶血素 O（ASO）增高。

（二）鉴别诊断

需与慢性肾炎急性发作、原发性肾病综合征、IgA 肾病、其他肾炎等疾病相鉴别。

四、治疗原则

自限性疾病，无特效治疗，大多预后良好。主要是休息和对症治疗为主，加强护理，防治急性期并发症，保护肾功能。

1.休息　起病2周内绝对卧床休息；水肿消退、血压正常、肉眼血尿消失后可下床轻微活动；血沉正常及尿内红细胞<10个/高倍镜视野可上学但避免剧烈活动；Addis计数正常后恢复正常活动。

2.饮食　对有水肿、高血压者应限制钠、的摄入，一般不限水。钠盐摄入量：每日1~2 g或60 mg/kg。水的摄入量：不显性失水加前一日的尿量。有氮质血症、少尿或无尿者应控制蛋白质入量，可给优质动物蛋白0.5 g/(kg·d)。

3.抗感染　有感染灶时用青霉素10~14天。

4.对症治疗

(1)利尿：经限制钠摄入量后仍水肿、少尿者可用氢氯噻嗪口服，重者呋塞米口服或静脉注射。

(2)降压：经休息、限制钠摄入、利尿后仍高血压者均应给予降压药。

硝苯地平：常为首选药物。开始剂量0.25 mg/(kg·d)，最大剂量是1 mg/(kg·d)，分3次口服或舌下含服。

卡托普利：开始剂量0.3~0.5 mg/(kg·d)，最大剂量是5~6 mg/(kg·d)，分3次口服，与硝苯地平交替使用降压效果更佳。

5.高血压脑病的治疗　首选硝普钠。可将硝普钠10~20 mg加在5%葡萄糖注射液100 mL内，根据血压调节滴速1~8 μg/(kg·min)，使血压稳定在一定水平。用药期间严密监测血压，输液中需避光。有惊厥者可应用地西泮及时止惊。

6.严重循环充血的治疗

(1)纠正水钠潴留，恢复血容量，呋塞米静脉注射。每次1~2 mg/kg，必要时4~8小时后可重复注射。

(2)酚妥拉明：每次0.3~0.5 mg/kg加入5%~10%葡萄糖注射液30~50 mL中，静脉缓慢滴注以减轻心脏负荷。

(3)表现有肺水肿者加用硝普钠静脉滴注。

(4)慎用洋地黄类药物：心力衰竭明显时，可小剂量应用毛花苷丙，一般1~2次即可，不必维持用药。

7.急性肾功能衰竭的治疗　严格控制钠水摄入，维持水电解质及酸碱平衡，加强利尿，无效时进行血液透析或腹膜透析治疗。

五、转诊指征

经休息、控制钠、水摄入后仍水肿、少尿、高血压者，严重病例等应及时转诊。

【同步综合练习】

单项选择题

1.急性肾炎水肿多由何处开始(　　　)

A. 眼睑   B. 面部

C. 踝部   D. 胫前

E. 腰部

2. 急性肾小球肾炎严重表现多发生在起病后(   )

A. 第一周   B. 第二周

C. 第三周   D. 第四周

E. 第五周

3. 患儿，男，7 岁，水肿，尿少，肉眼血尿 3 天。BP 130/95 mmHg，眼睑及颜面水肿。尿常规：尿蛋白(+ +)，红细胞 20 个/高倍镜视野。考虑此患儿患(   )

A. 慢性肾小球肾炎   B. 急性肾小球肾炎

C. 肾炎性肾病   D. 单纯性肾病

E. 肾盂肾炎

4. 急性肾炎患儿出现高血压脑病时首选的降压药为(   )

A. 利血平   B. 巯甲丙脯酸

C. 硝苯吡啶   D. 硝普钠

E. 硝苯地平

5. 在静脉滴注硝普钠的过程中，须随时监测的是(   )

A. 呼吸   B. 心率

C. 血压   D. 脉搏

E. 体温

6. 患儿，4 岁，急性肾炎，现病情加重，呼吸困难，不能平卧，咯泡沫痰，尿量减少。该患儿最可能发生了(   )

A. 肺部感染   B. 呼吸衰竭

C. 急性溶血   D. 肺气肿

E. 严重循环充血

7. 急性肾炎经治疗病情好转，能恢复上学但应避免重体力活动的指标是(   )

A. Addis 计数   B. 血压正常

C. 尿常规正常   D. 无水肿

E. 血沉正常

8. 急性肾炎患儿饮食中钠的每日摄入量应是(   )

A. 1 ~ 2 g   B. 3 ~ 4 g

C. 5 ~ 6 g   D. 7 ~ 8 g

E. 9 ~ 10 g

9. 急性肾小球肾炎的临床特点主要是(   )

A. 血尿、蛋白尿、高血压   B. 血尿、水肿、高血压

C. 蛋白尿、水肿、高血压   D. 蛋白尿、水肿、高脂血症

E. 蛋白尿、低蛋白血症、高血压

10. 典型急性肾炎患儿的临床表现中持续时间最长的是(   )

A. 水肿   B. 少尿

C. 肉眼血尿　　　　　　　　D. 高血压

E. 镜下血尿

【参考答案】

1. A　2. A　3. B　4. D　5. C　6. E　7. E　8. A　9. B　10. E

（编者　农庆云）

第四节　维生素 D 缺乏性佝偻病

一、概述

维生素 D 缺乏性佝偻病是由于维生素 D 缺乏导致钙、磷代谢紊乱，产生的一种以骨骼病变为特征的全身慢性营养性疾病。主要见于 2 岁以下的婴幼儿。

（一）维生素 D 的代谢

1. 来源　①内源性维生素 D：主要来源是人体皮肤中 7 - 脱氢胆固醇经紫外线照射后生成维生素 D_3；②外源性维生素 D：主要从食物中获取；③胎儿可通过胎盘从母体获取。

2. 转化　维生素 D_2 和维生素 D_3 均无生物活性，必须经过肝、肾两次羟化转化为 1, 25 - 二羟胆骨化醇[1, 25 - $(OH)_2D_3$]才能发挥生物活性。

3. 生理功能　①促进肠道对钙、磷的吸收；②促进肾小管对钙、磷的重吸收；③促进成骨细胞的功能，使钙盐沉积在骨质生长的部位，形成新骨。

（二）常见病因

1. 围生期维生素 D 不足　如母亲严重营养不良、肝肾疾病、慢性腹泻，以及早产、双胎均可使婴儿的体内贮存不足。

2. 日光照射不足　玻璃窗、高大建筑可阻挡日光照射，大气污染，气候的影响。

3. 生长速度过快　低出生体重儿。

4. 维生素 D 摄入不足　婴儿能够摄取到的天然食物中的维生素 D 少，即使纯母乳喂养婴儿若户外活动少也易患佝偻病。

5. 疾病影响　胃肠及肝胆疾病影响维生素 D 的吸收和代谢。

二、临床表现

佝偻病好发于 3 个月至 2 岁的婴幼儿，主要表现为骨骼的改变、肌肉松弛和神经精神症状，严重可致生长发育迟缓，免疫力低下等。临床上可分为四期。

（一）初期

多见于 6 个月以内，尤其是 3 个月以内婴儿，主要表现为神经兴奋性增高，如易激惹、烦躁、多汗、夜惊枕秃等。其中以多汗最突出，且与室温、季节无关。上述非特异性症状可作为早期临床诊断的参考依据。此期无明显骨骼改变。

血生化检查：血钙正常或稍低，血磷降低，碱性磷酸酶正常或稍高，血清 1, 25 - $(OH)_2D_3$ 下降。

（二）激期

神经精神症状更明显，出现典型骨骼改变。

1. 头部改变　①颅骨软化：多见于 3～6 个月婴儿。②方颅：多见于 7～8 个月出现。③前囟增大及闭合延迟。④出牙延迟：12 个月以上尚未出牙。

2. 胸部改变　多见于 1 岁左右儿童。①肋骨串珠。②肋膈沟。③鸡胸及漏斗胸。

3. 四肢改变　①手镯、脚镯征：多见于 6 个月以上儿童。②"O"或"X"形腿：多见于 1 岁以上患儿。

4. 脊柱后凸或侧弯

5. 其他　运动功能发育迟缓，全身肌肉、韧带松弛，患儿表现为坐、立、行晚，可出现蛙状腹等。神经、精神发育迟缓。

血生化检查：血钙降低，血磷明显降低，碱性磷酸酶明显升高，钙磷乘积明显降低，血清 $1,25-(OH)_2D_3$ 下降。

X 线检查：显示长骨钙化带消失，干骺端呈毛刷样、杯口样改变；骨骺端明显增宽，骨质稀疏，骨皮质变薄。

（三）恢复期

临床症状减轻或接近消失，精神活泼，肌张力恢复。

（四）后遗症期

见于 2 岁以后儿童，临床症状消失，实验室检查和 X 线检查恢复正常，仅遗留不同程度骨骼畸形。

三、诊断

根据日光照射不足及维生素 D 缺乏等病史，佝偻病的临床症状和体征，结合血生化及骨骼 X 线检查可作出诊断。应注意早期佝偻病患儿骨骼改变不明显，多汗、夜惊等神经精神症状无特异性，避免单纯依据此项作出诊断。血清 $25(OH)D_3$ 和 $1,25-(OH)_2D_3$ 在佝偻病初期就已明显降低，为可靠的早期诊断标准。血生化和骨骼 X 线的检查为佝偻病诊断的重要标准。

四、治疗

（一）一般治疗

提倡母乳喂养，及时添加辅食，坚持每日户外活动 1～2 小时。

（二）补充维生素 D 制剂

治疗应以口服维生素 D 为主，剂量为每日 50～100 μg（2000～4000IU）或 $1,25-(OH)_2D_3$ 0.5～2.0 μg，一个月后改为预防量（每日 400IU）。无法口服者，一次肌内注射维生素 D 20 万～30 万 IU，2～3 个月后口服预防量。治疗一个月后复查效果。

（三）补充钙剂

维生素 D 治疗期间应同时补充钙剂。

五、预防

(一)胎儿期

孕母应多户外活动,孕后期适量补充维生素 D(800IU/d)。

(二)婴幼儿期

生后 2~3 周即可让婴儿坚持户外活动,每日 1~2 小时。足月儿生后 2 周开始补充维生素 D400IU/d,早产、双胎、低出生体重儿生后 2 周开始补充维生素 D800IU/D,3 个月后改为 400IU/d;至 2 岁。

【同步综合练习】

单项选择题

1. 人体维生素 D 的主要来源是( )

A. 植物性食物摄入   B. 肝脏合成

C. 肾脏合成   D. 动物性食物摄入

E. 紫外线照射皮肤生产

2. 引起婴幼儿佝偻病发生的最常见的原因是( )

A. 饮食中缺乏钙   B. 日光照射不足

C. 甲状旁腺功能不全   D. 慢性肝、肾疾病

E. 慢性胃肠道疾病

3. 维生素 D 缺乏性佝偻病活动早期的临床表现是( )

A. 全身肌肉松弛   B. 枕秃

C. 手镯征   D. 出牙延迟

E. 颅骨软化

4. 3~6 个月的婴儿患维生素 D 缺乏性佝偻病时最常见的骨骼改变为( )

A. 颅骨软化   B. 方颅

C. 肋骨串珠   D. 郝氏沟

E. "O"形腿

5. 佝偻病后遗症期主要表现为( )

A. 血磷下降,血钙正常   B. 睡眠不安及多汗

C. 长骨 X 线示干骺端呈毛刷状   D. 骨骼畸形

E. 肌肉韧带松弛

6. 足月新生儿,生后 2 周。为预防维生素 D 缺乏性佝偻病的发生,应建议每日口服维生素 D 的剂量是( )

A. 2000IU   B. 400IU

C. 1000IU   D. 1500IU

E. 200IU

7. 患儿,男,3 个月。因多汗、烦躁易惊、睡眠不安半月余,诊断为佝偻病初期。患儿正确的日光照射方法是( )

A. 每天在室内关窗晒太阳 1 小时   B. 每天在室内关窗晒太阳 2 小时

C. 每天要保证 30 分钟户外活动　　　D. 每天要保证 1~2 小时户外活动

E. 每天要保证 8 小时户外活动

【参考答案】

1.E　2.B　3.B　4.A　5.D　6.B　7.D

（编者　高杰）

第五节　新生儿黄疸

一、概述

新生儿黄疸为新生儿期最常见的表现之一。是由于新生儿时期胆红素在体内积聚而引起皮肤、巩膜等部位黄染的现象。血中胆红素 >85 μmol/L，可出现肉眼可见的黄疸。可分为生理性黄疸和病理性黄疸两类。部分可引起胆红素脑病(核黄疸)，严重者病死率高，存活者多留有后遗症。

（一）生理性黄疸的原因

(1)胆红素生成相对较多；

(2)转运胆红素的能力不足；

(3)肝功能发育不成熟；

(4)胆红素肠肝循环增加；

(5)新生儿期多种原因可加重黄疸。

（二）病理性黄疸的原因

根据原因分三类：

1. 胆红素生成过多　因过多的红细胞的破坏及肠肝循环增加，使血清未结合胆红素升高。常见的病因有：红细胞增多症、血管外溶血、同族免疫性溶血、感染、肠肝循环增加、红细胞酶缺陷、红细胞形态异常、血红蛋白病、维生素 E 缺乏和低锌血症等。

2. 肝脏胆红素代谢障碍　由于肝细胞摄取和结合胆红素的功能低下，使血清未结合胆红素升高。常见的病因有：新生儿窒息、先天性甲状腺功能低下、21-三体综合征等。

3. 胆汁排泄障碍　肝细胞排泄结合胆红素障碍或胆管受阻，可致高结合胆红素血症，但如同时伴肝细胞功能受损，也可有未结合胆红素的升高。常见的病因有：新生儿肝炎、先天性胆道闭锁、胆汁黏稠综合征等。

二、临床表现

（一）生理性黄疸

(1)一般情况良好。

(2)足月儿：生后 2~3 天内出现黄疸，4~5 天达高峰，5~7 天开始逐渐消退，最迟不超过 2 周。

(3)早产儿：生后 3~5 天内出现黄疸，5~7 天达高峰，7~9 天开始逐渐消退，最长延迟到 3~4 周消退。

（4）每日血清胆红素升高 <85 μmol/L。

（5）血清总胆红素：足月儿 <221 μmol/L，早产儿 <257 μmol/L。

（二）病理性黄疸

（1）黄疸在出生后 24 小时内出现。

（2）黄疸程度重血清总胆红素足月儿 >221 μmol/L，早产儿 >257 μmol/L，或每日上升超过 85 μmol/L。

（3）黄疸持续时间过长　足月儿 >2 周，早产儿 >4 周。

（4）黄疸退而复现或进行性加重。

（5）血清结合胆红素 >34 μmol/L。

生理性黄疸与病理性黄疸的临床表现鉴别，见表 2-2-33。

表 2-2-33　生理性黄疸与病理性黄疸的临床表现鉴别表

特点	生理性黄疸		病理性黄疸	
	足月儿	早产儿	足月儿	早产儿
黄疸出现时间	2~3 天	3~5 天	生后 24 小时内（早）	
黄疸高峰时间	4~5 天	5~7 天		
黄疸消退时间	5~7 天	7~9 天	黄疸退而复现	
黄疸持续时间	≤2 周	≤4 周	>2 周	>4 周（长）
血清总胆红素 μmol/L	<221	<257	>221	>257（高）
mg/dL	<12.9	<15	>12.9	>15
每日胆红素升高	<85 μmol/L		>85 μmol/L	
血清结合胆红素			>34 μmol/L（快）	
一般情况	良好		相应表现	
原因	新生儿胆红素代谢特点		病因复杂	

四、转诊指征

如黄疸出现早，出生后 24 小时内出现；皮肤黄染程度重；黄疸持续时间：足月儿超过 2 周，早产儿超过 4 周；或退而复现；除皮肤发黄外存在大便色浅（白陶土样便），尿色深黄等情况应及时转诊。

【同步综合练习】

单项选择题

1. 新生儿，男，出生后 3 天，因皮肤，巩膜出现黄染入院。查体：T 36.8℃、P 132 次/分、R 40 次/分，精神差，食欲及大小便均正常。血清总胆红 106 μmol/L。该新生儿最可能为（　　）

A. 颅内出血　　　　　　　　　　B. 病理性黄疸

C. 生理性黄疸　　　　　　　　　D. 败血症

E. 先天性胆道闭锁

2. 新生儿，男，生后 3 天。体重 3200 g，皮肤巩膜发黄，血清胆红素 260 μmol/L。根据该新生儿的临床表现，应考虑为( )

A. 正常新生儿 B. 新生儿低血糖

C. 生理性黄疸 D. 病理性黄疸

E. 新生儿颅内出血

3. 儿童生后 24 小时内出现黄疸，考虑为( )

A. 新生儿肝炎 B. 新生儿溶血症

C. 新生儿败血症 D. 先天性胆道闭锁

E. 新生儿颅内出血

4. 新生儿血中胆红素大于多少可出现肉眼可见的黄疸( )

A. 1 mg/dL B. 2 mg/dL

C. 3 mg/dL D. 4 mg/dL

E. 5 mg/dL

5. 新生儿黄疸下面哪项不需要转诊( )

A. 生理性黄疸

B. 黄疸出现早，生后 24 小时内出现皮肤黄染程度重

C. 黄疸持续时间超过 2 周

D. 黄疸退而复现

E. 除皮肤发黄外存在大便色浅(白陶土样便)，尿色深黄

6. 足月儿生理性黄疸自然消退的时间多在生后( )

A. 1~2 周 B. 2~3 周

C. 3~4 周 D. 4~5 周

E. 5~6 周

7. 新生儿生后 2 天，发现皮肤及巩膜黄染，精神稍差，查血清胆红素 155 μmol/L，其他未见异常，应首先考虑该儿童是( )

A. 生理性黄疸 B. 先天性胆管堵塞

C. 颅内出血 D. 溶血症

E. 败血症

8. 病理性黄疸的表现是( )

A. 血清结合胆红素低于 34 μmol/L B. 胆红素每日上升超过 85 μmol/L

C. 新生儿生后 2 天出现黄疸 D. 足月儿生后 2 周黄疸消退

E. 早产儿生后 3 周黄疸消退

【参考答案】

1. C 2. D 3. B 4. E 5. A 6. A 7. A 8. B   (编者 农庆云)

第六节　热性惊厥

一、概述

儿童热性惊厥又称高热惊厥，是婴幼儿最常见的惊厥之一，也是儿科常见的急症。发病年龄为6个月~3岁较多见，一般发生在上呼吸道感染或其他感染性疾病初期，体温上升过程中大多大于39℃以上出现惊厥。绝大多数预后良好，5岁后由于大脑发育完善而不再发作。男孩稍多于女孩，常有热性惊厥家族史。

常见病因：发热是惊厥的条件，感染是引起发热的原因。以病毒感染最多见，细菌感染率低。约70%以上与急性上呼吸道感染有关，其他伴发于发疹性疾病、中耳炎、下呼吸道感染等疾病。

二、临床表现

热性惊厥一般具有以下特点：

(1)多发于6个月至3岁婴幼儿，5岁后少见；

(2)多见于体质较好的男性患儿；

(3)常见于急性上呼吸道感染，多发生于病初体温骤升时；

(4)惊厥多为全身性肌群强直性或阵挛性发作，少数为局灶性或一侧性发作。发作时间短，多不超过10分钟。在一次病程中大多只有一次发作。恢复快速，无神经系统异常体征。绝大多数预后良好；

(5)发作期脑电图可见慢波活动增多或轻度不对称；

(6)有反复发作倾向，30%~50%患儿以后发热时亦易发生惊厥，一般到学龄期不再发作。

1.单纯性热性惊厥(即典型热性惊厥)

(1)约占热性惊厥的70%；

(2)首次发病在6个月~3岁，5岁后少见；

(3)多发生于病初体温骤升时，大多在大于39℃以上时，在一次病程中大多只有一次发作，个别有两次发作；

(4)多数呈全身强直—阵挛发作，少数为其他形式的发作如肌阵挛、失神发作；

(5)发作时间短，小于10分钟，多数小于5分钟。发作后短暂嗜睡，意识恢复快，不伴神经系统异常体征；

(6)发作2周内脑电图恢复正常，预后良好；

(7)50%的患儿有既往热性惊厥史或热性惊厥家族史。

2.复杂性热性惊厥(非典型热性惊厥)

(1)约占热性惊厥的30%；

(2)<6个月、6个月~5岁、>5岁均可发生；

(3)一次惊厥时间>10分钟；

(4)24 小时内反复发作≥2 次;

(5)频繁的复发≥5 次;

(6)惊厥呈局限性或不对称性发作。

三、诊断

根据发作特点,排除颅内感染和其他导致惊厥的器质性疾病或代谢性异常,就可以诊断热性惊厥。

四、急救措施

(一)一般措施

(1)就地抢救,不要搬运。将患儿放于平卧位,头偏向一侧,或侧卧位。立即松解衣扣,保持呼吸道通畅,避免误吸和窒息。防止舌咬伤,用纱布包裹压舌板置于患儿上、下磨牙之间或上、下磨牙之间垫牙垫。切勿用力强行牵拉或按压患儿肢体。

(2)清理呼吸道和口腔内分泌物、呕吐物等,若口中沫多或喉头有分泌物用吸痰器吸出分泌物。

(3)常规吸氧,减少缺氧性脑损伤。

(4)保持安静,避免对患儿的不必要刺激,切勿大声喊叫或摇晃患儿。

(二)控制惊厥

(1)地西泮(安定):首选药物。剂量按每次 0.3 ~ 0.5 mg/kg,最大剂量不超过 10 mg,缓慢静注,1 ~ 2 分钟内见效,必要时半小时后可重复一次。

(2)苯巴比妥钠(鲁米那):常用于热性惊厥持续状态。静滴给药,首次的负荷量 15 ~ 20 mg/kg,12 ~ 24 小时后开始维持量 3 ~ 5 mg/(kg·d),2 次/日。也可肌内注射给药剂量按每次 3 ~ 5 mg/kg,最大剂量不超过 0.2 g。肌注 20 ~ 30 分钟、静注 5 ~ 10 分钟见效。主要不良反应是呼吸抑制。

(3)无抗惊厥药物时,可先针刺人中或合谷穴位,再行进一步药物治疗。

(三)对症治疗

主要是降温治疗,高热者宜物理降温、同时行药物降温(可选用对乙酰氨基酚、布洛芬等),补充足够的营养与液体。

五、转诊指征

在发热的过程中若有不止一次的抽搐,或惊厥没有缓解呈惊厥持续状态(发作持续超过30 分钟或 2 次发作间歇期意识不能恢复)应及时转诊。

【同步综合练习】

单项选择题

1.儿童热性惊厥是儿科常见的急诊,其发生率是成人的(　　　)

A.5 ~ 7 倍　　　　　　　　　　　B.8 ~ 10 倍

C.10 ~ 15 倍　　　　　　　　　　D.15 ~ 18 倍

E.20 倍

2.儿童抗惊厥的首选药物是(　　)

A.地西泮　　　　　　　　　B.苯巴比妥钠

C.苯妥英钠　　　　　　　　D.副醛

E.水合氯醛

3.高热惊厥的好发年龄是(　　)

A.新生儿　　　　　　　　　B.1～6个月

C.6个月～5岁　　　　　　　D.4～7岁

E.8～14岁

4.下列哪项不是儿童典型高热惊厥的临床特点(　　)

A.惊厥多发生于6个月～5岁　　B.先发热后惊厥,多于体温骤升期发作

C.惊厥呈全身性,发作后不留后遗症　　D.多伴有呼吸道、消化道感染

E.在一次病程中可有多次发作

5.惊厥发作时不妥的处理措施是(　　)

A.立即送往医院　　　　　　B.防止受伤

C.立即止惊　　　　　　　　D.去除诱因

E.防止窒息

6.患儿,男,18个月,因"发热、流涕2天"就诊。查体:T 39.7℃,P 135次/分;神志清,咽部充血,心肺检查无异常,查体时患儿突然双眼上翻,四肢强直性、阵挛性抽搐。最可能诊断是(　　)

A.癫痫　　　　　　　　　　B.高热惊厥

C.低血糖症　　　　　　　　D.病毒性脑炎

E.化脓性脑膜炎

7.患儿,男,2岁。上呼吸道感染,发热,体温40.2℃,突然惊厥发作,首选抗惊厥药为(　　)

A.氯丙嗪　　　　　　　　　B.地西泮

C.水合氯醛　　　　　　　　D.苯巴比妥

E.苯妥英钠

8.患儿,男,2岁。因上呼吸道感染出现咳嗽、发热入院。现体温39.3℃,半小时前发生抽搐,持续约2分钟后停止,呈嗜睡状。为避免再发抽搐,处理的重点是(　　)

A.多晒太阳　　　　　　　　B.按时预防接种

C.加强体格锻炼　　　　　　D.居室定时食醋熏蒸

E.体温过高时应及时降温

【参考答案】

1.C　2.A　3.C　4.E　5.A　6.B　7.B　8.E

(编者　农庆云)

第七节　缺铁性贫血

一、概述

缺铁性贫血是由于体内铁缺乏导致血红蛋白合成减少而引起贫血，在儿童贫血中最常见。临床上以小细胞低色素性贫血、血清铁蛋白减少和铁剂治疗有效为特点。以6个月~2岁婴幼儿发病率最高。

常见的缺铁性贫血的病因如下：

1. 先天储铁不足　早产、双胎或多胎、孕母严重缺铁等均可使胎儿储铁减少。

2. 铁摄入量不足　这是发生缺铁性贫血的主要原因。人乳、牛乳、谷物中含铁量均低，如不及时添加含铁较多的辅食，容易发生缺铁性贫血。

3. 生长发育影响　婴儿期生长发育较快，铁的需要增加，如不及时添加含铁丰富的食物，则容易发生缺铁。

4. 铁的吸收障碍　食物搭配不合理可影响铁的吸收；慢性腹泻时不仅铁的吸收不良，而且铁的排泄也会增加。

5. 铁丢失过多　长期慢性失血时，可致缺铁性贫血。加热处理不当的鲜牛奶喂养的婴儿可因对鲜牛奶过敏而致肠出血；青春期少女初潮后月经过多也可造成铁丢失过多。

二、临床表现

任何年龄均可发病，常见于6个月~2岁。起病缓慢、隐匿。贫血多为轻中度，其临床表现随病情轻重而有不同。

（一）一般表现

皮肤黏膜逐渐苍白，以唇、口腔黏膜及甲床较明显。易疲乏，不爱活动。年长儿可诉乏力、头晕、眼前发黑、耳鸣等。

（二）髓外造血表现

由于骨髓外造血，肝、脾、淋巴结可轻度肿大。

（三）非造血系统症状

1. 消化系统症状　食欲减退，少数患儿有异食癖（如喜食泥土、墙皮、煤渣等）。可有呕吐、腹泻、口腔炎、舌炎，重者可出现萎缩性胃炎或吸收不良综合征。

2. 神经系统症状　表现为烦躁不安或萎靡不振，年长儿精神不集中，记忆力减退。

3. 心血管系统症状　明显贫血时心率增快。

4. 其他　常合并感染，指甲可出现反甲。

三、实验室检查

（一）外周血象

呈小细胞低色素性贫血，血红蛋白降低程度比红细胞数减少明显。红细胞平均容积（MCV）<80fl，平均血红蛋白量（MCH）<28pg，红细胞平均血红蛋白浓度（MCHC）<32%。

外周血涂片可见红细胞大小不等,以小细胞为多,中央淡染区扩大。网织红细胞数正常或轻度减少。白细胞、血小板一般无改变。

（二）其他

骨髓涂片检查、铁代谢检查。

四、诊断与鉴别诊断

（一）诊断

根据病史特别是喂养史、临床表现和血象特点,一般可做出初步诊断。进一步作有关铁代谢的生化检查有确诊意义。必要时可作骨髓检查。用铁剂治疗有效可证实诊断。缺铁性贫血诊断确定后需要注意寻找缺铁的原因,以利于防治。

（二）鉴别诊断

注意与其他原因所致的小细胞低色素性贫血鉴别,如地中海贫血、慢性感染性贫血。

五、治疗

主要治疗原则为去除病因和铁剂治疗。

（一）一般治疗

加强护理,保证休息和睡眠;避免感染,如伴感染应积极控制感染;重度贫血者注意保护心脏功能。根据患儿消化能力,给予含铁丰富的高营养、高蛋白膳食,注意饮食的合理搭配,以增加铁的吸收。

（二）去除病因

尽可能查寻导致缺铁的原因和基础疾病,并采取相应措施去除病因。如饮食不当者应纠正不合理的喂养,有偏食习惯者应予以纠正;及时添加辅食,添加铁剂强化食品。

（三）铁剂治疗

铁剂是治疗缺铁性贫血的特效药,若无特殊原因,应采用口服给药(注射铁剂较容易发生不良反应,甚至发生过敏反应致死,故应慎用);二价铁盐容易吸收,故临床均选用二价铁盐制剂。常用的口服铁剂有硫酸亚铁、富马酸亚铁、葡萄糖酸亚铁、琥珀酸亚铁等。

最好于两餐之间口服为宜,为减少胃肠不良反应,可从小剂量开始,如无不良反应,可在 1~2 日内加至足量。同时服用维生素 C,可增加铁的吸收。牛奶、茶、咖啡及抗酸药等与铁剂同服均可影响铁的吸收。

补充铁剂 2~3 天网织红细胞开始上升,5~7 天达高峰,2~3 周下降至正常。治疗 1~2 周后血红蛋白逐渐上升,通常于治疗 3~4 周恢复正常。血红蛋白恢复正常后再继续服用铁剂 6~8 周,以增加储备铁。

（四）输血治疗

一般病例不需要,必要时可输注红细胞。

六、预防

加强孕晚期营养,摄入富含铁的食物;提倡母乳喂养;做好喂养指导,无论是母乳喂养还是人工喂养的婴儿,均应及时添加含铁丰富的辅助食品;早产儿、低出生体重儿,应自两个月左右给予铁剂预防。

【同步综合练习】

单项选择题

1. 营养性缺铁性贫血多见于( )

A. 新生儿 B. 1~3 个月

C. 4~6 个月 D. 6 个月至 2 岁

E. 3~5 岁

2. 营养性缺铁性贫血的血象特点如下( )

A. 大细胞性贫血，血红蛋白量减少更明显

B. 大细胞性贫血，红细胞数减少更明显

C. 小细胞低色素性贫血，血红蛋白量减少更明显

D. 小细胞低色素性贫血，红细胞数减少更明显

E. 小细胞低色素性贫血，红细胞数和血红蛋白量成比例下降

3. 营养性缺铁性贫血的治疗，不妥的是( )

A. 添加含铁辅食 B. 加服维生素 C

C. 口服硫酸亚铁 D. 治疗胃肠疾病

E. 反复少量输血

4. 医嘱口服铁剂时，错误的是( )

A. 宜从小剂量开始 B. 与维生素 C 同服

C. 加服钙剂以利吸收 D. 不宜与牛乳、茶水同服

E. 在两顿饭中间服用

5. 防治营养性缺铁性贫血，不妥的是( )

A. 加强哺乳期母亲的营养

B. 调整饮食，注意喂养方式

C. 防治腹泻等疾病

D. 优选蛋黄、豆类、肉类等辅食

E. 同时添加含钙食物

6. 铁剂治疗贫血显效的最早表现是服药后 3~4 天后( )

A. 网织红细胞升高

B. 网织红细胞降至正常

C. 血红蛋白升高

D. 红细胞升高

E. 红细胞降至正常

【参考答案】

1. B 2. C 3. E 4. C 5. E 6. A

(编者 高杰)

第八节 常见发疹性疾病

一、概述

儿童常见的急性发疹性疾病有：麻疹、水痘、风疹、幼儿急疹、手足口病、猩红热。这些疾病的传染源主要为患者、带病毒者或带菌者，主要通过呼吸道、消化道和密切接触等途径传播，有一定的潜伏期，发病初常表现为急性上呼吸道感染。

二、常见发疹性疾病

（一）麻疹

麻疹是由麻疹病毒引起的一种急性发疹性呼吸道传染病，其传染性很强。患者是唯一的传染源。麻疹患者在出疹前、后5天，有并发症者在出疹后10天均有传染性。四季都可发病，以冬春季为多。人类对麻疹病毒普遍易感，6个月~5岁发病率最高，易感者接触后以显性感染为主，病后免疫力持久。

1.临床表现　在人口密集而未普种麻疹疫苗的地区易发生流行，潜伏期6~18天，平均10天左右。其临床经过一般分为3期：

（1）前驱期（出疹前期）从发热开始至出疹，一般持续3~4天。发热：多为中度以上，渐升或骤升，热型不定。"上感"症状：流涕、咳嗽、喷嚏、咽部充血、结合膜充血、眼睑水肿、畏光、流泪。麻疹黏膜斑（柯氏斑）：为早期诊断的重要依据。一般在发病后2~3天，在双侧第一白齿相对应的颊黏膜上，可出现0.5~1.0mm大小的白色小点，周围有红晕，该斑点逐渐增多，可互相融合。出疹后1~2天逐渐消失。

（2）出疹期一般为3~5大。多在发热第3~4天开始出现皮疹，自耳后、发际、前额、面、颈部，自上而下蔓延至躯干、四肢，最后达手掌与足底，2~5日出齐。为红色斑丘疹，呈充血性，压之褪色，疹间皮肤正常，不伴痒感。皮疹高峰时全身中毒症状加重，体温骤升，可达到40℃以上，重者有谵妄、抽搐（"疹出热盛"），持续3~4天。颈部淋巴结和脾脏轻度肿大，此期肺部可闻及干、湿啰音，胸部X线检查可见肺纹理增多或轻重不等弥漫性肺部浸润。

（3）恢复期一般为3~5天。若无并发症，出疹3~4天后体温开始下降，症状明显减轻。皮疹按出疹的先后顺序逐渐消退，疹退后皮肤有糠麸样脱屑并留棕褐色色素沉着，此为后期诊断的重要依据。经1~2周消退。

（4）并发症严重病例可并发喉炎、支气管炎、肺炎、心肌炎、脑炎、中耳炎等，肺炎最常见。

2.诊断和鉴别诊断　患儿发热，伴上呼吸道卡他症状、眼结膜炎、口腔黏膜斑、典型皮疹和退疹及出疹后体温更高一般诊断不难。实验室检查：血象白细胞总数减少，淋巴细胞相对增多。前驱期患者鼻咽分泌物可找到多核巨细胞。免疫荧光法查到麻疹病毒抗原，为早期诊断依据。血清特异性IgM增高，有早期确诊价值。

鉴别诊断见表2-2-34。

表 2－2－34　儿童常见发疹性疾病鉴别诊断

	病原体	全身症状和其他特征	皮疹特点	发热与皮疹的关系
麻疹	麻疹病毒	发热、上呼吸道卡他症状明显、结膜炎、柯氏斑	红色斑丘疹，出疹顺序：自耳后、发际→颈→躯干→四肢，退疹后有糠麸样脱屑及色素沉着	发热第 3～4 天出疹，出疹期为发热的高峰期，热退疹减退
水痘	水痘带状疱疹病毒	一般症状较轻，发热多不超过 39℃	皮疹呈向心性分布，发疹经历斑疹、丘疹、疱疹及结痂四个阶段。初为斑疹和丘疹，继之变为透明饱满的水泡，后渐转混浊，甚至呈脓疱样外观；2～3 天后开始结痂；不同形态皮疹同时出现	发热第 1～2 天出疹
风疹	风疹病毒	全身症状轻，低热，耳后、枕部淋巴结肿大并触痛	淡红色斑丘疹，出疹顺序：面颈部→躯干→四肢，1 日内遍及全身，2～3 天消退，疹间有正常皮肤，退疹后无色素沉着	发热后半天～1 天出疹
幼儿急疹	人疱疹病毒 6 型	主要见于婴幼儿，一般情况好，高热时可有惊厥，耳后、枕部淋巴结可肿大	红色斑丘疹，颈部及躯干多见，四肢较少，一日出齐，次日即开始消退	高热 3～5 天，热退疹出
猩红热	A 组乙型溶血性链球菌	全身中毒症状重，高热、化脓性咽峡炎、扁桃体炎，杨梅舌，环口苍白圈，帕氏线	皮肤弥漫性充血，上有密集针尖大小丘疹，全身皮肤均可受累，疹间无健康皮肤，疹退后伴脱皮	发热 1～2 天出疹，出疹期热更高

3.治疗原则与转诊

（1）一般治疗：对患儿宜采取呼吸道隔离至出疹后 5 天，有并发症者延至出疹后 10 天，接触过患儿的易感儿隔离观察 3 周，若接触后接受过免疫者则延至 4 周。发热期注意补充足够的水分，给予易消化富于营养的食物，加强护理。

（2）对症治疗：高热时尽量物理降温，可酌情使用小剂量退热剂，切忌退热过猛，尤其禁用冷敷及乙醇擦浴，因体温骤降可引起末梢循环障碍而使皮疹突然隐退。剧烈咳嗽时给予镇咳药。应给予维生素 A 治疗。

（3）并发症治疗：有并发症者，给相应治疗。继发细菌感染者可用抗生素治疗。

（4）一旦高度怀疑或确诊，即应积极转至传染病医院。

（二）幼儿急疹

幼儿急疹又称婴儿玫瑰疹，是感染人疱疹病毒 6 型（HHV－6）所引起的急性传染病，临床特征是持续高热 3~5 天，热退疹出。多发生于冬春季，多见于 6~18 个月儿童，3 岁以后少见。

1. 临床经过分为三期

(1)潜伏期：一般 7~15 天，平均 10 天。

(2)发热期：突起高热，体温 39℃~40℃，持续 3~5 天，可伴有惊厥。咽峡部充血、头颈部淋巴结轻度肿大，轻度腹泻。

(3)出疹期：持续 3~5 天体温骤退，同时出疹，皮疹为红色斑疹或斑丘疹，很少融合。主要分布于颈部、躯干、上肢，面部及四肢远端皮疹甚少，1~3 天消退，无色素沉着，也无脱皮。

2. 诊断　根据临床表现及特点，实验室检查血象白细胞计数明显减少，淋巴细胞增高，诊断不难。也可以通过检查 HHV-6(人疱疹病毒 6 型)来进行诊断。

3. 治疗原则与转诊　无特殊治疗，主要是加强护理，物理降温等对症治疗，常用抗病毒药物是磷乙酸或磷甲酸。有并发症出现，如咳嗽、高热持续不退、惊厥等则应及时转诊。

(三)水痘

水痘是由水痘带状疱疹病毒引起的一种传染性极强的发疹性疾病，好发于冬春季，主要见于儿童。唯一传染源为水痘患者，出疹前 1~2 天至疱疹结痂为止，均有很强的传染性。水痘通过飞沫经呼吸道传播，也可通过接触患者疱疹浆液或污染的用具感染。人群普遍易感，感染后可获得持久免疫。潜伏期为 12~21 天，平均 14 天。临床分典型水痘、重型水痘及先天性水痘。

1. 临床表现

(1)典型水痘：发病较急，前驱期有低热或中度发热、全身不适、食欲减退、咳嗽等症状。发热后 1~2 天出现皮疹。全身症状相对较轻。病程经历约 10 天左右自愈。皮疹特点：①首先出现于面部、头部和躯干，继而扩展至四肢，末端稀少。呈向心性分布。②水痘发疹经历斑疹、丘疹、疱疹及结痂四个阶段。初为斑疹和丘疹，继之变为透明饱满的水泡，疱疹液先透明后渐转混浊，甚至呈脓疱样外观。2~3 天后开始结痂，愈后一般不留瘢痕。③皮疹分批发生，伴明显痒感，高峰期可见各种疹同时存在。

(2)重症水痘：常发生在恶性疾病或免疫功能低下患儿，病情严重，有高热及全身中毒症状，皮疹多而密集，且易融合成大疱或呈出血性疱疹，若继发感染者呈坏疽型。

(3)先天性水痘：母亲在妊娠早期感染水痘可导致胎儿多发性畸形。若母亲发生水痘数天后分娩，可致新生儿水痘。

2. 诊断　根据临床表现、实验室检查如血象白细胞正常或降低；疱疹刮片；血清水痘病毒特异性 IgM、IgG 抗体检测；病毒分离等可助诊断。

3. 治疗原则与转诊

(1)隔离患儿：大多数无并发症的水痘患儿多在家隔离治疗，隔离至疱疹全部结痂和出疹后 7 天。易感儿接触后应隔离观察 3 周。

(2)抗病毒治疗：首选阿昔洛韦，但须在发病后 24 小时内运应用效果更佳。

(3)对症治疗：局部止痒，防抓伤。用 2% 碳酸氢钠溶液清洗，涂炉甘石洗剂。

(4)防治并发症：重点保持皮肤清洁，避免抓伤，继发细菌感染。有皮肤继发细菌感染时加用抗菌药物。糖皮质激素可导致病毒扩散，一般不宜使用。

（5）并发症：皮肤继发感染最常见。神经系统并发症有水痘后脑炎、横贯性脊髓炎、面神经瘫痪等。少见并发症有水痘肺炎、心肌炎、肝炎、肾炎、关节炎等，均应转诊。

（四）风疹

风疹是由风疹病毒（RV）引起的急性发疹性传染病，多见1～5岁儿童，以城市多见，冬春季发病率高。

1. 临床表现　前驱期短、低热、全身性皮疹和耳后、枕部淋巴结肿大为特征。一般病情较轻，病程短，预后良好。

（1）患者是风疹唯一的传染源，传染期在发病前5～7天和发病后3～5天，起病前1天和当天传染性最强。

（2）先有轻微卡他症状，数小时至1天迅速出现皮疹，先见于面部，24小时遍及全身，为斑疹或斑丘疹，大小不一，可融合成片。耳后、枕部淋巴结肿大并有压痛。

2. 诊断　风疹常因临床症状轻微而难于诊断。在有本病流行时较易诊断。

3. 治疗原则及转诊　无特殊治疗，对症治疗即可，大多数患儿不需特殊处理而能自愈。出现并发症时转诊。

（五）手足口病

手足口病是由肠道病毒引起的传染病，好发于5岁及以下儿童，尤以3岁及以下儿童发病率最高。全年均可发生，5～7月为发病高峰。具有流行强度大、传染性强、传播途径复杂等特点，常出现暴发或流行。患者、隐性感染者和无症状带病毒者均为传染源，通常以发病后1周内传染性最强。可经胃肠道（粪—口途径）传播，也可经呼吸道（空气、飞沫途径）传播、接触患者口鼻分泌物、皮肤或黏膜疱疹液及被污染的手及物品等传播。

1. 临床表现　潜伏期为2～10天，平均3～5天，病程一般为5～10天。

（1）普通病例：急性起病，发热，伴咳嗽、流涕、食欲减退、腹痛等。1～3天后口腔内可见散在疱疹或溃疡，手、足和臀部出现斑丘疹和疱疹，疱疹周围可有炎性红晕。皮疹消退后不留瘢痕或色素沉着，1周左右痊愈。

（2）重症病例：少数病例病情发展迅速，在发病1～5天左右出现脑炎、脑膜炎、脑脊髓膜炎、肺水肿、循环障碍等，病情凶险，可留有后遗症或死亡。

2. 诊断　流行病学特点、临床表现及实验室检查鼻咽拭子、气道分泌物、疱疹液、粪便标本中肠道病毒特异性核酸阳性或分离到肠道病毒。神经系统受累时脑脊液改变。

3. 治疗原则与转诊

（1）普通病例。

①一般治疗：注意隔离，避免交叉感染。卧床休息1周，清淡流质、半流质饮食，做好口腔和皮肤护理。

②对症治疗：降温、镇静、止惊等，还可采用中西医结合治疗。

（2）重症病例。

①神经系统受累的治疗：控制颅内高压，应用甘露醇，必要时加呋塞米。酌情应用肾上腺糖皮质激素、免疫球蛋白。降温、镇静、止惊等对症治疗。同时严密观察病情变化，密切监护。

②呼吸、循环衰竭的治疗：保持呼吸道通畅，吸氧，监测呼吸、心率、血压和血氧饱和度。呼吸功能障碍时及时气管插管使用正压机械通气。根据血压、循环的变化可选用米力

农、多巴胺、多巴酚丁胺等药物。酌情应用利尿药物治疗。保护重要脏器功能，维持内环境的稳定。选用有效抗生素防治继发肺部感染。

（3）恢复期治疗：避免继发呼吸道感染，促进各脏器功能恢复，康复治疗或中西医结合治疗。

（4）转诊：儿童出现发热，伴流涕、咳嗽、食欲减退等，口腔内可见散在疱疹或溃疡，手、足和臀部出现斑丘疹和疱疹，疱疹周围可有炎性红晕等相关症状时要及时转诊。

（六）猩红热

猩红热为A组乙型溶血性链球菌感染引起的急性发疹性传染病。其临床特征为发热、咽峡炎、全身弥漫性鲜红色皮疹和疹退后明显的脱屑。少数患者患病后由于变态反应而出现心、肾、关节的损害。本病四季都有发生，尤以冬春季为多。好发于5~15岁儿童。

1.临床表现　潜伏期2~3天，也可短至1天，多至7天。

（1）临床分3期。

①前驱期：大多骤起畏寒、发热，重者体温可升到39~40℃，伴头痛、咽痛、食欲减退，全身不适，恶心呕吐。婴儿可有谵妄和惊厥。咽部红肿，扁桃体上可见点状或片状脓性分泌物。软腭充血水肿，并可有米粒大的红色斑疹或出血点，即黏膜内疹，一般先于皮疹而出现。

②出疹期：皮疹为猩红热最重要的体征之一。多数自发热后第2天出现。从耳后、颈及上胸部开始，1天内即蔓延及胸、背、上肢，最后累及下肢，少数需经数天才蔓延及全身。典型的皮疹为在全身皮肤充血发红的基础上散布着针尖大小，密集而均匀的点状充血性红疹，手压全部消退，去压后复现。偶呈"鸡皮样"丘疹，中毒症状严重者可有出血疹，患儿常感瘙痒。在皮肤皱褶处如腋窝、肘窝、腹股沟部可见皮疹密集或因摩擦出血而呈紫红色线状，称为"帕氏线"。面部充血潮红而无皮疹，口鼻周围充血不明显，相形之下显得苍白，称"口周苍白圈"。病初舌被白苔，舌乳头红肿，突出于白苔之上，以舌尖及边缘处尤为显著，称为"草莓舌"。2~3天后白苔开始脱落，舌面光滑呈肉红色，舌乳头红肿突出，状似杨梅，称"杨梅舌"。皮疹一般在48小时内达到高峰，继之按出疹顺序开始消退，2~3天可完全消失。重症者可持续5~7天甚至更久。颌下及颈部淋巴结可肿大，有压痛，一般为非化脓性。出疹时体温更高，皮疹遍布全身时，体温逐渐下降，中毒症状消失，皮疹隐退。

③恢复期：退疹后一周内开始脱皮，脱皮部位的先后顺序与出疹的顺序一致。躯干多为糠屑状脱皮，手掌、足底皮厚处多见大片状脱皮，甲端皲裂样脱皮是典型表现。脱皮持续2~4周，不留色素沉着。

（2）临床表现一般分为4个类型。

①普通型：在流行期间95%以上的患者属于此型。临床表现如上所述，有咽峡炎和典型的皮疹及一般中毒症状，颌下淋巴结肿大，病程1周左右。

②轻型：表现为低热，全身症状轻，咽部轻度充血，皮疹少、色淡、不典型，可有少量片状脱皮，整个病程约2~3天，易被漏诊，近年来多见。

③重型：又称中毒型，全身中毒症状明显，高热、剧吐、头痛、甚至神志不清，皮疹可呈片状或出血性瘀斑，可有中毒性心肌炎、中毒性肝炎、中毒性休克等。此型病死率高，目前很少见。

④外科型：病原菌由创口侵入，局部先出现皮疹，由此延及全身，但无咽峡炎，全身症状大多较轻。

2.诊断　有接触史、典型临床表现、实验室检查血象白细胞、中性粒细胞增加。红疹毒素试验早期为阳性。咽拭子、脓液培养有 A 组乙型溶血性链球菌生长。

3.治疗原则与转诊

（1）隔离患儿：患儿隔离至临床症状消失后一周。对接触者进行医学观察 7 天。

（2）抗生素疗法：首选青霉素，肌注或静滴，疗程 5 ~ 7 天。对青霉素过敏或耐药者，可用红霉素或头孢菌素类。

（3）对症治疗：高热可用物理降温或用小剂量退热剂。年长儿咽痛可用 0.9% 氯化钠注射液漱口等。保持皮肤清洁、翘起脱皮用无菌剪刀剪去，避免撕脱伤和继发感染。

（4）转诊：若发现患者出现水肿、尿少、血尿或大关节疼痛、心慌、气短、心杂音等表现应考虑并发急性肾小球肾炎或风湿热，应立即转诊。

【同步综合练习】

单项选择题

1.麻疹的皮疹开始出疹的部位是（　　　）

A.耳后　　　　　　　　　　　　B.面部

C.颈部　　　　　　　　　　　　D.躯干

E.四肢

2.麻疹患儿出疹与发热的关系（　　　）

A.发热第 1 天出疹　　　　　　　B.发热第 2 天出疹

C.发热 3 ~ 4 天出疹　　　　　　D.发热 5 ~ 6 天出疹

E.发热 6 ~ 7 天出疹

3.麻疹患儿出疹后 4 天，高热不退，咳嗽加剧，气急发绀，肺部闻及湿啰音。患儿可能发生了（　　　）

A.支气管炎　　　　　　　　　　B.支气管肺炎

C.喉炎　　　　　　　　　　　　D.脑炎

E.心肌炎

4.麻疹患儿早期诊断的最主要依据是（　　　）

A.发热程度　　　　　　　　　　B.上呼吸道卡他症状

C.典型皮疹　　　　　　　　　　D.皮疹的分布特征

E.口腔黏膜上柯氏斑

5.患儿，女，9 岁，因麻疹住院治疗，该患儿应采取何种隔离措施（　　　）

A.呼吸道隔离　　　　　　　　　B.昆虫隔离

C.保护性隔离　　　　　　　　　D.接触隔离

E.消化道隔离

6.麻疹患儿的隔离期限是（　　　）

A.出疹后 3 天　　　　　　　　　B.出疹后 5 天

C.出疹后 7 天　　　　　　　　　D.出疹后 10 天

E.皮疹完全消退

7.幼儿急疹的病原体是（　　　）

A. 柯萨奇病毒   B. 腺病毒

C. 水痘 – 带状疱疹病毒   D. 人疱疹病毒 6 型

E. 肠道病毒

8. 幼儿急疹的特点，哪项正确（   ）

A. 发热当天出疹   B. 热退疹出

C. 红色瘀点   D. 皮疹布满手心足底

E. 1 ~ 3 天消退，伴有脱皮

9. 下列哪项是水痘皮疹演变的特点（   ）

A. 丘疹，斑疹，疱疹，结痂   B. 丘疹，疱疹，斑疹，结痂

C. 斑疹，疱疹，丘疹，结痂   D. 疱疹，丘疹，斑疹，结痂

E. 斑疹，丘疹，疱疹，结痂

10. 患儿，男，4 岁，发热、头痛 3 天，体检可见躯干和头部有斑疹、丘疹、椭圆形疱疹，直径 5mm，周围有红晕，内有透明疱液，患儿最可能诊断是（   ）

A. 麻疹   B. 猩红热

C. 水痘   D. 肾综合征出血热

E. 手足口病

11. 治疗水痘首选的药物是（   ）

A. 青霉素   B. 红霉素

C. 糖皮质激素   D. 阿昔洛韦

E. 头孢噻肟

12. 水痘患者禁用（   ）

A. 喹诺酮类   B. 干扰素

C. 青霉素   D. 甘露醇

E. 肾上腺糖皮质激素

13. 风疹患者的特点，哪项错误（   ）

A. 发热 1 ~ 2 天   B. 患者是唯一传染源

C. 皮疹为斑丘疹   D. 常伴枕部淋巴结肿大

E. 疹退后伴有色素沉着及脱屑

14. 手足口病的病原体是（   ）

A. 肠道病毒   B. 腺病毒

C. 疱疹病毒   D. 鼻病毒

E. 腮腺炎病毒

15. 手足口病的临床变现哪项不妥（   ）

A. 潜伏期 2 ~ 10 天

B. 病程 5 ~ 10 天

C. 皮疹消退后多留瘢痕

D. 普通病例可在口腔，手、足臀部出现斑丘疹及疱疹

E. 重症患者可有神经系统的症状

16. 引起猩红热的病原体是（   ）

A.肺炎链球菌　　　　　　　　B.A 组乙型溶血性链球菌

C.脑膜炎双球菌　　　　　　　D.金黄色葡萄球

E.肺炎克雷伯菌

17.猩红热患者的好发年龄是(　　　)

A.婴儿　　　　　　　　　　　B.幼儿

C.3~5岁　　　　　　　　　　D.5~15岁

E.10~20岁

18.猩红热特征性的皮疹是(　　　)

A.斑疹、丘疹、疱疹、痂疹可同时出现　B.全身瘀点、瘀斑

C.红色斑丘疹　　　　　　　　D.淡红色斑疹及斑丘疹

E.全身弥漫性充血的基础上,均匀分布的针尖大小的丘疹,压之褪色,伴有痒感

19.猩红热患者治疗首选药物是(　　　)

A.阿昔洛韦　　　　　　　　　B.红霉素

C.青霉素　　　　　　　　　　D.庆大霉素

E.制霉菌素

20.患儿,男,2岁。患猩红热入院治疗。现患儿躯干呈糠皮样脱屑,手足为大片状脱皮,针对患儿该阶段的皮肤护理指导,错误的是(　　　)

A.观察脱皮进展情况　　　　　B.勤换衣服,勤晒衣被

C.用温水清洗皮肤,以免感染　D.脱皮大时可用手轻轻撕掉

E.剪短患儿指甲避免抓破皮肤

【参考答案】

1.A　2.C　3.B　4.E　5.A　6.B　7.D　8.B　9.E　10.C　11.D　12.E

13.E　14.A　15.C　16.B　17.D　18.E　19.C　20.D

(编者　农庆云)

第九节　呼吸系统疾病

一、解剖特点

(一)上呼吸道(鼻、鼻窦、咽、咽鼓管、会厌及喉)

1.鼻　鼻腔相对短小,鼻黏膜柔嫩并富于血管,感染时黏膜肿胀,导致堵塞引起呼吸困难或张口呼吸(儿童致吮乳困难)。

2.鼻窦　新生儿鼻窦极小,2~3岁开始发育,6岁增大,12岁才充分发育成熟。鼻窦炎好发于学龄期儿童。

3.鼻泪管和咽鼓管　鼻泪管短,故鼻腔感染易致结膜炎;咽鼓管短、宽、呈水平位,鼻炎易致中耳炎。

4.咽部　咽部较狭窄且垂直,腭扁桃体1岁末才逐渐增大,4~10岁发育达到高峰,14~15岁逐渐退化,故扁桃体炎才见于年长儿;咽扁桃体又叫腺样体,六个月已发育,位于鼻咽

顶部与后壁交界处，严重腺样体肿大是儿童阻塞性睡眠呼吸暂停综合征的常见原因。

5.喉　呈漏斗状，喉腔较窄，声门狭小，软骨柔软，黏膜柔嫩而血管淋巴丰富，轻微炎症即可导致声音嘶哑和吸气性呼吸困难。

（二）下呼吸道（气管、支气管、毛细支气管、呼吸性支气管、肺泡管、肺泡）

1.气管、支气管　管腔较成人的小，黏膜柔嫩，血管丰富，软骨因缺弹力组织，支持作用差，黏液腺分泌不足致气道干燥，因纤毛运动差清除能力差，故婴儿易发生上呼吸道感染，右侧支气管短宽直，故异物易发生在右侧。

2.肺泡　数目少，面积小，弹力组织发育不全，血管丰富致肺泡含血量多，含气量少，易发生炎症，堵塞导致间质炎症，肺气肿与肺不张等。

3.胸廓　小婴儿胸廓呈桶状，膈肌位置较高，胸腔小，肺扩张受限，特别是后下部受限更甚，不能充分换气，易发生呼吸困难。

二、生理特点

1.呼吸频率与节律　新生儿：40~45次/分；1岁以内为：30~35次/分；3岁以内：25~30次/分；4~7岁为20~25次/分；8~14岁为18~20次/分。年龄越小，越容易发生节律的改变。

2.呼吸类型　小婴儿腹膈式呼吸，随年龄增加，转为胸腹式呼吸。

3.呼吸功能特点　年长儿及成人，平均呼吸时用肺活量的12.5%进行呼吸，婴幼儿用肺活量的30%进行呼吸；故婴幼儿易发生呼吸衰竭。

三、呼吸道免疫特点

非特异性免疫力和特异性免疫功能均差。

四、检查方法

（一）体格检查

（1）呼吸频率增快，为呼吸困难的第一征象；发绀：肢端发绀为末梢发绀，舌及口腔黏膜发绀为中心性发绀，对诊断呼吸衰竭和心力衰竭更有意义；吸气时，出现三凹征（胸骨上窝、肋间隙、锁骨上窝）为大气道阻塞；小婴儿有呻吟，口吐白沫。

（2）吸气性喘鸣见于喉炎；呼气性喘息则呼气时间延长，见于小气道阻塞。

（3）肺部听诊：哮鸣音常于呼气相明显，提示小气道梗阻，不固定的中细湿啰音来自支气管的分泌物；于吸气相，特别是深吸气末，听到固定不变的细湿啰音提示肺泡内存在分泌物，常见于各种肺炎。

（二）血气分析

反映气体交换和血液的酸碱平衡状况，为诊断和治疗提供依据。当动脉血氧分压（PaO_2）<50 mmHg（6.67Kpa），动脉二氧化碳分压（PCO_2）>50 mmHg（6.67Kpa），动脉血氧饱和度（SaO_2）<85%时，为呼吸衰竭。

（三）肺脏影像学胸部 X 线平片

（四）儿童纤维支气管镜检查

儿童纤维支气管镜检查用于支气管异物。

（五）肺功能检查

5 岁以上儿童可做此项检查。

急性上呼吸道感染

一、概述

概述系由各种病原引起的上呼吸道的急性感染（简称上感），依据不同的感染部位可诊断为急性鼻炎、急性咽炎、急性扁桃体炎、急性喉炎（声音嘶哑）。

（一）病原体

1. 病毒　占 90% 以上，以鼻病毒、呼吸道合胞病毒、流感病毒等。

2. 细菌　不足 10%，但病毒感染之后也会继发细菌感染。

3. 支原体　极少。

（二）易患因素

1. 儿童呼吸道解剖生理及免疫特点

2. 营养性障碍疾病　如营养不良、贫血、维生素 D、维生素 A 的缺乏等。

3. 大气污染

4. 气候突变

二、临床表现

（一）一般类型急性上呼吸道感染

1. 症状

（1）局部症状：鼻塞、流涕、喷嚏、咳嗽、咽部不适、疼痛多于 3～4 天自然痊愈。

（2）全身症状：发热、烦躁不安、惊厥、乏力、腹痛；婴幼儿（3 岁以内）以全身症状为主，病程 2～7 天，起病 1～2 天，可有高热惊厥；年长儿，以局部症状为主。

2. 体征　可见咽充血，扁桃腺肿大，颌下、颈部淋巴结肿大。

（二）两种特殊类型的急性上呼吸道感染

1. 疱疹性咽峡炎　由柯萨奇 A 组病毒所致，好发于夏秋季，高热，咽痛，在咽腭弓、软腭、悬雍垂的黏膜上可见数个至数十个 2～4 mm 大小灰白色的疱疹，周围有红晕，破溃后形成小溃疡，病程 1 周左右（不波及牙龈）。

2. 咽结膜热　由腺病毒 3～7 型所致，以发热、咽炎、结膜炎为特点，好发于春夏季，病程 1～2 周。

三、并发症

1. 向邻近器官蔓延　引起中耳炎、鼻窦炎、咽后壁脓肿；

2. 向下蔓延　引起支气管炎、肺炎；

3. 病原体入血　导致病毒性心肌炎、脑炎；

4. 病原体引起免疫变态反应　引起急性肾小球肾炎、风湿热。

四、实验室检查

1. 病原体的检查　病毒分离，咽拭子培养；

2.血象 外周血象可正常、也可升高;

3.血液中C反应蛋白(crp)和前降钙素原(pct)检查 有助于细菌感染的诊断。

五、诊断与鉴别的诊断

本病不难诊断,需同流行性感冒、急性传染病早期、过敏性鼻炎进行鉴别。

六、治疗

(一)一般治疗

注意休息,多饮水,补充能量,维生素。

(二)抗感染治疗

1.抗病毒药物

利巴韦林:10~15 mg/kg·d,3~5天为一疗程。

奥司他韦:口服,13岁及以上75 mg,每天两次,连服5天。

2.抗生素 选青霉素、头孢类或大环类酯类,3~5天,若证实为链球菌感染或有风湿热、肾小球肾炎病史者,抗生素用10~14天。

(三)对症治疗

1.发热 物理降温、药物降温。

2.咽痛 用含片。

七、预防

增强体质、避免受凉。

急性喉炎

一、主要症状

声音嘶哑、犬吠样咳嗽、喉梗阻。

二、喉梗阻分度

喉梗阻分度见表2-2-35。

表2-2-35 喉梗阻分度

分度	表现
Ⅰ°	声嘶,犬吠样咳嗽,活动后出现喉鸣、三凹征
Ⅱ°	安静时有喉鸣,三凹征、动后出现缺氧征
Ⅲ°	安静时有喉鸣,三凹征、缺氧征
Ⅳ°	没有有效呼吸,惊恐状、大汗淋漓,之后呼吸心跳停止

三、治疗

重点是保持呼吸道通畅,Ⅱ°以下可以使用激素,Ⅱ°以上,随时做好插管或气管切开的准备；其他治疗同上呼吸道感染。

急性支气管炎

一、病因

1. 病原体　病毒或细菌，或两者混合感染。
2. 诱因　受凉、免疫功能低下。

二、临床表现

先有上呼吸道感染的症状，体征。本病主要症状是咳嗽，肺部体征缺乏，或出现粗大、不固定的干湿啰音。婴幼儿期，还有一种类型的支气管炎，称哮喘型支气管炎，其特点为：

(1)6 个月~3 岁儿童多见，多数 3 岁~6 岁痊愈；

(2)感染为诱发因素，常伴有湿疹，过敏性疾病；

(3)发作时类似于支气管哮喘，表现为呼气性呼吸困难，肺气肿征，呼气时间延长，哮鸣音。发作停止消失，6 岁以后仍有发作者常发展为支气管哮喘。

三、治疗

1. 一般治疗　多饮水。
2. 控制感染　抗病毒，抗生素。
3. 对症治疗　祛痰、平喘、抗过敏。

支气管肺炎

一、病因

1. 病原体　病毒：主要有呼吸道合胞病毒、腺病毒；细菌：主要以肺炎链球菌多见。
2. 诱因　受凉
3. 易患因素

(1)气候骤变。

(2)居住条件不良，维生素 D 缺乏，先天性心脏病，低出生体重儿，免疫缺陷。

二、病理生理

(1)呼吸功能不全，缺氧和二氧化碳潴留。

(2)酸碱平衡失调及电解质紊乱：混合性酸中毒。

(3)循环系统：心率增快，心律失常，缺氧肺小动脉收缩至右心衰竭；缺氧，毒血症，哭闹至全心衰竭；休克，DIC。

(4)神经系统：严重缺氧和二氧化碳潴留，使血与脑脊液 pH 下降，高碳酸血症使脑血管扩张，血流减慢，血管通透性升高，颅内压力升高，脑水肿。

(5)胃肠功能紊乱：低氧血症和毒血症可使胃肠黏膜糜烂，出血，上皮细胞坏死脱落，黏膜屏障功能破坏，胃肠功能紊乱，出现腹泻，呕吐，中毒性肠麻痹。

三、临床表现

2 岁以下婴儿多见，常先有上呼吸道感染的病史，主要表现为发热、咳嗽、气促，肺部固定性的中、细湿啰音。

（一）普通病例

1. 主要症状

（1）发热，热型不定；

（2）咳嗽，较频繁，早期刺激性干咳，极期咳嗽减轻，恢复期咳嗽加重且有痰；

（3）气促；

（4）全身表现，精神不振。

2. 特征

（1）呼吸增快；

（2）发绀；

（3）肺部固定的中、细湿啰音。

（二）重症肺炎

有轻症所有表现，再出现下列表现之一者：

1. 循环系统症状　可有心肌炎，心力衰竭。

（1）呼吸突然加快 >60 次/分；

（2）心率突然 >180 次/分，幼儿 >160 次/分；

（3）突然极度烦躁不安，明显发绀，面色苍白或发灰；

（4）心音低钝，奔马律，颈静脉怒张；

（5）肝脏迅速增大；

（6）尿少或无尿。

2. 神经系统　并中毒性脑病。

（1）烦躁，嗜睡，眼球上窜，凝视；

（2）球结膜水肿，前囟隆起；

（3）昏睡，昏迷，惊厥；

（4）瞳孔改变；

（5）呼吸节律不整；

（6）脑膜刺激征；

神经系统症状有（1）（2）者可诊断为脑水肿，再加（3）～（6）中任意一项，可诊断中毒性脑病。

3. 消化系统症状

食欲减退，呕吐，腹泻，严重者腹胀，肠麻痹。

四、并发症

以金黄色葡萄球菌感染为多见。

1. 脓胸　高热不退，呼吸困难，患侧胸腔积液征。

2. 脓气胸　突然呼吸困难，患侧胸腔积液积气征。

五、辅助检查

1. 外周血象　细菌感染者，白细胞升高，C 反应蛋白升高；
2. X 线检查　对诊断帮助最大。

六、诊断

病史，肺部相对固定的中、细湿啰音。

七、鉴别诊断

需与急性支气管炎、支气管异物、支气管哮喘、肺结核鉴别。

八、治疗

(一)一般治疗及护理
(1)病房空气清新，室温 18℃ ~22℃，温度 50% ~60%，安静。
(2)清淡饮食，流质，营养丰富，必要时静脉补充；
(3)输液速度控制在 5 mL/kg·h。
(二)抗感染治疗
明确细菌感染或病毒感染，继发细菌感染者使用抗生素。
1. 原则　据病原菌选敏感、高效、低毒、早期联用，足量足疗程，重症静脉给药。
2. 抗感染药物
(1)肺炎链球菌：青霉素，红霉素；
(2)金黄色葡萄球菌：新青霉素，头孢，万古霉素；
(3)支原体：大环类酯类。
3. 用药时间
(1)细菌感染：用至体温正常后 5 ~7 天，症状、体征消失后 3 天停药；
(2)支原体感染：至少 3 周；
(3)葡萄球菌感染：体温正常后 2 ~3 周停药，总疗程 6 ~8 周。
4. 用药方式　给药强调有效、方便；维持有效血药浓度(注意间隔时间)。
5. 抗病毒治疗　利巴韦林，10 ~15 mg/kg·d；用 5 ~7 天。
(三)对症治疗
(1)氧疗：鼻导管 0.5 ~1 L/min，浓度 <40%，面罩 2 ~4 L/min，浓度 50% ~60%。
(2)气道管理。
(3)腹胀处理。
(4)体温控制。
(四)糖皮质激素
(五)肺炎合并心力衰竭的处理
使用强心利尿药；及时转上级医院。

九、转诊指征

(1)心力衰竭。

（2）中毒脑病。

（3）中毒性肠麻痹。

【同步综合练习】

单项选择题

1. 儿童易发生上呼吸道感染的原因主要是（　　　）

A. 呼吸道黏膜细嫩　　　　　　　　B. 纤毛运动差

C. 右侧支气管平直　　　　　　　　D. 缺乏分泌型 IgA

5. 营养不良

2. 儿童发生上呼吸道感染的诱因主要是（　　　）

A. 天气变化　　　　　　　　　　　B. 大气污染

C. 营养不良　　　　　　　　　　　D. 先心病

5. 受凉

3. 下列哪项不是上呼吸道感染的并发症（　　　）

A. 喉炎　　　　　　　　　　　　　B. 中耳炎

C. 咽后壁脓肿　　　　　　　　　　D. 肺炎

E. 急性肾炎

4. 急性上呼吸道感染的病原体（　　　）

A. 细菌　　　　　　　　　　　　　B. 病毒

C. 衣原体　　　　　　　　　　　　D. 支原体

E. 滋养体

5. 急性上呼吸道感染早期控制体温的主要目的是（　　　）

A. 防肺炎　　　　　　　　　　　　B. 防惊厥

C. 防营养不良　　　　　　　　　　D. 防心肌炎

E. 防脑炎

6. 热性惊厥的处理，哪项正确（　　　）

A. 镇静—退热—控制感染　　　　　B. 退热—镇静—控制感染

C. 控制感染—镇静—退热　　　　　D. 退热—控制感染—镇静

E. 镇静—控制感染—退热

7. 儿童喉炎的主要表现（　　　）

A. 声嘶、犬吠样咳嗽　　　　　　　B. 犬吠样咳嗽、吸气性三凹征

C. 喉鸣、吸气性三凹征　　　　　　D. 吸气性呼吸困难

E. 大汗淋漓、惊恐面容

8. 急性喉炎梗阻Ⅱ°，下列治疗措施，哪项最佳（　　　）

A. 静脉激素、控制感染　　　　　　B. 肌注激素、控制感染

C. 口服激素、控制感染　　　　　　D. 直肠给激素，控制感染

E. 激素雾化吸入，控制感染

9. 支气管炎与肺炎的主要鉴别点（　　　）

A. 发热程度　　　　　　　　　　　B. 精神状态

C. 心率与呼吸频率的改变　　　　　D. 肺部听到相对固定的湿啰音

E. 有无二氧化碳分压升高

10. 支气管肺炎的主要病理生理变化(　　)

A. 缺氧、二氧化碳潴留　　　　　　B. 毒血症

C. 混合性酸中毒　　　　　　　　　D. 心肌炎

E. 中毒性脑病

11. 支气管肺炎，抗生素选择原则是(　　)

A. 依据药敏试验结果选高效力、低毒性　B. 选择抗生素，顾及年龄

C. 病原体不清时联合用药　　　　　D. 重度肺炎时，静脉给药

E. 以上都对

12. 支气管肺炎，出现下列哪项，考虑转上级(　　)

A. 氧分压 <50 mmHg

B. 出现颅内压升高

C. 心率：婴儿 >180 次/分，幼儿 >160 次/分

D. 腹胀、肠鸣音减弱

E. 以上都是(　　)

13. 支气管肺炎患者、出现下列哪项表现时给氧(　　)

A. 口唇肢端发绀　　　　　　　　　B. 出现面色苍白，呼吸节律不整

C. 出现肝脏肿大　　　　　　　　　D. 出现尿少

E. 出现颅内压升高

14. 哮喘型支气管炎的特征是，哪项对(　　)

A. 发作同感染有关　　　　　　　　B. 发作时表现为吸气性呼吸困难

C. 多数发展为支气管哮喘　　　　　D. 好发于年长儿

E. 春季少发

【参考答案】

1. D　2. E　3. A　4. B　5. B　6. A　7. A　8. E　9. D　10. A　11. E　12. E　13. A　14. A

（编者　张洪艳）

第九单元　传染病与性病、寄生虫病

第一节　病毒性肝炎

一、概述

病毒性肝炎是由多种不同肝炎病毒引起的一组以肝脏损害为主的传染病，包括甲型、乙型、丙型、丁型及戊型肝炎，分别由甲型肝炎病毒(HAV)、乙型肝炎病毒(HBV)、丙型肝炎

病毒(HCV)、丁型肝炎病毒(HDV)及戊型肝炎病毒(HEV)引起。临床表现主要是食欲减退、疲乏无力，肝脏肿大及肝功能损害，部分病例出现发热及黄疸。慢性乙型肝炎及慢性丙型肝炎均与原发性肝细胞癌发生有密切关系。

二、流行病学

(一)传染源

甲型肝炎的主要传染源是急性患者和隐性感染者；乙型肝炎、丙型肝炎、丁型肝炎的传染源是急、慢性患者、病毒携带者；戊型肝炎的传染源是急性及亚临床型患者。HBsAg 携带者是 HDV 的保毒宿主和主要传染源。

(二)传播途径

甲型肝炎主要经粪—口途径传播。乙型肝炎的传播途径包括：①输血及血制品以及使用污染的注射器或针刺等；②母婴垂直传播；③生活上的密切接触；④性接触传播。丙型、丁型肝炎的传播途径与乙型肝炎相同。戊型肝炎通过粪—口途径传播，水源或食物被污染可引起暴发流行；也可经日常生活接触传播。

(三)人群易感性

人类对各型肝炎普遍易感，各种年龄均可发病。

三、临床表现

(一)急性肝炎

1.急性黄疸型肝炎　病程可分为 3 个阶段。

(1)黄疸前期：以消化道症状为主。多以发热起病，伴以全身乏力、食欲不振、厌油、恶心、呕吐、上腹部不适、腹胀、便秘或腹泻等。

(2)黄疸期：尿色加深，巩膜及皮肤出现黄染，且逐日加深，在黄疸出现后发热很快消退，而胃肠道症状及全身乏力加重，但至黄疸即将减轻前即迅速改善。在黄疸明显时可出现皮肤瘙痒，大便颜色变浅等症状。本期肝肿大达肋缘下 1~3 cm，有明显触痛及叩击痛，部分病例有轻度脾肿大。肝功能改变明显。持续 2~6 周。

(3)恢复期：黄疸消退，精神及食欲好转。肿大的肝脏逐渐回缩，触痛及叩击痛消失。肝功能恢复正常。持续 1~2 个月。

2.急性无黄疸型肝炎　起病多徐缓，临床症状较轻，仅有乏力、食欲不振、恶心、肝区痛和腹胀，溏便等症状，多无发热，亦不出现黄疸。肝常肿大伴触痛及叩击痛；少数有脾肿大。ALT 升高。不少病例无明显症状，仅在普查时被发现。多于 3 个月内逐渐恢复。部分乙型及丙型肝炎病例可发展为慢性肝炎。

(二)慢性肝炎

1.慢性迁延型肝炎　急性肝炎病程达半年以上，仍有轻度乏力、食欲不振、腹胀、肝区痛等症状，多无黄疸。肝肿大伴轻度触痛及叩击痛。病情延迟不愈或反复波动可达 1 年至数年，但病情一般较轻。

2.慢性活动型肝炎　既往有肝炎史，目前有较明显的肝炎症状，如倦怠无力、食欲差、腹胀、溏便、肝区痛等，面色常晦暗，一般健康情况较差，劳动力减退。肝大质硬，伴触痛及叩击痛，脾多肿大。可出现黄疸、蜘蛛痣、肝掌及明显痤疮。肝功能长期明显异常，ALT 持续升高或反复波动，白蛋白降低，球蛋白升高，丙种球蛋白及 IgG 增高等。

（三）重型肝炎

1．急性重型肝炎 亦称暴发型肝炎，特点是：起病急，病情发展迅猛，病程短（一般不超过 10 天）。患者常有高热，消化道症状严重（厌食、恶心、频繁呕吐，鼓肠等）、极度乏力。在起病数日内出现神经、精神症状（如性格改变，行为反常、嗜睡、烦躁不安等）。体检有扑翼样震颤、肝臭等，可急骤发展为肝昏迷。黄疸迅速加深，有出血倾向明显（鼻衄、瘀斑、呕血、便血等），肝脏迅速缩小。血清胆红素上升，ALT 升高，但肝细胞广泛坏死后 ALT 可迅速下降，形成"酶—胆分离"现象。尿常规可查见蛋白及管型，尿胆红素强阳性。

2．亚急性重型肝炎 起病初期类似一般急性黄疸型肝炎，但病情进行性加重，出现高度乏力，厌食、频繁呕吐、黄疸迅速加深，血清胆红素升达 >171.0 μmol/L，常有肝臭，顽固性腹胀及腹水（易并发腹膜炎），出血倾向明显，常有神经、精神症状，晚期可出现肝肾综合征，死前多发生消化道出血，肝性昏迷等并发症。肝脏缩小。病程可达数周至数月，大多发展为坏死后肝硬化。实验室检查：血清胆红素迅速升高，ALT 明显升高，或 ALT 下降与胆红素升高呈"酶—胆分离"；血清白蛋白降低，球蛋白升高，白、球蛋白比例倒置，丙种球蛋白增高；凝血酶原时间明显延长，凝血酶原活动度下降；胆固醇酯及胆碱脂明显降低。

3．慢性重型肝炎 在慢性活动性肝炎或肝硬化的病程中病情恶化出现亚急性重型肝炎的临床表现。预后极差。

（四）淤胆型肝炎

起病及临床表现类似急性黄疸型肝炎，但乏力及食欲减退等症状较轻而黄疸重且持久，有皮肤瘙痒等梗阻性黄疸的表现。肝脏肿大。大便色浅、ALT 多为中度升高。尿中胆红素强阳性而尿胆原阴性。

四、诊断

（一）临床诊断

1．急性肝炎

（1）急性无黄疸型肝炎：症状及肝功损害均较轻，必须对流行病学资料、症状、体征及实验室检查进行综合分析。其诊断依据如下。

①流行病学资料：半年内与肝炎患者密切接触史，尤其是家族中有肝炎患者。半年内接受输血或血制品史，注射史或针刺史。水源，食物污染史等。

②症状：持续数日、无其他原因可解释的乏力、食欲减退、厌油、腹胀、溏便和肝区痛等。

③体征：肝脏肿大且有触痛，叩击痛。可伴脾脏轻度肿大。

④化验：ALT 增高，病原学检查阳性。

凡化验阳性，且其他 3 项中有 2 项阳性，或化验阳性，有症状或体征，且能排除其他疾病者，可诊断。

（2）急性黄疸型肝炎：急性发病具有急性肝炎的症状，体征及化验异常，且血清胆红素升高，尿胆红素阳性，并排除其他原因引起的黄疸，可作出诊断。

2．慢性肝炎

（1）慢性迁延型肝炎：有确诊或可疑急性肝炎病史，病程超过半年仍有轻度症状，伴有血清 ALT 升高或并有其他肝功能轻度损害。或肝活体组织检查符合迁延型肝炎之诊断。

（2）慢性活动性肝炎：既往有肝炎史，或急性肝炎病程迁延，超过半年，而目前有较明显的肝炎症状；肝肿大，质中等硬度以上可伴有蜘蛛痣，面色晦暗、肝掌及脾肿大；血清 ALT 活力持续增高或反复波动，血清胆红素长期或反复增高，伴有白蛋白减低，球蛋白升高，白、球蛋白比例异常，或丙种球蛋白增高；可出现自身抗体或肝外损害。

3．重型肝炎　凡急性、慢性肝炎或肝硬变患者出现高热、极度乏力、严重的消化道症状，黄疸进行加深，出血倾向、神经精神症状，肝脏进行性缩小，肝细胞明显损害，凝血酶原时间明显延长者，均应考虑为重型肝炎。

4．淤胆型肝炎　起病急，有持续 3 周以上的肝内梗阻性黄疸的症状及体征，肝炎症状较轻，肝脏肿大较明显；肝功化验主要表现为梗阻性黄疸的化验结果；并可除外其他肝内、外梗阻性黄疸者，可诊断为急性淤胆型肝炎。

（二）病原学诊断

1．甲型肝炎

（1）急性期血清抗 – HAVIgM 阳性；

（2）急性期及恢复期双份血清抗 – HAV 总抗体滴度呈 4 倍以上升高。

2．乙型肝炎

（1）乙型肝炎五项（乙肝两对半）临床意义见表 2 – 2 – 36。

表 2 – 2 – 36　乙肝两对半结果及临床意义

HBsAg	HBsAb	HBeAg	HBeAb	HBcAb	其临床意义
+	—	—	—	—	急性病毒感染的潜伏期后期
+	—	+	—	+	俗称大三阳，乙型肝炎病毒携带状态，传染性相对较强
+	—	—	+	+	俗称小三阳，乙型肝炎病毒带携带状态，部分患者有传染性
+	—	—	—	+	急性 HBV 感染或乙型肝炎病毒携带者，传染性弱
—	—	—	—	+	①既往感染；②恢复期抗 – HBs 尚未出现；③无症状乙型肝炎病毒携带者。
—	+	—	+	+	感染的恢复期，已有一定的免疫力
—	+	—	—	—	曾经注射过乙型肝炎疫苗并产生了抗体，有免疫力；曾经有过乙型肝炎病毒的感染，现具有一定的免疫力。

（2）乙肝病毒基因（HBV – DNA）：可以反映在感染者体内 HBV 的复制水平及传染性。

3．丙型肝炎

（1）排除诊断法：凡不符合甲型、乙型、戊型病毒性肝炎诊断标准，并除外 EB 病毒，巨细胞病毒急性感染（特异性 IgM 抗体阴性）及其他已知原因的肝炎，如药物性肝炎，酒精性肝炎等，流行病学提示为非经口感染者，可诊断为丙型肝炎。

（2）特异性诊断：血清抗 – HCV 或 HCV RNA 阳性者。

4．丁型肝炎　与 HBV 同时或重叠感染。

（1）血清中抗 – HD – IgM 阳性，或抗 – HD 阳性，或 HDAg 阳性。

（2）血清中 HDV RNA 阳性。

（3）肝组织内 HDAg 阳性。

5. 戊型肝炎

（1）排除诊断法：凡有符合甲型、乙型、丙型、丁型、巨细胞病毒、EBV 急性感染及其他已知原因的肝炎并排除，流行病学证明经口感染者，可诊断为戊型肝炎。

（2）特异性诊断：急性期血清抗－HEV－IgM 阳性，或急性期粪便免疫电镜找到 HEV 颗粒，或急性期抗－HEV 阴性而恢复期阳转者。

五、鉴别诊断

（一）急性黄疸型肝炎

1. 黄疸前期　应与上呼吸道感染、传染性单核细胞增多症、风湿热及胃肠炎等相鉴别。

2. 黄疸期　应与其他可引起黄疸的疾病相鉴别，如药物性肝炎，钩端螺旋体病、传染性单核细胞增多症、胆囊炎、胆石症等。

（二）无黄疸型肝炎及慢性肝炎

应与可引起肝（脾）肿大及肝功损害的其他疾病相鉴别，如慢性血吸虫病、华支睾吸虫病，药物性或中毒性肝炎，脂肪肝等。

（三）慢性肝炎黄疸持续较久者

须与肝癌，胆管癌，胰头癌等相鉴别。

（四）重型肝炎

应与其他原因引起的严重肝损害，如药物中毒、暴发性脂肪肝等进行鉴别。此外，在急性重型肝炎临床黄疸尚不明显时，应注意与其他原因引起的消化道大出血，昏迷、神经精神症状相鉴别。

六、治疗

病毒性肝炎目前尚无可靠而满意的抗病毒药物治疗。一般采用综合疗法，以适当休息和合理营养为主，根据不同病情给予适当的药物辅助治疗，同时避免饮酒、使用肝毒性药物及其他对肝脏不利的因素。

（一）急性肝炎

多为自限性疾病。若能在早期得到及时休息，合理营养及一般支持疗法，大多数病例能在 3~6 个月内临床治愈。

（二）慢性肝炎

应采用中西医结合治疗

（三）重型肝炎

应及早采取合理的综合措施，加强护理，密切观察病情变化，及时纠正各种严重紊乱，防止病情进一步恶化。

（四）淤胆型肝炎

酌情选用氢化可的松每日 40~60 mg 口服，或地塞米松每日 15 mg 溶于葡萄糖注射液内静脉滴注。瘙痒明显者可口服异丁嗪 5 mg 每日 2 次，或消胆胺每日 3 克。

七、预防

（一）管理传染源

（1）急性甲型肝炎患者应进行隔离至传染性消失。

（2）应禁止慢性肝炎和无症状 HBV 或 HCV 携带者献血及从事管饮、托幼等工作。

（二）切断传播途径

1. 预防甲、戊型肝炎的重点　在于防止粪—口传播，应加强水源保护、粪便管理、食品消毒，消灭苍蝇及注意个人卫生。

2. 预防乙、丙、丁型肝炎的重点　是防止病毒通过血液、体液传播，加强献血员的筛选，严格掌握输血及输血制品的适应证。具体措施包括：①如发现或怀疑有伤口或针刺感染乙型肝炎病毒时，可注射高效价乙肝免疫球蛋白。②器械使用应分类并严格消毒。③控制母婴传播：HBV‑DNA 水平是影响母婴传播的最关键因素。在充分告知风险、权衡利弊和签署知情同意书的情况下，可对 HBV DNA 高水平孕妇进行抗病毒治疗，以提高新生儿乙型肝炎病毒母婴传播的阻断率。④若需接触患者血液及体液，应戴手套或其他保护用品，⑤不共用剃须刀、牙具等

（三）保护易感人群

人工免疫特别是主动免疫为预防肝炎的根本措施。

1. 主动免疫　①甲型肝炎：凡血清抗 HAV IgG 阴性者均可接种甲型肝炎疫苗；②乙型肝炎：接种乙肝疫苗是预防乙型肝炎最有效的措施。

2. 被动免疫　近期与甲型肝炎患者有密切接触的易感儿童可用免疫球蛋白肌内注射，越早越好，不应迟于接触后 7~14 日。HBV 慢性感染母亲的新生儿和暴露于 HBV 的易感者应尽早注射乙型肝炎免疫球蛋白。

对病毒性肝炎患者要尽早发现、早诊断、早隔离、早报告、早处理，以防止流行。

八、转诊指征

1. 甲型和戊型肝炎　症状重，黄疸深重或妊娠期感染者。

2. 乙型、丙型肝炎　在没有抗病毒治疗经验或药物的情况下。

有肝炎症状，但诊断困难时；重型或有重型倾向的病毒性肝炎患者，应尽快转诊。

【同步综合练习】

单项选择题

1. 一般不会转为慢性的一组病毒肝炎是（　　　）

A. 甲型和戊型　　　　　　　　　　B. 乙型和戊型

C. 丙型和戊型　　　　　　　　　　D. 乙型和丁型

E. 乙型和丙型

2. 乙型肝炎的传播途径不包括（　　　）

A. 注射途径　　　　　　　　　　　B. 消化道途径

C. 母婴传播　　　　　　　　　　　D. 性传播

E. 输血和血制品

3. 在甲型肝炎病程中传染性最强的时期是（　　　）

A. 黄疸前期   B. 2 周至血清 ALT 高峰期后 1 周

C. 慢性期   D. 黄疸期

E. 恢复期

4. 在病毒性肝炎中，以血液、体液为主要传播途径的是(   )

A. 甲型   B. 戊型

C. 甲型、乙型、丙型   D. 乙型、丙型、丁型

E. 甲型、戊型

5. 在雨季和洪水后易发生流行的病毒性肝炎是(   )

A. 甲型   B. 乙型

C. 丙型   D. 丁型

E. 戊型

6. 丙型病毒肝炎最主要的传播途径是(   )

A. 母婴传播   B. 输血和血制品

C. 粪—口途径   D. 呼吸道

E. 日常生活密切接触

7. 能保护人体防止乙肝感染的是(   )

A. 表面抗体   B. e 抗原

C. DNA 抗体   D. e 抗体

E. 核心抗体

8. 乙型肝炎最主要的传播途径是(   )

A. 日常生活密切接触   B. 医源性传播

C. 粪—口传播   D. 母婴传播

E. 血液及体液传播

9. 预防乙型肝炎的主动免疫是(   )

A. 丙种球蛋白   B. 抗毒素

C. 胎盘球蛋白   D. 特异性高价免疫球蛋白

E. 乙型肝炎疫苗

10. 对乙型肝炎具有免疫保护作用的抗体是(   )

A. 抗 – HBe   B. 抗 – HBc

C. 抗 – IgG   D. 抗 – IgM

E. 抗 – HBs

11. 下列与病毒性肝炎的流行病学特点不符的是(   )

A. 甲型肝炎可呈食物型和水型暴发流行

B. 母婴垂直传播可见于丙型肝炎

C. 家庭内密切接触传播可见于各型病毒性肝炎

D. 乙型肝炎可以经输液和血制品传播

E. HBsAg 阳性者常呈家庭聚集现象

12. 为阻断母婴传播，对 HBeAg 阳性的母亲分娩的新生儿，最好的预防方法是(   )

A. 应用乙肝疫苗加高效价免疫球蛋白 B. 应用乙肝疫苗

C. 应用高效价乙肝免疫球蛋白　　　　D. 应用丙种球蛋白

E. 应用乙肝疫苗加干扰素

13. 意外被乙肝患者血液污染的针头刺破皮肤后，最有效的预防措施是立即(　　　)

A. 用碘伏消毒局部伤口　　　　　　　B. 注射高效价乙肝免疫球蛋白

C. 应用干扰素　　　　　　　　　　　D. 注射丙种球蛋白

E. 注射乙肝疫苗

14. 杨先生，26 岁，体检时发现 HBsAg 阳性，其他血清标志物都为阴性。此情况已经持续 5 年，无任何自觉症状和阳性体征。目前该患者可能是(　　　)

A. 乙型肝炎病情稳定　　　　　　　　B. 对乙型肝炎病毒具有免疫力

C. 乙型肝炎病毒携带者　　　　　　　D. 乙型肝炎恢复期

E. 乙型肝炎无传染期

15. 郑女士的血清标志物检测结果显示：HBsAg(+)、HBsAb(–)、HBeAg(+)、HBeAb(–)、HBcAb(+)、HBV – DNA(+)、血清抗 – HAV – IgM(–)、HAV – IgG(+)。提示该患者可能是(　　　)

A. 体内有 HAV 存在　　　　　　　　B. 乙型肝炎有较强的传染性

C. HBV 隐性感染者　　　　　　　　D. HAV 与 HBV 同时感染

E. 无症状的 HBV 携带者，无传染性

(16 ~ 17 题共用选项)

A. 潜伏期短平均 5 天　　　　　　　　B. 粪便排毒

C. 病原体较易培养分离　　　　　　　D. 持续性感染多见

E. 血清学检查方法尚未建立

16. 甲型肝炎病毒(　　　)

17. 乙型肝炎病毒(　　　)

(18 ~ 19 题共用选项)

A. 甲型肝炎病毒　　　　　　　　　　B. 乙型肝炎病毒

C. 丙型肝炎病毒　　　　　　　　　　D. 丁型肝炎病毒

E. 戊型肝炎病毒

18. 能与乙型肝炎病重叠感染的病毒是(　　　)

19. 排毒方式与甲型肝炎病毒相似的病毒是(　　　)

(20 ~ 21 题共用选项)

A. DNA 多聚酶　　　　　　　　　　B. HBsAg

C. HBeAg　　　　　　　　　　　　　D. 抗 – HBc

E. 抗 – HBs

20. 表明乙型肝炎病毒活跃复制的是(　　　)

21. 对机体具有保护作用的抗体是(　　　)

【参考答案】

1. A　2. B　3. B　4. D　5. E　6. B　7. A　8. E　9. E　10. E　11. D　12. A　13. B　14. C　15. B　16. B　17. D　18. D　19. E　20. A　21. E

(编者　何孝强)

第二节 流行性脑脊髓膜炎

一、概述

流行性脑脊髓膜炎简称流脑，是由脑膜炎奈瑟菌(又称脑膜炎球菌)引起的经呼吸道传播的一种化脓性脑膜炎。主要由带菌者和患者呼吸道飞沫直接从空气传播，进入呼吸道引起感染；对于婴幼儿，也可通过怀抱、喂乳、接吻、密切接触等途径传播。发病年龄从2~3个月开始，6个月至14岁儿童发病率最高。本病隐性感染多，病后的抗体效价虽可逐年降低，但第二次患病者极少。终年均可发生，但以冬春季发病最为多见。

二、临床表现

潜伏期1~7日，平均2~3日。按病情轻重和临床表现，分为轻型、普通型、暴发型和慢性败血症型四种临床类型。

(一)普通型

最常见，约占全部病例的90%。

1. 上呼吸道感染期 多数无症状，部分有咽痛、鼻咽部黏膜充血及分泌物增多。鼻咽拭子培养可发现脑膜炎球菌。此期持续1~2日。

2. 败血症期 起病急骤，高热伴畏寒、头痛、呕吐、全身乏力、肌肉酸痛、烦躁不安，偶有关节疼痛。此期的特征性表现是瘀点或瘀斑，最早见于眼结膜和口腔黏膜，大小不一，多少不等，分布不均，以肩、肘、臀等易受压皮肤处多见，色泽鲜红，后变为紫红。少数先为淡红色斑丘疹，而后迅速转为瘀点或瘀斑。病情严重者瘀点、瘀斑迅速扩大，其中央因血栓形成出现紫黑色坏死或形成大疱，如坏死累及皮下组织可留瘢痕。多数患者于12~24小时发展至脑膜炎期。此期血培养多为阳性，脑脊液可能正常，瘀点涂片检查易找到病原菌。

3. 脑膜炎期 在败血症基础上头痛加剧，频繁喷射性呕吐、烦躁不安、惊厥、意识障碍等中枢神经系统症状加重。此期特征性表现为脑膜刺激征阳性，婴幼儿患者除高热、呕吐、烦躁、拒食外，咳嗽、腹泻、惊厥较多见，脑膜刺激征常缺如，如囟门隆起则有助于诊断。

4. 恢复期 体温逐渐降至正常，各种症状逐渐消失，皮疹大部分被吸收。一般1~3周痊愈，约10%患者出现口唇疱疹。

(二)暴发型

多见于儿童，起病急骤，病情凶险，死亡率高。根据表现可分为三型：

1. 休克型 突起寒战、高热，短期内出现全身的瘀点，并迅速扩大融合为瘀斑。出现休克症状，多在病后24小时内发生。循环衰竭为本型特征，表现为面色苍白，唇周及肢端发绀，手足发凉，皮肤发花，呼吸急促，脉搏细速，血压稍低，尿量减少。多无脑膜刺激征。此型瘀点涂片、血培养多为阳性，伴弥散性血管内凝血(DIC)，脑脊液检查无显著异常。

2. 脑膜脑炎型 以脑实质损害的临床表现为特征，表现为除高热、瘀斑外，剧烈头痛、频繁呕吐或喷射性呕吐，反复或持续惊厥、迅速进入昏迷。脑膜刺激征阳性，部分患者可出现中枢性呼吸衰竭(表现为呼吸快慢不一、深浅不均、呼吸暂停等节律的变化)或脑疝。

3. 混合型　同时具有上述两种暴发型的临床表现,病情极为严重。

(三)轻型

多见于流脑流行后期,病变轻,多表现为低热、轻微头痛、咽痛等上呼吸道症状,出血点少。脑脊液检查一般无明显改变,咽拭子培养可发现有脑膜炎球菌。

(四)慢性型

罕见,多见于成年人,病程可迁延数周至数月。表现为间断发冷、发热,每次发热后常成批出现皮疹或瘀点,关节痛、脾大、外周血白细胞增多,血培养可呈阳性。

三、诊断和鉴别诊断

(一)诊断

1. 流行病学资料　多发生于冬春季;当地有流脑发生或流行。

2. 临床表现　急性起病,高热、头痛、呕吐、皮肤黏膜瘀点或瘀斑,脑膜刺激征阳性等。

3. 实验室检查　外周血白细胞总数升高,分类以中性粒细胞为主;脑脊液呈化脓性改变。皮肤瘀点或脑脊液涂片发现革兰阴性球菌,脑脊液或血培养阳性可确诊。

(二)鉴别诊断

1. 其他化脓性脑膜炎　为非流行性,无明显季节性,瘀斑及唇周疱疹少见,DIC 罕见。需细菌学检查来鉴别。

2. 结核性脑膜炎　有结核病史或与结核患者密切接触史。病程长、起病缓慢。早期有结核中毒症状。脑脊液可鉴别。

3. 流行性乙型脑炎　高热、意识障碍、惊厥、呼吸衰竭及脑膜刺激征、流行于夏秋季节、血常规、脑脊液检查等可鉴别。

四、转诊指征

流行期间做好卫生宣传工作,对疑似病例早发现、早诊断、早报告、早期就地呼吸谐隔离和转诊治疗。一般隔离至临床症状消失 3 日。对与患者接触者,医学观察 7 日。暴发型流脑的病情凶险,变化迅速,多数患者死于入院后 12 小时或转诊途中,故应就地抢救,创造转诊条件,争取最佳治疗。

【同步综合练习】

单项选择题

1. 流行性脑脊髓膜炎败血症期患者皮肤瘀点的主要病理基础是(　　　)

A. 凝血功能障碍　　　　　　　　　B. 血小板减少

C. 弥散性血管内凝血(DIC)　　　　D. 小血管炎致局部坏死及栓塞

E. 血管脆性增强

2. 流行性脑脊髓膜炎患者出现昏迷、瞳孔不等大和呼吸衰竭时,最主要的抢救措施为(　　　)

A. 立即气管切开　　　　　　　　　B. 20% 甘露醇静脉快速输入

C. 使用人工呼吸机　　　　　　　　D. 肌注苯巴比妥

E. 注射山莨菪碱(654 - 2)

3. 流行性脑脊髓膜炎发病高峰季节为(　　)

A. 6~7 月　　　　　　　　　　　B. 9~10 月

C. 11~12 月　　　　　　　　　　D. 3~4 月

E. 8~9 月

4. 流行性脑脊髓膜炎的主要传播途径是(　　)

A. 消化道传播　　　　　　　　　B. 呼吸道传播

C. 蚊子传播　　　　　　　　　　D. 血液传播

E. 接触传播

5. 我国治疗流行性脑脊髓膜炎的首选药物(　　)

A. 青霉素　　　　　　　　　　　B. 红霉素

C. 氯霉素　　　　　　　　　　　D. 头孢曲松钠

E. 磺胺嘧啶

6. 流行性脑脊髓膜炎最主要的传染源(　　)

A. 患者　　　　　　　　　　　　B. 带菌者

C. 隐性感染者　　　　　　　　　D. 猪

E. 蚊子

7. 流行性脑脊髓膜炎的好发人群是(　　)

A. 老年　　　　　　　　　　　　B. 青壮年

C. 新生儿　　　　　　　　　　　D. 婴幼儿

E. 中年

8. 普通型流行性脑脊髓膜炎败血症期最重要的体征是(　　)

A. 脑膜刺激征　　　　　　　　　B. 皮肤瘀点、瘀斑

C. 脾大　　　　　　　　　　　　D. 口唇疱疹

E. 锥体束征阳性

9. 以下哪项检查能快速确诊流行性脑脊髓膜炎(　　)

A. 血白细胞升高　　　　　　　　B. 脑脊液检查

C. 脑脊液细菌学涂片　　　　　　D. 免疫性检查

E. 细菌培养

10. 流行性脑脊髓膜炎患者的隔离的时间(　　)

A. 至症状消失后 3 天　　　　　　B. 15 天

C. 7 天　　　　　　　　　　　　D. 21 天

E. 30 天

11. 患儿,女,10 岁,因高热、头疼 2 天,伴频繁呕吐 1 天于 2009 年 3 月 1 日来就诊。查体:体温 39.2℃,心率 110 次/分,呼吸 24 次/分,血压 110/80 mmHg,急性热病容,神清,皮肤散在少量出血点,颈项强直,Brudzinski 征(＋),Kerning 征(＋),Babinski 征(－)。该患儿可能是(　　)

A. 流行性脑脊髓膜炎　　　　　　B. 流行性乙型脑炎

C. 肾综合征出血热　　　　　　　D. 中毒性细菌性痢疾

E. 肝性脑病

12. 患儿，女，4岁，因发热、头疼、呕吐2天于2006年2月8日入院。查体：体温39.8℃，心率118次/分，呼吸24次/分，血压120/80 mmHg，神清，皮肤多处散在出血点，颈有抵抗，克氏征和布氏征阳性。诊断为：流行性脑脊髓膜炎，该患儿应隔离的期限为（　　）

    A. 至症状消失后3天　　　　　　　　B. 1个月
    C. 10天　　　　　　　　　　　　　　D. 21天
    E. 15天

（13～15题共用选项）

    A. 上呼吸道感染期　　　　　　　　　B. 败血症
    C. 脑膜炎期　　　　　　　　　　　　D. 流脑恢复期

13. 流脑有瘀点或瘀斑属于（　　）
14. 流脑仅有上感症状属于（　　）
15. 流脑出现脑膜刺激征阳性属于（　　）

【参考答案】

1. C　2. B　3. C　4. B　5. A　6. A　7. D　8. B　9. B　10. A　11. A　12. A　13. B　14. A　15. C

（编者　何孝强）

第三节　狂犬病

狂犬病又称恐水症，人多因被病兽咬伤而感染。

一、临床表现

潜伏期长短不一，多数在3个月以内（一般为30～60天），典型临床表现分3期。

（一）前驱期

大多数患者有低热、食欲减退、恶心、头痛、倦怠、全身不适等，酷似"感冒"，继而出现恐惧不安，对声、光、风、痛等较敏感，并有喉咙紧缩感。较有诊断意义的早期症状是伤口及其附近感觉异常，有麻、痒、痛及蚁走感等，此乃病毒繁殖时刺激神经元所致，持续2～4日。

（二）兴奋期

患者逐渐进入高度兴奋状态，突出表现为极度恐惧、恐水、怕风、发作性咽喉肌痉挛、呼吸困难、排尿排便困难及多汗流涎等。患者多数神志清晰，部分患者可有定向力障碍、幻觉、谵妄、精神失常等。本期一般1～3日。

（三）麻痹期

狂犬病的整个病程一般不超过6日，偶见超过10日者。此外，尚有以瘫痪为主要表现的"麻痹型"或"静型"，也称哑狂犬病，该型患者无兴奋期及恐水现象，而以高热、头痛、呕吐、咬伤处疼痛开始，继而出现肢体软弱、腹胀、共济失调、肌肉麻痹、大小便失禁等。病程长达10日，最终因呼吸肌麻痹与延髓性麻痹而死亡。

二、诊断

由被犬咬或抓的病史及由此所致的开放性损伤、或皮肤黏膜的破损伤口被携带狂犬病毒的犬舔舐、临床表现来确定。

三、防治原则

(一)治疗

1. 处理伤口　患者应尽早就地进行及时彻底的清创消毒。

2. 免疫治疗　伤后应以狂犬病免疫球蛋白(RIG, 20U/kg)做伤口周围浸润注射。使用动物源性 RIG,用药前应作过敏试验;如试验阳性,应在注射肾上腺素后再给予 RIG。人源制剂的 RIG,则不必使用抗过敏药物。采用狂犬病疫苗主动免疫在伤后第 1、3、7、14、28 日各注射一剂,共 5 剂。如曾经接受过全程主动免疫,则咬伤后不需被动免疫治疗,仅在伤后当天与第 3 天强化主动免疫各一次。

密切观察伤人的犬兽,加以隔离,若动物存活 10 日以上,可以排除狂犬病。

(二)预防

狂犬病预后差、死亡率高,应当加强预防。

教育和监护好幼童,使其远离狗,特别是陌生人的狗;婴儿可以接种含针对狂犬病的联合疫苗;对犬猫应严加管理并施行免疫注射。

四、转诊

重症患者或如无条件进行免疫治疗的应尽早转诊至上级医疗机构诊治。转诊过程中应注意对患者的心理安慰,对重症患者应加强监测,做好抢救准备,及时对症支持治疗。

【同步综合练习】

单项选择题

1. 我国狂犬病的主要传染源是(　　　)

A. 患者　　　　　　　　　　　　　B. 病犬

C. 家猫　　　　　　　　　　　　　D. 野狼

E. 吸血蝙蝠

2. 人被狂犬咬伤后是否发病,影响最小的因素是(　　　)

A. 伤者自身免疫　　　　　　　　　B. 咬伤部位

C. 咬伤程度　　　　　　　　　　　D. 伤口的处理情况

E. 伤者年龄

3. 狂犬病的病原为(　　　)

A. 狂犬病毒　　　　　　　　　　　B. 狂犬细菌

C. 狂犬双球菌　　　　　　　　　　D. 以上都是(　　　)

E. 以上都不是

4. 下列关于狂犬病的描述,不正确的是(　　　)

A. 由狂犬病毒所致　　　　　　　　B. 以侵犯中枢神经系统为主

C. 急性人兽共患传染病　　　　　　D. 一定有恐水症状

E. 病死率达 100%

5. 关于狂犬病的治疗,下列哪项是错误的(　　　)

A. 发病后严格隔离患者,防止唾液污染 B. 减少光、风、声等刺激

C. 狂躁时用镇静药 D. 维护心血管和呼吸功能

E. 立即注射狂犬疫苗

【参考答案】

1. B 2. B 3. A 4. D 5. A

(编者 何孝强)

第四节 艾滋病

一、概述

艾滋病又称获得性免疫缺陷综合征(AIDS),是由人类免疫缺陷病毒(HIV)引起的免疫功能缺陷性疾病,主要通过性接触、血液和母婴传播。HIV 选择性的侵犯带有 CD4$^+$ 受体的靶细胞,破坏人体的免疫功能,最终造成人体免疫系统的功能减退或丧失,引起各种致命性机会感染和恶性肿瘤。

二、临床表现

本病潜伏期较长,感染病毒后需 2~10 年才发生以机会性感染及肿瘤为特征的艾滋病。临床经过可分为 3 期。

(一)急性感染期(Ⅰ期)

感染 HIV 后 2~6 周,部分感染者出现发热、全身不适、头痛、肌肉关节疼痛、淋巴结肿大等 HIV 病毒血症和免疫系统急性损伤症状。从感染到检测出抗 - HIV 前的一段时间,临床上称为窗口期(2~6 周)。此期抗 - HIV 常呈阴性,但在血液、精液、阴道分泌物等体液中已含有大量的 HIV 病毒,HIV 抗原和 P$_{24}$阳性,有很强的传染性。

(二)无症状感染期(Ⅱ期)

无任何症状,持续 2~10 年,但有传染性,仅血清抗 HIV 抗体阳性。

(三)艾滋病期(Ⅲ期)

主要临床表现为 HIV 相关症状、各种机会性感染、肿瘤及神经系统症状。

1. HIV 相关症状 持续 1 个月以上发热、盗汗、消瘦乏力和腹泻等症状,部分患者表现为神经精神症状。持续性个 3 月以上除腹股沟以外有两个或两个以上部位无其他原因可以解释的持续性全身性淋巴结肿大。

2. 机会性感染 原虫、真菌、抗酸菌和病毒感染。

(1)呼吸系统:以肺孢子虫肺炎最为常见,是本病机会性感染而死亡的主要原因,表现为间质性肺炎。念珠菌、疱疹病毒和巨细胞病毒、结核菌、卡波西肉瘤均可侵犯肺部。

(2)消化系统:念珠菌、疱疹病毒和巨细胞病毒引起口腔和食管炎症或溃疡。引起腹泻和体重减轻,肝大及肝功能异常。

(3)皮肤黏膜:白色念珠菌或疱疹病毒所致口腔感染以及非感染性病变脂溢性皮炎等。

(4)眼部:巨细胞病毒、弓形虫引起视网膜炎,眼部卡波西肉瘤等。

(5)恶性肿瘤：浸润性宫颈癌、免疫母细胞性淋巴瘤、原发性脑淋巴瘤等，以卡波西肉瘤和恶性淋巴瘤常见。

(6)中枢神经系统：表现为急性 HIV 脑膜炎、亚急性脑炎、弓形体病、隐球菌脑膜炎、脑部原发性淋巴瘤、脑血管病变(出血、栓塞等)脊髓炎及周围神经病变等。

三、预防

艾滋病无治愈方法，重在预防。普及艾滋病知识、预防办法、加强群众的自我保护。严禁吸毒，严格筛选献血员，加强血液、血制品的管理，严禁 HIV 感染者献血、血浆和捐献器官、组织或精液。使用一次性医用器材和用品，患者所用的各种医疗器械均应严格消毒。加强性知识和性行为的健康教育，取缔娼妓和乱性交。减少母婴传播，已感染 HIV 的育龄妇女应避免妊娠，已受孕者应终止妊娠。已分娩者避免母乳喂养。目前尚无疫苗，医护人员应做好自我防护。

四、转诊

按照《医疗机构管理条例》和《艾滋病防治条例》有关要求，严格落实首诊(问)负责制，发现的艾滋病患者和病毒感染者，要积极、科学、妥善地做好接诊和相关处置工作。及时将艾滋病患者和病毒感染者转诊至定点医院，或向当地卫生行政部门报告，由卫生行政部门协调转诊等相关事宜；不适宜转诊的艾滋病患者和病毒感染者，由卫生行政部门组织定点医院相关医务人员到接收医疗机构开展医疗服务工作。

【同步综合练习】

单项选择题

1.下这除哪项外，均系艾滋病的易感者(　　　)

A.男性同性恋者　　　　　　　　B.有多个性伴侣者

C.静脉吸毒者　　　　　　　　　D.血友患者

E.病毒性肝炎患者

2.艾滋病肺部最常见的机会性感染是(　　　)

A.口腔念珠菌病　　　　　　　　B.外阴部疱疹病毒感染

C.卡氏肺孢子虫肺炎　　　　　　D.巨细胞病毒性视网膜炎

E.疱疹性直肠炎

3.艾滋病最主要的预防措施是(　　　)

A.治疗和隔离患者　　　　　　　B.治疗和隔离无症状病毒携

C.切断传播途径　　　　　　　　D.对高危人群进行人工主动免疫

E.对接触者采用人工被动免疫

4.对艾滋病患者和艾滋病病毒感染者应采取的隔离措施是(　　　)

A.接触隔离　　　　　　　　　　B.呼吸道隔离

C.肠道隔离　　　　　　　　　　D.血液、体液隔离

E.虫媒隔离

5.艾滋病属于哪种隔离(　　　)

A. 肠道隔离
B. 虫媒隔离

C. 接触隔离
D. 血液体液隔离

E. 呼吸道隔离

6. 目前认为艾滋病的传播途径不包括(　　)

A. 性传播
B. 静脉滥用毒品而传播

C. 输血及血制品
D. 母婴垂直传播

E. 昆虫叮咬传播

7. 确诊艾滋病的依据是(　　)

A. 周围血象淋巴细胞减少
B. 血清艾滋病毒抗体阳性,病毒分离阳性

C. 咽拭子涂片检查
D. 血培养阳性

E. 做分泌物培养

8. HIV 是(　　)

A. 人类免疫缺陷病毒
B. 狂犬病毒

C. 汉坦病毒
D. 伤寒杆菌

E. 沙门氏菌

(9~12题共用选项)

A. 乙脑病毒
B. HIV

D. HAV
D. 狂犬病毒

E. 流感病毒

9. 通过粪—口传播(　　)

10. 通过犬咬伤口感染(　　)

11. 呼吸道传播(　　)

12. 通过性接触传播(　　)

【参考答案】

1. E　2. C　3. A　4. D　5. D　6. E　7. B　8. A　9. C　10. D　11. A　12. B

(编者　何孝强)

第五节　性传播疾病

性传播疾病简称性病,是指主要通过性行为、类似性行为传播的传染病。需向卫生防疫部门报告。

一、梅毒

梅毒是由梅毒螺旋体通过性交、血液、胎盘等途径感染引起的一种全身性慢性传染病。早期主要侵犯皮肤黏膜,晚期侵犯心血管系统、中枢神经系统及全身各系统,危害极大。梅毒根据传播途径分为获得性(后天)梅毒与胎传性(先天)梅毒。

（一）临床表现

1. 获得性梅毒

（1）一期梅毒：潜伏期2~4周，主要表现为硬下疳（生殖器部位形成一无痛性溃疡、软骨样硬度），可在3~8周内自然消退。硬下疳出现1~2周后，可出现一侧腹股沟或患处附近淋巴结肿大，较硬，不融合，无疼痛及压痛，表面无红热。

（2）二期梅毒：发生于感染后7~10周，以梅毒疹为特征，皮疹表现为掌趾部、躯干、四肢的斑疹、丘疹、斑丘疹、脓疱及肛周扁平湿疣等。掌趾部铜红色鳞屑丘疹具有特征性。

（3）三期梅毒：发生于感染后2年以上，表现为结节性梅毒疹、树胶肿等及全身各系统受累。

2. 胎传性梅毒

胎传性梅毒早期患儿多早产，发育不良，皮肤干燥，小老人貌等。晚期损害与晚期获得性梅毒相似，可表现有哈钦森三联征（哈钦森齿、神经性耳聋和间质性角膜炎）。

（二）诊断

根据病史、临床表现及以下辅助检查综合分析诊断。

1. 梅毒螺旋体暗视野检查

2. 血清学检测

（1）非梅毒螺旋体血清试验：适用于人群筛查，可做定量试验，用于观察疗效、复发及再感染。

（2）梅毒螺旋体血清试验：也称确诊试验。常用的有TPPA（梅毒螺旋体被动颗粒凝聚试验）、FTA-ABS（荧光螺旋体抗体吸收试验）等。

（三）防治原则

1. 治疗　早诊断，早治疗，疗程规则，剂量足够；性伙伴同查同治。

（1）青霉素类：为首选药物，常用有苄星青霉素、普鲁卡因青霉素等。

（2）四环素类和红霉素类：作为青霉素过敏者的替代治疗药物，妊娠梅毒禁用四环素类药物。

2. 梅毒的预防　通过完善法律保障、重视疾病宣传教育、规范疫情报告、加强性行为干预（如保持洁身自好，推广使用安全套）等多种手段进行。

二、淋病

淋病是由淋病奈瑟菌（简称淋球菌）引起的以泌尿生殖系统化脓性感染为主要表现的性传播疾病。淋病潜伏期短，传染性强，并发症多。多发生于青年男女。

（一）临床表现

潜伏期2~10天，平均3~5天。

男性淋病主要表现为尿道口红肿、灼热、瘙痒，出现脓性分泌物及尿频、尿急、尿痛的尿路刺激症状，可并发前列腺炎、精囊炎、输精管炎、附睾炎等。

女性淋病症状一般轻微，易成为持续传染源。主要表现为宫颈炎或尿道炎，分泌物增多，常并发盆腔炎输尿管狭窄、闭塞导致不孕等。

（二）诊断

根据不洁性接触病史、临床表现及淋球菌直接涂片和培养可诊断。注意与生殖道衣原体感染等鉴别。

（三）防治原则

总体防治原则同梅毒。常用药物可选用头孢曲松、大观霉素、喹诺酮类药物等。

三、尖锐湿疣

尖锐湿疣是由人类乳头瘤病毒（HPV）感染引起的疣状增生性传播疾病，主要发生在生殖器、会阴及肛门等部位。

（一）临床表现

潜伏期一般 1 ~ 8 个月，平均 3 个月。

男性冠状沟、龟头、包皮、尿道口、肛门，女性大小阴唇、子宫颈、阴道、尿道等部位出现大小不等的疣状赘生物，可呈乳头状、鸡冠状、菜花状，一般无症状。

（二）诊断

根据不洁性接触病史、临床表现及醋酸白试验（用 3% ~ 5% 醋酸液涂于患处 5 分钟后，病变部位变白为阳性）可诊断。注意与扁平湿疣、阴茎珍珠状丘疹、女性假性湿疣等鉴别。

（三）防治原则

目前没有特效的抗病毒药物，尖锐湿疣的治疗必须采用综合治疗。可外用 0.5% 鬼臼毒素酊、50% 三氯醋酸液等，也可使用激光、微波、冷冻等物理治疗，同时患者全身可给予干扰素等进行免疫治疗。一般近期疗效佳，复发率高，多需长时间、多次治疗才可达到理想效果。

尖锐湿疣的预防同梅毒。

四、生殖器疱疹

生殖器疱疹是由单纯疱疹病毒（主要是 HSV – Ⅱ 型）感染引起的一种常见慢性复发性疱疹性疾病。本病发病率高，可通过胎盘及产道感染新生儿，导致流产及新生儿死亡，与宫颈癌的发生也有关，危害较大，已受到人们的重视

（一）临床表现

青年患者多见，潜伏期一般 3 ~ 14 天，平均 6 天。男性包皮、龟头、冠状沟、阴茎体，女性大小阴唇、阴阜、阴蒂、宫颈等处出现成簇或散在的丘疱疹、水泡，疱破后形成糜烂或浅溃疡。自觉疼痛、瘙痒、灼热，可伴腹股沟淋巴结肿痛及全身发热、乏力等。

（二）诊断

根据不洁性接触史、临床表现可诊断。

（三）防治原则

全身抗病毒治疗如选用阿昔洛韦，局部用阿昔洛韦软膏。复发患者最好在出现前驱症状或损害出现 24 小时内进行治疗，频繁复发（一年至少 6 次以上）者需连续治疗 4 个月至 1 年，生殖器疹的预防同梅毒。

【同步综合练习】

单项选择题

1. 诊断晚期梅毒的主要形态学依据是（　　　）

　A. 干酪样坏死　　　　　　　　　　B. 凝固性坏死

　C. 淋巴性肉芽肿　　　　　　　　　D. 肝树胶样肿

　E. 梅毒螺旋体

2. 梅毒累及心血管主要的病变部位是（　　　）

　A. 左心室　　　　　　　　　　　　B. 右心室

　C. 主动脉　　　　　　　　　　　　D. 全身大、中动脉

　E. 肺动脉

3. 梅毒疹发生的时间是（　　　）

　A. 一期梅毒　　　　　　　　　　　B. 二期梅毒

　C. 三期梅毒　　　　　　　　　　　D. 一、二期均可

　E. 一、三期梅毒

4. 下列哪项病变属于一期梅毒（　　　）

　A. 肝树胶样肿　　　　　　　　　　B. 硬腭坏死穿孔

　C. 皮肤斑疹和丘疹　　　　　　　　D. 外生殖器硬性下疳

　E. 病变中可找到梅毒螺旋体

5. 梅毒是由哪种病原体引起（　　　）

　A. 真菌　　　　　　　　　　　　　B. 病毒

　C. 衣原体　　　　　　　　　　　　D. 螺旋体

　E. 支原体小

6. 梅毒主要通过哪种方式传播（　　　）

　A. 输血　　　　　　　　　　　　　B. 肌肉注射

　C. 接吻　　　　　　　　　　　　　D. 性交

　E. 手淫

7. 梅毒Ⅲ期的特异性病变是（　　　）

　A. 闭塞性动脉内膜炎　　　　　　　B. 血管周围炎

　C. 树胶样肿干　　　　　　　　　　D. 干酪样坏死

　E. 血管中毒性损害

8. 第二期梅毒的主要表现为（　　　）

　A. 软性下疳　　　　　　　　　　　B. 颈部淋巴结肿大

　C. 梅毒疹　　　　　　　　　　　　D. 主动脉炎

　E. 剥脱性皮炎

9. 晚期梅毒最常侵犯（　　　）

　A. 心血管系统　　　　　　　　　　B. 消化系统

　C. 中枢神经系统　　　　　　　　　D. 周围神经系统

　E. 骨骼系统

10.淋病的病变性质属于( )

A.急性化脓性炎症　　　　　　　B.慢性化脓性炎症

C.急性变质性炎症　　　　　　　D.出血性炎

E.浆液性炎

11.急性淋病性尿道炎的基本病变为( )

A.卡他性炎　　　　　　　　　　B.化脓性炎

C.出血性炎　　　　　　　　　　D.增生性炎

E.变质性炎

12.诊断淋病的最可靠的依据是( )

A.有不洁性交史　　　　　　　　B.有膀胱刺激症状

C.泌尿系统化脓性炎症　　　　　D.病变检出淋球菌

E.病变内有炎细胞浸润

13.对淋病的叙述,下列哪项是错误的( )

A.病原体为淋球菌

B.主要通过性交传染

C.可经消化道传染

D.可经污染用具间接传染

E.男性主要是急性尿道炎

14.尖锐湿疣的病因是( )

A.EB病毒

B.Ⅱ型单纯疱疹病毒

C.人乳头状病毒

D.毛霉菌

E.阴道毛滴虫

15.生殖器疱疹的病因是( )

A.HIV　　　　　　　　　　　　B.HBV

C.Ⅱ型单纯疱疹病毒　　　　　　D.葡萄球菌

E.HSV－Ⅱ型疱疹病毒

(11~13题共用选项)

A.一期梅毒　　　　　　　　　　B.二期梅毒

C.三期梅毒

11.硬下疳( )

12.梅毒疹( )

13.梅毒累及心血管( )

【参考答案】

1.D　2.C　3.B　4.D　5.D　6.D　7.C　8.C　9.A　10.A　11.A　12.B　13.C

(编者　何孝强)

第六节　肠道寄生虫病

一、概述

肠道寄生虫病是寄生在人体小肠的寄生虫所引致的疾病的总称。最常见者有蛔虫病、蛲虫病、钩虫病等，其患病率高，尤其在农村，感染率高达80%。肠道寄生虫病大多是经口传染。寄生在人体肠道的成虫经粪便排出虫卵，污染水源或土壤，或施肥时直接或间接地污染蔬菜、瓜果、食具等。不良的饮食习惯，如生吃未经消毒的瓜果、蔬菜，喝生水；饭前、便后不洗手等均可使虫卵通过食物、水源、食具而被人食入。虫卵或蚴虫进入人体后逐渐发育为成虫，然后排卵，成为传染源。

二、诊断和鉴别诊断

(一)蛔虫病

因吞入蛔虫卵而受到感染。为人体肠道常见寄生虫病。

患者可出现食欲减退、恶心、呕吐、以及间歇性脐周疼痛等表现。长期感染者可引起食物的消化和吸收障碍，导致体重下降、贫血等营养不良表现。严重感染的儿童，可引起营养不良、智力和发育障碍。出现不安、烦躁、磨牙、瘙痒、惊厥等。部分患者出现荨麻疹、皮肤瘙痒、血管神经性水肿，以及结膜炎等症状。有时引起严重的并发症，如胆道虫病、肠梗阻、肠穿孔和腹膜炎等。胆道蛔虫病是最常见的并发症，主要症状是突发性右上腹绞痛，并向右肩、背部及下腹部放射。疼痛呈间歇性加剧，伴有恶心、呕吐等。腹痛间歇期患者安然无恙。若虫体完全钻入胆道，疼痛反而减轻。如诊治不及时，可导致化脓性胆管炎、胆囊炎，甚至发生胆管坏死、穿孔等。肠梗阻多见于6~8岁儿童。表现为脐周或右下腹突发间歇性疼痛，并有呕吐、腹胀等，半数患者可吐出成虫，腹部可触及条索状移动团块，压之有活动感，系缠结成团的蛔虫。个别患者甚至出现蛔虫性肠穿孔，引起局限性或弥漫性腹膜炎。在蛔虫病的流行区，特别是卫生习惯不良的儿童临床上出现上述表现，粪便排出或吐出成虫，或检查粪便发现蛔虫卵均可明确诊断。

蛔虫病应与肺炎、肺吸虫病、慢性肠炎等相鉴别，胆道蛔虫病还应与胆道炎、胆石症相鉴别。

(二)蛲虫病

因吞入蛲虫虫卵或虫卵在肛门周围孵化，幼虫从肛门逆行入肠内而感染。患者多系儿童，易在托儿所、幼儿园流行。周围有蛲虫病患者或家庭内成员有蛲虫感染史，肛周和会阴部瘙痒，以夜间为甚。雌虫在夜间移行至宿主肛门周围及其附近皮肤上产卵，引起肛门和会阴部皮肤瘙痒，以及继发性炎症。患者常有烦躁不安、失眠、食欲减退、夜惊等表现。有时可有食欲减退、腹痛、消化不良、恶心及呕吐等消化道症状。蛲虫在回盲部寄生可引起局部刺激和卡他性炎症或微小的溃疡。重度感染时可伴有腹泻、便中黏液增多或稍带血丝。蛲虫寄生于阑尾中可引起炎症、出血、坏死或类似阑尾炎的临床症状，女性患者可出现阴道炎、子宫内膜炎和输卵管炎。出现上述表现，大便中排出蛲虫或入睡后1~3小时检查肛门周围检出成虫或虫卵可以确诊。

蛲虫病应与肠绦虫病、肛周湿疹等鉴别。

（三）钩虫病

为人体常见且危害较严重的肠道寄生虫病。钩虫卵随粪便排出后，在温暖而潮湿的泥土中孵出杆状蚴然后发育为丝状蚴。丝状蚴主要经皮肤侵入或因生食污染蔬菜而经口腔黏膜入侵。

赤足进入使用新鲜人粪的农田或土壤或有生食污染蔬菜病史，感染处有奇痒和烧灼感，继而出现小出血点、丘疹或小疱疹。数日内可消失。抓痒可继发细菌感染、局部淋巴结肿大。受染后3~5天，患者常有咳嗽、喉痒、声哑等，重者有剧烈干咳和哮喘等呼吸系统症状，大多持续数日自行消失，长者可达1~2个月。患病初期尚有上腹部不适、隐痛等，后期常因贫血出现恶心、呕吐、腹痛、腹泻、顽固性便秘或类便潜血等消化系统症状。有些患者喜食生米、生豆、甚至泥土、碎纸等，通常称为"异嗜症"。贫血为钩虫病的主要症状，重度贫血患者皮肤蜡黄，黏膜苍白，并可导致头昏、乏力、心悸、水肿等心功能不全症状。儿童重症患者可致发育障碍。出现上述表现者，粪便检查发现钩虫卵即可确诊。

钩虫病应与十二指肠球部溃疡、慢性胃炎等相鉴别；还应与其他原因引起的缺铁性贫血鉴别。

三、治疗原则

（一）驱虫治疗

怀孕或哺乳妇女不宜使用驱虫药；2岁以下儿童禁用驱虫药。

1.阿苯达唑（肠虫清） 蛔虫病及蛲虫病，1次顿服2片（400 mg）；蛲虫病患儿一次服药后，间隔一周再服半片，以防再感染。12岁以下儿童用量减半。钩虫病每次2片，每日2次，连服3日。

2.甲苯达唑 蛲虫病，单剂0.1 g。此病易感染，最好在用药2周和4周后分别重复用药1次。蛔虫病、钩虫病及混合感染：每日2次，每次0.1 g，连服3日。成人和儿童均按上述剂量服用。

（二）对症支持治疗

患儿增加营养，减轻症状。

【同步综合练习】

单项选择题

1.蛔虫进入人体的途径是（　　）

A.经蚊虫叮咬　　　　　　　　B.经皮肤

C.经输血　　　　　　　　　　D.经口

E.经鼻腔吸入

2.蛔虫对人体的危害严重性是因为（　　）

A.幼虫在体内移行　　　　　　B.成虫有钻孔习性

C.幼虫在肺部蜕皮　　　　　　D.成虫夺取营养

E.成虫分泌毒素

3.蛔虫的感染阶段是(　　)

A.虫卵

B.幼虫

C.丝状蚴

D.杆状蚴

E.感染期虫卵

4.下列哪项不是确诊蛔虫病(　　)

A.粪便检出蛔虫卵

B.粪便排除蛔虫

C.吐出蛔虫

D.粪便胆道手术发现蛔虫成虫

E.卫生习惯不良的儿童

5.钩虫的感染途径是(　　)

A.感染期虫卵经口

B.丝状蚴经蚊叮咬进入人体

C.感染期虫卵经呼吸道

D.丝状蚴经皮肤

E.微丝蚴经皮肤

6.钩虫对人体的危害主要是造成(　　)

A.钩蚴性皮炎

B.钩蚴性肺炎

C.消化功能紊乱

D.缺铁性贫血

E.异嗜症

7.钩虫成虫寄生于人体(　　)

A.大肠

B.小肠

C.皮肤黏膜

D.结肠

E.回盲部

8.钩虫的感染阶段是(　　)

A.杆状蚴

B.丝状蚴

C.第二期杆状蚴

D.腊肠蚴

E.微丝蚴

(9~13题共用选项)

A.蛔虫

B 蛲虫

C.钩虫

D.疟原虫

E.丝虫

9.有钻孔习性的是(　　)

10.在体外产卵的是(　　)

11.经皮肤接触感染的是(　　)

12.在回盲寄生的是(　　)

13.可以侵害淋巴系统的是(　　)

【参考答案】

1.D　2.D　3.E　4.E　5.D　6.D　7.B　8.B　9.A　10.B　11.C　12.B　13.C

(编者　何孝强)

第十单元 皮肤及其他

第一节 过敏性皮肤病

一、接触性皮炎

(一)概述

接触性皮炎是指皮肤或黏膜接触刺激物或致敏物后,在接触部位所发生的炎症反应。引起接触性皮炎的常见病因包括动物性(如动物皮毛、分泌物等)、植物性(如漆树、荨麻等)、化学性(如镍、铬、洗衣粉、染发剂、外用药膏等,是接触性皮炎的主要病因)三大类。

(二)临床表现

1.原发刺激性接触性皮炎 指具有强刺激性或毒性物质接触皮肤后引起的接触性皮炎,任何人接触后均可发生。如接触强酸、强碱后引起的接触性皮炎。

2.变态反应性接触性皮炎 临床上多见,指在第一次接触某种物质后经过4~5天致敏期,再次接触可在24~48小时内发病。皮疹为接触部位发生红斑、丘疹、丘疱疹、水泡、大疱,严重者可出现溃疡、坏死,皮疹境界清楚。自觉瘙痒、灼热。发生在组织疏松处如眼睑、包皮等可出现明显肿胀。病程有自限性,致敏物去除后,1~2周可痊愈。再次接触可再发。

(三)诊断和鉴别诊断

根据接触史,临床表现等特点即可诊断。斑贴试验是诊断接触性皮炎最可靠和最简单的方法。注意原发刺激性接触性皮炎与变态反应性接触性皮炎相鉴别。

(四)治疗原则

寻找病因,避免再次接触,积极对症处理。

1.外用药治疗 以消炎、止痒、预防感染为主。根据皮肤病外用药物治疗原则选用炉甘石洗剂、3%硼酸溶液、氧化锌油或糊剂、糖皮质激素霜剂或软膏等外用药。

2.内用药治疗 一般可用抗组胺类药,严重者可选用糖皮质激素,伴发感染者用抗生素。

二、湿疹

(一)概述

湿疹是由多种内、外因素引起的一种具有明显渗出倾向的皮肤炎症反应。

湿疹病因复杂,常见病因包括内在因素如体内慢性病灶、神经精神因素、遗传因素等及外部因素如食物、吸入物、日常生活用品、环境因素等。

(二)临床表现

1.急性湿疹 皮疹呈多形性,红斑基础上出现丘疹、丘疱疹、小水泡、糜烂,以丘疱疹为主,境界不清,有明显渗出倾向。皮疹常对称,多见于面、耳、手、足、前臂、小腿等部位。

自觉瘙痒剧烈。

2. 亚急性湿疹　有急性湿疹病史，以暗红色斑块、结痂、鳞屑为主，自觉瘙痒。

3. 慢性湿疹　多由急性及亚急性湿疹迁延而成，病程长，时轻时重。皮疹浸润肥厚，表面粗糙，苔藓样化，多见于手足、小腿、肘窝、股部、乳房、外阴及肛门等处。瘙痒剧烈。

4. 特殊类型的湿疹　如钱币状湿疹、干燥性湿疹等。

（三）诊断和鉴别诊断

根据各型湿疹临床表现等特点进行诊断。急性湿疹需与接触性皮炎相鉴别。慢性湿疹需与神经性皮炎相鉴别。手足湿疹需与手足癣相鉴别。

（四）治疗原则

1. 一般治疗　尽可能寻找病因，避免各种诱发加重因素如搔抓、热水洗等，注意少饮酒、劳逸结合、情绪稳定等。

2. 全身治疗

（1）抗组胺药：第一代 H_1 受体拮抗药如苯海拉明、氯苯那敏等，但易引起困倦；第二代 H_1 受体拮杭剂如西替利嗪、氯雷他定等。两种可联合应用。

（2）非特异性抗过敏治疗：10% 葡萄糖酸钙、维生素 C、硫代硫酸钠、钙剂等。

（3）糖皮质激素：一般不宜使用，仅在皮疹泛发，渗出显著者可考虑短期使用。

3. 局部治疗　详见接触性皮炎外用药治疗。

皮疹广泛、渗出显著、炎症明显的泛发湿疹患者，应及时向上级医院转诊。不明原因突发或突然加重或经系统治疗仍反复发作的成人湿疹患者，应及时向上级医院转诊以排除全身疾病。

【同步综合练习】

单项选择题

1. 湿疹患者的护理，错误的是（　　）

A. 避免辛辣食物　　　　　　　　B. 不穿化纤类内衣

C. 不用热水肥皂烫洗　　　　　　D. 常用抗组胺药治疗

E. 慢性湿疹应长期用糖皮质激素

2. 湿疹的特点是（　　）

A. 瘙痒剧烈　　　　　　　　　　B. 多形性皮疹

C. 反复发作　　　　　　　　　　D. 对称性分布

E. 以上均是

3. 女性，20 岁。脸部用进口化妆品后局部出现红斑、丘疹，自觉瘙痒，应考虑为（　　）

A. 接触性皮炎　　　　　　　　　B. 急性湿疹

C. 药疹　　　　　　　　　　　　D. 荨麻疹

E. 神经性皮炎

【参考答案】

1. E　2. E　3. . A

（编者　黄仕杰）

第二节　真菌性皮肤病

真菌性皮肤病是指病原真菌感染皮肤、黏膜及其附属器所致的一大类皮肤病。常见真菌性皮肤病有头癣、体癣与股癣、手癣与足癣、甲真菌病。

一、头癣

(一)概述

头癣是由皮肤癣菌引起的头皮和头发感染。黄癣由许兰毛癣菌所致，白癣主要由犬小孢子菌或铁锈色小孢子菌引起，黑点癣主要由紫色毛癣菌或断发毛癣菌引起，脓癣主要由犬小孢子菌或须癣毛癣菌引起。头癣多见于儿童，可通过密切接触患者或患病的动物直接传染，也可通过共用污染的理发用具、帽子等物品间接传染。

(二)临床表现

头癣分为黄癣、白癣、黑点癣、脓癣4种类型。

1. 黄癣　俗称"癞痢头""秃疮"。典型皮疹为圆形碟状黄癣痂，中央微凹，界限明显，伴有难闻的鼠臭味。黄癣病发永久性脱落，愈后头皮遗留萎缩性瘢痕。自觉轻度瘙痒。直按镜检病发内可见菌丝，黄癣痂可见菌丝和孢子，滤过紫外线灯检查(Wood 灯检查)呈暗绿色荧光。

2. 白癣　常在幼儿园、学校引起流行。皮疹为白色鳞屑斑，病发四周形成白鞘，长出头皮2~4 mm 折断，若无继发感染，不形成瘢痕，愈后不影响头发生长，青春期自愈。自觉轻度瘙痒。直接镜检可见病发外成堆的孢子，Wood 灯检查呈亮绿色荧光。

3. 黑点癣　皮疹早期为点状鳞屑斑，逐渐扩大，病发刚长出头皮即折断，残根留在毛孔内，外观呈黑点状是本病的特点，愈后遗留点状瘢痕及永久性秃发斑。自觉不同程度瘙痒。直接镜检可见病发内链状排列的孢子，Wood 灯检查无荧光。

4. 脓癣　多由白癣或黑点癣发展而来，皮疹炎症明显，呈群集性毛囊丘疹、毛囊性脓疱，可有脓液溢出，病发松动，易拔除，愈后遗留瘢痕及永久性秃发斑。自觉轻度疼痛。直接镜检可见病发内或病发外孢子，Wood 灯检查可有亮绿色荧光或无荧光。

(三)治疗原则

综合治疗，坚持服药(如灰黄霉素)、搽药(如5%~10%硫黄软膏)、洗头、剪发、消毒5种措施同时进行。脓癣不宜切开。注意患者隔离，防止传播。

二、体癣与股癣

(一)概述

体癣是指除头皮、毛发、掌趾和甲以外其他平滑皮肤部位的皮肤癣菌感染。股癣是指腹股沟、会阴部、肛周和臀部的皮肤癣菌感染。体、股癣主要致病真菌为红色毛癣菌，通过直接接触或间接接触传染，或自身的手、足癣等感染蔓延而致。

(二)临床表现

1. 体癣　好发于春夏季，冬季减轻。皮疹初为红色丘疹、丘疱疹或小水泡，融合成片，表面有鳞屑，不断扩展，中央趋于清退，形成环状或多环状，边缘清楚，似堤状隆起，有丘疹、丘疱疹、小水泡和鳞屑。自觉瘙痒。

2. 股癣 在单侧或双侧腹股沟、臀部等处形成半环形皮疹，其余特征同体癣。由于患处潮湿温暖、易摩擦，使得皮疹炎症明显，瘙痒较重。

体、股癣的活动性皮疹边缘鳞屑直接镜检可见菌丝。

（三）治疗原则

局部外用抗真菌药（如咪康唑、酮康唑、克霉唑等软膏或霜剂）为主，若并存手足癣、甲真菌病则同时治疗。

三、手癣与足癣

（一）概述

手癣，俗称"鹅掌风"，是指皮肤癣菌感染手指屈侧、指间、掌部所致。足癣，俗称"脚气""香港脚"，是指皮肤癣菌感染足趾屈侧、趾间、足侧缘、跖部所致。手、足癣主要致病真菌为红色毛癣菌，通过直接接触或间接接触传染，手癣患者多为先患足癣，经搔抓传染到手部。

（二）临床表现

1. 足癣 发病与足部多汗、汗液挥发不畅、局部过于温暖潮湿等因素有关。临床分 3 型，但常以一型为主而兼有其他类型。

（1）浸渍糜烂型：好发于第三与第四趾间，局部皮肤浸渍发白，表皮易破溃露出糜烂面，伴臭味。自觉瘙痒。易继发细菌感染，出现红肿、淋巴管炎、丹毒等。

（2）水泡型：以小水泡为主，多发于趾间、足底、足侧部。自觉瘙痒。继发感染者可形成局部脓疱。

（3）角化过度型：病程长，多见于足跖、足跟，局部角质增厚，粗糙、干燥、脱屑，易出现皲裂。自觉不同程度瘙痒。

2. 手癣 多单侧发病，皮疹与足癣类似，主要表现为角化型（冬季多见）和水泡型（夏季多见）。病程慢，伴瘙痒。

手、足癣皮疹处鳞屑或疱壁直接镜检可见菌丝。

（四）治疗原则

局部外用抗真菌药为主，治疗时间应适当延长。足癣治疗注意根据皮疹类型选择适当外用药剂型。继发细菌感染者如足癣诱发小腿丹毒，应首先抗细菌治疗，待炎症缓解后再治疗真菌感染。

【同步综合练习】

单项选择题

1. 常导致永久性脱发和萎缩性瘢痕的头癣是（　　　）

A. 黄癣　　　　　　　　　　　　　B. 白癣

C. 黑点癣　　　　　　　　　　　　D. 花斑癣

E. 体癣

2. 股癣是由哪种病原体所致（　　　）

A. 真菌　　　　　　　　　　　　　B. 细菌

C.病毒   D.疥螨

E.寄生虫

3.男性，10岁。满头黄色痂皮，呈碟形，伴有特殊臭味，自觉剧痒，头顶部已有萎缩性瘢痕形成，考虑是(   )

A.黄癣   B.黑点癣

C.白癣   D.花斑癣

E.体癣

4.男性，20岁。大腿根部内侧有环形红斑，边缘稍隆起，中心色素沉着，有少许鳞屑，自觉瘙痒，应考虑为(   )

A.接触性皮炎   B.神经性皮炎

C.慢性湿疹   D.银屑病

E、股癣

【参考答案】

1.A 2.A 3.A 4.E

(编者 黄仕杰)

第三节 浅表软组织急性化脓性感染

一、疖

(一)概述

疖俗称疖疮，是单个毛囊及其周围组织的急性细菌性化脓性炎症。大多为金黄色葡萄球菌感染。与局部皮肤不洁、擦伤、皮下毛囊与皮脂腺分泌物排泄不畅或机体抵抗力降低有关。疖常发生于毛囊和皮脂腺丰富的部位，如颈、头、面部、背部、腋部、腹股沟部、会阴部和小腿。

(二)临床特点

最初，局部出现红、肿、痛的小硬结，以后逐渐肿大，呈圆锥形隆起。数日后，结节中央组织坏死而软化，出现黄白色小肤头；红、肿、痛范围扩大。再经数日后，脓栓脱落，排出脓液，炎症便逐渐消失而愈。

疖一般无明显的全身症状。但若发生在血液丰富的部位，或全身抵抗力减弱时，可引起不适、畏寒、发热、头痛和厌食等毒血症状。面部，特别是上唇周围和鼻部"危险三角区"的疖肿如被挤压或挑刺，容易促使感染沿内眦静脉和眼静脉向颅内扩散，引起化脓性海绵状静脉窦炎，出现眼部及其周围组织的进行性红肿和硬结，伴疼痛和压痛，并有头痛、寒战、高热甚至昏迷等，病情十分严重，病死率很高。

(三)治疗原则

1.**局部处理** 红肿阶段可选用热敷、超短波、红外线等理疗，也可敷贴中药金黄散、玉露散或鱼石脂软膏。疖顶见脓点或有波动感时，可用苯酚或碘酊涂脓点，也可用针尖或小刀头将脓栓剔出，但禁忌挤压。出脓后敷以呋喃西林湿纱条或以化腐生肌的中药膏，直至病变消退。

2.药物应用　若有发热、头痛、全身不适等全身症状，特别是面部疖或并发急性淋巴结炎、淋巴管炎时，可选用青霉素类或磺胺类(磺胺甲恶唑)等抗菌药物；或用清热解毒中药方剂；有糖尿病者应给予胰岛素或降血糖类药物。

二、痈

(一)概述

痈是多个相邻的毛囊及其所属皮脂腺或汗腺的急性化脓性感染，或由多个疖融合而成。致病菌为金黄色葡萄球菌。中医称为疽。项部痈俗称"对口疮"，背部痈俗称"搭背"。痈多见于成年人，常发生在项、背等厚韧皮肤部。感染常从一个毛囊底部开始。由于皮肤厚，感染只能沿阻力较弱的皮下脂肪柱蔓延至皮下组织，然后沿深筋膜向四周扩散，累及附近的许多脂肪柱，再向上传入毛囊群而形成具有多个"脓头"的痈。糖尿病患者，因白细胞功能不良，较易患痈。

(二)临床特点

痈早期呈一片稍微隆起的紫红色浸润区，质地坚韧，界限不清，在中央部有多个脓栓，破溃后呈蜂窝状。以后，中央部逐渐坏死、溶解、塌陷，像"火山口"，其内含有脓液和大量坏死组织。痈易向四周和深部发展，周围呈浸润性水肿，局部淋巴结有肿大和疼痛。除有局部剧痛外，患者多有明显的全身症状，如畏寒、发热、食欲减退、白细胞计数增加等。痈不仅局部病变比疖重，且易并发全身急性化脓性感染。唇痈容易引起颅内的海绵状静脉窦炎，危险性更大。

(三)治疗原则

1.药物治疗　可选用青霉素或磺胺甲恶唑，以后根据细菌培养和药物敏感试验结果更换敏感药物。中药选用清热解毒方剂，以及其他对症药物。有糖尿病时应注意饮食管理，并及时应用胰岛素或降血糖药以控制高血糖。

2.局部处理　初期仅有红肿时，可用50%硫酸镁湿敷，鱼石脂软膏、金黄散等敷贴，争取病变范围缩小。已出现多个脓点、表面紫褐色或已破溃流脓时，需要及时切开引流。采用在静脉麻醉下作"＋"或"＋＋"形切口切开引流，切口线应超出病变边缘皮肤，清除已化脓和尚未成脓、但已失活的组织；然后在脓腔内填塞0.9%氯化钠注射液或凡士林纱条，外加干纱布绷带包扎。术后注意创面渗血，渗出液过多时应及时更换敷料。一般在术后24小时更换敷料，改呋喃西林纱条贴于创面抗炎。以后每日更换敷料，等炎症控制伤口内可使用生肌散，促使肉芽组织生长，促进创面收缩愈合。较大的创面皮肤难以覆盖者，可在肉芽组织长好后予行植皮以加快修复。

注意个人卫生，保持皮肤清洁。及时治疗疖，以防感染扩散。

三、蜂窝织炎

(一)概述

蜂窝织炎是指由金黄色葡萄球菌、溶血性链球菌或腐生性细菌引起的皮肤和皮下组织广泛性、弥漫性、化脓性炎症。真皮及皮下组织有广泛性、急性、化脓性炎症改变，毛囊、皮脂腺、汗腺皆被破坏，后期有肉芽肿形成。

（二）临床特点

患处皮肤局部剧痛，呈弥漫性红肿，境界不清，可有显著的凹陷性水肿，初为硬块，后中央变软、破溃而形成溃疡，约2周结瘢痕而愈。可有恶寒、发热等全身症状，部分患者可发生淋巴结炎、淋巴管炎、坏疽、败血症等。眼眶周围蜂窝织炎是一种严重的蜂窝织炎。

（三）治疗原则

1. 全身治疗　应给患者加强营养，给予多种维生素口服，必要时加用止痛、退热药。

早应用大剂量抗生素。抗菌药物一般先用新青霉素或头孢类抗生素，疑有厌氧菌感染时加用甲硝唑。根据临床治疗效果或细菌培养与药敏报告调整用药。

2. 局部治疗　早期可局部50%硫酸镁湿敷，患肢应减少活动，也可用紫外线或超短波物理疗法，当脓肿形成后，需切开引流及每日换药。

预防：重视皮肤日常清洁卫生，防止损伤，受伤后要及早医治。婴儿和老年人的抗感染能力较弱，要重视生活护理。

四、丹毒

（一）概述

丹毒是皮肤淋巴管网受乙型溶血性链球菌侵袭感染所致的急性非化脓性炎症。好发于下肢与面部。大多常先有病变远端皮肤或黏膜的某种病损，如足趾皮肤损伤、足癣、口腔溃疡、鼻窦炎等。发病后淋巴管网分布区域的皮肤出现炎症反应，病变蔓延较快，常累及引流区淋巴结，局部很少有组织坏死或化脓，但全身炎症反应明显，易治愈但常有复发。

（二）临床特点

起病急，开始即可有畏寒、发热、头痛、全身不适等。病变多见于下肢，表现为片状皮肤红疹、微隆起、色鲜红、中间稍淡、境界较清楚。局部有烧灼样疼痛，病变范围向外周扩展时，中央红肿消退而转变为棕黄。有的可起水泡，附近淋巴结常肿大、有触痛，但皮肤和淋巴结少见化脓破溃。病情加重时可出现全身性脓毒症。此外，丹毒经治疗好转后，可因病变复发而导致淋巴管阻塞、淋巴液淤滞。最终可因下肢丹毒反复发作导致淋巴水肿、局部皮肤粗厚、肢体肿胀，甚至发展成"象皮肿"。

（三）治疗原则

1. 全身治疗　首选青霉素，疗程10～14天。对青霉素过敏者可选用大环内酯类抗菌药物。复发性丹毒患者在淋巴管炎的活动期间，大剂量抗菌药物治疗有效，但需要继续以间歇性小剂量维持较长时间以取得完全效果。

2. 局部治疗　皮损表面可外用各种抗菌药物。加压治疗可减轻淋巴水肿，有助于预防复发。可辅以物理疗法，如窄波紫外线照射等。

3. 外科疗法　以上治疗方案无效的持续性硬性水肿，可推荐用整形外科治疗。注意皮肤清洁，及时处理小创口；在接触丹毒患者或是换药后，应当洗手消毒，防止医源传染；与丹毒相关的足癣、溃疡、鼻窦炎等应积极治疗以避免复发。

【同步综合练习】

单项选择题

1. 属于特异性感染的是(　　)

A. 疖   B. 痈

C. 丹毒   D. 破伤风

E. 急性蜂窝织炎

2. 疖的处理应禁忌(　　)

A. 热敷   B. 挤压

C. 2% 碘酊涂抹   D. 石炭酸烧灼顶部

E. 待其自行吸收

3. 关于丹毒的临床表现应除外(　　)

A. 局部鲜红   B. 边界清楚

C. 指压褪色   D. 中央淡. 周围深

E. 常发生化脓

4. 唇痈患者, 起病 5 天, 近 3 天有发热、头痛、食欲减退, 血白细胞 $14 \times 10^9/L$, 中性粒细胞 85%, 应特别注意的是(　　)

A. 面部蜂窝织炎   B. 颅内海绵状静脉窦炎

C. 脑脓肿   D. 化脓性脑膜炎

E. 败血症

【参考答案】

1. D　2. B　3. E　4. B

（编者　黄仕杰）

第四节　急性乳腺炎

一、概述

急性乳腺炎是指乳腺的急性化脓性感染, 98% 发生在哺乳期, 80% 以上为初产妇, 发病多在产后哺乳期的 3 ~ 4 周内。

乳房挤压、乳汁淤积、乳头皲裂和擦伤以及乳头发育不良是主要发病原因。乳头区破损和哺乳时间过长是主要诱因。致病菌主要为金黄色葡萄球菌, 少见链球菌。

二、临床表现

急性乳腺炎的临床特点是发病距产后时间越短, 临床表现越明显, 炎症进展越快。临床表现主要包括全身表现及局部表现两个方面。

全身表现主要为畏寒、发热以及白细胞计数增高。

局部表现主要为乳房红、肿、热、痛(压痛及搏动性疼痛)和肿块, 患侧乳房体积增大, 可形成脓肿, 可有患侧腋窝淋巴结肿大。

三、诊断和鉴别诊断

结合病史、临床表现和体征等可作出诊断。必要时进行血常规和 B 超检查。

临床需要与炎性乳癌鉴别。后者局部表现类似乳腺炎，但症状及全身表现不明显。主要区别要点有：

1. 炎症表现　炎性乳癌时皮肤改变广泛，往往累及整个乳房，其颜色为暗红或紫红色。急性乳腺炎时皮肤呈一般的凹陷性水肿；而炎性乳癌的皮肤水肿则呈"橘皮样"。

2. 腋下淋巴结肿大　急性乳腺炎和炎性乳癌均可见到腋下淋巴结肿大，但急性乳腺炎的腋下淋巴结相对比较柔软，与周围组织无粘连，推之活动性好；而炎性乳癌的腋下淋巴结肿大而质硬，与皮肤及周围组织粘连，用手推之不活动。

3. 全身性炎症反应　急性乳腺炎常有寒战、高热等明显的全身性炎症反应；而炎性乳癌通常无明显全身炎症反应，如伴有发热，则为低热或中等热度。

4. 病程　急性乳腺炎病程短，可在短期内化脓，抗感染治疗有效，预后好；而炎性乳癌则病情凶险，一般不成脓，不发生皮肤溃破，却可延及同侧乳房以外的颈部及手臂，甚至可侵及对侧乳房，抗炎治疗无效，预后差。

四、治疗原则与预防

治疗原则是消除感染、排空乳汁。应停止哺乳，使用吸奶器尽量吸出乳汁，局部热敷，同时给予抗感染治疗。脓肿形成时，应切开引流。根据脓肿深浅及部位，分别采用放射状、乳晕边缘弧形或乳房下皱褶处切口。如有数个脓肿相邻或内有纤维间隔，应将间隔打通，甚至做对口引流。

预防的关键在于避免乳汁淤积，防止乳头损伤，并保持其清洁。应加强孕期卫生宣教，指导产妇经常用温水、肥皂洗净两侧乳头。如有乳头内陷，可经常挤捏、提拉矫正之。要养成定时哺乳、婴儿不含乳头而睡等良好习惯。每次哺乳应将乳汁吸空，如有淤积，可按摩或用吸乳器排尽乳汁。哺乳后应清洗乳头。乳头有破损或皲裂要及时治疗。注意婴儿口腔卫生。

五、转诊指征

（1）诊断或鉴别诊断困难病例。
（2）全身症状较重的重症病例。
（3）形成瘘管的患者。
（4）治疗效果不显著患者。

【同步综合练习】

单项选择题
1. 急性乳腺炎的主要病因是（　　　）
A. 乳头内陷　　　　　　　　　B. 乳汁淤积
C. 乳头破损　　　　　　　　　D. 首次哺乳
E. 乳管堵塞
2. 急性乳腺炎的预防措施，下列哪项不妥（　　　）
A. 妊娠期经常擦洗乳头　　　　B. 矫正乳头内陷
C. 每次哺乳排尽乳汁　　　　　D. 避免乳头破损
E. 预防性应用抗生素

3.急性乳腺炎常发生于(　　)

A.青春期妇女　　　　　　B.妊娠期妇女

C.初产妇哺乳期　　　　　D.经产妇哺乳期

E.老年妇女

4.患者，女性，25岁。因产后乳汁淤积引起急性乳腺炎伴脓肿形成，此时最重要的处理措施是(　　)

A.局部按摩　　　　　　　B.局部敷仙人掌

C.全身应用抗生素　　　　D.脓肿切开引流

E.停止哺乳

5.急性乳腺炎首选的药物是(　　)

A.氧氟沙星　　　　　　　B.青霉素

C.甲硝唑　　　　　　　　D.庆大霉素

E.中药外敷

【参考答案】

1.B　2.E　3.C　4.D　5.B

(编者　黄仕杰)

第五节　破伤风

一、概述

破伤风是由破伤风杆菌经伤口感染，产生外毒素引起的以局部和全身性肌强直、痉挛和抽搐为特征的一种毒血症。多见于各种创伤和战伤，也可发生于烧伤、冻伤、新生儿脐带残端感染、产后感染、动物咬伤等。

破伤风杆菌为厌氧的革兰阳性梭状芽胞杆菌。对环境有很强的抵抗力，能耐煮沸。局部厌氧环境有利于破伤风杆菌芽胞生长繁殖，并产生外毒素。外毒素有溶血毒素和痉挛毒素两种，前者主要引起组织局部坏死和心肌损害，而后者对神经有特别亲和力，导致脊髓运动神经元和脑干广泛脱抑制而发病，表现为全身横纹肌群的紧张性收缩和阵发性痉挛。人群普遍易感，病后无持久免疫力。

二、临床表现

破伤风杆菌作用于人体后会产生一种外毒素，使人体表现出来的症状主要为局部和全身性肌强直、痉挛和抽搐。

(一)潜伏期

长短不一，往往与是否打过预防针、创伤的性质和部位及伤口的处理等因素有关。潜伏期通常6~10日，但也有仅24小时或长达几个月或数年。

(二)前驱期

一般持续12~24小时，表现为乏力，头晕，头痛，咀嚼无力，反射亢进，烦躁不安，局部疼痛,肌肉牵拉、抽搐及强直,下颌紧张,张口不便等。

(三)发作期

典型症状是在肌紧张性收缩(肌强直、发硬)的基础上,阵发性强烈痉挛,通常最先受影响的肌群是咀嚼肌,随后顺序为面部表情肌、颈、背、腹、四肢肌,最后为膈肌。口角下缩、咧嘴"苦笑"、形成"角弓反张"或"侧弓反张";膈肌受影响后,发作时面唇青紫,通气困难,可出现呼吸暂停。声、光、震动、饮水、注射等可诱发阵发性痉挛,但患者神志始终清楚,感觉也无异常。一般无高热。间隙期长短不一,发作频繁者,常示病情严重。发作时神志清楚,表情痛苦,每次发作时间由数秒至数分钟不等。强烈的肌痉挛,可使肌断裂,甚至发生骨折。膀胱括约肌痉挛可引起尿潴留。持续的呼吸肌和膈肌痉挛,可造成呼吸骤停。患者死亡原因多为窒息、心力衰竭或肺部并发症。

病程一般为3~4周,如积极治疗、不发生特殊并发症者,发作的程度可逐步减轻,缓解期平均约1周。但肌紧张与反射亢进可继续一段时间;恢复期间还可出现一些精神症状,如幻觉,言语、行动错乱等,但多能自行恢复。

少数患者可仅表现为受伤部位肌持续性强直,可持续数周或数月,预后较好。但破伤风的症状比较典型,诊断主要根据临床表现。凡有外伤史,不论伤口大小、深浅,如果伤后出现肌紧张、扯痛,张口困难、颈部发硬、反射亢进等,均应考虑此病的可能性。

三、预防

破伤风是可以预防的疾患。预防措施主要有:

1.**早期** 彻底清创,改善局部循环,是预防破伤风发生的关键;

2.**主动免疫** 注射破伤风类毒素作为抗原,使人体产生抗体以达到免疫目的。采用类毒素基础免疫通常需注射三次。首次在皮下注射0.5 mL,间隔4~6周再注射0.5 mL,第2针后6~12个月再注射0.5 mL,此三次注射称为基础注射。以后每隔5~7年皮下注射类毒素0.5 mL,作为强化注射。免疫力在首次注射后10日内产生,30日后能达到有效保护的抗体浓度。

3.**被动免疫** 该方法适用于未接受或未完成全程主动免疫注射,伤口污染、清创不当以及严重的开放性损伤患者。破伤风抗毒血清(TAT)是最常用的被动免疫制剂,有抗原性可致敏。常用剂量是1500U肌注,伤口污染重或受伤超过12小时者,剂量加倍,有效作用维持10日左右。注射前应作过敏试验。TAT皮内试验过敏者,可采用脱敏法注射。

四、转诊指征

破伤风是一种极为严重的疾病,死亡率高,临床工作中一旦遇到疑似病例和确诊病例均应转诊。

【同步综合练习】

单项选择题

1.破伤风的潜伏期平均为(　　　)

A.3~5天 　　　　　　　　　　B.6~10天

C.24小时 　　　　　　　　　　D.10~14天

E.15~21 天

2.破伤风患者最早发生痉挛的肌肉是(　　)

A.颈项肌 　　　　　　　　　　B.腹肌

C.背肌 　　　　　　　　　　　D.四肢肌

E.咀嚼肌

3.目前预防破伤风最可靠的积极的方法是(　　)

A.注射青霉素 　　　　　　　　B.注射破伤风抗毒素

C.注射人体破伤风免疫球蛋白 　　D.注射破伤风类毒素

E.及时正确地处理伤口

4.破伤风的实质是一种(　　)

A.菌血症 　　　　　　　　　　B.毒血症

C.败血症 　　　　　　　　　　D.脓血症

E.脓毒败血症

5.破伤风患者注射破伤风抗毒素的作用是(　　)

A.抑制破伤风梭菌繁殖 　　　　B.解除痉挛控制抽搐

C.增强机体免疫力 　　　　　　D.促使机体产生抗体

E.中和血中游离毒素

【参考答案】

1.B　2.E　3.D　4.B　5.E

（编者　黄仕杰）

第十一单元　常见肿瘤

第一节　肺癌

一、概述

肺癌大多数起源于支气管黏膜上皮，因此也称支气管肺癌。肺癌患者多数是男性，但近年来，女性肺癌的发病率也明显增加。发病年龄大多在40岁以上。

肺癌的病因至今不完全明确。主要与以下因素有关：

（一）吸烟

目前认为吸烟是本病的最重要的高危因素，其中多链芳香烃类化合物（如：苯并芘）和亚硝胺均有很强的致癌活性。

（二）职业和环境接触

铝制品的副产品、砷、石棉、铬化合物、焦炭炉、芥子气、含镍的杂质、氯乙烯等职业环境致癌物可增加本病的发生率。长期接触铍、镉、硅、甲醛等物质也会增加本病的发病率。

（三）电离辐射

肺脏是对放射线较为敏感的器官。

（四）既往肺部慢性感染

如肺结核、支气管扩张症等患者，支气管上皮在慢性感染过程中可能化生为鳞状上皮致使癌变，但较为少见。

（五）遗传等因素

家族聚集、遗传易感性以及免疫功能降低，代谢、内分泌功能失调等也可能在支气管肺癌的发生中起重要作用。

（六）大气污染

主要原因是由于工业和交通发达地区，石油，煤和内燃机等燃烧后和沥青公路尘埃产生的含有苯并芘致癌烃等有害物质污染大气导致发病率增高。大气污染与吸烟对本病的发病率可能互相促进，起协同作用。

（七）其他

人体内在因素如免疫状态、代谢活动等，也可能对肺癌的发病有影响。

二、临床表现

肺癌的临床表现不典型，早期特别是周围型肺癌可无明显症状，大多在胸部 X 线检查时发现。

（一）呼吸系统表现

包括咳嗽、咯血，多为痰中带血，胸痛、胸闷等。40 岁以上，特别是吸烟者，若咳嗽持久、加重或变为呛咳、痰中带血或咯血经久不止，尤其是首次咯血者，应高度警惕本病；有胸膜转移者可有尖锐胸痛；呼吸困难多为晚期表现。早期无体征，偶引起支气管狭窄而有局限性哮鸣音，瘤体较大而表浅者，可能局部呈浊音或呼吸音减弱。若伴发肺不张、肺炎或胸腔积液，则有相应体征。

（二）转移性表现

肿瘤侵犯其他器官或远处转移，常见有以下几种。如声音嘶哑为喉返神经受侵犯；吞咽困难为食管压迫表现；上腔静脉被癌肿压迫或癌栓栓塞，则面颈、上部胸壁肿胀和静脉曲张，皮肤红紫，称上腔静脉阻塞综合征；肺尖癌肿可侵犯臂神经丛，产生上臂痛，皮肤感觉异常及上臂不能抬举；若侵犯下颈交感神经链，则产生霍纳综合征（Hormer syndrome），表现为同侧上眼睑下垂、瞳孔缩小、眼球下陷和一侧面部皮肤发白、汗闭。心包和胸膜转移可引起血性心包积液和胸腔积液；骨转移可发生病理性骨折及骨痛；脑转移可有各种神经症状及体征。应特别注意检查锁骨上窝及颈后淋巴结，当癌肿侵及壁层胸膜和胸壁时还应注意同侧腋下淋巴结。要注意肝脏大小、质地，有无压痛。

（三）非转移性肺外表现

肺癌有异位内分泌作用，可产生肺外表现，引起异源性内分泌症候群，最常见的为库欣综合征、骨关节肥大、杵状指、男性乳房发育症等。此外，少数患者可发生神经和肌病性症状群，如小脑变性、感觉和运动神经痛、重症肌无力等表现。异源性内分泌症候群和神经肌病也可发生在疾病的早期，但这些症状并非肺癌的特征性表现，一旦发现应结合其他症状给予检查。

三、诊断

临床表现和影像学表现可提供诊断线索，组织学或细胞学检查可确立诊断。痰细胞学、纤维支气管镜和胸部 X 线检查是较有效的诊断方法。还可行放射性核素骨扫描、活体组织检查和血清肿瘤标志物检查等，近年 PET 扫描和纵隔镜的开展为肺癌的准确分期奠定了新的基础。

四、治疗

方法主要有外科手术治疗、放射治疗、化学药物治疗、中医中药治疗以及免疫治疗等。手术治疗仍然是肺癌最重要和最有效的治疗手段。然而，目前所有的各种治疗肺癌的方法效果均不能令人满意，必须适当地联合应用，进行综合治疗以提高肺癌的治疗效果。

五、预防与筛查

当前，肺癌的治疗效果仍不能令人满意。由于治疗对象多属晚期，其远期生存率低，预后较差。因此，做好预防与筛查等方面的工作，可以提高肺癌治疗的总体效果。广泛进行防癌的宣传教育，劝阻吸烟，建立和健全肺癌防治网、是降低肺癌发病率的有效途径。对 40 岁以上成人，定期进行胸部 X 线普查，是肺癌早期诊断的重要方法。中年以上久咳不愈或出现血痰，应提高警惕，做周密的检查。如胸部 X 线检查发现肺部有肿块阴影时，应首先考虑到肺癌的诊断，宜进行详细的进一步检查，不能轻易放弃肺癌的诊断或拖延时间，必要时应剖胸探查。

【同步综合练习】

单项选择题

1. 患者，男性，54 岁，吸烟史 30 年，慢性支气管炎病史 3 年，咳嗽，咯痰，痰中带血 1 个月伴声音嘶哑。可考虑为（　　）

A. 支气管扩张并咯血　　　　　　　B. 支气管肺癌

C. 慢性支气管炎合并肺结核　　　　D. 慢性支气管炎合并肺栓塞

E. 慢性支气管炎急性发作

2. 目前肺癌最重要的危险因素是（　　）

A. 糖尿病病史　　　　　　　　　　B. 肥胖

C. 高血压病史　　　　　　　　　　D. 遗传因素

E. 大量吸烟

3. 目前肺癌最重要和最有效的治疗手段是（　　）

A. 手术治疗

B 化学药物疗法

C. 放射疗法　　　　　　　　　　　D. 免疫治疗

E. 中医中药治疗

4. 肺癌普查和诊断的简便有效的方法是（　　）

A. 支气管镜检查　　　　　　　　　B. X 线检查

C. 痰细胞学检查　　　　　　　　　　D. 纵隔镜检查

E. PET

5. 对于 40 岁以上成人，（　　　）是肺癌早期诊断的重要方法。（　　　）

A. 定期进行痰细胞学检查　　　　　　B. 定期进行胸部 X 线普查

C. 偶尔做支气管镜检查　　　　　　　D. 偶尔做组织学检查

E. 定期做 PET 检查

【参考答案】

1. B　2. E　3. A　4. C　5. B

（编者　郭红）

第二节　胃癌

一、概述

胃癌是我国最常见的恶性肿瘤之一，好发年龄在 50 岁以上，男性多于女性。胃癌的确切病因不十分明确，研究认为与以下因素有关：

（一）地域环境

在我国的西北与东部沿海地区胃癌发病率比南方地区明显为高。在世界范围内，日本发病率最高，而美国则很低。

（二）生活饮食

长期食用熏烤、盐腌食品的人群中胃癌发病率高，与食品中亚硝酸盐、真菌毒素、多环芳烃化合物等致癌物或前致癌物含量高有关；吸烟者的胃癌发病危险较不吸烟者高 50%。

（三）幽门螺杆菌（Hp）感染

是引发胃癌的主要因素之一。Hp 感染率高的国家和地区，胃癌发病率也增高。Hp 阳性者胃癌发生的危险性是 Hp 阴性者的 3~6 倍。

（四）慢性疾病和癌前病变

胃疾病包括胃息肉、慢性萎缩性胃炎及胃部分切除后的残胃有可能转变为癌。胃黏膜上皮的异型增生属于癌前病变。

（五）遗传和基因

胃癌患者有血缘关系的亲属其胃癌发病率较对照组高 4 倍。

二、临床表现

早期胃癌多数患者无明显症状，有时出现上腹部不适，进食后饱胀、恶心等非特异性症状，有时按慢性胃炎和十二指肠溃疡治疗，症状可暂时缓解，易被忽视。随着病情发展，患者可出现症状加重，食欲下降、乏力、消瘦，体重减轻。

根据肿瘤的部位不同，也有其特殊表现。贲门癌可有胸骨后疼痛和进食梗阻感；近幽门的胃癌可因幽门部分或完全性梗阻而发生呕吐、呕吐物多为隔夜宿食和胃液。

肿瘤破溃或侵犯血管后可有呕血、黑便等消化道出血症状；也有可能发生急性穿孔。早期患者多无明显体征,晚期患者可触及上腹部质硬、固定的肿块,也可出现左锁骨上淋巴结肿大、直肠前凹扪及肿块、贫血、腹水、黄疸、营养不良的表现。

三、诊断

对发病过程和临床表现可疑的病例应进一步检查确诊。常用的检查方法:

(一)胃镜检查及活检

是确诊本病最可靠的方法。早期胃癌胃镜下可仅表现为黏膜色调改变(发红或变白)局部黏膜血管缺失或纹理改变、黏膜质脆易出血等,黏膜染色和放大内镜等有助于病变的识别。

(二)X 线钡餐检查

上消化道气钡双重造影对诊断和鉴别诊断有较大价值,但早期胃癌仍易漏诊。

(三)其他

粪隐血试验持续阳性对诊断有参考价值。超声和 CT 检查有助于了解胃癌的转移情况。超声内镜检查有助于了解胃癌侵犯胃壁的深度和周围淋巴结转移情况。

四、筛查

普查筛选是提高早期胃癌诊断率的主要手段,以下情况是普查筛选(定期检查)的重点人群:

(1)有胃癌家族史或原有胃病史的人群;

(2)40 岁以上有上消化道症状而无胆道疾病者;

(3)原因不明的消化道慢性消化道出血者;

(4)短期内体重明显减轻,食欲减退者。

【同步综合练习】

单项选择题

1. 以下属于胃癌前病变的是(　　　)

A. 胃黏膜上皮中度以上非典型增生　　　B. 胃溃疡

C. Hp 相关性胃炎　　　D. 残胃炎

E. 慢性萎缩性胃炎

2. 患者,男,35 岁,因服止痛片数片后觉胃痛,今晨排柏油样便 400 mL 来诊。既往无胃病史。首选的检查是(　　　)

A. 血清胃泌素测定　　　B. B 型超声检查

C. X 线胃肠钡餐　　　D. 急诊胃镜检查

E. 胃液分析

3. 确诊胃癌最可靠的方法是(　　　)

A. 胃镜检查及活检　　　B. B 型超声检查

C. X 线胃肠钡餐　　　D. 洗胃

E. 胃液分析

4. 下列不属于胃癌普查筛选的重点人群(　　　)

A. 有胃癌家族史或原有胃病史的人群　　　B. 40 岁以上有上消化道症状而无胆道疾病者

C.原因不明的消化道慢性消化道出血者　D.短期内体重明显减轻，食欲减退者

E.长期喝酒的人群

5.治疗胃癌首选治疗方式是(　　)

A.放射疗法　　　　　　　　　　　　B.中医药治疗

C.免疫疗法　　　　　　　　　　　　D.手术治疗

E.口服消化药

【参考答案】

1. A　2. D　3. A　4. E　5. E

(编者　郭红)

第三节　结、直肠癌

一、概述

　　结、直肠癌近年来发病率在我国有上升的趋势，其病因尚未明确，但有些因素可能是其发病的高危因素，如不健康的饮食习惯(长期摄入过量高脂肪、高蛋白食物、缺乏纤维素及维生素摄入等)，遗传因素，相关疾病病史(结肠腺瘤、溃疡性结肠炎、结肠血吸虫病肉芽肿)，癌前病变(家族性结肠息肉病)。

　　1.结、直肠癌常见的组织学类型　包括腺癌(管状腺癌、乳头状腺癌、黏液腺癌、印戒细胞癌)、腺鳞癌、未分化癌。

　　2.结、直肠癌的转移途径　包括直接浸润、淋巴转移、血行转移、种植转移。转移最常见的受累器官为肝脏，其次为肺、骨。

　　3.结、直肠癌的临床分期　常采用国际抗癌联盟(AJCC)的 TNM 分期法，即根据原发肿瘤(T)、区域淋巴结(N)、远隔器官转移(M)进行临床分期，国内也常采用改良的 Dukes 分期法。

二、临床表现

(一)结肠癌

早期常无特殊症状，疾病进展后会出现以下症状。

　　1.排便习惯及粪便性状改变　常为最早出现的症状，多表现为排便次数增加，腹泻、便秘交替，黏液血便等。

　　2.腹痛　早期为定位不确切的腹部隐痛，晚期出现肠梗阻时可出现严重腹痛。

　　3.腹部包块　部分患者可在肿瘤发生部位触及质硬肿物。

　　4.肠梗阻症状　随着肿瘤生长，可引起肠腔梗阻，多表现为慢性低位不全梗阻，当发生完全梗阻时会出现急性肠梗阻的症状。

　　5.全身症状　患者可出现贫血、消瘦、乏力、低热等症状。晚期可能出现肝大、黄疸、腹水、恶病质等症状。

　　不同部位的结肠癌有不同的临床特点：右半结肠癌肿瘤常为肿块型或溃疡型，不易引起

肠腔狭窄,所以主要临床表现以全身症状、贫血、腹部包块为特点;左半结肠癌以肠梗阻、便秘、腹泻、便血为特点。

(二)直肠癌

1.直肠刺激症状 便意频繁,排便不尽感,肛门下坠感。

2.肿瘤破溃感染症状 粪便表面带血,脓血便。

3.肠腔狭窄症状 早期粪便变形、变细,直至出现低位肠梗阻症状。

4.晚期症状 肿瘤可侵犯前列腺造成尿路刺激征;侵犯骶前神经可出现持续疼痛;肝转移者可出现黄疸、腹水、贫血、消瘦等表现。

三、诊断

(一)结肠癌诊断依据

1.病史 排便习惯或性状改变,腹痛,腹部包块,患者可有贫血、肠梗阻的表现。

2.体格检查 直肠指检是除外直肠癌简便有效的检查。如肿瘤较大,腹部触诊可在肿瘤原发部位触及包块,通常质硬,稍活动或固定不动。

3.辅助检查

(1)X线气钡灌肠对比造影:可发现肠壁充盈缺损、肠腔狭窄等征象,显示肿瘤部位及范围。

(2)纤维结肠镜:能够直视下观察肿瘤部位、肠管狭窄程度,并可取得组织标本进行病理确诊。内镜超声可判断肿瘤浸润肠壁深度及肠周淋巴结是否存在转移,有助于进行临床分期。

(3)盆腹部超声、CT、MRI检查:有助于明确肿瘤局部浸润情况、淋巴结转移、有无肝转移等情况,对判断能否手术根治切除及明确手术方式有意义。

(4)实验室检查:血常规可有不同程度的贫血,粪便潜血常阳性。血清CEA(癌胚抗原)可高于正常。

(二)直肠癌诊断依据

1.病史 患者多有便意频繁、排便不尽感、肛门下坠感,便血,肠腔狭窄后可有大便变细或变形。

2.体格检查 直肠指检是直肠癌首选的检查方法,常用体位包括膝胸位、截石位、侧卧位,必要时也可蹲位进行检查。常可在直肠内触及肿物,指套上常有染血。指检触及肿物后要注意其侵及肠壁的范围、肿物下缘距肛门的距离。

3.辅助检查

(1)纤维结肠镜、盆腹部超声、CT、MRI检查的临床意义同结肠癌。

(2)实验室检查:同结肠癌。

【同步综合练习】

单项选择题

1.结、直肠癌出现转移最先受累的脏器是( )

A.肝脏   B.肺脏

C.骨骼   D.肾脏

E. 心脏

2. 结肠癌最早出现的症状是（　　　　）

A. 腹部包块　　　　　　　　　　B. 排便习惯及粪便性状改变

C. 腹痛　　　　　　　　　　　　D. 肠梗阻

E. 贫血

3. 以下属于右半结肠癌临床特点的是（　　　　）

A. 肠梗阻　　　　　　　　　　　B. 便秘

C. 腹泻　　　　　　　　　　　　D. 便血

E. 贫血

4. 直肠癌首选的检查方法是（　　　　）

A. 直肠指检　　　　　　　　　　B. 肠镜

C. 灌肠　　　　　　　　　　　　D. 病理检查

E. B 超

5. 为直肠癌的患者做检查时，下列不属常用体位的是（　　　　）

A. 膝胸位　　　　　　　　　　　B. 截石位

C. 侧卧位　　　　　　　　　　　D. 蹲位

E. 俯卧位

【参考答案】

1. A　2. B　3. E　4. A　5. E

（编者　郭红）

第四节　乳腺癌

一、临床表现

患者常见的首诊症状是乳房内触及无痛性肿块，多位于乳房外上象限。肿块多质硬、边界不清，逐渐增大可导致局部隆起，若累及 Copper 韧带则可在乳房表面出现"酒窝征"。如果肿瘤细胞堵塞皮下淋巴管，可导致淋巴回流障碍，出现真皮水肿，乳房皮肤呈"橘皮征"。肿瘤累及皮肤可形成破溃。中央区的肿瘤可侵及乳管，从而导致乳头内陷或偏斜。乳腺癌转移到远隔器官时会出现相应的症状。

1. 炎性乳癌　是临床表现特殊、恶性程度高、进展迅速、预后差的特殊类型乳腺癌。超过 1/3 的乳房皮肤出现红肿、皮温增高等炎性表现，但不伴有疼痛，整个乳房可增大质硬，部分患者可无明显肿块。

2. 乳头湿疹样癌（Paget 病）　早期表现为乳头瘙痒，可伴有脱屑，随后出现乳头、乳晕皮肤糜烂、溃疡，呈湿疹样外观，上覆黄褐色鳞屑样痂皮，病史长者乳头可糜烂脱落。本病恶性程度低，但常常因误认为皮肤科疾病而延误诊断。

3. 乳腺癌的临床分期　采用 T（原发肿瘤）N（区域淋巴结）M（远处转移）分期法。

二、诊断和鉴别诊断

(一)乳腺癌的诊断

1.病史　应注意询问患者有无乳腺癌家族史等高危因素。

2.临床表现　具有前述典型的乳腺癌临床表现者有助于诊断。

3.影像学检查

(1)乳腺超声：典型乳腺癌病灶的超声表现包括病灶边界不清、形状不规则、回声不均、后方回声衰减、内部或周边可见明显血流信号等。乳腺超声亦可用于乳腺癌的筛查。

(2)乳腺 X 线片(乳腺钼靶)：典型的乳腺癌钼靶表现包括伴有毛刺征的边界不规则高密度肿块影或簇状细小密集钙化灶。乳腺钼靶也可用于乳腺癌筛查。

(3)乳腺 MRI 软组织成像：灵敏、特异性高，同时能够通过病灶摄取和排出对比剂的时间－信号强度曲线的特点辅助诊断乳腺恶性肿瘤。可以用于协助诊断乳腺超声、钼靶不能确定性质的乳房病灶，也可用于评价病灶范围从而监测乳腺癌新辅助治疗疗效。

4.病理检查

(1)空芯针穿刺活检(CNB)：超声或钼靶引导下的空芯针穿刺活检是目前推荐的首选乳腺病灶组织病理检查方法。能够确认病灶的良、恶性，并对恶性病灶进行组织学分类及进行免疫组化染色了解肿瘤标志物表达情况，从而指导临床综合治疗方案的制订。穿刺造成的肿瘤播散及针道种植转移发生率极低。

(2)细针针吸细胞学检查(FNAC)：对乳腺原发灶的诊断准确率低于 CNB，且不能进行组织学分类及免疫组化染色，目前推荐用于腋窝可疑转移淋巴结的病理检查。

(3)肿物切除活检：传统的肿物切除活检术中冰冻病理诊断乳腺癌、然后即刻行乳腺癌根治性手术的方法，由于冰冻病理诊断的准确性问题及患者失去术前新辅助治疗机会的问题，临床不再推荐作为乳腺肿物病理诊断的首选方法。如果 CNB 或 FNAC 不能明确诊断，可行肿物切除活检，完整切除乳房肿物送检，而不宜行肿物切取活检。

(二)鉴别诊断

1.乳腺纤维腺瘤　常见于年轻女性，肿瘤圆形或分叶状，边界清楚，活动度好，超声及病理检查能够明确诊断。

2.乳腺囊性增生病　多见于中年女性，典型的临床表现是与月经周期相关的乳房疼痛，乳房触诊可触及质韧结节，与周围乳腺组织分界不明显，结节大小可随月经周期有所变化。乳腺影像学检查及病理活检能够明确诊断。

三、预防

乳腺癌的病因尚不清楚，因此没有效果明确的预防措施，关键在于定期体检，特别是具有乳腺癌发病高危因素的女性。早期诊断、早期治疗对于改善乳腺癌患者预后至关重要。

【同步综合练习】

单项选择题

1.乳腺癌的首发症状是(　　　)

A.无痛性肿块　　　　　　　　　　B.乳房疼痛

C.橘皮样改变　　　　　　　　　　D.酒窝征

E.乳房流脓

2.乳腺癌患者，癌肿侵及 Copper 韧带会出现的典型表现是(　　　)

A.酒窝征　　　　　　　　　　　　B.乳房疼痛

C.橘皮样改变　　　　　　　　　　D.皮温增高

E.乳房流脓

3.乳腺癌患者，癌块堵塞皮下淋巴管会出现典型的皮肤改变是(　　　)

A.酒窝征　　　　　　　　　　　　B.橘皮样改变

C.乳房肿痛　　　　　　　　　　　D.皮温增高

E.乳房流脓

4.目前推荐的首选乳腺病灶组织病理检查方法是(　　　)

A.FNAC　　　　　　　　　　　　B.肿物切除活检

C.CNB　　　　　　　　　　　　　D.B 超

E.钼靶

5.预防乳腺癌的关键在于(　　　)

A.经常跑步　　　　　　　　　　　B.定期体检

C.经常按摩　　　　　　　　　　　D.热敷

E.自我检查

【参考答案】

1.A　2.A　3.B　4.C　5.B

(编者　郭红)

第十二单元　妇产科

第一节　妊娠诊断及孕妇管理

妊娠是从末次月经第一日开始计算，全程 280 日，即 40 周。临床上将妊娠期分 3 个时期：孕 13 周末以前为早期妊娠；孕 14 周开始至孕 27 周末为中期妊娠；孕 28 周及其以后为晚期妊娠。

一、早期妊娠的诊断

(一)临床表现

1.症状

(1)停经：停经是妊娠最早、最重要的症状，但不是妊娠特有的症状。有性生活史，平素月经周期规则，停经超过正常周期 10 日以上，妊娠可能性较大。

(2)早孕反应：一般表现为晨起恶心、呕吐、头晕、乏力、嗜睡、流涎、食欲减退、喜食酸辣、厌油腻等。大多停经 6 周左右出现，12 周左右自行消失。

（3）尿频：妊娠 12 周内，增大的子宫压迫膀胱引起尿频。妊娠 12 周以后，子宫增大进入腹腔，尿频症状自然消失。

（4）乳房变化：乳房增大，胀痛感，乳头和乳晕着色加深。乳晕周围皮脂腺增生，出现深褐色结节，称为蒙氏结节。

2. 妇科检查　阴道黏膜和宫颈充血水肿，变软，呈紫蓝色。停经 6～8 周时可触及早期妊娠典型的黑加征（由于子宫峡部变得极软，检查时感觉宫颈与宫体似不相连）。妊娠 12 周时子宫超出盆腔，在耻骨联合上 3 横指可触及宫底。

（二）辅助检查

1. 妊娠试验　受精后 10 日即可测出血中 hCG 升高。临床上多采用早孕试纸法检测受检者尿液中的 hCG，该方法简单快速，如果结果呈阳性，结合临床症状与体征，可初步诊断为早孕。妊娠试验是诊断早期妊娠的最简便、最常用的方法。

2. B 型超声检查　最早可在停经 5 周时探及妊娠囊，停经 8 周左右妊娠囊内可见到胚芽和原始心管搏动，阴道 B 型超声可更早探及。可以明确宫内妊娠、活胎及胎儿数目的诊断，排除异位妊娠、滋养细胞疾病，是确诊早期妊娠最准确的方法。

二、中、晚期妊娠的诊断

（一）临床表现

有早期妊娠的经过，并确诊过早孕。

1. 子宫增大　腹部检查可见子宫增大，手测或尺测耻骨联合上子宫底高度来估计胎儿的大小与孕周是否相符。子宫底高度因胎儿发育状况、胎儿数目、羊水量、孕妇的脐耻间距离不同会有差异（表 2-2-37）。

表 2-2-37　妊娠周数手测子宫底高度和平均尺测子宫底高度（cm）

妊娠周数	手测高度	尺测宫高（cm）
12 周末	耻骨联合上 2～3 横指	
16 周末	脐耻之间	
20 周末	脐下 1 横指	18（15.3～21.4）
24 周末	脐上 1 横指	24（22.0～25.1）
28 周末	脐上 3 横指	26（22.4～29.0）
32 周末	脐与剑突之间	29（25.3～32.0）
36 周末	剑突下 2 横指	32（29.8～34.5）
40 周末	脐与剑突之间或略高	33（30.0～35.3）

2. 胎体　妊娠 20 周后，经腹壁能触到子宫内的胎体，妊娠 24 周后，触诊可以区分胎头、胎臀、胎背和胎儿肢体。用四步触诊法（图 2-2-27）检查子宫大小、胎产式、胎先露、胎方位、胎先露是否衔接及羊水情况，估计胎儿体重。

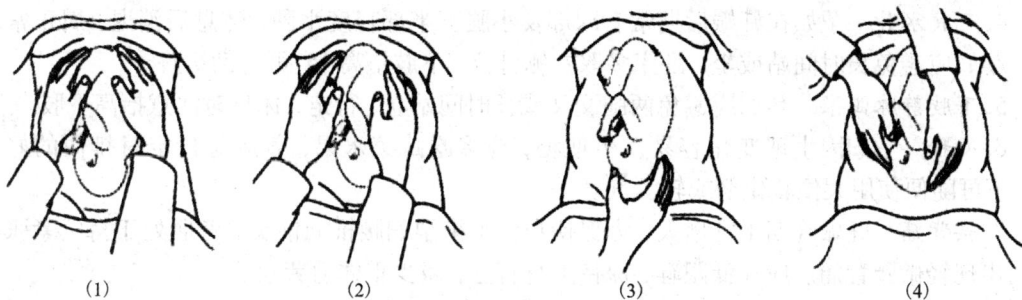

(1)　　　　　　　(2)　　　　　　　(3)　　　　　　　(4)

图 2-2-27　四步触诊法

3. 胎心音　妊娠 12 周时可用多普勒胎心听诊仪探测到胎心音，妊娠 18~20 周用一般听诊器即能经孕妇腹壁听到胎心音。正常为 110~160 次/分。

4. 胎动　胎动是指胎儿躯体在子宫内的活动，妊娠 18~20 周左右可觉察到，正常胎动为 3~5 次/小时、≥6 次/2 小时、>30 次/12 小时；<10 次/12 小时提示胎儿缺氧。

（二）辅助检查

B 型超声检查能够显示胎儿大小、数目、胎方位，了解胎盘、羊水、脐带等附属物，也是筛查胎儿畸形的重要手段。

三、胎姿势、胎产式、胎先露、胎方位

妊娠 32 周以后，胎儿迅速生长，羊水量相对较少，胎儿在子宫内的姿势和位置相对固定。

1. 胎姿势　胎儿在子宫内的姿势称为胎姿势。正常胎姿势为胎头俯屈，颏部贴近胸壁，脊柱略微向前弯曲，四肢屈曲交叉于胸腹前，体积较小，整个胎体为头端小、臀端大的椭圆形。

2. 胎产式　胎体纵轴和母体纵轴的关系称为胎产式。胎体纵轴和母体纵轴平行称为纵产式，最多见；胎体纵轴和母体纵轴垂直称为横产式。

3. 胎先露　最先进入骨盆入口的胎儿部分称为胎先露。纵产式时为头先露和臀先露，横产式时为肩先露。

4. 胎方位　胎儿先露部的指示点与母体骨盆的关系，称为胎方位，简称胎位。枕先露指示点为枕骨、面先露指示点为颏骨、臀先露指示点为骶骨、肩先露指示点为肩胛骨，胎方位对能否顺利分娩起着非常重要的作用。枕左前和枕右前位为正常胎位。

四、妊娠期常见症状及处理方法

1. 恶心、呕吐　约 50% 孕妇在妊娠 6 周左右出现，12 周左右消失。可通过少量多餐、清淡食物、精神鼓励等方法缓解。妊娠剧吐则需住院治疗。

2. 尿频、尿急　孕妇在妊娠最初 3 个月及末 3 个月明显，是妊娠期正常的生理变化，不必处理。

3. 白带增多　以妊娠最初 3 个月及末 3 个月明显，是妊娠期正常的生理变化，保持外阴

部清洁、勤换内裤可缓解。注意排除病原体的感染。

4. 下肢水肿 孕妇在妊娠后期常有踝部及小腿下半部轻度水肿，休息后消退，属正常现象。孕妇应避免长时间站或坐，卧床多取左侧卧位，下肢垫高15°可有助缓解。

5. 下肢静脉曲张 孕妇应避免两腿交叉或长时间站立、行走，休息时注意抬高下肢。

6. 便秘 孕妇因生理变化容易发生便秘，应多吃蔬菜水果，养成每日定时排便的好习惯，不可随便使用大便软化剂或轻泻剂。

7. 腰背痛 妊娠晚期子宫增大，为保持身体平衡孕妇腰椎向前突，背肌处于持续紧张状态而出现轻微腰背痛。应穿低跟鞋，保持上身直立，减少重体力劳动。

8. 下肢肌肉痉挛 是孕妇缺钙的表现，口服钙剂可有效缓解。

9. 仰卧位低血压综合征 中晚期妊娠孕妇长时间仰卧，增大的子宫压迫下腔静脉，使回心血量及心排出量骤然减少，出现低血压等表现。立即左侧卧位，可迅速好转。

10. 贫血 因孕期存在生理性贫血，应适当增加含铁食物的摄入，必要时补充铁剂，服用铁剂在餐中或餐后，同服稀盐酸或维生素C可促进铁剂吸收。

11. 失眠 可通过散步、睡前梳头、温水泡脚、喝热牛奶等方式帮助入眠。

五、妊娠期异常症状

孕妇出现下列症状时应立即就诊：阴道流血、腹疼、胎动计数减少、头痛、眼花、胸闷、心悸、气短、寒战发热、妊娠3个月后仍持续呕吐等症状。

六、孕妇管理

产前检查次数与方案见表2-2-38。

表2-2-38 产前检查的次数与方案

产检次数	常规检查及保健	备查项目	保健教育
第1次检查（6~13⁺⁶周）	1. 建立妊娠期保健手册 2. 确定孕周、推算预产期 3. 评估妊娠期高危因素 4. 血压、体重指数、胎心率 5. 血常规、尿常规、血型（ABO和Rh）、空腹血糖、肝功能和肾功能、乙型肝炎病毒表面抗原、梅毒螺旋体和HIV筛查、心电图等	1. HCV筛查 2. 地中海贫血和甲状腺功能筛查 3. 宫颈细胞学检查 4. 宫颈分泌物检测淋球菌、沙眼衣原体和细菌性阴道病的检测 5. 妊娠早期B型超声检查，妊娠11~13⁺⁶周B型超声都必须测量胎儿NT厚度 6. 妊娠10~12周绒毛活检	1. 营养和生活方式的指导 2. 避免接触有毒有害物质和宠物 3. 慎用药物和疫苗 4. 改变不良生活方式；避免高强度、高噪音环境和家庭暴力 5. 继续补充叶酸（0.4~0.8）mg/d至孕12周，有条件者可继续服用含叶酸的复合维生素

续表 2-2-38

产检次数	常规检查及保健	备查项目	保健教育
第 2 次查检 (14 ~ 19 $^{+6}$ 周)	1. 分析首次产前检查的结果 2. 血压、体重、宫底高度、腹围、胎心率 3. 妊娠中期非整倍体母体血清学筛查(15 ~ 20 $^{+0}$ 周)	羊膜腔穿刺检查胎儿染色体	1. 妊娠中期胎儿非整倍体筛查的意义 2. Hb < 105 g/L,补充元素铁 60 ~ 100 mg/d
第 3 次检查 (20 ~ 23 $^{+6}$ 周)	1. 血压、体重、宫底高度、腹围、胎心率 2. 胎儿系统 B 型超声筛查(18 ~ 24 周) 3. 血常规、尿常规	宫颈评估(B 型超声测量宫颈长度,早产高危者)	1. 早产的认识和预防 2. 营养和生活方式的指导 3. 胎儿系统 B 型超声筛查的意义
第 4 次检查 (24 ~ 27 $^{+6}$)	1. 血压、体重、宫底高度、腹围、胎心率 2. 75 gOGTT 3. 血常规、尿常规	1. 抗 D 滴度复查(Rh 阴性者) 2. 宫颈阴道分泌物 fFN 检测(早产高危者)	1. 早产的认识和预防 2. 营养和生活方式的指导 3. 妊娠期糖尿病筛查的意义
第 5 次检查 (28 ~ 31 $^{+6}$ 周)	1. 血压、体重、宫底高度、腹围、胎心率、胎位 2. 产科 B 型超声检查 3. 血常规、尿常规	B 型超声测量宫颈长度或宫颈阴道分泌物 fFN 检测	1. 分娩方式指导 2. 开始注意胎动 3. 母乳喂养指导 4. 新生儿护理指导
第 6 次检查 (32 ~ 36 $^{+6}$ 周)	1. 血压、体重、宫底高度、腹围、胎心率、胎位 2. 血常规、尿常规	1. GBS 筛查(35 ~ 37 周) 2. 肝功能、血清胆汁酸检测(32 ~ 34 周,怀疑 ICP 孕妇) 3. NST 检查(34 周开始) 4. 心电图复查(高危者)	1. 分娩前生活方式指导 2. 分娩相关知识 3. 新生儿疾病筛查 4. 抑郁症的预防
第 7 ~ 11 次检查 (37 ~ 41 $^{+6}$ 周)	1. 血压、体重、宫底高度、腹围、胎心率、胎位、宫颈检查(Bishop 评分) 2. 血常规、尿常规 3. NST 检查(每周 1 次)	1. 产科 B 型超声检查 2. 评估分娩方式	1. 新生儿免疫接种 2. 产褥期指导 3. 胎儿宫内情况的监护 4. 超过 41 周,住院并引产

【同步综合练习】

一、名词解释

1. 胎产式:

2. 胎方位:

3. 胎先露：

4. 黑加征：

二、单项选择题

1. 早孕出现最早最重要的症状是( )

A. 早孕反应   B. 乳房增大

C. 尿频   D. 停经

E. 尿痛

2. 属胎心音正常次数的是( )

A. 100 次/分   B. 80 次/分

C. 105 次/分   D. 170 次/分

E. 132 次/分

3. 不属于纵产式的是( )

A. 枕先露   B. 面先露

C. 足先露   D. 肩先露

E. 臀先露

4. 中期妊娠是指孕( )

A. 11 ~ 12 周末   B. 12 ~ 28 周末

C. 14 ~ 27 周末   D. 18 ~ 28 周末

E. 20 ~ 28 周末

5. B 超显像检查，妊娠几周才可以见到妊娠环( )

A. 2 周   B. 3 周

C. 4 周   D. 5 周

E. 6 周

6. 以下哪项检查可以确诊早孕( )

A. 妇科检查   B. 妊娠实验

C. 基础体温测定   D. B 超

E. 产科检查

7. 以下胎动哪项提示胎儿缺氧( )

A. < 10 次/12 小时   B. > 30 次/12 小时

C. < 20 次/12 小时   D. < 15 次/12 小时

E. > 20 次/12 小时

8. 刘女士，末次月经日期记不清，来医院检查时子宫底在脐上一横指，胎心正常。估计妊娠为( )

A. 24 周末   B. 26 周末

C. 28 周末   D. 30 周末

E. 32 周末

9. 孕妇，34 岁，妊娠 36 周。因平卧于床上看书，感觉心慌、出汗，正确的处理措施是( )

A. 改为左侧卧位   B. 给予口服升压药

C. 改为左右侧卧位　　　　　　　　D. 立即坐起

E. 起身进行户外活动

10. 孕妇，妊娠 27 周，在产前检查中发现其血色素偏低，需要补充铁剂，正确的服药时间是（　　）

A. 餐前半小时　　　　　　　　　　B. 餐后 20 分钟

C. 空腹　　　　　　　　　　　　　D. 睡前

E. 晨起后

【参考答案】

一、名词解释

略

二、选择题

1. D　2. E　3. D　4. C　5. D　6. D　7. A　8. A　9. A　10. B

（编者　李艳）

第二节　正常分娩的临床经过及处理

一、总产程及产程分期

总产程是指分娩全过程，从规律宫缩开始至胎儿、胎盘娩出。一般分为三个阶段。

1. 第一产程（宫颈扩张期）　从规律宫缩开始至宫口开全（10 cm）。初产妇需 11～22 小时，经产妇需 6～16 小时：

2. 第二产程（胎儿娩出期）　从宫口开全至胎儿娩出。初产妇需 40 分钟～3 小时；经产妇一般数分钟即可完成，但也有长达 2 小时者。

3. 第三产程（胎盘娩出期）　从胎儿娩出至胎盘娩出。需 5～15 分钟，不超过 30 分钟。

二、第一产程的临床经过及处理

（一）临床表现

1. 规律宫缩　产程开始时，宫缩持续时间较短（30 秒），间歇较长（5～6 分钟）。随着产程进展，持续时间逐渐延长（50～60 秒），且强度不断增加，间歇期逐渐缩短（2～3 分钟）。当宫口近开全时，宫缩持续时间可长达 1 分钟或以上，间歇期仅为 1～2 分钟。

2. 宫口扩张　表现为宫颈管变软、变短、消失，宫颈展平和逐渐扩大。开始宫口扩张速度较慢，后期速度加快。宫口开全后与子宫下段及阴道形成软产道。

3. 胎头下降　宫口扩张速度与胎头下降程度是决定能否经阴道分娩的重要观察项目。通过阴道检查或肛门检查，能明确胎头颅骨最低点的位置与坐骨棘水平的关系，并能协助判断胎位。

4. 胎膜破裂　随着产程的进展，宫缩逐渐加强，子宫羊膜腔内压力逐渐增高，当羊膜腔内压力增加到一定程度时，胎膜自然破裂，称为破膜。破膜多发生于宫口近开全时。

（二）产程观察及处理

1. 子宫收缩　最简单的方法是助产人员将手掌放于产妇腹壁子宫体近子宫底处,感知宫缩时宫体部隆起变硬,间歇期松弛变软的情况。并记录宫缩持续时间、强度、规律性及间歇时间。

2. 胎心

（1）用胎心听诊器:听胎心应在宫缩间歇期,每次听 1 分钟。潜伏期 1～2 小时听一次。进入活跃期后,宫缩频繁,15～30 分钟听胎心一次。

（2）用胎儿监护仪:可不间断、动态观察胎心变化。

3. 宫口扩张及胎头下降

（1）宫口扩张:阴道检查或肛门检查可以确定宫口扩张程度。根据宫口扩张变化将第一产程分为潜伏期和活跃期。潜伏期是指从规律宫缩开始至宫口扩张 6 cm。此期初产妇不超过 20 小时,经产妇不超过超过 14。活跃期是指从宫口扩张 6 cm 至宫口开全（扩张 10 cm）,需 1.5～2 小时。

（2）胎头下降:胎头下降以胎头颅骨最低点与坐骨棘平面的关系表明。坐骨棘平面是判断胎头高低的标志。胎头颅骨最低点平坐骨棘平面时以"0"表达;在坐骨棘平面上 1 cm 时,以"－1"表示;在坐骨棘平面下 1 cm 时,以"＋1"表示;余依此类推(图 2－2－28)。

4. 胎膜破裂　胎膜多在宫口近开全时破裂,前羊水流出。一旦胎膜破裂应立即听胎心音,观察羊水性状、颜色和流出量,并记录破膜时间。先露为胎头时羊水黄绿色混有胎粪,警惕胎儿窘迫,应立即行阴道检查明确有无脐带脱垂,并给予紧急处理。羊水清而胎头仍浮动未入盆时需卧床休息抬高臀部防止脐带脱垂。破膜超过 12 小时尚未分娩应给予抗生素预防感染。

5. 血压　每隔 4～6 小时测量一次。

6. 饮食　鼓励产妇少量多次进食高热量、易消化的食物,并注意补充水分,以保证精力和体力充沛。

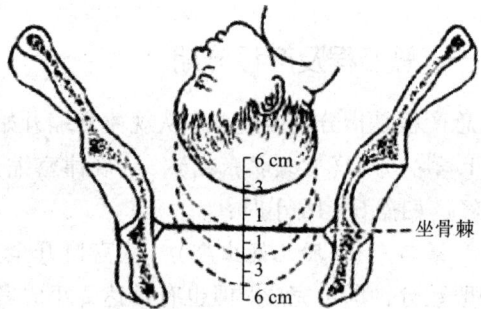

图 2－2－28　胎头高低的判断

7. 活动与休息　宫缩不强且未破膜,产妇可在室内走动,有助于加速产程进展。若宫缩强或胎膜破裂,应取左侧卧位卧床休息。

8. 排尿与排便　鼓励产妇2～4 小时排尿 1 次,以免膀胱充盈影响宫缩及胎头下降,必要时可导尿。初产妇宫口扩张小于 4 cm,经产妇宫口扩张小于 2 cm,可以用温肥皂水灌肠,既能清除粪便避免分娩时排便污染,又能通过反射作用刺激宫缩加速产程进展。但胎膜早破、阴道流血、胎头未衔接、胎位异常、有剖宫产史、宫缩强估计 1 小时内即将分娩以及患严重心脏病均不宜灌肠。

9. 肛门检查　临产后应适时在宫缩时进行,次数不应过多。一般临产初期每隔 4 小时肛查一次,经产妇或宫缩较频者适当缩短间隔时间。肛门检查可了解宫颈口扩张及胎先露下降程度、胎膜是否破裂、骨盆腔大小和胎位。

10. 阴道检查　应在严密消毒后进行。阴道检查能直接摸清胎头,并能触清矢状缝及囟门确定胎位、宫口扩张及先露下降程度，以决定其分娩方式。

三、第二产程的临床经过及处理

（一）临床表现

1. 宫缩频而强　宫口开全后进入第二产程，宫缩逐渐增强，持续 1 分钟以上，间歇 1~2 分钟，胎膜多已自然破裂，若仍未破膜，常影响胎头下降，应在宫缩间歇期行人工破膜。当胎头下降压迫盆底组织时产妇有排便感，不由自主向下屏气用力。随着产程进展，会阴逐渐膨胀和变薄，肛门松弛。

2. 胎头拨露　胎头于宫缩时露出于阴道口，当宫缩间歇时又缩回阴道内，称为胎头拨露。

3. 胎头着冠　几次胎头拨露以后胎头双顶径越过骨盆出口，宫缩间歇时胎头不再回缩阴道内，称为胎头着冠。

4. 胎儿娩出　胎头枕骨抵达耻骨弓下方，并以耻骨弓下缘为支点开始仰伸，使胎头娩出，接着出现胎头复位及外旋转，随后前肩和后肩相继娩出，胎体很快娩出，后羊水随之涌出。

（二）观察及处理

1. 密切监测胎心　通常每 5~10 分钟听一次，必要时用胎儿监护仪监护，若发现胎心有变化，应立即做阴道检查，尽快结束分娩。

2. 指导产妇正确使用腹压　宫口开全后指导产妇正确使用腹压。方法：让产妇双足蹬在产床，两手握产床把手，宫缩时深吸气后屏气，然后如排便样向下用力以增加腹压。宫缩间歇时，产妇全身肌肉放松、安静休息。

3. 接产准备　初产妇宫口开全，经产妇宫口开 6 cm 且宫缩规律有力时应将产妇送至分娩室，做好接生准备。让产妇仰卧于产床上，两腿屈曲分开露出外阴部，消毒液消毒外阴。

4. 接产　当胎头拨露阴唇后联合紧张时开始保护会阴。每当宫缩时用右手大鱼际肌顶住会阴向内上方托压，宫缩间歇期保护会阴的右手稍放松但不要离开，左手则协助胎头娩出，胎头娩出后清理口鼻内的黏液和羊水，协助双肩缓慢娩出后保护会阴的手方可离开，双手协助胎体娩出。

四、第三产程的临床经过及处理

（一）临床表现

1. 子宫收缩　胎儿娩出后，子宫底降至平脐，宫缩暂停，几分钟后又重新出现。

2. 胎盘剥离　胎儿娩出后子宫腔容积突然明显缩小，胎盘与子宫壁发生错位而剥离排出。胎盘剥离征象：子宫体变硬呈球形，子宫底升高达脐上；阴道少量出血；阴道口外露的脐带自行延长；用手掌尺侧在产妇耻骨联合上方轻压子宫下段，子宫体上升而外露的脐带不再回缩。

（二）处理

1. 新生儿处理

（1）清理呼吸道：是首要的处理措施。

（2）新生儿阿普加评分：新生儿娩出后，采用阿普加（Apgar）评分判断新生儿有无窒息或窒息的程度(表2-2-39)。以出生后1分钟时的心率、呼吸、肌张力、喉反射及皮肤颜色五项体征为依据,每项0~2分,满分10分。总分8~10分为正常新生儿、4~7分为轻度窒息、0~3分为重度窒息。

表2-2-39 新生儿Apgar评分标准

评分内容	0	1	2
皮肤颜色	青紫或苍白	身体红,四肢青紫	全身红
心率(次/分)	无	<100	>100
喉反射	无反应	有些动作,如皱眉	哭,喷嚏
肌张力	松弛	四肢略屈曲	四肢活动好
呼吸	无	慢,不规则	正常,哭声响

(3)一般处理:新生儿出生后置于辐射台上擦干、保暖。

(4)处理脐带:结扎脐带,残端消毒后无菌纱布包扎。

2.协助胎盘娩出 当确定胎盘完整剥离时,应在宫缩时用左手握住宫底轻压子宫,产妇稍向下用力,同时右手轻轻牵拉脐带,协助胎盘娩出。胎盘娩出后,按摩子宫减少出血。

3.检查胎盘胎膜 若发现有残缺,应在无菌操作下手入宫腔取出残留组织。

4.检查软产道 如有裂伤,应立即缝合。

5.预防产后出血 胎儿娩出后,遵医嘱使用缩宫素。

6.产后2小时 重点观察子宫收缩、宫底高度、膀胱充盈情况、阴道流血量、会阴及阴道有无血肿等,并注意测量血压、脉搏。

【同步综合练习】

一、名词解释

1.第一产程:

2.第二产程:

3.第三产程:

4.胎头拨露:

5.胎头着冠:

二、单项选择题

1.分娩的主要产力是( )
A.产妇向下屏气力量 B.膈肌收缩力
C.腹肌收缩力 D.肛提肌收缩力
E.子宫收缩力

2.正常分娩胎膜自然破裂多在( )
A.临产前 B.潜伏期
C.活跃期 D.第二产程
E.第三产程

3.为临产后产妇进行胎心听诊应选择在( )

A.宫缩任何时间 B.宫缩极期

C.宫缩快结束的时候 D.宫缩间歇期

E.宫缩刚开始的时候

4.新生儿出生后进行 Apgar 评分的评价指标不包括( )

A.皮肤颜色 B.角膜反射

C.心率 D.呼吸

E.肌张力

5.从胎儿娩出至胎盘娩出所需要的时间不超过( )

A.15 分钟 B.30 分钟

C.1 小时 D.2 小时

E.3 小时

6.正常情况下,产妇顺产后需继续留在产房观察的时间是( )

A.1 小时 B.2 小时

C.3 小时 D.4 小时

E.5 小时

7.判断产程进展是否顺利的重要指标是( )

A.胎心音情况 B.血压情况

C.宫颈扩张及胎先露下降情况 D.宫缩情况

E.是否破膜

8.孕妇,第一胎,妊娠 39 周来院检查,医生告之临产先兆,收住院。最可靠的依据是( )

A.宫缩强度增加 B.胎儿下降感

C.见红 D.上腹部舒适感

E.尿频

9.30 岁初产妇,妊娠 40 周顺产。胎儿经阴道娩出后护士立即为其按摩子宫并协助胎盘娩出,这一行为可能导致的不良后果是( )

A.胎盘粘连 B.胎盘卒中

C.胎盘嵌顿 D.胎盘植入

E.胎盘剥离不全

10.25 岁初产妇,足月临产,进入第二产程,宫缩规律有力。宫缩时因疼痛加剧,产妇烦躁不安、大声叫喊,要求行剖宫产尽快结束分娩。此时,产妇主要的心理特点是( )

A.焦虑 B.抑郁

C.依赖 D.悲伤

E.内省

【参考答案】

一、名词解释

略

二、选择题

1.E　2.C　3.D　4.B　5.B　6.B　7.C　8.C　9.E　10.A

（编者　李艳）

第三节　自然流产

一、概述

妊娠不满 28 周、胎儿体重不足 1000 g 妊娠中断，称为流产。发生在妊娠 12 周前称早期流产，发生在妊娠 12 周至不足 28 周者称晚期流产。是妊娠早期出血性疾病之一，也是妇产科常见疾病。多为早期流产。

（一）病因

凡是引起胎儿死亡和子宫过早阵缩的因素，都可能成为流产的原因。

1. 胎儿因素　胚胎或胎儿染色体异常是导致早期流产的主要原因。

2. 母体因素

（1）患有影响胎儿及附属物发育的疾病：如黄体功能不全、甲减影响胚胎发育；高血压、肾炎、糖尿病影响胎盘功能；严重贫血、心脏病心力衰竭胎儿易缺氧；母儿血型不合导致胎儿溶血性疾病等。

（2）子宫发育不良、畸形、子宫肌瘤妨碍胎儿发育，尤其宫颈内口松弛或宫颈重度裂伤承重不足可致胎膜早破，易引起晚期复发性流产。

（3）急性传染病高热、劳累或精神或身体创伤、手术（尤其腹部手术）刺激易致子宫过早阵缩。

（4）母体接触有毒有害物（烟、酒、毒品、砷、铅、苯、放射线等）、养狗、猫致弓形虫感染等方面也可致胎儿死亡成为流产的病因。

（二）分类

流产视其病情发展到不同阶段，临床表现也不同，按经过和临床特点，将流产分为：先兆流产、难免流产、不全流产、完全流产四种基本类型。此外，还有三种特殊类型：稽留流产、复发性流产、流产合并感染。

二、临床表现及诊断

停经、腹痛及阴道出血是流产的主要症状。

（一）先兆流产

是流产的初始阶段，病情轻，胎儿存活处理得当可继续妊娠。

1. 症状　停经后少量阴道流血，伴轻微下腹坠痛或腰痛。

2. 妇科检查　宫颈口未开，子宫大小与停经周数相符，胎膜未破，妊娠组织未排出。

3. 辅助检查　hCG 阳性，B 超检查可见胎囊和胎心搏动。

（二）难免流产

先兆流产病情加重，无法保住胚胎或胎儿，流产不可避免。

1.症状　阴道流血增多，超过月经量，伴阵发性下腹痛。可有胎膜破裂，羊水流出。

2.妇科检查　宫颈口已扩张，子宫大小与停经周数相符，若有羊水流出者子宫略小于孕周，有时见胚胎组织或羊膜囊堵塞宫口，但组织尚未排出。

3.辅助检查　B超检查见妊娠物接近或达到宫颈口。

（三）不全流产

难免流产继续发展致胎儿及部分胎盘组织排出，但仍有部分存留于子宫腔内。

1.症状　停经后阴道流血多伴妊娠组织部分排出，下腹疼痛持续，残留组织影响子宫收缩可致阴道出血持续不止，严重时引起出血性休克。

2.妇科检查　宫颈口已扩张，不断有血液流出，有时见残留组织堵塞宫颈口，子宫小于停经周数。

3.辅助检查　B超检查见宫腔内组织残留。

（四）完全流产

常发生于8周前或12周后的妊娠。

1.症状　停经后腹痛、阴道流血的同时，胚胎或胎儿胎盘组织完全排出。阴道出血逐渐停止，腹痛随之消失。

2.妇科检查　宫颈口已关闭，子宫恢复至未孕大小或略大。

3.辅助检查　B超检查宫腔内无妊娠物。

（五）稽留流产

胚胎或胎儿死亡后仍留在子宫腔，未及时排出。

1.症状　妊娠反应消失，子宫不再长大，大月份者诉胎动停止。多无下腹疼痛和阴道流血。少数有阴道流少量暗褐色分泌物。

2.妇科检查　宫颈口未开，子宫明显小于停经周数，质地不软。B超检查见子宫内有妊娠物，比孕周缩小很多。无胎动、胎心。

3.辅助检查　hCG常为阴性，注意查凝血功能。

（六）复发性流产

指同一性伴侣连续发生3次或3次以上的自然流产。常发生在同一妊娠月份，常由同一个原因引起。

（七）流产合并感染

各型流产均可发生。病程长，流血多，手术中无菌观念差或术后卫生差、过早有性生活者易发生，常见于不全流产。重者可致感染性休克危及生命。

1.症状　寒战、高热、下腹疼痛、阴道流脓血性或腐臭组织，量多。

2.妇科检查　子宫复原不良，子宫及附件区有压痛。部分患者盆腔触及包块，压痛。

3.辅助检查　B超检查宫腔内组织残留情况，血常规了解感染情况。

三、鉴别诊断

注意异位妊娠、葡萄胎、功能失调性子宫出血等疾病进行鉴别。

四、治疗

(一)先兆流产

治疗原则：保胎。

(1)卧床休息，消除紧张。

(2)禁止性生活，避免不必要的阴道检查，腹部检查时动作要轻柔。避免用力大便。

(3)必要时使用药物治疗：①如需镇静可给予对胎儿危害小的镇静药如：苯巴比妥0.03~0.06 g，口服，每日3次；②对于黄体功能不足的孕妇使用黄体酮20 mg，肌注，每日1次，症状消失1周后停药；③甲状腺功能减退者补充甲状腺素片治疗。

(4)保胎中注意复查hCG或B超，以了解胚胎或胎儿发育存活情况，若治疗2周症状无好转，或胚胎胎儿死亡，应停保胎，终止妊娠。

(二)难免流产

一旦确诊，尽早促使妊娠组织完全排出以防出血和感染。子宫小于12周者，行吸宫术或钳刮术，大于12周者引产。

(三)不全流产

一经确诊，尽快行吸宫术或钳刮术清除宫内残留组织。有休克者，抗休克的同时尽快进行清宫。

(四)完全流产

一般不需特殊处理。基层医院，若无B超检查，病史及临床表现不典型，不能排除不全流产者，可按不全流产处理。以免回家后大流血。

(五)稽留流产

应及时促使妊娠组织排出，方法同难免流产。胚胎死亡释放凝血活酶进入母体血循环易诱发DIC，加重并导致难于纠正的出血，故术前应检查凝血功能、定血型、配血备用。

(1)给雌激素治疗3~5天后再手术，提高子宫对缩宫素的敏感性。

(2)术前、术中、术后均注意有无异常出血并处理。

(3)稽留流产胚胎机化，与子宫粘连紧密导致手术困难，刮宫手术应特别小心以免穿孔，术时用缩宫素减少出血。一次不能刮净，可于5~7天后再次刮宫。

(六)复发性流产

预防为主。受孕前，男女双方均应进行详细检查，尽可能找到流产的病因，针对病因治疗原发病。在下一次妊娠确诊后应卧床休息，保胎治疗，保胎要超过以往流产的妊娠周数。

(七)流产合并感染

抗感染为主。不全流产合并感染，出血不多时，抗感染至体温正常2~3天再刮宫。出血多时，抗感染的同时用卵圆钳先将大块组织夹出，同时注射缩宫素，流血减少则可暂不刮宫，以免感染扩散，等感染彻底控制后再彻底刮宫。

五、转诊指征

(1)各类流产患者应及时转诊到有条件的医院进行诊治。

(2)阴道大量流血的患者立即开放静脉，在快速补液的同时转诊到最近的医院。

(3)病情严重的须陪同转诊到位，并做好与接诊医生的交接工作。

【同步综合练习】

单项选择题

1.引起早期流产的最主要原因是( )

A.胚胎染色体异常   B.子宫颈内口松弛

C.母体有慢性疾病   D.免疫因素

E.接触有毒有害物质

2.易致失血性休克的流产类型是( )

A.先兆流产   B.难免流产

C.不全流产   D.完全流产

E.稽留流产

3.会引起 DIC 的流产是( )

A.先兆流产   B.难免流产

C.不全流产   D.完全流产

E.稽留流产

(4~5 题共用题干)

患者,女,已婚,28 岁。停经 60 天,阴道少量流血伴下腹坠胀痛 5 天就诊。妇查:子宫颈口未开,子宫如孕 2 个月大,软,双附件无异常。

4.初步诊断是( )

  A.先兆流产   B.难免流产

  C.不全流产   D.完全流产

  E.稽留流产

5.恰当的处理是( )

  A.刮宫   B.保胎

  C.急诊陪同转院   D.抗感染

  E.不需处理

(6~8 题共用题干)

患者,女,已婚,28 岁。停经 70 天,4 天来阴道少量流血伴下腹坠胀痛,未就诊。今日中午突然阴道流血增多,多于月经量,伴下腹阵发性疼痛,上厕所见大块烂肉样组织排出,现阴道流血仍多,头昏、眼花。查:面色苍白,血压 80/50 mmHg,脉搏 120 次/分。妇科检查:外阴阴道血染,宫颈口开大,子宫如孕 50 天,双附件无异常。

6.最可能的诊断是( )

  A.难免流产   B.不全流产

  C.完全流产   D.先兆流产

  E.稽留流产

7.为确诊,首选的辅助检查是( )

  A.X 线检查   B.B 超检查

  C.CT 检查   D.核磁共振检查

  E.hCG 检查

8. 最有效的处理是（　　）

A. 边抗休克边清宫　　　　　　　　B. 保胎

C. 输液观察　　　　　　　　　　　D. 引产

E. 无需处理

（9～10题共用题干）

患者，女，已婚，28岁。停经50多天，阴道流血伴下腹隐痛1周，加重1天就诊。阴道流血增多，多于月经量，伴下腹阵发性疼痛。妇查：子宫颈口已开大，见组织堵塞，子宫如孕50多天，双附件无异常。

9. 最可能的诊断是（　　）

A. 难免流产　　　　　　　　　　　B. 不全流产

C. 稽留流产　　　　　　　　　　　D. 完全流产

E. 先兆流产

10. 正确的处理是（　　）

A. 行负压吸宫术　　　　　　　　　B. 肌注止血药

C. 引产　　　　　　　　　　　　　D. 肌注黄体酮保胎

E. 静脉滴注硫酸镁

【参考答案】

1. A　2. C　3. E　4. A　5. B　6. B　7. B　8. A　9. A　10. A

（编者　季永琼）

第四节　异位妊娠

一、概述

正常妊娠时，孕卵着床在子宫体腔。若孕卵在子宫体腔以外的器官或组织着床发育时，称为异位妊娠，俗称"宫外孕"，是妇产科常见疾病，也是妊娠早期出血性疾病之一。

按着床部位不同分为输卵管妊娠、卵巢妊娠、腹腔妊娠、阔韧带妊娠、宫颈妊娠等，以输卵管妊娠最多见，输卵管妊娠中又以壶腹部妊娠最常见。易发生流产或破裂，为妇产科常见的急腹症之一，可引起腹腔内出血、休克，若不及时诊断和救治，可危及生命。

正常卵子在输卵管壶腹部受精，之后，受精卵向子宫腔移动，最后在子宫腔内膜着床发育。如输卵管管腔狭窄，蠕动异常，妨碍孕卵进入宫腔，就可致孕卵在输卵管内停留过久，当其具备着床能力就会就地着床，形成输卵管妊娠。

输卵管炎症、输卵管手术、输卵管发育不良、精神因素、辅助生殖技术、肿瘤压迫输卵管、孕卵游走、放置宫内节育器避孕失败、子宫内膜异位症、等都可增加输卵管妊娠的可能性。

二、临床表现

（一）症状

1. 停经 多有6~8周的停经。停经时间短者，会将不规则阴道出血误认为月经，故无明显停经史。对有性生活的生殖年龄妇女，不论是否明确诉说停经，有阴道出血和（或）下腹疼痛、盆腔包块都要想到异位妊娠。

2. 少量不规则阴道流血 输卵管妊娠，胚胎生长不好或死亡后，产生的激素过少不足以维持子宫蜕膜生长时，蜕膜不规则剥脱所致。手术去除病灶后才能停止。

3. 腹痛 患者就诊的主要症状。输卵管妊娠流产或破裂时表现为突发一侧下腹撕裂样疼痛，疼痛随后蔓延至整个下腹，常伴有肛门坠胀感。

4. 晕厥与休克 腹腔内大量出血和疼痛所致。其严重程度与阴道流血量不成比例。

（二）体征

面色苍白、出冷汗、脉细速、血压低。

1. 腹部检查 下腹压痛、反跳痛，尤以患侧明显，出血较多可有移动性浊音。

2. 妇科检查 宫颈举痛是输卵管妊娠的主要体征之一。后穹窿饱满、触痛，子宫正常或稍大，一侧附件区压痛，有时可触及包块。

三、辅助检查

1. 妊娠试验 测血中 hCG 有助于诊断。

2. 阴道后穹窿穿刺 是诊断腹腔内出血一种简单可靠的方法。

3. B 超检查 是重要的检查。

4. 腹腔镜检查

四、诊断与鉴别诊断

根据病史、临床表现和辅助检查一般不难诊断。已婚妇女，平素月经正常，月经过期考虑早孕时应进一步到医院确诊。不能只凭经验诊断或只做血、尿 hCG 检查，最好行 B 超检查，确定孕囊是否在子宫腔。早孕人流术后注意检查刮出物，若无绒毛，应警惕异位妊娠。

注意与流产、葡萄胎等有停经、阴道流血的其他妊娠早期出血性疾病鉴别。此外，还应与黄体破裂、急性阑尾炎、急性盆腔炎、卵巢囊肿蒂扭转等有腹腔内出血或/和腹痛的疾病进行鉴别。

五、治疗

1. 手术治疗 是主要的抢救和治疗手段，腹腔镜检查是目前常用的手术方式。有休克者应在积极纠正休克的同时进行手术抢救。

2. 保守治疗 适用于输卵管妊娠尚未流产或破裂的早期患者，用药物杀胚治疗。必须在有手术条件的医院住院，严密观察下进行，如治疗中有破裂征象应立即手术。

六、转诊指征

1. 异位妊娠患者 应及时转诊到有条件的医院进行诊治。

2.休克的患者　立即开放静脉,在快速补液的同时陪同转诊到位,并做好与接诊医生的交接工作。

【同步综合练习】

一、病案分析

患者,女,35岁,停经48天,3天前开始少量阴道流血,色暗红,点滴状,未就诊。现因右下腹疼痛6小时,加重伴晕厥1次入院。查:血压75/50 mmHg,脉搏120次/分,一般情况差,面色苍白,出冷汗。右下腹压痛、反跳痛,肌紧张。移动性浊音阳性。妇科检查:外阴阴道血染,后穹窿饱满、触痛。宫颈举痛。子宫正常大小,右侧附件区压痛,未触及明显包块,左附件无异常。妊娠试验阳性;Hb:75 g/L。既往:婚前人工流产1次。结婚5年未孕。

请问:

1.初步诊断?

2.列出诊断依据?

3.需要补充的辅助检查?

4.列出鉴别诊断。

5.列出处理原则。

二、单项选择题

1.输卵管妊娠中最常见的是(　　)

A.间质部妊娠　　　　　　　　　B.峡部妊娠

C.壶腹部妊娠　　　　　　　　　D.伞部妊娠

E.以上均不是

2.输卵管妊娠体征不包括(　　)

A.宫颈举痛　　　　　　　　　　B.后穹窿饱满、触痛

C.腹腔内出血多时子宫有漂浮感　D.子宫一侧可触及包块,压痛

E.子宫大小与停经周数相符

3.引起输卵管妊娠最常见的原因是(　　)

A.输卵管畸形　　　　　　　　　B.输卵管手术

C.慢性输卵管炎　　　　　　　　D.孕卵游走

E.IUD避孕失败

4.关于输卵管妊娠破裂,下列说法正确的是(　　)

A.多在停经后12~16周腹痛　　　B.阴道流血多,多于月经量

C.阴道流血是输卵管破裂或流产导致　D.阴道流血与患者休克呈正比

E.腹痛是患者就诊的主要症状。

(5~8题共用题干)

患者,女,28岁,已婚。停经56天,阴道不规则少量流血4天。突感右下腹刀割样疼痛2小时,晕厥1次入院。急性病容,面色苍白,出汗。血压85/55 mmHg,脉搏110次/分。下腹压痛,反跳痛,尤以右下腹为甚。移动性浊音(＋)。妇查:宫颈举痛,后穹窿饱满触痛。子宫稍大,右附件区触诊不清楚,压痛,左侧附件区无异常。

5.最可能的诊断是(　　)

A.先兆流产　　　　　　　　　　B.难免流产

C. 右侧输卵管妊娠破裂   D. 右侧附件炎

E. 右侧黄体破裂

6. 最简便有效的辅助检查是(   )

A. 阴道后穹窿穿刺   B. 血妊娠试验

C. 宫腔镜检查   D. 腹腔镜检查

E. 阴道镜检查

7. 紧急的处理是(   )

A. 保胎治疗   B. 抗休克同时刮宫

C. 抗休克同时剖腹探查   D. 抗感染治疗

E. 杀胚

8. 基层遇此类患者时，急救应(   )

A. 收卫生室输液观察，给止痛药。

B. 收卫生室输液观察，给消炎、止血药。

C. 收卫生室输液观察，给止痛、消炎、止血药。

D. 诊断不清楚，建议转院。

E. 无手术条件时，快速输液，陪护转诊，做好交接

【参考答案】

一、病案分析

1. 初步诊断

(1) 右侧输卵管妊娠破裂。

(2) 失血性休克。

(3) 中度贫血。

2. 诊断依据

(1) 停经 48 天，少量阴道流血，腹痛 3 天。有人流史和不孕史。

(2) 血压 75/50 mmHg，脉搏 120 次/分，一般情况差，面色苍白，出冷汗。右下腹压痛、反跳痛，肌紧张，移动性浊音阳性。

(3) 妇科检查：外阴阴道血染，后穹窿饱满、触痛。宫颈举痛。子宫正常大小，右侧附件区压痛，左附件无异常。

(4) 妊娠试验阳性，Hb75 g/L。

3. 需要补充的辅助检查   B 超或行后穹窿穿刺。

4. 鉴别诊断   需与流产、输卵管炎、阑尾炎、黄体破裂、卵巢囊肿蒂扭转等鉴别。

5. 处理原则

(1) 快速输液输血扩容，纠正休克，完善术前准备后立即行剖腹探查术。术后注意纠正贫血、预防感染。

(2) 基层处理原则的关键在早期诊断。无手术条件时，应快速输液，陪同转院至最近的、有手术条件的医院。

二、选择题

1. C   2. E   3. C   4. E   5. C   6. A   7. C   8. E

（编者 季永琼）

第五节　胎膜早破

一、概述

胎膜在临产前破裂，称胎膜早破。可引起脐带脱垂、早产及母儿感染等。常见病因有：

1. 胎位异常、骨盆狭窄或头盆不称　使先露部不能与骨盆紧密衔接，前羊膜囊受力不均。

2. 子宫颈病变　如子宫颈严重陈旧性裂伤、宫颈松弛、慢性子宫颈炎等，均可使胎囊失去正常的支持力。

3. 羊膜腔内压力升高　如多胎妊娠、羊水过多等，使前羊膜囊承受较大的压力。

4. 胎膜本身病变　如胎膜炎、胎膜发育不良等使胎膜弹性降低，脆性增加。

5. 其他　性交及其他机械性刺激、创伤，以及剧烈咳嗽使腹压突然增加等。

二、临床表现及诊断

1. 症状　孕妇突感有液体自阴道流出，不能控制，在咳嗽、打喷嚏等腹压增加时，流液量明显增多，有时流液中可混有胎脂和胎粪。

2. 体征　肛查或阴道检查触不到前羊水囊，阴道窥器检查可见到液体自宫颈口流出，上推胎先露时流液量增多。

3. 辅助检查　若胎膜破口小、位置高，破膜时间长，破膜前羊水过少，确诊有困难时可做阴道流液酸碱度、阴道液涂片、羊膜镜等检查。

三、处理

治疗原则应根据破膜时间、胎儿情况及母体情况来决定，可采用期待疗法或终止妊娠。

（一）期待疗法

适用于妊娠 28～35 周、无感染、胎儿宫内状态良好、羊水池深度≥3 cm 者。

1. 一般治疗　住院，绝对卧床，对胎先露尚未衔接者尤应注意，取臀高（左）侧卧位，以防脐带脱垂。

2. 观察　严密观察胎心音，注意宫缩与羊水性状，测体温及血常规。

3. 预防感染　破膜 12 小时以上应预防性使用抗生素。保持外阴清洁，大小便后擦洗、消毒外阴，避免不必要的阴道及肛诊检查。

4. 用宫缩抑制药　可预防早产，常用药物有沙丁胺醇、利托君及 25% 硫酸镁。

5. 促进胎肺成熟　地塞米松注射液 6 mg 肌内注射，每 12 小时 1 次，共 4 次。

（二）终止妊娠

1. 经阴道分娩　适用于妊娠 35 周后，胎肺成熟，宫颈成熟。无禁忌证可引产。

2. 剖宫产　适用于胎头高浮，胎位异常，宫颈不成熟，胎肺成熟，明显羊膜腔感染，伴有胎儿窘迫。抗感染同时行剖宫产术终止妊娠，做好新生儿复苏准备。

脐带先露与脐带脱垂

胎膜未破,脐带位于胎先露之前或一侧称为脐带先露。若胎膜已破,脐带脱出于胎先露部的下方,可经宫颈进入阴道内,甚至显露于外阴部,称脐带脱垂。脐带受压导致胎儿宫内缺氧。若脐带血循环阻碍超过7~8分钟,则胎死宫内。

1. 病因　有阻碍胎先露衔接的因素。

2. 临床表现及诊断

(1)胎膜未破,临产时发现胎心异常,嘱产妇改变体位,上推先露部及抬高臀部后胎心好转,应考虑脐带先露。B超对诊断有一定帮助。

(2)破膜后,胎心出现异常,应行阴道检查,如在阴道内或宫口内看到或触到脐带即可确诊为脐带脱垂。

3. 处理

(1)脐带先露:宫口未开全时,胎心好,应作剖宫产术。胎心异常者可取头低臀高位,待脐带自然退缩,并给予吸氧,胎心好转后立即行剖宫产术。宫口开全根据具体情况可采用剖宫产术或阴道助产术。

(2)脐带脱垂:产妇立即取头低臀高位,宫口未开全,将胎先露部上推,缓解脐带受压,严密监测胎心,同时尽快即行剖宫产术。宫口已开全,根据具体情况可采用阴道助产术或剖宫产术。若胎心消失,脐带搏动停止,则等待自然分娩。

【同步综合练习】

一、病案分析题

王女士,26岁,妊娠36周,自觉有液体从阴道流出而入院。查体:体温36℃,脉搏84次/分,呼吸20次/分,血压120/80 mmHg;宫底于剑突下2横指,无宫缩,胎位LOA,胎心140次/分,阴道有液体流出,骨盆外测量正常。

请问:

1. 该病例初步诊断是什么?

2. 诊断依据是什么?

3. 进一步作何检查?

4. 如何处理?

二、单项选择题

1. 胎膜早破是指(　　　)

A. 胎膜在临产前破裂　　　　　　B. 胎膜在潜伏期破裂

C. 胎膜破裂发生在活跃期　　　　D. 胎膜破裂发生在第一产程末

E. 胎膜破裂发生在第二产程末

2. 胎膜早破的处理,下列哪项是错误的(　　　)

A. 立即听胎心,并记录破膜时间　　B. 破膜超过12小时尚未临产者使用抗生素

C. 卧床休息,抬高臀部　　　　　　D. 头先露不需观察脐带脱垂情况

E. 注意羊水的性状和颜色

3. 张女士,因"胎膜早破"入院,检查:头先露,未入盆,其余正常。错误的处理措施是

( )

A. 绝对卧床休息，禁灌肠　　　　　B. 休息时取半卧位

C. 严密观察胎心音　　　　　　　　D. 严密观察流出羊水性状

E. 指导产妇自测胎动

(4～5 题共用题干)

某妇女初孕，妊娠 36 周，两天来阴道持续流液，阴道检查触不到前羊膜囊，液体不断从宫口流出，临床诊断为胎膜早破。

4. 此孕妇不可能出现的并发症是( )

A. 胎儿窘迫　　　　　　　　　　　B. 早产

C. 流产　　　　　　　　　　　　　D. 宫腔感染

E. 脐带脱垂

5. 下列哪项不能预防该孕妇胎膜早破的发生( )

A. 妊娠最后 2 个月禁止性交　　　　B. 加强产前检查

C. 孕期活动适度　　　　　　　　　D. 及时纠正异常胎位

E. 胎位异常应休息，并给予灌肠

【参考答案】

一、病案分析题

1. 初步诊断　胎膜早破。

2. 诊断依据

(1)主诉：女，26 岁，妊娠 36 周，自觉有液体从阴道流出而入院。

(2)体查：体温 36℃，脉搏 84 次/分，呼吸 20 次/分，血压 120/80 mmHg；宫底于剑突下 2 横指，无宫缩，胎位 LOA，胎心 140 次/分，阴道有液体流出，骨盆外测量正常。

3. 辅助检查　羊膜镜检查、阴道流液酸碱度检查、阴道液涂片检查、血常规。

4. 处理

(1)一般治疗：住院，绝对卧床，胎先露尚未衔接，取臀高(左)侧卧位卧床休息。

(2)严密观察胎心音，注意宫缩与羊水性状，测体温及血常规、预防感染和早产。

二、选择题

1. A　2. D　3. B　4. C　5. E

(编者　张静楠)

第六节　产后出血

一、概述

胎儿娩出后 24 小时内出血量超过 500 mL 者为产后出血(绝大多数发生于产后 2 小时内)，为分娩期的严重并发症，在我国居孕妇死亡原因的首位。子宫收缩乏力、胎盘因素、软产道损伤及凝血机制障碍为产后出血的病因，可共存或相互影响。

（一）子宫收缩乏力

子宫收缩乏力是产后出血的最主要原因，占产后出血总数的70%~80%。

1. 全身因素　产妇精神过度紧张，产程时间过长或难产；临产后过多使用镇静药、麻醉剂；产妇合并有急、慢性的全身性疾病。

2. 子宫局部因素

（1）子宫过度膨胀：如多胎妊娠、羊水过多、巨大儿等。

（2）多胎产妇。

（3）子宫肌水肿。

（4）子宫肌纤维发育不良。

3. 其他胎盘影响　膀胱、直肠过度充盈等因素。

（二）软产道裂伤

阴道手术助产、巨大胎儿分娩、急产而致软产道损伤出血。

（三）胎盘因素

胎盘剥离不全、胎盘剥离后滞留、胎盘嵌顿、胎盘粘连、胎盘植入、胎盘和（或）胎膜残留。

（四）凝血功能障碍

凝血功能障碍胎盘早剥、死胎、羊水栓塞、重度子痫前期等，可引起DIC导致子宫大量出血。

二、临床表现

（一）子宫收缩乏力

1. 症状　胎盘娩出后宫底应平脐或脐下1横指，子宫收缩呈球形、质硬。宫缩乏力时，宫底升高、质软、轮廓不清，阴道流血多。产妇可出现失血性休克表现：面色苍白、出冷汗、主诉口渴、心慌、头晕、脉细弱及血压下降。

2. 体征　检查腹部时往往感到子宫轮廓不清，松软如袋状，摸不到宫底或宫底升高。

（二）软产道裂伤

1. 症状　胎儿娩出后立即发生阴道流血，血液鲜红，能自凝。阴道壁血肿的产妇会有尿频或肛门坠胀感，且有排尿疼痛。

2. 体征　子宫收缩良好，检查宫颈有裂伤，个别可裂至子宫下段。阴道裂伤多在阴道壁、后壁和会阴部。

（三）胎盘因素

胎儿娩出后，胎盘剥离缓慢或未剥离或剥离不全，30分钟后胎盘仍未娩出，伴有阴道大量出血。胎盘和（或）胎膜残留时，可在胎盘娩出后仔细检查胎盘、胎膜时，发现胎盘母体面有缺损或胎膜有缺损而边缘有断裂的血管。

（四）凝血功能障碍

1. 症状　孕前或妊娠期已有全身性出血倾向。

2. 体征　胎盘剥离或产道有损伤时，出现持续阴道流血，血不凝、不易止血。

产后出血如失血严重，休克时间长，导致垂体功能减退，可引起希恩综合征。

三、辅助检查

1. 实验室检查　尿常规、血常规、血小板计数、纤维蛋白原、凝血酶原时间等。

2. 影像学检查　B 超检查了解宫腔内有无组织残留；怀疑胎盘植入者可用 MRI 进一步明确。

四、诊断

通过称重、容积或休克指数等方法准确估计出血，结合出血原因的临床表现和辅助检查进行诊断。

五、治疗

针对原因迅速止血，补充血容量纠正失血性休克，防治感染。

(一)止血

1. 子宫收缩乏力

(1)按摩子宫：经腹壁按摩子宫、腹部 - 阴道双手按摩子宫。

(2)应用缩宫素：可根据产妇情况采用肌内注射、静脉滴注或宫体直接注射宫缩剂。

(3)填塞宫腔：应用无菌纱布条填塞宫腔，有明显局部止血作用。填塞后，24 小时取出纱布条，取出前应先肌注宫缩剂。宫腔填塞纱布条后应密切观察生命体征及宫底高度和大小。

(4)手术止血：可结扎子宫动脉或结扎髂内动脉，甚至必要时行子宫次全切除术。

2. 软产道撕裂　应及时、准确地修复缝合。若为阴道血肿所致要首先切开血肿，清出血块，缝合止血，同时注意补充血容量。

3. 胎盘因素　应及时将胎盘胎膜完整取出，并做好必要的刮宫准备。

4. 凝血功能障碍　针对不同病因、疾病种类进行治疗，如血小板减少症、再生障碍性贫血等患者应输新鲜血或成分输血，如发生弥散性血管内凝血应进行抗凝与抗纤溶治疗，全力抢救。

(二)补充血容量纠正失血性休克

(三)防止感染

六、转诊指征

(1)产后出血的患者应尽快转诊到有条件的医院进行诊治。

(2)须陪同转诊到位，转诊过程中开放静脉，快速补液，并做好与接诊医生的交接工作。

【同步综合练习】

一、病案分析题

初产妇，26 岁。产后阴道流血 20 分钟。20 分钟前胎儿胎盘经阴道娩出后阴道流血，量约 800 mL，为暗红色血液，有少量血凝块。查体：体温 36.6℃，脉搏 120 次/分，呼吸 14 次/分，血压 80/65 mmHg。妇科检查：子宫轮廓不清，按压宫底可见大量血块及暗红色血液流出。胎盘胎膜完整，软产道无损伤。

请问：

1.该病例初步诊断是什么？

2.诊断依据是什么？

3.进一步作何检查？

4.如何处理？

二、单项选择题

1.产后出血是指胎儿娩出后24小时内出血量超过（　　　）

A.300 mL　　　　　　　　　　　B.200 mL

C.100 mL　　　　　　　　　　　D.400 mL

E.500 mL

2.下述哪项不是产后出血的病因（　　　）

A.胎盘滞留　　　　　　　　　　B.产后宫缩乏力

C.凝血功能障碍　　　　　　　　D.软产道裂伤

E.胎儿窘迫

3.产妇于胎盘娩出后，持续阴道出血，检查发现胎盘不完整，首选措施为（　　　）

A.按摩子宫　　　　　　　　　　B.按摩子宫，同时肌肉注射宫缩药

C.监测生命体征，注意观察尿量　　D.刮宫

E.阴道内填塞纱布止血

4.采取以下哪项措施，可以预防产后出血（　　　）

A.胎儿娩出前肌肉注射缩宫素

B.有宫缩乏力者，胎肩娩出后立即给予缩宫素

C.双胎娩出后，迅速徒手取出胎盘

D.双胎妊娠者，于第一胎娩出后，立即静脉注射缩宫素

E.胎头娩出后，即可给予缩宫素，加强宫缩

5.张女士，第一胎，足月顺产，当胎儿娩出后即发生阴道持续性出血，量约500 mL，呈鲜红色，很快凝集成血块，此时胎盘尚未娩出，查宫缩良好，根据上述情况，考虑出血原因的最大可能是（　　　）

A.宫缩乏力　　　　　　　　　　B.软产道损伤

C.胎盘滞留　　　　　　　　　　D.胎盘残留

E.凝血功能障碍

（6~7题共用题干）

初产妇，25岁，孕足月出现规律性宫缩，1小时后来院，由于宫缩过强，立即将产妇放在产床上，未来得及消毒及保护会阴，胎儿急速娩出，正处理婴儿时，见阴道有较多血流出。腹部检查：子宫收缩良好。

6.如果采取以下那项措施，可以预防产后出血（　　　）

A.胎儿娩出后肌内注射缩宫素

B.胎肩娩出后，立即肌内注射缩宫素

C.胎儿娩出后，迅速徒手取出胎盘

D.注意保护会阴，注意控制胎儿娩出的速度

E. 胎头娩出后,即可给予缩宫素,加强宫缩

7. 此产妇于胎盘娩出后,持续阴道出血,检查发现胎盘不完整,那么首选的措施为(　　)

A. 按摩子宫,止住出血

B. 按摩子宫,同时肌内注射宫缩素

C. 监视生命体征,注意观察尿量

D. 宫腔探查

E. 阴道内填塞纱布止血

(8～11 题共用选项)

A. 胎盘剥离不全 　　　　　　　　B. 子宫胎盘卒中

C. 凝血功能障碍 　　　　　　　　D. 宫缩乏力

E. 软产道损伤

8. 胎盘娩出前断续大量阴道出血,暗红色,有血块提示

9. 胎盘娩出后阴道多量出血,宫体软,轮廓不清提示

10. 胎儿娩出后持续阴道流血,鲜红色提示

11. 持续性阴道流血,暗红色,血不凝提示

(12～14 题共用选项)

A. 缩宫素

B. 人工剥离胎盘

C. 缝合止血

D. 去除病因,输新鲜血液、血小板、纤维蛋白原或凝血酶原复合物,纠正酸中毒,抗休克

E. 以上都不是

12. 对子宫收缩乏力性产后出血,所采取的措施是(　　)

13. 对软产道损伤性出血,所采取的措施是(　　)

14. 对凝血功能障碍性出血,所采取的措施是(　　)

【参考答案】

一、案例分析题

1. 初步诊断　宫缩乏力性产后出血。

2. 诊断依据

(1)病史:初产妇,经阴道分娩,胎儿胎盘娩出后大量阴道流血。

(2)体查:失血性休克状态:贫血貌,脉搏 120 次/分,血压 80/65 mmHg,子宫轮廓不清,按压宫底可见大量血块及暗红色血液流出;胎盘胎膜完整,软产道无损伤。

3. 辅助检查　血常规、凝血功能、血型、备血、肝肾功能、电解质、产科 B 超、心电图、DIC 检测。

4. 处理

(1)输液输血,抗休克治疗。

(2)按摩或按压子宫。

(3)应用缩宫素加强子宫收缩。

(4)宫腔填塞。

(5)必要时手术治疗。

二、单项选择题

1.E　2.E　3.D　4.B　5.B　6.D　7.D　8.A　9.D　10.E　11.C　12.A　13.C　14.D

（编者　张静楠）

第七节　产褥感染

一、概述

（一）概念

1.产褥感染　分娩时及产褥期生殖道受病原体侵袭，引起局部或全身感染。是目前导致孕产妇死亡的四大原因之一。

2.产褥病率　分娩24小时以后的10日内，每日口腔测量体温4次，有2次体温≥38℃。多由产褥感染引起，也可由泌尿系统、乳腺、呼吸系统等感染引起。

（二）病因

1.诱因　产妇孕期贫血、体质虚弱、营养不良、胎膜早破、产程延长、产道损伤、产时出血较多等。

2.病原体　以厌氧菌多见。

3.感染途径

(1)内源性感染：当机体抵抗力下降时寄生在正常产妇生殖道或其他部位的病原体可致病。

(2)外源性感染：外界病原体通过被污染的衣物、用具、各种手术器械及产妇临产前性生活等引起感染。

二、病理及临床表现

发热、疼痛、异常恶露为产褥感染三大主要症状。

（一）急性外阴、阴道、宫颈炎

以葡萄球菌和大肠杆菌感染为主。

(1)会阴部疼痛，坐位困难，可有低热。局部伤口红肿、发硬、伤口裂开，压痛明显，脓性分泌物流出。

(2)阴道裂伤及挫伤感染表现为黏膜充血、水肿、溃疡、脓性分泌物增多。

(3)宫颈裂伤感染向深部蔓延，可引起盆腔结缔组织炎。

（二）急性子宫内膜炎、子宫肌炎

病原体经胎盘剥离面侵入，扩散至子宫蜕膜层称子宫内膜炎，侵入子宫肌层称子宫肌炎。两者常伴发。

(1)子宫内膜炎时内膜充血、坏死，阴道内有大量脓性分泌物且有臭味。

(2)子宫肌炎时腹痛，恶露增多呈脓性，子宫压痛明显，子宫复旧不良，可伴发高热、寒战、头痛，白细胞明显增高等全身感染症状。

（三）急性盆腔结缔组织炎、急性输卵管炎

病原体沿子宫旁淋巴扩散，引起盆腔结缔组织炎。若波及输卵管，可形成输卵管炎。若侵及整个盆腔，可形成"冰冻骨盆"。多在产后 3 ~ 5 日发病，患者出现寒战、高热、腹胀及下腹剧痛伴肛门坠胀感，宫旁一侧或双侧有时可扪及包块且触痛明显。

（四）急性盆腔腹膜炎、弥漫性腹膜炎

以上炎症进一步扩散，累及盆腔腹膜，可形成盆腔腹膜炎。严重者可发展为弥漫性腹膜炎。表现为高热、寒战，恶心、呕吐、腹胀，体征为下腹部压痛、反跳痛等腹膜刺激征。可形成盆腔脓肿，若脓肿波及肠管和膀胱，可出现腹泻、里急后重与排尿困难。

（五）血栓性静脉炎

1. 盆腔内血栓静脉炎　厌氧菌为常见病原体。病变单侧居多，产后 1 ~ 2 周多见，表现为寒战、高热，症状可持续数周。

2. 下肢血栓静脉炎　表现为弛张热，下肢持续性疼痛，局部静脉压痛或触及硬索状，使血液回流受阻，引起下肢水肿，皮肤发白，称"股白肿"。

（六）脓毒血症及败血症

感染的血栓脱落成为栓子进入血液循环，可引起脓毒血症。细菌大量进入血液循环并繁殖形成败血症。患者出现寒战、持续高热、谵妄、昏迷、休克，甚至导致死亡。

三、辅助检查

1. 影像学检查　B 型超声、彩色多普勒超声、CT、磁共振成像等检测手段，能够对炎性包块，脓肿以及静脉血栓做出定位及定性诊断。

2. 血液检查　血常规、血清 C - 反应蛋白有助于早期诊断感染。

3. 病原体检查　通过宫腔分泌物、脓肿穿刺物、后穹隆穿刺物培养和药物敏感试验，必要时做血培养。

四、诊断与鉴别诊断

通过病史、临床表现、辅助检查可作出诊断，注意与急性阑尾炎、卵巢囊肿蒂扭转等急腹症相鉴别。

五、治疗

1. 支持疗法　纠正水、电解质失衡，加强营养，取半卧位，使炎症局限，有利于恶露排出。

2. 抗生素的应用原则　联合、有效、足量、足疗程。根据临床经验选用广谱抗生素，有条件应根据药敏试验选用敏感抗生素，注意需氧菌、厌氧菌及耐药菌株等问题。全身中毒症状严重者，可加用肾上腺皮质激素。

3. 局部处理　会阴红肿局部用 50% 硫酸镁湿热敷，宫腔残留组织应行清宫术，盆腔积脓或脓肿可行阴道后穹隆或腹壁切开引流。

4. 治疗血栓性静脉炎　应用大量抗生素治疗同时，可加用肝素、双香豆素、阿司匹林等，用药期间注意监测凝血功能。

5.**手术治疗** 适用于药物治疗无效的子宫严重感染,出现不能控制的子宫出血、败血症或脓毒血症时,应及时行子宫切除术,清除感染源。

六、预防

(1)加强孕产期卫生宣传。

(2)临产前2个月避免性生活及盆浴。

(3)加强营养,增强体质。

(4)及时治疗生殖器炎症。

(5)避免胎膜早破、滞产、产道损伤和产后出血。

(6)保持外阴清洁。

(7)接产严格无菌操作,正确掌握手术指征。

【同步综合练习】

一、病案分析题

1.某初产妇,在医院分娩,因产后出血,曾行宫腔探查,未见胎盘残留。产后6天,高热不退,下腹压痛、反跳痛,子宫如孕4个月大小,压痛,阴道持续流血,有恶臭,体温39.5℃,脉搏128次/分。查血:WBC 13×10^9/L,N 89%,L 11%。

请问:

(1)该患者可能诊断是什么?

(2)诊断依据是什么?

(3)还需做何辅助检查?

(4)如何治疗?

2.产妇,28岁,产后第4天出现发热、下腹痛。查体:体温38.8℃,下腹压痛,无反跳痛。子宫体软,宫底脐下1横指。恶露量增多,有臭味。

请问:

(1)该患者可能诊断是什么?

(2)最可能的病理类型是什么?

二、单项选择题

1.引起产褥感染最常见的病原菌是(　　)

A.产气荚膜杆菌　　　　　　　　B.厌氧菌

C.金黄色葡萄球菌　　　　　　　D.阴道杆菌

E.大肠埃希菌

2.产褥感染的诱因不包括(　　)

A.生殖系统的自然防御能力降低　　B.产程延长

C.器械助产　　　　　　　　　　D.使用缩宫素

E.产道损伤

3.患者,女,26岁,分娩后第二天起,连续3天体温持续在38℃左右。查体:子宫硬、无压痛,会阴侧切口红肿、疼痛,恶露淡红色,无臭味,双乳软,无红肿。该产妇发热的原因可能是(　　)

A. 产褥感染   B. 急性乳腺炎

C. 上呼吸道感染   D. 急性子宫内膜炎

E. 会阴侧切口感染

4. 产妇，31 岁，产后 3 天出现低热，下腹痛，恶露增多伴臭味。查体：子宫体软，子宫底脐上 1 指。应考虑为(　　)

A. 子宫内膜炎   B. 下肢血栓性静脉炎

C. 急性盆腔结缔组织炎   D. 急性盆腔腹膜炎

E. 急性宫颈炎

5. 产妇，21 岁，产后 1 周出现寒战、弛张热，下肢持续疼痛、水肿，皮肤发白。最可能的诊断是(　　)

A. 子宫内膜炎   B. 下肢血栓性静脉炎。

C. 急性盆腔结缔组织炎   D. 急性盆腔腹膜炎

F. 急性宫颈炎

6. 产后患子宫内膜炎的产妇宜取(　　)

A. 平卧位   B. 半卧位

C. 左侧卧位   D. 右侧卧位

E. 中凹卧位

7. 产褥感染中最常见的病变是(　　)

A. 急性输卵管炎   B. 急性子宫内膜炎

C. 急性盆腔结缔组织炎   D. 盆腔腹膜炎

E. 下肢血栓静脉炎

【参考答案】

一、病案分析题

1. 答：

(1) 诊断：产褥感染。

(2) 诊断依据：①病史：曾因产后出血行宫腔探查，未见胎盘残留；②产后持续高热不退；③体查：下腹压痛、反跳痛，子宫如孕 4 个月大小；④辅助检查：WBC 13×10^9/L，N 89%，L 11%。

(3) 辅助检查：细菌培养、药物敏感实验、B 超。

(4) 治疗：①一般治疗：纠正水、电解质失衡，加强营养，取半卧位，使炎症局限，有利于恶露排出；②根据细菌培养、药物敏感试验选择抗生素。

2. 答：

(1) 诊断：产褥感染。

(2) 最可能的病理类型是：子宫内膜炎、子宫肌炎。

二、单项选择题

1. B   2. D   3. E   4. A   5. B   6. B   7. B

（编者　张凤玲）

第八节　阴道炎

一、滴虫性阴道炎

（一）病因

由阴道毛滴虫感染引起。

（二）传播方式

1. 直接传播　性交为主要传播方式，由于男性感染滴虫后常无症状，易成为感染源。

2. 间接传播　通过公共浴池、浴盆、浴巾、游泳池、坐式便器、衣物、污染的器械及敷料等传播。

（三）临床表现

1. 症状　主要为白带增多，呈黄白稀薄泡沫状，伴有外阴瘙痒、灼热感，合并尿道感染时，可有尿频、尿痛甚至血尿。

2. 妇科检查　见阴道及宫颈黏膜充血，常有散在的出血点，呈"草莓样"外观，阴道后穹隆有多量稀薄黄白液性或脓性泡沫状分泌物，有臭味。

（四）辅助检查

阴道分泌物检查可见滴虫。

（五）诊断

通过病史、临床表现、辅助检查进行诊断，并注意与其他阴道炎相鉴别。

（六）治疗

1. 全身用药　甲硝唑或替硝唑。

（1）方案一：甲硝唑 2 g 顿服。

（2）方案二：甲硝唑 400 mg，每日 2 次，连用 7 天。

2. 局部用药　用 1% 乳酸或 0.5% 醋酸溶液冲洗阴道，改变阴道酸碱度，抑制滴虫生长。冲洗后放药：甲硝唑阴道泡腾片 200 mg，每晚 1 次，共 7 天。

3. 注意事项

（1）煮沸消毒用物，防重复感染；治愈前禁止到公共游泳池、浴池等。

（2）性伴侣同时治疗，治疗期间禁止性生活。

（3）每次月经干净后复查白带，连续 3 个月均阴性为治愈。症状消失，滴虫检查阴性后仍应继续治疗一疗程。

（4）注意胃肠道反应，应饭后或睡前服。

（5）甲硝唑可抑制酒精代谢，故服药期间及停药 24 小时内（替硝唑 72 小时内）应禁酒。

（6）因药物可从乳汁泌出，服药 12~24 小时内（替硝唑 72 小时内）不宜哺乳。

（7）妊娠合并滴虫性阴道炎会引起妊娠不良结局（早产、胎膜早破、低出生体重儿、新生儿呼吸道感染和生殖道感染），故有专家建议应治疗，方法同上。以往认为药物会致畸，现国外否认。国内药物说明书仍有致畸说法，故国内用药应说明情况，征得同意。

二、外阴阴道假丝酵母菌病

（一）病因

主要致病菌为白假丝酵母菌，适宜在酸性环境生长繁殖。该菌不耐热，加热至60℃1小时即可死亡，但对紫外线、干燥及化学药物的抵抗力较强。

白假丝酵母菌为条件致病菌，常见的致病条件有：妊娠、糖尿病、长期应用抗生素或免疫抑制药、局部温度和湿度增加等。

（二）传播方式

1. 内源性感染　为主要的感染途径。白假丝酵母菌可寄生在人体阴道、口腔、肠道内，这三个部位可相互自身传染。

2. 直接传播　男性包皮、阴囊周围，常为白假丝酵母菌潜藏部位，可通过性交直接感染。

3. 间接传播　可通过公共浴池、坐便器、感染衣物等传播，也可通过污染的检查台、手套、灌洗用具等交叉感染。

（三）临床表现

1. 症状　主要表现为外阴瘙痒，灼痛、性交痛以及尿痛，部分患者阴道分泌物增多，典型特征呈黏稠白色豆渣样或凝乳状。

2. 妇科检查　外阴红肿、抓痕。外阴和阴道黏膜有白色膜状物黏附，不易擦除，擦除后露出红肿黏膜面。

（四）辅助检查

阴道分泌物悬滴法检查。镜下可见芽孢和假菌丝。

（五）诊断

通过病史、临床表现、辅助检查进行诊断，并注意与其他阴道炎相鉴别。

（六）治疗

1. 消除病因　积极治疗糖尿病，停用抗生素、皮质类固醇、雌激素等。注意手卫生，衣物、毛巾、盆等用物烫洗消毒，防重复感染。

2. 局部用药

（1）用2%～4%碳酸氢钠溶液冲洗阴道或坐浴，改变阴道酸碱度，抑制白假丝酵母菌生长。

（2）阴道放药杀菌：常用咪康唑、克霉唑或制霉菌素栓剂，前两者每晚放1颗共7天，后者每晚放1颗，10～14天一疗程。唑类效果更优。

3. 全身用药杀菌　未婚或不愿局部用药者可用，不良反应大，注意肝肾功能。

（1）氟康唑150 mg，顿服。

（2）酮康唑200 mg，每日2次，连用5天。

4. 顽固病例处理

（1）关键去除诱因。

（2）选用敏感药物。

（3）适当延长疗效，强化治疗真菌学阴性后巩固治疗半年。

（4）部分药物月经期也可放药。

（5）性伴侣同时治疗。

5. 合并妊娠的治疗　局部治疗为主，禁口服。

6. 性伴侣　无需常规治疗，有症状才治疗或女性常复发者需同时治疗。

三、细菌性阴道炎

细菌性阴道炎是育龄妇女最常见的阴道感染性疾病，为阴道内正常菌群失调所致。

（一）病因

细菌性阴道炎是一种以加德纳菌、各种厌氧菌及支原体等引起的混合性感染。

（二）临床表现

1. 症状　10%~40%患者无临床症状。有症状者主要表现为阴道分泌物增多，有鱼腥臭味，尤其性交后加重。可伴外阴痒或烧灼感。

2. 妇科检查　阴道黏膜无明显充血等炎症的改变。白带为灰白色、均匀一致、稀薄，黏附在阴道壁，容易擦去。

（三）辅助检查及诊断

采用 Amsel 临床诊断标准，满足 3 条即可。

（1）均匀、稀薄、白色阴道分泌物，常黏附在阴道壁。

（2）线索细胞阳性（线索细胞 >20%）。

（3）阴道 pH >4.5。

（4）胺臭味试验（ + ）。

（四）治疗

1. 全身用药　首选甲硝唑，每次 0.2 g，每日 3 次，或 0.4 g，每日 2 次，7 日为 1 疗程或 2 g 顿服。亦可用克林霉素片 0.3 g，每日 2 次，7 日为 1 疗程。

2. 局部用药　甲硝唑软膏或甲硝唑泡腾片，每晚阴道用药，用 7 到 10 日；或 2% 克林霉素软膏涂阴道，每晚 1 次，用 7 日。

3. 性伴侣的治疗　无需常规治疗，但对于反复发作的患者应同时进行治疗。

4. 妊娠期细菌性阴道病　全身用药，用法同非孕期。

四、萎缩性阴道炎

（一）病因

卵巢功能下降，雌激素水平低落，引起阴道黏膜萎缩、变薄，阴道自净作用下降致病原体入侵。多见于老年人。

（二）临床表现

外阴瘙痒或灼热感，性交痛，阴道流黄水样或脓血性白带。妇科检查：阴道黏膜萎缩变薄，充血，有时有小出血点或浅表溃疡。

（三）辅助检查

1. 阴道分泌物悬滴法检查　镜下查找病原体。

2. 排除肿瘤检查　宫颈刮片细胞学检查等。

（四）诊断

根据患者年龄或有卵巢切除病史、卵巢早衰病史、临床表现、辅助检查进行诊断，并注意与其他阴道炎相鉴别。

（五）治疗

1. 抑制细菌生长　用1%乳酸或0.5%醋酸溶液冲洗，改变阴道环境。冲洗后，甲硝唑或诺氟沙星1片放入阴道。每天1次，7~10天一疗程。

2. 增加阴道抵抗力　局部或全身用雌激素。乳腺癌或子宫内膜癌慎用。小剂量，短期、注意观察不良反应。乙菧酚0.25 mg（1/4片）放入阴道。每日1次，7~10天一疗程。可混合抗生素软膏涂用。或尼尔雌醇2.5~5 mg 口服每月1次。

（六）预防

（1）穿棉质内裤，并且勤换，清洗外阴的毛巾和盆要单独分开。洗后的内裤要放在太阳下暴晒，不要晾置于卫生间内。

（2）穿着衣物须透气，不要连续穿着连裤袜或紧身牛仔裤。

（3）大便后擦拭的方向应由前至后，避免将肛门处的病菌带至阴道。

【同步综合练习】

一、病案分析题

1. 患者，女性，30岁，已婚，白带增多伴外阴瘙痒1周。妇科检查：阴道黏膜充血，阴道后穹隆有大量灰黄色稀薄的泡沫状分泌物。

请问：

（1）该患者初步诊断是什么？

（2）诊断依据是什么？

（3）该患者的治愈标准是什么？

2. 患者，女性，26岁，初产妇，现孕3个月，自觉外阴瘙痒且逐渐加重，伴白带增多且稠厚如豆渣状。

请问：

（1）该患者初步诊断是什么？

（2）最佳的治疗方案是什么？

二、单项选择题

1. 滴虫性阴道炎典型的白带性状是（　　）

A. 稀薄、泡沫状　　　　　　　　　B. 脓性

C. 血性　　　　　　　　　　　　　D. 豆渣样

E. 水样

2. 阴道分泌物呈白色豆腐渣样，多见于（　　）

A. 萎缩性阴道炎　　　　　　　　　B. 滴虫性阴道炎

C. 细菌性阴道病　　　　　　　　　D. 急性盆腔炎性疾病

E. 外阴阴道假丝酵母菌病

3. 适合外阴阴道假丝酵母菌病患者冲洗阴道的溶液是（　　）

A. 1%乳酸溶液　　　　　　　　　　B. 0.5%醋酸溶液

C. 0.02%碘伏消毒液　　　　　　　 D. 2%~4%碳酸氢钠溶液

E. 0.1%苯扎溴铵溶液

4. 关于萎缩性阴道炎的处理正确的是（　　）

A. 口服尼尔雌醇有效　　　　　　　B. 补充雄激素

C. 首选广谱抗生素全身应用　　　　D. 用2%~4%碳酸氢钠溶液冲洗阴道

E. 氟康唑口服有效

5. 患者，女，36岁，因上呼吸道感染，应用抗生素治疗15天，自觉外阴瘙痒，阴道分泌物增多，最可能的是(　　)

A. 细菌性阴道炎　　　　　　　　　B. 急性膀胱炎

C. 滴虫性阴道炎　　　　　　　　　D. 外阴阴道假丝酵母菌病

E. 慢性宫颈炎

6. 患者，女，30岁，疑为滴虫性阴道炎，下列哪项说法是错误的(　　)

A. 白带化验查找病原体可确诊

B. 确诊后未婚女性可以口服甲硝唑治疗

C. 用2%~4%碳酸氢钠溶液冲洗阴道后放药可提高疗效

D. 服用甲硝唑治疗期间禁饮酒

E. 连续3次检查月经后白带均呈阴性方为治愈

【参考答案】

一、病案分析题

1. 答：

(1)初步诊断：滴虫性阴道炎。

(2)诊断依据：①白带增多伴外阴瘙痒1周；②妇科检查：阴道黏膜充血，阴道后穹隆有大量灰黄色稀薄的泡沫状分泌物；(3)治愈标准：每次月经干净后白带悬滴检查，连续3次阴性。

2. 答：

(1)初步诊断：外阴阴道假丝酵母菌病。

(2)治疗方案：碱性溶液冲洗阴道后置入克霉唑栓剂。

二、单项选择题

1.A　2.E　3.D　4.A　5.D　6.C

(编者　张凤玲)

第九节　原发性痛经

一、概述

痛经为最常见的妇科疾病之一，指在经期前后或行经期发生下腹部疼痛或其他不适，甚至影响工作及生活者。痛经分为原发性痛经和继发性痛经。原发性痛经是指生殖器官无器质性病变者，占痛经90%以上，常见于初潮或其后1~2年；继发性痛经是指因盆腔器质性病变所引起者。本节主要讲述原发性痛经。

原发性痛经是由于月经来潮时子宫内膜合成和释放前列腺素(PG)增多，引起子宫平滑肌过强收缩，血管痉挛，造成子宫缺血、缺氧而出现痛经。此外，原发性痛经还受精神神经、内分泌、免疫因素、遗传等因素影响。

二、临床表现

1. 症状

（1）下腹痛：一般于月经来潮前数小时即感疼痛，最早出现在月经来潮前 12 小时，月经第 1 天最剧烈，持续 2～3 天后逐渐缓解。疼痛常为下腹阵发性、痉挛性疼痛。

（2）可伴恶心、呕吐、腹泻、尿频、头痛等，严重时脸色发白，出冷汗、四肢厥冷、甚至昏厥。

2. 体征　妇科检查无异常发现。

三、辅助检查

B 超检查：可排除生殖器质性病变。

四、诊断及鉴别诊断

根据月经期下腹坠痛，妇科检查无阳性体征，B 超检查无生殖器质性病变，即可做出临床诊断。需与子宫内膜异位症、子宫腺疾病、盆腔炎性疾病引起的继发性痛经相鉴别。

五、治疗

（一）一般治疗

注重心理治疗，避免精神紧张。注意经期卫生，增强体质，月经期应避免剧烈运动和过度劳累。身体虚弱者应增加营养。

（二）药物治疗

1. 前列腺素合成酶抑制药　通过抑制前列腺素合成酶的活性，减少前列腺素产生，防止过强子宫收缩的痉挛，从而减轻或消除痛经。月经来潮即开始服用，连服 2～3 日。常用的药物有：吲哚美辛、布洛芬、双氯芬酸、酮洛芬等。

2. 口服避孕药　通过抑制排卵，抑制子宫内膜生长，减少月经血前列腺素含量。主要适用于要求避孕的痛经妇女，疗效达 90% 以上。

【同步综合练习】

一、填空题

1. 痛经分为：_____和_____。

2. 原发性痛经的临床表现为：下腹部_____、_____疼痛。

二、单项选择题

1. 原发性痛经的临床表现不包括（　　　）

A. 多见于未婚或未孕妇女

B. 月经来潮前数小时即出现

C. 发生因素包括内分泌因素、免疫因素、遗传因素、精神神经因素等

D. 主要症状是月经期下腹坠胀痛或痉挛痛

E.生殖器官多有器质性病变

2.原发性痛经的特点及处理正确的是(　　)

A.疼痛会持续整个经期

B.继发性痛经生殖器官无器质性病变

C.原发性痛经多见于育龄期妇女

D.妇科检查可以发现异常体征

E.消炎痛栓纳肛效果好

3.原发性痛经的病因主要是(　　)

A.雌激素水平异常　　　　　　　B.子宫自主神经敏感性增加

C.经期子宫内膜前列腺素过度合成　　D.子宫内膜组织缺氧

E.子宫内膜异位

4.痛经的主要症状是(　　)

A.下腹疼痛　　　　　　　　　　B.腰酸

C.月经量异常　　　　　　　　　D.恶心

E.头痛、头晕

【参考答案】

一、填空题

1.原发性痛经;继发性痛经。

2.阵发性;痉挛性。

二、单项选择题

1.E　2.E　3.C　4.A

(编者　甘燕妮)

第十节　子宫颈癌

一、概述

子宫颈癌(简称宫颈癌)是最常见的妇科恶性肿瘤之一。宫颈癌以鳞状细胞癌为主,其次为腺癌。高发年龄为50~55岁。

(一)发病相关因素

人乳头瘤病毒(HPV)感染为宫颈癌的主要危险因素,多个性伴侣、性生活过早、性传播疾病、吸烟等为协同因素。

(二)病理

宫颈外口鳞—柱状上皮交界处为宫颈癌好发部位。目前认为宫颈癌的发生、发展的过程缓慢,按照其发展过程可分为:不典型增生(癌前病变)—原位癌—浸润癌。

其中不典型增生和原位癌合称为宫颈上皮内瘤样变(CIN)。通常CIN发展为浸润癌需要10~15年,因此对宫颈癌的早期发现、早期诊断和早期治疗是提高患者5年存活率的关键。

宫颈癌病变早期宫颈外观正常或类似宫颈糜烂样改变,随着病情发展表现为外生型(菜花型)、内生型(浸润型)、溃疡型和颈管型四种类型。转移途径以直接蔓延最常见,其次为淋巴转移,晚期可发生血型转移,极少见。

二、临床表现

早期宫颈癌常无症状和明显体征,宫颈可光滑或与慢性宫颈炎无区别;宫颈管癌患者,宫颈外观正常亦易漏诊或误诊。病变发展后可出现以下症状和体征。

(一)症状

1. 阴道流血　早期多为接触性出血,发生在性生活后或妇科检查后;以后可表现为经期延长,经量增多,绝经后出现不规则阴道流血。一般外生型癌出血较早,量多;内生型癌则出血较晚。

2. 阴道排液　多数有阴道排液增多,可为白色或血性,稀薄如水样或者米泔状,有腥臭味。晚期因癌组织组织坏死伴感染,可有大量泔水样或脓性恶臭白带。

3. 晚期症状　可出现尿频尿急、便秘、下肢肿胀、疼痛、贫血、恶病质等全身衰竭症状。

(二)体征

早期浸润癌肉眼观局部均无明显病灶,宫颈光滑或为轻度糜烂。随着病情发展可出现外生菜花状赘生物、内生浸润型颈管膨大、质脆易出血、晚期溃疡或空洞伴恶臭。宫旁组织受累时,三合诊检查可扪及宫颈旁组织增厚、缩短、结节状质硬或形成冰冻盆腔。

三、辅助检查

1. 宫颈细胞学检查　是宫颈癌筛查的主要方法,应在宫颈外口鳞—柱状上皮交界处取材。巴氏Ⅲ级及以上(共5级)或TBS分类中有上皮细胞异常时,均应重复细胞学检查,并在阴道镜下行宫颈活组织检查。

2. 人乳头瘤病毒检测　因HPV感染是导致宫颈癌的主要病因,目前国内外已经将检测HPV感染作为宫颈癌的一种筛查手段。

3. 碘试验　在碘不染色区取材行活检,可提高诊断率。

4. 阴道镜检查　适用于巴氏Ⅲ级以上TBS分类上皮细胞异常,在阴道镜下观察宫颈表面病变状况,选择可疑癌变区行活组织检查,提高诊断准确率。

5. 宫颈和宫颈管活组织检查　为宫颈癌及其癌前病变确诊的依据。宫颈细胞学阳性但宫颈光滑或宫颈活检阴性,应用小刮匙搔刮宫颈管,刮出物送病理检查。

四、诊断与鉴别诊断

根据病史和临床表现,尤其有接触性阴道出血者,通过"三阶梯"诊断程序(①细胞学检查;②阴道镜检查;③组织病理学检查),确诊依据为组织学诊断。应与宫颈良性病变、宫颈良性肿瘤、宫颈转移性肿瘤相鉴别。

五、治疗

应根据临床分期,年龄和全身情况结合医院医疗技术水平及设备条件综合考虑,制订治疗方案、选用适宜措施。主要治疗方法为手术、放疗及化疗,应根据具体情况配合应用,并重视首次治疗及个体化治疗。

1. 手术治疗 主要用于ⅠA～ⅡA的早期宫颈癌的患者。根据临床分期不同，可以选择全子宫切除术、广泛性子宫切除术和盆腔淋巴结清扫术。

2. 放射治疗 适用于各期患者。

3. 手术及放疗联合治疗 对于局部病灶较大者，可先放疗待癌灶缩小后手术。

4. 化疗 主要用于：①宫颈癌灶>4 cm的手术前化疗；②与放疗同步；③不能耐受收疗的晚期或复发转移的患者姑息治疗。

六、预后

与临床期别、病理类型及治疗方法密切相关，有淋巴结转移者预后差。

七、随访

宫颈癌治疗后50%复发在1年内，75%～80%的复发在2年内。治疗后2年内每3月复查1次；3～5年内每6月1次；第6年开始每年复查1次。随访内容应包括盆腔检查、阴道涂片细胞学检查、胸片及血常规等。

八、预防

（1）普及防癌知识，开展性卫生教育，提倡晚婚少育。

（2）重视高危因素及高危人群，积极治疗性传播疾病，有异常症状者应及时就医。

（3）广泛开展宫颈癌普查普治，做到早期发现、早期诊断、早期治疗。

（4）30岁以上妇女初诊均应常规作宫颈细胞学检查和HPV检测，异常者应进一步处理。

（5）HPV疫苗目前已用于HPV感染及癌前病变的预防，是目前世界上第一个用于肿瘤预防的疫苗。

九、转诊指征

（1）宫颈癌应及时转诊到有条件的医院进行诊治。

（2）阴道大量流血的患者阴道填塞纱布止血，并立即开放静脉，在快速补液的同时转诊。

（3）病情严重的须陪同转诊到位，并做好与接诊医生的交接工作。

【同步综合练习】

一、案例分析题

张女士，45岁，近半年有少量接触性出血。妇科检查：外阴、阴道无异常发现，宫颈Ⅲ度糜烂，子宫正常大小、活动，双侧附件（－）。宫颈刮片细胞学检查巴氏Ⅲ级。

请问：

1. 初步诊断，应进一步做什么检查明确诊断？

2. 应与哪些疾病鉴别？

3. 如何治疗？

二、单项选择题

1. 女性生殖器官恶性肿瘤发生率最高的是（ ）

A. 外阴癌　　　　　　　　　　　　B. 阴道癌

C.子宫颈癌　　　　　　　　　　　　D.子宫内膜癌

E.卵巢癌

2 子宫颈癌的好发部位是(　　　)

A.宫颈阴道部的鳞状上皮　　　　　　B.宫颈管柱状上皮

C.宫颈外口鳞—柱状上皮交界　　　　D.宫颈内口与宫颈管交界处

E.宫颈管与宫颈外口交界处

3.关于宫颈癌的叙述,正确的是(　　　)

A.多为鳞癌和腺癌,以腺癌为主

B.转移途径以直接蔓延和淋巴转移为主,血行转移极少见

C.病变多发生在子宫颈内口处

D.宫颈原位癌不属于宫颈上皮内癌样变

E.可表现为菜花型、浸润型、溃疡型三种类型

4.宫颈癌早期筛查常用(　　　)

A.阴道镜检查　　　　　　　　　　　B.碘试验

C.宫颈液基细胞学检查　　　　　　　D.宫颈和宫颈管活组织检查

E.B超检查

5.确诊宫颈癌最可靠的方法是(　　　)

A.阴道镜检查　　　　　　　　　　　B.碘试验

C.宫颈刮片细胞学检查　　　　　　　D.宫颈和宫颈管活组织检查

E.B超检查

【参考答案】

一、案例分析题

1.初步诊断为宫颈癌,需要进一步行宫颈和宫颈管活组织检查以明确诊断。

2.应与宫颈良性病变;宫颈良性肿瘤;宫颈转移性肿瘤等疾病相鉴别。

3.治疗以手术治疗为主,手术不能耐受者可以采用放疗。

二、单项选择题

1.C　2.C　3.B　4.C　5.D

(编者　甘燕妮)

第十一节　子宫肌瘤

一、概述

子宫肌瘤是女性生殖系统最常见的良性肿瘤,由平滑肌及结缔组织组成,多发生于30～50岁妇女。

(一)病因

病因尚未明了,有资料表明,可能与雌激素的刺激有关,和孕激素也有一定的关系。

（二）分类

1. 按肌瘤生长部位分为子宫体肌瘤（90%）和子宫颈肌瘤（10%）

2. 按肌瘤与子宫肌壁的关系分为 3 类　见图 2-2-29。

（1）肌壁间肌瘤：占 60%~70%，肌瘤位于子宫肌壁间。

（2）浆膜下肌瘤：约占 20%，肌瘤向子宫浆膜面生长，并突出于子宫表面，肌瘤表面由子宫浆膜覆盖。

（3）黏膜下肌瘤：肌瘤向宫腔方向生长，突出于宫腔，表面由黏膜层覆盖。

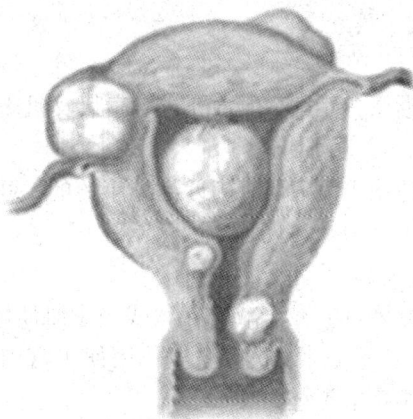

图 2-2-29　子宫肌瘤的分类

几种类型的多个肌瘤同时发生在同一子宫上，称为多发性子宫肌瘤。

二、临床表现

临床表现与肌瘤部位、大小、数目以及有无变性有关。

（一）症状

1. 经量增多及经期延长　多见于黏膜下肌瘤和大的肌壁间肌瘤。由肌瘤使宫腔增大、内膜面积增加，影响子宫收缩或伴子宫内膜增生过长所致。

2. 下腹部包块　肌瘤较大时可在下腹扪及质地较硬的包块，浆膜下肌瘤尤为突出。

3. 白带增多　多见于黏膜下肌瘤和大的肌壁间肌瘤，由肌瘤使宫腔增大、内膜面积增加所致。

4. 压迫症状　较大的子宫肌瘤压迫邻近器官出现膀胱刺激征或直肠刺激征，严重者出现排尿、排便困难。

5. 腹痛　一般无腹痛，发生浆膜下肌瘤蒂扭转或妊娠期肌瘤红色变性时表现为急性腹痛。

6. 其他还可出现下腹坠胀、腰酸背痛、不孕或流产等。

（二）体征

妇科检查：肌壁间肌瘤子宫增大，表面不规则；浆膜下肌瘤子宫表面不规则或可触及与子宫相连的质硬球形包块；黏膜下肌瘤子宫均匀增大，有时可见肌瘤脱出于宫颈口或阴道内。

三、诊断与鉴别诊断

（一）诊断

根据病史、临床表现及辅助检查进行诊断。B 超是常用的辅助检查，MRI 可准确判断肌瘤大小、数目和位置，必要时还可选择宫腔镜、腹腔镜等协助诊断。

（二）鉴别诊断

子宫肌瘤应与妊娠子宫、卵巢肿瘤、子宫腺肌病、子宫恶性肿瘤以及其他盆腔肿块等相鉴别。

四、治疗

据患者年龄、生育要求、症状及肌瘤的部位、大小等综合考虑治疗方案。

（一）随访观察

适用于无症状、接近绝经年龄的，每 3～6 个月随访一次，随访期间症状加重或发现瘤体迅速长大须及时处理。

（二）药物治疗

主要目的在于减轻症状或缩小肌瘤体积。

（1）雄激素：抗雌激素作用使子宫内膜萎缩，并可增强子宫平滑肌收缩减少月经量。每月总用量不超过 300 mg。

（2）促性腺激素释放激素类似物、米非司酮等药物可缩小肌瘤体积，以减轻症状或有利手术切除。

（三）手术治疗

主要用于症状严重的患者，可采用开腹或妇科腔镜等方式行肌瘤切除术或子宫切除术。

（四）其他治疗

子宫动脉栓塞术、磁共振引导聚焦超声等。

五、转诊指征

（1）对于病情较重的，指导子宫肌瘤患者到有条件的医院进行诊治。

（2）阴道大量流血的患者立即开放静脉，在快速补液的同时陪同转诊到位，并做好与接诊医生的交接工作。

【同步综合练习】

一、案例分析题

李女士，48 岁。生育 2 个孩子，因"经量增多、经期延长 1 年，伴头晕 2 个月余"入院。一年前患者无明显诱因出现经量增多、经期延长（每次经量为平素 2～3 倍，经期由平素 4～5 天延长至 7～8 天），无明显痛经，未治疗。近 3 个月，经量增多、经期延长症状加重，并感头晕、心悸、疲乏。查体：体温 36.8℃，脉搏 96 次/分，呼吸 22 次/分，血压 90/60 mmHg，面色苍白、精神萎靡，心肺无异常发现。妇科检查：子宫增大如孕 2 月大小、质地中等、呈不规则形。

请问：

1. 初步诊断？

2. 诊断依据？

3. 可做哪些辅助检查帮助进一步明确诊断？

4. 还应与哪些疾病鉴别？

5. 初步治疗方案？

二、选择题

1. 女性生殖道最常见的良性肿瘤是（　　）

A. 卵巢肿瘤　　　　　　　　　　　　　B. 子宫肌瘤

C.子宫内膜异位症　　　　　　　　D.葡萄胎

E.以上均不对

2.最常见的子宫肌瘤的类型是(　　)

A.子宫颈肌瘤　　　　　　　　　　B.肌壁间肌瘤

C.黏膜下肌瘤　　　　　　　　　　D.浆膜下肌瘤

E.阔韧带肌瘤

3.子宫肌瘤的症状与下述哪项关系最密切(　　)

A.肌瘤的大小　　　　　　　　　　B.肌瘤有无变性

C.肌瘤生长的部位　　　　　　　　D.肌瘤的数目

E.肌瘤的性质

4.容易发生阴道大量出血的肌瘤类型是(　　)

A.黏膜下肌瘤　　　　　　　　　　B.浆膜下肌瘤

C.肌壁间肌瘤　　　　　　　　　　D.阔韧带肌瘤

E.子宫颈肌瘤

5.浆膜下肌瘤最常见的症状为(　　)

A.阴道排液　　　　　　　　　　　B.白带增多

C.下腹坠痛　　　　　　　　　　　D.下腹包块

E.不孕

6.患者,女,28岁,已婚,未育,患单个较大宫体肌壁间肌瘤,经量>200 mL,最恰当的处理是(　　)

A.随访　　　　　　　　　　　　　B.雄激素小剂量治疗

C.经腹肌瘤切除术　　　　　　　　D.子宫大部切除术

E.宫颈锥切

7.王女士,患子宫肌瘤2年,目前妊娠7月,今早突感腹痛并有发热,最有可能为(　　)

A.肌瘤红色变性　　　　　　　　　B.肌瘤生长过快

C.肌瘤囊性变　　　　　　　　　　D.黏膜下肌瘤扭转

E.肌瘤玻璃样变性

(8~9题共用题干)

王女士,45岁,孕1产1,月经过多继发贫血2年,妇查:宫颈轻度糜烂,子宫如孕3个月大小,凸凹不平,质硬。双侧附件无异常,血红蛋白:65 g/L。

8.该患者可能患上了(　　)

A.子宫内膜癌　　　　　　　　　　B.子宫颈癌

C.子宫肌瘤　　　　　　　　　　　D.子宫内膜息肉

E.功血

9.为明确诊断,需要进行的辅助检查首选(　　)

A.血常规　　　　　　　　　　　　B.CT

C.MRI　　　　　　　　　　　　　D.腹腔镜

E.B超检查

【参考答案】

一、案例分析题

1. 初步诊断：子宫肌瘤伴失血性贫血。

2. 诊断依据：

(1)经量增多、经期延长 1 年，近 3 个月症状加重，并感头晕、心悸、疲乏。

(2)查体：面色苍白、精神萎靡。

(3)妇科检查：子宫增大如孕 2 月大小、质地中等、呈不规则形。

3. 为进一步明确诊断可做的辅助检查：

(1)B 超检查：可了解肌瘤大小、生长部位，数量及有无变性，常作为首选检查。

(2)MRI：可准确判断肌瘤大小、数目和位置。

(3)宫腔镜检查：主要用于观察黏膜下肌瘤的大小、位置。

(4)腹腔镜检查：主要用于观察肌壁间肌瘤和浆膜下肌瘤的大小、位置。

(5)血常规：了解由于血红蛋白值，明确贫血的程度。

4. 本病应注意与妊娠子宫、卵巢肿瘤、子宫腺肌病、子宫恶性肿瘤以及其他盆腔肿块等相鉴别。

5. 初步治疗方案：根据患者年龄48岁，已生育2个孩子，经量增多、经期延长症状加重，子宫增大如孕 2 月大小、不规则形，结合辅助检查提示的肌瘤数目、生长位置等，采用开腹或腹腔镜行肌瘤切除术或子宫切除术。

二、单项选择题

1. B　2. B　3. C　4. A　5. D　6. C　7. A　8. C　9. E

（编者　邓秋景）

第十二节　避孕

避孕是实现计划生育控制人口数量、提高人口素质等目的主要措施，通过选择安全、有效、适宜的避孕措施，保障使用者的有效避孕，从而达到计划生育的目的。

一、避孕方法

避孕是用科学方法使妇女暂时不受孕。避孕方法包括工具避孕、药物避孕、和其他避孕法。

（一）工具避孕

1. 宫内节育器(简称 IUD)　是一种安全、长效、简便、经济、取出后不影响生育的避孕工具，于20 世纪 60 年代全世界普遍推广使用，是目前我国妇女广泛使用的避孕措施。

(1)种类：包括惰性宫内节育器和活性宫内节育器两大类。

①惰性宫内节育器：不释放任何活性物质，在我国有较长的应用历史；②活性宫内节育器：以惰性宫内节育器为载体运载抗生药物，具有脱落率、带器妊娠率低等优点，常用含铜节育器和含孕酮节育器。

(2)避孕原理：关于宫内节育器的作用机制，目前有以下几种说法：

①刺激子宫内膜产生吞噬细胞吞噬精子、产生炎性细胞毒害胚胎、产生前列腺素使内膜与受精卵发育不同步而影响孕卵着床；②含铜节育器的铜离子影响子宫内膜的分泌功能，阻碍孕卵着床和囊胚的发育；③含孕酮节育器缓慢释放的孕酮，使子宫内膜腺体发育不良不利于孕卵着床。

（3）节育器放置术。

①禁忌证：较严重的全身性疾患；急性生殖器炎症；月经频发；子宫畸形、肿瘤、脱垂或宫颈过松；②术前准备：体温在37.5℃以下、术前3日内无性生活（紧急避孕除外）；③放置时间：月经干净后3～7天；人工流产后立即；阴道分娩6周后会阴伤口和子宫恢复正常；剖宫产后半年；哺乳期放置应先排除早孕；④术后注意事项：术后休息3天，1周内避免重体力劳动；保持外阴清洁，禁性生活及盆浴2周；3个月内月经或大便时注意有无节育器脱落；术后1个月、3个月、6个月、1年各复查一次，以后每年复查一次；术后可有少量阴道出血及下腹不适，若出现腹痛、发热、出血大于月经量应及时就诊；⑤节育器使用年限：放金属环者临床上无症状，可放置15年或更长；塑料或含铜节育器可放置4～5年；含孕酮节育器可放置1年。

（4）不良反应的处理。

①出血：应用抗纤维蛋白溶解的药物如6-氨基己酸，以减少出血量；②腰酸、腹坠：轻症无需治疗，重症经休息并用解痉药。③不良反应经处理无效者，可考虑取出节育器。

（5）常见并发症及防治。

①节育器嵌顿：一旦发现及时取出；②节育器异位：确诊后根据所在部位，经腹（开腹或腹腔镜）或经阴道将节育器取出；③感染：一旦发生，在积极抗感染治疗的同时取出节育器；④节育器脱落：与技术水平、节育器型号等因素有关，大多发生于前3个月，多数在月经期脱落；⑤带器妊娠：应予人工流产术，术中同时将节育器取出。

（6）节育器取出术。

①适应证：放置年限到期；出现并发症；发生各种不良反应经治疗无效；改换其他节育方法；计划再生育；②禁忌证：各种疾病的急性期，待病情好转后再取；③时间：月经干净后3～7天；发生并发症者据治疗情况选择取出时间；带器妊娠于人工流产时取出。

2. 阴茎套 也称避孕套，为男性避孕工具，作为屏障阻止精子进入阴道而达到避孕目的，正确使用避孕率高达93%～95%。阴茎套还具有预防性传播疾病的作用，近年来受到全球重视。

（二）药物避孕

应用人工合成的甾体激素避孕，称药物避孕，其药物成分是雌激素、孕激素。

1. 作用机制

（1）通过抑制下丘脑-脑垂体-卵巢轴，抑制卵巢排卵。

（2）孕激素使宫颈黏液变少而黏稠，不利于精子穿过。

（3）使子宫内膜腺体发育不良，不利于孕卵植入。

2. 禁忌证 急、慢性肝炎或肾炎、心脏病、高血压、糖尿病、甲状腺功能亢进、血栓疾病、生殖器肿瘤、乳房有肿块、产后哺乳、年龄>35岁的吸烟妇女及45岁以上妇女等禁忌服药。

3. 种类 避孕药多年来不断改进，由大剂量改为小剂量，由单一口服短效药，发展为长效、多种剂量、多种途径给药，减少了不良反应，提高了避孕效果。

（1）复方短效避孕药：常用复方炔诺酮，月经来潮第5天开始，每晚服1片，连服22天，不能间断，如果漏服12小时内补服1片。

（2）探亲避孕药：常用甲地孕酮，性生活前8～10小时服1片，当晚加服1片，以后每晚服1片，共14天。

（3）长效避孕针：常用复方己酸孕酮，月经来潮第5天肌注2支，第2周期起每次于月经周期第10～12天肌注1支。

（4）长效口服避孕药：常用复方18甲基炔诺酮月服片，月经来潮第5天服1片，隔20天服用第2片，以后按第2次服药日，每月服1片。

4.药物不良反应

（1）胃肠道症状（类早孕反应）：轻症无需处理，恶心较重者可服维生素 B_6 10～20 mg，每日2～3次。

（2）神经系统症状：可随服药时间的延长而渐消失。

（3）突破性出血：多发生在漏服药物之后，少数人未漏服也可发生，多于服药1周后开始出现，持续时间不定。

（4）月经变化：个别人服药后月经量显著减少，甚至出现停经。如在服药过程中连续停经2个月应改用其他避孕药，再无月经来潮则应停药。

（5）其他：少数人出现体重增加、皮疹、瘙痒、面部蝶形色素沉着、头痛、腰酸痛、脱发、腹泻、情绪改变及性欲改变等反应，停药后多可消失。

5.注意事项

（1）在避孕期间不可随意改变服药时间、剂量，以保证避孕效果。

（2）将避孕药密封置于阴凉干燥处妥善保管，以免药物失效。

（3）在需要服用抗结核、解痉药、抗生素、镇痛剂等药物时，应注意对避孕效果的影响。

（三）其他避孕方法

1.紧急避孕 无保护性生活后或避孕失败后3日内，为防止非意愿妊娠而采用的补救避孕法，称为紧急避孕。其包括放置宫内节育器和口服紧急避孕药。

2.阴道杀精剂 具有灭活精子作用的化学避孕制剂，于性交前置入女性阴道。

3.安全期避孕 又称自然避孕。排卵前后4～5日为易受孕期，之外的时间相对安全，但安全期避孕法并不十分可靠，失败率达20%，不宜推广。

二、避孕方法的知情选择

避孕方法的知情选择是通过广泛深入的宣传、培训和咨询，育龄妇女根据自身情况选择合适、安全、有效的避孕方法。

1.新婚期 新婚夫妇年轻，尚未生育，应选择使用方便、不影响生育的避孕方法。首选复方短效口服避孕药，其次常用男用避孕套、外用避孕栓、阴道隔膜等。由于尚未生育，一般不选用宫内节育器、安全期避孕及长效避孕药。

2.哺乳期 选用避孕方法的原则是不影响乳汁质量及婴儿健康。阴茎套是最佳避孕方式，宫内节育器也可选用，但要注意生殖器恢复情况，放置时要轻柔以防子宫穿孔。

3.生育后期 已经完成生育的妇女，应选择长效、安全、可靠的避孕方法，如：宫内节育器、避孕药、避孕针、避孕套等。

4.绝经过渡期 绝经过渡期仍有排卵的可能，应坚持避孕至绝经后 1 年。若未放宫内节育器可采用男用避孕套、外用避孕药，不宜选用口服避孕药和安全期避孕。

【同步综合练习】

一、案例分析题

患者，女，35 岁，孕 2 产 1。平素身体健康，无心、肝、肾等疾病，无烟酒嗜好，月经规律，量中等。查体：血压正常，心肺检查无异常，乳房未扪及包块。妇科检查：阴道前后壁膨出，宫颈重度糜烂，宫颈松弛，子宫后位，大小正常，双侧附件（－）。

请问：

1.该女性适宜选用的避孕方法有哪些？

2.说出选择避孕方法的依据。

二、单项选择题

1.安全、长效、简便、经济、取出后不影响生育的避孕方法是（　　）

A.药物避孕　　　　　　　　　　　B.宫内节育器

C.紧急避孕　　　　　　　　　　　D.阴茎套

E.安全期避孕

2.宫内节育器的避孕原理主要是（　　）

A.抑制卵巢排卵　　　　　　　　　B.影响精子获能

C.干扰受精卵着床　　　　　　　　D.阻止精子进入宫腔

E.阻止精子与卵子相遇

3.不宜放置宫内节育器的是（　　）

A.阴道炎治疗中　　　　　　　　　B.月经干净后 3 ~ 7 天

C.哺乳期已排除早孕　　　　　　　D.剖宫产术后半年，月经已复潮

E.人工流产术后

4.不属于放置宫内节育器的并发症是（　　）

A.节育器异位　　　　　　　　　　B.节育器嵌顿

C.子宫穿孔　　　　　　　　　　　D.感染

E.子宫癌变

5.在下列人群中，可以应用口服避孕药进行避孕的是（　　）

A.子宫畸形　　　　　　　　　　　B.乳房肿块

C.甲状腺功能亢进　　　　　　　　D.患有慢性肝炎

E.患有严重心血管疾病

6.患者，女性，38 岁。长期吸烟，因分娩时宫颈裂伤出现宫颈松弛，该患者最佳的的避孕措施是（　　）

A.口服避孕药　　　　　　　　　　B.长效避孕针

C.安全期避孕　　　　　　　　　　D.阴茎套

E.宫内节育器

7.某妇女，28 岁，顺产后 2 个月，母乳喂养。最适宜的避孕方法是（　　）

A.长效口服避孕药　　　　　　B.短效口服避孕药

C.安全期避孕　　　　　　　　D.阴茎套

E.探亲避孕药

8.新婚夫妇,计划婚后1年要孩子,首选的避孕方法是(　　)

A.安全期避孕法　　　　　　　B.口服短效避孕药

C.放置宫内节育器　　　　　　D.阴茎套

E.皮下埋植

(9~10题共用题干)

患者,女性,27岁。半年前足月顺产一男婴,现已停止哺乳,因月经量过多,口服短效避孕药物。

9.此类药物的不良反应不包括(　　)

A.类早孕反应　　　　　　　　B.突破性出血

C.体重减轻　　　　　　　　　D.月经量减少

E.面部蝶形色素沉着

10.服用此类药物的注意事项不包括(　　)

A.不可随意改变服药时间　　　B.不可随意改变服药剂量

C.置于阴凉干燥处妥善保管　　D.出现不良反应即须停药

E.服用抗生素时注意对药效的影响

【参考答案】

一、案例分析题

1.该女性适宜选用的避孕方法:

(1)口服避孕药。

(2)阴茎套。

2.选择避孕方法的依据:

(1)患者,35岁,孕2产1,有长期避孕的需要。

(2)阴道前后壁膨出,宫颈重度糜烂,宫颈松弛,属于使用宫内节育器的禁忌,不宜放置。

(3)患者平素身体健康,无心、肝、肾等疾病,无烟酒嗜好,血压正常,心肺检查无异常,乳房未扪及包块。无口服避孕药的禁忌证,适宜选用。

(4)阴茎套为男性避孕工具,作为屏障阻止精子进入阴道而达到避孕目的。无过多的使用禁忌证,且具有防止性传播性疾病的作用,适宜选用。

二、单项选择题

1.B　2.C　3.A　4.E　5.A　6.D　7.D　8.B　9.C　10.D

(编者　邓秋景)

第十三单元 五官科

第一节 睑腺炎

一、概述

睑腺炎是眼睑腺体的急性化脓性炎症,俗称"麦粒肿""针眼",好发于儿童和青年。睑板腺感染者称为内睑腺炎;睫毛毛囊或其附属的皮脂腺或变态汗腺感染者称外睑腺炎。

常见病因:化脓性细菌侵入眼睑腺体引起感染所致,金黄色葡萄球菌感染多见。

二、临床表现

患处有红、肿、热、痛等急性炎症的典型表现,常伴有同侧耳前淋巴结肿大。严重时可并发眼睑蜂窝织炎,出现发热、寒战、头痛等全身中毒症状。根据被感染腺组织的不同部位又分为外睑腺炎和内睑腺炎,其典型的临床表现如下:

1.外睑腺炎 多位于睑缘皮肤面,早期可见较弥散的红肿硬结,充血肿胀、压痛明显;其脓点破溃于皮肤面。

2.内睑腺炎 硬结局限于睑板腺内,红肿较为局限,病变处可触及硬结并有剧痛。数日后,可形成黄色脓点,脓点破溃后脓液排入结膜囊。

三、诊断及鉴别诊断

1.诊断 根据典型病史及查体见眼睑隆起,红肿,有时可伴球结膜水肿。触诊可及硬结,边界清,伴压痛,即可明确诊断。

2.鉴别诊断 应与眼睑疖肿和脓肿相鉴别。

四、治疗

(一)一般治疗

注意休息,多食水果、蔬菜、补充富含维生素、蛋白质的食物,忌食刺激性食物。

(二)热敷或理疗

热敷或理疗可促进局部血液循环,有利于炎症消散和疼痛减轻。

1.湿热敷 嘱患者闭眼,在患眼涂上凡士林膏。将消毒纱布用开水烫过后,晾至患者能接受的温度,然后拧干盖在患眼上。每10~15分钟更换一次,每日2~3次。

2.干热敷 热水袋一个,装上40℃左右的热水,用干净毛巾或多层纱布包裹后敷在患眼上每次15~20分钟,更换一次每日3次。热敷时应特别注意温度,防止烫伤。

(三)药物治疗

正确使用抗生素眼药水、眼药膏,必要时全身使用抗生素等药物。

（四）脓肿切开引流

脓肿形成后应切开引流。

1. 内睑腺炎　应在睑结膜面切开，切口与睑缘垂直。

2. 外睑腺炎　应在皮肤面切开，切口与睑缘平行。

（五）并发症的防治

关注体温及疼痛的变化，防止并发症的出现，面部静脉无静脉瓣，和颅内海绵相通，血液可逆向流动，脓肿未成熟时忌用针挑开，切开排脓过程中忌挤压以防炎症扩散导致眼眶蜂窝织炎及海绵窦感染。

五、预防

培养良好的卫生习惯，不用不洁手帕或脏手揉眼。

六、转诊指征

（1）没有良好的专业工具，或医护人员没有手术睑腺炎的经验。

（2）睑腺炎未成熟或已破溃出脓挤压硬结引起感染扩散，引起蜂窝织炎、海绵脓栓等严重并发症，无法及时正确处理。

【同步综合练习】

一、病例分析题

患者，女，9岁，右眼上睑疼痛、红肿2天。检查：双眼视力1.0，右眼上睑近外眦部皮肤红肿、隆起，触痛明显，硬结中央呈点状黄白色，眼部其余检查未见异常。

请问：

1. 该患儿可能的临床诊断是什么？

2. 应如何进行治疗？

二、单项选择题

（1～3题共用题干）

患者，女，因右眼上睑红、肿、痛就诊，医生检查后诊断为急性外睑腺炎。

1. 早期正确的治疗是（　　）

A. 局部热敷　　　　　　　　　　B. 局部冷敷

C. 切开排脓　　　　　　　　　　D. 将脓液挤出

E. 用针挑开

2. 如果外睑腺炎脓肿形成后需要手术，切口正确的是（　　）

A. 在皮肤面与睑缘垂直　　　　　B. 在皮肤面与睑缘平行

C. 在结膜面与睑缘垂直　　　　　D. 在结膜面与睑缘平行

E. 皮肤面的弧形切口

3. 对睑腺炎描述错误的是（　　）

A. 热敷可以促进炎症恢复

B. 挤压排脓可能导致感染扩散

C. 尽早切开排脓

D. 对于体质较弱的患者注意观察有无头痛、发热等全身症状

E. 分内、外睑腺炎

(4~6题共用题干)

患者，男性，19岁，左眼睑胀痛1天。检查见右眼睑外上方近眦角处皮肤红、肿，触之有硬结，压痛明显，结膜面局限性充血，诊断为内睑腺炎。

4. 其病变在(　　)

A. 皮脂腺　　　　　　　　　　　B. 汗腺

C. 睑板腺　　　　　　　　　　　D. 睑缘腺

E. 泪腺

5. 治疗措施中，哪项是错误的(　　)

A. 早期行理疗　　　　　　　　　B. 应用抗生素眼药

C. 热敷　　　　　　　　　　　　D. 脓肿形成时，挑破脓头挤压排脓

E. 脓肿形成时，切开排脓

6. 患者已患过两次睑腺炎，健康指导中不用要求(　　)

A. 勿吃辛辣刺激性食物　　　　　B. 保持大便通畅

C. 定期检查　　　　　　　　　　D. 注意个人卫生

E. 锻炼身体，增强体质

【参考答案】

一、病例分析题：略

二、单项选择题

1. A　2. B　3. C　4. C　5. D　6. C

（编者　王潇娴）

第二节　结膜炎

一、概述

结膜炎是眼科最常见的疾病之一，其致病原因主要分为微生物性和非微生物性两大类，最常见的是微生物感染。致病微生物可为细菌、病毒、衣原体；非微生物性包括物理性、化学性刺激。还有部分结膜炎是由免疫性病变、与全身状况相关的内因、邻近组织炎症蔓延引起。

根据结膜炎的发病快慢可分为急性和慢性结膜炎，一般病程少于3周者为急性结膜炎，而超过3周者为慢性结膜炎。根据病因可分为感染性结膜炎、免疫性结膜炎、化学性或刺激性结炎、全身疾病相关性结膜炎、继发性结膜炎和不明原因性结膜炎。

二、临床表现

(一)症状

患眼出现异物感、烧灼感、痒感、畏光、流泪等症状。

（二）体征

1.结膜充血　为结膜表层血管充血，血管呈网状交错，越近穹隆处充血愈显著，颜色呈鲜红色。

2.结膜分泌物　各种急性结膜炎共有的体征，分泌物的性质可为脓性、黏液脓性或浆液性、水样等。淋球菌和脑膜炎球菌感染最常引起脓性分泌物，其他致病菌一般引起黏液脓性分泌物；过敏性结膜炎的分泌物一股呈黏稠丝状；病毒性结膜炎的分泌物呈水样或浆液性。

3.乳头增生　结膜炎的一种非特异性体征。多见于睑结膜，为睑结膜上皮表面的小红点状突起，乳头较小时，呈天鹅绒状外观。常见于慢性结膜炎和沙眼等疾病。

4.滤泡形成　滤泡是结膜下淋巴细胞局限性集聚，外观光滑，是一种半透明隆起的结膜改变。大多数病毒性结膜炎、衣原体性结膜炎、一些寄生虫引起的结膜炎、某些药物（地匹福林、缩瞳剂等）引起的结膜炎都可有滤泡形成。常发生于上睑结膜和下穹隆部结膜。

5.球结膜水肿　由于渗出液进入到疏松的球结膜下组织所致。严重时，球结膜可突出于睑裂外，使眼睑闭合受阻。

6.耳前淋巴结肿大　病毒性结膜炎的一个重要体征，可出现压痛。

7.结膜下出血　多为点状或小片状，病毒所致的流行性出血性结膜炎常伴有结膜下出血。

8.瘢痕　基质组织的损伤是结膜瘢痕形成的组织学基础。早期的结膜瘢痕化表现有结膜穹隆部缩窄和结膜上皮下纤维化。

9.假性上睑下垂　由于细胞浸润或瘢痕形成使上睑组织肥厚，引起轻度上睑下垂，多见于沙眼晚期。

三、诊断和鉴别诊断

（一）诊断

结膜炎的基本症状和体征包括结膜充血、分泌物增多、眼睑肿胀等。这些症状和体征容易判断，因此，临床上一般根据结膜炎的临床检查作出诊断。但由于结膜炎的病因多种多样，确诊是何种病因所致的结膜炎尚需实验室检查。

1.临床检查　注意临床症状和体征的特点，有助于各类结膜炎的诊断。特别是结膜滤泡和乳头出现的位置、形态、大小等都是重要的鉴别诊断的依据，例如上睑结膜出现乳头和滤泡多见于沙眼。

2.病原学检查　为了病因诊断和正确治疗，有时必须进行病原学检查。

3.细胞学检查　结膜分泌物涂片有助于临床诊断，对鉴别诊断颇有意义。

（二）鉴别诊断

1.角膜炎　也会出现充血的体征，但是表现为睫状充血，并且会出现较严重的疼痛、畏光、流泪等症状，同时视力下降，检查时可发现角膜混浊。

2.虹膜睫状体炎　也会出现充血的体征，但是表现为睫状充血，并且会出现较严重的疼痛、畏光流泪等症状，同时视力下降，检查时可见角膜后沉着物、前房混浊、孔缩小等体征。

三、治疗

针对病因治疗，一般以局部给药为主，必要时全身用药。急性期禁忌包扎及热敷患眼。

1. 滴眼液滴眼 是治疗结膜炎最基本的给药途径。根据致病原因的不同，选用合适的滴眼剂。重症的微生物性结膜炎患者，可考虑多种抗生素联合滴用。急性期结膜炎应频繁滴眼，每1~2小时1次。

2. 眼膏涂眼 眼膏可增加眼药与眼表结构的接触时间。宜睡前使用，可发挥持续性的治疗作用。

3. 结膜囊冲洗 当结膜囊分泌物较多时，可用一些无刺激的冲洗液(0.9%氯化钠注射液或3%硼酸溶液)冲洗结膜囊，每天1~2次，以清除结膜囊内的分泌物。

4. 全身治疗 严重的结膜炎如淋球菌性结膜炎和衣原体性结膜炎，还需全身使用抗生素或磺胺药。

四、预防

传染性结膜炎如急性细菌性结膜炎、病毒性结膜炎、衣原体性结膜炎等可造成流行性感染，因此必须做好预防。结膜炎多为接触传染，因此特别在以下几个方面要做好预防工作。

(1)提倡勤洗手、洗脸，不用手拭眼。

(2)急性期患者需隔离。

(3)严格消毒患者用过的洗脸用具及接触过的器皿等。

(4)医护人员检查患者后洗手消毒，防止交叉感染。

(5)对一些公共场所包括游泳池、浴室、饭店、学校等人员集中场地，要进行卫生宣传、定期检查和加强管理。

五、转诊指征

因医疗条件原因无法及时控制结膜炎严重并发症者。

【同步综合练习】

一、病例分析题

患者，女，13岁，学生，双眼红、流泪和灼热感伴眼分泌物多2天。班上同学有类似眼病患者。视力：右眼1.5，左眼1.5，双眼眼睑肿胀，结膜明显充血，结膜囊内有脓性分泌物，呈黄白色，角膜透明，晶状体透明，余未见异常。

请问：

1. 该患者诊断最可能是什么？

2. 该患者还需作哪些检查？

3. 如何治疗？

二、单项选择题

(1~4题共用题干)

患者，女性，35岁，主诉右眼灼热、痒、异物感，视物不清一天。既往视力正常，两天前曾到公共浴池洗澡。检查：右眼视力4.9，结膜充血明显，结膜表面有黏液脓性分泌物，初诊为急性细菌性结膜炎。

1. 患者诉视物模糊，你认为是(　　　)

A. 眼痛、畏光所致　　　　　　　　　　B. 结膜充血所致

C. 伴有眼底病变所致   D. 分泌物多遮挡所致

E. 患者神经敏感

2. 下例治疗措施中，正确的是(   )

A. 隔离患者   B. 冲洗结膜囊

C. 滴氧氟沙星眼药水   D. 涂红霉素眼膏

E. 以上都正确

3. 不适宜的给药方法是(   )

A. 清拭分泌物，频繁滴眼药

B. 冲洗结膜囊，频繁滴眼药

C. 直接滴眼药水，3~4次/天

D. 1%硝酸银液涂布结膜后用0.9%氯化钠注射液冲洗，频繁滴眼药

E. 睡前涂较多量的眼药膏

4. 下列护理建议中，哪项不妥(   )

A. 注意休息，勿吃辛辣刺激性食物

B. 及时正确用眼药

C. 不用手接触公共物具，如门把手、水龙头等

D. 热敷

E. 物品专用

5. 对结膜炎分泌物的特点描述正确的是(   )

A. 病毒性结膜炎分泌物多为少量水样

B. 过敏性结膜炎分泌物为白色泡状或丝状

C. 细菌性结膜炎分泌物为大量黏液或脓性

D. 春季卡他性结膜炎分泌物为白色丝状

E. 以上均正确

【参考答案】

一、病例分析题：略

二、单项选择题

1. D 2. E 3. C 4. D 5. E

（编者 王潇娴）

第三节 鼻炎与鼻窦炎

一、概述

鼻炎、鼻窦炎是指鼻腔、鼻窦黏膜的炎症。常见有急性鼻炎、慢性鼻炎、萎缩性鼻炎及变应性鼻炎。急性鼻炎俗称"感冒"，是由病毒感染引起慢性鼻炎常与急性鼻炎反复发作、鼻窦炎脓性分泌物刺激、长期使用鼻腔减充血剂、粉尘、有毒有害气体刺激及一些全身疾病如贫血、糖尿病、慢性肾炎、内分泌失调、维生素A和维生素C缺乏、甲状腺功能低下、烟酒刺

激等有关；变应性鼻炎是因机体接触致敏原后由免疫球蛋白 E(LgE)介导的鼻黏膜变态反应性疾病；萎缩性鼻炎是一种缓慢发生的弥漫性、进行性鼻腔萎缩性病变，女性多见，目前病因尚不明确，可能与营养、遗传、环境、内分泌紊乱、自身免疫性疾病等有关，或由感染、鼻腔手术切除组织过多引起。鼻窦炎分为急性和慢性，急性鼻窦炎常继发于上呼吸道急性感染与病毒或细菌感染、解剖因素、变态反应及邻近器官的炎症等有关。鼻腔及鼻窦急性炎症未彻底治愈、反复发作迁延致鼻窦炎症状持续，超过 12 周即为慢性鼻窦炎。

二、临床表现

(一)鼻炎

1. 急性鼻炎　潜伏期 1~3 天。鼻痒、喷嚏、鼻塞、水样涕、嗅觉减退和闭塞性鼻音。继发细菌感染后鼻涕变为黏液性、黏脓性或脓性。可有发热、头痛、倦怠，儿童可出现高热、惊厥。鼻腔黏膜充血、肿胀，下鼻甲肿大，总鼻道或鼻底有较多分泌物，初为水样，后渐变为液性、黏脓性或脓性。

2. 慢性鼻炎　主要表现为鼻塞、多涕或伴有闭塞性鼻音、嗅觉减退、耳鸣或耳闭塞感、咽干、咽痛等，鼻腔黏膜充血肿胀，以下鼻甲明显。慢性单纯性鼻炎下鼻甲表面光滑有弹性；慢性肥厚性鼻炎下鼻甲黏膜表面不平呈结节或桑葚状，触之无凹陷(表 2 - 2 - 41)。鼻腔分泌物为黏液性或黏脓性。

表 2 - 2 - 41　慢性单纯性鼻炎与慢性肥厚性鼻炎的比较

临床表现	慢性单纯性鼻炎	慢性肥厚性鼻炎
鼻塞	间歇性、交替性	持续性
嗅觉减退	不明显	可有
头昏、头痛、咽干、咽痛	可有	常有
耳鸣、耳闭塞感	无	可有
下鼻甲检查	黏膜肿胀，暗红色，表面光滑	黏膜肥厚，表面不平，呈结节状或桑葚状，鼻甲骨肥大硬实
探针触压	弹性好	弹性差
对麻黄碱反应	敏感	不敏感

3. 变应性鼻炎　发作时以鼻痒、阵发性喷嚏、大量清水样涕、鼻塞为主要特征，并有不同程度的嗅觉减退。鼻腔黏膜苍白、水肿，以下鼻甲变化最明显，鼻腔有大量清涕。

4. 萎缩性鼻炎　常有鼻及鼻咽部干燥、鼻塞、嗅觉减退或失嗅、鼻腔有恶臭异味、头痛和头昏等，当病变波及咽鼓管功能障碍时，可出现分泌性中耳炎症状。鼻腔检查可见鼻腔宽大、鼻甲萎缩甚至不可辨，鼻腔黏膜明显干燥，鼻腔内有黄绿色或灰绿色痂，有恶臭味。

(二)鼻窦炎

1. 急性鼻窦炎　多继发于急性鼻炎，可有发热、鼻塞脓涕、头痛或鼻局部疼痛。检查：鼻黏膜充血、肿胀，鼻腔、鼻道内可见大量脓性或黏脓性涕额窦筛窦及上颌窦靠近体表处可有压痛。

2.慢性鼻窦炎　鼻窦炎症状持续超过12周以上即为慢性鼻窦炎。主要表为鼻塞、脓涕、嗅觉减退，头痛多不明显或为钝痛，偶有眼部并发症如视力减退或失明。鼻腔检查：鼻腔黏膜呈慢性充血、肿胀、肥厚、中鼻甲肥大或息肉样变，中鼻道狭窄、黏膜水肿或息肉形成。前组鼻窦炎时，中鼻道可见有脓性分泌物引流；后组鼻窦炎脓液可位于嗅裂或蓄积于鼻腔后端流入鼻咽部。

三、诊断与鉴别诊断

（一）鼻炎

1.急性鼻炎和慢性鼻炎　可根据病史、临床表现及鼻腔检查作出诊断。

2.急性鼻炎与流感和麻疹相鉴别　流感患者全身症状重，常有高热、全身不适，易发生衰竭。麻疹患者同时有眼红、流泪、全身发疹等伴随症状。

3.变应性鼻炎　可根据发作期临床典型的症状、症状持续时间和临床检查结合特异性抗原检测（皮肤试验）结果作出诊断，须与急性鼻炎早期鉴别。

4.萎缩性鼻炎　常可根据症状和检查作出诊断。

（二）鼻窦炎

1.急性鼻窦炎　一般可根据急性鼻炎病史、症状、体征做出诊断，重症病例必要时可结合鼻窦CT检查作出诊断，要注意区分病毒性鼻窦炎和细菌性鼻窦炎分泌物变为脓性且有局部压痛伴发热提示急性细菌性鼻窦炎。

2.慢性鼻窦炎　诊断依据根据鼻窦炎症状持续12周以上、鼻腔检查结果、鼻CT检查及鼻窦穿刺（主要用于上颌窦病变）。

四、治疗原则、转诊、预防

（一）鼻炎

急性鼻炎以对症和支持治疗为主，同时预防并发症，急性鼻炎的预防主要是增强机体抵抗力及在流行期避免接触患者以免互相传染；慢性鼻炎的治疗原则是根除病因、恢复鼻腔通气；变应性鼻炎的治疗和预防包括避免与变应原接触、应用药物进行免疫治疗；萎缩性鼻炎目前尚无特效治疗，可试用改善营养、鼻腔冲洗等方法，保守治疗无效、症状较重者可行手术缩窄鼻腔。若出现呼吸困难严重，而技术条件有限，应迅速转诊。

（二）鼻窦炎

1.急性鼻窦炎的治疗原则　根除病因、解除鼻腔鼻窦引流和通气障碍、控制感染和预防并发症。可全身使用抗生素，鼻腔局部用糖皮质激素和（或）短期使用收敛剂（不超过7天）及鼻腔冲洗等方法治疗。

2.急性鼻窦炎的预防　增强体质，改善工作和生活环境，预防感冒和其他急性传染病；积极治疗全身性疾病；及时合理地治疗急性鼻炎及鼻腔、鼻窦、咽部和口腔的各种慢性炎症性疾病，保持鼻窦的通气和引流。

3.慢性鼻窦炎的治疗原则　不伴鼻息肉的慢性鼻窦炎首选药物治疗，一般包括鼻腔局部应用糖皮质激素、鼻腔冲洗、上颌窦穿刺冲洗和鼻窦负压置换等方法，无效者可考虑手术治疗；伴有鼻息肉或鼻腔解剖结构异常者首选手术治疗，围手术期仍需药物治疗。儿童鼻窦炎以药物保守治疗为主，慢性者保守治疗无效时，可考虑小范围功能性手术。若无上颌窦穿刺、鼻窦负压置换设备和技术条件有限者，应迅速指导患者转诊。

【同步综合练习】

一、病例分析题

患者，女，25 岁，反复鼻塞、多涕 4 年。开始为交替性鼻塞，天气寒冷时加重，近一年来鼻塞转为持续性，鼻涕多为白色黏液，有时为黄色脓涕，伴有头痛、嗅觉减退、耳闷塞感。检查：双侧下鼻甲为暗红色，明显肿大，表面凹凸不平，1% 麻黄碱滴鼻后，鼻腔通气改善不明显，鼻底有脓性分泌物。

请问：

1. 该患者的初步诊断是什么？

2. 还需进行哪些检查？

3. 其初步治疗方案如何？

二、单项选择题

1. 慢性单纯性鼻炎与肥厚性鼻炎主要的鉴别点是（　　　）

A. 头痛程度　　　　　　　　　　B. 鼻腔分泌物性质

C. 鼻塞的程度　　　　　　　　　D. 有无嗅觉减退

E. 鼻甲对血管收缩药的反应

2. 患者诉感冒后 2 周，鼻腔流黄脓涕，一侧面部疼痛，尖牙窝压痛伴发热。考虑为（　　　）

A. 急性筛窦炎　　　　　　　　　B. 急性额窦炎

C. 急性上颌窦炎　　　　　　　　D. 急性蝶窦炎

E. 急性鼻炎

3. 不符合慢性单纯性鼻炎临床特点的是（　　　）

A. 单侧或双侧持续性鼻塞　　　　B. 无耳鸣及听力障碍

C. 下鼻甲黏膜光滑　　　　　　　D. 探针触之柔软有弹性

E. 对血管收缩药敏感

4. 使用鼻腔黏膜收缩药（如麻黄碱滴鼻液）超过 7 天，可能会导致（　　　）

A. 慢性单纯性鼻炎　　　　　　　B. 慢性肥厚性鼻炎

C. 药物性鼻炎　　　　　　　　　D. 慢性上颌窦炎

E. 慢性肥厚性鼻炎

5. 患者，女，35 岁。左侧上颌第 6 磨牙疼痛 1 周，近两天出现发热，乏力，前额痛，左侧鼻塞，流脓稠鼻涕，伴腥臭味。最可能是（　　　）

A. 左侧牙源性上颌窦炎　　　　　B. 急性牙龈炎

C. 急性额窦炎　　　　　　　　　D. 急性筛窦炎

E. 急性蝶窦炎

6. 患者，男，36 岁，反复流脓鼻涕、鼻塞伴嗅觉减退及记忆力下降 3 年，诊断为双侧慢性上颌窦炎，鼻窦 X 光平片显示双侧上颌窦积脓，以下最有效的治疗措施是（　　　）

A. 心理护理　　　　　　　　　　B. 预防并发症

C. 上颌窦穿刺冲洗　　　　　　　D. 清淡饮食

E. 密切观察病情

【参考答案】

一、病例分析题：略

二、单项选择题

1.E 2.C 3.A 4.C 5.A 6.C

（编者　王潇娴）

第四节　急性扁桃体炎

一、概述

急性扁桃体炎为腭扁桃体的急性非特异性炎症，可伴有咽部周围组织的炎症。季节更替、气候变化时易发，尤其好发于青少年及儿童，发病率高。

常见病因：①致病源多为细菌，也有病毒，偶见厌氧菌。②机体抵抗力下降而发病。本病具有传染性，主要经飞沫及接触传播，常呈散发。

二、临床表现

根据病理改变，临床表现可分为两型：

1.急性卡他性扁桃体炎　多为病毒感染所致，炎症限于扁桃体表面黏膜与隐窝内，扁桃体实质多无明显炎症变化。全身症状较轻，可有低热、头痛、食欲差、乏力等局部症状主要为咽痛，吞咽时更明显。检查可见扁桃体充血、肿胀。病程3~5天，可自愈，并发症较少。

2.急性化脓性扁桃体炎　多为细菌感染或病毒感染后继发细菌感染所致。病变侵入腺体实质，起病急，全身症状和局部症状重，可有畏寒、高热、周身不适、便秘等，咽痛剧烈，吞咽困难，疼痛可放射至耳部。儿童病情严重可出现抽搐、惊厥及呼吸困难等。检查见扁桃体充血、肿大，腭咽弓充血明显，隐窝口有黄白色脓点，并可融合成片状假膜，假膜局限于扁桃体表面，容易拭去。可伴有下颌角淋巴结肿大。白细胞增高和中性粒细胞核左移。

辅助检查：血常规检查细菌感染时可见白细胞计数总数显著增加，中性粒细胞分类明显增高。病毒感染初期未合并细菌感染时可见白细胞总数增加，淋巴细胞分类增高明显。

三、诊断与鉴别诊断

根据典型病史、体征、辅助检查，急性扁桃体炎诊断基本可以成立。但常规须与上呼吸道感染、急性咽炎、急性喉炎、急性鼻炎、扁桃体周围脓肿、智齿冠周炎、扁桃体肿瘤继发感染等鉴别。

四、并发症

扁桃体周围炎甚至脓肿、急性中耳炎、鼻炎、鼻窦炎、喉炎、颈淋巴结炎、急性风湿热、急性关节炎、急性肾炎、心肌炎等。

五、治疗

1. 一般治疗 适当隔离，卧床休息，多饮水，进易消化流质食物，注意保持大便通畅。

2. 抗感染治疗 急性卡他性扁桃体炎可给予抗病毒药物和抗生素治疗；对急性化脓性扁桃体炎，应用抗生素治疗，首选青霉素类药。局部用复方硼砂溶液或 1∶5000 呋喃西林液含漱。也可给予清热、解毒、泻火中药治疗，中成药可用银翘解毒片、六神丸等。

六、预防

强身健体、注意休息、戒烟戒酒、远离有害气体、气温变化明显时注意保暖等。生活中注意搞好环境卫生，室内应光线充足、空气流通、保持适宜的温度和湿度。对急性扁桃体炎的患者应进行隔离。

七、转诊指征

因医疗条件原因无法及时控制扁桃体炎严重并发症者，应迅速指导患者转诊。

【同步综合练习】

一、病例分析题

患儿，女，6 岁，因"咽痛发热伴关节肿痛 20 余天"入院。查体，无皮疹，浅表淋巴结未及肿大，咽稍充血，双扁桃体 Ⅰ°。充血肿大，两肺（−），心脏（−），双肾区叩痛（−），右膝关节肿胀，有压痛，表面无红，稍热，活动受限，余肢体及各关节（−），NS（−）。血 ASO：2500.0 ⅠU/mL；血沉：49.3 mm/h。血常规：白细胞 $6.20×10^9$/L，中性粒细胞相对值 0.4W，淋巴细胞相对值 0.524；心脏 B 超及心电图正常；咽拭子培养：草绿色链球菌 3＋。

请问：

1. 该患儿可能的临床诊断是什么？

2. 该患儿的病因及该病因还可能引起哪些疾病？

3. 应采取的治疗措施有哪些？

二、选择题

1. 扁桃体的主要生理功能（ ）

A. 呼吸功能　　　　　　　　　B. 吞咽功能

C. 消化功能　　　　　　　　　D. 免疫功能

E. 防御保护功能

2. 急性扁桃体炎常见的并发症有（ ）

A. 口底蜂窝织炎　　　　　　　B. 咽后脓肿

C. 扁桃体周围脓肿　　　　　　D. 食管周围脓肿

E. 咽旁脓肿

3. 下列哪项不是急性化脓性扁桃体炎的致病菌（ ）

A. 溶血性链球菌　　　　　　　B. 金黄色葡萄球菌

C. 白色念珠菌　　　　　　　　D. 草绿色链球菌

E. 肺炎双球菌

4.急性扁桃体炎的局部症状主要表现为( )

A.咳嗽 B.咽痛

C.呼吸困难 D.吞咽困难

E.放射性耳痛

5.有关急性扁桃体炎的描述哪项是错误的( )

A.为急性非特异性炎症

B.急性卡他性扁桃体炎多为病毒引起

C.常导致扁桃体周脓肿

D.下颌角淋巴结肿大、扁桃体肿大充血是其特征

E.具有传染性

6.急性扁桃体炎的治疗,错误的有( )

A.抗生素首选青霉素 B.局部漱口

C.必要时可糖皮质激素 D.紧急手术,切除扁桃体

E.可中医中药治疗

【参考答案】

一、病例分析题:略

二、选择题

1. D 2. C 3. C 4. B 5. E 6. D

(编者 解天云)

第五节 急性喉炎

一、概述

急性喉炎是指以声门区喉黏膜为主的急性炎症,常为上呼吸道急性炎症的一部分。声门区是上呼吸道最狭窄的部位,尤其是在幼儿,轻微的炎症也会造成明显的梗阻,引起窒息。本病为耳鼻咽喉科常见病之一,好发于冬春两季,成人、儿童均可发病。

常见病因:

(1)病毒和(或)细菌感染,如副流感病毒、呼吸道合胞病毒、鼻病毒、金黄色葡萄球菌、溶血性链球菌、流感嗜血杆菌、肺炎双球菌等。

(2)发音不当用嗓过度可引起声带充血水肿。

(3)有害气体、粉尘吸入、烟酒过度、异物损伤等为常见的诱发因素。

(4)儿童患者可为流感、麻疹、水痘、百日咳等呼吸道传染病的并发症所致。

二、临床表现

1.临床症状 成人全身感染中毒症状较轻,常有畏寒发热、乏力、全身不适、食欲下降。声音嘶哑是成人急性喉炎最具特征性的表现,轻者声音变粗、音调变低,重者失声。伴有咽喉疼,发声时咽喉痛加重,但不妨碍吞咽,分泌物刺激呼吸道黏膜引起干咳,继发细菌感染

后咳嗽咳痰，痰多为黏脓性。儿童急性喉炎多见于 3 岁以下的幼儿，常有高热、易于夜间突发吸气性呼吸困难。呼吸困难严重时，可出现"三凹征"或"四凹征"，发绀，烦躁不安，甚至发生窒息，应高度警惕夜间病情加重。

2.潜在并发症　常见于急性气管炎、急性肺炎、窒息等。

3.辅助检查

(1)间接喉镜、纤维喉镜或电子喉镜检查。

(2)血象显示白细胞总数增多，中性粒细胞比例增高。

三、诊断与鉴别诊断

1.声哑、咳嗽　检查可见喉部黏膜弥漫性充血，声带红肿，声带失去正常色泽，轻者呈粉红色，重者红肿明显，并附有脓性分泌物。

2.急性气管、支气管炎　与急性喉炎基本相同，但病情更重，炎症范围深入至下呼吸道，肺部症状也较明显。支气管内分泌物如形成干痂，堵塞支气管下段，则可加重呼吸困难。

3.呼吸道异物　呼吸道异物多见于儿童，有异物吸入史，发病多突然，X 线、直接喉镜及支气管镜可帮助诊断。

4.白喉　白喉起病较缓慢，低热，全身中毒症状明显，脸色苍白，精神萎靡，脉细而速，咽部常有灰白色假膜，取分泌物检查可找到白喉杆菌。

四、治疗

1.一般治疗　注意休息，多饮水，禁止发声，避免儿童哭闹，尽量休息声带，防止呼吸困难加重。

2.药物治疗　尽早足量使用有效抗生素，充血肿胀显著者加用糖皮质激素。

3.雾化吸入　用庆大霉素、地塞米松和 0.9% 氯化钠注射液作超声雾化吸入，或在热水中加薄荷作蒸汽吸入。

4.降温治疗　体温过高的患者及时进行物理降温或药物降温治疗，维持正常体温。

5.支持疗法　特别是继发于呼吸道传染病的儿童急性喉炎，因病程较长，应注意加强营养，维持体液平衡。

6.气管切开　一旦出现Ⅲ度以上喉梗阻时应做气管切开术。

五、预防

(1)提高免疫力，避免感冒。

(2)避免过度用声和滥用嗓。

(3)清淡饮食、避免烟酒刺激、避免口干舌燥，应多喝水，清淡饮食，常食用蔬菜和水果，避免辛辣刺激性饮食，如过量食用辣椒、浓茶、浓咖啡、碳酸饮料、油炸食品、膨化食品和干果类食品，过甜过咸等食品如巧克力、糖果等。

(4)保持室内空气流通湿润，避免寒冷及高热气温刺激，避免接触粉尘、刺激性气体及有害气体、空气质量差的环境等一切对喉黏膜不利的刺激因素。

(5)尽量避免接触导致慢性过敏性咽喉炎的致敏原。避免过敏性食物。

(6)积极治疗上呼吸道感染及邻近病灶如鼻窦炎、咽炎、气管炎等。

六、转诊指征

一旦发现严重急性喉炎患者，为防止患者出现窒息死亡，应迅速指导患者转诊。

【同步综合练习】

一、病例分析题

患者，女，23 岁，咽干咽痒 3 天伴声音嘶哑 1 天。3 天前因旅途疲劳，寒冷受凉出现咽干咽痒，2 天前因演出练歌后出现声音嘶哑。检查：咽后壁黏膜有急性充血，淋巴滤泡肿大，尚未作喉镜检查。

请问：

1. 该患者可能的临床诊断是什么？

2. 进一步明确诊断需要做哪些检查？

3. 如何进行药物治疗？

二、单项选择题

1. 儿童急性喉炎与成人不同，儿童可发生( )

A. 声音嘶哑 B. 咳嗽

C. 夜间突发性吸气性呼吸困难 D. 发热

E. 咽喉疼痛

2. 急性喉炎患者的治疗正确的是( )

A. 禁声 B. 遵医嘱给予抗生素和激素治疗

C. 雾化吸入 D. 含喉片

E. 以上都是

3. 在急性喉炎的喉镜检查中所见的是( )

A. 肥厚 B. 声带充血

C. 声带固定 D. 声带表面息肉样变

E. 声带有结节状隆起

【参考答案】

一、病例分析题：略

二、单项选择题

1. C 2. E 3. B

（编者 解天云）

第六节 化脓性中耳炎

一、概述

化脓性中耳炎是指中耳黏膜、骨膜、甚至深达骨质的化脓性炎症。分为急性化脓性中耳炎和慢性化脓性中耳炎。其中慢性者病变常波及全部中耳结构（鼓室、鼓窦、乳突、咽鼓管），严重者感染扩散可引起颅内及颅外并发症。本病好发于儿童、青壮年，冬、春季节多见，常继发于上呼吸道感染之后。耳鼻咽喉科常见病之一。

常见致病菌为金黄色葡萄球菌、肺炎双球菌、链球菌、铜绿假单胞菌、变性杆菌、肺炎克雷伯菌等。

急性化脓性中耳炎致病菌可通过下列途径进入中耳道：①咽鼓管途径：最常见，急性鼻炎、急性鼻窦炎或呼吸道传染病期间，用力擤鼻、体位变化或炎症蔓延等均可使致病菌沿咽鼓管侵入鼓室；游泳、跳水、婴儿卧位吮乳时若发生呛水、呛乳，致病菌也可经咽鼓管进入鼓室诱发化脓性中耳炎；②鼓膜途径：鼓膜穿孔时，外耳道致病菌可经外耳道进入鼓室；③血行感染：少见。

慢性化脓性中耳炎多为急性化脓性中耳炎未获得有效彻底治疗迁延为慢性，一般病程超过 6～8 周。此外全身抵抗力差、鼻及咽部有慢性病灶和咽鼓管功能障碍等常为诱发因素。

二、临床表现

（一）急性化脓性中耳炎

常以耳痛、鼓膜充血或穿孔、耳流脓为主要特点。

1. 耳痛　鼓膜穿孔前耳痛较剧烈，以耳深部波动性跳痛或刺痛，并向同侧头部放射痛，儿童常表现为哭泣不安、摇头抓耳。鼓膜穿孔流脓后耳痛减轻。

2. 耳鸣及听力减退　耳鸣一般为低音调间歇性，听力逐渐性下降。

3. 耳流脓　常为脓性分泌物，如不及时治疗，鼓膜穿孔，鼓室内液体流出，此时耳痛、耳鸣减轻，听力有所好转，全身症状减轻。患者常有发热，儿童呈高热，自觉乏力，食欲减退等全身感染中毒症状。

（二）慢性化脓性中耳炎

根据病理及临床表现，慢性化脓性中耳炎可分为三种类型，即单纯型、骨疡型、胆脂瘤型。临床上以反复耳内流脓、鼓膜穿孔、听力减退为特点。

1. 单纯型　临床上最常见，病变局限于中耳黏膜，表现为间歇性耳流脓，脓液呈黏液性或黏脓性，一般不臭。有轻度间歇性耳鸣，听力下降较轻。

2. 骨疡型　病变至骨质破坏，尤其听小骨损伤明显，可发生并发症。表现为长期持续性耳流脓，脓液黏稠，常有臭味。

3. 胆脂瘤型　由于鼓膜、外耳道的复层鳞状上皮坏死脱落并与胆固醇结晶混合而形成团块状物。表现为长期耳内流脓，量少，有特殊臭味。常伴有疼痛、头晕等不适。听力下降早期不明显，后期加重。胆脂瘤对周围组织有压迫或侵蚀作用，易引起颅内、外并发症。

（三）耳镜检查

急性化脓性中耳炎患者的鼓膜穿孔前可见鼓膜弥漫性充血，向外膨出，正常解剖标志难以辨识。鼓膜穿孔后，脓性分泌物从中耳腔溢出，早期血性脓液，后期为黄白色黏脓性而且量多。儿童乳突及鼓窦区可有轻微红肿压痛。慢性化脓性中耳炎患者：①单纯型可见鼓膜紧张部中央型穿孔，鼓室壁黏膜充血肿胀；②骨疡型可见鼓膜紧张部大穿孔或边缘性穿孔，鼓室内有肉芽或息肉形成；③胆脂瘤型可见鼓膜紧张部后上方边缘性穿孔或松弛部穿孔，鼓室内有灰白色鳞屑状或豆渣样物。

（四）潜在并发症

硬脑膜外脓肿、耳源性脑膜炎、耳源性脑脓肿、耳后骨膜下脓肿等。

（五）辅助检查

纯音听力计测试多为传导性聋，少数可为混合性聋。血象检查白细胞总数增多。颞骨CT扫描有助于诊断，是目前最常用的检查方法。

三、诊断与鉴别诊断

根据病史及查体所见可作出诊断。

1.需要与外耳道炎及疖肿鉴别　外耳道口及耳道内弥漫性肿胀，有渗出浆性分泌物，晚期局限成疖肿有脓，牵拉或按压耳屏剧痛，耳后淋巴结常肿大，不累及鼓膜及中耳腔。

2.与急性鼓膜炎鉴别　急性鼓膜炎常并发于流行性感冒和耳带状疱疹，鼓膜表面充血形成大疱，有剧烈耳痛，大疱破裂仅累及鼓膜表层，不出现鼓膜穿孔。

四、治疗

（一）药物治疗

尽早全身使用足量有效抗生素控制感染，首选青霉素类，以静脉滴注为主，症状消失后仍需继续用药3～5日方可停药。病情较重者可适量加糖皮质激素减轻炎症反应。鼓膜穿孔前，可用2%酚甘油滴耳，消炎止痛，还可用1%麻黄碱滴鼻液滴鼻，改善咽鼓管通畅。鼓膜穿孔后，每天先用3%过氧化氢溶液彻底清洗外耳道脓液2～3次，拭干水分，再滴用抗生素溶液，常用喹诺酮类或氯霉素甘油，禁用具有耳毒性的氨基糖苷类抗生素（庆大霉素、新霉素等）。鼓膜穿孔后禁止滴用2%酚甘油滴耳。感染控制炎症消退后，鼓膜穿孔多可自行愈合。

（二）手术治疗

单纯型待患耳停止流脓1个月以上，咽鼓管通畅者，可行鼓膜修补术。对骨疡型有骨质破坏者，可行鼓膜探查和鼓室修补术。胆脂瘤型诊断明确者，应尽早行乳突根治术；彻底切除病变组织，防止颅内、颅外并发症的发生。同时或择期行中耳成形术，促进听力恢复。

五、预防

积极参加体育锻炼，增强体质，预防上呼吸道感染。指导正确的擤鼻方法和哺乳姿势，避免乳汁经鼻腔反流进入中耳腔诱发本病。鼓膜穿孔未愈者，不宜跳水、游泳、洗头、洗澡时注意污水流入耳道。术后告知患者正确的外耳道清洗方法、擤鼻方法和定期回医院复查的意义。

六、转诊指征

一旦发现严重化脓性中耳炎患者，为防止患者出现鼓膜穿孔和听力下降，应迅速指导患者转诊。

【同步综合练习】

一、病例分析题

患者、女、49岁，因左耳间断性流脓伴听力下降10余年入院。无耳鸣，分泌物有臭味。

耳镜检查见左侧鼓膜松弛部大穿孔，有脓液及豆渣样分泌物。

请问：

1. 为明确诊断，应进一步作何种检查？

2. 该患者需要行何种手术治疗？

二、单项选择题

1. 急性化脓性中耳炎早期最有效的治疗是（　　）

A. 抗生素加激素全身应用　　　　　B. 抗生素全身应用

C. 抗生素溶液滴耳　　　　　　　　D. 2%酚甘油滴耳

E. 咽鼓管吹张

2. 婴幼儿容易发生急性化脓性中耳炎的主要原因是（　　）

A. 咽鼓管短、宽、平直　　　　　　B. 咽鼓管峡部较宽

C. 咽鼓管发育不成熟　　　　　　　D. 婴幼儿抵抗力低

E. 以上都对

3. 慢性化脓性中耳炎的诊断中，哪一项是必不可少的检查（　　）

A. 耳部 X 线照片　　　　　　　　　B. 耳镜

C. 听力　　　　　　　　　　　　　D. 咽鼓管吹张

E. 平衡功能

4. 慢性化脓性中耳炎最突出的症状是（　　）

A. 长期耳流脓　　　　　　　　　　B. 耳鸣. 耳聋

C. 耳流血伴疼痛　　　　　　　　　D. 耳痛

E. 耳闭塞感

【参考答案】

一、病例分析题：略

二、单项选择题

1. B　2. A　3. B　4. A

（编者　解天云）

第七节　牙周炎

一、概述

牙周炎是由牙菌斑微生物引起的牙周组织感染性疾病，导致牙齿支持组织（牙龈、牙周膜、牙槽骨和牙骨质）的破坏，导致牙周袋形成和牙龈炎症、附着丧失和牙槽骨吸收，最后可导致牙齿的丧失。牙周炎是导致我国成年人牙齿丧失的首位原因。

常见病因有：牙周炎常由慢性牙龈炎发展而来，其病因与牙菌斑、牙结石、咬合创伤、食物嵌塞及不良修复体等的刺激关系密切，其中牙菌斑是主要的致病因素。牙周炎还与某些全身性疾病、遗传因素、环境因素和行为因素如糖尿病、吸烟、精神压力等因素有关。

二、临床表现

牙周炎分为慢性牙周炎和侵袭性牙周炎。

(一)慢性牙周炎

慢性牙周炎是最常见的一类牙周类，约占牙周炎患者的95%。

(1)起病缓慢，患者可有刷牙或进食时牙龈出血或口内异味。

(2)牙龈的炎症表现为鲜红或暗红色，有不同程度的炎性肿胀甚至增生探诊易出血，甚至溢脓。

(3)牙周袋形成，探诊深度超过3mm，且能探到釉质牙骨质界。牙周袋的形成是牙周炎的主要临床特点。

(4)牙槽骨吸收发展到一定程度可出现牙松动、病理性移位，甚至发生牙周脓肿等。

(5)一般同时侵犯口腔内多个牙，且有一定的对称性。磨牙和下前牙以及邻面因为菌斑牙石易堆积，较易发病，且病情较重。

(6)晚期常可出现其他伴发病变和症状，如：①牙齿移位；②由于牙松动、移位和龈乳头退缩，造成食物嵌塞；③由于牙周支持组织减少，造成继发性创伤；④牙龈退缩使牙根暴露，对温度刺激敏感，甚至发生根面龋；⑤深牙周袋内脓液引流不畅时，或身体抵抗力降低时，可发生急性牙周脓肿；⑥深牙周袋接近根尖时，可引起逆行性牙髓炎；⑦牙周袋溢脓和牙间隙内食物嵌塞，可引起口臭。

(7)X线片检查可见牙槽骨吸收。

(二)侵袭性牙周炎

发病可始于青春期前后，年龄一般在35岁以下，牙周组织破坏程度与局部刺激物的量不成比例，患者的菌斑、牙石量很少，牙龈表面的炎症轻微，但却已有深牙周袋，快速的骨吸收和附着丧失。常有家族聚集性。

三、诊断与鉴别诊断

1. 诊断　牙周炎牙周探诊深度超过3 mm且能探到釉质牙骨质界并有炎症；多有牙龈出血或牙周袋探诊后有出血；邻面临床附着丧失>1 mm；牙槽骨有水平型或垂直型吸收；晚期牙松动或移位。根据这些临床表现即可明确诊断。

2. 鉴别诊断　早期牙周炎要注意与牙龈炎的鉴别。早期牙周炎与牙龈炎都有牙龈炎症出血症状。但牙周炎的表现是牙周袋为真性牙周袋，有附着丧失，有牙槽骨吸收，而牙龈炎为假性牙周袋，无附着丧失，无牙槽骨吸收。

四、治疗

牙周炎的治疗目标应是彻底清除菌斑牙石等刺激物，消除牙龈的炎症，使牙周袋变浅和改善牙周附着水平，并争取适当的牙周组织再生。治疗一般分4个阶段。

(一)基础治疗

目的在于消除致病因素，控制牙龈炎症。

(1)摄教育并指导患者自我控制菌斑的方法：如正确的刷牙方法和习惯。

(2)施行洁治术、刮治和根面平整术以消除龈上和龈下的菌斑、牙石。

（3）消除菌斑滞留因素及其他局部刺激因素，如充填龋洞、拆除不良修复体、治疗食物嵌塞等。

（4）拔除无保留价值的或预后极差的患牙，对不利于将来修复治疗的患牙也应在适当时机拔除。

（5）在炎症控制后进行必要的咬合调整，使建立平衡的咬合关系，必要时可做暂时性的松牙固定。

（6）药物治疗：在经上述治疗特别是消除菌斑牙石等局部刺激物后，如果病情仍不能控制或有明显的急性炎症以及某些重症患者，可辅以全身或局部药物治疗。

（7）发现和尽可能纠正全身性或环境因素，如吸烟、用药情况、全身疾病的控制等。

（二）牙周手术治疗

一般在基础治疗后再对牙周情况进行全面评价。此时如果仍有 5 mm 以上的牙周袋，且探诊仍有出血，则须进行手术治疗。

（三）修复治疗

一般在牙周手术后 2～3 个月可进行永久性固定修复或可摘式义齿修复，必要时可同时固定松动牙。

（四）牙周支持治疗

1. 定期复查　复诊时间应根据每位患者的情况而确定。一般每 3～6 个月复查一次，1～2 年摄一次 X 线片，监测和比较牙槽骨的变化。

2. 复查内容　检查患者菌斑控制情况及软垢牙石量，牙龈炎症及牙周袋深度附着水平，牙槽骨情况，牙齿松动情况等。

五、转诊指征

一旦发现严重牙周炎患者，患者想保留患牙，必须指导患者找牙周病专家进行系统规范的治疗。

【同步综合练习】

一、病例分析题

患者，女性，58 岁，退休干部，诉牙齿出血、咀嚼无力 3 个月余。口腔检查：牙周有大量牙结石及牙垢附着，下颌侧切牙和尖牙临床牙冠变长，牙龈萎缩，牙松动Ⅱ°，两牙牙周袋 4～5mm，袋内有溢脓，探诊牙龈出血。

请问：

1. 该患者可能的临床诊断是什么？

2. 应如何进行治疗？

二、选择题

1. 下列不是牙周组织的是（　　）

A. 牙龈　　　　　　　　　　　B. 牙周膜

C. 牙髓　　　　　　　　　　　D. 牙槽骨

E. 牙骨质

2. 牙周炎最主要的病因是（　　）

A. 牙菌斑   B. 食物嵌塞

C. 咬合创伤   D. 不良修复体

E. 内分泌紊乱

3. 牙周炎主要的临床特点是(   )

A. 牙龈肿胀出血   B. 真性牙周袋形成

C. 牙周脓肿   D. 牙齿松动

E 牙槽骨吸收

4. 对牙周炎患者的口腔健康指导,下面正确的是(   )

A. 让患者了解保持口腔卫生的重要性

B. 指导患者正确刷牙

C. 让患者养成饭后漱口及早晚刷牙的习惯

D. 指导患者正确使用牙线

E. 以上均正确

【参考答案】

一、病例分析题:略

二、单项选择题

1. C   2. A   3. B   4. E

(编者　梁世翠)

第三章

合理用药

第一单元　合理用药总论

第一节　合理用药的原则

药物治疗中的核心问题是合理用药，其目的就是让患者获益。2013 年 12 月 11 日国家卫生计生委公布了合理用药十大核心信息，包括"能不用就不用、能少用就不多用，能口服不肌注、能肌注不输液"的原则；还包括处方药要严格遵医嘱，切勿擅自使用，特别是抗菌药物和激素类药物，不能自行调整用量或停用；任何药物都有不良反应，非处方药长期、大量使用也会导致不良后果；孕期及哺乳期妇女用药要注意禁忌证。儿童、老人和有肝脏、肾脏等方面疾病的患者，用药应当谨慎，用药后要注意观察；从事驾驶、高空作业等特殊职业者要注意药物对工作的影响；接种疫苗是预防一些传染病最有效、最经济的措施，国家免费提供一类疫苗；保健食品不能替代药品等。

WHO 1997 年公布合理用药的生物医学标准从 7 个方面进行论述：①药物正确无误；②用药指征适宜；③药物的疗效、安全性、使用及价格对患者适宜；④剂量、用法、疗程适宜；⑤用药对象适宜，无禁忌证，不良反应小；⑥药品调配及提供给患者的药品信息无误；⑦患者顺应性良好。即保证药物治疗达到安全、有效、经济的目的。

相关的重点概念：

一、适应证

适应证指某一种药物或治疗方法所能治疗的疾病范围，一般在药品的说明书中有明确说明。药品说明书是经国家药品监督管理部门审定的具有法律效力的文件，对于合理使用药物具有指导作用，是医师、药师指导患者用药的重要依据，特别要关注药物的慎用、禁用、注意事项和药物间的相互作用等。

超适应证用药是指临床实际使用药品的适应证不在药品说明书之内的用法。很多在临床广泛使用、疗效确切药品的使用方法由于各种原因未被添加进药品说明书。

二、禁忌证

禁忌证是适应证的反义词。指不适宜使用某种药物治疗的疾病或情况，或使用后反而有害。如妊娠妇女禁忌使用利巴韦林等抗病毒药物。

三、药物剂量

药物剂量即每次用药的量，药物的不同剂量可产生不同的作用。出现最佳治疗作用的剂量叫做治疗量，即"常用量"。"最大治疗量"或"极量"是指超过这一剂量就可能出现中毒反应的剂量。"中毒量"是可引起中毒的剂量。"致死量"是引起死亡的剂量。药物剂量通常指一个范围，可因年龄、体重对药物的敏感性、个体差异等不同，剂量也有差异。

四、药物剂型和给药途径

不同剂型的药物其吸收量或吸收速率不同，从而影响药物作用的快慢和强弱。大多数情况下，不同给药途径可影响药效的强弱和起效快慢，某些情况还会产生不同性质的作用，如硫酸镁口服产生导泻和利胆作用，而注射给药却产生镇静和降压作用。不同给药途径对药物吸收速度快慢的影响如下：静脉注射＞吸入给药＞肌内注射＞皮下注射＞直肠黏膜给药＞口服给药＞皮肤给药。

五、服药时间

每日 1 次，缩写 qd，应每天在同一时间服用。例如：激素、缓控释制剂的降压药物。

每日 2 次，缩写 bid，宜间隔 12 小时服用。

每日 3 次，缩写 tid，一般三餐前后服用。例如：降糖药物格列喹酮片、二甲双胍片、阿卡波糖片等。对于抗癫痫药物，应严格每 8 小时（平均间隔时间）服用一次，以保证血液中有足够的药物浓度。

每日 4 次，缩写 qid，一般为早、中、晚、睡前四次。

每周 1 次，缩写 qw。例如：预防和治疗骨质疏松药物阿仑膦酸钠片 70 mg/片；治疗类风湿关节炎药物甲氨蝶呤片等。

（编者　邹家丽）

第二节　抗菌药物、激素、解热镇痛药的合理应用

一、抗菌药物

抗菌药物是指对细菌有抑制或杀灭作用，主要用于防治细菌感染性疾病的一类药物。抗菌药物按化学结构主要分为以下 10 类。

(一)β－内酰胺类

(1)青霉素类：如青霉素 G、阿莫西林、氨苄西林、哌拉西林，无论采用何种给药途径，用青霉素类抗菌药物前必须详细询问患者有无青霉素类过敏史、其他药物过敏史及过敏性疾病史，并须先做青霉素皮肤试验，皮试液浓度一般为 500 U/mL。一旦发生过敏性休克，应立即肌内注射 0.1% 的肾上腺素 0.5~1 mL，临床表现无改善者，3~5 分钟后重复 1 次，同时配合其他对症抢救措施。

(2)头孢菌素类：头孢菌素类根据其抗菌谱、抗菌活性、对 β－内酰胺酶的稳定性以及肾毒性的不同，目前分为四代。第一代：头孢氨苄、头孢唑林、头孢拉定、头孢羟氨苄；第二代：头孢克洛、头孢呋辛、头孢丙烯、头孢替安等。使用前须按照药品说明书决定是否需要进行药物过敏试验。对头孢菌素过敏者及有青霉素过敏性休克或即刻反应史者禁用本类药品。

(3)新型 β 内酰胺类。

(二)氨基糖苷类

阿米卡星、链霉素、卡那霉素、庆大霉素等。氨基糖苷类抗菌药物对社区获得上、下呼吸道感染的主要病原菌肺炎链球菌、A 组溶血性链球菌抗菌作用差，又有明显的耳、肾毒性，因此对门急诊中常见的上、下呼吸道细菌性感染不宜选用本类药物治疗。由于其耳、肾毒性反应，本类药物也不宜用于单纯性上、下尿路感染初发病例的治疗。肾功能减退患者应用本类药物时，需根据其肾功能减退程度减量给药，并应进行血药浓度监测，调整给药方案，实现个体化给药。新生儿应尽量避免使用本类药物。确有应用指征时，应进行血药浓度监测，根据监测结果调整给药方案。婴幼儿、老年患者应慎用该类药物，如确有应用指征，有条件亦应进行血药浓度监测。妊娠期患者应避免使用。哺乳期患者应避免使用或用药期间停止哺乳。本类药物不宜与其他肾毒性药物、耳毒性药物、神经肌肉阻滞药或强利尿药同用。与注射用第一代头孢菌素类合用时可能增加肾毒性。

(三)四环素类

四环素、多西环素、米诺环素等。牙齿发育期患者(胚胎期至 8 岁)使用四环素类可产生牙齿着色及牙釉质发育不良，故妊娠期和 8 岁以下患者不可使用该类药物。

(四)氯霉素类

由于氯霉素骨髓抑制等严重不良反应，氯霉素在国内外的应用普遍减少。但氯霉素具有良好组织体液穿透性，易透过血－脑、血－眼屏障，并对伤寒沙门菌、立克次体等细胞内病原菌有效，仍有一定临床应用指征。

（五）大环内酯类

红霉素、阿奇霉素、克拉霉素、罗红霉素等。该类药物对革兰阳性菌、厌氧菌、支原体及衣原体等具抗菌活性。肝病患者和妊娠期患者不宜应用红霉素酯化物；

妊娠期患者有明确指征用克拉霉素时，应充分权衡利弊，哺乳期患者服用克拉霉素期间应暂停哺乳；注射用乳糖酸红霉素使用时必须首先以注射用水完全溶解，加入 0.9% 氯化钠注射液或 5% 葡萄糖注射液中，药物浓度不宜超过 0.1% ~ 0.5%，缓慢静脉滴注。

（六）林可酰胺类

林可霉素、克林霉素。该类药物对革兰阳性菌及厌氧菌具良好抗菌活性，目前肺炎链球菌等细菌对其耐药性高。

（七）糖肽类

万古霉素、多黏菌素 B。该类药物用于耐药革兰阳性菌所致的严重感染。

（八）磺胺类

磺胺嘧啶、复方磺胺甲噁唑。本类药物属广谱抗菌药，对革兰阳性菌和革兰阴性菌均具抗菌作用，但不宜用于 A 组溶血性链球菌所致扁桃体炎或咽炎以及立克次体病、支原体感染的治疗。本类药物可引起脑性核黄疸，因此禁用于新生儿及 2 月龄以下婴儿。妊娠期、哺乳期患者应避免用本类药物。用药期间应多饮水，维持充分尿量，以防结晶尿的发生，必要时可服用碱化尿液的药物。

（九）喹诺酮类

诺氟沙星、环丙沙星、左氧氟沙星等。18 岁以下未成年患者、妊娠期及哺乳期患者避免应用本类药物。本类药物偶可引起抽搐、癫痫、意识改变、视力损害等严重中枢神经系统不良反应，在肾功能减退或有中枢神经系统基础疾病的患者中易发生，因此本类药物不宜用于有癫痫或其他中枢神经系统基础疾病的患者。肾功能减退患者应用本类药物时，需根据肾功能减退程度减量用药，以防发生由于药物在体内蓄积而引起的抽搐等中枢神经系统严重不良反应。本类药物可能引起皮肤过敏、关节病变、肌腱炎、肌腱断裂（包括各种给药途径，有的病例可发生在停药后）等，并偶可引起心电图 QT 间期延长等。

（十）硝基咪唑类

甲硝唑、替硝唑、奥硝唑。妊娠早期（3 个月内）患者应避免应用。哺乳期患者用药期间应停止哺乳。本类药物可能引起粒细胞减少及周围神经炎等，神经系统基础疾患及血液病患者慎用。用药期间禁止饮酒及含酒精饮料，以免产生戒酒硫样反应。

抗菌药物的药代动力学（PK）与药效动力学（PD）是综合反映抗菌药物、致病菌和人体之间的关系参数。按照抗菌药物药动学和药效学特点，可将其分为时间依赖型和浓度依赖型两类。时间依赖型药物的杀菌作用取决于血药浓度大于最低抑菌浓度（MIC）的持续时间，与峰浓度关系小。青霉素类、头孢菌素类、氨曲南、碳青霉烯类、大环内酯类、克林霉素等属于此类。以青霉素为例，应该将每日总剂量平均分为 3 ~ 4 次给药，最好间隔 6 小时给药 1 次，使血浆和组织中药物浓度尽可能长时间地维持在有效水平。如果一日给药 1 次，即使单次剂量再大，如 400 万 ~ 1200 万单位也无法达到治疗效果，而且还可能引起青霉素性脑病。浓度依赖型药物的杀菌作用取决于药物的峰浓度，与作用持续时间关系不大。氨基糖苷类、氟喹诺酮类、甲硝唑属于此类，其药物峰浓度越高，杀菌活性就越强，且有抗生素后效应（即足量用药后即使浓度下降到有效水平以下，细菌在若干小时内依然处于被抑制状态）。如左氧氟沙星注射液无须一日给药多次,将全日剂量(0.25~0.5 g/d)一次静脉滴注效果更好,耳和肾毒性也更低。

针对主要敏感菌的治疗:

1.溶血性链球菌(可引起皮肤化脓性炎症、猩红热和风湿热等) 首选青霉素或氨苄西林,次选头孢唑林、头孢呋辛或克林霉素。

2.肺炎链球菌(可引起大叶性肺炎、支气管炎)

(1)青霉素敏感株:宜选青霉素,可选阿莫西林,氨苄西林。

(2)青霉素不敏感株:宜选头孢曲松,可选氟喹诺酮类。

肺炎链球菌和脑膜炎球菌所致的化脓性脑膜炎初始经验治疗首选头孢曲松。

3.大肠埃希菌(常引起泌尿系统感染)、肺炎克雷伯菌 首选非产超广谱内酰胺酶菌株:第二、三代头孢或头孢吡肟;产超广谱内酰胺酶菌株:哌拉西林他唑巴坦或头孢哌酮舒巴坦。次选氟喹诺酮类或氨基糖苷类。

4.铜绿假单胞菌(可引起医院获得性肺炎) 首选头孢他啶或头孢吡肟,可联合氨基糖苷类(如阿米卡星)或氟喹诺酮类(如左氧氟沙星)。

二、激素

糖皮质激素是临床最常用的激素之一,其具有抗炎、免疫抑制与抗过敏、抗毒、抗休克等多种药理作用,其应用涉及临床多个专科:①风湿性疾病:如系统性红斑狼疮、血管炎、多发性肌炎、皮肌炎、干燥综合征等。②超敏反应性疾病:严重支气管哮喘、过敏性休克、特异反应性皮炎。③严重急性细菌感染:中枢感染或伴休克,如中毒性痢疾、流行性脑膜炎、败血症等,在抗菌药物治疗的同时,协助使用糖皮质激素。但是一般病原体感染不宜使用激素,以免降低机体防御功能,使感染扩散而加剧。④自身免疫性疾病等。

其正确、合理应用主要取决于以下两方面:一是治疗适应证掌握是否准确;二是品种及给药方案选用是否正确、合理。目前糖皮质激素临床应用的随意性较大,未严格按照适应证给药的情况较为普遍,如单纯以退热和止痛为目的使用糖皮质激素,特别是在感染性疾病中以退热和止痛为目的使用。

糖皮质激素药物种类繁多,可根据半衰期不同分成短效、中效和长效三种。其作用特点见表2-3-1。

表2-3-1 糖皮质激素类药物作用特点比较

类别	药物名称	等效剂量(mg)	血浆半衰期(分)	作用持续时间(小时)
短效	氢化可的松	20.00	90	8~12
中效	泼尼松	5.00	60	12~36
	泼尼松龙	5.00	200	12~36
	甲泼尼龙	4.00	180	12~36
长效	地塞米松	0.75	100~300	36~54

注:等效剂量以氢化可的松为标准计。

长期大剂量服用糖皮质激素类药物极易出现各种不良反应，诸如感染，并出现代谢障碍，临床表现为满月脸、水牛背、青光眼、白内障、骨质疏松、无菌性骨坏死、糖尿病、高血压等。不良反应的发生与疗程、剂量、用药种类、用法及给药途径等有密切关系。因此，糖皮质激素类药物一定有严格的监控措施，不可滥用，以免造成不良后果。尤其处在生长发育阶段的儿童中使用更须谨慎。应特别指出，患水痘的儿童禁用糖皮质激素，因用药后可使病情急剧恶化，甚至死亡。若在糖皮质激素治疗过程中发生水痘，应视情况减量或停药。

注意事项：由于糖皮质激素可通过胎盘，并可由乳汁中排泄，造成对胎儿或新生儿、婴儿的不良影响，因此应该慎用于妊娠及哺乳期妇女。另外，因激素可抑制儿童的生长和发育，故长期使用需十分慎重。老年患者用糖皮质激素易发生高血压。老年患者尤其是更年期后的女性应用糖皮质激素易发生骨质疏松，也应给予足够警惕，切勿滥用激素。

由于促肾上腺皮质激素（ACTH）昼夜节律而引起糖皮质激素在体内的昼夜节律性。上午8点为分泌高峰，随后逐渐下降，而午夜为低潮。因此，短效的可的松、氢化可的松适宜每天早晨7~8点给药一次；长期大剂量应用糖皮质激素时，应每日一次晨起服用；或者隔日一次晨起服用，即将2日总量隔日早晨一次给予，适于中效的泼尼松、泼尼松龙。

三、解热镇痛药

解热镇痛药亦称非甾体抗炎药，是一类具有解热、镇痛作用，绝大多数还兼有抗炎和抗风湿作用的药物。

世界卫生组织（WHO）推荐的解热镇痛药物为对乙酰氨基酚，亦可选择阿司匹林及其复方制剂、布洛芬及其复方制剂等。解热应用不超过3天，镇痛应用不超过5天。儿童一般选用对乙酰氨基酚和布洛芬，疗效确切、相对安全。但上述药物剂量不宜过大。妊娠妇女应慎用解热镇痛药，必须用时，宜选用对乙酰氨基酚。

双氯芬酸钾起效迅速，可用于痛经及拔牙后止痛用；吲哚美辛用于缓解风湿病的炎症疼痛及急性骨骼肌肉损伤、急性痛风性关节炎、痛经等的疼痛，作为二线药，用于重症或其他药物无效的替代药物；塞来昔布缓解骨关节炎、类风湿关节炎、强直性脊柱炎的肿痛症状，也用于缓解手术前后、软组织创伤等的急性疼痛，尤其适用于有胃肠道溃疡病史的患者。

治疗感冒的非处方药一般由解热镇痛药等多种成分组成，不同品牌的感冒药含有的药物成分常常相似或相同，医生给患者开处方时，须注意防止重复用药。

（编者　邹家丽）

第三节　特殊人群用药原则与禁忌

一、妊娠期用药

美国 FDA 于 1979 年，根据动物实验和总结临床实践经验，对影响胎儿的药物分为 A、B、C、D、X 五类。现已为 WHO 及多数国家的药政部门认可并参照使用。

A 级：在有对照组的研究中，在妊娠 3 个月的妇女未见到对胎儿危害的迹象，可能对胎儿的影响甚微。如制霉菌素阴道给药，甲状腺素或左甲状腺素口服给药。

B 级：在动物繁殖性研究中，未见到对胎儿的影响。在动物繁殖性研究中表现有不良反应，这些不良反应并未在妊娠 3 个月的妇女得到证实。如青霉素类、头孢菌素类和阿奇霉素口服给药。

C 级：在动物的研究证明它对胎儿的不良反应，但并未在对照组的妇女中进行研究，或没有在妇女和动物中并行地进行研究。本类药物只有在权衡了对妇女的好处大于对胎儿的危害之后方可应用。如钙通道拮抗药。

D 级：有对胎儿的危害性的明确证据，尽管有危害性，但孕妇用药后有绝对的好处或妊娠妇女的生命受到死亡的威胁时可以用药。如地西泮、丙戊酸、胺碘酮等。

X 级：在动物或人的研究表明它可使胎儿异常。或根据经验认为在人或在人及动物是有危害性的。在孕妇应用这类药物显然是无益的。本类药物禁用于妊娠或将妊娠的患者。如利巴韦林、辛伐他汀、艾司唑仑口服给药。

二、哺乳期用药

药物通过乳汁转运到婴儿体内，其含量一般不超过母亲摄入量的 1% ~2% ，加之人乳是持续的分泌并且在体内不潴留，故通常不会给哺乳儿带来明显危害。尽管如此，为确保哺乳儿安全，哺乳期妇女服药后，仍须在 5 个半衰期后再哺乳。某些药物在乳汁中排泄量较大，如红霉素、地西泮、磺胺甲噁唑和巴比妥类等，母亲服用时应考虑对哺乳婴儿的危害，尽量避免使用。

三、儿童用药

婴幼儿疾病发病急，变化快，需要密切观察病情变化和用药反应，并根据病情变化及时更改治疗方案。婴幼儿用药的注意事项：

1. 剂量要正确　患儿年龄越小，对药物耐受性越差，越易发生不良反应，因此用药时要精确地按丁克体重处方剂量给药并选择适当的用药方法，以减少药品不良反应的发生。应按药品说明书推荐的儿童剂量确定；如果药品说明书中未提供儿童剂量，可参考国内外相关诊疗指南或权威书籍。

2. 途径要适宜　一般情况下口服给药是最方便、经济、安全的给药方法，但影响口服吸收的因素较多，剂量不如注射剂准确，特别是吞咽能力差的婴幼儿，口服给药受到一定限制；注射给药比口服给药奏效快，但对儿童刺激大。肌内和皮下注射可损害周围组织且吸收不良，不适用于新生儿；静脉滴注给药剂量准确，可用于较危重的患儿，但应根据患儿年龄大小，病情严重程度控制滴注速度。

3. 剂型要适宜　应根据患儿年龄选择剂型，幼儿用糖浆剂、滴剂、含糖冲剂等较合适，年长儿可用片剂或药丸。

4. 品种要适宜　氨基糖苷类抗菌药物可能有耳、肾毒性，儿童应尽量避免应用。四环素类抗菌药可导致牙齿黄染及牙釉质发育不良，不用于 8 岁以下儿童。喹诺酮类抗菌药对骨骼发育可能产生不良影响，该类药物禁用于 18 岁以下儿童。儿童呼吸道较窄，发炎时黏膜肿胀，渗出物较多，容易引起呼吸道梗阻而出现呼吸困难。因此在呼吸道感染(尤其是肺炎)时，应多用祛痰药，口服或雾化吸入，如氨溴索口服液，少用镇咳药，尤其要慎用作用较强的镇咳药(如可待因)。婴儿便秘应先调整饮食，如奶内多加糖，或喂蜂蜜，膳食中增加蔬菜水果等。婴儿腹泻时应予饮食疗法，控制感染及液体疗法，或辅以双歧杆菌或乳酸杆菌的制剂，以调节肠道的微生态环境；不宜首选止泻药。缺铁性贫血要给铁剂补充治疗，与维生素C同服，可增加铁剂的吸收。但应避免婴儿肌内注射铁剂。

5. 观察要细致　密切观察药物治疗反应：由于年幼儿童不具备语言表达能力或表达能力差，治疗时应密切观察药物治疗反应。

四、老年人用药

(一)老年人用药问题

老年人各种生理功能随年龄的增加而减退，易患多种疾病，主要存在四大用药问题：

1. 多重用药　有统计显示老年住院患者平均用药种类8种，最多的达23种。

2. 不适当用药　美国统计显示49%的患者至少使用了老年潜在不适当用药 Beers 标准中的一种药物，6%的患者使用了3种或3种以上不适当用药，最常使用的药物是异丙嗪和苯海拉明。

3. 用药不足或防护不足　50%的患者存在用药不足的现象，最常见的问题是对使用非甾体抗炎药物(NSAIDs)的高危患者没有使用胃保护药。

4. 顺应性差　在老年人中的发生率是40% ~80%。

(二)老年人合理用药的原则

1. 明确用药指征，合理选药　对于老年人，除急症或器质性病变外，应尽量少使用药物。当老年患者必须进行药物治疗时，则应用最少的药物和最小的有效剂量，一般不超过3~4种药物配用，以免药物相互作用而产生严重不良反应或拮抗疗效，也避免老年人漏服或误服。

2. 用药剂量个体化　老年人用药应从小剂量开始，以成人用量的1/2、2/3、3/4顺序逐渐增加至个体最合适的获得满意疗效的治疗剂量。

3. 选择合适的药物剂型，简化用药方法　选用简便的服用方法对老年人更有益，尽量选用一天用药1~2次的药物，尽量不使用服药间隔不规则的药物，以便提高依从性，避免漏服。目前"中国老年潜在不适当用药目录"已经研究成功，发表在中华医学会《药物不良反应杂志》上，可在临床使用中借鉴。

（编者　邹家丽）

第四节　相关药物配伍禁忌

药物相互作用是指两种或多种药物同时或先后经相同或不同途径给药时，药物之间在体内相互作用，致使药物的作用和效应发生改变，包括治疗作用与不良反应增强或减弱，甚或出现不期望的效应。

一、注射剂的配伍原则

(1)仔细阅读药品说明书关于配伍的信息或查阅《400种中西药注射剂临床配伍应用检索表》等，有明确的能配伍答案时方可配伍。

(2)药物配伍混合时一次只加一种药物到输液中，充分混匀后，经检查无可见变化，再加另一种药物充分混匀。

（3）两种药物在同一输液中配伍时，应先加入浓度较高者，后加浓度较低者。

（4）有色的注射用药物应最后加入，以防有细小沉淀时不易被发现。

（5）注射用药物配制结束后应尽快使用，以缩短药物间的反应时间。

（6）高浓度电解质、氨基酸、脂肪乳注射液、全胃肠外静脉营养液（TPN）、血液、右旋糖酐、中药注射剂等一般不与其他药物混合。

（7）若患者需给予多种注射用药物，最好通过其他输液通路给予或者在一组药物给完后冲洗再给予另一组药物，或者通过双腔管同时给予数种药物，多种药物混合给药的方法必须谨慎采用。

二、临床常见药物不良相互作用示例

（一）药物与药物之间的不良相互作用

1.地高辛＋胺碘酮 胺碘酮增加血清地高辛浓度。应停用地高辛或减量50%。

2.美托洛尔＋胺碘酮 胺碘酮可减慢美托洛尔的代谢，有心动过缓的风险。

3.地尔硫草＋胺碘酮 说明书记载仅在预防具有生命威胁性室性心律失常的情况下，两者联合应用。

4.氟喹诺酮＋胺碘酮 两者均引起 Q－T 间期延长，合用可发生致死性室性心律失常。

5.辛伐他汀＋胺碘酮 胺碘酮减弱辛伐他汀的代谢，使横纹肌溶解的肌病风险增加。

6.华法林＋胺碘酮 胺碘酮升高华法林的血药浓度，出血危险增高。

7.华法林＋对乙酰氨基酚 对乙酰氨基酚增强华法林的抗凝作用。

8.辛伐他汀＋伊曲康唑 伊曲康唑减少辛伐他汀的代谢，使肌病风险增加。

9.美托洛尔＋氟西汀 氟西汀可引起美托洛尔的血药浓度升高，毒性增大。

10.奥美拉唑＋氯吡格雷 奥美拉唑抑制氯吡格雷肝脏的活化，导致血栓再形成。

（二）药物与食物之间的不良相互作用

食物或食物中的营养素可直接与药物结合、吸附、或通过影响胃肠道内的酸碱度、胃排空速度等，影响药物的吸收或代谢。

（1）高脂肪食物可促进脂溶性药物的吸收（如灰黄霉素和其他脂溶性抗生素），也可降低某些药物的吸收（如铁剂）。

（2）高蛋白饮食可与药物竞争蛋白结合位点而导致左旋多巴、甲基多巴等药物吸收减少。

（3）葡萄汁、葡萄柚汁、橙汁、果汁等饮料中含有丰富的黄酮类、柑橘苷类化合物，这种成分抑制细胞色素 P450 氧化酶（肝药酶），从而抑制某些药物在体内的代谢。

（4）茶中含有鞣酸、咖啡因等，其中的鞣酸能与胃蛋白酶、胰酶、淀粉酶、乳酶生中的蛋白结合，使酶或益生菌失去活性，减弱助消化药效。鞣酸能与多种含金属离子的药物如钙（乳酸钙、葡萄糖酸钙）、铁（硫酸亚铁、乳酸亚铁、葡萄糖酸亚铁、琥珀酸亚铁）、钴（氯化钴、维生素 B12）、铋（乐得胃、枸橼酸铋钾）、铝（氢氧化铝、硫糖铝）结合而发生沉淀，从而影响药品的吸收。鞣酸能与四环素（米诺环素、多西环素）、大环内酯类抗生素（螺旋霉素、麦迪霉素、交沙霉素、罗红霉素、阿奇霉素）相结合而影响抗菌活性。

（5）酒类（乙醇）对药物的影响十分明显，大剂量乙醇（酗酒）对药物代谢酶有抑制作用，用小剂量乙醇，对药酶起诱导作用。在应用甲硝唑、头孢菌素类抗生素等药物期间饮酒会出现戒酒硫样不良反应，如脸红、头痛、呼吸困难、血压下降以及胃肠道反应，并可引起肝毒性和神经病变，严重者有死亡危险；酒后服用催眠药也会引起有害的化学反应，使呼吸和血液循环系统遭受损害，甚至发生心搏骤停；服用抗癫痫药物时，长期饮酒可减低本品的血药浓度和疗效；饮酒可增加非甾体抗炎药胃肠道不良反应，并有致溃疡的危险。

(6)华法林是目前使用最广泛的口服抗凝药，为维生素 K 的竞争性拮抗药。富含维生素 K 的食物如动物肝脏、菠菜等，对华法林有直接的拮抗作用而影响其抗凝效果。

(7)维生素 C：服用维生素 C 前后 2 小时内不能吃虾。因为虾中含量丰富的铜会氧化维生素 C，令其失效。同时虾中的五价砷成分还会与维生素 C 反应，生成具有毒性的三价砷。

因此服用药物时，一般应嘱患者用温白开水送服，不要用茶和各种饮料服药。

（编者　邹家丽）

第五节　常见的药物不良反应

我国对药品不良反应的定义为：合格药品在正常用法、用量情况下出现的与治疗目的无关的有害反应。药品不良反应包括不良反应、毒性反应、过敏反应、继发反应、后遗效应、成瘾性和致癌、致畸、致突变反应等。

一、解热镇痛药物的主要不良反应

1.胃肠道反应　胃肠道反应是所有 NSAIDs 的常见不良反应。上腹部不适、恶心、呕吐及畏食较为常见，大量长期用药易引起胃溃疡、胃出血、穿孔等。

2.血液系统反应　长期应用该类药物，可能出现血小板减少，增加出血的倾向。其中以阿司匹林为代表。

3.肝脏损害　长期大量服用阿司匹林、对乙酰氨基酚、双氯芬酸钠等均可引起肝损伤。

4.肾损害　此类药物可引起急性肾炎或肾乳头坏死等症，故称作"镇痛药肾病"等。

5.阿司匹林样变态反应　引起喉头水肿、呼吸困难、喘息，严重者可有致死的过敏反应，称为"阿司匹林哮喘"。

二、抗菌药物的主要不良反应

1.青霉素类　过敏性休克。

2.氨基糖苷类　耳毒性、肾毒性、神经肌肉阻断及过敏反应。

3.四环素类　牙齿黄染(四环素牙)；二重感染(菌群紊乱)，以真菌病(鹅口疮、肠炎)及抗生素相关性肠炎(假膜性肠炎)多见。

4.左氧氟沙星　肌腱炎和肌腱断裂；中、重度光敏反应，应避免过度暴露于阳光；中枢神经系统兴奋(烦躁不安、意识混乱、幻觉、震颤、癫痫发作)，癫痫病史者避免应用；血糖紊乱；大剂量应用可发生管型尿，应补充足够的水分。

5.万古霉素　"红人综合征"或"红颈综合征"。

6.磺胺类药　皮疹等过敏反应；肾脏损害，可发生结晶尿、管型尿及血尿。

7.氯霉素　灰婴综合征、再生障碍性贫血。

8.异烟肼　步态不稳或周围神经炎，表现为麻木针刺感或手指疼痛。

9.利福平　肝脏损害。

10.乙胺丁醇　视神经炎。

三、心血管药物的主要不良反应

1.强心苷　视力模糊或"色视"（黄、绿色视）、心脏毒性及胃肠道反应。

2.β受体拮抗药（普萘洛尔）　中枢神经不良反应（疲劳，头痛，头晕），肢端发冷、心动过缓、心悸、胃肠道反应、支气管痉挛等。禁用于支气管哮喘、心源性休克和心脏传导阻滞（二度和三度房室传导阻滞）。

3.胺碘酮　致死性肺毒性和肝毒性，心脏毒性、甲状腺征象（甲减或甲亢）、角膜微沉淀、视神经病、视力障碍。

4.ACEI类（卡托普利）　顽固性干咳，5%～20%的患者出现干咳，一般在开始用药后1～6个月之间发生，有时需停药，一旦停药，几天内咳嗽消失。

5.他汀类药　肌病：肌痛、肌炎、横纹肌溶解；肝损害。

6.呋塞米　耳毒性、肾毒性、水电解质紊乱（低钾）。

7.保钾性利尿药（螺内酯、氨苯蝶啶、阿米洛利）　高血钾。

8.肝素、香豆素类　自发性出血。

四、神经系统药物的主要不良反应

1.氯丙嗪　锥体外系反应：急性肌张力障碍、静坐不能、迟发性运动障碍等。

2.苯妥英钠　齿龈增生、共济失调等。

3.左旋多巴　"开关"现象。系帕金森病患者长期应用左旋多巴类药物后出现的药效波动现象，一天当中，患者的症状在突然缓解（开期）与加重（关期）之间波动，可反复迅速交替出现多次。

4.吗啡　耐受性和依赖性，急性中毒引起昏迷、呼吸深度抑制、瞳孔极度缩小，血压下降。

五、抗糖尿病药物的主要不良反应

1.胰岛素　低血糖反应、胰岛素耐受性。

2.格列本脲　持久性低血糖反应。

（编者　邹家丽）

第二单元　抗菌药物的临床应用

第一节　抗菌药物概论

一、抗菌药物相关基本概念

1.化学治疗　指用化学药物抑制或杀灭机体内的病原微生物(包括病毒、衣原体、支原体、立克次体、细菌、螺旋体、真菌)、寄生虫及恶性肿瘤细胞,消除或缓解由它们所引起的疾病。

2.抗菌药　对细菌具有抑制或杀灭作用,其包括抗生素和人工合成抗菌药物(喹诺酮类、磺胺类等)。

3.抗生素　指某些微生物(细菌、真菌、放线菌等)产生的具有抗病原体作用和其他活性的一类物质。抗生素的生产除了从微生物的培养液提取以外,还用半合成或合成法制造。自青霉素应用于临床,已发现了数千种抗生素,常用于临床的有200余种。

4.抗菌谱　每种药物抑制或杀灭病原菌的范围称为抗菌谱。仅作用于单个菌种或某些菌属的称窄谱抗菌药,如异烟肼仅对结核杆菌有效;抗菌谱广泛者称广谱抗菌药,如四环素和氯霉素,不仅对革兰阳性菌和革兰阴性菌有抗菌作用。而且对衣原体、支原体、立克次体及某些原虫等也有抑制作用。

5.抗菌活性　指抗菌药物抑制或杀灭病原菌的能力。可采用体外和体内两种方法定量测定抗菌活性。能抑制培养基内细菌生长的最低浓度称最低抑菌浓度(MIC);能够杀灭培养基内细菌(即杀死99.9%供试微生物)的最低浓度称为最低杀菌浓度(MBC)。最低抑菌浓度或最低杀菌浓度对临床用药具有指导作用。

6.抑菌药　指仅有抑制病原菌生长繁殖而无杀灭作用的药物,如磺胺类药、四环素、氯霉素、红霉素、林可霉素等。

7.杀菌药　指不仅能抑制而且能杀灭病原菌的药物,如青霉素、头孢菌素、氨基糖苷类抗生素等。对于大多数感染,杀菌药并不优于抑菌药,但是,当某种感染使宿主全部或局部防御机能丧失,则必须用杀菌药。白细胞减少的患者患心内膜炎、脑膜炎或重症革兰阴性杆菌感染,此时用杀菌药可取得优于抑菌药的效果。

8.化疗指数　评价药物的安全性,通常用某药的动物半数致死量(LD50)与病原体感染动物的半数有效量(ED50)的比值来表示,此比值称化疗指数医学教育网搜集整理。化疗指数越大,表示该药的疗效越好,毒性越小。但并不是绝对的,仅从评价药物的安全性的确切性方面而言,安全系数(LD5/ED50)及安全界限(LD1/ED99)较化疗指数更具临床价值。

9.抗菌后效应(PAE)　当抗菌药物与细菌接触一短暂时间后,药物浓度即逐渐下降,低于最小抑菌浓度,或药物全部排出以后,仍然对细菌的生长繁殖继续有抑制作用,此种现象称为抗菌后效应。几乎所有的抗菌药物都有 PAE.PAE 时间长短反映药物对其作用靶位的亲和力和占据程度的大小，并与药物浓度及接触的时间长短有关。一般而言，PAE 时间越长，其抗菌活性越强，故 PAE 是评价抗菌药物活性的重要指标之一。PAE 与药动学研究相结合，在保证疗效的前提下，延长给药间隔，减少给药次数，从而达到减少不良反应，节约药品，方便患者。PAE 确切机制尚不完全清楚，仍在深入研究中。

二、抗菌药物的分类

Ⅰ类：繁殖期或速效杀菌药，如 β-内酰胺类等；

Ⅱ类：静止期杀菌药，如氨基糖苷类、多黏菌素类等，对静止期、繁殖期细菌都有杀菌作用；

Ⅲ类：速效抑菌药，如四环素类、林可霉素类、氯霉素与大环内酯类等；

Ⅳ类：慢效抗菌剂，如磺胺类等。

Ⅰ类可Ⅱ类合用或获得增强作用；Ⅰ类和Ⅲ类合用可能出现疗效的拮抗作用；其他类合用多出现相加或无关作用。

三、抗菌药物的主要作用机制

根据抗菌药物对细菌结构及功能的干扰环节不同，其作用机制可分为：

1.抑制细菌细胞壁合成 如 β-内酰胺类、万古霉素等。

2.抑制细胞膜功能 主要包括两性霉素 B、多黏菌素和制霉菌素等。

3.抑制或干扰细菌细胞蛋白质合成 主要有氨基糖苷类、四环素类、大环内酯类和氯霉素类等。

4.抑制 DNA、RNA 的合成 主要有喹诺酮类、乙胺嘧啶和利福平、磺胺类及其增效剂等。

四、细菌的耐药性

耐药性又称抗药性，是细菌与药物多次接触后，对药物敏感性下降甚至消失。

（一）耐药性的种类

耐药性可分为两类，即固有耐药性和获得性耐药性。固有耐药性是染色体介导的代代相传的天然耐药性，如肠道阴性杆菌对青霉素及绿脓杆菌对氨苄西林耐药；获得性耐药性多由质粒介导，也可由染色体介导，当微生物接触抗菌药物后，通过改变自身的代谢途径，从而避免被药物抑制或杀灭。

（二）耐药性产生的主要机制

1.产生灭活酶 耐药菌可产生多种多样灭活酶，改变药物的化学结构，使药物失去抗菌作用，灭活酶主要有 2 类：①水解酶，如肽酶。金葡菌对青霉素及头孢菌素耐药后，产生了裂解其结构中的 β-内酰胺环的 β-内酰胺酶。该酶由染色体或质粒介导产生，分离鉴定出的已有 20 余种。大量或过量的 β-内酰胺酶的产生是临床常见致病菌产生耐 β-内酰胺类抗生素的主要机制之一。②钝化酶，如乙酰转移酶和磷酸转移酶等。对氨基糖苷类抗生素耐药的革兰阴性菌，可产生多种钝化酶，使氨基糖苷类抗生素的—OH 或—NH2 结合上乙酰基、磷酸基等使抗菌活性降低。钝化酶位于胞浆外间隙，氨基糖苷类抗生素被其钝化后，就不易与细菌体内的核蛋白体结合，从而产生耐药性。

2.改变靶部位 抗菌药物对细菌的原始作用靶点，称为靶部位。若此部位发生结构上或位置上的改变，则药物不能与靶部位结合，细菌即可产生耐药性。这是细菌对 β - 内酰胺类抗生素耐药机制的重要原因。基因突变菌株的核蛋白靶位蛋白改变，影响药物与核蛋白体的结合，从而对氨基糖苷类抗生素耐药。

（编者　孙旭照）

第二节　抗菌药物临床应用的基本原则

抗菌药物临床应用是否正确、合理，基于以下两方面：有无指征应用抗菌药物；选用的品种及给药方案是否正确、合理。

一、抗菌药物治疗性应用的基本原则

诊断为细菌性感染者，方有指征应用抗菌药物。有感染时及由真菌、结核分枝杆菌、非结核分枝杆菌、支原体、衣原体、螺旋体、立克次体及部分原虫等病原微生物所致的感染亦有指征应用抗菌药物。缺乏细菌及上述病原微生物感染的证据，诊断不能成立者，以及病毒性感染者，均无指征应用抗菌药物。

尽早查明感染病原，根据病原种类及细菌药物敏感试验结果选用抗菌药物。有条件的医疗机构，住院患者必须在开始抗菌治疗前，先留取相应标本，并立即送去做细菌培养，在制订治疗方案时应遵循下列原则。

1. 给药途径

(1)轻症感染可接受口服给药者，应选用口服吸收完全的抗菌药物，不必采用静脉或肌内注射给药。重症感染、全身性感染患者初始治疗应予静脉给药，以确保药效；病情好转能口服时应及早转为口服给药。

(2)应尽量避免抗菌药物的局部应用：治疗全身性感染或脏器感染时应避免局部应用抗菌药物。局部用药宜采用刺激性小、不易吸收、不易导致耐药性和不易致过敏反应的杀菌药，青霉素类、头孢菌素类等易产生过敏反应的药物不可局部应用。氨基糖苷类等耳毒性药不可局部滴耳。

2. 给药次数　青霉素类、头孢菌素类和其他 β 内酰胺类、红霉素、克林霉素等消除半衰期短者，应一日多次给药。氟喹诺酮类、氨基糖苷类等可一日给药一次(重症感染者例外)。

3. 抗菌药物的联合应用要有明确指征　单一药物可有效治疗的感染，不需联合用药，仅在下列情况时有指征联合用药。

(1)原菌尚未查明的严重感染，包括免疫缺陷者的严重感染。

(2)单一抗菌药物不能控制的需氧菌及厌氧菌混合感染，2 种或 2 种以上病原菌感染。

(3)单一抗菌药物不能有效控制的感染性心内膜炎或败血症等重症感染。

(4)需长程治疗，但病原菌易对某些抗菌药物产生耐药性的感染，如结核病、深部真菌病。

(5)由于药物协同抗菌作用，联合用药时应将毒性大的抗菌药物剂量减少，如两性霉素 B 与氟胞嘧啶联合治疗隐球菌脑膜炎时，前者的剂量可适当减少，从而减少其毒性反应。联合用药时宜选用具有协同或相加抗菌作用的药物联合，如青霉素类、头孢菌素类等其他 β 内酰胺类与氨基糖苷类联合，两性霉素 B 与氟胞嘧啶联合。

二、抗菌药物预防性应用的基本原则

通常不宜常规预防性应用抗菌药物的情况：普通感冒、麻疹、水痘等病毒性疾病，昏迷、休克、中毒、心力衰竭、肿瘤、应用肾上腺皮质激素等患者。

三、抗菌药物在特殊病理、生理状况患者中应用的基本原则

（一）肝功能减退时抗菌药物的应用

（1）主要由肝脏清除的药物，肝功能减退时清除明显减少，但并无明显毒性反应发生，肝病时仍可正常应用，但需谨慎，必要时减量给药，治疗过程中需严密监测肝功能。红霉素等大环内酯类（不包括酯化物）、林可霉素、克林霉素属此类。

（2）药物主要经肝脏或有相当量经肝脏清除或代谢，肝功能减退时清除减少，并可导致毒性反应的发生，肝功能减退患者应避免使用此类药物，氯霉素、利福平、红霉素酯化物等属此类。

（3）药物经肝、肾两途径清除，肝功能减退者药物清除减少，血药浓度升高，同时有肾功能减退的患者血药浓度升高尤为明显，但药物本身的毒性不大。严重肝病患者，尤其肝、肾功能同时减退的患者在使用此类药物时需减量应用。经肾、肝两途径排出的青霉素类、头孢菌素类均属此种情况。

（4）药物主要由肾排泄，肝功能减退者不需调整剂量。氨基糖苷类抗生素属此类。

（二）老年患者抗菌药物的应用

可用正常治疗量的 2/3～1/2。宜选用青霉素类、头孢菌素类和其他 β 内酰胺类，毒性大的氨基糖苷类、万古霉素、去甲万古霉素等药物应尽可能避免应用

（三）新生儿患者抗菌药物的应用

避免应用氨基糖苷类、万古霉素、去甲万古霉素，氯霉素。禁用四环素类、喹诺酮类，磺胺类药和呋喃类药。

（四）妊娠期和哺乳期患者抗菌药物的应用

1.避免用药 四环素类、喹诺酮类等，氨基糖苷类、万古霉素、去甲万古霉素等，妊娠期

2.可用药物 青霉素类、头孢菌素类等 β 内酰胺类和磷霉素.

（编者 孙旭照）

第三节 常用抗菌药物的适应证和注意事项

一、青霉素类抗生素

青霉素类抗生素可分为：

（1）主要作用于革兰阳性细菌的药物，如青霉素（G）、普鲁卡因青霉素、苄星青霉素、青霉素 V（苯氧甲基青霉素）。

（2）耐青霉素酶青霉素，如甲氧西林（现仅用于药敏试验）、苯唑西林、氯唑西林等。

(3)广谱青霉素,抗菌谱除革兰阳性菌外,还包括:①对部分肠杆菌科细菌有抗菌活性者,如氨苄西林、阿莫西林;②对多数革兰阴性杆菌包括铜绿假单胞菌具抗菌活性者,如哌拉西林、阿洛西林、美洛西林。

(一)适应证

1. 青霉素 青霉素适用于溶血性链球菌、肺炎链球菌、对青霉素敏感(不产青霉素酶)金葡菌等革兰阳性球菌所致的感染,包括败血症、肺炎、脑膜炎、咽炎、扁桃体炎、中耳炎、猩红热、丹毒等,也可用于治疗草绿色链球菌和肠球菌心内膜炎,以及破伤风、气性坏疽、炭疽、白喉、流行性脑脊髓膜炎、李斯特菌病、鼠咬热、梅毒、淋病、雅司、回归热、钩端螺旋体病、樊尚咽峡炎、放线菌病等。青霉素尚可用于风湿性心脏病或先天性心脏病患者进行某些操作或手术时,预防心内膜炎发生。

普鲁卡因青霉素的抗菌谱与青霉素基本相同,供肌注,对敏感细菌的有效浓度可持续24小时。适用于敏感细菌所致的轻症感染。

苄星青霉素的抗菌谱与青霉素相仿,本药为长效制剂,肌注120万单位后血中低浓度可维持4周。本药用于治疗溶血性链球菌咽炎及扁桃体炎,预防溶血性链球菌感染引起的风湿热;本药亦可用于治疗梅毒。

青霉素 V 对酸稳定,可口服。抗菌作用较青霉素为差,适用于敏感革兰阳性球菌引起的轻症感染。

2. 耐青霉素酶青霉素类 本类药物抗菌谱与青霉素相仿,但抗菌作用较差,对青霉素酶稳定;因产酶而对青霉素耐药的葡萄球菌对本类药物敏感,但甲氧西林耐药葡萄球菌对本类药物耐药。主要适用于产青霉素酶的葡萄球菌(甲氧西林耐药者除外)感染,如败血症、脑膜炎、呼吸道感染、软组织感染等;也可用于溶血性链球菌或肺炎链球菌与耐青霉素葡萄球菌的混合感染。单纯肺炎链球菌、溶血性链球菌或青霉素敏感葡萄球菌感染则不宜采用。

3. 广谱青霉素类 氨苄西林与阿莫西林的抗菌谱较青霉素为广,对部分革兰阴性杆菌(如流感嗜血杆菌、大肠埃希菌、奇异变形杆菌)亦具抗菌活性。对革兰阳性球菌作用与青霉素相仿。本类药物适用于敏感细菌所致的呼吸道感染、尿路感染、胃肠道感染、皮肤软组织感染、脑膜炎、败血症、心内膜炎等。氨苄西林为肠球菌感染的首选用药。

哌拉西林、阿洛西林和美洛西林对革兰阴性杆菌的抗菌谱较氨苄西林为广,抗菌作用也增强。除对部分肠杆菌科细菌外,对铜绿假单胞菌亦有良好抗菌作用;适用于肠杆菌科细菌及铜绿假单胞菌所致的呼吸道感染、尿路感染、胆道感染、腹腔感染、皮肤软组织感染等。

本类药物均可为细菌产生的青霉素酶水解失活。

(二)注意事项

(1)无论采用何种给药途径,用青霉素类药物前必须详细询问患者有无青霉素类过敏史、其他药物过敏史及过敏性疾病史,并须先做青霉素皮肤试验。

(2)过敏性休克一旦发生,必须就地抢救,并立即给患者注射肾上腺素,并给予吸氧、应用升压药、肾上腺皮质激素等抗休克治疗。

(3)全身应用大剂量青霉素可引起腱反射增强、肌肉痉挛、抽搐、昏迷等中枢神经系统反应(青霉素脑病),此反应易出现于老年和肾功能减退患者。

(4)青霉素不用于鞘内注射。

(5)青霉素钾盐不可快速静脉注射。

（6）本类药物在碱性溶液中易失活。

二、头孢菌素类抗生素

头孢菌素类根据其抗菌谱、抗菌活性、对 β 内酰胺酶的稳定性以及肾毒性的不同，目前分为四代。第一代头孢菌素主要作用于需氧革兰阳性球菌，仅对少数革兰阴性杆菌有一定抗菌活性；第二代头孢菌素对革兰阳性球菌的活性与第一代相仿或略差，对部分革兰阴性杆菌亦具有抗菌活性；第三代头孢菌素对肠杆菌科细菌等革兰阴性杆菌具有强大抗菌作用，头孢他啶和头孢哌酮除肠杆菌科细菌外对铜绿假单胞菌亦具高度抗菌活性；第四代头孢菌素常用者为头孢吡肟，它对肠杆菌科细菌作用与第三代头孢菌素大致相仿，其中对阴沟肠杆菌、产气肠杆菌、柠檬酸菌属等的部分菌株作用优于第三代头孢菌素，对铜绿假单胞菌的作用与头孢他啶相仿，对金葡菌等的作用较第三代头孢菌素略强。

（一）适应证

1. 第一代头孢菌素　注射剂有头孢唑林、头孢噻吩、头孢拉定等，主要适用于甲氧西林敏感葡萄球菌、溶血性链球菌和肺炎链球菌所致的上、下呼吸道感染、皮肤软组织感染、尿路感染、败血症、心内膜炎等；亦可用于流感嗜血杆菌、奇异变形杆菌、大肠埃希菌敏感株所致的尿路感染以及肺炎等。头孢唑林常用于预防手术后切口感染。

头孢拉定、头孢氨苄等口服剂的抗菌作用较头孢唑林为差，主要适用于治疗敏感菌所致的轻症病例。

2. 第二代头孢菌素　注射剂有头孢呋辛、头孢替安等，主要用于治疗甲氧西林敏感葡萄球菌、链球菌属、肺炎链球菌等革兰阳性球菌，以及流感嗜血杆菌、大肠埃希菌、奇异变形杆菌等中的敏感株所致的呼吸道感染、尿路感染、皮肤软组织感染、败血症、骨、关节感染和腹腔、盆腔感染。用于腹腔感染和盆腔感染时需与抗厌氧菌药合用。头孢呋辛尚可用于对磺胺药、青霉素或氨苄西林耐药的脑膜炎球菌、流感嗜血杆菌所致脑膜炎的治疗，也用于手术前预防用药。

头孢克洛、头孢呋辛酯、头孢丙烯等口服药，主要适用于上述感染中的轻症病例。头孢呋辛酯口服尚可用于淋病奈瑟球菌（包括产青霉素酶及非产青霉素酶菌株）所致单纯性淋菌性尿道炎、宫颈炎、直肠肛门感染。

3. 第三代头孢菌素　注射剂有头孢噻肟、头孢曲松、头孢他啶、头孢哌酮等，适用于敏感肠杆菌科细菌等革兰阴性杆菌所致严重感染，如下呼吸道感染、败血症、腹腔感染、肾盂肾炎和复杂性尿路感染、盆腔炎性疾病、骨关节感染、复杂性皮肤软组织感染、中枢神经系统感染等。治疗腹腔、盆腔感染时需与抗厌氧菌药如甲硝唑合用。本类药物对化脓性链球菌、肺炎链球菌、甲氧西林敏感葡萄球菌所致的各种感染亦有效，但并非首选用药。头孢他啶、头孢哌酮尚可用于铜绿假单胞菌所致的各种感染。

第三代口服头孢菌素有头孢克肟、头孢泊肟酯等，主要用于治疗敏感菌所致轻、中度感染，也可用于经第三代头孢菌素注射剂治疗病情已基本好转后的病例；但需注意第三代口服头孢菌素均不宜用于铜绿假单胞菌和其他非发酵菌的感染。

4. 第四代头孢菌素　目前国内应用者为头孢吡肟。本药的抗菌谱和适应证与第三代头孢菌素同，尚可用于对第三代头孢菌素耐药而对其敏感的产气肠杆菌、阴沟肠杆菌、沙雷菌属等细菌感染，亦可用于中性粒细胞缺乏伴发热患者的经验治疗。

所有头孢菌素类抗生素对甲氧西林耐药葡萄球菌和肠球菌属抗菌作用均差，故不宜选用于治疗上述细菌所致感染。

（二）注意事项

（1）禁用于对任何一种头孢菌素类抗生素有过敏史及有青霉素过敏性休克史的患者。

（2）用药前必须详细询问患者先前有否对头孢菌素类、青霉素类或其他药物的过敏史。有青霉素类、其他β内酰胺类及其他药物过敏史的患者，有明确应用指征时应谨慎使用本类药物。在用药过程中一旦发生过敏反应，须立即停药。如发生过敏性休克，须立即就地抢救并予以肾上腺素等相关治疗。

（3）本类药物多数主要经肾脏排泄，中度以上肾功能不全患者应根据肾功能适当调整剂量。中度以上肝功能减退时，头孢哌酮、头孢曲松可能需要调整剂量。

（4）氨基糖苷类和第一代头孢菌素注射剂合用可能加重前者的肾毒性，应注意监测肾功能。

（5）头孢哌酮可导致低凝血酶原血症或出血，合用维生素 K 可预防出血；本药亦可引起戒酒硫样反应。用药期间及治疗结束后 72 小时内应避免摄入含酒精饮料。

三、β 内酰胺类/β 内酰胺酶抑制药

目前临床应用者有阿莫西林/克拉维酸、替卡西林/克拉维酸、氨苄西林/舒巴坦、头孢哌酮-舒巴坦和哌拉西林-三唑巴坦。

（一）适应证

（1）本类药物适用于因产 β 内酰胺酶而对 β 内酰胺类药物耐药的细菌感染，但不推荐用于对复方制剂中抗生素敏感的细菌感染和非产 β 内酰胺酶的耐药菌感染。

（2）阿莫西林/克拉维酸适用于产 β 内酰胺酶的流感嗜血杆菌、卡他莫拉菌、大肠埃希菌等肠杆菌科细菌、甲氧西林敏感金葡菌所致下列感染：鼻窦炎，中耳炎，下呼吸道感染，泌尿生殖系统感染，皮肤、软组织感染，骨、关节感染，腹腔感染，以及败血症等。重症感染者或不能口服者应用本药的注射剂，轻症感染或经静脉给药后病情好转的患者可予口服给药。

（3）氨苄西林/舒巴坦静脉给药及其口服制剂舒他西林的适应证与阿莫西林/克拉维酸同。

（4）头孢哌酮/舒巴坦、替卡西林/克拉维酸和哌拉西林/三唑巴坦仅供静脉使用，适用于产 β 内酰胺酶的大肠埃希菌、肺炎克雷伯菌等肠杆菌科细菌、铜绿假单胞菌和拟杆菌属等厌氧菌所致的各种严重感染。

（二）注意事项

（1）应用阿莫西林/克拉维酸、替卡西林/克拉维酸、氨苄西林/舒巴坦和哌拉西林/三唑巴坦前必须详细询问药物过敏史并进行青霉素皮肤试验，对青霉素类药物过敏者或青霉素皮试阳性患者禁用。对以上合剂中任一成分有过敏史者禁用该合剂。

（2）有头孢菌素或舒巴坦过敏史者禁用头孢哌酮/舒巴坦。有青霉素类过敏史的患者确有应用头孢哌酮/舒巴坦的指征时，必须在严密观察下慎用，但有青霉素过敏性休克史的患者，不可选用头孢哌酮/舒巴坦。

（3）应用本类药物时如发生过敏反应，须立即停药；一旦发生过敏性休克，应就地抢救，并给予吸氧及注射肾上腺素、肾上腺皮质激素等抗休克治疗。中度以上肾功能不全患者使用

本类药物时应根据肾功能减退程度调整剂量。

（4）本类药物不推荐用于新生儿和早产儿；哌拉西林/三唑巴也不推荐在儿童患者中应用。

四、氨基糖苷类抗生素

临床常用的氨基糖苷类抗生素主要有：

（1）对肠杆菌科和葡萄球菌属细菌有良好抗菌作用，但对铜绿假单胞菌无作用者，如链霉素、卡那霉素、核糖霉素。其中链霉素对葡萄球菌等革兰阳性球菌作用差，但对结核分枝杆菌有强大作用。

（2）对肠杆菌科细菌和铜绿假单胞菌等革兰阴性杆菌具强大抗菌活性，对葡萄球菌属亦有良好作用者，如庆大霉素、妥布霉素、奈替米星、阿米卡星、异帕米星、小诺米星、依替米星。

（3）抗菌谱与卡那霉素相似，由于毒性较大，现仅供口服或局部应用者有新霉素与巴龙霉素，后者对阿米巴原虫和隐孢子虫有较好作用。此外尚有大观霉素，用于单纯性淋病的治疗。所有氨基糖苷类药物对肺炎链球菌、溶血性链球菌的抗菌作用均差。

（一）适应证

（1）中、重度肠杆菌科细菌等革兰阴性杆菌感染。

（2）中、重度铜绿假单胞菌感染。治疗此类感染常需与具有抗铜绿假单胞菌作用的 β 内酰胺类或其他抗生素联合应用。

（3）严重葡萄球菌或肠球菌感染治疗的联合用药之一（非首选）。

（4）链霉素或庆大霉素亦可用于土拉菌病、鼠疫及布鲁菌病，后者的治疗需与其他药物联合应用。

（5）链霉素可用于结核病联合疗法。

（6）新霉素口服可用于结肠手术前准备，或局部用药。

（7）巴龙霉素可用于肠道隐孢子虫病。

（8）大观霉素仅适用于单纯性淋病。

（二）注意事项

（1）对氨基糖苷类过敏的患者禁用。

（2）任何一种氨基糖苷类的任一品种均具肾毒性、耳毒性（耳蜗、前庭）和神经肌肉阻滞作用，因此用药期间应监测肾功能（尿常规、血尿素氮、血肌酐），严密观察患者听力及前庭功能，注意观察神经肌肉阻滞症状。一旦出现上述不良反应先兆时，须及时停药。需注意局部用药时亦有可能发生上述不良反应。

（3）氨基糖苷类抗生素对社区获得上、下呼吸道感染的主要病原菌肺炎链球菌、溶血性链球菌抗菌作用差，又有明显的耳、肾毒性，因此对门急诊中常见的上、下呼吸道细菌性感染不宜选用本类药物治疗。由于其毒性反应，本类药物也不宜用于单纯性上、下尿路感染初发病例的治疗。

（4）肾功能减退患者应用本类药物时，需根据其肾功能减退程度减量给药，并应进行血药浓度监测调整给药方案，实现个体化给药。

（5）新生儿、婴幼儿、老年患者应尽量避免使用本类药物。临床有明确指征需应用时，则应进行血药浓度监测，根据监测结果调整给药方案。

（6）妊娠期患者应避免使用。哺乳期患者应避免使用或用药期间停止哺乳。

（7）本类药物不宜与其他肾毒性药物、耳毒性药物、神经肌肉阻滞药或强利尿药同用。与注射用第一代头孢菌素类合用时可能增加肾毒性。

（8）本类药物不可用于眼内或结膜下给药，因可能引起黄斑坏死。

五、大环内酯类抗生素

目前沿用的大环内酯类有红霉素、麦迪霉素、螺旋霉素、乙酰螺旋霉素、交沙霉素、柱晶白霉素。大环内酯类新品种（新大环内酯类）有阿奇霉素、克拉霉素、罗红霉素等，其对流感嗜血杆菌、肺炎支原体或肺炎衣原体等的抗微生物活性增强、口服生物利用度提高、给药剂量减小、不良反应亦较少、临床适应证有所扩大。

（一）适应证

1. 红霉素（含琥乙红霉素、依托红霉素、乳糖酸红霉素）等沿用的大环内酯类药物

（1）作为青霉素过敏患者的替代药物，用于以下感染：①β溶血性链球菌、肺炎链球菌中的敏感菌株所致的上、下呼吸道感染；②敏感β溶血性链球菌引起的猩红热及蜂窝织炎；③白喉及白喉带菌者。

（2）军团菌病。

（3）衣原体属、支原体属等所致的呼吸道及泌尿生殖系统感染。

（4）其他：口腔感染、空肠弯曲菌肠炎、百日咳等。

麦迪霉素、螺旋霉素、乙酰螺旋霉素及交沙霉素，主要用于革兰阳性菌所致呼吸道、皮肤软组织、眼耳鼻喉及口腔等感染的轻症患者。

2. 大环内酯类新品种　除上述适应证外，阿奇霉素可用于军团菌病，阿奇霉素、克拉霉素尚可用于流感嗜血杆菌、卡他莫拉菌所致的社区获得性呼吸道感染，与其他抗菌药物联合用于鸟分枝杆菌复合群感染的治疗及预防。克拉霉素与其他药物联合，可用于幽门螺杆菌感染。

（二）注意事项

（1）禁用于对红霉素及其他大环内酯类过敏的患者。

（2）红霉素及克拉霉素禁止与特非那定合用，以免引起心脏不良反应。

（3）肝功能损害患者如有指征应用时，需适当减量并定期复查肝功能。

（4）肝病患者和妊娠期患者不宜应用红霉素酯化物。

（5）妊娠期患者有明确指征用克拉霉素时，应充分权衡利弊，决定是否采用。哺乳期患者用药期间应暂停哺乳。

（6）乳糖酸红霉素粉针剂使用时必须首先以注射用水完全溶解，加入0.9%氯化钠注射液或5%葡萄糖注射液中，药物浓度不宜超过0.1%～0.5%，缓慢静脉滴注。

六、甲硝唑和替硝唑

本类药物对厌氧菌、滴虫、阿米巴和蓝氏贾第鞭毛虫具强大抗微生物活性。

（一）适应证

（1）可用于各种需氧菌与厌氧菌的混合感染，包括腹腔感染、盆腔感染、肺脓肿、脑脓肿

等，但通常需与抗需氧菌抗菌药物联合应用。

（2）口服可用于艰难梭菌所致的假膜性肠炎、幽门螺杆菌所致的胃窦炎、牙周感染及加德纳菌阴道炎等。

（3）可用于肠道及肠外阿米巴病、阴道滴虫病、贾第虫病、结肠小袋纤毛虫等寄生虫病的治疗。

（4）与其他抗菌药物联合，可用于某些盆腔、肠道及腹腔等手术的预防用药。

（二）注意事项

（1）禁用于对硝基咪唑类药物过敏的患者。

（2）妊娠早期（3 个月内）患者应避免应用。哺乳期患者用药期间应停止哺乳。

（3）本类药物可能引起粒细胞减少及周围神经炎等，神经系统基础疾患及血液病患者慎用。

（4）用药期间禁止饮酒及含酒精饮料。

（5）肝功能减退可使本类药物在肝脏代谢减慢而导致药物在体内蓄积，因此肝病患者应减量应用。

七、喹诺酮类抗菌药

临床上常用者为氟喹诺酮类，有诺氟沙星、依诺沙星、氧氟沙星、环丙沙星等。近年来研制的新品种对肺炎链球菌、化脓性链球菌等革兰阳性球菌的抗菌作用增强，对衣原体属、支原体属、军团菌等细胞内病原或厌氧菌的作用亦有增强，已用于临床者有左氧氟沙星、加替沙星、莫西沙星等。

（一）适应证

1.泌尿生殖系统感染　本类药物可用于肠杆菌科细菌和铜绿假单胞菌等所致的尿路感染；细菌性前列腺炎、淋菌性和非淋菌性尿道炎以及宫颈炎。诺氟沙星主要用于单纯性下尿路感染或肠道感染。但应注意，目前国内尿路感染的主要病原菌大肠埃希菌中，耐药株已达半数以上。

2.呼吸道感染　环丙沙星、氧氟沙星等主要适用于肺炎克雷伯菌、肠杆菌属、假单胞菌属等革兰阴性杆菌所致的下呼吸道感染。左氧氟沙星、加替沙星、莫西沙星等可用于肺炎链球菌和溶血性链球菌所致的急性咽炎和扁桃体炎、中耳炎等，及肺炎链球菌、支原体、衣原体等所致社区获得性肺炎，此外亦可用于革兰阴性杆菌所致下呼吸道感染。

3.伤寒沙门菌感染　在成人患者中本类药物可作为首选。

4.志贺菌属肠道感染

5.腹腔、胆道感染及盆腔感染　需与甲硝唑等抗厌氧菌药物合用。

6.甲氧西林敏感葡萄球菌属感染　本类药物对甲氧西林耐药葡萄球菌感染无效。

7.其他　部分品种可与其他药物联合应用，作为治疗耐药结核分枝杆菌和其他分枝杆菌感染的二线用药。

（二）注意事项

（1）对喹诺酮类药物过敏的患者禁用。

（2）18 岁以下未成年患者避免使用本类药物。

（3）制酸剂和含钙、铝、镁等金属离子的药物可减少本类药物的吸收，应避免同用。

（4）妊娠期及哺乳期患者避免应用本类药物。

（5）本类药物偶可引起抽搐、癫痫、神志改变、视力损害等严重中枢神经系统不良反应，在肾功能减退或有中枢神经系统基础疾病的患者中易发生，因此本类药物不宜用于有癫痫或其他中枢

（6）神经系统基础疾病的患者。肾功能减退患者应用本类药物时，需根据肾功能减退程度减量用药，以防发生由于药物在体内蓄积而引起的抽搐等中枢神经系统严重不良反应。

（7）本类药物可能引起皮肤光敏反应、关节病变、肌腱断裂等，并偶可引起心电图 QT 间期延长等，用药期间应注意观察。

（编者　孙旭照）

第三单元　高血压的药物治疗

第一节　概述

一、抗高血压药物治疗原则

1. *初始剂量宜小*　采用较小的有效剂量以获得疗效而使不良反应最小，如有效而不满意，可渐增剂量以获得最佳的疗效。

2. *平稳降压*　为有效地防止靶器官损害，要求每天 24 h 内血压稳定于目标范围内，如此可以防止从夜间较低血压到清晨血压突然升高而致猝死、卒中或心脏病发作。要达到此目的，最好使用一日 1 次给药而有持续 24 h 作用的药物。提高对靶器官的保护作用，并增加患者对治疗的依从性。平稳、有效地降压获益显著，其能使脑卒中的发病率下降 35%～45%、心肌梗死的发病率下降 20%～25%、心力衰竭下降 50% 以上、终末肾病下降 25%。

3. *针对高血压的发病机制用药*

如能确定高血压的病因和机制，可有针对性的用药。

（1）如肾素－血管紧张素－醛固酮系统失衡：①肾素活性增加可用肾素抑制药阿利克仑；②血管紧张素转换酶活性增加可用血管紧张素转换酶抑制药；③醛固酮受体激动可用醛固酮受体拮抗药螺内酯或阿利克仑；④血管紧张素Ⅱ作用亢进可用血管紧张素Ⅱ受体拮抗药。

（2）如肾上腺素能系统失衡：①过度紧张与精神刺激可用镇静药、弱安定剂；②节后交感神经释放去甲肾上腺素而引起外周血管阻力增高可用利血平；③髓质释放肾上腺素可用利血平、a 或 β 受体拮抗药。

（3）如高血容量可用利尿药。

4. *联合用药治疗*

为增加降压效果而减少不良反应，对采用低剂量单药治疗效果不满意的患者，可采用两种或多种作用机制不同的抗高血压药联合治疗。事实上，2 级以上高血压为达到目标血压常需联合治疗。主要由于：①一种抗高血压药往往只针对一种发病机制进行调整，单药治疗的

有效率仅为40%～60%；②联合治疗可使作用协同和互补，增强降压效果；③抵销彼此的不良反应；④利于重要器官的保护；⑤降低各药剂量；⑥方便服用，提高用药依从性。

如利尿药＋ACEI或ARB（作用协同，同时利尿药可激活神经激素，ACEI可拮抗神经激素活性，有保钾作用，并减轻利尿药所致的高尿酸血症、低血钾症）。又如CCB＋ACEI或ARB（CCB主要扩张小动脉、利尿，但可导致下肢水肿；ACEI主要扩张小静脉，并增加静脉床容量，与CCB作用协同，并减轻体液淤积，缓解下肢水肿）。

联合用药一般分为临时组合或固定组合。后者常用的有赖诺噻嗪（赖诺普利＋氢氯噻嗪）、氯沙坦氢氯噻嗪（氯沙坦钾＋氢氯噻嗪）、厄贝沙坦氢氯噻嗪（厄贝沙坦＋氢氯噻嗪）、缬沙坦氢氯噻嗪（缬沙坦＋氢氯噻嗪）、美托洛尔氢氯噻嗪（美托洛尔＋氢氯噻嗪）、利血平氨苯蝶啶（利血平＋氨苯蝶啶）等。

5. 坚持治疗　降压的益处是通过长期控制血压达到的，所以高血压者需长期降压治疗，尤其是高危和极高危者，在确立有效治疗方案并在血压控制后仍继续治疗，不要随意停药或频繁改变方案，这是治疗是否有成效的关键！在血压平稳控制1～2年后，可根据需要（季节、合并症）逐渐减少抗高血压药的品种与剂量。

二、常用抗高血压药的种类

目前，临床常用抗高血压药主要有以下5类，即利尿药、β受体拮抗药（β－B）、血管紧张素转换酶抑制药（ACEI）、血管紧张素Ⅱ受体拮抗药（ARB）、钙通道阻滞药（CCB）。

（编者　孙旭照）

第二节　抗高血压药的合理应用

一、明确最佳的首选药治疗

5类主要抗高血压药，即利尿药、β－B、ACEI、ARB、CCB，均可作为降压治疗的起始用药和维持用药。应根据治疗对象的个体状况，药物的作用、代谢、不良反应和药物相互作用，参考以下各点作为首选药进行治疗：

(1)患者有否心血管危险因素；

(2)有否靶器官损害、心血管疾病、肾病、糖尿病；

(3)患者有否受抗高血压药影响的其他疾病；

(4)与治疗其他并存疾病的药物之间有无相互作用；

(5)选用的药物是否有减少心血管病发病率和死亡率的证据及其力度；

(6)所在地区降压药品种供应与价格状况及患者支付能力；

(7)患者用药经验和意愿。

主要抗高血压药选用的临床参考，见表2－3－2。

表 2 - 3 - 2 主要抗高血压药选用的临床参考

类别	适应证	绝对禁忌证	相对禁忌证
利尿药(噻嗪类)	充血性心力衰竭,老年高血压单纯收缩期高血压	痛风	妊娠
利尿药(袢利尿药)	肾功能不全,充血性心力衰竭		
利尿药(抗醛固酮药)	充血性心力衰竭,心肌梗死后	肾衰竭,高血钾	
β受体拮抗药	心绞痛,心肌梗死后,快速心律失常,充血性心力衰竭,妊娠	2~3度房室传导阻滞,哮喘,慢性阻塞性肺病	周围血管病,糖耐量减低,经常运动者
钙通道阻滞药(维拉帕米、地尔硫草)	心绞痛,颈动脉粥样硬化,室上性心动过速	2~3度房室传导阻滞	心力衰竭
钙通道阻滞药(二氢吡啶)	老年高血压,周围血管病,妊娠,单纯收缩期高血压,心绞痛,颈动脉粥样硬化		快速心律失常,充血性心力衰竭
血管紧张素转化酶抑制药	充血性心力衰竭,心肌梗死后,左室肥厚,左室功能不全,非糖尿病肾病,1型糖尿病肾病、蛋白尿	妊娠,高血钾,双侧肾动脉狭窄	
血管紧张素Ⅱ受体拮抗药	2型糖尿病肾病、蛋白尿,糖尿病微量白蛋白尿,左室肥厚,ACEI所致咳嗽	妊娠,高血钾,双侧肾动脉狭窄	
α受体拮抗药	前列腺增生,高血脂	直立性低血压	心力衰竭

二、注意剂量个体化

抗高血压药的疗效及不良反应与剂量有密切关系。对大多数非重症或急症高血压者,既要寻找最小有效耐受剂量药物,也不宜降压太迅速。故初始给予小剂量,经1个月后,如疗效不足而不良反应少或可耐受,可酌增剂量;如出现不良反应而不能耐受,则改用另一类药物。随访期间血压的测量应在每日的同一时间,对重症高血压,须及早控制其血压,可以较早递增剂量和联合用药。随访时除患者主观感觉外,还要做必要的实验室检查,以了解靶器官状况和有无药品不良反应。对于非重症或急症高血压,经治疗血压长期稳定达1年以上,可考虑减量,目的在于减少药品的不良反应,但以不影响疗效为前提。

三、给药方案要科学

正常人由于血管的舒缩规律,血压在昼夜之间有着显著的周期变化。晨起时后开始升高,8~10时达峰,在傍晚开始降低,夜间睡眠期降至低谷。血压昼夜节律变化主要与脑脊液中肾上腺素昼夜变化有关,血液、尿液和脑脊髓液中的肾上腺素在9~15时维持在较高水平,而在睡眠中处于低水平(-20%)。

用药要依从生物钟规律,一般高血压者的血压在上、下午各出现一次高峰。因此,为有效控制血压尤其是晨峰,一日仅服1次的长效降压药如氨氯地平、依那普利、拉西地平、缬沙坦、索他洛尔、复方降压平等，以晨 7 时为最佳服用时间，如一日服用 2 次，则以晨 7 时和下午 14 ~ 16 时为好，对有血压昼夜节律者抗高血压药不宜在睡前或夜间服用。

四、依据血压类型选择给药时间

人体血压由于基因、血管紧张素、一氧化氮、交感和副交感神经活性的不同，血压类型可分为杓型、非杓型、反杓型、深杓型等。

约 80% 的患者具有晨峰现象，从晨起收缩压迅速升高 20 ~ 50 mmHg，舒张压升高 10 ~ 15 mmHg，在 8 ~ 10 时达峰，而晚上则开始降低，于睡眠时降至低谷，至次日凌晨 2 ~ 3 时最低，血压由日间峰值降低 10% ~ 20%，称为杓型高血压。或有些患者血压在上午 8 ~ 10 时、下午 14 ~ 16 时各出现 1 次高峰，即"双峰一谷"。为在血压峰前给药以控制血压最为有效，对杓型或深杓型患者可选择清晨服药，对"双峰一谷"者可在下午补服一次短效的抗高血压药。

另有少部分患者（约 10%）由于血压昼夜节律异常、动脉硬化、左心功能不全等，血压于夜间降低小于 10% 或大于日间血压 20%，血压曲线呈非杓型曲线，称为非杓型高血压。此型患者可能增加左心肥厚和心血管事件的发生危险，且对靶器官的损伤高于其他类型高血压者。非杓型高血压患者可选择睡前给药。研究显示，晚间服用培哚普利与清晨服用比较，晚间服用则能更好地降压，且可将患者血压扭转为杓型高血压。

五、关注特殊人群的降压治疗

（一）老年人

降压应逐步降低，尤其体质较弱者。注意原有的和药物治疗后出现的直立性低血压。老年人多有危险因素、靶器官损害和心血管病，须结合考虑选药。一般常需多药合用。将收缩压降至 140 mmHg 以下较困难，舒张压降至 70 mmHg 以下可能不利。建议老年人高血压的收缩压目标为 150 mmHg。如能耐受，尚可进一步降低。各年龄段（<80 岁）高血压患者均受益于利尿药、CCB、β – B、ACEI、ARB 等抗高血压治疗。对于合并良性前列腺增生者可使用 α 受体拮抗药（α – B）。

（二）妊娠高血压者

治疗高血压目的是为了减少母亲的危险，但必须选择对胎儿安全有效的药物。应依据血压水平，妊娠年龄及来自母亲和胎儿的相关危险因素选择治疗方案。当血压升高 >170/110 mmHg 时，积极降压，以防中风及子痫发生。究竟血压降至多少合适，目前尚无一致的意见。常用于紧急降压的药物有硝苯地平、拉贝洛尔；常用缓慢降压的药物有阿替洛尔等。妊娠期不宜使用的抗高血压药物有 ACEI、ARB 和利尿药。前两者可能引起胎儿生长迟缓，羊水过少，或新生儿肾衰，也可能引起胎儿畸形。后者可进一步减少血容量，使胎儿缺氧加重、先兆子痫、妇女血容量减少，除非存在少尿情况，否则不宜使用利尿药。另外，在选药时还应注意，长期使用 β – B，有引起胎儿生长迟缓的可能。注意 CCB 与硫酸镁潜在的协同作用，可导致低血压，两者不能联合应用。

（三）司机、高空作业和精密仪器操作者

不宜应用尼索地平；ARB 服后可出现头晕、步履蹒跚。影响驾车司机、机械操作、高空作业者的注意力，应注意服药与工作的间隔时间。另在术前 24 h 最好停药。

六、注意高血压合并症的治疗

(一)高血压合并脑血管病

脑血管病患者基础及治疗后血压水平与脑卒中再发有关。血压水平较高者脑卒中再发率高。近年来发表的大规模、随机临床试验表明降压治疗对既往有脑血管病病史患者的临床益处。血压控制不佳常出现脑出血(脑实质、蛛网膜下隙出血),多见于 50~80 岁中老年人,常在清醒和活动时发病。预防脑卒中,ARB 优于 β-B,CCB 优于利尿药,ARB 可降低脑卒中的发生率;CCB 作用强而平稳,可保护脑、肝、肾功能,对抗血小板黏附、抗自由基,尼莫地平还可促进脑血流,预防暂时阻断脑循环后脑缺血性损害和促进神经症状恢复,减少或防止细胞的死亡,长期服用具有抗动脉粥样硬化作用。

(二)冠心病

对稳定型(劳力型)心绞痛者首选 β-B(美托洛尔、比索洛尔、卡维地洛等),其可降低心率和血压从而降低心肌耗氧,减轻心肌缺血,改善预后;对不稳定型(自发型)心绞痛者可选服长效 CCB 或 ACEI(硝苯地平缓释片、非洛地平、左氨氯地平),均有降压及缓解心绞痛的作用,预防心肌梗死,延缓和阻止心血管事件。对所有无禁忌证的心血管病高危者(心绞痛、动脉粥样硬化、短暂性脑缺血等)应作"心血管事件"的一级预防,口服阿司匹林,对阿司匹林有禁忌证者可服氯吡格雷。急性冠脉综合征时选用 β-B 和 ACEI;心肌梗死后患者用 ACEI、β-B 和利尿药螺内酯(安体舒通)。

(三)高血压合并心力衰竭

症状较轻者除控制体重,限制盐量,积极降低血压外,用 ACEI 和 β-B。ACEI 既缓解心力衰竭症状,改善血流动力学变化及左室功能,有助于逆转左室肥厚或阻止肥厚加重,缩小心肌厚度,降低死亡和再住院率,同时又提高患者的运动耐力和生活质量。一旦出现舒张功能不全,在常规治疗的基础上还应考虑加用 β 受体拮抗药。除非有其他适应证(如心房颤动伴快速心室率),否则在舒张功能不全时不应使用洋地黄。症状较重的将 ACEI、β-B、ARB 和醛固酮受体拮抗药与袢利尿药合用。当发生收缩功能不全时,患者可逐渐出现左心衰竭的症状,以后甚至出现全心衰竭。除降压治疗外,利尿药可有效地改善临床症状。洋地黄类药物虽然也可改善症状,减少因心力衰竭而住院,但并不改善预后。如果没有禁忌证,都应该积极使用 ACEI 和 β-B。在不能耐受 ACEI 的患者中可换用 ARB。高血压所致的心力衰竭可以发生急性左心衰竭或肺水肿,可以伴有血压显著升高。此时除按急性心力衰竭的常规进行处理外,尽快降低血压往往十分关键。使用静脉血管扩张剂往往能达到满意的效果。

(四)高血压合并左心室肥厚

首选 ARB 或 CCB,ARB 优于 β-B,可延缓颈动脉粥样硬化,逆转左心肥厚,并保护肾脏;CCB 优于利尿药和 β-B,CCB 可降低血管内膜脂质沉积,逆转由 AT1 所介导的心肌和动脉血管壁平滑肌增生和肥厚,延缓左室心肌肥大,降低心力衰竭的发病和病死率。

对血栓高危者应控制收缩压在 150 mmHg 下,并用阿司匹林,对抗血小板聚集,防止血栓形成,小剂量(75~150 mg/d)可预防暂时性脑缺血、心肌梗死、血栓。国外大量研究表明,在控制血压时并用阿司匹林,可使急性心肌梗死的发生率降低 36%。

(五)高血压合并糖尿病

为避免肾和心血管的损害,要求将血压降至 130/80 mmHg 以下,因此常需联合用药。收缩压处于 130～139 mmHg 或者舒张压处于 80～89 mmHg 的糖尿病患者，可以进行不超过 3 个月的非药物治疗。在血压≥140/90 mmHg 的患者，应在非药物治疗的基础上直接加用药物治疗，对于已经出现微量白蛋白尿的患者，也应直接使用药物治疗。理论上，糖尿病患者的血压应当控制在患者能够耐受的尽可能较低的血压水平。

药物治疗首先考虑使用 ACEI 或 ARB，两者为治疗糖尿病高血压的一线药物。当单一药有效时，可优先选用 ACEI 或 ARB，当需要联合用药时，也应当以其中一种为基础。如果患者不能耐受，二者可以互换。ACEI 对 1 型糖尿病防止肾损害有益。利尿药、β-B、CCB 可作为二级药物，或者联合用药。利尿药和 β-B 宜小剂量使用，比如氢氯噻嗪每日剂量不超过 12.5～25 mg，以避免对血脂和血糖的不利影响；对于反复低血糖发作的 1 型糖尿病患者，慎用 β-B，以免其掩盖低血糖症状。除非血压控制不佳，或有前列腺肥大，一般不使用 α-B。老年糖尿病患者降压治疗应循序渐进、逐步达标，血压控制标准可适当放宽，如以 140/90 mmHg 为治疗目标，以避免血压骤降引起脏器供血不足。

（六）高血压并高脂血症

首选 β-B，次选 α-B，β-B 中的美托洛尔可降低高血压合并高脂血症的猝死率，a-B 的多沙唑嗪、特拉唑嗪可降低血压、血浆总胆固醇和低密度脂蛋白，增加高密度脂蛋白。此外，对老年人收缩和舒张压均较高者或脉压大者应选用 CCB。

（七）慢性肾病

肾脏疾病（包括糖尿病肾病）应严格控制血压（<130/80 mmHg），当尿蛋白 >1 g/d 时，血压目标应 <125/75 mmHg；并尽可能将尿蛋白降至正常。一般需用一种以上，甚至三种药物方能使血压控制达标，首选 ACEI 或 ARB，常与 CCB、小剂量利尿药、β-B 联合应用。当血肌酐 >2 mg/dL 时，推荐用袢利尿药。应逐渐增加用药品种和剂量，避免使血压过急地下降，同时注意观察在血压下降时肾功能的变化。

（八）高血压危象

高血压危象包括高血压急症和高血压亚急症。高血压急症的特点是血压严重升高（BP >180/120 mmHg）并伴发进行性靶器官功能不全的表现。高血压亚急症是高血压严重升高但不伴靶器官损害。高血压急症包括高血压脑病、颅内出血、急性心肌梗死、急性左室衰竭伴肺水肿、不稳定性心绞痛、主动脉夹层动脉瘤，需立即进行降压治疗以阻止靶器官进一步损害。急症常用抗高血压药包括硝普钠静脉注射，硝酸甘油静脉注射等。

高血压急症患者应进入监护室，持续监测血压和尽快应用适合的降压药。对高血压危象的处理，宜静脉输注降压药，1 h 内使平均动脉血压迅速下降但不超过 25%，在以后的 2～6 h 内血压降至约 160/110 mmHg。血压过度降低可引起肾，脑或冠脉缺血。如果这样的血压水平可耐受的和临床情况稳定，在以后 24～48 h 逐步降低血压达到正常水平。但是下列情况应除外：急性缺血性脑卒中——没有明确临床试验证据要求立即抗高血压治疗；主动脉夹层应将收缩压迅速降至 100 mmHg 左右（如能耐受）。

有些高血压急症患者应用口服短效抗高血压药可能有益，如卡托普利、拉贝洛尔、可乐定，也可舌下含服硝苯地平。

（编者　孙旭照）

第三节　抗高血压药的药学监护

一、监护血管紧张素转换酶抑制药所引起的干咳

ACEI 可引起非特异性气道超反应性、呼吸困难、支气管痉挛、持续性干咳、水肿。其中咳嗽多发生于夜间，或于夜间或平卧时加重，尤其是女性或非吸烟者。

血管紧张素 I 和缓激肽的水解均需要血管紧张素转化酶，影响血管紧张素 II（Ang II）形成的药物能拮抗肾素—血管紧张素—醛固酮系统，使增压物质血管紧张素 II 合成减少，同时又使进血管舒缓素—激肽—前列腺素系统，刺激肽释放酶—激肽系统，使降压物质缓激肽增多，血压下降。但缓激肽增多可引起缓激肽效应，发生咳嗽、血管性水肿等。所以说，干咳和水肿是服用 ACEI 后由缓激肽增加所带来的不良反应。对有干咳者给予硫酸亚铁，或以色甘酸钠气雾吸入，严重者以 ARB 的氯沙坦、缬沙坦替代治疗。

二、注意监护肾毒性

选用 ACEI 降低肾小球内压力，延缓肾功能减退。但应用 ACEI 和 ARB 者可出现快速、大幅度的血压下降或急性肾衰竭。因此，对用药初始 2 个月血肌酐可轻度上升（升幅 < 30%），不需停药。但如升幅大于 30% ~ 50%，提示肾缺血，应停用 ACEI 或减量。但双侧肾狭窄者禁用 ACEI。

三、规避服用可使血压升高的药物

1. 非甾体抗炎药　长期或大量服用布洛芬、吲哚美辛、吡罗昔康、美洛昔康等，可引起水钠潴留、血容量增加、血压升高或高血压危象。目前认为肾素 - 血管紧张素—醛固酮系统是体内升压系统，而激肽 - 前列腺系统是体内降压系统，两者相互制约，共同调节机体的血压平衡。当长期大量应用非甾体抗炎药致使前列腺素合成受阻时，人体血压平衡便会失调，引起血压升高。

2. 人促红细胞生成素　部分患者用后出现血压升高，与红细胞生长过快、血黏度增加，末梢循环阻力增大有关。

3. 减轻鼻充血药　盐酸麻黄素、伪麻黄碱、抗感冒药的复方制剂（丽珠感乐、联邦伤风素、新康泰克、银得非等含伪麻黄碱），可促使鼻黏膜血管收缩，缓解鼻塞，但在滴鼻时过量，易发生心动过速、血压升高。

4. 抗肿瘤药　如酪氨酸激酶抑制药索拉替尼、舒尼替尼、西尼替尼均可引起高血压，尤其是舒张压，发生率为 17% 左右。血压升高可能与药物减少肿瘤组织中血管形成的数量、破坏内皮细胞功能、改变 NO 的代谢有关。

5. 抗菌药物　红霉素、利福平、异烟阱、妥布霉素、阿米卡星和呋喃唑酮等虽不直接引起血压升高，但可抑制单胺氧化酶的活性，若与香蕉、牛肝、柑橘、菠萝、腊肉、红葡萄酒、啤酒等富含酪胺的食品同服，使酪胺难以水解和灭活，蓄积以致刺激血管，使血压升高。

四、监护药品对性功能的影响

常用的抗高血压药如氢氯噻嗪、普萘洛尔、哌唑嗪、肼屈嗪、可乐定、甲基多巴、依那普利、硝苯地平可使患者性欲减退并发生勃起功能障碍；甲基多巴长期服用可致男性乳房增大；利血平在停药后仍可出现勃起功能障碍、性欲减退。服用可乐定或甲基多巴常引起性欲减退。对长期应用者应规避或更换药品。

五、监护抗血压药引起的直立性低血压

应用部分抗高血压药后由于阻滞交感神经功能，使血管无法立即收缩，直立时血液伴随重力作用而淤积在腹腔内脏及下肢血管，使血液不易到达大脑，引起暂时性脑部缺血而易跌到、眩晕。为避免发生直立性低血压，告戒患者在起床时宜缓慢，避免突然站立、站立后行走不宜过久，同时在服药后注意休息。

可引起直立性低血压的抗高血压药有：

1. 神经节阻滞药　美加明、六甲溴铵。

2. α受体拮抗药　哌唑嗪、布那唑嗪、多沙唑嗪、妥拉唑林、乌拉地尔、萘哌地尔、酚妥拉明(注射)可出现首剂现象，尤其在服后 0.5 ~ 2 h 最易发生，表现为严重直立性低血压、眩晕、晕厥等。β受体拮抗药中的阿替洛尔、拉贝洛尔、卡维地洛也可引起直立性低血压。

3. 单胺氧化酶抑制药　帕吉林。

4. 交感神经递质耗竭剂　利血平可使神经末梢囊泡内神经递质逐渐减少或耗竭，引起直立性低血压。

5. 血管扩张剂　甲基多巴、硝普钠。

6. 血管紧张素转换酶抑制药　福辛普利、赖诺普利、雷米普利、阿拉普利、西拉普利、咪达普利偶见直立性低血压、步履蹒跚、眩晕等。

7. 利尿药　由于利尿、血容量减少，直接松弛血管平滑肌而减弱血管收缩作用，诱发直立性低血压。

六、警惕降压灌注不良综合征

应用抗高血压药治疗时，由于药物作用过强、降幅过大、速度过快，使人体难以忍受，使原有的心、脑、肝、肾血管的供血不足进一步加重，严重者可引起休克、造成心脑肾血管闭塞综合征症候群。降压灌注不良综合征最常见于脑出血、脑梗死患者高血压的处理，在脑循环自动调节功能损害时，血压急剧下降可影响脑组织灌流，加重脑缺血和脑水肿，使病情加重，甚至死亡。研究显示：血压下降幅度达到原血压25%以上，即易出现降压灌注不良综合征。尤其在夜间人体血压处于低谷(在日间峰值基线降低大于20%)和血液对组织灌注不足(尤其舒张压低)，则易出现由脑供血不全而诱发缺血性脑卒中。

老年人有多种危险因素、靶器官损害和心血管病，须综合考虑选药。对老年人将收缩压降至 140 mmHg 以下较困难，舒张压降至 70 mmHg 以下可能不利(脑梗死风险)。建议老年人收缩压目标为 150 mmHg。如能耐受，还可进一步降低。

七、适量补充叶酸

依据国内外对同型半胱氨酸水平升高与高血压的发生分析，补充叶酸和维生素 B_1。能使同型半胱氨酸血症下降超过 20%，进而使脑卒中风险显著下降 25%。

因此，对于伴同型半胱氨酸血升高的高血压者(H 型高血压)，需同时考虑控制血压和同型单胱氨酸血水平，适量补充叶酸与维生素 B_6 和 B_{12}，可降低血浆半胱氨酸水平。一般人群应以饮食调节为主，对高半胱氨酸血症患者，可考虑应用叶酸和维生素 B_6、维生素 B_{12}。

八、尽早降低缺血性心脏病和脑卒中的风险

与单一应用抗高血压药相比，联合羟甲戊二酰辅酶 A 还原酶抑制药(他汀类)能更显著的降低缺血性心脏病和脑卒中的风险。他汀类药在调节血脂外，尚可改善内皮功能、抗炎、抗氧化、抑制血小板活化、抑制血管平滑肌细胞增殖，逆转动脉硬化，降低心血管事件发生率和全因死亡率。

（编者　孙旭照）

第四单元　糖尿病的药物治疗

第一节　糖尿病的药物治疗原则

抗糖尿病药物的作用机制各异，优势不同，在选药上宜依据糖尿病的分型、体重、肥胖、血糖控制情况、并发症、药物敏感或抗药性、药品不良反应、个体差异等因素综合考虑。另外，还要充分考虑到患者服药的依从性，对于经常出差，进餐不规律的患者，选择每日服用 1 次的药物(如格列美脲)则更为方便、合适，依从性更好。

（1）对 1 型糖尿病患者，本身胰岛素分泌不足，可选用胰岛素注射给药，或与 a – 糖苷酶抑制药阿卡波糖、双胍类降糖药联合使用。

（2）糖尿病合并妊娠及妊娠期糖尿病、糖尿病合并酮症酸中毒者、高渗性昏迷、乳酸性酸中毒、各种应激情况、严重慢性并发症、消耗性疾病应选用胰岛素注射。

（3）对 2 型肥胖型糖尿病患者(体重超过理想体重 10%)，经饮食和运动治疗尚未达标者，尤其是伴高脂血症、高三酰甘油血症、高密度脂蛋白水平低者可首选二甲双胍，用药 3 个月后体重可下降。。

（4）对 2 型非肥胖型糖尿病患者在有良好的胰岛 B 细胞储备功能、无胰岛素血症时可应用磺酰脲类降糖药。其中格列本脲在临床上应用广泛，作用快且强，其强度为甲苯磺丁脲的 500~1000 倍。格列齐特作用较强，为甲苯磺丁脲的 10 倍，且能防治微血管病变。格列喹酮吸收完全作用强，且能防治微血管病变，用于治疗单纯饮食尚不能控制的中老年糖尿病，血糖不稳定时可考虑与二甲双胍合用，使血糖波动性降低。

（5）如单纯的餐后血糖高，而空腹和餐前血糖不高，则首选 a – 葡萄糖苷酶抑制药；如餐

后血糖升高为主，伴餐前血糖轻度升高，应首选胰岛素增敏药；如空腹、餐前血糖高，不管是否有餐后血糖高，都应考虑用磺酰脲类、双胍类或胰岛素增敏药。对 2 型糖尿病患者在餐后出现高血糖者，或 1 型糖尿病患者在与胰岛素联合应用，以控制餐后血糖，可选 a - 糖苷酶抑制药阿卡波糖，对糖苷酶有高度亲和性，延缓肠内的双糖、低聚糖和多糖的释放，使餐后的血糖水平上升被延迟或减弱，拉平昼夜的血糖曲线。

（6）非磺酰脲类降糖药除诱发胰岛素分泌，降糖作用快，其快速释放又快速关闭，对餐时、餐后血糖有显著控制作用。

（7）对妊娠和哺乳期妇女、患有急性病症如心肌梗死、大手术、严重创伤、烧伤者，可短期改用胰岛素治疗。对初发糖尿病者、青年发病者、有酮症倾向、身体消瘦、空腹血糖 >11.1 mmol/L 者，应尽早给予胰岛素治疗。

（8）对确诊为冠状动脉疾病和 2 型糖尿病者，应接受羟甲戊二酰辅酶还原酶抑制药（他汀类）治疗；对所有 2 型糖尿病与其他心血管病高危因素（高血压、吸烟、左心肥厚、55 岁以上患者）者均应接受阿托伐他汀等他汀类药物治疗。

（9）对糖尿病合并肾病者可首选格列喹酮，其不影响肾功能，由肾脏排泄率不及 5%，适用于糖尿病合并轻、中度肾功能不全者。鉴于胰岛素增敏药可降低血清血管细胞黏附分子 1（VCAM - 1）的水平，改善异常类脂代谢，抑制总胆固醇的吸收，降低血脂水平和类脂蛋白的比例，减缓糖尿病伴血管病变、糖尿病肾病的发生率，提倡尽早合并应用胰岛素增敏药。

（10）对糖尿病合并高血压者可首选合并应用血管紧张素转换酶抑制药，其可改善胰岛素抵抗，对糖和脂肪代谢无不良影响，尚可促进糖与脂肪代谢，且抑制心肌肥厚的发生，保护肾脏功能，改善肾脏的血流动力学，进一步改善肾脏的盐分泌，减缓慢性肾脏疾病和肾脏损伤的发展。

（11）对于老年患者，因为对低血糖的耐受能力差，不宜选用长效、强力降糖药，而应选择服用方便、降糖效果温和的降糖药，如瑞格列奈（诺和龙）。对儿童来讲，1 型糖尿病用胰岛素治疗；2 型糖尿病目前仅有二甲双胍被批准用于儿童。

（编者　孙旭照）

第二节　抗糖尿病药的种类和特点

一、胰岛素制剂种类与其特点

胰岛素是一个分子量为 56000 的酸性蛋白质。按作用时间长短分为超短效、短效、中效、长效、超慢效等胰岛素。胰岛素的制剂种类与其特点：

1. 超短效　速效胰岛素，如门冬胰岛素或赖脯胰岛素：起效时间为 0.12 ~ 0.2 小时；作用达峰时间为 0.6 ~ 1.5 小时；维持时间为 2 ~ 5 小时（皮下）；给药时间在餐前 10 分钟。

2. 短效　普通胰岛素：起效时间 0.5 ~ 1 小时；作用达峰时间为 1.5 ~ 4 小时；维持时间为 3 ~ 6 小时（皮下、肌内）；给药时间在餐前 15 ~ 30 分钟。正规胰岛素：起效时间为 0.2 ~ 0.3 小时；作用达峰时间为 0.25 ~ 0.5 小时；维持时间为 0.5 ~ 1 小时（静注）；酮症昏迷，即刻给药。

3. 中效　低精蛋白锌胰岛素：起效时间为 1~2 小时；作用达峰时间 6~12 小时；维持时间为 12~18 小时（皮下）；给药时间在餐前 30~60 分钟。

4. 长效　精蛋白锌胰岛素：起效时间为 4~6 小时；作用达峰时间为 14~20 小时；维持时间为 24~36 小时（皮下）；给药时间在早餐前为 30~60 分钟，一日 1 次。

5. 超长效　甘精胰岛素：起效时间为 2~5 小时；作用达峰时间为 5~24 小时；维持时间为 18~24 小时（皮下）；给药时间在睡前 30~60 分钟，一日 1 次。

二、口服降糖药种类与其特点

目前批准使用的口服降糖药包括促胰岛素分泌药（磺酰脲类、非磺酰脲类药）和非促胰岛素分泌药（a - 葡萄糖苷酶抑制药、双胍类、噻唑烷二酮类、二肽基肽酶 - Ⅳ 抑制药）。这些药物降糖的机制各不相同，使用的方法和注意事项也不同。常用的口服降糖药的种类和剂量及主要不良反应。

（一）磺酰脲类促胰岛素分泌药

1. 格列本脲　每日剂量：5~10 mg（最大 15 mg/天），分服次数：1~2；主要不良反应：低血糖、消化道反应、过敏。

2. 格列齐特　每日剂量：80~240 mg（最大 320 mg/天），分服次数：1~3；主要不良反应：低血糖、消化道反应、过敏。

3. 格列喹酮　每日剂量：90~120 mg（最大 180 mg/天），分服次数：2~3；主要不良反应：低血糖、消化道反应、过敏。

4. 格列美脲　每日剂量：1~4 mg（最大 6 mg/天），分服次数：1；主要不良反应：低血糖、消化道反应、过敏、肝功能异常。

（二）非磺酰脲类促胰岛素分泌药

1. 瑞格列奈　每日剂量：1.5~12 mg，分服次数：3 次；主要不良反应：：消化道反应、过敏、肝功能异常、低血糖。

2. 那格列奈　每日剂量：180~360 mg，分服次数：3；主要不良反应：肝功能异常、低血糖、皮疹、瘙痒、腹痛。

（三）双胍类

二甲双胍：每日剂量：1000~1500 mg（最大 2000 mg/天），分服次数：2~3 次；主要不良反应：消化道反应、乳酸性酸中毒、体重减轻。

（四）a - 葡萄糖苷酶抑制药

1. 阿卡波糖　每日剂量：50~300 mg，分服次数：2~3 次；主要不良反应：腹胀、肠鸣音亢进、腹泻、皮肤反应。

2. 伏格列波糖　每日剂量：0.6 mg，分服次数：3 次；主要不良反应：腹胀、肠鸣音亢进、腹泻、皮肤反应。

（五）噻唑烷二酮类胰岛素增敏药

1. 罗格列酮　每日剂量：2~8 mg，分服次数：1~2 次；主要不良反应：肝功能异常、心力衰竭、头痛、上呼吸道感染、水肿。

2. 吡格列酮　每日剂量：15~45 mg，分服次数：1 次；主要不良反应：头痛、上呼吸道感染、肌痛、水肿。

（六）二肽基肽酶 - Ⅳ抑制药

1. 西他列汀　每日剂量：100～200 mg，分服次数：1 次；主要不良反应：肌痛、关节痛、高血压、头晕。

2. 维达列汀　每日剂量：25～100 mg，分服次数：1 次；主要不良反应：肌痛、关节痛、高血压、低血糖。

（编者　孙旭照）

第三节　抗糖尿病药的合理应用与药学监护

一、糖尿病的治疗原则

治疗糖尿病宜依据安全、有效、经济的原则，顾及费用效益比值。治疗理念宜积极，首要是保护和逆转胰岛 B 细胞功能，尽早地采用药物治疗，尽早地联合治疗，尽早地应用胰岛素治疗。其次，治疗要贴近人体的病理、生理规律，既改善 B 细胞功能受损，又要减少组织对胰岛素的抵抗（基础＋团队），两者须兼顾。提高胰岛素浓度与改善胰岛素抵抗同时并举，此外，减肥和降低血脂常有釜底抽薪之效。

二、糖尿病患者的"精细降糖"策略

采用"精细降糖"策略，一种或几种药的联合可使糖尿病患者得到更个体化的治疗。治疗策略能够发挥降糖药治疗的最大作用，避免药物盲目使用并减少不良反应。当糖尿病患者的血糖水平被控制在接近正常时，为避免低血糖的发生，需采取"精细降糖"的措施，包括指导患者采取更严格的饮食和运动计划更密切的血糖监测和对降糖药更加得心应手，在降糖药的选择上，作用方式越接近人体控制血糖生理模式的药物，越能帮助人们安全接近正常血糖的目标。

三、糖尿病患者的随访

在治疗糖尿病的随访中，一方面为了控制血糖并达标而在各点测定血糖并定期测定糖化血红蛋白，制定降糖药的治疗方案（单独或联合用药、剂量调整）；另一方面是为了尽早查出并发症或相关问题，包括体重、体重指数、血压、足背动脉搏动，血脂谱、眼底、肝肾功能，尿常规、尿蛋白、心电图等。

四、糖尿病药物治疗的注意事项

药物治疗中需注意各药的禁忌证和不良反应，尤其是降糖药可诱发低血糖和休克，严重者甚至致死，药师应提示患者注意，一旦出现低血糖，立即口服葡萄糖水和糖块、巧克力、甜点或静脉滴注葡萄糖注射液。此外，使用磺酰脲类药还需注意：①I 型糖尿病者不可单独使用磺酰脲类药。②急性严重感染、手术、创伤或糖尿病急性并发症及严重的肝、脑、心、肾、眼等并发症者一般均禁用磺酰脲类药。③老年人的用药剂量要密切监测血糖指标，酌情调整。儿童和妊娠妇女不推荐应用，肝、肾功能不全及对磺胺药过敏者禁用。④单用磺酰脲类药不能达标者,应寻找原因纠正或及时改为联合用药,必要时加用胰岛素。

五、注意保护肝肾功能

糖尿病合并肝病时,宜服用葡萄糖苷酶抑制药;对轻、中度肾功能不全者推荐应用格列喹酮,因其由肝胆排泄。

六、肥胖型与非肥胖型糖尿病患者治疗的首选药物

肥胖型糖尿病患者应首选二甲双胍、阿卡波糖;非肥胖型糖尿病患者应首选磺酰脲类药物。双胍类降糖药长期口服可使患者体重下降。近期临床研究证实,二甲双胍对肥胖或非肥胖者等效,阿卡波糖对饮食疗法不能控制的 2 型糖尿病显示出良效,且肥胖或非肥胖者均可使用。对胰岛素储备功能很差的非肥胖型糖尿病患者,当降糖药不能很好地控制血糖时,应及时使用胰岛素治疗。

七、选择适宜的服用时间

就餐和食物对口服降血糖药的吸收、生物利用度和药效都有不同程度的影响。因此,降糖药应注意在不同的时间服用。

1. 餐前 0.5 小时　适于餐前服用的药物有甲苯磺丁脲、格列本脲、格列吡嗪、格列喹酮、伏格列波糖;瑞格列奈、那格列奈起效快,在空腹或进食时服用吸收良好。餐后给药(尤其是脂肪餐)可影响其吸收,使血浆达峰时间和半衰期延迟,因而提倡餐前给药。国内报道,小剂量格列本脲在早餐前服用疗效好,血浆达峰浓度时间比餐中服用提前 1 小时;早餐前服 2.5 mg 比早餐同时服用 7.5 mg 更有效,其疗效也提高 80%。国外报道,瑞格列奈服后 15 min 起效,血浆半衰期短,三餐前给药使整个进餐期都有降糖作用。

2. 餐中　适于餐中口服的药物有二甲双胍、阿卡波糖、格列美脲。阿卡波糖应在就餐时随第 1~2 口饭吞服,可减少对胃肠道的刺激,减少不良反应,增加患者的依从性,并视个体的情况调整剂量。格列美脲在早餐或第一次就餐时服用。

3. 餐后 0.5~1 小时　食物对药物的吸收和代谢影响不大的药物可在餐后口服,如罗格列酮。对有胃肠道不适者二甲双胍可在餐后服用。

八、注射胰岛素时宜注意的事项

(1)注射宜注意其制剂种类、起效、维持时间与就餐时间,一般注射胰岛素后 15~30 min 就餐较为适宜,但不同情况下注射胰岛素的时间可调整。

(2)注射时血糖高,选择腹部注射,注射稍深些,适当延长注射和进餐的间隔;注射后要立即就餐,可选择腹部注射;注射后不能按时就餐,选择上臂或臀部,注射浅些;注射时血糖正常,可选择任何部位,正常进餐;注射时血糖偏低,可选择上臂或臀部,注射浅一点,注射后尽快进餐。腹部注射吸收最快,其次为前臂外侧,再次为股外侧、臀、双上臂外侧,均是注射适宜的部位。

(3)注射时宜变换注射部位,两次注射点要间隔 2 cm,以确保胰岛素稳定吸收,同时防止发生皮下脂肪营养不良。

(4)动物和人胰岛素在结构上有差异,动物胰岛素有一定的抗原性,对动物胰岛素过敏

者可应用人胰岛素。

（5）注意仅有可溶性胰岛素可静脉给药。

（6）未开启的胰岛素应冷藏保存，冷冻后的胰岛素不可再应用。

（7）使用中的胰岛素笔芯不宜冷藏，可与胰岛素笔一起使用或随身携带，在室温下最长可保存 4 周。

九、应用磺酰脲类降糖药宜注意的事项

（1）长期服用磺酰脲类降糖可促使胰岛功能进行性的减退。对餐后 2 小时血糖（PBG）为 8 ~ 9 mmol/L时的早期 2 型糖尿病患者有效，但当 PBG 高于 10 ~ 12 mmol/L 时，则对血糖不易控制。约有 10% 的患者在初始治疗时，血糖无法控制，称为磺酰脲类降糖药原发性失效，有些经数月后疗效减弱或消失则为继发性失效，发生率为 5% ~ 10%，追其原因是胰岛 B 细胞功能恶化或外周组织对胰岛素发生抵抗。对失效和所有治疗尚未达标者，宜尽早联合应用双胍类、噻唑烷二酮类胰岛素增敏药和胰岛素。

（2）对空腹血糖（FBG）较高者宜选用格列本脲和格列美脲；而 PBG 较高者可选用格列吡嗪、格列喹酮，属于短效制剂；格列吡嗪可增强第一时相胰岛素分泌；病程较长且 FBG 较高者可选用格列本脲、格列美脲、格列齐特，或上述药的控、缓释制剂。

（3）长期使用磺酰脲类降糖药可使体重增加。

（4）研究证实，亚洲糖尿病者胰岛素分泌缺陷较严重，而欧洲糖尿病者则胰岛素抵抗较明显。在我国的糖尿病者中，前者状况较为多见。因此，无论是否应用磺酰脲类降糖药，倘若糖尿病者本身就存在胰岛 B 细胞功能受损，则不能把责任全部归咎于磺酰脲类降糖药。

十、α-葡萄糖苷酶抑制药应用时宜注意的事项

（1）α-葡萄糖酶抑制药服后使未消化的碳水化合物停滞于肠道，由于肠道细菌的酵解，使气体产生增多，因此常致胀气（胃胀者约50%，腹胀者30%），其可通过缓慢增加剂量和控制饮食而减轻反应的程度，或多在继续用药中消失。

（2）与胰岛素或磺酰脲类药联合应用，可增加发生低血糖的危险。

（3）为最大限度地控制餐后血糖，餐前直接用少许液体吞服或就餐时与最初几口食物一起嚼服最适宜，并减少对胃肠道刺激，提高患者的用药依从性。

（4）对同时接受胰岛素或其他降糖药治疗者，如因减少胰岛素需求量而产生低血糖时，须服葡萄糖而非普通食糖来调节血糖。如血糖降低为低血糖时，宜适当减剂量。

十一、应用非磺酰脲类降糖药宜注意的事项

（1）与二甲双胍或 a-葡萄糖苷酶抑制药合用则有协同作用，但易出现低血糖，即服糖果或饮食葡萄糖水可缓解，或于合用时酌情减量。

（2）非磺酰脲类降糖药作用机制与磺酰脲类类似，对磺酰脲类药敏感性差或效果不佳者不推荐使用，另与磺酰脲类药不可联合应用。

（3）乙醇可加重或延迟低血糖症状，服用期间不宜酗酒。

十二、应用双胍类降糖药宜注意的事项

(1)服用二甲双胍通常需 2~3 周的治疗才达降糖疗效,如血糖已控制,可适当减少剂量。

(2)服药期间不要饮酒,乙醇可抑制肝糖异生,增加二甲双胍的降糖作用。

(3)西咪替丁可降低二甲双胍的肾脏排泄,增强二甲双胍的生物利用度,使血二甲双胍浓度升高,当两药同服时应减少二甲双胍剂量。与胰岛素合用时降糖作用加强,应注意调整剂量。

(4)联合应用胰岛素或强效降糖药治疗的患者,在开车外出前,要先测一下血糖,如果血糖正常再上路;如血糖低于正常值要吃一点食物;开长途车时,最好间隔 2 小时休息,监测血糖;行车中如出现头晕、眼花、出汗、饥饿、颤抖等低血糖症状时应立即停车。

十三、应用二肽基肽酶-4抑制药(DPP-Ⅳ)宜注意的事项

由于 2 型糖尿病者体内胰升糖素样肽-1(GLP-1)水平低于正常人,而用 DPP-Ⅳ 抑制药治疗可使 GLP-1 水平恢复正常,因此,能取得良好效果。无论 DPP-Ⅳ 抑制药单用或与二甲双胍联合使用,对血糖控制的效果均显著优于单独使用二甲双胍。DPP-Ⅳ 抑制药与二甲双胍合用的降糖效果显著强于格列美脲 + 二甲双胍,同时低血糖发生率少,不增加体重,保护胰岛 β 细胞且 DPP-Ⅳ 抑制药与二甲双胍合用的降低体重效果更为显著。

十四、规避合用升高血糖的药品

服用一些影响糖代谢的药物,可引起一过性的血糖升高,停药后血糖会很快恢复正常。所以,对糖尿病患者慎用,尽量规避。

1.肾上腺糖皮质激素　泼尼松、泼尼松龙、甲泼尼松、去炎松、氢化可的松、地塞米松可调节糖代谢,在中、长程应用时可出现多种代谢异常,包括高血糖。

2.甲状腺激素　左甲状腺素钠、碘塞罗宁钠可使胰岛素水平下降,糖尿病患者服用后宜适当增加胰岛素和口服降糖药剂量。

3.利尿药　可抑制胰岛素释放、使糖耐量降低,血糖升高或尿糖阳性,如呋塞米、依他尼酸、氢氯噻嗪

4.氟喹诺酮　加替沙星可致严重或致死性低血糖或高血糖、糖尿病、糖耐量异常、高血糖昏迷、低血糖昏迷等。发生低血糖一般出现在用药早期(3 天内),高血糖多在用药数日(3d)后。这些发生低血糖的患者大多为服用口服降糖药的老年糖尿病患者,而发生高血糖的患者也是老年人,但均不是糖尿病患者。

5.非甾体抗炎药　阿司匹林、吲哚美辛、阿西美辛等偶可引起高血糖。

6.抗精神病药　氯氮平、奥氮平、喹硫平、阿立哌唑、利培酮、齐拉西酮、氟丙嗪、三氟拉嗪等可引起葡萄糖调节功能异常,包括诱发糖尿病、加重原有糖尿病和导致糖尿病酮症酸中毒。

7.抗肿瘤药　曲妥珠单杭、利妥昔单抗可引起高血糖。

【同步综合练习】

单项选择题

1.下列对药物不良反应叙述正确的是(　　　)

A.危害多较严重　　　　　　　　　　B.多因剂量过大引起

C.属于一种与遗传有关的特异质反应　D.不可预知

E.与防治作用可相互转化

2.药物的吸收是指(　　　)

A.药物进入胃肠道　　　　　　　　　B.药物随血液分布到各组织器官

C.药物从给药部位进入到血液循环　　D.药物与作用部位结合

E.药物进入作用部位

3.最常用的给药途径是(　　　)

A.口服给药　　　　　　　　　　　　B.舌下给药

C.直肠给药　　　　　　　　　　　　D.肌内注射

E.皮下注射

4.药物排泄的主要途径(　　　)

A.肾脏排泄　　　　　　　　　　　　B.肠道排泄

C.肝脏排泄　　　　　　　　　　　　D.腺体排泄

E.呼吸道排泄

5.下列关于过敏反应的叙述错误的是(　　　)

A.严重时可引起过敏性休克　　　　　B.是一种病理性免疫反应

C.与剂量无关　　　　　　　　　　　D.不可预知

E.与用药时间有关

6.治疗过敏性休克可首选(　　　)

A.肾上腺素　　　　　　　　　　　　B.去甲肾上腺素

C.多巴胺　　　　　　　　　　　　　D.酚妥拉明

E.阿托品

7.老人由于各器官功能衰退,用药剂量应为成人的(　　　)

A.1/2　　　　　　　　　　　　　　 B.1/3

C.1/4　　　　　　　　　　　　　　 D.3/4

E.4/5

8.麻醉药品连续使用后易产生(　　　)

A.耐受性　　　　　　　　　　　　　B.成瘾性

C.兴奋性　　　　　　　　　　　　　D.抑制性

E.习惯性

9.缓解胃肠绞痛较好的药物是(　　　)

A.新斯的明　　　　　　　　　　　　B.毒扁豆碱

C.肾上腺素　　　　　　　　　　　　D.毛果芸香碱

E.阿托品

10.胆绞痛、肾绞痛最好使用( )

A.阿托品

B.东莨菪碱

C.哌替啶

D.阿托品 + 哌替啶

E.新斯的明

11.阿托品不会引起下列哪种反应( )

A.瞳孔扩大

B.视近物模糊

C.眼压降低

D.心率过快

E.平滑肌松弛

12.有机磷中毒的患者应该使用( )

A.阿托品

B.东莨菪碱

C.毛果芸香碱

D.阿托品 + 解磷定

E.阿托品 + 毛果芸香碱

13.下列不属于复方磺胺甲恶唑禁忌证的是( )

A.对磺胺甲恶唑过敏

B.心律失常者

C.严重肝肾功能损害患者

D.巨幼细胞性贫血患者

E.2 个月以下婴儿、早产儿

14.长期酗酒患者可选用的药物是( )

A.头孢哌酮

B.甲硝唑

C.头孢曲松

D.酮康唑

E.青霉素 G

15.肾上腺皮质激素分泌率最高出现在( )

A.夜间 4 时

B.早晨 6 时

C.上午 8 时

D.上午 10 时

E.夜间 12 时

16.孕妇需用解热镇痛药时可选用( )

A.对乙酰氨基酚

B.阿司匹林

C.吲哚美辛

D.泼尼松

E.哌替啶

17.以下对儿童可引起牙釉质发育不良和牙齿着色变黄的药物是( )

A.氯霉素

B.新生霉素

C.磺胺

D.四环素

E.安钠咖

18.儿童期用药最需要关注的情况是( )

A.静脉给药

B.局部用药

C.皮下注射

D.一般药物排泄

E.影响骨和牙齿发育的药物

19.下列哪种情况有抗菌药物联合用药的指征( )

A.慢支急性发作

B.病原菌尚未查明的严重细菌感染

C.急性肾盂肾炎

D.急性细菌性肺炎

E.急性化脓性扁桃体炎

20.解热镇痛药不良反应不包括(　　　)

A.胃肠道反应　　　　　　　　　　B.凝血障碍

C.过敏反应　　　　　　　　　　　D.心脏毒性

E.水杨酸反应

21.肾功能不良时需要减少剂量的药物是(　　　)

A.所有的药　　　　　　　　　　　B.主要从肾排泄的药物

C.主要在肝代谢的药物　　　　　　D.胃肠道很少吸收的药

E.口服药物

22.胰岛素不良反应不包括(　　　)

A.低血糖反应　　　　　　　　　　B.局部反应

C.过敏反应　　　　　　　　　　　D.胰岛素抵抗

E.胃肠道反应

23.阿司匹林用于防止血栓给药方法是(　　　)

A.小剂量短疗程　　　　　　　　　B.大剂量短疗程

C.小剂量长疗程　　　　　　　　　D.大剂量长疗程

E.一般剂量长疗程

24.硝酸甘油治疗心绞痛急性发作,最常用的给药方法是(　　　)

A.静滴　　　　　　　　　　　　　B.静注

C.肌注　　　　　　　　　　　　　D.舌下含服

E.口服

25.不利于铁剂吸收的因素是(　　　)

A.胃酸　　　　　　　　　　　　　B.维生素 C

C.高钙、高磷性食物　　　　　　　D.食物中的果糖

E.半胱氨酸

26.卡托普利与哪种药合用可降低降压效果(　　　)

A.排钾利尿药　　　　　　　　　　B.保钾利尿药

C.吲哚美辛　　　　　　　　　　　D.肾上腺皮质激素

E.多巴胺

27.有神经肌肉接头阻滞作用,不宜用于重症肌无力患者感染的药物为(　　　)

A.氨曲南　　　　　　　　　　　　B.头孢曲松

C.美罗培南　　　　　　　　　　　D.阿米卡星

E.阿莫西林

28.重症感染患者的初始抗菌治疗应采用(　　　)

A.口服给药　　　　　　　　　　　B.吸入给药

C.舌下含服　　　　　　　　　　　D.肌内注射

E.静脉注射

29.肠球菌感染首选(　　　)

A.青霉素　　　　　　　　　　　　B.阿莫西林

C.氨苄西林　　　　　　　　　　　D.苯唑西林

E.青霉素 V

30.头孢哌酮舒巴坦易发生的不良反应是(　　)

A.皮疹　　　　　　　　　　　　　B.神经毒性反应

C.戒酒硫样反应　　　　　　　　　D.肌病

E.肝脏损害

31.下列哪个药物不属于耐酶青霉素(　　)

A.甲氧西林　　　　　　　　　　　B.氯唑西林

C.苯唑西林　　　　　　　　　　　D.双氯西林

E.青霉素 V

32.绿脓杆菌引起的泌尿道感染应选用(　　)

A.青霉素　　　　　　　　　　　　B.哌拉西林

C.氯霉素　　　　　　　　　　　　D.头孢氨苄

E.头孢拉定

33.在骨组织中药物浓度高,用于金黄色葡萄球菌引起的骨髓炎应选用(　　)

A.克林霉素　　　　　　　　　　　B.链霉素

C.红霉素　　　　　　　　　　　　D.氯霉素

E.土霉素

34.应用头孢哌酮时应给患者补充(　　)

A.VitA　　　　　　　　　　　　　B.VitB

C.VitC　　　　　　　　　　　　　D.VitD

E.VitK

35.有神经肌肉接头阻滞作用,不宜用于重症肌无力患者感染的药物为(　　)

A.氨曲南　　　　　　　　　　　　B.头孢曲松

C.美罗培南　　　　　　　　　　　D.阿米卡星

E.青霉素

36.下面哪个细菌感染,不宜选用亚胺培南/西司他丁(泰能)治疗(　　)

A.下呼吸道感染　　　　　　　　　B.败血症

C.中枢神经系统感染　　　　　　　D.尿路感染

E.腹腔感染

37.淋病宜选用(　　)

A.庆大霉素　　　　　　　　　　　B.链霉素

C.阿米卡星　　　　　　　　　　　D.大观霉素

E.新霉素

38.与抗菌药物临床应用原则不符的是(　　)

A.尽量避免局部应用抗菌药物

B.严重感染联合应用抗菌药物

C.发热原因不明不轻易采用抗菌药物

D.普通感冒、麻疹、病毒感染、昏迷、休克应用抗菌药物

E. 轻症感染可口服给药

39. 妊娠期患者应避免使用(　　)

A. 庆大霉素　　　　　　　　B. 青霉素

C. 阿莫西林　　　　　　　　D. 头孢克洛

E. 头孢哌酮

40. 通常可以一日给药一次的是(　　)

A. 青霉素　　　　　　　　　B. 克林霉素

C. 红霉素　　　　　　　　　D. 头孢羟氨苄

E. 左氧氟沙星

41. 氨基糖苷类对以下哪种细菌抗菌活性差(　　)

A. 大肠埃希菌　　　　　　　B. 肺炎链球菌

C. 铜绿假单胞菌　　　　　　D. 肺炎克雷伯菌

E. 结核分枝杆菌

42. 可首选用于军团菌病的药物是(　　)

A. 克林霉素　　　　　　　　B. 红霉素

C. 氯霉素　　　　　　　　　D. 青霉素

E. 庆大霉素

43. 下列哪种药物可用于治疗 MRSA 引起的严重感染(　　)

A. 亚胺培南/西司他丁　　　　B. 氨曲南

C. 头孢哌酮舒巴坦钠　　　　D. 万古霉素

E. 头孢唑啉

44. 喹诺酮类不能用于(　　)

A. 大肠埃希菌感染　　　　　B. 铜绿假单胞菌感染

C. 肺炎链球菌感染　　　　　D. MRSA 感染

E. 伤寒沙门菌感染

45. 既有肾毒性又有耳毒性的是(　　)

A. 头孢美唑　　　　　　　　B. 阿米卡星

C. 甲硝唑　　　　　　　　　D. 克林霉素

E. 青霉素

46. 18 岁以下儿童不能使用的抗生素是(　　)

A. 头孢呋辛酯胶囊　　　　　B. 甲硝唑

C. 环酯红霉素　　　　　　　D. 左氧氟沙星

E. 阿莫西林

47. 立克次体病应选用(　　)

A. 青霉素　　　　　　　　　B. 头孢唑林

C. 头孢呋辛　　　　　　　　D. 头孢曲松

E. 四环素

48. 下列哪种药物常用于预防手术后切口感染(　　)

A. 头孢替安　　　　　　　　B. 头孢噻肟

495

C. 头孢哌酮   D. 头孢唑林

E. 头孢拉定

49. 有关第三代头孢的特点，叙述错误的是（　　）

A. 对肾脏基本无毒性   B. 对各种 β - 内酰胺酶高度稳定

C. 对 G - 菌的作用比一、二代强   D. 对 G + 菌的作用比一、二代强

E. 对铜绿假单胞菌的作用很强

50. 耐药金葡菌感染应选用（　　）

A. 青霉素 G   B. 羧苄西林

C. 氨苄西林   D. 苯唑西林

E. 阿莫西林

51. 可用于幽门螺杆菌感染的大环内酯类药物是（　　）

A. 克拉霉素   B. 红霉素

C. 阿奇霉素   D. 罗红霉素

E. 麦迪霉素

52. 感染患者行细菌学检查的最佳时机应是（　　）

A. 应用抗菌药物之后   B. 长期应用抗菌药物治疗效果不佳时

C. 应用抗菌药物之前   D. 任何时候

E. 以上都不对

53. 以下哪条不是联合用药的明确指征（　　）

A. 病因未明的严重感染   B. 单一抗菌药物不能控制的严重感染

C. 预防感染   D. 免疫缺陷伴严重感染

E. 结核病

54. 属于三代头孢的是（　　）

A. 头孢氨苄   B. 头孢呋辛

C. 头孢哌酮   D. 头孢唑林

E. 头孢克洛

55. 溃疡性结肠炎宜选用（　　）

A. 磺胺甲噁唑   B. 磺胺嘧啶

C. 磺胺醋酰钠   D. 柳氮磺吡啶

E. 磺胺米隆

56. 可能造成结晶尿损伤肾脏的是（　　）

A. 青霉素   B. 红霉素

C. 氯霉素   D. 氧氟沙星

E. 复方磺胺甲噁唑

57. 不属于一线抗结核药的是（　　）

A. 异烟肼   B. 利福平

C. 对氨水杨酸   D. 乙胺丁醇

E. 吡嗪酰胺

58. 常对深部致命性真菌感染有肯定疗效的药物是（　　）

A. 两性霉素 B   B. 氟康唑

C. 酮康唑   D. 咪康唑

E. 益康唑

59. 用于治疗头癣的首选药物(   )

A. 酮康唑   B. 灰黄霉素

C. 两性霉素 B   D. 氟康唑

E. 克霉唑

60. 成人伤寒沙门菌感染时首选(   )

A. 部分合成青霉素   B. 三代头孢

C. 氨基糖苷类   D. 氟喹诺酮

E. 大环内酯类

61. 以下二氢吡啶类钙通道阻滞药中,儿童高血压患者不宜应用的是(   )

A. 硝苯地平   B. 氨氯地平

C. 非洛地平   D. 尼群地平

E. 拉西地平

62. 非杓型高血压患者合理给药时间是(   )

A. 睡前给药   B. 清晨给药

C. 早晚给药   D. 一日三餐后给药

E. 清晨给药,下午补服短效类药物

63. 男性,72 岁。高血压病 3 年,血压 165/95 mmHg,伴 2 型糖尿病。首选降压药物是
(   )

A. 利尿药   B. β 受体拮抗药

C. ACEI 类   D. 硝苯地平

E. 利血平

64. 血管紧张素转换酶抑制药是(   )

A. 硝普钠   B. 卡托普利

C. 肼苯哒嗪   D. 哌唑嗪

E. 尼群地平

65. 高血压合并消化性溃疡者不宜用(   )

A. 甲基多巴   B. 利血平

C. 硝苯地平   D. 酚妥拉明

E. 依那普利

66. 中枢性降压药是(   )

A. 甲基多巴   B. 利血平

C. 硝苯地平   D. 可乐定

E. 依那普利

67. 高血压合并心力衰竭不宜用以下哪种药(   )

A. 普萘洛尔   B. 哌唑嗪

C. 氢氯噻嗪   D. 卡托普利

E. 依那普利

68. 利尿降压药是(　　)

A. 厄贝沙坦　　　　　　　　　B. 氨氯地平

C. 氢氯噻嗪　　　　　　　　　D. 美托洛尔

E. 依那普利

69. 钙通道阻滞药是(　　)

A. 厄贝沙坦　　　　　　　　　B. 氨氯地平

C. 氢氯噻嗪　　　　　　　　　D. 美托洛尔

E. 依那普利

70. β受体拮抗药是(　　)

A. 厄贝沙坦　　　　　　　　　B. 氨氯地平

C. 氢氯噻嗪　　　　　　　　　D. 美托洛尔

E. 依那普利

71. 血管紧张素Ⅱ受体拮抗药是(　　)

A. 厄贝沙坦　　　　　　　　　B. 氨氯地平

C. 氢氯噻嗪　　　　　　　　　D. 美托洛尔

E. 依那普利

72. 抗高血压中使用 ACEI 引起干咳可(　　)

A. 联用他汀类　　　　　　　　B. 给予硫酸亚铁

C. 慎用甲基多巴　　　　　　　D. 停用 ACEI 或者减量

E. 用麻黄碱

73. 准许为 2 型糖尿病儿童患者选用的口服降糖药物是(　　)

A. 罗格列酮　　　　　　　　　B. 格列喹酮

C. 格列本脲　　　　　　　　　D. 二甲双胍

E. 瑞格列奈

74. 使用中的胰岛素笔芯不宜冷藏,在室温下最长能够保存(　　)

A. 1 周　　　　　　　　　　　B. 2 周

C. 3 周　　　　　　　　　　　D. 4 周

E. 6 周

75. 下列口服降糖药中,最适宜 PBG 高者选用的口服降糖药是(　　)

A. 格列美脲　　　　　　　　　B. 格列本脲

C. 格列齐特　　　　　　　　　D. 格列吡嗪

E. 甲苯磺丁脲

76. 糖尿病急性并发症为(　　)

A. 周围神经病变　　　　　　　B. 糖尿病肾病

C. 肾动脉硬化　　　　　　　　D. 糖尿病酮症酸中毒

E. 糖尿病足病

77. 糖尿病微血管病变表现为(　　)

A. 糖尿病视网膜病变　　　　　B. 肢体动脉硬化

C.肾动脉狭窄　　　　　　　　　　　D.出血性脑血管病

E.糖尿病足病

78.老年糖尿病患者不建议使用(　　　)

A.a-葡萄糖苷酶抑制药　　　　　　　B 长效磺脲类

C.噻唑烷二酮类　　　　　　　　　　D.双胍类

E.二肽基肽酶-4 抑制药

79.易发生乳酸性酸中毒的口服降糖药是(　　　)

A.二甲双胍　　　　　　　　　　　　B.阿卡波糖

C.罗格列酮　　　　　　　　　　　　D.维格列汀

E.利拉鲁肽

80.餐后 0.5～1 小时给药的是(　　　)

A.胰岛素　　　　　　　　　　　　　B.阿卡波糖

C.瑞格列奈　　　　　　　　　　　　D.二甲双胍

E.氯磺丙脲

81.就餐时随第一、二口食物给药的是(　　　)

A.胰岛素　　　　　　　　　　　　　B.阿卡波糖

C.瑞格列奈　　　　　　　　　　　　D.二甲双胍

E.氯磺丙脲

82.适用轻中度肾功能不全,由肝胆排泄的是(　　　)

A.格列喹酮　　　　　　　　　　　　B.格列本脲

C.甲苯磺丁脲　　　　　　　　　　　D.格列本嗪控释片

E.格列齐特缓释片

83.2 型肥胖型糖尿病首选(　　　)

A.二甲双胍　　　　　　　　　　　　B.阿卡波糖

C.比格列酮　　　　　　　　　　　　D.格列喹酮

E.胰岛素

84.单纯餐后血糖高,而空腹和餐前血糖不高的 2 型糖尿病患者首选(　　　)

A.二甲双胍　　　　　　　　　　　　B.阿卡波糖

C.比格列酮　　　　　　　　　　　　D.格列喹酮

E.胰岛素

85.餐后血糖升高为主,伴餐前血糖轻度升高的 2 型糖尿病患者首选(　　　)

A.二甲双胍　　　　　　　　　　　　B.阿卡波糖

C.比格列酮　　　　　　　　　　　　D.格列喹酮

E.胰岛素

86.磺酰脲类促胰岛素分泌药是(　　　)

A.二甲双胍　　　　　　　　　　　　B.阿卡波糖

C.比格列酮　　　　　　　　　　　　D.格列吡嗪

E.胰岛素

【参考答案】

1. E　2. C　3. A　4. A　5. E　6. A　7. D　8. B　9. E　10. D　11. C　12. D　13. B　14. E

15. C　16. A　17. D　18. E　19. B　20. D　21. B　22. E　23. C　24. D　25. C　26. C　27. D

28. E　29. C　30. C　31. E　32. B　33. A　34. E　35. D　36. C　37. D　38. D　39. A　40. E

41. B　42. B　43. D　44. D　45. B　46. D　47. D　48. D　49. D　50. D　51. A　52. C　53. C

54. C　55. D　56. E　57. C　58. A　59. B　60. D　61. B　62. A　63. C　64. B　65. B　66. D

67. A　68. C　69. B　70. D　71. A　72. B　73. D　74. D　75. D　76. D　77. A　78. B　79. A

80. D　81. B　82. A　83. A　84. B　85. C　86. D

（编者　孙旭照）

第四章

急诊与急救

第一单元　急、危、重症

第一节　休克

一、初步判断

（一）休克病因

1.失血与失液性休克　失血性休克主要指急性大量失血引起的休克，一般15分钟内失血超过总量20%即可引起。失液性休克是指严重呕吐、腹泻、大量利尿、严重烧伤、高温中暑、过量使用退热剂等导致大量体液丢失，引起血容量锐减所致的休克。

2.创伤性休克　由严重创伤(多发性骨折、挤压伤、大面积烧伤、大手术)引起的失血或合并剧痛引起的休克。此类休克在战争时期多见，也可见于各种交通事故、建筑施工事故、自然灾害及打架斗殴伤等。

3.感染性休克　由病原微生物如细菌、真菌病毒、立克次体及其毒素等产物引起休克。

4.心源性休克　包括：①心肌损害：如急性大面积心肌梗死、扩张型心肌病、急性心肌炎等导致的心肌收缩力严重损害。②严重心律失常：如心室颤动/扑动、快速心房颤动/扑动、室性心动过速/室上性心动过速、二度Ⅱ型以上的房室传导阻滞、病态窦房结综合征等。③机械性梗阻：如二尖瓣反流、室间隔缺损、室壁瘤、主动脉瓣狭窄、肥厚梗阻型心肌病、心脏黏液瘤、急性心脏压塞等。

5.过敏性休克　特异性过敏原(药物、血制品、异种动物蛋白、某些植物)等作用于过敏体质者，在短时间产生的以急性循环衰竭为主、多脏器受累的速发型全身性变态反应。常伴有喉头水肿和支气管痉挛、肺水肿、急性腹痛等。

6.烧伤性休克 大面积烧伤伴有大量血浆丢失，有效循环血量减少而引起的休克。而疼痛和继发感染也会导致和加重休克。

7.神经源性休克 因外伤、剧痛、突然意外惊恐、脑脊髓损伤、麻醉意外等损伤或药物阻滞交感神经导致血管扩张，周围血管阻力降低，有效血容量不足。

8.内分泌性休克 在原有某些内分泌疾病的基础上，某些诱因存在可诱发休克，如糖尿病酮症酸中等。

9.溶血性休克 临床常见于输血时，分血型不合导致的血管内溶血和血液成分改变导致的血管外溶血两种。

10.放射性休克 人体受到放射线损伤后导致的休克。常见于核爆炸、核泄漏事故等。

（二）临床表现

头晕、乏力、神情淡漠或烦躁不安、低血压、心动过速、呼吸急促、脉细弱、皮肤湿冷、苍白或发绀、尿量减少、昏迷等。晚期常表现为弥散性血管内凝血（顽固性低血压，难以纠正的代谢性酸中毒和全身广泛性的皮肤、黏膜、内脏、腔道的出血）和器官功能衰竭（心、脑、肾、呼吸、消化、血液、循环、代谢等）。

（三）诊断

①有诱发休克的病因；②可有意识异常；③脉搏细数脉搏数＞100 次/分或不能触及；④四肢湿冷，胸骨部位皮肤指压实验阳性（指压后再充盈时间＞2 秒），皮肤花纹，黏膜苍白或发绀，尿量＜30 mL/h 或尿闭；⑤收缩压＜80 mmHg；⑥脉压＜20 mmHg；⑦原有高血压者，收缩压较原水平下降30％以上。

凡符合以上①，以及②、③、④中的两项，和⑤、⑥、⑦中的一项者，可诊断为休克。

（四）鉴别诊断

需与生理性低血压和直立性低血压鉴别。

二、现场急救

（一）基础治疗

保持安静：平卧，头部、躯干抬高 20°～30°，双下肢抬高 15°～20°，意识丧失者头侧位，抬起下颌，以防舌根后坠；通畅气道并给氧；低体温者注意保温，高体温者物理降温，必要时使用小剂量退热药；剧烈疼痛者，使用镇痛剂，必要时可用吗啡或哌替啶，注意药物可引起呼吸抑制；及时开通两条以上的静脉通道，补液必要时做深静脉切开或置管；安置导尿管，观察尿液颜色与计尿量；常规心电、血压、呼吸、血氧监测。

（二）病因治疗

尽快去除休克的原始动因，如止血、镇痛、抗感染、抗过敏等治疗原疾病。尽可能使患者在 24 小时内脱离危险。

（三）对症治疗

1.液体复苏原则 "先快后慢，先晶体后胶体，按需补液"。

在心排血量、中心静脉压、尿量及临床观察之下决定，同时兼顾患者的心肾功能，有条件者动态监测中心静脉压（CVP）与肺毛细血管楔压（PAWP）。输血与输液的比例可用血细胞比容参考，使之保持在 35％～40％。

（1）液体的选择包括：等张晶体液如葡萄糖、0.9%氯化钠注射液、乳酸林格液、平衡盐溶液；胶体液如成分血液、血清白蛋白（可降低血钙，引发过敏，加重血清蛋白含量正常的ARDS患者肺的间质水肿的不良反应）、右旋糖酐（24小时内一般不超过1000 mL，有出血倾向及肾功能不全者慎用，目前已经少用）、羟乙基淀粉等。

（2）扩容的目标：动脉血压接近正常低水平，脉压 >30 mmHg，心率80～100次/分；尿量 >30 mL/h；中心静脉压上升到6～10 cmH_2O；微循环好转（胸骨部位皮肤指压时间 <2秒）。

2. 纠正酸中毒 纠正酸中毒需在补足血容量的基础上进行，根据血气分析及二氧化碳结合力补碱，使血浆二氧化碳结合力维持在18～20 mmol/L。不宜一次完全纠正pH，主张宁酸勿碱。

3. 血管活性药物

（1）收缩血管药：

①去甲肾上腺素：初始剂量 $0.05\mu g/(kg \cdot min)$，可增至 $1\ \mu g/(kg \cdot min)$。常用于血容量补足后，中心静脉压12～18 cmH_2O，而平均动脉压仍低于60 mmHg者。神经源性休克、过敏性休克、心源性休克以及感染性休克均可使用。

②肾上腺素：临床上常用于心搏骤停与过敏性休克的抢救。可气管内给药或皮下注射，紧急情况下可以稀释后缓慢静脉或骨髓腔内注射，或以 $2\sim30\ \mu g/(kg \cdot min)$ 速度缓慢静脉滴注。

③间羟胺：常用剂量为 $10\sim100\ \mu g$ 加入250～300 mL注射液体中静脉滴注，根据病情调整给药的浓度及速度。

④多巴胺：般用 $1\sim8\mu g/(kg \cdot min)$ 的多巴胺，且联用 α_1 受体阻断药如酚妥拉明或乌拉地尔。

⑤多巴酚丁胺：常用于急性心肌梗死伴有泵衰竭的心源性休克患者。静脉剂量常用2.5～$10\ \mu g/(kg \cdot min)$，联用 $2.5\sim5\mu g/(kg \cdot min)$ 的低剂量多巴胺效果更好。

（2）扩张血管药：用于低排高阻型休克（肢体冷、凉、冰，皮肤白、瘀），或应用缩血管药物后血管高度痉挛者，或休克晚期体内儿茶酚胺浓度升高者，但低血容量、高排低阻型休克（肢体暖、热，皮肤红、淤）、血容量未补充的患者不宜使用。

①硝酸酯类：硝普钠，静脉用剂量为 $0.5\sim10\ \mu g/(kg \cdot min)$，要避光、新鲜配制溶液。连续应用超过72小时应该停药而换成其他类药物，以防止血氰氢酸盐浓度过高而中毒。硝酸甘油，常用剂量一般为10～20 mg，稀释后按 $5\sim100\ \mu g/(kg \cdot min)$ 的速度静滴。不建议用于心源性休克。

②酚妥拉明：剂量般为每次10～20 mg，儿童0.1～0.2 mg/kg，稀释后按 $20\sim80\ \mu g/(kg \cdot min)$ 速度静滴，也可先以小剂量静注，再静滴维持。

③莨菪类：多用于感染性休克及伴有肺水肿的患者。山莨菪碱或东莨菪碱20～30 mg加入250～500 mL的液体中静脉滴注；或山莨菪碱成人每次10～20 mg，儿童每次0.3～2 mg/kg，静脉注射或滴注，10～30分钟重复一次，直到微循环改善；阿托品成人每次0.3～0.5 mg，儿童每次0.03～0.05 mg/kg。禁忌证：高热，烦躁不安，血容量不足，青光眼和前列腺肥大等。

（3）正性肌力药物：常用毛花苷丙0.2～0.4 mg稀释后静注。但对急性心肌梗死引起的心源性休克，通常认为其强心作用不如拟交感类药物容易控制，且在急性心肌梗死的早期，易诱发心律失常，一般在24小时后才使用，不宜常规应用，使用时应每次0.2 mg给药，一天

2 次。其他的有多巴酚丁胺、米力农等。

（4）糖皮质激素：用药原则为早期、大剂量、短疗程使用。对于过敏性休克的患者，伴有呼吸困难者立即肾上腺素 0.5~1 mg 皮下注射或者静脉注射，必要时重复使用，直到支气管痉挛缓解、血压上升；常规使用地塞米松 10~30 mg/d，或甲泼尼龙 40~80 mg/d，静脉滴注；连用 2~3 天后根据病情停药；常规使用其他抗过敏的药物如异丙嗪 25 mg 肌内注射或者苯海拉明 20 mg 肌内注射。对于脓毒性休克合并有多个器官功能损害的患者目前主张使用氢化可的松 200~300 mg/d 或甲泼尼龙 40~80 mg/d，静脉滴注，连用 5~7 天后停药。用糖皮质激素时要加用胃黏膜保护药，H_2 受体拮抗药如法莫替丁、质子泵抑制药如奥美拉唑等以防止其胃出血，还要注意其对血糖、血压的影响。

（四）支持治疗

能进食者，可给予富含蛋白质、碳水化合物、维生素的易于消化吸收的食物，少量多餐。无法进食者可予肠外营养。肠内营养首选，因其符合生理，保护肠黏膜屏障功能，防止成减少肠内毒素与细菌移位，减少并发症和提高治愈率，价格也较便宜。对容易造成休克的疾病，须加强监测，采取有效措施防止休克的发生。

三、转诊注意事项

患者一旦诊断休克，应尽快转诊到上一级医院。转运之前及途中予以吸氧、快速补液扩容、纠正酸中毒、维持血压等对症治疗，保持呼吸道通畅、防止呕吐物窒息，尽量稳定患者生命体征。

【同步综合练习】

单项选择题

1. 休克患者的体位一般采用（　　）

A. 平卧位　　　　　　　　　　　B. 侧卧位

C. 俯卧位　　　　　　　　　　　D. 上身抬高 20°~30°，下肢抬高 15°~20°

E. 头低足高位

2. 改善微循环最好采用（　　）

A. 应用血管收缩药　　　　　　　B. 应用强心药

C. 扩容和应用血管扩张药　　　　D. 纠正酸中毒

E. 应用激素

3. 应用血管扩张剂的目的不包括下列哪项（　　）

A. 解除小血管痉挛　　　　　　　B. 疏通微循环

C. 增加组织灌流量　　　　　　　D. 关闭动静脉短路

E. 减少回心血量

4. 休克时反映生命气管血液灌流最简单可靠的指标是（　　）

A. 神志　　　　　　　　　　　　B. 肢体温度

C. 血压　　　　　　　　　　　　D. 脉率

E. 尿量

5. 引起休克的原因很多，但都有一个共同点（　　）

A.血压下降   B.脉压缩小

C.有效循环血量锐减   D.中心静脉压下降

E.四肢湿冷

6.关于休克的一般紧急治疗，下列哪项不正确(　　)

A.创伤制动、大出血止血、保证呼吸通畅

B.及早建立静脉通道

C.采取平卧位

D.吸氧

E.注意保暖

【参考答案】

1.D　2.C　3.E　4.E　5.C　6.C

(编者　施云珂)

第二节　自发性气胸

一、初步判断

自发性气胸是指因肺部疾病使肺组织和脏层胸膜破裂，或靠近肺表面的肺大泡、细小气肿泡破裂，使肺和支气管内空气逸入胸膜腔。根据脏层、壁层胸膜破口的情况及其发生后对胸腔内压力的影响，将气胸分为闭合性(单纯性)气胸、张力性(高压性)气胸及开放性气胸。

(一)临床表现

1.原发病的表现　肺部基础病变如肺结核、慢性阻塞性肺疾病、肺癌、肺脓肿、弥漫性肺间质纤维化及肺大泡均可发生自发性气胸。

2.诱因　常因抬举重物等用力动作，或用力咳嗽、喷嚏、屏气、用力大便、高喊、大笑、剧烈运动等诱发，在睡眠中发生者偶见。

3.症状　突然一侧胸痛、气急、憋气，可有刺激性咳嗽、少痰。小量闭合性气胸可有气急，但数小时后逐渐平稳，若积气量较大或原有广泛肺部疾患，患者常不能平卧；张力性气胸患者表情紧张、胸闷、甚至心律失常，常挣扎坐起，烦躁不安，有发绀、冷汗，甚至昏迷；开放性气胸患者常在伤后迅速出现严重呼吸困难，心悸、血压下降甚至休克，可见创口，并可听到空气随呼吸进出的"嘶嘶"声。

4.体征　少量气胸时体征不明显；气胸量大时，气管向健侧移位，患侧胸廓膨隆、呼吸运动减弱、叩诊呈鼓音、呼吸音和语颤减弱或消失、心浊音界减少或消失、肝浊音界下移。

5.胸部X线表现　典型X线为肺向肺门萎陷，呈圆球形阴影，气胸线以外无肺纹理。局限性气胸需转动体位透视检查方能发现。

(二)诊断

(1)通常根据气胸的临床表现即可作出初步诊断，确诊需胸部X线检查。

(2)无法行X线检查又高度怀疑气胸时，可在患侧胸腔积气体征最明确处试穿，抽气测压，若为正压且能抽出气体则说明气胸存在。

（3）局限性气胸与肺大泡难以鉴别时，考虑送上级医院行胸部 CT 检查。

（三）鉴别诊断

1. 支气管哮喘和慢性阻塞性肺气肿　如有明确诱因和呼吸困难突然加重伴胸痛，应考虑并发气胸，X 线检查有助于诊断。

2. 急性心肌梗死　常有急性胸痛、胸闷，甚至呼吸困难休克等临床表现，常有高血压、动脉粥样硬化、冠心病史。体征、心电图和心肌酶学测定有助于诊断。

3. 急性肺栓塞　突然胸痛、呼吸困难和发绀等，常伴有咯血、低热，有下肢或盆腔静脉血栓形成、骨折、心房纤颤、瘫痪、长期卧床、慢性阻塞性肺疾病、慢性充血性心力衰竭等病史，体检和 X 线检查、心电图、超声心动图、D－二聚体测定、胸部增强 CT 等有助于鉴别。

4. 肺大泡　胸部 CT 检查有助于鉴别。

5. 其他　如胸膜炎和肺癌等，应做胸部 X 线检查鉴别。

二、现场急救

（一）治疗原则

排除胸腔气体，闭合漏口，促进患肺复张，消除病因及减少复发。

1. 保守治疗　如肺压缩 <15%，无呼吸困难，临床稳定可密切观察，12 ~ 48 小时复查胸片，如气胸无明显加重，则绝大部分胸腔内气体可自行吸收；胸膜对于气体的吸收能力约每日吸收 1.25%。吸氧可提高吸收率 3 ~ 4 倍。

2. 胸腔穿刺抽气　肺压缩 >15%，可行胸腔穿刺抽气。胸刺点常选在患侧胸部锁骨中线第 2 肋间的中间点，而局限性气胸应根据 X 线胸片定位选择最佳穿刺点。每次抽气不宜超过 1000 mL。

3. 胸腔闭式引流　最常用的治疗方法，适合于反复气胸、交通性气胸、张力性气胸和部分心肺功能差而症状较重的闭合性气胸者。插管部位通常在患侧胸部锁骨中线第 2 肋间或腋前线第 4 或第 5 肋间。水封瓶的玻璃管置于水面下 1 ~ 2 cm。如单纯负压排气无效或慢性气胸，可予持续负压引流，负压维持在 8 ~ 12 cmH$_2$O，宜连续使用吸引器，若再无气泡冒出，考虑肺已完全复张，可夹住引流管，停负压吸引，观察 2 ~ 3 天，胸片证实气胸未再复发，则可拔管。如负压吸引 12 小时肺仍不复张，应寻找原因。

（二）预防

治疗后 3 个月内应保持大便通畅，避免剧烈的运动、搬提重物、用力咳嗽、搭乘飞机等易引起气胸复发的因素。

三、转诊注意事项

（1）经社区积极治疗，效果不佳，气胸未消除。

（2）气胸原因需专科治疗，如手术治疗肺大泡等。

（3）吸氧下转诊。

【同步综合练习】

单项选择题

1. 张力性气胸，患者呼吸困难，最重要的治疗措施为（　　　）

A.吸氧　　　　　　　　　　B.呼吸机辅助

C.立即安放闭式引流管　　　D.开胸手术

E.胸腔穿刺抽气

2.男性，30岁，左侧胸痛10天，伴胸闷、气短、发热5天，活动后明显，胸部X线发现右侧胸腔积液，诊断为结核性胸膜炎。于右侧胸腔抽取液体约600 mL，患者出现胸闷、憋气、干咳。胸部X线证实为气胸，肺压缩50%，最佳处理方案是(　　　)

A.胸腔穿刺排气　　　　　　B.高浓度吸氧

C.行胸腔闭式引流术　　　　D.暂不抽液，利尿治疗

E.卧床休息

3.开放性气胸的紧急处理原则是(　　　)

A.立即清创胸壁伤口缝合　　B.立即作胸腔穿刺抽气

C.用无菌纱布覆盖包扎伤口　D.立即行气管内插管辅助呼吸

E.立即作胸腔闭式引流

4.男性，28岁，左胸外伤，胸痛，气促，痰中带血，R 36次/分，P 110次/分，BP110/80 mmHg，躁动，气管明显右移，左胸前壁有3 cm×3 cm大小反常呼吸区，可触及广泛的皮下气肿，左胸叩诊过清音，左胸呼吸音弱，首要的处理为(　　　)

A.立即插管　　　　　　　　B.应用镇静、镇痛药物

C.压迫法控制左前胸的反常呼吸　D.左胸放置闭式引流

E.心包穿刺

5.支气管哮喘患者，25岁，男性，突然剧烈胸痛，呼吸困难，发绀，首先应考虑(　　　)

A.心力衰竭　　　　　　　　B.肺梗死

C.自发性气胸　　　　　　　D.肺大泡

E.急性心肌梗死

【参考答案】

1.E　2.C　3.C　4.D　5.C

（编者　施云珂）

第三节　气道异物

鼻腔异物

一、初步判断

1.异物进入鼻腔史或鼻腔外伤史　鼻腔异物有内源性和外源性两大类：内源性异物如死骨、凝血块、鼻石等，外源性异物有植物性，动物性和非生物性等。其中水蛭、花生、豆类、纽扣、玻璃珠、玩具、小石块等外源性异物多见，常因儿童在玩耍时把异物放入鼻腔引起。

2.临床表现　因异物性质大小、形状所在部位刺激性强弱和滞留时间的长短而表现不同的症状，一般可出现鼻出血、脓涕、头痛、神经痛、视力障碍等表现。儿童鼻腔异物多表现为

单侧鼻阻塞、流粘脓涕，鼻出血或涕中带血以及呼气有臭味等。如为活的动物性异物常有虫爬感。

3.鼻腔检查　鼻腔内可见异物。

4.辅助检查　对透光性差的异物，可借助 X 线检查，必要时行 CT 检查定位。

二、现场急救

根据异物大小、形状、部位和性质的不同，采用不同的异物取出方法。

1.儿童鼻腔异物　可用头端是钩状或环状的器械，从前鼻孔轻轻进入，绕至异物后方再向前钩出。切勿用镊子夹取，尤其是圆滑的异物，可因夹取滑脱，将其推向后鼻孔或鼻咽部，甚至误吸入喉腔或气管内。

2.动物性异物　须先用 1% 丁卡因麻醉鼻腔黏膜，再用鼻钳取出。

3.无症状的细小金属异物　若不在危险部位，可定期观察，不必急于取出。

异物取出后，用 1% 链霉素滴鼻剂或呋喃西林麻黄碱滴鼻液滴鼻，以消炎防腐，便于引流，改善鼻腔通气。

三、转诊指征

(1)没有良好的照明设备及专用工具，或医护人员没有取鼻腔异物的经验。

(2)异物较大嵌顿、鼻腔后部异物估计取出时有可能落入咽部，有误入喉腔或气管的危险。

(3)鼻腔异物需手术取出者。

咽部异物

一、初步判断

1.发生以下情况　①进食匆忙，注意力不集中，误将鱼刺、鸡骨等咽下所致；②儿童喜将玩物含入口中，哭闹、嬉笑或跌倒时，异物易坠入咽部；③酗酒、昏迷患者发生误咽（如假牙脱落）；④手术者粗心将止血棉球遗留在扁桃体窝中而形成咽部异物。

2.临床表现　异物常位于扁桃体窝内、舌根、会厌谷、梨状窝等处。主要症状为异物刺痛感、吞咽困难。鱼刺等尖细异物刺破咽黏膜可见少量血液（血性唾液），若穿透黏膜，埋葬于咽后壁，引起继发感染。鸡骨等较大异物可致呼吸困难。

二、现场急救

鱼刺等异物位于口咽部时，直接用镊子或止血钳取出。若位于喉咽部时，可在直接或间接喉镜下用咽异物钳取出。鱼刺、鸡骨等异物卡在咽部时，严禁喝醋或用力吞咽馒头、饭团、韭菜等食物，应请专科医生处理，否则会给自己带来更大的痛苦和严重的后果。异物位置较深时可试行海姆立克急救法（操作方法见本节气管、支气管异物部分）。

三、转诊

咽部异物较深，所使用方法无法取出者，应迅速转往有条件的医院请专科医生取出。

喉异物

一、初步判断

1. 喉异物吸入史　喉异物种类繁多，常见的尖锐异物包括果核、鱼骨、瓜子等，较大异物包括果冻、花生米等。多发生在5岁以下的幼儿。

2. 临床表现　异物进入喉腔，立即引起剧烈咳嗽，伴有呼吸困难、发绀等症状。较大异物嵌在声门或声门下可在数分钟内引起窒息死亡。不完全堵塞的喉异物，剧烈咳嗽后伴有不同程度的呼吸困难、喉喘鸣等。

3. 喉镜检查　可发现喉部异物，声门下异物常呈前后位，与食管内异物呈冠状位不同。

4. 辅助检查　喉前后位和侧位X线摄片或喉部CT扫描可见异物。

二、现场急救

(1)喉异物伴呼吸困难又没有必要的抢救设备时，可试行海姆立克急救法(操作方法见本节气管、支气管异物部分)。

(2)间接喉镜下异物取出术适用于声门上区异物，成人或较大儿童能配合者。

(3)直接喉镜下异物取出术适用于儿童及成人的各类异物。

(4)纤维喉镜下异物取出术适用于小的喉异物。

(5)异物较大、气道阻塞严重有呼吸困难的病例，估计难以迅速在直接喉镜下取出时，可先行气管切开术。

三、转诊指征

(1)喉刺激症状明显，引发呼吸困难、发绀等现象。

(2)尖锐异物刺伤出现发热、吞咽或呼吸困难等症状。

(3)医护人员不具备异物取出术的经验。

气管、支气管异物

气管、支气管异物是较常见的急重症，易发生于5岁以下儿童、老年人、脑卒中及吞咽功能低下患者等。当异物完全阻塞呼吸通道导致严重窒息时，人体只能耐受4~6 min，若未采取及时正确的救治，将会给人体造成非常严重的危害，患者甚至会因窒息而死亡。

一、初步判断

1. 多有典型的异物吸入史　气管、支气管异物有内源性及外源性两类。前者为呼吸道内的假膜、干痂、血凝块等；后者为外界物质误入气管、支气管所致，通常所指的气管、支气管异物属外源性异物，常见的为瓜子仁、花生米、各种豆类、小的玩具、食物、呕吐物等异物。

2. 临床表现　先出现剧烈呛咳、面色青紫，随后出现阵发性咳嗽。气管异物在咳嗽或呼气末期闻及声门拍击声，听诊器可听到撞击声。支气管异物并发肺气肿、肺不张时患侧呼吸音减弱或消失，并发吸入性肺炎时，可有咳嗽、咳黄痰、发热、呼吸困难、心悸、胸闷等，查体可闻及肺部干、湿性啰音、心率加快等。

3.X线检查　金属等不透光的异物，胸片或胸透可以确定异物位置、大小和形状。可透光的异物可通过间接征象进行推断，如纵隔摆动、肺气肿、肺不张、肺部感染等。

二、现场急救

（一）海姆立克急救法

1.原理　实施上腹部冲击，迫使其上腹部下陷，造成膈肌突然上升，或者直接进行胸部冲击，均可使患者的肺内压力骤然增加，肺和气管内的气体在压力作用下冲向气管，将异物排出，恢复气道通畅。

2.操作方法

（1）立位腹部冲击法：针对清醒的普通成人和年龄较大儿童，在施救者体型较患者体型大的情况下，常采用立位腹部冲击法进行施救。

施救者站在被救者身后，以前腿弓，后腿登的姿势站稳，并让患者身体略前倾，头部稍低，张开口（图2-4-1）。然后将双臂分别从患者两腋下前伸并环抱患者。一手握拳，另一手从前方握住握拳一侧手的手腕，使拳头虎口贴在患者胸部下方、肚脐上方的上腹部中央，形成"合围"之势，然后突然用力收紧双臂，拳头向患者上腹部内上方猛烈施压，迫使其上腹部下陷。这样由于腹部下陷，腹腔内容上移，迫使膈肌上升而挤压肺及支气管，这样每次冲击可以为气道提供一定的气量，从而将异物从气管内冲出。施压完毕后立即放松手臂，然后再重复操作，直到异物被排出。

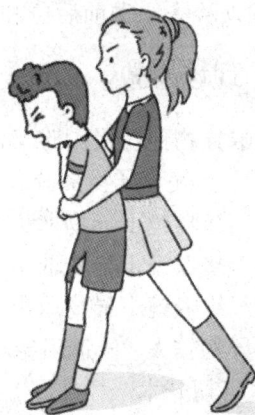

图2-4-1　立位腹部冲击法

（2）胸部冲击法：针对意识清醒的肥胖患者或者妊娠晚期患者，且在施救者体型较被救者体型大的情况下，常采用立位胸部冲击法进行施救。

施救者站在患者背后，双臂环绕在患者腋窝下，双手扣于胸部，手法及姿势同立位腹部冲击法，但作用点为患者胸部（患者乳头连线中点处）（图2-4-2）。

（3）背部拍击联合胸部冲击法：针对1岁以下的婴儿，常采用背部拍击联合胸部冲击法进行施救。

（4）第一步：背部拍击。先将婴儿面朝下放置在手臂上，手臂贴着前胸，大拇指和其余四指分别卡在下颌骨位置，另一只手在婴儿背上肩胛骨中间拍5~6次（图2-4-

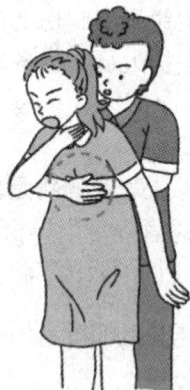

图2-4-2　胸部冲击法

3），然后观察异物有没有被吐出。第二步：胸部冲击。如果第一步操作后异物没有排出，应立刻将婴儿翻过来，头低足高位，面对面放置在大腿上，一手固定在婴儿头颈位置，一手伸出食指中指，快速压迫婴儿胸骨中间位置（图2-4-4），重复5~6次之后将孩子翻过来查看，如异物仍未排出，再次进行背部拍击。可重复交替进行背部拍击和胸部冲击操作，直至异物排出。

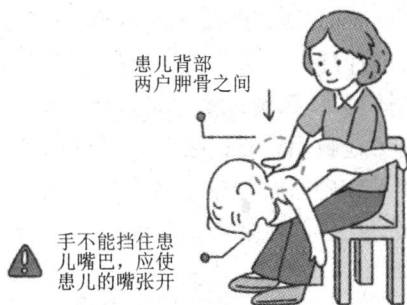

图 2 - 4 - 3 针对婴儿的背部拍击法

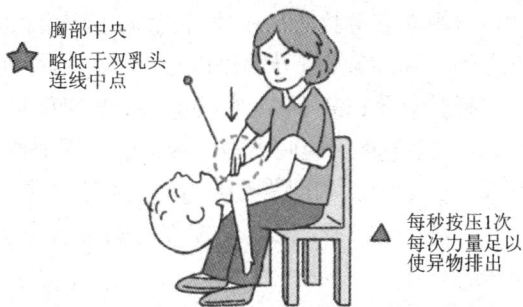

图 2 - 4 - 4 针对婴儿的胸部冲击法

（5）卧位腹部冲击法：在施救者体型较患者体型小或是患者已经昏迷的情况下，可采用卧位腹部冲击法。将患者体位调整为仰卧位，使其头偏向一侧，清除其口腔中的异物；施救者骑跨于患者髋部之上，双手掌心向下，掌根重叠放在患者肚脐与剑突之间，双手合力迅速向下、向前冲击患者腹部5~6次；检查口腔有无异物被冲出，如有异物即可取出，如没有，可重复以上操作，直至异物排出（图2-4-5）。

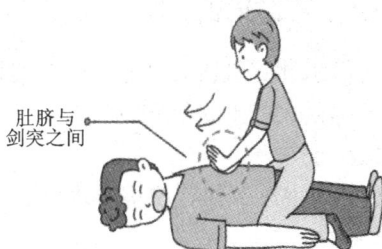

图 2 - 4 - 5 卧位腹部冲击法

（6）自救方法：当我们发生气道异物梗阻，周围又没有可以求救的对象时，如何"自救"也很重要。一定不要惊慌失措，保持冷静，判断自己气道梗阻的程度，如果已完全不能呼吸和发声。趁着意识清楚一定要争分夺秒，立即进行自救。

自救方法一：找到椅背、栏杆、桌边或者宽一点的窗台等，将上腹抵压在上述坚硬处，连续弯腰挤压、冲击上腹部，直至异物排出（图2-4-6）。

自救方法二：假如现场没有这些可以抵压腹部的硬处，也可以用自己的拳头，就像对别人进行施救一样，先弯腰、低头、张口，双手交叠握拳，在脐上两横指处，用力、连续冲击上腹部，直到异物排出（图2-4-7）。

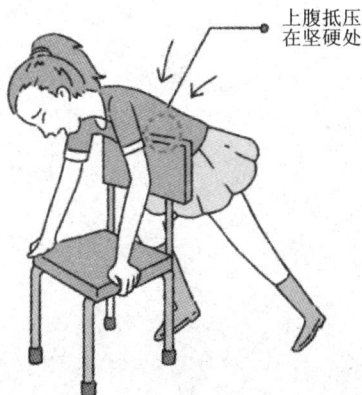

图 2 - 4 - 6 自救方法一

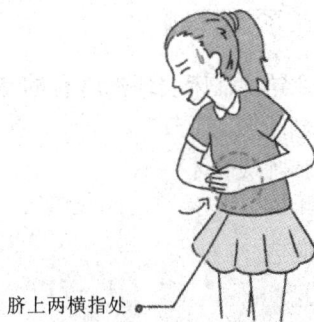

图 2 - 4 - 7 自救方法二

3. 并发症和注意事项

海姆立克急救法是一项可以应用于解除气道异物梗阻的有效方法，只要正确实施，50% 以上的气管、支气管异物可以被排出。但在施救过程中也可能伴随一些并发症，如食管、胃、十二指肠穿孔；胃撕裂；空场破裂；膈肌破裂；肋骨骨折；创伤性胰腺炎；腹主动脉瘤；脾破裂；肝破裂；视网膜脱离等。因而，在用海姆立克急救法成功施救后，要积极动态观察患者情况，必要时送往医院观察，以便及时发现可能的损伤。如果在施救过程中患者突然失去意识，出现心跳骤停，应立刻按照心肺复苏的常规步骤为患者实施心肺复苏，直到医务人员到来。

（二）心肺复苏术

参见第四章，第一单元，第四节心脏骤停，现场急救部分的内容。

三、转诊指征

（1）患儿呼吸困难严重，而内镜设备和技术条件有限者，应迅速转诊。

（2）巨大或形状特殊的异物，估计较难通过声门裂取出，需做气管切开或开胸手术取出的患者。

（3）3 岁以下伴有严重喉水肿、气管支气管肺炎的患儿，应尽快转诊。

【同步综合练习】

一、病案分析题

患者，女，3 岁。极度呼吸困难 12 分钟急诊。12 分钟前边进食果冻边玩耍嬉笑，突然出现呛咳及极度呼吸困难。检查：患儿意识不清，全身发绀，呼吸微弱，脉搏细弱，脉律不齐。

请问：

1. 该患儿初步诊断何病？

2. 应如何紧急处理？

二、简答题

简述预防 5 岁以下儿童发生气道异物阻塞的措施。

三、单项选择题

1. 气管异物临床表现不应有的是（　　　）

A. 剧烈呛咳、憋气

B. 两肺呼吸音不一致

C. 拍击音

D. 哮鸣音

E. 窒息

2. 关于食管异物，错误的是（　　　）

A. 食管异物的发生与饮食习惯、食管疾病等因素有关，与年龄、性别无关

B. 多为进食匆忙、注意力不集中误吞所致

C. 食管异物多停留于食管入口处

D. 食管狭窄等可因食管阻留形成异物

E. 食管异物停留于第二狭窄处可造成致命性大出血

3. 治疗外耳道异物不正确的是(　　　)

A. 年幼患儿宜在短暂全麻下取出异物，以免因术中不合作造成损伤或将异物推向深处

B. 如异物较大，且于外耳道深部嵌顿较紧，需于全麻或局麻下取出异物

C. 异物位置未超过外耳道峡部，未嵌顿于外耳道者，可用耵聍钩直接取出

D. 活的昆虫类异物，不必将其麻醉或杀死，可直接用镊子取出

E. 被水泡胀的豆类异物，先用95%乙醇滴耳，使其脱水收缩后取出

4. 患者出现剧烈呛咳和吸气性呼吸困难，并伴有声音嘶哑、喉痛、吸气性喉喘鸣及发绀等，可考虑下列何种异物(　　　)

A. 鼻腔异物　　　　　　　　　　　　B. 咽部异物

C. 喉部异物　　　　　　　　　　　　D. 气管异物

E. 食管异物

5. 患者，女，15 岁，吃鱼时突感吞咽痛，急诊行食管吞钡棉照片发现 T4 水平有挂棉征，最可能的诊断是(　　　)

A. 食管异物　　　　　　　　　　　　B. 食管癌

C. 气管异物　　　　　　　　　　　　D. 食管狭窄

E. 食管穿孔

6. 患儿，女，6 岁，因持续鼻塞、流涕半年，误认为鼻炎多方治疗无效。来我科检查，见左侧鼻腔有大量脓涕，吸除脓涕后发现鼻腔有一黑褐色物嵌顿，钩取出一塑料模块。该患者应诊断为(　　　)

A. 咽异物　　　　　　　　　　　　　B. 喉异物

C. 鼻腔异物　　　　　　　　　　　　D. 急性鼻窦炎

E. 慢性鼻窦炎

【参考答案】

一、病例分析题：略

二、简答题：

不给幼儿玩纽扣、钱币、玻璃球等较小的玩具；幼儿不宜使用整粒的豆子、瓜子、花生米、蚕豆等食物，更不能带壳给孩子玩；吃果冻不能整块吞入口内，分成小块再吃；孩子吃东西时不要和他说话，更不要惹他哭，逗他笑，以免食物误吸；尽量不要采取捏鼻子灌药的方法，容易将药水吸入气道。

三、选择题

1. B　2. A　3. D　4. C　5. A　6. C

(编者　施云珂　梁世翠)

第四节 心脏骤停

一、初步诊断

心脏骤停的及时识别十分重要。心脏骤停绝大多数发生于器质性心脏病患者,包括冠心病(心肌梗死)、肥厚型心肌病、扩张型心肌病、急性重症心肌炎、严重心脏瓣膜病,遗传性心律失常(Brugada 综合征、长 QT 综合征等)等。患者表现为突发意识丧失,大动脉搏动消失,血压测不出、心音消失。呼吸断续,呈叹息样,随后停止。皮肤苍白、发绀,瞳孔散大,可出现二便失禁。

1. 意识的判断

使患者平卧,用双手拍打患者双肩,同时在患者双耳附近呼唤患者,以判断是否有反应。

2. 呼吸的判断

如果患者没有呼吸动作或仅有濒死样喘息,则符合猝死的表现。

3. 大动脉搏动

单手食指和中指放在颈动脉搏动位置判断是否有动脉搏动。

上述三项判断总用时不超过 10 秒钟。

二、现场急救

现场及时并且高质量的心肺复苏是抢救成功的关键。基本生命支持的顺序为胸外按压—打开气道—人工呼吸,如果存在心室颤动或无脉性室性心动过速,应尽早进行电除颤。

(一)胸外按压

1. 体位 患者去枕平卧,取其两乳头连线的中点或胸骨下段1/2,一只手掌根紧贴胸骨,另一只手重叠放置在这只手的手背上,手指不能触碰患者胸壁。以髋关节为支点,肩—肘—手掌连线与患者胸壁垂直,按压时肘关节保持固定伸直状态。

2. 按压速率 100~120 次/分,按压幅度为 5~6 cm。按压与人工呼吸比例为 30∶2。

3. 操作要点 垂直向下按压;下压和放松时间相等;放松时保证胸廓充分回弹,手掌不可离开患者胸壁;最大限度避免中断胸外按压;每 2 分钟更换胸外按压操作者。

(二)打开气道

1. 仰头举颏法 一手置于患者额部加压使其头后仰,另一手同时抬举患者下颌,尽量使其下颌角与耳根连线与地面垂直,开放气道。

2. 推举下颌法 双手放置于患者头部两侧,肘部支撑在患者仰卧的平面上,四指上提患者下颌角,拇指向前推下颌。

3. 注意事项 对怀疑有头、颈部创伤的患者用推举下颌法更安全;开放气道后及时清除口腔及气道异物。

(三)人工呼吸

开放气道后立即进行 2 次人工呼吸。

1. 口对口人工呼吸 操作者用置于前额的拇指和示指捏住患者鼻孔,正常吸气后用口唇把患者口唇全部包住，匀速向患者口中吹气，每次吹气应持续1秒钟，确保有明显的胸廓起伏。患者被动呼气时，开放鼻道。禁用于开放性结核、艾滋病活动期患者。

2.口对鼻人工呼吸 操作者用置于下颌的手指使患者口部闭合，正常吸气后，用口唇把患者鼻孔全部包住，匀速向患者口中吹气，每次吹气应持续1秒钟，确保有明显的胸廓起伏。患者被动呼气时，开放口部。禁用于开放性结核、艾滋病活动期患者。

3.球囊面罩辅助呼吸 面罩完全覆盖患者口鼻，单人操作时操作者用一手拇指和示指固定，另外三指抬举下颌，另一只手挤压气囊。双人操作球囊面罩辅助通气时，一人双手拇指和示指固定面罩，双手另外三指抬举下颌。另一人单手挤压气囊进行通气。

注意事项：胸外按压与人工呼吸比例为30:2，避免过度通气。

（四）电除颤

如果存在心室颤动/无脉室性心动过速，应尽早进行电除颤。患者充分暴露前胸，将两个电极板均匀涂抹导电糊。打开除颤仪，选择"非同步"状态。单相除颤仪选择除颤能量为360J，如果为双相除颤仪则选择200J。充电完成后，将电极板置于心底（胸骨右缘第2、3肋间）以及心尖外侧腋中线水平，确保电流贯穿心脏。保证操作者自己身体远离病床和患者身体，并通知其他救护人员远离。将电极板紧压患者皮肤，双手同时按下放电按钮。

注意事项：单次除颤后立即开始心肺复苏术，5个循环的心肺复苏术（2分钟）后再判断心律是否需要再次电除颤。

（五）药物治疗

1.肾上腺素 1次电除颤后仍为心室颤动/无脉室性心动过速，予1 mg静脉推注，每3~5分钟可重复给药。

2.胺碘酮 2次电除颤后仍为心室颤动，可予胺碘酮首剂300 mg加入0.9%氯化钠注射液20~30 mL快速静脉推注，3~5分钟后可重复给予150 mg加入0.9%氯化钠注射液20~30 mL快速静脉推注，维持量为1 mg/(kg·min)。

（六）电机械分离

表现为心电图或心电监护上可见心电活动，但大动脉未触及搏动、未闻及心音。常见病包括：心脏压塞、张力性气胸、心脏破裂、严重低氧血症、严重酸中毒、严重低血容量、严重低体温、肺栓塞等。应针对病因采取相应措施。

三、转诊指征及注意事项

所有心脏骤停的患者均需立即就地进行心肺复苏术。待患者恢复自主循环，病情较稳定后均需向上级医院转诊。转诊期间注意开放静脉、开放气道、心电监护，配备必要的急救药品和急救人员，随时密切观察患者生命体征的变化。

【同步综合练习】

单项选择题

1.心脏骤停最主要的病因是（ ）

A.心肌病　　　　　　　　　B.急性心肌炎

C.主动脉瓣狭窄　　　　　　D.冠心病及其并发症

E.溺水

2. 患者，男性，52 岁。因四肢乏力 12 小时，加重伴呼吸困难 2 小时入院。血液检测：血钾浓度为 2.11 mmol/L，CO_2CP20.3 mmol/L。出现呼吸、心脏骤停。可能的病因是(　　)

A. 药物中毒　　　　　　　　　　B. 低钾血症

C. 冠心病　　　　　　　　　　　D. 贫血

E. 窒息

3. 患者，男性，47 岁。突然神志丧失，呼吸不规则，即刻进行心肺复苏，判断心脏按压是否有效的主要方法是(　　)

A. 测血压　　　　　　　　　　　B. 呼喊患者看其是否清醒

C. 触及桡动脉搏动　　　　　　　D. 触及颈动脉搏动

E. 胸部起伏

4. 患者，男性，59 岁。患冠心病 20 年，某日突然神志丧失，呼吸不规则，即刻进行心肺复苏，心脏按压时下压胸骨的深度是(　　)

A. 1 ~ 3 cm　　　　　　　　　　B. 4 ~ 5 cm

C. 5 ~ 6 cm　　　　　　　　　　D. 6 ~ 7 cm

E. 7 ~ 8 cm

5. 心跳、呼吸骤停时心电图表现可为(　　)

A. 心房扑动　　　　　　　　　　B. 二度房室传导阻滞

C. 房性心动过速　　　　　　　　D. 病理性 Q 波

E. 心室纤颤

6. 心肺复苏时，判断及评价呼吸的时间不得超过(　　)

A. 5 秒　　　　　　　　　　　　B. 6 秒

C. 8 秒　　　　　　　　　　　　D. 10 秒

E. 15 秒

7. 为成年人进行人工呼吸的吹气量为(　　)

A. 100 ~ 200 mL　　　　　　　　B. 300 ~ 400 mL

C. 500 ~ 600 mL　　　　　　　　D. 700 ~ 1100 mL

E. 1200 ~ 1300 mL

8. 患者，男性，59 岁。患冠心病 20 年，某日突然神志丧失，呼吸不规则，即刻进行心肺复苏，心脏按压的频率是(　　)

A. 60 次/分　　　　　　　　　　B. 70 次/分

C. 80 次/分　　　　　　　　　　D. 90 次/分

E. 100 次/分

9. 患者，女性，70 岁。护士巡视时发现其突然意识丧失伴抽搐，呼吸断续，瞳孔散大，在对其进行心肺复苏时，胸外按压与人工呼吸的比例应为(　　)

A. 15 : 1　　　　　　　　　　　B. 15 : 2

C. 30 : 1　　　　　　　　　　　D. 30 : 2

E. 30 : 4

【参考答案】

1. D　2. B　3. D　4. B　5. E　6. D　7. D　8. E　9. D

（编者　施云珂）

第五节　急性心肌梗死

一、初步判断

对于中老年人无诱因的突发骨后或心前区疼痛，胸闷或窒息感，持续时间长，含服硝酸甘油不能缓解者，常伴有烦躁不安、出汗、恐惧或濒死感，应首先考虑心肌梗死可能；部分患者疼痛位于上腹部可能误诊为胃穿孔、急性胰腺炎等急腹症；少数患者表现颈部、下颌、咽部及牙齿疼痛，易误诊。对怀疑本病者应立即检查心电图及血清心肌坏死标志物。

急性心肌使死的诊断：①无诱因长时间的缺血性胸痛、含硝酸甘油不能缓解；②心电图2个以上相邻导联出现 ST 段单相曲线性抬高/多个导联出现明显缺血性 ST 段下移及 T 波倒置/新出现的完全性左束支传导阻滞；③血清心肌坏死标志物升高超过正常3倍以上并有动态改变。符合上述3条中2条即可诊断。

急性心肌梗死应与主动脉夹层、急性肺栓塞、气胸、急性心包炎引起的急性胸痛进行鉴别。

1. **主动脉夹层**　大多数患者突发胸背部刀割或撕裂样疼痛，患者因剧痛而呈休克貌，焦虑不安、大汗淋漓、面色苍白、心率加速，但血压常不低甚至增高。两上肢血压或上、下肢血压有明显差别；颈部血管或主动脉瓣区出现杂音；超声心动图可能看到升主动脉增宽、主动脉出现夹层；心电图缺乏心肌梗死的特异性变化。

2. **急性肺栓塞**　有慢性血栓栓塞症的危险因素；患者突然发生不明原因的虚脱、面色苍白、出冷汗、呼吸困难、胸痛、发绀、咳嗽、咯血等，并有脑缺氧症状如极度焦虑不安、倦怠、恶心、抽搐和昏迷。心电图出现右束支传导阻滞、电轴右偏、顺钟向转位；CT 肺动脉造影（CTPA）可确诊。

3. **急性心包炎**　多见于青壮年，急性或亚急性发病，先有呼吸道感染症状，持久性或间歇性胸痛，吸气与咳嗽可使疼痛加重，伴有发热、气短、心包摩擦音；超声心动图提示心包积液。

4. **气胸**　在持重物、深吸气、剧烈咳嗽后突然发病，一侧胸痛、呼吸困难、干咳；病侧肺部叩诊呈鼓音、呼吸音减低或消失；胸部 X 线检查示患侧肺压缩可见胸线。

二、现场急救

（1）卧床、建立静脉通道、维持血压、持续心电监护。

（2）镇静。静脉注射吗啡2~4 mg，必要时10~15分钟可重复，剂量可增加至2~8 mg，注意观察患者的呼吸变化。

（3）硝酸盐制剂。可口含硝酸甘油，有条件者静脉持续滴注；收缩压<90 mmHg 或心率<50 次/分者禁用。

（4）抗血小板。无禁忌证应立即给予 300 mg 肠溶阿司匹林和 300 mg 氯吡格雷咀嚼，同时给予低分子肝素钙或低分子肝素钠 1 支腹部皮下注射。

（5）随时做好心肺复苏术准备。

（6）立即联系专业救护人员转上级医院。

三、转诊指征及注意事项

对于急性 ST 段抬高型心肌梗死，及时再灌注治疗是挽救濒死心肌、改善预后最重要的治疗措施。应立即联系专业救护人员，吸氧下尽快将患者转送至有条件的医院，力争发病 6 小时内得到血管再通手术治疗或溶栓治疗。

急性非 ST 段抬高型心肌梗死，其治疗原则与不稳定型心绞痛相同，也应立即转上级医院进一步治疗。

【同步综合练习】

单项选择题

1.患者急性心肌梗死，需转诊治疗，下列处理措施不正确的是（　　　）

A.给予 300 mg 肠溶阿司匹林和 300 mg 氯吡格雷咀嚼

B.低分子肝素钠 1 支腹部皮下注射

C.心电监护

D.静脉注射吗啡 2～4 mg

E.西地兰静脉缓慢推注

2.以下不符合急性心肌梗死诊断的是（　　　）

A.无诱因长时间的缺血性胸痛、含硝酸甘油不能缓解

B.心电图 2 个以上相邻导联出现 ST 段单相曲线性抬高

C.多个导联出现明显缺血性 ST 段下移及 T 波倒置

D.硝酸甘油舌卜含服多能缓解

E.常伴有血压下降、恶心、呕吐、心力衰竭

【参考答案】

1.E　2.D

（编者　晏飞）

第六节　高血压急症

一、初步判断

高血压急症是指原发性或继发性高血压患者在某些诱因作用下，血压突然和显著升高（一般超过 180/120 mmHg），同时伴有进行性心、脑、肾等重要靶器官功能不全的表现。应注意血压水平的高低与急性靶器官损害的程度并非成正比。一部分高血压急症并不伴有特别高的血压值，但对靶器官功能影响重大，也应视为高血压急症。高血压亚急症是指血压显著

升高但不伴急性靶器官损害。患者可以有血压明显升高造成的症状，如头痛、胸闷、鼻出血、烦躁不安等。区别高血压急症与高血压亚急症的唯一标准，并非血压升高的程度，而是有无新近发生的急性进行性的靶器官损害。

二、现场急救

(一)高血压急症

1.监测血压和生命体征 去除或纠正引起血压升高的诱因及病因；酌情使用有效的镇静药以消除恐惧心理；尽快静脉应用合适的降压药控制血压，以阻止靶器官进一步损害，对受损的靶器官给予相应的处理。

2.控制血压 首选使用静脉降压药物，方法见表2-4-1。注意降压速度和程度：最初数分钟至1小时内血压控制目标为平均动脉压降低幅度不超过治疗前水平的25%，在2~6小时内逐步降至安全水平，一般为160/100 mmHg左右；如果可以耐受该血压且病情稳定，在此后的24~48小时内，降压至正常水平；主动脉夹层患者，如能耐受，收缩压应降至100~110 mmHg。

表2-4-1 高血压急症/亚急症的内科治疗静脉用药

治疗手段	剂量及用法	注意事项
硝普钠	初始剂量：$0.25~\mu g/(kg \cdot min)$；常用剂量：$3~\mu g/(kg \cdot min)$；最大量：$10~\mu g/(kg \cdot min)$	需避光使用，建立静脉通道后再给药；药物滴注超过6小时应该重新配制液体；使用极量10分钟无效则应停止使用；连续使用不宜超过24小时，长期使用可出现硫氰酸盐的毒性；不良反应为心动过速，恶心、呕吐、肌颤
硝酸甘油	静脉滴注：$5~100~\mu g/min$，根据血压调节注射速度	患者可有搏动性头痛，心悸
乌拉地尔(压宁定)	初始静脉注射10~50 mg，继以6~24 mg/h静脉滴注，根据血压调节速度	
酚妥拉明	2.5~5 mg静脉推注，继以0.5~1 mg/min静脉滴注，依据血压调整速度	
卡托普利	125 mg舌下含服，必要时30分钟后可重复一次	
硝苯地平	10 mg舌下含服(慎用或不用)现已主张不用	

注：在无微量输液泵的情况下，硝普钠具体用法是：硝普钠每支50 mg；溶入500 mL0.9%氯化钠注射液中，浓度为50 mg/500 mL=100 μg/1 mL；初始剂量：0.25 mL(kg·mim)；常用剂量：0.03mL/(kg·min)；极量0.1 mL(kg·min)。

控制血压的同时，根据靶器官的受损情况给予相应的处理；如急性左心衰竭者可适当使用强心、利尿药；心绞痛者可使用硝酸酯类药物。心率快无急性左心衰竭者可用β受体拮抗药。

（二）高血压亚急症

24～48 小时之内将血压缓慢降至 160/100 mHg 左右；后逐渐降至目标水平。许多高血压亚急症患者可通过口服降压药控制。

三、转诊指征及注意事项

（1）高血压急症患者在紧急处理的同时，要尽快联系转诊。

（2）等待转诊时应注意监测患者生命体征；做好各项急救措施。

（3）对于高血压急症患者，即使血压控制后也仍建议到上级医院进一步判断靶器官损害程度，并给予相应的治疗。

【同步综合练习】

单项选择题

1. 高血压急症患者应紧急降压至安全水平，即（   ）mmHg。

A. 160/100   B. 180～200/120～130

C. 120～130/80～90   D. 140～150/90～100

E. 100～110/70～80

2. 高血压急症除特殊情况外，第 1 h 内使平均动脉血压迅速下降但不超过（   ）

A. 15%   B. 25%

C. 35%   D. 45%

E. 55%

【参考答案】

1. A   2. B

（编者　晏飞）

第七节　糖尿病酮症酸中毒

一、初步判断

1. 诱因　糖尿病患者，常见有感染、胰岛素治疗中断或不适当减量、饮食不当、创伤、手术及妊娠分娩，有时也可无明显诱因。

2. 临床表现　早期酸中毒代偿阶段，患者可表现多尿、烦渴、多饮、腹痛；在酸中毒失代偿期则出现食欲减退、恶心、呕吐；常伴头痛、嗜睡、烦躁、呼吸深快，呼气中有烂苹果味（酮症酸中毒表现）；病情更恶化，会严重失水现象，尿量减少、皮肤黏膜干燥、眼球下陷，脉搏细数，血压下降，四肢厥冷；到晚期，各种反射迟钝甚至消失，终至昏迷。

3. 实验室检查　尿酮体强阳性，血清酮体阳性，血糖明显升高达 16.7～33.3 mmol/L，二氧化碳结合力下降，血 pH < 7.2。

二、现场急救

治疗原则为尽快补液以恢复血容量、纠正失水状态，降低血糖，纠正电解质及酸碱平衡失调，同时积极寻找和消除诱因，防治并发症，降低病死率。

(1)补液速度应先快后慢，第1小时输入0.9%氯化钠注射液，速度为15~20 mL/(kg·h)（一般成人补液量为1.0~1.5 L）。随后补液速度取决于脱水程度、电解质水平、尿量等。要在第1个24 h内补足预估的液体丢失量，并经常对患者心脏、肾脏、神经系统状况进行评估以防止补液过多。

(2)根据病情严重程度加不同量胰岛素静脉滴注，以降低血糖和消除尿酮体。常规用小剂量胰岛素持续静脉滴注[0.1 U/(kg·min)]，至血糖降至13.9 mmol/L时开始输入5%葡萄糖液500 mL加胰岛素6~8U。

(3)治疗过程中需监测血糖、血清酮体或尿酮体，并根据血糖或血糖下降速度调整胰岛素用量。在血钾<5.2 mmol/L并有足够尿量(>40 mL/h)时即开始补钾。严重酸中毒(pH<7.0)需适当补充碳酸氢钠液。

三、转诊指征及注意事项

1.治疗及监测条件不够时，或病情不见好转时，应立刻转上级医院。
2.转诊时应保持静脉通道开放和监测生命体征。

【同步综合练习】

单项选择题
1.下列哪项不是糖尿病酮症酸中毒的诱发因素(　　)

A.感染　　　　　　　　　　B.胰岛素讨量

C.饮食过多　　　　　　　　D.手术

E.妊娠及分娩

2.糖尿病酮症酸中毒治疗宜选用(　　)

A.二甲双胍　　　　　　　　B.格列本脲

C.阿卡波糖　　　　　　　　D.中长效胰岛素

E.普通胰岛素

【参考答案】

1.B　2.E

（编者　晏飞）

第八节　低血糖症

一、初步判断

低血糖是多种原因引起的血糖浓度过低状态；血糖降低并出现相应的症状及体征时成为

低血糖症。糖尿病患者发生低血糖是临床上最为常见的病因，可反复发生，甚至危及生命。糖尿病患者血糖值≤3.9 mmol/L（非糖尿病患者低血糖的标准为<2.8 mmol/L），就属于低血糖范畴。低血糖患者可出现自主神经过度兴奋的表现：出汗、饥饿、心慌、颤抖、面色苍白等；及神经性低血糖症状：初期表现为精神不集中、思维和语言迟钝、头晕、嗜睡、躁动、易怒、行为怪异等精神症状，严重者出现惊厥、昏迷甚至死亡。

低血糖的严重程度可以根据患者的临床表现分为轻度、中度、重度（见表2－4－2）。

表2－4－2　低血糖的临床分级

轻度	出现自主神经症状，患者可自行处理
中度	出现自主神经症状和神经性低血糖症状，患者可自行处理
中度	血糖浓度低于2.8 mmol/L，可能出现意识丧失，需他人协助治疗

二、现场急救

1. 轻中度低血糖　患者可自行治疗，口服15～20 g葡萄糖，最理想的是给予葡萄糖片，其次如含糖饮料，或进食糖果、饼干、面包、慢头等即可缓解。

2. 药物性低血糖　应及时停用相关药物。

3. 重者和疑似低血糖昏迷的患者　应及时测定毛细血管血糖，甚至无须血糖结果，及时给予50%葡萄糖注射液40～60 mL静脉注射，继以5%～10%葡萄糖注射液静脉滴注。神志不清者，切忌喂食以免呼吸道窒息。

三、转诊注意事项

（1）经急救处理未见好转，或持续性昏迷者，应立即转院。

（2）转诊时应保持静脉通道开放和监测生命体征。

【同步综合练习】

单项选择题

1. 根据美国糖尿病学会，加拿大糖尿病学会和欧洲药品管理局对低血糖的最新诊断标准是（　　）

A. 糖尿病患者血糖<2.0 mmol/L

B. 糖尿病患者血糖≤3.9 mmol/L

C. 糖尿病患者血糖<2.8 mmol/L

D. 非糖尿病患者血糖≤3.9 mmol/L

E. 以上都不对

2. 患者，男性，70岁，患2型糖尿病5年，一直使用胰岛素治疗，1小时前昏迷，检查皮肤湿冷，血压120/80 mmHg，BUN 4.3 mmol/L，CO_2CP 22.0 mmol/L。最可能的诊断是（　　）

A. 糖尿病酮症酸中毒昏迷

B.高渗性非酮症性糖尿病昏迷

C.乳酸性酸中毒昏迷

D.低血糖昏迷

E.脑血管疾病

【参考答案】

1. B　2. D

（编者　晏飞）

第九节　癫痫持续状态

一、初步判断

癫痫持续状态是指癫痫连续发作之间意识未完全恢复又频繁再发，或发作持续 30 分钟以上不能自行停止。各种癫痫发作均可出现癫痫持续状态，但以全面性强直—阵挛性发作持续状态最为常见和危险。以下描述的即指此类型。

1.病史　多有癫痫强直阵挛性发作病史。

2.临床表现　典型的持续全面性强直阵挛性发作，即突然尖叫一声跌倒在地，眼球上凝视，瞳孔散大，全身肌肉强直，上肢伸直或屈曲，手握拳，下肢伸直，头转向一侧或后仰，口吐泡沫，大小便失禁、不省人事等，抽搐停止后患者进入昏睡、昏迷状态。发作之间意识未完全恢复又频繁再发，或一次发作持续 30 分钟以上未能自行停止。

3.脑电图　表现为特征性的持续痫样放电，如棘波、尖波、多棘波、棘–慢复合波、尖–慢复合波。

二、鉴别诊断

1.短暂性脑缺血发作(TIA)　TIA 可出现发作性半身麻木、无力等，一般无意识障，多见于中老年人，伴高血压病、动脉硬化症等脑卒中危险因素。

2.癔症　多有精神受激的诱因，发作时无明显阳性体征，瞳孔等大等圆，对光反射正常，而癫痫持续状态瞳孔放大，对光反射消失。

3.器质性脑病　如颅内占位性病变、脑卒中等。器质性脑病多有相应的病史，头颅 CT 扫描和脑电图是重要的鉴别依据。

三、现场急救

1.一般措施　把患者放到安全的地方，采取侧卧或平卧位头偏向一侧，去除口腔分泌物及异物、保持呼吸道通畅；给予吸氧；监护生命体征；防止舌、唇咬伤及避免强力按压致肢体骨折。

2.开放静脉给药通路　以便快速给药控制发作；对症治疗，维持生命体征和内环境的稳定。

3.尽快终止癫痫发作　在 30 分钟内终止癫痫发作。地西泮(安定)为终止发作的首选药物，其优点是作用快，1～3分钟即可生效，缺点是作用持续时间较短，其主要不良反应是呼吸抑制。具体用法：儿童用药剂量为0.2～0.5 mg/kg，最大剂量不超过1 mg/kg，以每分钟1～2 mg的速度缓慢静脉注射；成人首次静脉注射10～20 mg，注射速度<2～5 mg/min，如癫痫持续或复发可于15分钟后重复给药，或用100～200 mg安定溶于5%葡萄糖氯化钠注射液或0.9%氯化钠注射液500 mL中，以每小时40 mL的速度缓慢静脉滴注维持。此外，根据情况也可选择：氯硝西泮对各型癫痫状态均有效；苯妥英钠无呼吸抑制，对全身性强直阵挛性发作持续状态效果较好；利多卡因可用于安定注射无效者等。

4. 防治脑水肿　可用20%甘露醇快速静脉滴注，或地塞米松10～20 mg静脉滴注。

5. 及时转诊　超过30分钟，现场初步处理后尽快将患者及时转到有条件的医院就诊，查明诱因和病因，针对性地对因治疗。

四、转诊指征及注意事项

癫痫持续状态是癫痫最严重的发作表现，由于其病死率高，基层医院没有完善的抢救设备和条件，应及时转诊到上级医院救治。

转诊注意事项：①转诊过程中，要有专人护理，注意生命征监测；②将患者平卧或侧卧，头部偏向一侧，防止口腔分泌物误吸；③取下义齿，放上牙垫，防止舌、唇咬伤；④防止抽搐时强力按压致肢体骨折；⑤给予氧气吸入；⑥就近转入有条件的医院。

【同步综合练习】

单项选择题

1. 癫痫持续状态是指(　　　)

A. 大发作持续24小时以上

B. 小发作持续24小时以上

C. 短期内小发作连续发生

D. 癫痫大发作药物控制不良者

E. 大发作连续发生，间歇期仍处于昏迷状态

2. 癫痫持续状态首先应选用的治疗药物是(　　　)

A. 地西泮　　　　　　　　　　B. 苯妥英钠

C. 左氧氟沙星　　　　　　　　D. 利多卡因

E. 苯巴比妥

【参考答案】

1. B　2. A

（编者　晏飞）

第二单元　常见颅脑、腹部损伤

第一节　颅脑损伤

一、头皮损伤

（一）初步判断

1.头皮擦伤　为不同深度的表皮脱落，创面有擦痕、小出血点或少量血浆渗出。

2.头皮挫伤　头皮受钝性暴力引起的皮内、皮下出血。主要表现为局部肿胀、淤血及压痛等。

3.头皮裂伤　头皮裂伤多由锐器或钝器致伤。裂口的大小及深度不一，创缘整齐或不整齐，有时伴有皮肤挫伤或缺损。由于头皮血管丰富，血管破裂后不易自行闭合，即使伤口小出血也较多，严重者可导致失血性休克。

4.头皮撕脱伤　是最严重的头皮损伤。多因发辫受到强烈的牵扯，导致头皮部分或整块自帽状腱膜下层或自骨膜下撕脱，易与凹陷性骨折相混淆。

5.头皮血肿　按其解剖部位可分为皮下血肿、帽状腱膜下血肿及骨膜下血肿三种。

（1）皮下血肿：因表皮层和帽状腱膜层之间组织结构紧密，此层内的血肿多较小，不易扩散，范围较局限。血肿周围软组织肿胀，显得头皮增厚触之较硬，其中心部较软，故有凹陷感，易与凹陷性骨折相混淆。

（2）帽状腱膜下血肿：由帽状腱膜层与骨膜层内小血管破裂引起。因帽状腱膜下层组织疏松，血肿易于扩散，甚至蔓延至整个帽状腱膜下层，出血量可多达数十至数百毫升。可并发休克。

（3）骨膜下血肿：多因颅骨发生变形或骨折引起。如婴幼儿乒乓球样凹陷骨折和成人颅骨线形骨折后常并发此类血肿。由于骨膜在颅缝处附着牢固，故骨膜下血肿范围常不超过颅缝。

（二）处理原则

较小的头皮血肿一般在1~2周可自行吸收，早期可予冷敷；血肿较大者可在无菌操作下穿刺抽吸后加压包扎。头皮裂伤要争取在24小时内清创缝合。头皮撕脱伤除紧急加压包扎、防治休克外，要保留好撕脱的头皮，争取尽早清创植皮。

（三）转诊指征

头皮损伤的患者如怀疑或明确合并颅脑损伤者应及时转院治疗（转诊注意事项见本节"颅脑损伤"部分）。

【同步综合练习】

1. 帽状腱膜下血肿不能吸收者，首选治疗方法是(　　)

A. 切开止血 　　　　　　　　　　　B. 应用止血药

C. 加压包扎促进血肿吸收 　　　　　D. 穿刺引流

E. 穿刺抽液，加压包扎

2. 头皮裂伤清创时间一般不应超过(　　)

A. 4 小时 　　　　　　　　　　　　B. 6 小时

C. 8 小时 　　　　　　　　　　　　D. 12 小时

E. 24 小时

3. 头皮裂伤清创时应着重检查(　　)

A. 出血动脉数量 　　　　　　　　　B. 伤口边缘是否整齐

C. 有无感染征象 　　　　　　　　　D. 有无颅骨和脑损伤

E. 有无失血性休克

4. 下列头皮损伤中最严重的是(　　)

A. 皮下血肿 　　　　　　　　　　　B. 骨膜下血肿

C. 头皮裂伤 　　　　　　　　　　　D. 头皮挫伤

E. 头皮撕脱伤

【参考答案】

1. E　2. E　3. D　4. E

（编者　蔡为衡）

二、颅脑损伤

颅脑损伤在平时和战时是很常见的一种损伤，发生率占全身各处损伤的 10%～15%，仅次于四肢伤而居第二位，但其死亡率却居首位。一般颅脑损伤可分为闭合性与开放性损伤两大类。

(一)闭合性颅脑损伤

1. 原发性颅脑损伤

(1)脑震荡：脑组织无肉眼下可见的病理改变，在光镜与电镜下可观察到细微的形态学改变，如点状出血和水肿等。其意识障碍的病理机制，为脑干网状结构损害所致。

临床表现：①意识障碍：伤后立即昏迷，一般不超过半小时，表现为神志恍惚或意识完全丧失；②逆行性遗忘(近事遗忘)：清醒后不能回忆受伤当时乃至伤前一段时间内的情况；③伤后短时间内表现面色苍白、出汗、血压下降、心动徐缓、呼吸浅慢、肌张力降低、各种生理反射迟钝或消失。此后有头痛、头昏、恶心、呕吐等，这些症状常在数日内好转或消失，部分患者症状延续较长；④神经系统检查一般无阳性体征，脑脊液压力正常或偏低，其成分化验正常。

(2)脑挫裂伤：病理特点为肉眼下可见到软脑膜下出血点，脑实质有大片出血，组织断裂及损毁，随之发生脑水肿。

临床表现：①意识障碍较重，昏迷时间从数小时到数日、数周甚至更长；②颅内压增高症状，如头痛、恶心、呕吐等，多因脑出血、脑水肿引起，生命体征也出现相应变化，血压、脉搏和呼吸不稳定。如血压升高而呼吸深慢，脉搏缓慢有力，这反映颅内压增高已较严重，可能并发颅内血肿。闭合性颅脑损伤时，很少发生低血压，如患者血压低，多因合并身体其他部位严重损伤所致；③出现脑挫裂伤相应的神经系统体征，如一侧运动区损伤时有对侧偏瘫，锥体束征或癫痫。

（3）脑干损伤：暴力作用于头部造成的原发性脑干损伤约占颅脑损伤的2%～5%。由于脑干内有重要的神经核团、传导束和呼吸、循环等生命中枢，故表现的症状较重。脑干损伤时常见有两侧瞳孔不等大或极度缩小，两眼球位置不一，眼球分离或同向偏斜，两侧锥体束征阳性，肢体阵发性痉挛及去大脑强直等症状。

2.继发性颅脑损伤

颅内血肿是颅脑损伤的一类常见而严重的继发性病变，可分为硬膜外血肿和硬膜下血肿等。

（1）硬脑膜外血肿：可同时存在各类型的颅脑损伤中。典型的硬脑膜外血肿有明显的"中间清醒期"，即受伤当时有短暂的意识障碍，随即清醒或好转，继之因颅内出血而再次出现昏迷。随着血肿量增大及颅内压增高，可逐渐出现脑疝症状，如不积极救治，可发生中枢性衰竭而死亡。

（2）硬脑膜下血肿：血肿发生在硬脑膜下腔，按症状出现的时间可分为三种类型：急性硬脑膜下血肿；亚急性硬脑膜下血肿；慢性硬脑膜下血肿。

3.辅助检查

（1）颅骨X线平片：患者情况允许时应作为常规检查。颅骨X线平片检查可确定有无骨折及其类型，亦可根据骨折线的走行判断颅内结构可能出现的损伤情况，以利于进步的检查和治疗。颅盖骨折X线平片检查确诊率在95%以上。骨折线经过脑膜中动脉沟、静脉窦走行区时，应注意有发生硬脑膜外血肿的可能。

（2）头颅CT扫描：对颅脑损伤的诊断，是日前最理想的一项检查方法。可以准确地判断损伤的类型及血肿的大小、数量和位置，但要送上级医院进行。

（3）头颅MRI扫描：一般较少用于急性颅脑损伤的诊断。头颅CT和MRI扫描对颅脑损伤的诊断各有优点，但要送上级医院进行。

4.诊断 病史+症状+体征+辅助检查，可明确诊断。

（二）开放性颅脑损伤

锐器或钝器造成的头皮、颅骨、脑膜和脑组织与外界相通的损伤，称为开放性颅脑损伤。此类损伤分火器伤与非火器伤两种，平时以后者为多见，如刀、斧砍伤等；战时由各种火器造成，两者处理原则基本一致。但火器性颅脑损伤的伤情更复杂，且严重。

（三）现场急救

1.保持呼吸道通畅 急性颅脑损伤的患者由于多因出现意识障碍而失去主动清除分泌物的能力，可因呕吐物或血液、脑脊液吸入气管造成呼吸困难，甚至窒息。故应立即清除口、鼻腔的分泌物，调整头位为侧卧位或后仰，必要时就地气管内插管或气管切开，以保持呼吸通的通畅，若呼吸停止或通气不足，应连接简易呼吸器作辅助呼吸。

2.制止活动性外出血 头皮血运非常丰富，单纯头皮裂伤有时即可引起致死性外出血，开放性颅脑损伤可累及头皮的大小动脉，颅骨骨折可伤及颅内静脉窦，同时颅脑损伤往往合并有其他部位的复合伤均可造成大出血引起失血性休克，而导致循环功能衰竭。因此制止活动外出血，维持循环功能极为重要。

3. 维持有效的循环功能 单纯颅脑损伤的患者很少出现休克，往往是因为合并其他脏器的损伤、骨折、头皮裂伤等造成内出血或外出血而致失血性休克引起循环功能衰竭。但在急性颅脑损伤时为防止加重脑水肿而不宜补充大量液体，因此及时有效的止血，快速地输血或血浆是防止休克，避免循环功能衰竭的最有效的方法。

4. 局部创面的处理 以防止伤口再污染、预防感染、减少或制止出血为原则，可在简单清除创面的异物后用 0.9% 氯化钠注射液或凉开水冲洗后用无菌敷料覆盖包扎，并及早应用抗生素和破伤风抗毒素。

5. 防止和处理脑疝 当患者出现昏迷及瞳孔不等大，则是颅脑损伤严重的表现，瞳孔扩大侧通常是颅内血肿侧，应静推或快速静脉滴注 20% 甘露醇 250 mL，同时用呋塞米 40 mg 静推后立即转送，并注意在用药后患者意识和瞳孔的变化，及时转往上级医院救治。

(四)转诊指征及注意事项

(1)凡是有颅脑损伤的患者，要尽快送上级医院进行抢救治疗。转运之前或同时进行止血、包扎、固定、开放气道、输液、抽血配血等处理。

(2)对怀疑有颅脑损伤，尤其是有瞳孔不等大、呼吸深大、叹气样呼吸者，要快速静脉滴注 20% 甘露醇 250 mL，加呋塞米 40 mg 静脉推注，以减轻脑水肿，防治脑疝形成。

(3)所有颅脑损伤的患者均应尽快送往上级医院进行头颅 CT 或磁共振成像(MRI)检查以排除颅内损伤的可能。必要时同时检查其他部位有无损伤。

(4)转运途中要密切观察伤者的意识状态、呼吸、血压、脉搏(或心跳)、体温等生命体征。

(5)途中要开放气道，保持呼吸道通畅，随时准备行心脑复苏术。尽量减少路途中的颠簸，防治呕吐物的窒息。

(6)途中需要配备 20% 甘露醇、呋塞米、控制抽搐的药物和心脑复苏药物、球囊辅助呼吸器，有条件的配备气管插管的物品。

【同步综合练习】

单项选择题

1. 下列不符合脑震荡表现的是(   )

A. 逆行性遗忘   B. 颅内压增高

C. 意识障碍不超过 30 分钟   D. 神经系统检查无异常

E. 脑脊液检查无异常

2. 对外伤性颅内血肿判断最有价值的是(   )

A. X 线   B. 腰椎穿刺

C. MRI   D. CT

E. 脑血管造影

3. 颅脑损伤的患者，静脉滴注 250 mL 甘露醇所用时间应是(   )

A. 15 ~ 30 分钟   B. 30 ~ 45 分钟

C. 45 ~ 60 分钟   D. 60 ~ 90 分钟

E. 90 ~ 120 分钟

4. 患者，女，26岁。头部跌伤，昏迷20分钟，醒后对当时情况不能回忆，并有轻度恶心、

呕吐,考虑为( )

A. 脑挫裂伤   B. 脑震荡

C. 颅底骨折   D. 头部挫伤

E. 颅内血肿

(5~6 题共用题干)

患者,男,35 岁。枕部着地,昏迷 5 分钟后清醒,并自己回到家中,其后出现头痛并逐渐加重伴呕吐,1 小时后不省人事,急送医院。查体:BP 130/90 mmHg,P 65 次/分,R 15 次/分。浅昏迷,右枕部头皮挫伤。

5. 最可能的诊断是( )

A. 脑梗死   B. 蛛网膜下隙出血

C. 硬脑膜外血肿   D. 脑挫伤

E. 颅脑肿瘤

6. 目前最好的诊断措施是( )

A. 头颅超声检查   B. 脑电图

C. 头颅 MRI   D. 头颅 CT

E. 头颅 X 线

【参考答案】

1. B   2. D   3. A   4. B   5. C   6. D

(编者 蔡为衡)

第二节 腹部损伤

一、初步判断

腹部损伤临床较为多见。根据是否有伤口直接和外界相通,分为开放性损伤和闭合性损伤。根据有无内脏损伤,分为单纯腹壁损伤和内脏损伤。内脏损伤又分为实质性脏器损伤(如肝、脾、肾等损伤)和空腔脏器损伤(如胃肠道、胆道、膀胱等损伤)。

由于致伤原因和伤情的不同,腹部损伤的临床表现可以有很大差异,从无明显的症状体征到出现休克甚至濒死状态。实质性脏器如肝、脾、胰、肾等或大血管损伤,主要是腹腔内出血的表现。腹部可以有压痛和反跳痛等腹膜刺激症状,但程度并不严重。出血量较大时,可出现腹部移动性浊音。空腔脏器如胃肠道、胆道、膀胱等破裂的主要临床表现是弥漫性腹膜炎的症状和体征,表现为弥漫性腹部疼痛、压痛、反跳痛和腹肌紧张。胃液、胆汁、胰液的刺激程度最强,上消化道漏出物刺激程度高于下消化道漏出物。对腹部损伤的初步诊要尽可能地明确以下问题。

(一)有无内脏损伤

单纯腹壁损伤的症状体征多较轻,可表现为受伤部位的疼痛,局部腹壁肿胀、瘀斑和压痛等。有下列情况之一的,应考虑有内脏损伤:①早期出现休克征象者,尤其是失血性休克;②有持续性甚至进行性加重的腹痛,伴恶心、呕吐等消化道症状者;③有腹膜刺激征者;④有气腹征者；⑤腹部出现移动性浊音者；⑥有呕血、便血或血尿者；⑦直肠指诊发现前壁有压痛或波动感，或指套染血者。

（二）是哪一类脏器损伤

对于初步判断有内脏损伤的患者，要进步判断是哪一类脏器损伤及其程度，以下各项有一定的提示价值：①有恶心、呕吐、便血、气腹者多为胃肠道损伤；②有排尿困难、血尿、会阴部牵涉痛者，可考虑泌尿系损伤；③有膈面腹膜刺激表现者，提示有肝、脾等上腹部脏器损伤；④有下位肋骨骨折，要注意肝、脾破裂的可能；⑤有骨盆骨折的，提示有直肠、膀胱、尿道等损伤的可能。

（三）是否有多发性损伤

因为造成腹部损伤的致伤因素多较为复杂，所以对于腹部损伤的诊断不能满足于发现某一器官损伤，要进一步判断是否存在着复合伤和多发损伤。

对于怀疑有腹部脏器损伤，又不能确诊的患者，可以行诊断性腹腔穿刺。穿刺点多选于脐与髂前上棘连线的中、外1/3交界处或经脐水平线与腋前线交汇处。可用粗针头直接抽吸或经粗针头插入多孔细塑料管进行抽吸，抽到液体和气体均为阳性。

二、现场急救

（一）紧急处置

有腹腔脏器损伤的患者，往往因为出血和疼痛等原因而出现休克症状，所以紧急处理时应及时开放静脉输液通道，及时补充0.9%氯化钠注射液、平衡盐等液体，以扩充血容量。对于腹痛患者，在诊断未完全明确、治疗方案没有确定之前，不宜使用强力镇痛药物，以免掩盖病情进展。所有诊断和怀疑腹部损伤的患者，初期处置一律禁饮食，以免加重腹腔污染和影响后续手术治疗。对于腹壁破裂导致腹腔内脏器脱出者，不能现场将脱出内脏放回腹腔，而应该用消毒碗覆盖脱出的脏器，转入医院后在手术室内清毒、检查、处置后还纳，以免引起腹腔内感染。

（二）观察和一般处置

对于暂时不能明确有无腹腔内脏器损伤而生命体征尚平稳的患者，要给予严密观察，随时监测病情变化，同时给予相应对症处理。措施包括：①每15～30分钟测定血压、脉搏和呼吸；②每30分钟检查一次腹部体征，注意腹膜刺激征程度和范围的变化；③每30～60分钟测定一次红细胞计数和血红蛋白含量；④必要时重复进行诊断性腹腔穿刺；⑤禁食补液；⑥注射广谱抗生素预防或治疗腹腔内感染；⑦疑有空腔脏器破裂或明显腹胀者，应进行胃肠减压。

三、转诊指征及注意事项

腹部损伤患者如明确或怀疑有器官损伤，均应及时转院治疗。转院前根据条件采取前述的部分紧急处置措施，以提高转院过程中的安全性。

转院过程中应注意：①严密观察病情变化，随时了解患者意识状态、腹痛程度和范围的变化，定时测定血压、脉搏和呼吸等生命体征；②患者采取垫高头部、下肢屈曲的仰卧位，以减轻腹痛；③保持静脉输液通道通畅，持续补液；④有四肢骨折者，先行固定。

【同步综合练习】

1.腹部闭合性损伤最常见的内脏损伤是（　　）

A. 脾脏　　　　　　　　　　　　B. 肝脏

C. 肾脏　　　　　　　　　　　　D. 胃

E 小肠

2. 腹腔内脏损伤中，检查时腹膜刺激征不明显的是（　　）

A. 膀胱破裂　　　　　　　　　　B. 脾破裂

C. 胰破裂　　　　　　　　　　　D. 肠穿孔

E. 胃穿孔

3. 区别空腔器官和实质器官破裂的主要依据是（　　）

A. 外伤史　　　　　　　　　　　B. 腹痛的轻重和范围

C. 腹腔穿刺抽出物　　　　　　　D. 有无腹膜刺激征

E. 有无移动性浊音

（4~5 题共用题干）

患者，男，42 岁，左季肋部摔伤 8 小时，血压 68/45 mmHg，脉搏 120 次/分，左侧腹部压痛明显，腹肌紧张不明显，疑为外伤性脾破裂。

4. 对患者的处理，不妥的措施是（　　）

A. 给予吗啡止痛　　　　　　　　B. 继续观察血压、脉搏

C. 开放静脉通路　　　　　　　　D. 稳定患者情绪

E. 禁食

5. 为明确诊断，最有意义的检查是（　　）

A. 一般体格检查　　　　　　　　B. 尿常规

C. 超声检查　　　　　　　　　　D. 血生化检查

E. 腹腔穿刺

6. 男孩，13 岁，放牛时不慎被牛角戳伤，有肠管脱出，面色苍白，脉搏 130 次/分，血压 90/60 mmHg，以下处理不妥的是（　　）

A. 禁食　　　　　　　　　　　　B. 静脉输液

C. 抗感染　　　　　　　　　　　D. 给氧

E. 为防止休克加重，将污染的肠管及时回纳腹腔

【参考答案】

1. A　2. B　3. C　4. A　5. E　6. E

（编者　蔡为衡）

第三单元　意　外

第一节　急性农药中毒

一、有机磷杀虫药中毒

（一）初步判断

1. 有机磷杀虫药接触史　有机磷杀虫药是目前应用最广泛的农药，品种达百余种，大多属剧毒或高毒类。

2. 临床表现

（1）毒蕈碱样症状：表现为平滑肌痉挛和腺体分泌增加，有恶心、呕吐、腹痛、腹泻、多汗、流涎、尿频、大小便失禁、心跳减慢、瞳孔缩小、呼吸困难、支气管分泌物增多，严重者出现肺水肿。

（2）烟碱样症状：骨骼肌兴奋出现肌纤维震颤、肌肉强直性痉挛，而后发生肌力减退和瘫痪。可因呼吸肌麻痹引起周围性呼吸衰竭而死亡。

（3）中枢神经系统症状：头痛、头昏、乏力、共济失调、嗜睡、意识障碍、抽搐等，严重者中枢性呼吸衰竭而死亡。

（4）中间型综合征：少数病例在急性中毒症状缓解后和迟发性周围神经病变发生前，在急性中毒后 24～96 小时，出现以部分脑神经支配的肌肉、屈颈肌肉、四肢近端肌肉和呼吸肌的肌力减退或麻痹为主要表现的综合征，严重者可发生突然死亡。

（5）内脏功能受损：可出现心、肺、肝、肾功能损害和急性胰腺炎等表现。

（6）迟发性周围神经病变：在急性症状消失后 2～4 周，出现进行性肢体麻木、刺痛、呈对称性手套和袜套型感觉异常，伴肢体萎缩无力。

3. 实验室检查

（1）全血胆碱酯酶活力是诊断有机磷杀虫药中毒的特异性实验指标。胆碱酯酶活力降至50%～70%为轻度中毒；30%～50%为中度中毒；30%以下为重度中毒。

（2）血、尿、胃内容物或洗胃液中检测出有机磷杀虫药尿中有对硝基酚或三氯乙醇均有助于诊断。

4. 鉴别诊断　应与中暑、食物中毒、毒蕈中毒、脑炎等鉴别，还需与氨基甲酸酯类、拟除虫菊酯类中毒及其他杀虫剂中毒鉴别，拟除虫菊酯类中毒患者的口腔和胃液无特殊臭味，胆碱酯酶活力正常。

（二）现场急救

1. 迅速清除毒物　立即离开现场，脱去污染的衣服，用肥皂水或清水彻底清洗污染的皮肤、毛发和指甲。口服中毒者无论时间长短、病情轻重、有无并发症或疑似服毒均应尽快洗胃，应用清水、0.9%氯化钠注射液、2%碳酸氢钠(禁用于敌百虫中毒，因碱性溶液能使其转化成毒性更强的敌敌畏)或 1∶5000 高锰酸钾(硫化磷酸酯如对硫磷、马拉硫磷、乐果及内吸磷中毒时忌用)反复洗胃,每次灌洗300~500 mL,直至洗出液清亮无味为止。然后再用硫酸钠20~40 g,溶于100~200 mL 0.9%氯化钠注射液中,口服或经胃管注入导泻。眼部污染可用2%碳酸氢钠溶液或0.9%氯化钠注射液冲洗。

2.特效解毒药 胆碱酯酶复活剂与阿托品两药合用,原则是早期、足量、联合、重复用药,尽快达到阿托品化。

(1)胆碱酯酶复活剂:常用解磷定、氯解磷定或双复磷。

(2)抗胆碱药:选用阿托品或长托宁,用药至毒蕈碱样症状明显好转或出现"阿托品化"表现(出现口干、皮肤黏膜干燥、心率90~100次/分)改为维持量,以后视病情变化随时酌情调整阿托品用量。

3.中间型综合征的治疗 重用胆碱酯酶复能剂,及时行气管插管呼吸机机械通气。

4.对症治疗 保持呼吸道通畅,吸氧,维持水、电解质、酸碱平衡,防治脑水肿、肺水肿和呼吸衰竭,积极预防感染。

(三)转诊指征及注意事项

(1)轻度中毒患者经过初步治疗后,生命体征稳定,但仍有中毒表现,基层无进一步救治条件。

(2)需要明确毒物性质或继续系统综合治疗。

(3)中、重度中毒患者,在基层医院治疗困难。

(4)需做特殊治疗,如高压氧、血液透析等治疗。

(5)对需要转院者在中途不要中断治疗,途中注意患者安全,或经抢救后病情稳定时再转院。

二、灭鼠药中毒

(一)初步判断

1.有杀鼠药接触史

2.临床表现

(1)抗凝血杀鼠药中毒早期出现恶心、呕吐、腹痛、头晕、乏力等症状,随着病情的发展,可出现皮肤、黏膜、内脏广泛性出血,贫血,严重者可因颅内出血或消化道出血死亡。

(2)磷化锌中毒有恶心、呕吐、呕血、呼吸困难、肌肉震颤、心律失常、休克、惊厥甚至昏迷。

(3)毒鼠强中毒表现阵挛性惊厥、癫痫大发作。

(4)氟乙酰胺可导致昏迷、抽搐、心脏损害、呼吸和循环衰竭。

3.实验室检查

(1)胃内容物检出杀鼠药,或者血和尿液检测到杀鼠药及其代谢产物。

(2)血液检查:凝血时间与凝血酶原时间延长,肝、肾功能异常。

4.鉴别诊断

本病需要与有机磷杀虫药中毒鉴别,有机磷杀虫药中毒呼吸蒜臭味、血胆碱酯酶活力降低。

(二)现场急救

1.彻底清除毒物

(1)立即予以催吐、彻底清水洗胃,洗胃后可注入活性炭吸附毒物,或用20%~30%硫酸镁导泻(磷化锌中毒者禁用),以减少毒物的吸收。

(2)大量补液，补充维生素 C，利尿，加速毒物的排出。

2.特效拮抗药

(1)及早使用维生素 K₁，10~20 mg 肌注或以葡萄糖稀释后缓慢静脉注射，每日 2~3 次(直至凝血酶原时间恢复正常)。

(2)有机氟杀鼠药中毒特效解毒剂为乙酰胺，成人每次 2.5~5 g 肌注，每日 2~4 次(一般用药 3~7 天)。

3.对症支持治疗

(1)出血倾向明显、病情较重者，可输入新鲜血液或血浆，补充凝血因子，凝血酶原复合物。

(2)重症者可应用血液灌流、血液透析治疗。

(3)酌情使用糖皮质激素，葡萄糖及能量合剂改善中毒症状。

(4)控制抽搐，防治脑水肿，保护心脏、肝脏、肾脏功能。

(三)转诊指征及注意事项

(1)对急慢性中毒患者经过治疗，生命体征稳定，仍有中毒表现者。

(2)社区无诊治条件，在紧急对症治疗的同时，立即联系转诊上级医院。

(3)诊断不明确，需要明确毒物性质。

(4)中或重度中毒并有呼吸衰竭、循环衰竭、脑水肿、肾衰竭者。

三、百草枯中毒

(一)初步判断

1.有百草枯接触史

2.临床表现

(1)消化系统：有口腔烧灼感，口腔、食管黏膜糜烂溃疡、恶心、呕吐、腹痛、腹泻，甚至呕血、便血，严重者并发胃穿孔、胰腺炎等；部分患者出现肝脏肿大、黄疸和肝功能异常，甚至肝功能衰竭。

(2)呼吸系统：肺损伤最为突出也最为严重，表现为咳嗽、胸闷、气短、发绀、呼吸困难，查体可发现呼吸音减低，两肺可闻及干湿啰音。大量口服者，24 小时内出现肺水肿、肺出血，常在数天内因严重呼吸窘迫死亡；非大量摄入者呈亚急性经过，多于 1 周左右出现胸闷、憋气，2~3 周呼吸困难达高峰，患者常死于呼吸衰竭。少数患者发生气胸、纵隔气肿、中毒性心肌炎、心包出血等并发症。

(3)神经系统：可有头晕、头痛，少数患者发生幻觉、恐惧、抽搐、昏迷等中枢神经系统症状。

(4)泌尿系统：肾损伤最常见，表现为血尿、蛋白尿、少尿，血 BUN、Cr 升高，严重者发生急性肾衰竭。

(5)局部接触中毒：表现为接触性皮炎和黏膜化学烧伤，如皮肤红斑、水泡、溃疡等，眼结膜、角膜灼伤形成溃疡，甚至穿孔。长时间大量接触可出现全身性损害，甚至危及生命。

(二)现场急救

1.阻断毒物吸收

(1)催吐、洗胃与吸附：可刺激咽喉部催吐，争分夺秒洗胃(0.5~1 小时以内)。洗胃液首选清水，也可用肥皂水或 1%~2% 碳酸氢钠溶液。洗胃液不少于 5L，直到无色无味。上消化道出血可用去甲肾上腺素常温盐水洗胃。洗胃完毕注入吸附剂15%漂白土溶液。

（2）导泻：用20%甘露醇、硫酸钠或硫酸镁等导泻，促进肠道毒物排出，喊少吸收。患者可连续口服漂白土或活性炭2~3天，也可试用中药(大黄、芒硝、甘草)导泻。

（3）清洗：皮肤接触者，立即脱去被百草枯污染或呕吐物污染的衣服，用清水和肥皂水彻底清洗皮肤、毛发，不要造成皮肤损伤，防止增加毒物的吸收。百草枯眼接触者需要用流动的清水冲洗15~20分钟，然后眼专科处理。

2.促进毒物排出

（1）补液利尿：百草枯急性中毒者都存在脱水，适当补液联合静脉注射利尿药有利于维持循环血量与尿量($1~2$ mL/kg·h)，对于肾功能的维护及百草枯的排泄都有益。需关注患者的心肺功能及尿量情况。

（2）血液净化：口服百草枯中毒后应尽快行血液灌流，2~4小时内开展效果较好，根据血液毒物浓度或口服量决定一次使用一个或多个灌流器，再根据血液百草枯浓度决定是否再行血液灌流。

3.药物治疗　临床应用的药物主要是防治靶器官肺的损伤，常用药物包括糖皮质激素、免疫抑制药、抗氧化剂等。早期联合应用糖皮质激素及环磷酰胺冲击治疗对中、重度急性百草枯中毒患者可能有益，可选用甲泼尼龙、氢化可的松、环磷酰胺。抗氧化剂可清除氧自由基，减轻肺损伤，可选用维生素C、维生素E、注射用还原型谷胱甘肽等。

（三）转诊指征及注意事项

（1）本病死亡率极高，基层进行急救处理后应立即转诊到有条件的医院。

（2）患者就诊时立即抽血送检百草枯浓度(以后每3天监测一次)。

（3）慎用或不用吸氧。

【同步综合练习】

单项选择题

1.有机磷中毒时，属烟碱样症状的是(　　　)

A.恶心、呕吐、腹痛　　　　　　　　B.多汗、流涎、流泪、流涕

C.肌纤维颤动、肌肉强直性痉挛　　　D.心跳减慢和瞳孔缩小

E.咳嗽、气促、肺水肿

2.对判断有机磷杀虫药中毒的严重程度并指导治疗最有意义的是(　　　)

A.血氧分压　　　　　　　　　　　　B.血胆碱酯酶活力

C.心率　　　　　　　　　　　　　　D.肺部湿啰音

E.瞳孔大小

3.临床上抢救中度有机磷酸酯类中毒的药物是(　　　)

A.碘解磷定和毛果芸香碱　　　　　　B.阿托品和毛果芸香碱

C.阿托品和新斯的明　　　　　　　　D.阿托品和碘解磷定

E.碘解磷定和新斯的明

4.患者突然昏迷、抽搐、瞳孔缩小、皮肤湿冷、多汗、呼吸困难，可能性大的是(　　　)

A.CO中毒　　　　　　　　　　　　　B.巴比妥类药物中毒

C.中暑　　　　　　　　　　　　　　D.阿托品中毒

E.有机磷农药中毒

5.对敌百虫杀虫剂中毒的患者洗胃忌用(　　)

A.0.9%氯化钠注射液　　　　　　B.2% ~3%碳酸氢钠溶液

C.1:5000 高锰酸钾溶液　　　　　　D. 清水

E. 温开水

6.抗凝血灭鼠剂造成人畜中毒时, 有效的解毒剂是(　　)

A. 阿托品　　　　　　　　　　　B. 维生素 B_1

C. 维生素 C　　　　　　　　　　D. 维生素 K1

E. 维生素 A

7.有机氟杀鼠药中毒的特效解毒药为(　　)

A. 乙酰胺　　　　　　　　　　　B. 阿托品

C. 解磷定　　　　　　　　　　　D. 安定(地西泮)

E. 地塞米松

8.下列不是抗凝血杀鼠药中毒早期临床表现的是(　　)

A. 恶心、呕吐　　　　　　　　　B. 腹痛

C. 头晕　　　　　　　　　　　　D. 乏力

E. 消化道出血

9.下列属于毒鼠强中毒临床表现的是(　　)

A. 阵挛性惊厥　　　　　　　　　B. 肌肉震颤

C. 休克　　　　　　　　　　　　D. 呼吸困难

E. 消化道出血

【参考答案】

1.C　2.B　3.D　4.E　5.B　6.D　7.A　8.E　9.A

(编者　郭红)

第二节　急性一氧化碳中毒

一、初步判断

(一)病因

急性一氧化碳中毒是吸入较高浓度一氧化碳后引起的急性脑缺氧性疾病;少数患者可有迟发的神经精神症状。部分患者亦可有其他脏器的缺氧性改变。常因生活中使用煤气炉或燃气热水器, 通风不良, 北方燃煤炉烟囱堵塞, 逸出的一氧化碳含量可达 30% 。或者冶金工业、化学工业、耐火材料、玻璃、陶瓷、建筑材料等工业使用的窑炉、煤气发生炉等。一氧化碳经呼吸道进入肺泡, 被吸入血液循环, 其中90%以上一氧化碳与血红蛋白结合成碳氧血红蛋白(HbCO), 氧气不能到达组织而引起组织缺氧。

(二)临床表现

一氧化碳中毒严重程度与空气中的一氧化碳浓度和接触时间有密切关系, 还与个体因素、高温、高湿、低气压等因素有关。

吸入一定量的一氧化碳会出现头痛、头昏、心悸、恶心等症状, 吸入新鲜空气之后症状可消

失。量较大时可出现剧烈头痛、头晕、无力、恶心、呕吐、心悸及耳鸣等。中度中毒可表现无力、意识模糊、嗜睡、大小便失禁，甚至昏迷，皮肤黏膜呈樱红色，呼吸脉搏增快，血压下降，心律失常，抽搐等；重度中毒可出现深度昏迷或去大脑皮质状态。急性一氧化碳中毒时还可出现脑外其他器官的异常，如皮肤红斑水泡、肌肉肿痛、心电图或肝、肾功能异常，视神经病或听觉前庭器官损害等。

（三）血中 HbCO 测定

正常人血液中 HbCO 可达 5% ~10%，轻度二氧化碳中毒者血中 HbCO 可高于 10%，中度中毒者可高于 30%，严重中毒时，可高于 50% 以上。脱离环境立即测 HbCO >10% 时有诊断鉴别意义。脱离 CO 接触 8 小时后 HbCO 即可降至正常，吸烟人群可增高 5% ~13% 。

（四）诊断及分级

1. 轻度中毒　具有以下任何一项表现者：①出现剧烈的头痛、头昏、四肢无力、恶心、呕吐，轻度至中度意识障碍，但无昏迷者。②血液碳氧血红蛋白浓度可高于 10% 。

2. 中度中毒　除有上述症状外，意识障碍表现为浅至中度昏迷，经抢救后恢复且无明显并发症者。血液碳氧血红蛋白浓度可高于 30% 。

3. 重度中毒　具备以下任何一项者：意识障碍程度达深昏迷或去大脑皮质状态，或患者有意识障碍且有下列任何一项表现者：①脑水肿；②休克或严重的心肌损害；③肺水肿；④呼吸衰竭；⑤上消化道出血；⑥脑局灶损害如锥体系或锥体外系损害体征；⑦碳氧血红蛋白浓度可高于 50% 。

二、现场急救

（一）现场急救

①应尽快让患者离开中毒环境，流通空气。②患者应安静休息，避免活动后加重心、肺负担及增加氧的消耗量。③充分给予最高流量氧气吸入。④对于病情危重者及早建立静脉通道。⑤现场心肺复苏术。

（二）患者转运注意事项

①心肺复苏尽量不中断。②对于危重患者应及时建立静脉通道。③转运到就近、有高压氧治疗的医院。

（三）氧疗

①轻度中毒者，可给予氧气吸入及对症治疗。②中度及重度中毒者应积极给予常压口罩高流量吸氧治疗，有条件时应给予高压氧治疗。重度中毒者视病情应给予消除脑水肿、促进脑血液循环，维持呼吸循环功能及镇痉等对症及支持治疗。③加强护理、积极防治并发症及预防迟发脑病。

三、转诊指征及注意事项

一旦确诊为中、重度一氧化碳中毒，要尽快转至有高压氧治疗的医院，转运途中给予最高流量的吸氧、保持呼吸道通畅。

【同步综合练习】

单项选择题

1.一氧化碳中毒最具特征的表现是(　　)

A.头痛、头晕　　　　　　　　B.四肢乏力

C.口唇黏膜呈樱桃红色　　　　D.恶心、呕吐

E.意识障碍

2.一氧化碳中毒时,最容易损害的器官或组织是(　　)

A.眼睛　　　　　　　　　　　B.外周神经

C.肝脏　　　　　　　　　　　D.肾脏

E.脑

3.下列不是急性一氧化碳中毒临床表现的是(　　)

A.昏迷　　　　　　　　　　　B.口唇黏膜呈樱桃红色

C.抽搐　　　　　　　　　　　D.呼吸困难

E.贫血

4.患者,女,60岁,被家人发现其昏迷在浴室内,浴室使用的是燃气热水器。急诊入院。查体:皮肤潮红,瞳孔大小正常,口唇樱桃红色。最可能的诊断是(　　)

A.乙醇中毒　　　　　　　　　B.阿托品中毒

C.有机磷杀虫药中毒　　　　　D.一氧化碳中毒

E.安眠药中毒

5.某地因工业事故,使多人CO中毒,其中昏迷者被送到医院,此时最有效的抢救措施是(　　)

A.鼻导管吸氧　　　　　　　　B.20%甘露醇快速静脉滴入

C.亚冬眠治疗　　　　　　　　D.高压氧治疗

E.血液透析

【参考答案】

1.C　2.E　3.E　4.D　5.D

（编者　郭红）

第三节　急性酒精中毒

一、初步判断

(一)临床表现

急性酒精中毒可引起中枢神经系统抑制,症状与饮酒量和血酒精浓度以及个人耐受性有关,临床上分为三期。

1.兴奋期　血酒精浓度达到11 mmol/L(50 mg/dL)即感头痛、欣快、兴奋。血酒精浓度超过16 mmol/L(75 mg/dL),健谈、饶舌、情绪不稳定、自负、易激惹,可有粗鲁行为或攻击行动,

也可能沉默、孤僻。浓度达到 22 mmol/L(100 mg/dL)时，驾车易发生车祸。

2. 共济失调期 血酒精浓度达到 33 mmol/L(150 mg/dL)，肌肉运动不协调，行动笨拙，言语含糊不清，眼球震颤，视力模糊，复视，步态不稳，出现明显共济失调。浓度达到 43 mmol/L(200 mg/dL)，出现恶心、呕吐。

3. 昏迷期 血酒精浓度升至 54 mmol/L(250 mg/dL)，患者进入昏迷期，表现昏睡、瞳孔散大、体温降低。血酒精浓度超过 87 mmol/L(400 mg/dL)患者陷入深昏迷，心率快、血压下降，呼吸慢而有鼾音，可出现呼吸、循环抑制而危及生命。

(二)急性酒精中毒程度临床分级

1. 轻度 仅有情绪、语言兴奋状态的神经系统表现，如语无伦次但不具备攻击行为，能行走，但有轻度运动不协调，嗜睡能被唤醒，简单对答基本正确，神经反射正常存在。

2. 中度 具备下列之一者为中度酒精中毒：①处于昏睡或昏迷状态或 Glasgow 昏迷评分大于 5 分小于等于 8 分；②具有经语言或心理疏导不能缓解的躁狂或攻击行为；③意识不清伴神经反射减弱的严重共济失调状态；④具有错幻觉或惊厥发作；⑤血液生化检测有以下代谢紊乱的表现之一者如酸中毒、低血钾、低血糖；⑥在轻度中毒基础上并发脏器功能明显受损表现如与酒精中毒有关的心律失常(频发期前收缩、心房纤颤或房扑等)，心肌损伤表现(ST－T 异常、心肌酶学 2 倍以上升高)或上消化道出血、胰腺炎等。

3. 重度 具备下列之一者为重度酒精中毒：①处于昏迷状态 Glasgow 评分等于小于 5 分；②出现微循环灌注不足表现，如脸色苍白，皮肤湿冷，口唇微紫，心搏加快，脉搏细弱或不能触及，血压代偿性升高或下降(低于 90/60 mmHg 或收缩压较基础血压下降 30 mmHg 以上)，昏迷伴有失代偿期临床表现的休克时也称为极重度；③出现代谢紊乱的严重表现如酸中毒(pH≤7.2)、低血钾(血清钾≤2.5 mmol/L)、低血糖(血糖≤2.5 mmol/L)之一者；④出现重要脏器如心、肝、肾、肺等急性功能不全表现。

二、现场急救

(1)单纯急性轻度酒精中毒不需治疗，居家观察，有肥胖通气不良等基础疾病要嘱其保暖、侧卧位防止呕吐误吸等并发症。停止饮酒，陪伴，多饮水，进食水果，冷水洗面；保持呼吸道通畅；防止跌伤，加强保暖。

(2)陪中毒者聊天但不要激怒中毒者，离开不安全的饮酒场所，不要驾车。

(3)由于酒精吸收迅速，催吐、洗胃和药用炭等措施不适用于单纯酒精中毒患者，如怀疑合并催眠镇静药物使用的患者，仍建议进行洗胃。

(4)药物治疗：①确诊无糖尿病的急性乙醇中毒患者、有条件的先给予 50% 葡萄糖注射液 40～60 mL，加普通胰岛素 3～4U 或加呋塞米 20 mg 静脉推注。然后持续静脉输入 5% 或 10% 的葡萄糖注射液或 5% 的面萄糖氯化钠注射液或复方乳酸林格液，或复方氯化钠液体 500 mL 后。若无心肺疾病，其输液速度成人为 40～60 滴/分钟，儿童 20～40 滴/分钟。补充维生素 B₁、维生素 B₆、维生素 C 有利于酒精氧化代谢。②纳洛酮有助于缩短昏迷时间，建议中度中毒首剂用 0.4～0.8 mg 加 0.9% 氯化钠注射液 10～20 mL，静脉推注；必要时加量重复；重度中毒时则首剂用 0.8～1.2 mg 加 0.9% 氯化钠注射液 20 mL，静脉推注，用药后 30 分钟神志未恢复可重复 1 次，或 2 mg 加入 5% 葡萄糖或 0.9% 氯化钠注射液 500 mL 内，以 0.4 mg/h 速变静脉滴注，直至神志清醒为止。③急性酒精中毒应慎用镇静药，烦躁不安或过度兴奋特别有攻击行为可用地西泮,肌注比静脉注射安全,注意观察呼吸和血压。避免用氯丙嗪、吗啡、苯巴比妥类镇静药。④H_2受体拮抗药或质子泵抑制药可常规应用于重度中毒特别是消化道症状明显的患者。

(5)严重急性中毒时,可用血液透析促使体内乙醇排出。

(6)对症与支持治疗:对昏睡及昏迷患者应评估其气道和通气功能,必要时气管插管,要做好患者的安全防护。维持水、电解质、酸碱平衡,纠正低血糖,脑水肿者给予脱水剂,中药醒脑静等可以应用。

三、转诊指征及注意事项

急性酒精中毒临床分级为中到重度的患者、急性酒精中毒后再次服用其他药物和毒物的复合中毒患者、合并严重外伤者、急性酒精中毒使原有的基础疾病恶化如诱发急性冠脉综合征、出血或缺血性脑卒中等,并发贲门黏膜撕裂症、上消化道出血、心律失常、急性胰腺炎、横纹肌溶解综合征、消化道穿孔、低体温、吸入性肺炎、跌倒后重要部位损伤等,具备以上情况应考虑转诊。

【同步综合练习】

单项选择题

1.诊断急性酒精中毒的检查方法为( )

A.碳氧血红蛋白测定　　　　　　　　B.高铁血红蛋白测定

C.毒物检测　　　　　　　　　　　　D.腹部 X 线片

E.乙醇定性检测

2.急性酒精中毒昏迷期最主要的死因是( )

A.共济失调　　　　　　　　　　　　B.休克

C.心律失常　　　　　　　　　　　　D.呼吸麻痹

E.脑水肿

3.急性酒精中毒出现感觉头痛、欣快、兴奋,为( )

A.兴奋期　　　　　　　　　　　　　B.共济失调期

C.昏迷期　　　　　　　　　　　　　D.晚期

E.意识障碍期

4.处于昏睡或昏迷状态,酒精中毒程度为( )

A.轻度　　　　　　　　　　　　　　B.中度

C.重度　　　　　　　　　　　　　　D.特重度

E.无中毒

5.治疗急性酒精中毒选用( )

A.细胞色素 C　　　　　　　　　　　B.纳洛酮

C.甘露醇　　　　　　　　　　　　　D.氟马西尼

E.抗生素

【参考答案】

1.E　2.D　3.A　4.B　5.B

(编者　郭红)

第四节　镇静催眠药中毒

一、初步判断

（一）临床表现

有服用镇静催眠药物史，不同类的药物引起的临床表现也不同。

1. 巴比妥类中毒　常用药物包括苯巴比妥、戊巴比妥及硫喷妥等，一次性摄入大剂量巴比妥类可引起中枢神经系统抑制，症状严重程度与剂量有关。

（1）轻度中毒：嗜睡、情绪不稳定、注意力不集中、记忆力减退、共济失调、发音含糊不清、步态不稳和眼球震颤。

（2）重度中毒：进行性中枢神经系统抑制，由嗜睡到深昏迷。呼吸抑制由呼吸浅而慢到呼吸停止。可发生低血压或休克。

2. 苯二氮䓬类中毒　常见药物包括地西泮（安定）、氟西泮（氟安定）、氯氮䓬、奥沙西泮和三唑仑等，中枢神经系统抑制较轻，主要症状是嗜睡、头晕、言语含糊不清、意识模糊和共济失调。

3. 非巴比妥非苯二氮䓬类中毒　其症状虽与巴比妥类中毒相似，但各有其特点。

（1）水合氯醛中毒：可有心律失常和肝肾功能损害。

（2）格鲁米特中毒：意识障碍有周期性波动。有抗胆碱能神经症状，如瞳孔散大等。

（3）甲喹酮中毒：可有明显的呼吸抑制，出现锥体束征（如肌张力增强、腱反射亢进、震颤和抽搐等）。

（4）甲丙氨酯中毒：常有血压下降。

4. 吩噻嗪类中毒　常见药物有氯丙嗪、奋乃静等，最常见的为锥体外系反应，临床表现有以下三类：①帕金森病；②静坐不能；③急性肌张力障碍反应，例如斜颈、吞咽困难和牙关紧闭等；④直立性低血压、体温调节紊乱等。

（二）慢性中毒

长期滥用大量催眠药的患者可发生慢性中毒，除有轻度中毒症状外，常伴有精神症状，主要有以下三点：

1. 意识障碍和轻躁狂状态　出现一时性躁动不安或意识朦胧状态，言语兴奋、欣快、易疲乏，伴有震颤、咬字不清和步态不稳等。

2. 智能障碍　记忆力、计算力和理解力均有明显下降，工作学习能力减退。

3. 人格变化　患者丧失进取心，对家庭和社会失去责任感。

（三）戒断综合征

长期服用大剂量镇静催眠药患者，突然停药或迅速减少药量时，可发生戒断综合征。主要表现为自主神经兴奋性增高和轻重度神经和精神异常。

（四）诊断

根据患者服药史、现场环境调查发现药物等可以作出诊断，对血液、尿液及胃液中残留药物可通过成分分析以确认中毒药物，生化检查、血气分析等有助评估病情。

（五）镇静催眠药中毒应与以下疾病鉴别

1. 急性中毒与其他疾病　询问有无原发性高血压、癫痫、糖尿病危象、肝病、肾病等既往史，以及一氧化碳、酒精、有机溶剂等毒物接触史。检查有无头部外伤、发热、脑膜刺激征、偏瘫、发绀等。再做必要的实验室检查，经综合分析可作出鉴别诊断。

2. 慢性中毒与躁郁病　慢性中毒轻躁狂状态患者易疲乏，出现震颤和步态不稳等。结合用药史可资鉴别。

3. 戒断综合征与神经精神病相鉴别　原发性癫痫以往有癫痫发作史。精神分裂症、酒精中毒均可有震颤和谵妄，但前者有既往史，后者有酗酒史。

二、现场急救

（一）急性中毒的急救

1. 维持昏迷患者重要器官功能　保持气道通畅，深昏迷患者应予气管插管；出现低血压多由于血管扩张所致，通过快速输液处理，如无效，可考虑给予适量多巴胺治疗；常规心电监护。

2. 促进意识恢复　给予葡萄糖、维生素 B_1 和纳洛酮。纳洛酮每次 0.4~0.8 mg 静脉注射，可根据病情间隔 15 分钟重复一次。

3. 清除毒物　洗胃、药用炭等均可采用；碱化尿液与利尿有助于清除长效巴比妥类中毒，但对吩噻嗪类中毒无效；血液透析、血液灌流对苯巴比妥和吩噻嗪类药物中毒有效，危重患者可考虑应用，对苯二氮䓬类无效。

4. 特效解毒　巴比妥类中毒无特效解毒药。氟马西尼（flumazenil）是苯二氮䓬类拮抗药，予以 0.2 mg 静脉注射 30 秒以上，每分钟重复应用 0.3~0.5 mg，通常有效治疗量为 0.6~2.5 mg。此药禁用于已合用可致癫痫发作的药物，特别是三环类抗抑郁药，不用于对苯二氮䓬类已有躯体性依赖和为控制癫痫而用苯二氮䓬类药物的患者，亦不用于颅内压升高者。

5. 治疗并发症　处理合并的肝功能损害、肺炎、压疮、肾衰竭、心脏骤停等。

（二）慢性中毒的治疗原则

逐步缓慢减少药量，最终停用；请精神科医生会诊，进行心理治疗。

（三）戒断综合征

用足量镇静催眠药控制戒断症状，稳定后，逐渐减少药量以至停药。

三、转诊指征

诊断急性镇静催眠药中毒患者，建议常规转诊至有条件进行血液净化治疗的医疗机构进一步处理。

【同步综合练习】

单项选择题

1. 苯二氮䓬类药物中毒的常用拮抗药是（　　　）

A. 氟马西尼　　　　　　　　　　B. 纳洛酮

C. 药用炭　　　　　　　　　　　D. 卡马西平

E. 阿普唑仑

2. 下列关于镇静催眠药物的说法，错误的是（　　　）

A. 可出现意识丧失、反射消失、呼吸抑制等症状

B. 根据中枢神经系统抑制表现可分为轻、中、重度的中毒

C. 中度中毒时可出现呼吸慢、不规则、脉细速、血压下降、心律失常

D. 胃内容物、尿、血、呕吐物毒物分析可发现该类药物，并可测出血药浓度

E. 中毒途径绝大多数为口服，少数为静脉或肌内注射

3. 氯丙嗪、奋乃静中毒最常见的症状是（　　）

A. 静坐不能　　　　　　　　　B. 注意力不集中

C. 记忆力减退　　　　　　　　D. 发声含糊不清

E. 嗜睡、头晕

4. 下列哪一类中毒会出现瞳孔散大（　　）

A. 甲喹酮中毒　　　　　　　　B. 水合氯醛中毒

C. 格鲁米特中毒　　　　　　　D. 甲丙氨酯中毒

E. 吩噻嗪类中毒

5. 下列不属于苯二氮䓬类中毒的主要症状的是（　　）

A. 嗜睡　　　　　　　　　　　B. 言语含糊不清

C. 意识模糊　　　　　　　　　D. 共济失调

E. 瞳孔散大

【参考答案】

1. A　2. C　3. A　4. C　5. E

（编者　郭红）

第五节　中暑

一、初步判断

（一）中暑的概念和病因

中暑是指在高温环境下人体体温调节功能紊乱而引起的以中枢神经系统和循环系统障碍为主要表现的急性疾病。除了高温、烈日曝晒外，工作强度过大时间过长、睡眠不足、过度疲劳也是常见的中暑诱因。

（二）中暑的临床分类

根据临床表现的轻重，可分为先兆中暑、轻症中暑和重症中暑。

1. **先兆中暑**　高温环境下出现头痛、头晕、口渴、多汗、四肢无力发酸、注意力不集中、动作不协调等，体温一般正常或略升高，及时转移到阴凉通风处，补充水和盐分，短时间内即可恢复。

2. **轻症中暑**　高温环境下出现头晕、口渴、面色潮红、大量出汗、皮肤灼热等，或出现四肢湿冷、面色苍白、血压下降、脉搏增快等表现，体温往往在38℃及以上，若及时处理，数小时内可恢复。

3. **重症中暑**　最严重的一种，如不及时救治将会危及生命。这类中暑又可分为四个类型

（1）热痉挛：表现为大量出汗及口渴，饮水多但盐分补充不足，肌肉发生阵发性痉挛。

（2）热衰竭：表现为头晕、头痛、心慌、口渴、恶心、呕吐、皮肤湿冷、血压下降、晕厥或神志模糊。此时的体温正常或略升高。

（3）日射病：烈日长久直接曝晒引起脑细胞受损，进而出现脑组织充血、水肿，症状为剧烈头痛、恶心呕吐、烦躁不安、昏迷、抽搐。

（4）热射病：在高温环境中从事体力劳动的时间较长，身体产热过多、散热不足，导致体温急剧升高，出现昏迷伴四肢抽搐。严重者可出现脑水肿、肺水肿，心力衰竭。

二、现场急救

对于重症高热患者，降温速度决定预后，应在一小时内使直肠温度降至 37.8℃ ~ 38.9℃。降温方法如下：

1. 体外降温　将患者转移到通风良好的低温环境，脱去衣服，同时进行皮肤肌肉按摩，促进散热。对无循环虚脱者，可用冷水擦浴或将躯体浸入27℃ ~ 30℃水中传导散热降温。对循环虚脱者采用蒸发散热降温，可用15℃冷水反复擦拭皮肤，同时应用电风扇或空调。

2. 体内降温　体外降温无效者，用冰盐水进行胃或直肠灌洗，也可用无菌 0.9% 氯化钠注射液进行腹膜腔灌洗或血液透析。

3. 药物降温　若物理降温无效，患者出现寒战时可用氯丙嗪25 ~ 50 mg 加入0.9% 氯化钠注射液500 mL中静脉输注12小时，用药过程中需监测血压。

三、转诊注意事项

对于重症中暑患者需及时转运到上级医院抢救治疗，转运途中应积极降温和补液治疗，注意观察生命体征和保持呼吸道通畅。

【同步综合练习】

单项选择题

1. 中暑重症高热患者，应在 1 小时内使（　　　）

A. 直肠温度降至 37.8℃ ~ 38.9℃　　　　B. 直肠温度降至 37.3℃ ~ 38.3℃

C. 腋窝温度降至 37.8℃ ~ 38.9℃　　　　D. 腋窝温度降至 37.3℃ ~ 38.3℃

E. 口腔温度降至 37.8℃ ~ 38.9℃

2. 热射病的首要治疗措施是（　　　）

A. 降温　　　　　　　　　　　　　　B. 吸氧

C. 抗休克　　　　　　　　　　　　　D. 治疗脑水肿

E. 纠正水、电解质紊乱

3. 患者，女，35 岁，6 月 25 日在太阳下从事体力劳动长达 6 小时，就诊出现头晕、头痛、心慌、口渴、恶心、呕吐、皮肤湿冷、血压下降、神志模糊。体温急剧升高，昏迷伴四肢抽搐。最可能的诊断是（　　　）

A. 热痉挛　　　　　　　　　　　　　B. 热射病

C. 热衰竭　　　　　　　　　　　　　D. 日射病

E. 脱水

【参考答案】

1. A　2. A　3. B

（编者　朱星悦）

第六节　淹溺

一、初步诊断

（一）淹溺的概念

人浸没于水或其他液体后，液体充塞呼吸道及肺泡或反射性引起喉痉挛发生窒息和缺氧，处于临床死亡（呼吸和/或心搏停止），称为淹溺。

淹溺分为：①湿性淹溺：吸入大量水分充塞呼吸道和肺泡而发生窒息。大量水进入呼吸道数秒钟后神志丧失，继而发生呼吸和心跳停止。②干性淹溺：喉痉挛导致窒息，呼吸道和肺泡很少或无水吸入。湿性淹溺占淹溺者的80%～90%，干性淹溺占淹溺者的10%～20%。按溺水环境分为淡水淹溺和海水淹溺。

（二）临床表现

(1)淹溺患者多出现神志丧失、呼吸停止或大动脉搏动消失，处于临床死亡状态。

(2)淹溺患者可有头痛或视觉障碍、剧烈咳嗽、胸痛、呼吸困难和咯粉红色泡沫样痰。溺入海水者，口渴感明显，最初数小时可有寒战和发热。

二、现场急救

（一）迅速进行患者评估

1. 意识检查　通过观察并大声呼唤及拍打患者肩部的确认。

2. 呼吸脉搏检查　用看、听、感觉的方法检查，如胸部无起伏，鼻腔内无气流流出，则判断为自主呼吸消失；此时应该立即检查患者有无心跳，如颈动脉无搏动，则认定患者已经发生了心脏停搏，此时应立即展开心肺复苏术。

3. 外伤检查　失足落水、遇到漩涡、跳水（如果头部先着地可造成颅脑、四肢、器官及脊柱损伤等）及水情复杂或有很多杂物的水域里淹溺患者常常有外伤情况，故需要实施外伤检查。让患者采取平卧位，通过询问、观察及局部按压触摸的手法自上而下检查患者有无在水中受伤。

（二）对意识清醒患者的救援

保暖措施：除了炎热的夏季，在其他季节抢救溺水患者时都应采取保暖措施。

（三）对意识丧失但有呼吸心跳者的现场急救

除保暖外，主要是供氧，最好使用呼吸机通过面罩高流量供氧。对于呼吸微弱同时有发绀表现的患者实施呼吸支持，如无呼吸机及面罩时可采取口对口人工呼吸。对呼吸正常的患者要保持呼吸道通畅，同时使患者保持侧卧位，可防止患者因呕吐物造成呼吸道阻塞。

（四）对有心跳无呼吸患者的现场急救

最佳的方法是气管插管，如果能够及时成功插管并使用气囊人工呼吸，其他方法有口对口呼吸、口对鼻呼吸等。

（五）无心脏搏动患者的现场急救

应立即行心肺复苏术。

三、转诊指征

凡是淹溺患者在现场急救后，均应尽快转上级医院进行住院进一步观察治疗。

【同步综合练习】

单项选择题

1.淹溺的病理生理机制为（　　）

A.液体充塞呼吸道及肺泡或反射性引起喉痉挛，发生窒息和缺氧

B.高碳酸血症和低氧血症

C.液体充塞呼吸道及肺泡，导致肺泡水肿

D.大量水进入呼吸道后导致神志丧失

E.呛咳发生喉痉挛，导致窒息

2.海水淹溺和淡水淹溺均会出现的改变是（　　）

A.缺氧　　　　　　　　　　　　B.血浆渗透压升高

C.血浆渗透压降低　　　　　　　D.血容量骤增

E.溶血

3.对有心跳无呼吸的溺水患者的现场急救，最佳方法为（　　）

A.口对口（口对鼻）人工呼吸

B.口对气管插管呼吸

C.抢臂人工呼吸

D.使用呼吸机通过面罩高流量供氧

E.气管插管

4.对意识丧失但有呼吸心跳的溺水患者的现场急救，最主要的措施是（　　）

A.挤胸人工呼吸

B.口对口气管插管呼吸

C.保暖＋供氧

D.使用呼吸机通过面罩高流量供氧

E.气管插管

5.对无心脏搏动的溺水患者的现场急救，强调（　　）

A.先控水　　　　　　　　　　　B.先通畅呼吸道

C.先行心肺复苏术　　　　　　　D.先人工呼吸

E.锤击复律

【参考答案】

1.A　2.A　3.E　4.C　5.C

（编者　朱星悦）

第八节 热烧伤

一、初步诊断

（一）概念

烧伤主要是由热力引起的皮肤及其深部组织的损伤。如热液（包括热水、热汤、热油、炽热的铁水和钢水等）、水蒸气、火焰、高温气体、灼热固体等直接接触可引起皮肤烧伤。热蒸汽、烟雾和一些化学毒性物质的吸入可致吸入性损伤。此外电（特别是高压电）、化学物质（酸、碱）和放射性物质所致皮肤损伤与热力所致损伤的病理变化极为相似，习惯上也把它们称为烧伤，也可根据病因分为酸烧伤、碱烧伤、电烧伤和放射烧伤等。

（二）烧伤伤情的判断

烧伤严重程度的判断，主要依据烧伤面积、深度、部位、年龄、有无合并伤，伤前的体质强弱，有无内脏器质性疾病等因素综合判断。

1. 临床表现　小面积烧伤表现为局部的病理变化，全身反应不明显。大面积烧伤、重度烧伤时局部变化与全身反应都很明显。

烧伤早期局部变化一般表现为皮肤组织潮红、苍白和水肿，表皮脱落，大量浆液性渗出。全身变化表现为因渗出过多或疼痛所致的低血容量性休克，患者可出现血压下降、少尿或无尿、低蛋白血症、代谢性酸中毒等。烧伤面积越大，烧伤程度越重，休克出现的时间越早，病情越严重。

烧伤后期可出现感染的表现。烧伤创面会有脓性分泌物，全身表现有体温升高，呼吸增快，甚至出现脓毒血症。烧伤越严重，感染发生率越高，病程越长，合并其他脏器损伤的可能性越大。烧伤后创面的渗出在伤后6~8小时最快，36~48小时渗出量最大。烧伤创面的水肿于烧伤后24~48小时达到最高峰。

2. 烧伤面积的计算

(1)手掌法：五指并拢，手掌面积占全身体表面积的1%，此法不论年龄大小与性别，均以伤员自己手掌面积的大小来估计。对小面积的烧伤直接以手掌法来计算，大面积烧伤则以手掌法减去未烧伤的面积，使用更为方便。

(2)新九分法（表2-4-3）：

表2-4-3　烧伤面积计算新九分法

部位	占成人体表面积%	占儿童体表面积%
头颈	9×1=9（发部3、面部3、颈部3）	9+(12-年龄)
双上肢	9×2=18（双手5、双前臂6、双上臂7）	9×2
躯干	9×3=27（躯干前13、躯干后13、会阴1）	9×3
双下肢	9×5+1=46（双臀5、双足7、双小腿13、双大腿21）	46-(12-年龄)

注：①成年女性的臀部和双足各占6%；②助记口诀：3、3、3、5、6、7、13、13、会阴1、5、21、13、7（按照从头到脚的顺序排列）。

3.烧伤深度的识别(三度四分法)

(1)Ⅰ度烧伤:称红斑性烧伤。

仅伤及表皮浅层,生发层健在。局部发红,微肿、灼痛无水泡。3~5天内痊愈,不留瘢痕。

(2)Ⅱ度烧伤:又称水泡性烧伤。

浅Ⅱ度:伤及真皮浅层,部分生发层健在。伤区红肿、剧痛,出现大水泡,内含血浆样黄色液体,水泡去除后创面鲜红、湿润、疼痛更剧。如无感染8~14天愈合。愈合后短期内可见色素沉着,不留瘢痕。

深Ⅱ度:伤及真皮乳头层以下,但残留部分网状层。水泡破裂或去除腐皮后,创面呈白中透红,红白相间或可见细小栓塞的血管网、创面渗出多、水肿明显,痛觉迟钝,拔毛试验微痛。一般需要18~24天愈合,愈合后有瘢痕增生及挛缩畸形。

(3)Ⅲ度烧伤:又称焦痂性烧伤。

全层皮肤受损,甚至伤及肌肉、骨骼。创面上形成的一层坏死组织称为焦痂,呈苍白色,黄白色、焦黄或焦黑色,干燥坚硬的焦痂可呈皮革样,焦痂上可见已栓塞的皮卜静脉网呈树枝状,创面痛觉消失,拔毛试验易拔出而不感疼痛。在伤后2~4周焦痂溶解脱落,形成肉芽创面,面积较大的多需植皮方可愈合,且常遗留瘢痕挛缩畸形。

4.烧伤程度

(1)轻度:成人Ⅱ度烧伤,烧伤面积<10%,儿童减半。

(2)中度:成人Ⅱ度烧伤,烧伤面积为11%~30%或Ⅲ度烧伤,烧伤面积<10%,儿童减半。

(3)重度:成人Ⅱ度烧伤,烧伤面积为31%~50%或Ⅲ度烧伤,烧伤面积为10%~20%,儿童减半。如烧伤面积小于30%,但合并一般情况差或有休克者、严重创伤或化学中毒者、重度呼吸道烧伤者都属于重度。

(4)特重度:成人Ⅱ度>50%或Ⅲ度烧伤,烧伤面积>20%者,儿童减半。特大面积烧伤指Ⅱ度烧伤,烧伤面积>80%或Ⅲ度>50%者。

二、现场急救

(一)灭"火"

要迅速采取有效措施灭火,消除致伤原因。热力致伤者,可行"创面冷却疗法"。用清洁水(如自来水、清洁河水、井水等)冲洗创面,适用于中、小面积烧伤,特别是头、面、四肢。

1.一般火焰的灭火　镇静,忌奔跑,以免风大加重燃烧导致病情加重。迅速脱去燃烧的衣服,或就地卧倒缓慢打滚压灭火焰,或跳入附近水池、河沟内灭火。他救时,将伤员按倒,同时用棉被、雨衣、毯子、雪或砂土等压灭火焰。

2.凝固汽油燃烧的灭火　凝固汽油弹爆炸时,用雨衣或他物遮盖身体,待油滴落下后抛掉遮盖物,离开燃烧区。灭火时忌直接用手去扑打,可用湿布或砂土覆盖,或跳入水中,如有浓烟,用湿布掩盖口鼻保护呼吸道。

3.磷烧伤　磷的特点是在空气中自燃,在皮肤上越烧越深。磷可经创面吸收,造成肝、肾损害及中枢神经系统中毒症状。处理磷烧伤的创面用湿布覆盖浸入水中,用1%硫酸铜溶液浸洗后移除黑色磷化铜颗粒,并用2%~3%碳酸氢钠液中和磷酸。切忌将创面暴露于空气中,忌用油膏包扎(磷溶于油脂类,溶解后易被吸收)。用湿布掩盖口鼻能防止磷化物吸入呼吸道。

4.化学烧伤的急救　各种强酸、强碱烧伤皮肤,应立即用水反复冲洗干净,尽快缩短化学剂接触皮肤的时间。沥青烧伤皮肤时，迅速用水冲洗，然后结合清创术用甘油或汽油洗去沥青。

（二）保护创面

灭火后除必要时脱去衣服外，将伤员安置于担架或适当的地方，可用各种现成的清洁敷料作初期包扎或覆盖创面，目的是保护创面，避免再污染或损伤。

（三）止痛

烧伤后疼痛剧烈，应及时给予止痛药，如口服止痛片或注射哌替啶。合并呼吸道烧伤或颅脑损伤者忌用吗啡，以免抑制呼吸。

（四）补充液体

口服淡盐水或烧伤饮料。病情严重有条件时应及早静脉输液（如 0.9% 氯化钠注射液、右旋糖酐、血浆等）。切忌口服大量无盐茶水或单纯输入大量 5% 葡萄糖注射液，以免加重组织水肿。烧伤饮料片：每片含氯化钠 0.3 g，碳酸氢钠 0.15 g，苯巴比妥 0.005 g，糖适量。溶于 100 mL 水中即为烧伤饮料。

（五）其他措施

口服或注射抗菌药物，注意合并伤的处理。

（六）创面的基本处理原则

（1）I 度烧伤无须特殊处理。

（2）浅 II 度烧伤采用包扎疗法，小水泡无须处理，大水泡可在低位剪破引流或用无菌空针抽出疱液。用磺胺嘧啶银（铈、锌）霜剂、糊剂涂布包扎。6~8 天首次更换敷料，继续包扎 10~14 天，多可愈合。包扎时要注意肢体功能位，覆盖敷料要厚，要超出创缘 5 cm 以上。

（3）深 II 度烧伤采取暴露疗法，外涂 5%~10% 磺胺嘧啶银洗必泰糊剂，每日 1~2 次，使坏死组织变成干痂，可最大限度地保留皮肤附件上皮，3 周左右焦痂下可愈合。

（4）III 度烧伤面积较大的需要植皮才能愈合。

三、转诊指征及注意事项

从现场抢救出大批烧伤伤员时，对中小面积烧伤原则上应就近抢救，以使及时治疗，减轻痛苦。对于大面积烧伤伤员，考虑转送到条件较好的医疗单位。转送伤员时，最好在伤后 4 小时内送达目的地。呼吸道烧伤或面颈部深度烧伤后喉头水肿呼吸困难，应作气管切开给氧。如不能此时间送到，应就地抗休克，先输注晶体液然后胶体液，待休克已基本平稳后再送。

【同步综合练习】

单项选择题

1. 浅 II 度烧伤创面特征是（　　）

A. 局部干燥　　　　　　　　　B. 局部水泡

C. 红白相间　　　　　　　　　D. 可见网状栓塞血管

E. 焦黄、无水泡

2. 成人手掌占体表面积的（　　）

A. 1%　　　　　　　　　　　　B. 2.5%

C. 3%　　　　　　　　　　　　D. 3.5%

E.5%

3.Ⅰ度烧伤损伤深度已达(　　　)

A.皮下脂肪层　　　　　　　　　　B.表皮浅层

C.真皮深层　　　　　　　　　　　D.皮肤全层及肌肉

E.表皮生发层和真皮乳头层

4.烧伤急救的首要处理是(　　　)

A.灭"火"　　　　　　　　　　　　B.保护创面

C.止痛　　　　　　　　　　　　　D.补充液体

E.使用抗菌药物

5.关于烧伤创面的基本处理,错误的是(　　　)

A.Ⅰ度烧伤无须特殊处理

B.浅Ⅱ度烧伤采用包扎疗法,小水泡无须处理

C.浅Ⅱ度烧伤形成的大水泡不可在低位剪破引流,但可用空针抽出疱液

D.浅Ⅱ度烧伤创面采用磺胺嘧啶银(铈、锌)糊剂涂布包扎

E.深Ⅱ度烧伤,采取暴露疗法

6.患者,男,37岁,体重60 kg。右上肢肩关节以下,右下肢膝关节以下烧伤,深度为浅Ⅱ度至深Ⅱ度,右足部烧伤深度为Ⅲ度。该患者的烧伤总面积为(　　　)

A.21%　　　　　　　　　　　　　B.20%

C.19%　　　　　　　　　　　　　D.18%

E.17%

7.患者,女,45岁。烧伤患者,烧伤总面积为50%,其中Ⅲ度烧伤面积为10%,该患者属于烧伤的类型是(　　　)

A.轻度烧伤　　　　　　　　　　　B.中度烧伤

C.中度烧伤　　　　　　　　　　　D.特重度烧伤

E.小面积烧伤

【参考答案】

1.B　2.A　3.B　4.A　5.C　6.C　7.C

(编者　朱星悦)

第九节　毒蛇咬伤

一、初步判断

(一)毒蛇与蛇毒的分类

毒蛇头部略成三角形,身上有色彩鲜明的花纹,上颌长有成对的毒牙,可与无毒蛇区别。毒牙与毒腺相通,蛇毒经导管排于毒牙注入被咬伤的人和动物体内。

毒蛇大致可分成三大类:

1.以神经毒为主的毒蛇　金环蛇、银环蛇及海蛇等,毒液主要作用于神经系统,引起肌

肉麻痹和呼吸肌麻痹。

2.以血液毒为主的毒蛇 竹叶青、蝰蛇和龟壳花蛇等,毒液主要影响血液及循环系统,引起溶血、出血、凝血及心脏衰竭。

3.兼有神经毒和血液毒的毒蛇 蝮蛇、大眼镜蛇和眼镜蛇等,其毒液具有神经毒和血液毒的两种特性。

(二)毒蛇咬伤的临床表现

1.神经毒致伤的表现 伤口局部出现麻木,知觉丧失,或仅有轻微痒感,约在伤后半小时后出现头昏、嗜睡、恶心、呕吐及乏力。重者出现吞咽困难、声嘶、失语、眼睑下垂及复视。最后可出现呼吸困难、血压下降及休克,若抢救不及时可出现呼吸循环衰竭。

2.血液毒致伤的表现 咬伤局部迅速肿胀,剧痛,流血不止。伤口周围皮肤伴水泡或血疱,皮下瘀斑,组织坏死。严重时全身广泛性出血,如结膜下淤血、鼻出血、呕血、咯血及尿血等。少数患者可出现胸腔、腹腔出血及颅内出血,最后导致失血性休克。

3.混合毒致伤的表现 兼有神经毒及血液毒的症状。从局部伤口看类似血液毒致伤,如局部红肿、瘀斑、血疱、组织坏死及淋巴结炎等。从全身来看,又类似神经毒致伤。此类伤员死亡原因仍以神经毒为主。

二、现场急救

(一)是否为蛇咬伤

先明确除蛇咬伤的可能性,其他动物也能使人致伤,如蜈蚣咬伤、黄蜂蜇伤,毒蛇咬伤有蛇伤牙痕。

(二)是否为毒蛇咬伤

主要靠特殊的牙痕、局部伤情及全身表现来区别。毒蛇咬伤后,伤口局部常留有1对或3~4对毒牙痕迹,且伤口周围明显肿胀,有疼痛或麻木感,局部有瘀斑、水泡或血疱,全身症状也较明显。无毒蛇咬伤伤后,局部可留两排锯齿形牙痕。

(三)明确为毒蛇咬伤后的救治

迅速排毒并防止毒液吸收扩散,彻底清创,内服及外敷有效的蛇药片,应用抗蛇毒血清及全身支持疗法。

1.阻止毒液吸收 被咬伤后,蛇毒在3~5分钟内就迅速进人体,应尽早采取有效施防止毒液吸收,如有毒牙,要先拔出毒牙。

(1)绑扎法:在被毒蛇咬伤后,立即用布条类、手巾或绷带等物在伤肢近侧5~10 cm处绑扎,在护送途中应每隔20分钟放松1~2分钟,以防止患肢淤血及组织坏死。待伤口彻底清创和服用蛇药片3~4小时后,才能解除绑带。

(2)冰敷法:有条件时,在绑扎的同时用冰块敷于伤肢,使血管及淋巴管收缩,减慢蛇毒的吸收。局部降温的同时要注意全身的保暖。

(3)伤肢制动:伤后不能奔跑,以减少毒素的吸收,将伤肢临时制动后放于低位,送往医疗站。

2.促进蛇毒的排出 用嘴吸吮,吸吮者口腔黏膜及唇部必须无溃破之处,每吸一次后要清水漱口,也可用吸乳器械、拔火罐等方法吸出伤口内的蛇毒。

3.伤口的处理 伤口较深有污染者作" + "或" + + "形切开,向近侧皮下刺入1 cm后,由近心端向远心端轻轻按摩，加速蛇毒的排出。伤口冲洗的外用药有 1∶5000 的高锰酸钾溶液及 5%～10% 的盐水。也可外敷药 30% 盐水或明矾水，中和蛇毒。

4. 全身支持疗法　快速补液，补充维生素 B 族和 C 族，输注 5% 碳酸氢钠碱化尿液，密切监测生命体征，及时抗休克。对于凝血毒素引起的弥散性血管内凝血患者禁用肝素或低分子肝素抗凝。

三、转诊指征及注意事项

明确为毒蛇咬伤后，在进行急救的同时，尽快转往医院，途中需密切观察患者的生命体征、神志变化，保持呼吸道畅通，注意有无出血现象，不要过多的摇动患者，有抽搐者可肌内注射地西泮 10 mg 或苯巴比妥 100 mg。

【同步综合练习】

单项选择题

1. 被毒蛇咬伤后，立即用布条类、手巾或绷带等物绑扎，其位置是(　　)

A. 在伤指(趾)远端绑扎　　　　　B. 伤肢远侧 10～15 cm 处

C. 伤肢近侧 10～15 cm 处　　　　D. 伤肢远侧 5～10 cm 处

E. 伤肢近侧 5～10 cm 处

2. 具有神经毒和血液毒两种特性的蛇有(　　)

A. 海蛇、大眼镜蛇和眼镜蛇　　　B. 蝮蛇、银环蛇和海蛇

C. 竹叶青、蝰蛇和龟壳花蛇　　　D. 金环蛇、银环蛇和海蛇

E. 蝮蛇、大眼镜蛇和眼镜蛇

3. 为促进蛇毒的排除及破坏，处理方法错误的是(　　)

A. 嘴吸吮，吸吮者口腔黏膜及唇部须无溃破之处

B. 也可用吸乳器械、拔火罐等方法，吸出伤口内的蛇毒

C. 伤口较深并有污染者，将伤口做鱼形切口

D. 向近侧皮下刺入 1 cm 后，由近心端向远心端轻轻按摩

E. 可用 30% 盐水或明矾水作局部的湿敷或 1∶5000 的高锰酸钾溶液冲洗

4. 银环蛇咬伤致死的主要原因是(　　)

A. 循环衰竭　　　　　　　　　　B. DIC

C. 呼吸衰竭　　　　　　　　　　D. 肾衰竭

E. 肝衰竭

5. 毒蛇咬伤患肢结扎时间应间隔多少时间放松一次(　　)

A. 2 分钟　　　　　　　　　　　B. 5 分钟

C. 10 分钟　　　　　　　　　　　D. 15 分钟

E. 20 分钟

6. 毒蛇咬伤转诊注意事项中，下列错误的是(　　)

A. 立即进行急救处理的同时，尽快转往医院

B. 途中需密切观察患者的呼吸、血压、脉搏(或心跳)、神志变化

C. 保持呼吸道畅通，注意有无出血现象

D. 意识模糊者要不停摇动或拍打患者，保持清醒

E. 抽搐者可肌内注射地西泮或苯巴比妥

7. 患者，女，40岁，农民。半小时前被蛇咬伤后伤口局部出现麻木，知觉丧失，或仅有轻微痒痛。伤口红肿不明显，出血不多，出现头昏、嗜睡、恶心、呕吐及乏力。考虑该患者被哪种蛇咬伤的可能性大（　　）

A. 银环蛇　　　　　　　　　　　　B. 竹叶青

C. 蝰蛇　　　　　　　　　　　　　D. 龟壳花蛇

E. 水蛇

【参考答案】

1. E　2. E　3. C　4. C　5. E　6. D　7. A

（编者　朱星悦）

第十节　蜂蛰伤

一、初步判断

（一）概念

蜂蛰伤指黄蜂、蜜蜂、马蜂、胡蜂等蛰伤。

（二）蜂蛰伤分度

1. 轻度　仅表现为蛰伤局部红肿、疼痛、瘙痒、少数有水泡或皮肤坏死，数小时后症状即可消失、自愈。

2. 重度　重者可迅速出现全身中毒症状，有发热、头痛、呕吐、腹痛、腹泻、烦躁不安、肌肉痉挛、昏迷，甚至休克、肺水肿及急性肾衰竭，最后可因心脏、呼吸麻痹而死亡。

3. 蜂毒过敏　部分患者对蜂毒过敏，在蛰伤后立即出现荨麻疹、喉头水肿、哮喘，支气管痉挛，重者可因过敏性休克、窒息而死亡。

二、现场急救

1. 拔出蜂针　用镊子或其他东西轻压蜂针附近部位，把皮肤稍微压下，使针露出较长部分，用镊子将它夹出来。没有镊子时可用指甲剪小心将针取出。取下针后，先挤出毒血，再用肥皂和清水冲洗伤口，必要时用尿液冲洗伤口。

2. 中和毒液　蜜蜂的毒液呈酸性，被蜜蜂蛰后，迅速在伤处外敷弱碱液中和毒素。黄蜂蜂毒为碱性，蛰伤时用醋酸水或食醋等酸性液体涂抹中和毒液。如果身边没有酸性液体，也可用柠檬、橙子、橘子等酸性水果的汁液涂抹。无论被何种蜂蛰伤，都可用中药马齿苋、夏枯草、野菊花中的任何一种，捣烂敷患处。

3. 创伤处理　冰块冰敷，或用毛巾冷敷可减轻红肿。如果患者自觉口渴，可以喝清凉的饮料或开水，但绝不能食用含酒精的食物或饮品，以免血液循环加速毒性扩散加快。

4. 被蜂群严重蛰伤或者对蜂毒过敏者　成人立即皮下注射1:1000肾上腺素0.3～0.5 mL，也可选用氢化可的松或地塞米松静脉滴注，酌情口服或肌注抗组胺药。

三、转诊指征及注意事项

重度蜂蜇伤、蜂毒过敏者一定要争分夺秒的尽快将患者送往医院抢救，稍有延迟，很可能有生命危险。转运中应注意对休克、血红蛋白尿、急性肾衰竭和呼吸循环衰竭的检测和对症处理。途中需密切观察患者的生命体征、意识状况、尿量，保持呼吸道通畅，注意保暖。

【同步综合练习】

单项选择题

1. 蜜蜂蜇伤后，可用于涂擦的液体是(　　　)

A. 3%氨水 　　　　　　　　　　B. 0.5%碘伏

C. 75%乙醇溶液 　　　　　　　　D. 95%乙醇溶液

E. 葡萄糖

2. 患者被毒蜂蜇伤后出现荨麻疹、喉头水肿、哮喘，考虑(　　　)

A. 轻度中毒 　　　　　　　　　　B. 中度中毒

C. 重度中毒 　　　　　　　　　　D. 特重度中毒

E. 蜂毒过敏

3. 被蜂群严重蜇伤，或者被蜇者对蜂毒过敏，处理错误的是(　　　)

A. 分秒必争，尽快将患者送往医院抢救

B. 成人立即皮下注射1:1000肾上腺素0.3～0.5 mL

C. 酌情口服或肌注抗组胺药

D. 用冰块冰敷，或用毛巾冷敷

E. 饮用适量低度啤酒

【参考答案】

1. A　2. E　3. E

（编者　朱星悦）

第五章

基本技能

第一节 病史采集

病史采集是医生通过对患者或相关知情人员（如家属和同事等）的系统询问而获取病史资料的过程，是医生诊治疾病的第一步。病史资料的完整性、准确性和可靠性对疾病的诊断和处理是极其重要的，它不仅可提示医生体格检查时的查体重点及为进一步进行辅助检查提供线索，而且更重要的是在临床工作中有一部分疾病仅通过病史采集即可基本确立诊断。若想实现上述目的，注意病史采集的内容和病史采集的技巧是极其重要的，否则可能会造成临床工作中的误诊和漏诊。为了做好病史采集工作及确保病史资料的完整，准确和可靠，将分别介绍病史采集的内容和病史采集的技巧如下：

【病史采集的内容】

（一）现病史

1. 根据主诉及相关鉴别问诊

（1）发病可能的病因和诱因。

（2）根据主诉症状进行纵向询问。

（3）有助于鉴别诊断的横向询问，即伴随症状询问。

2. 诊疗经过

（1）是否到医院就诊，做过哪些检查。应询问到医院做过的检查项目和可能的检查结果。

（2）治疗和用药情况，疗效如何。应具体询问治疗的方法和药物，有无疗效。

3. 一般情况 发病以来饮食、睡眠、大便、小便和体重变化情况，以便了解患者的一般情况。若患者患病时间很短，甚至不超过 1 天，体重不会有变化者，可以免询问体重变化情况，若考虑与疾病有关时，可询问近期体重变化情况。

（二）其他相关病史

1. 有无药物过敏史

2.与该病有关的其他病史 包括相关的既往患病史、相关的个人史和家族史，女性必要时询问月经、婚育史等。

【病史采集的技巧】

(一)条理性强，要抓住重点

病史采集一定要以主诉症状为重点，然后再针对与鉴别诊断相关的阳性或阴性症状(即伴随症状)进行询问。如一位发热的患者，应以发热为询问的重点，询问发热的可能诱因、起病的急缓、病程的长短、加重或缓解的因素，询问热度和发热的特点，以确定热型。然后再进行有助于鉴别诊断的伴随症状询问，如伴有寒战，见于肺炎链球菌肺炎、败血症等；伴有腹痛，可见于急性细菌性痢疾、急性胆囊炎、急性阑尾炎等；伴尿痛、尿频、尿急，见于尿路感染等。还有一些伴随症状，不一一列举。

(二)要紧密围绕病情询问

在病史采集过程中，患者所谈的内容一定要紧密围绕病情，以免离题太远，影响病史采集效果。这里面有一个重要的问题，就是医患沟通的技巧问题，这是能做到紧密围绕病情询问的重要保证。

(三)运用思维和判断

在病史采集过程中，要不断将采集到的信息运用思维和联想，对资料加以分析、综合和判断，逐步形成对患者可能的诊断意见，即从"症状"上升至"疾病"，而不是单纯笔录的被动过程。问诊过程一定要自始至终贯彻临床思维分析的原则。

(四)病史采集语言要通俗易懂

在病史采集过程中，一定要用通俗易懂的语言，避免使用患者不易懂的医学术语生硬的询问，如"鼻窦炎"和"里急后重"等，因为这些术语即使是对文化程度较高的患者来说，也难以理解，甚至被理解错误，以致结果可能会带来一个不准确的病史资料，导致诊断错误。在病史采集过程中，还应避免使用暗示性语言和逼问，若使用暗示性语言和逼问，这样更会带来一个不准确的病史资料，导致诊断错误。

(五)注意病史采集过程中的态度

医生必须对患者有高度的责任心和同情心，态度要和蔼可亲，耐心体贴，在病史采集一开始就主动形成一种体贴入微及宽松和谐的气氛，这对顺利完成病史采集是非常重要的。

上述病史采集的内容和病史采集的技巧适用于所有症状、体征和疾病。关于病史采集的具体内容将在下面分别予以介绍。

一、发热

【例题】

简要病史：男性，52岁。2天来发热伴右下肢皮肤红、痛来门诊就诊。

初步诊断：右下肢丹毒。

病史采集内容如下：

(一)现病史

1.根据主诉及相关鉴别问诊

(1)发病可能诱因：如有无足癣、皮肤局部破损等。

(2)体温升高和变化情况，有无寒战。

(3)右下肢皮肤红、痛的特点,如范围大小、边界是否清楚,有无肿胀、流液,疼痛性质,对行走和右下肢活动有无影响。

(4)有无全身中毒症状,如全身乏力、疼痛和食欲减退等。

2.诊疗经过

(1)是否到医院就诊,做过哪些检查,如到医院做血常规检查和局部细菌学检查等,检查结果如何。

(2)治疗和用药情况,疗效如何,如是否应用过抗生素治疗,用过哪些抗生素,疗效如何。

3.一般情况　近期睡眠、大便、小便和体重变化情况。

(二)其他相关病史

1.有无药物过敏史

2.与该病有关的其他病史　既往有无类似发作,有无糖尿病、局部皮肤病病史或服用免疫抑制药物史等。

二、咽痛

【例题】

简要病史:男性,28岁。咽喉疼痛伴发热2天来门诊就诊。

初步诊断:急性扁桃体炎。

病史采集内容如下:

(一)现病史

1.根据主诉及相关鉴别问诊

(1)可能的诱因:有无过度疲劳、淋雨、创伤、饮酒过度、有毒有害气体刺激等。

(2)咽痛:发生的时间、性质(是锐性痛还是钝痛),咽痛有无放射到其他部位如耳部,吞咽时咽痛有无加重。

(3)发热:体温高低及变化,有无寒战。

(4)有无吞咽困难、发音含糊、呼吸困难及颌下肿痛等症状。

(5)有无全身乏力、肌肉酸痛、食欲减退等全身症状。

(6)有无耳痛、头痛、流脓涕等。

(7)有无呼吸、循环、泌尿及骨关节等系统症状。

2.诊疗经过

(1)是否到医院就诊,做过哪些检查,检查结果如何。

(2)治疗和用药情况,效果如何,具体用药情况能否提供。

3.一般情况　近期精神、睡眠、大便、小便及体重变化情况。

(二)其他相关病史

1.有无药物过敏史

2.与该病有关的其他病史　既往有无类似发作,有无肾小球肾炎、心内膜炎、关节炎、消化系统疾病及糖尿病等病史;有无外伤、输血及手术史;有无家族遗传性疾病病史。

3.有无吸烟、饮酒等嗜好

三、咳嗽与咳痰

【例题】

简要病史：男性，26 岁。咳嗽、咳黄痰伴发热 2 天来门诊就诊。

初步诊断：上呼吸道感染。

病史采集内容如下：

（一）现病史

1．根据主诉及相关鉴别问诊

（1）发病诱因：有无受凉、醉酒等。

（2）发热体温升高和变化情况，有无寒战。

（3）咳嗽：是否持续及变化情况，咳嗽性质。

（4）咳痰：性状、量、气味，有无咯血。

（5）伴随症状：有无胸痛、呼吸困难，有无全身中毒症状，如全身乏力、食欲减退等。

2．诊疗经过

（1）是否到医院就诊，做过哪些检查，如血常规、X 线胸片等，检查结果如何。

（2）治疗和用药情况，如是否应用过抗生素治疗，若用过，是哪些抗生素，疗效如何。

3．一般情况　近期睡眠、大便、小便和体重变化情况。

（二）其他相关病史

1．有无药物过敏史

2．其他相关病史　既往有无类似发作，有无哮喘、肺结核、支气管扩张病史等。

四、咯血

【例题】

简要病史：男性，52 岁。痰中带血 3 个月来门诊就诊。

初步诊断：肺癌。

病史采集内容如下：

（一）现病史

1．根据主诉及相关鉴别问诊

（1）发病诱因：如受凉等。

（2）痰中带血情况：间断还是持续出现、含血量及颜色，是否咳出，痰与血的相混情况。

（3）伴随症状：有无发热，有无胸痛、呼吸困难。有无长期或反复咳嗽、咳痰。

2．诊疗经过

（1）是否到医院就诊，做过哪些检查，如血常规、X 线胸片等，检查结果如何。

（2）治疗和用药情况，如是否应用过抗生素治疗，若用过，是哪些抗生素，疗效如何。是否用过止血药，如云南白药等，疗效如何。

3．一般情况　发病以来饮食、睡眠、大便、小便和体重变化情况。

（二）其他相关病史

1．有无药物过敏史

2．有无其他相关病史　如结核、支气管扩张、恶性肿瘤、出凝血功能异常、慢性肝病等，结核患者接触史；有无相关用药，如阿司匹林、华法林等。有无肿瘤家族史。

五、胸痛

【例题】

简要病史：男性，60 岁。发作性胸痛 2 周。既往患高血压 15 年。

初步诊断：不稳定型心绞痛。

病史采集内容如下：

（一）现病史

1. 根据主诉及相关鉴别问诊

（1）发病诱因：体力负荷加重（劳累）、情绪激动、高脂饮食、寒冷、心动过速等。

（2）胸痛：部位、性质、持续时间、发作频率、加重与缓解因素。

（3）伴随症状：有无发热、咳嗽、心悸、头晕、呼吸困难、出汗、反酸、胃灼热。

2. 诊疗经过

（1）是否到医院就诊，做过哪些检查，如心电图、胸部 X 线片等，检查结果如何。

（2）治疗和用药情况，疗效如何。

3. 一般情况 近期饮食、睡眠、大便、小便和体重变化情况。

（二）其他相关病史

1. 有无药物过敏史

2. 有无高血压病史 最高血压的程度，是否治疗，是否规律服药，平时控制水平，有无并发症（活动后气短、夜间阵发性呼吸困难、夜尿增多等）。

3. 与该病有关的其他病史 既往有无类似发作，有无糖尿病、血脂异常、胃食管反流病、痛风病史，有无吸烟史，有无心脑血管疾病家族史。

六、呕血与便血

【例题】

简要病史：男性，58 岁。呕血伴黑便 3 小时急诊就诊。5 年前有乙型肝炎病史。

初步诊断：肝硬化、门静脉高压症出血。

病史采集内容如下：

（一）现病史

1. 根据主诉及相关鉴别问诊

（1）发病诱因：如进食某些坚硬、辛辣刺激、生冷等食物，大量饮酒、毒物或特殊药物摄入。

（2）呕血及黑便情况：性状，颜色和量，呕出的血中是否混有血凝块，黑便者需询问黑便的特点。

（3）伴随症状：是否伴有上腹痛、腹胀。

（4）病情发展与演变情况：是否伴口渴、黑矇、头晕、出汗、乏力、心悸，有无发热，神志改变。

2. 诊疗经过

（1）是否到医院就诊，做过哪些检查，如到医院做过检查，检查结果如何。

（2）治疗和用药情况，疗效如何，包括一般急救措施及补充血容量、各种止血药物、质子泵抑制药、生长抑素等药物的疗效。

3.一般情况 近期食欲及食量、睡眠，大便、小便及体重变化情况。

(二)其他相关病史

1.有无药物过敏史

2.与该病有关的其他病史 既往情况，既往有无类似出血发作；有无消化性溃疡、血液病病史；有无传染病接触史；有无手术史、外伤史等。有无烟酒嗜好。

七、腹痛

【例题】

简要病史：男性，34岁。与朋友聚餐后半日来突发中上腹部剧烈疼痛来就诊。既往体健。

初步诊断：急性胰腺炎。

病史采集内容如下：

(一)现病史

1.根据主诉及相关鉴别问诊

(1)发病诱因：如有无暴饮暴食、酗酒等。

(2)腹痛部位、性质和程度：中上腹痛是否为持续性，剧烈程度，有无转移，仰卧时是否加重。

(3)体温、血压变化情况。

(4)伴随症状：有无发热、畏寒、恶心、呕吐、腹胀、口干、腹泻、黄疸、头晕、乏力。

2.诊疗经过

(1)患病后是否到医院就诊和检查，如血常规、尿常规、粪常规和隐血、血淀粉酶、肝肾功能及生化、胸部X线片、腹部B超、腹部平片或CT等，检查结果如何。

(2)治疗和用药情况，如是否应用过抗生素和止痛药等，疗效如何。

3.一般情况 近期饮食、睡眠、大便、小便和体重变化情况。

(二)其他相关病史

1.有无药物和食物过敏史

2.与该病有关的其他病史 既往有无类似发作，有无胆结石、泌尿道结石，炎症性肠病、结核病、肝炎、糖尿病和肿瘤等疾病史；有无外伤，手术史；有无传染病接触史；有无烟酒嗜好。

八、腹泻

【例题】

简要病史：女性，56岁、间断腹泻、黏液血便2年到卫生院就诊。

初步诊断：溃疡性结肠炎。

病史采集内容如下：

(一)现病史

1.根据主诉及相关鉴别问诊

(1)发病诱因：有无饮酒、饮食不当(不洁饮食、进刺激性食物等)、服用药物、季节及精神因素。

（2）腹泻和粪便特点：发作时每天腹泻和黏液便的次数、量、性状，有无里急后重，发作频度及持续时间，加重与缓解因素。

（3）伴随症状：有无恶心、呕吐、腹痛及具体情况，有无发热、盗汗、消瘦、乏力。

2.诊疗经过

（1）是否曾到医院就诊，做过哪些检查，如粪便常规及隐血试验、血常规检查、粪便培养，内镜检查和钡剂灌肠检查等，检查结果如何。

（2）治疗和用药情况，疗效如何，如是否应用过抗生素治疗，若用过，是哪些抗生素，疗效如何。

3.一般情况　发病以来饮食、睡眠、大便、小便及体重变化情况。

（二）其他相关病史

1.有无药物过敏史

2.与该病有关的其他病史　有无感染性肠炎、痔疮、炎症性肠病、结核病、肿瘤病史，有无地方病和流行病区居住史，有无肿瘤家族史等。

九、黄疸

【例题】

简要病史：男性，62 岁。尿黄伴皮肤瘙痒 1 个月，加重伴粪便灰白色 1 周。

初步诊断：梗阻性黄疸。

病史采集内容如下：

（一）现病史

1.根据主诉及相关鉴别问诊

（1）发病诱因：饮酒、感染、用药、输血，有无与病毒性肝炎患者接触史。

（2）尿液颜色、尿量有无变化，皮肤瘙痒的程度。

（3）粪便颜色变化情况，有无腹泻。

（4）是否伴有发热、寒战、腹痛、放射痛及呕吐。

2.诊疗经过

（1）是否到医院就诊，做过哪些检查，如血、尿、粪便常规，肝功能、胆红素，腹部 B 超、CT 等，结果如何。

（2）治疗和用药情况，是否应用保肝、利胆药，疗效如何。

3.一般情况　发病以来食欲和睡眠情况，大便、小便及体重变化情况。

（二）其他相关病史

1.有无药物过敏史

2.与该病有关的其他病史　有无肝炎、胆结石、胆囊炎、胰腺炎等病史。有无腹部手术、外伤及肿瘤史。有无烟酒嗜好，有无家族性遗传病史。

十、尿频、尿急与尿痛

【例题】

简要病史：女性，42 岁。4 天来尿频、尿痛来门诊就诊。

初步诊断：尿路感染。

病史采集内容如下：

(一)现病史

1. 根据主诉及相关鉴别问诊

(1)可能的诱因：如劳累、憋尿、近期接受流产手术等。

(2)排尿频次、夜尿次数、每次尿量；尿痛的部位、性质。

(3)伴随症状：是否伴发热、腰痛、血尿、排尿困难、尿道口分泌物等。

2. 诊疗经过

(1)是否曾到医院就诊和检查，是否做过血常规、尿常规、尿培养、泌尿系统影像学检查等，检查结果如何。

(2)治疗和用药情况，疗效如何。

3. 一般情况　近期饮食、睡眠、大便和体重变化情况。

(二)其他相关病史

1. 有无药物过敏史

2. 与该病有关的其他病史　既往有无类似发作；有无糖尿病、尿路结石、肿瘤等疾病史；月经婚育史，有无流产史等。

十一、血尿

【例题】

简要病史：男性，18岁。肉眼血尿2天来门诊就诊。

初步诊断：急性肾小球肾炎。

病史采集内容如下：

(一)现病史

1. 根据主诉及相关鉴别问诊

(1)可能的诱因：有无前驱感染，外伤、剧烈运动等。

(2)血尿的特点：尿的颜色，是间断还是持续出现，是否为全程血尿，有无血丝或凝血块。

(3)相关伴随症状问诊：①是否伴腰腹疼痛；②是否伴有尿路刺激征如尿频、尿急、尿痛及排尿困难；③是否伴有少尿或无尿；④是否伴有全身出血倾向、发热、盗汗、腹部肿块等。

2. 诊疗经过

(1)是否曾到医院就诊，做过哪些检查，如血常规、尿常规、尿红细胞形态分析、肝肾功能、尿路影像学检查，检查结果如何。

(2)治疗和用药情况，疗效情况，病情变化情况。

3. 一般情况　近期饮食、睡眠、大便和体重变化。

(二)其他相关病史

1. 有无药物过敏史

2. 与该病有关的其他病史　既往有无类似发作，有无尿路结石、肿瘤、外伤、手术及遗传性疾病史。

十二、头痛

【例题】

简要病史：女性，35 岁。发作性头痛 1 周来门诊就诊。

初步诊断：偏头痛。

病史采集内容如下：

(一)现病史

1.根据主诉及相关鉴别问诊

(1)发病诱因：如有无着凉、劳累、情绪紧张等。

(2)头痛：起病急缓，是否突然发生，头痛前有无视觉异常(如视物模糊、视物变形、视野内闪光或暗点等)；头痛的部位(位于额部、颞部、顶部还是枕后部)，头痛的程度(轻、中、重)，头痛的性质(搏动性、电击样、重压感或紧箍感)及持续时间。

(3)伴随症状：有无恶心呕吐、肢体活动障碍、意识障碍、发热等。

2.诊疗经过

(1)是否到医院就诊，做过哪些检查，如到医院做血常规检查和头颅 CT 检查等，检查结果如何。

(2)治疗和用药情况，疗效如何，如是否应用过止痛药，若用过，疗效如何。

3.一般情况　发病以来饮食、睡眠、大便、小便和体重变化情况。

(二)其他相关病史

1.有无药物过敏史

2.与该病有关的其他病史　既往有无类似头痛病史，有无高血压病史，有无烟酒嗜好；家族中有无类似头痛病者。

十三、意识障碍

【例题】

简要病史：男性，72 岁。突发呼之不应 2 小时来急诊就诊。

初步诊断：脑出血。

病史采集内容如下：

(一)现病史

1.根据主诉及相关鉴别问诊

(1)发病诱因：如情绪激动、剧烈运动、劳累、外伤等。

(2)意识障碍：起病急缓、持续时间，意识障碍前有无剧烈头痛、恶心呕吐，出现意识障碍后有无抽搐。

(3)伴随症状：有无发热、呼吸困难、咬破舌头、大小便失禁等。

2.诊疗经过

(1)是否到医院就诊，做过哪些检查，如血、尿常规和肝、肾功能及头颅 CT 检查等，检查结果如何。

(2)治疗和用药情况，疗效如何。

3.一般情况　近期饮食、睡眠和体重变化情况。

(二)其他相关病史

1. 有无药物过敏史及长期服药史，毒物接触史

2. 与该病有关的其他病史　有无急性感染休克、高血压、动脉硬化、糖尿病、肝肾疾病、肺源性心脏病、癫痫、颅脑外伤、肿瘤等病史。

（编者　晏飞）

第二节　体格检查

一、基本方法

体格检查是诊断疾病的最基本手段之一，是每一位临床医生必备的基本技能，对基层医师意义更大。体格检查时应注意：①检查者仪容整洁，举止大方，态度和蔼。②检查前洗手，避免交叉感染。③检查者一般位于受检者右侧，如果男医生检查女受检者敏感部位，应有相关第三者在场。④检查手法熟练、轻柔，尽量减少受检者体位变动。⑤检查时注意沟通，随时观察受检者反应。⑥按照一定顺序检查，避免遗漏。体格检查基本方法包括视诊、触诊、叩诊、听诊和嗅诊等。

(一)视诊

通过观察受检者外表来收集信息，多用于一般情况检查和各部位相应直视检查。

(二)触诊

通过用手直接接触受检者的感觉来判断的方法。

1. 感觉触诊法　用指腹(如触诊脉搏或心尖搏动)或手掌(如语音震颤、心前区震颤、摩擦感等)感觉体表情况。

2. 浅部触诊法　用手指在体表滑动触摸，一般深度约为 1 cm，用于浅表淋巴结、血管、关节处检查及腹部的深部触诊前的触诊检查。

3. 深部触诊法　用单手或双手重叠在检查部位滑动、按压的方法，深度常常在 2 cm 以上，有时可达 4~5 cm。主要用于腹部触诊。可分为：

(1)深部滑行触诊法：检查者右手第 2~5 指并拢平放腹壁上，掌指关节伸直，指尖逐渐触向腹腔深部，触及包块或脏器时注意各方向触摸以详细了解情况。用于检查腹腔脏器或包块。

(2)双手触诊法：左手置于检查部位背后向右手方向托起或固定，右手用深部滑行触诊法触诊。用于肝、脾、肾脏等触诊。

(3)深压触诊法：示指、中指指尖并拢，垂直压向深部了解是否疼痛，如麦氏点压痛等。

(4)冲击触诊法：右手示指、中指、无名指并拢取 70°~90° 的角度置于腹壁，在腹壁上相应部位做数次急速而较有力的冲击动作，感受在冲击时是否有腔脏器或包块在指端浮沉。注意冲击过程指尖不能离开皮肤。一般用于大量腹水时肝、脾和腹腔包块的触诊。

(三)叩诊

通过叩击体表所产生的音响来判断深部脏器情况的方法。包括直接和间接叩诊法。叩诊时以腕和掌指关节活动为主，避免肘关节参与叩诊。每次叩诊后叩诊手指不能停留在受检

部位。

1.直接叩诊法　右手示指、中指、无名指并拢,手指稍屈,用指腹直接叩击检查部位,一般用于胸部大面积病变检查。

2.间接叩诊法　检查者左手中指(板指)紧贴检查部位,其他手指和手掌离开体表,右手中指自然弯曲,指尖垂直叩击板指第二节末端,连续2～3次,用力均匀适中。用于肺部、心界和腹部叩诊。

3.叩击痛　左手掌平放在受检部位,右手握拳用尺侧叩击左手手背,了解是否有疼痛。

4.叩诊音　叩诊时被叩击部位产生的反响称为叩诊音。在临床上分为清音、浊音、鼓音、实音、过清音五种。

(1)清音:是正常肺部的叩诊音。提示肺组织的弹性、含气量、致密度正常。

(2)浊音:当叩击被少量含气组织覆盖的实质脏器时产生,如叩击心或肝被肺段边缘所覆盖的部分,或在病理状态下如肺炎(肺组织含气量减少)的叩诊音。

(3)鼓音:正常情况下可见于胃泡区和腹部,病理情况下可见于肺内空洞、气胸、气腹等。

(4)实音:叩击心和肝等实质脏器所产生的音响。在病理状态下可见于大量胸腔积液或肺实变等。

(5)过清音:正常成人不会出现的一种病态叩击音。临床上常见于肺组织含气量增多、弹性减弱时,如肺气肿。正常儿童可叩出相对过清音。

(四)听诊

根据受检者身体活动的声响来判断是否正常。常借助听诊器检查心脏、肺和腹部。

(五)嗅诊

通过检查受检者皮肤或体表气味来判断是否异常。

【同步综合练习】

单项选择题

1.叩诊呈过清音的是(　　)

A.肺结核　　　　　　　　　B.肺炎

C.肺气肿　　　　　　　　　D.胸腔积液

E.心包积液

2.关于触诊的注意事项,下列哪项是错误的(　　)

A.检查时手要温暖、轻柔

B.医生应站在患者的右侧,面向患者

C.检查腹部脏器时,患者可取仰卧位或侧卧位

D.作下腹部检查必须要患者排尿后才检查

E.触诊时要手脑并用

3.患者,男性,40岁,反复餐前上腹隐痛15年,近10天来上腹胀满不适,恶心、呕吐,大量呕吐后症状可缓解,呕吐物含有发酵酸性宿食。可能的诊断为(　　)

A.幽门梗阻　　　　　　　　B.功能性消化不良

C.肠梗阻　　　　　　　　　D.胃癌

E. 慢性胃炎

【参考答案】

1. C　2. D　3. A

（编者　赵　竹）

二、一般检查

（一）全身状况

包括：性别、年龄、生命征、发育体型、营养状态、意识状态、语调语态、面容和表情、体位、姿势、步态等。

1. 生命体征

（1）体温：常用水银柱体温计，还有热敏体温计和红外线体温计。水银柱体温计在使用前应确保水银柱在35℃以下，包括腋测法、口测法和肛测法，最常用腋测法：擦干受检侧腋窝，将体温计水银槽端置于腋窝并夹紧，测量10分钟后即读数，正常36℃～37℃。鼓膜法是应用红外线体温计。

（2）脉搏：常选桡动脉触诊。检查者一手示、中和无名指并拢，指腹置于检查动脉处，压力应适中，过轻或过重均可能影响到脉搏的触诊，节律规则者可测量30秒，不规则者必须计数1分钟。成年人正常值为60～100次/分。

（3）呼吸：检查完脉搏后，手指继续放在桡动脉处，以免使受检者紧张而影响呼吸，同时观察受检者胸廓或腹部，测量1分钟呼吸的次数，并观察呼吸节律、深度。正常呼吸率12～20次/分。

（4）血压：分直接测量法和间接测量法。直接测量法是经皮穿刺将导管送至主动脉处直接测量压力。

间接测量法最常用，以水银柱血压计为例：受检者取坐位或卧位，暴露上肢，确保肘部、血压计和心脏同一水平，血压计水银柱处于"0"；触诊肱动脉，将气袖中央对准肱动脉，紧贴皮肤均缠绕袖带，其下缘距肘横纹2～3 cm；将听诊器体件置于袖带下方肱动脉处；关紧阀门，充气，同时听诊肱动脉搏动音至消失，再充气使水银柱上升20～30 mmHg，松开阀门，按2～3 mmHg/s速度放气，平视水银柱，当听诊脉搏动音出现时记录数值为收缩压，继续放气至搏动音再次消失，此时读数为舒张压。正常收缩压为90～139 mmHg，舒张压为60～89 mmHg。

2. 营养状态　分营养良好、中等和不良。

3. 体位　体位活动自如不受限制为自主体位；不能自主改变体位为被动体位，见于极度衰竭或意识丧失者；为减轻痛苦不得不采取特定体位为强迫体位。

（二）皮肤

一般通过视诊观察，必要时辅以触诊。主要观察皮肤颜色、湿度、弹性、皮疹、脱屑、皮下出血、肝掌、蜘蛛痣、水肿、皮下结节、瘢痕、毛发等内容。

蜘蛛痣是皮肤小动脉末端分支血管扩张所形成的血管痣，多分布于上腔静脉分布的区域内，如头面、颈部、上肢、肩部、前胸等处。检查方法：用小竹签压迫蜘蛛痣中心部，蜘蛛痣可褪色或消失，松开时又出现。

肝掌是指在双掌大小鱼际处发红，压之褪色，掌心颜色正常。

（三）淋巴结

主要是浅表淋巴结。检查时注意淋巴结大小、硬度、表面情况、活动度、压痛等。

1. 颌下淋巴结　检查者一手置于受检者头部，使受检者颈部稍前屈，倾向检查一侧，另一手 2~5 指并拢，用指腹滑动触诊颌下淋巴结。左手触诊右侧，右手触诊左侧。

2. 颈部淋巴结　受检者头部位置同上，检查者四指并拢用指腹滑动触诊胸锁乳突肌前缘、后缘和斜方肌前缘。左手触诊右侧，右手触诊左侧。

3. 锁骨上淋巴结　受检者颈部稍前屈，检查者右手检查左侧，左手检查右侧锁骨上窝。

4. 腋窝淋巴结　检查者左手持受检者左前臂，使其肩关节稍外展，右手四指并拢，在胸部前方进入并触诊左侧腋窝，触诊的顺序为：顶部（腋尖群）、内壁（中央群）、前壁（胸肌群）、后壁（肩胛下群）、外壁（外侧群）。换手，同样方法检查右侧腋窝。

5. 腹股沟淋巴结　受检者取仰卧位，下肢伸直，受检者髋关节稍外展外旋，依次触上群和下群。

【同步综合练习】

单项选择题

1. 肺心病、心功能Ⅲ级患者多采取何种体位（　　　）

A. 端坐呼吸　　　　　　　　　　B. 被动体位

C. 自动体位　　　　　　　　　　D. 强迫仰卧位

E. 强迫侧卧位

2. 右侧大量胸腔积液患者多采用何种体位（　　　）

A. 自主体位　　　　　　　　　　B. 被动体位

C. 强迫坐位　　　　　　　　　　D. 右侧卧位

E. 左侧卧位

3. 关于生命征的叙述，下列哪项是错误的（　　　）

A. 生命征是评价生命活动质量的指标

B. 生命征是属全身状态检查的内容

C. 生命征是体格检查的必检项目之一，包括体温、呼吸、脉搏、血压、体重

D. 生命征测量后应准确记录在病历和体温记录单上

E. 测量生命征能及时了解患者的病情变化，有利于对疾病进行处理

4. 被动体位见于下列哪种疾病（　　　）

A. 极度衰竭或意识丧失者　　　　B. 急性腹膜炎

C. 大量胸腔积液　　　　　　　　D. 心力衰竭

E. 脊柱疾病

5. 胆结石、肾绞痛患者，腹痛症状发作时，多采取何种体位（　　　）

A. 强迫蹲位　　　　　　　　　　B. 强迫仰卧位

C. 强迫俯卧位　　　　　　　　　D. 强迫坐位

E. 辗转体位

（编者 赵竹）

三、头颈部检查

（一）眼

包括眼眉、眼睑、结膜、巩膜、角膜、瞳孔和眼球。瞳孔应检查两侧大小、形状、对称性等。正常人瞳孔直径为 3~4 mm。

瞳孔对光反射：嘱受检者平视或用手打开眼睑（意识丧失者），检查者持光源自外向内照瞳孔，观察瞳孔是否变小，为直接对光反射。用手置于受检者鼻梁处隔开光线，同样方法照射瞳孔，观察另一侧瞳孔是否变小，为间接对光反射。

（二）口

括口唇、黏膜、牙齿、牙龈、舌、咽、扁桃体等。

（三）颈部

包括颈动脉、颈静脉、甲状腺和气管。

1. 甲状腺检查

（1）视诊：受检者取坐位或仰卧位，头部自然居中位置，暴露部，观察甲状大小和对称性。正常不能看出甲状腺。

（2）触诊：

1）甲状腺峡部：检查者站在受检者前面，用拇指触诊甲状腺峡部；检查者站在受检者后面，用示指、中指触诊甲状腺峡部，配合吞咽动作。

2）甲状腺侧叶：

前面触诊：检查者站在受检者前面，一手指施压于一侧甲状软骨，将气管推向对侧，另一手示、中指在对侧胸锁乳突肌后缘向前推挤甲状腺侧叶，拇指触诊甲状腺侧叶，配合吞咽动作，用同样方法检查另一侧甲状腺。若发现甲状腺肿大，则须注意其大小、对称性、质地、表面情况、有无压痛、结节、震颤。

后面触诊：检查者站在受检者后面，一手示指、中指施压于一侧甲状软骨，将气管推向对侧，另一手拇指在对侧胸锁乳突肌后缘向前推挤甲状腺，示、中指触诊甲状腺，配合吞咽动作。用同样方法检查另一侧甲状腺。

（3）听诊：当触到甲状腺肿大时，用钟型听诊器直接放在肿大的甲状腺上听诊，注意能否听到低调的连续性静脉"嗡鸣音"或收缩期动脉杂音。

2. 气管检查 检查者一手示指和无名指分别置于受检者左右胸锁关节上，中指自甲状软骨处向下触摸气管环，观察气管是否居中。或以中指置于气管与两侧胸锁乳突肌之间的间隙，观察两侧间隙是否等宽来判断气管有无偏移。气管偏向健侧常见于气胸、腔积液；偏向患侧见于胸膜粘连。

3. 颈部血管

（1）正常人立位或坐位时颈部静脉常不显露，平卧时可稍见充盈，充盈的水平仅限于锁骨上缘至下颌角距离的下 2/3 以内，但在坐位或半坐位（身体呈45°）时，如颈静脉明显充盈、怒张或搏动，均为异常征象。

（2）颈静脉搏动可见于三尖瓣关闭不全等。正常人颈部动脉的搏动，只在剧烈活动后心搏出量增加时可见，且很微弱。如在安静状态下出现颈动脉的明显搏动，则多见于主动脉瓣关闭不全、高血压、甲状腺功能亢进及严重贫血者。

（3）听诊颈部血管，一般让者取坐位，用钟型听诊器听诊，如发现异常杂音，应注意其部位、强度、性质、音调、传播方向和出现时间，以及患者姿势改变和呼吸等对杂音的影响。

【同步综合练习】

单项选择题

1.口唇苍白常见于（　　）

A.血管神经性水肿　　　　　　　B.核黄素缺乏

C.呼吸衰竭　　　　　　　　　　D.贫血

E.感冒

2.肿大的甲状腺与颈前其他包块的鉴别，下列哪项最重要（　　）

A.甲状腺表面光滑　　　　　　　B.甲状腺位于甲状软骨下方

C.甲状腺可随吞咽动作向上移动　D.甲状腺多呈弥漫性、对称性肿大

E.甲状腺肿大的程度多在胸锁乳突肌以内

3.右肺部为实变体征，检查气管偏右，可能为何种病理改变（　　）

A.右肺炎实变　　　　　　　　　B.左侧胸腔积液

C.两侧胸腔积液　　　　　　　　D.右肺不张

E.右侧胸腔积液

4.引起颈静脉怒张常见原因中不包括（　　）

A.肺水肿　　　　　　　　　　　B.右心衰竭

C.缩窄性心包炎　　　　　　　　D.心包积液

E.上腔静脉回流受阻

【参考答案】

1.D　2.C　3.D　4.A

（编者　赵竹）

四、胸部检查

（一）胸壁、胸廓

1.体表标志

（1）骨性标志：①胸骨角：胸骨柄和骨体连接处，两侧分别与左右第二肋软骨连接；②肩胛下角：肩胛骨下方，平第7肋间隙。

（2）垂直线标志：包括前正中线、锁骨中线、腋前线、腋中线、腋后线、肩胛线和后正中线。

（3）自然陷窝：包括胸骨上窝、锁骨上窝、腋窝等。

2.胸壁观察　是否有静脉曲张、蜘蛛痣。触诊是否有皮下气肿或胸骨压痛。

3.胸廓观察　是否有扁平胸、桶状胸、佝偻病胸以及局部隆起或凹陷。

（二）乳房

1. 视诊　包括对称性、乳头、皮肤等。

2. 触诊　从健侧开始，后患侧，按外上、外下、内下、内上象限的顺序进行触诊，最后触诊乳头。注意乳房硬度、弹性、压痛、包块等，后触诊腋窝及锁骨上有无肿大淋巴结。

（三）肺和胸膜

1. 视诊　包括呼吸运动类型、频率和节律。

正常男性和儿童以腹式呼吸为主，女性以胸式呼吸为主。上呼吸道部分阻塞患者，因气流不能顺利进入肺，从而引起胸骨上窝、锁骨上窝及肋间隙向内凹陷，称为"三凹征"。反之，下呼吸道阻塞患者，因气流呼出不畅，呼气需要用力，称为呼气性呼吸困难，常见于支气管哮喘和阻塞性肺气肿。正常成人静息状态下，呼吸为 12~20 次/分。

2. 触诊

（1）胸廓扩张度：检查者双手拇指置于受检者左右肋弓对称部位，指尖相向指向剑突，手掌和其他四指平放于两侧下胸部前侧；或双手平放于后胸，双拇指平行于后正中线，对称置于后胸第 10 肋骨水平，拇指间轻挤起皮皱；嘱受检者深呼吸，观察拇指间活动度是否一致。

（2）语音震颤：检查者双手掌或尺侧缘对称置于受检者左右胸部，嘱受检者发长"yi"音，双手交叉换位再检查一次，自上而下，从前到后，左右对比，感觉震颤是否对称、增强或减弱。

（3）胸膜摩擦感：检查者双手掌平放于受检者左右前侧胸下部，嘱受检者深呼吸，感觉是否有吸、呼双相摩擦感。如触到摩擦感，则嘱受检者屏住呼吸，摩擦感消失则为胸膜摩擦感，否则为心包摩擦。胸膜摩擦感常见于纤维素性胸膜炎。

3. 叩诊

（1）全肺对比叩诊：包括直接叩诊和间接叩诊，主要用间接叩诊，除了肩胛间区板指与肋间隙垂直外，其他部位板指与肋间隙平行。叩诊背部时，受检者双手交抱肘。自上而下，左右对比，逐一肋间叩诊前胸、侧胸和后胸。正常全肺叩诊为清音。

（2）肺界叩诊：肺下界叩诊分别在锁骨中线（从第 2 肋间开始）、腋中线（从腋窝开始）和肩胛线（从肩胛下角开始），从上到下逐一肋间叩诊，由清音转为音浊音时为肺下界。正常肺下界分别在锁骨中线第 6 肋间，腋中线第 8 肋间和肩胛线第 10 肋间。体型瘦长者可下移 1 个肋间，肥胖者可上移 1 个肋间。

（3）肺下界移动度：分别让受检者深吸气和深呼气后屏气，从上到下叩诊，分别叩出深吸气和深呼气状态下的肺下界，测量二者之间的距离就是肺下界移动度。常选用肩胛线叩诊。正常肺下界移动度为 6~8 cm。

4. 听诊

肺部听诊可采取坐位、半卧位或卧位。听诊顺序一般由肺尖开始，自上而下，由前胸到侧胸和背部，并且要左右对比。每个部位听诊 1~2 个呼吸周期。听诊时，应做平静呼吸，必要时做深吸、呼气后听诊，以便听取呼吸音和附加音的改变。

（1）正常呼吸音：大部分肺野是肺泡呼吸音。支气管肺泡呼吸音位于喉部、胸骨上窝、背部第 6、7 颈椎及第 1、2 胸椎水平。支气管肺泡呼吸音位于胸骨两侧第 1、2 肋间隙，肩胛间区第 3、4 胸椎水平以及肺尖前后部。

（2）异常呼吸音：包括异常肺泡呼吸音、异常支气管呼吸音和异常支气管肺泡呼吸音。

（3）啰音：

1）干啰音：分哨笛音（或哮鸣音）和鼾音。前者见于细支气管病变，后者多见于气管或主支气管病变。

2）湿啰音：又称水泡音。主要见于支气管、肺泡的炎症和肺梗死肺淤血等。

（4）语音共振：嘱受检者发长"yi"音，用听器自上而下，从前到后，左右对称部位听诊，了解双侧语音共振是否对称、增强或减弱。

（5）胸膜摩擦音：常在前侧胸下部。呼吸均可闻及，听诊器加压声音更明显。屏住呼吸则摩擦音消失，借此与心包摩擦音鉴别。

【同步综合练习】

单项选择题

1.慢性阻塞性肺气肿时语音震颤的改变是（　　）

A.一侧增强　　　　　　　　　　B.一侧减弱

C.双侧减弱　　　　　　　　　　D.双侧增强

E.双侧正常

2.患侧胸廓叩诊呈一致性鼓音见于（　　）

A.肺结核空洞　　　　　　　　　B.肺气肿

C.气胸　　　　　　　　　　　　D.大量胸腔积液

E.胸膜肥厚

3.两肺底湿啰音多见于（　　）

A.支气管扩张　　　　　　　　　B.肺淤血

C.支气管炎　　　　　　　　　　D.吸入性肺炎

E.肺结核

4.急性肺水肿时可出现（　　）

A.局限性小水泡音　　　　　　　B.喉部有痰鸣

C.双肺底湿啰音　　　　　　　　D.局限性哮鸣音

E.两肺满布湿啰音

5.触诊女性乳房正确的是（　　）

A.先检查乳头、乳晕　　　　　　B.先检查健侧，后检查患侧

C.先检查患侧，后检查健侧　　　D.先检查腋窝淋巴结

E.最后检查外上象限

【参考答案】

1.C　2.C　3.B　4.E　5.B

（编者　赵竹）

（四）心脏

1.**视诊**　检查者站在受检者右侧，视线应与心前区呈切线方向，以便观察心尖搏动、心前区异常搏动和隆起。

（1）心前区隆起：常见于先天性心脏病。

（2）心尖搏动：正常成人心尖搏动位于第5肋间左锁骨中线内侧0.5~1 cm处，搏动范

围 2.0 ~ 2.5 cm。左心室增大,心尖搏动向左下移位;右心室增大,心尖搏动向左侧移位,左、右心室增大向左下移位,伴心浊音界两侧扩大。

(3)心前区异常搏动:剑突下搏动见于右心室肥大,胸骨左缘第 2 肋间收缩期搏动提示肺动脉高压。

2. 触诊

(1)心尖搏动:用二步法,先用手掌感觉心尖搏动大概位置,再用手掌尺侧(小鱼际)或示指和中指指腹触诊搏动的具体位置和范围。正常情况见"视诊"相关内容。

(2)心前区震颤:用手掌尺侧(小鱼际肌)或手指指腹触诊整个心前区,尤其各瓣膜位置,如感觉细小振动为震颤,提示该部位器质性心脏病变。不同部位与时相震颤的常见相关病变见表 2 - 5 - 1。

表 2 - 5 - 1　心前区震颤的临床意义

部位	时相	常见病变
胸骨右缘第 2 肋间	收缩期	主动脉狭窄
胸骨左缘第 2 肋间	收缩期	肺动脉狭窄
胸骨左缘第 3 - 4 肋间	收缩期	室间隔缺损
胸骨左缘第 2 肋间	连续性	动脉导管未闭
心尖区	舒张期	二尖瓣狭窄
心尖区	收缩期	重度二尖瓣关闭不全

(3)心包摩擦感:用手掌或手掌尺侧(小鱼际)触诊胸骨左缘第 4 肋间,感觉是否有收缩期和舒张期双相摩擦感,坐位前倾更明显。

3. 叩诊

(1)方法:用间接叩诊法。叩诊时注意用轻叩,用力均匀。板指移动时不要拖动皮肤。每次板指移动距离不超过 0.5 cm。

受检者坐位时板指与心外缘平行,卧位时垂直。先叩左界,后叩右界。左侧从心尖搏动最强处外侧 2 ~ 3 cm 开始,右侧先叩出肝上界,再自上一肋开始叩诊。由下向上,由外向内,逐一肋间叩至第 2 肋间,当清音变为浊音时,翻开板指,做标记。测量各标记点至前正中线垂直距离和左锁骨中线至前正中线距离。

(2)心浊音界改变的意义:主动脉关闭不全时,左心室增大,向左下增大,心腰加深,心界似靴形;二尖瓣狭窄时,左房显著增大,心界如梨形;扩张型心肌病时,心浊音界向两侧增大,称普大心;心包积液时,心尖两侧增大,并随体位而改变,坐位时心界称三角形烧瓶样,卧位时心底部浊音增宽。

4. 听诊

(1)听诊方法:从心尖部(二尖瓣区)开始,然后依次听诊胸骨左缘第 2 肋间(肺动脉瓣区),胸骨右缘第 2 肋间(主动脉瓣区),胸骨左缘第 3 肋间(主动脉瓣第 2 听诊区),胸骨左缘第 4、5 肋间(三尖瓣区)。

(2)听诊内容：心率、心律、正常心音、额外心音、杂音和心包摩擦音。

①心率：指每分钟心搏次数。正常成人在安静、清醒的情况下心率范围为 60～100 次/分。

②心律：指心脏跳动的节律。正常人心律基本规则。心房颤动时心律绝对不规则、第一心音强弱不等和脉率少于心率，后者称脉搏短绌。

③心音：按其在心动周期中出现的先后次序，可依次命名为第一心音(S1)、第二心音(S2)、第三心音(S3)和第四心音(S4)，通常情况下，只能听到 S1、S2。S3 可在部分青少年中闻及。S4 一般听不到，如听到 S4，属病理性。

④额外心音：指在正常 S1、动脉瓣部分 S2 之外听到的病理性附加心音，与心脏杂音不同。多数为病理性。

⑤心脏杂音：是指在心音与额外心音之外，在心脏收缩或舒张过程中的异常声音，杂音性质的判断对于心脏病的诊断具有重要的参考价值。

⑥心包摩擦音：指脏层与壁层心包由于生物性或理化因素致纤维蛋白沉积而粗糙，以致在心脏搏动时产生摩擦而出现的声音。在心前区或胸骨左缘第 3、4 肋间最响亮，坐位前倾及呼气末更明显。

(五)外周血管

包括脉搏、血管杂音和周围血管征。

1.脉搏　检查脉搏主要用触诊，检查时可选择桡动脉、肱动脉、股动脉及足背动脉等，需两侧对比检查，应注意脉搏的脉率、节律、紧张度和动脉壁弹性、强弱变化。异常的脉搏主要有：①水冲脉，脉搏骤起骤落，犹如潮水涨落，故名水冲脉。主要见于甲状腺功能亢进、严重贫血、主动脉瓣关闭不全等。②交替脉，节律规则而强弱交替的脉搏，一般认为系左室收缩力强弱交替所致，为左室心力衰竭的重要体征之一。③奇脉，吸气时脉搏明显减弱或消失，见于心脏压塞或心包缩窄。④无脉，即脉搏消失，可见于严重休克及多发性大动脉炎。

2.血管杂音　包括静脉杂音和动脉杂音。

3.周围血管征　脉压增大除可触及水冲脉外，还有枪击音、Duroziez 双重杂音和毛细血管搏动征，主要见于主动脉瓣重度关闭不全、甲状腺功能亢进和严重贫血等。

【同步综合练习】

单项选择题

1.心尖搏动强而有力呈抬举样见于(　　　)

A.右心室肥大　　　　　　　　B.左心室肥大

C.剧烈运动　　　　　　　　　D.发热

E.贫血

2.心尖区舒张期震颤提示(　　　)

A.二尖瓣关闭不全　　　　　　B.二尖瓣狭窄

C.主动脉瓣关闭不全　　　　　D.主动脉瓣狭窄

E.三尖瓣狭窄

3.靴形心见于(　　　)

A.二尖瓣关闭不全　　　　　　B.主动脉瓣关闭不全

C. 二尖瓣狭窄　　　　　　　　　D. 房间隔缺损

E. 室间隔缺损

4. 心房颤动时可表现出(　　)

A. 交替脉　　　　　　　　　　　B. 重搏脉

C. 奇脉　　　　　　　　　　　　D. 水冲脉

E. 短绌脉

5. 右心功能不全与肝硬化的主要鉴别点是(　　)

A. 肝脏是否肿大　　　　　　　　B. 腹水的有无

C. 有无消化系统症状　　　　　　D. 颈静脉有无怒张

E. 有无水肿

6. 心包摩擦音与胸膜摩擦音的鉴别主要依据(　　)

A. 摩擦音的部位　　　　　　　　B. 摩擦音的性质

C. 病变的程度　　　　　　　　　D. 屏住呼吸时听诊

E. 改变体位听诊

7. 成人正常血压标准为(　　)

A. 收缩压 <18.6 kPa(140 mmHg)，舒张压 <12.0 kPa(90 mmHg)

B. 收缩压 ≤18.8 kPa(141 mmHg)，舒张压 <12.1 kPa(91 mmHg)

C. 收缩压 ≤18.6 kPa(140 mmHg)，舒张压 ≤12.0 kPa(90 mmHg)

D. 收缩压 <21.3 kPa(160 mmHg)，舒张压 <12.6 kPa(95 mmHg)

E. 收缩压 ≤21.3 kPa(160 mmHg)，舒张压 ≤12.6 kPa(95 mmHg)

【参考答案】

1. B　2. B　3. B　4. E　5. D　6. D　7. C

(编者　赵竹)

五、腹部检查

腹部检查一般按照视诊、听诊、叩诊，最后触诊顺序进行。但病历书写时，仍按视诊、触诊、叩诊、听诊的顺序书写。

(一)视诊

1. 体表标志　主要有肋弓下缘、剑突、腹上角、髂前上棘、腹直肌外缘、腹中线、腹股沟韧带和肋脊角等。

2. 腹部外形　腹部是否平坦，对称。有无腹部膨隆或凹陷。大量腹水时可见蛙腹、脐突；结核病、恶性肿瘤等慢性消耗性疾病时，全腹凹陷，腹外形如舟状，称舟状腹。

3. 呼吸运动　如腹式呼吸减弱见于腹腔炎症、腹腔巨大肿块和晚期妊娠等。

4. 腹壁静脉　一般不显露。出现静脉曲张应判断静脉血流方向，选择一段没有分支的曲张静脉，检查者示指和中指并拢压在血管上，一指不动，另一指施压静脉并向外滑动7.5～10 cm，挤出该段静脉血，此时可见二指间静脉无充盈、松开一指，如静脉迅速充盈，则血流方向从松开手指流向固定手指。同样方法检查另一侧。门脉高压时腹壁静脉呈以脐为中心向外放射的曲张静脉，形如水母头。

5. 胃肠型和蠕动波　正常人不可见，出现者提示胃肠道梗阻。

6.腹壁其他情况 包括皮疹、色素、腹纹、瘢痕、疝、脐部和腹部体毛。

(二)触诊

受检者仰卧位,屈膝屈髋以放松腹肌。先检查正常部位,后异常部位。

1.腹壁紧张度 常用浅部触诊法。一般检查顺序从左下腹开始,逆时钟方向检查,最后触诊脐部。出现板状腹见于弥漫性腹膜炎。结核性炎症腹膜增厚和肠管、肠系膜的粘连,腹壁柔韧而具抵抗力,不易压陷,称揉面感或柔韧感,此征亦可见于癌性腹膜炎。

2.压痛、反跳痛 用深压触诊法。正常腹部无压痛。主要压痛点有麦氏点、胆囊点、肋脊点、肋腰点。

3.脏器触诊

(1)肝脏触诊:

1)单手触诊法:参见深部滑行触诊法。从右下腹开始,呼气时手指下压,吸气时手指朝肋缘方向上迎肝下缘,逐渐上移直到触及肝脏或到达肋缘。必须沿右锁骨中线和前正中线方向触诊肝右叶和左叶。

2)双手触诊法:左手拇指置于右肋缘,手掌和其他四指在背后托起右腰部,右手触诊同上。

(2)脾脏触诊:受检者仰卧位,检查者左手固定左侧腰部,右手自脐部开始随受检者呼吸向左上触诊,直达左肋弓或触及脾脏。如未及脾脏,令受检者右侧卧位,再次触诊。正常脾脏不能被触及。

(3)胆囊触诊:正常胆囊不能触及。墨菲(Murphy)征:检查者左手掌平放于受检者右季肋部,拇指尖勾压于胆囊点,嘱受检者深吸气,如在吸气过程因触痛致吸气中止,则为阳性。

(三)叩诊

1.全腹叩诊 顺序同腹壁触诊。正常以鼓音为主。

2.肝界叩诊 检查者位于受检者右侧,用间接叩诊法,从右第二肋间开始,沿右锁骨中线逐肋间向下叩诊,当由清音转为浊音时,即为肝上界,然后由腹部鼓音区右锁骨中线向上叩,由鼓音转为浊音处即是肝下界。正常肝上下径9～11 cm。

3.肝脏叩击痛 左手掌平放在肝区,右手握空心拳叩击左手背,正常无叩击痛。

4.脾脏叩诊 一般脾脏浊音区采用轻叩法。

5.肾区叩击痛 左手掌分别平放于两侧肋脊角,方法同叩击痛,正常无叩击痛。

6.移动性浊音 受检者仰卧位。检查者用间接叩诊法自脐开始,沿脐水平向左侧叩诊至鼓音变为浊音处,板指不动,嘱受检者右侧卧位,再次叩诊,如浊音变回鼓音,表示浊音移动;同样方法向右侧叩诊,验证浊音是否移动。移动性音阳性提示腹水量超过1000 mL。

(四)听诊

1.肠鸣音 用听诊器在右下腹或脐周听诊1分钟。正常肠鸣音4～5次/分。超过10次/分为肠鸣音活跃,伴有音调高亢为肠鸣音亢进。如1分钟内未闻及肠鸣音,则听诊3～5分/钟,仍未闻及肠鸣音,称之为肠鸣音消失。

2.血管杂音 正常腹部无血管杂音。听诊部位为脐周(腹主动脉)、左右上腹(肾动脉)和左右下腹(髂动脉)。如有腹壁静脉曲张可闻及连续性嗡嗡样静脉杂音。

【同步综合练习】

单项选择题

1. 区别腹部肿块来自腹腔或腹壁最简易的检查方法(　　)

A. 腹部体检

B. 钡餐检查

C. 超声检查

D. 腹部 X 线检查

E. 胃肠镜检查

2. 检查一腹壁静脉曲张患者,脐以上血流方向由下至上,脐以下血流由上至下。该患者符合下列哪项(　　)

A. 门静脉阻塞

B. 下腔静脉阻塞

C. 上腔静脉阻塞

D. 髂内静脉阻塞

E. 髂外静脉阻塞

3. 患者,男,52 岁,2 周来饭后上腹胀痛不适,每晚或次晨发生呕吐,呕吐大量酸臭的宿食,吐后感舒适,食欲正常,腹部检查发现胃型及蠕动波。该患者最可能的诊断是(　　)

A. 急性胃扩张

B. 急性胃炎

C. 急性胆囊炎

D. 肠梗阻

E. 幽门梗阻

4. 患者,男,34 岁,持续性右上腹痛 1 天,疼痛放射至右肩部,腹部体查发现右上腹肌紧张、压痛和反跳痛(+)。该患者最可能的诊断是(　　)

A. 急性胆囊炎

B. 急性肝炎

C. 急性胃炎

D. 急性胰腺炎

E. 右肾结石

【参考答案】

1. A　2. A　3. E　4. A

(编者　赵竹)

六、脊柱、四肢、关节、肛门检查

(一)脊柱

1. 脊柱弯曲度　观察是否脊柱前凸、后凸或侧凸。

2. 脊柱活动度　主要检查颈椎和腰椎,活动范围有前屈、后伸、左右侧屈、左右旋转等。检查者注意保护,以免受检者活动时跌倒损伤。

3. 脊柱压痛　受检者坐位稍前倾,检查者用拇指从上而下逐个按压脊椎棘突及椎旁肌肉,了解是否疼痛。正常无压痛。脊柱压痛提示脊椎结核和椎间盘、脊椎外伤或骨折。椎旁肌肉压痛提示腰肌纤维炎、劳损。

4. 脊柱叩击痛

(1)直接叩击法:用手指或叩诊锤直接叩击各椎体的棘突(多用于胸、腰椎)。

(2)间接叩击法:受检端坐位,检查者将一手掌面置于受检者头顶部,另一手握空心拳以小鱼际部位叩击左手背,观察受检者有无疼痛。

（二）四肢、关节

1.视诊　观察是否有杵状指、静脉曲张，结节、关节肿胀、畸形等。

2.运动功能

（1）肌力：嘱受检者用力主动活动肢体，检查者用手与其对抗，观察肌力情况。

（2）肌张力：受检者肢体放松，检查者触摸肌肉紧张度并活动受检肢体，了解被动运动时阻力情况。

（三）肛门检查

1.视诊　检查者用手分开受检者臀部，观察肛门及其周围皮肤颜色及皱褶。

2.触诊　受检者可采肘膝位、左侧卧位或仰卧位等。触诊时检查者右手示指戴指套或手套，并涂以润滑剂，如肥皂液、凡士林、液状石蜡后，将示指置于肛门外口轻轻按摩，等受检者肛门括约肌适应放松后，再徐徐插入肛门、直肠内。先检查肛门及括约肌的紧张度，再检肛管及直肠的内壁，注意有无压痛及黏膜是否光滑，有无肿块及搏动感，男性还可触诊前列腺。

【同步综合练习】

单项选择题

1.指关节梭形畸形常见于(　　)

A.尺神经损伤　　　　　　　　　B.进行性肌萎缩

C.骨结核　　　　　　　　　　　D.类风湿性关节炎

E.风湿性关节炎

2.匙状指多见于(　　)

A.先心病　　　　　　　　　　　B.支气管扩张

C.肝硬化　　　　　　　　　　　D.缺铁性贫血

E.肺脓肿

3.杵状指最常见的疾病为(　　)

A.支气管哮喘　　　　　　　　　B.慢性肺脓肿

C.慢性支气管炎　　　　　　　　D.肺气肿

E.心肌梗死

4.检查脊柱的正确体位是(　　)

A.仰卧位　　　　　　　　　　　B.右侧卧位

C.左侧卧位　　　　　　　　　　D.坐位

E.膝胸卧位

【参考答案】

1.D　2.D　3.B　4.D

（编者　赵竹）

七、神经系统检查

（一）生理反射

1.浅反射　临床上常用的有腹壁反射、提睾反射、跖反射、肛门反射、咽反射、角膜反射。腹壁反射：受检者仰卧位，稍屈下肢，腹壁放松，用钝性器械分别沿左右肋缘下、脐水平和腹股沟上，由外向内轻划腹壁皮肤，正常可见相应局部腹肌收缩。

2. 深反射　临床常做的深反射有肱二头肌反射、肱三头肌反射、桡骨膜反射、膝反射、跟腱反射等。

（1）肱二头肌反射：受检者前臂稍屈曲，检查者左前臂托住受检者稍屈曲的前臂，拇指末节置于受检肱二头肌腱上，右手持叩诊锤叩击拇指，正常可见前臂快速收缩。

（2）肱三头肌反射：受检者肘部半屈，检查者以左手托扶其肘部，右手持叩诊锤，直接叩击鹰嘴上方的肱三头肌腱，正常反射活动为肱三头肌收缩，前臂稍伸展。

（3）膝反射：受检者仰卧位，放松下肢，检查者左手在腘窝处托起膝关节使其屈曲约120°，右手持叩诊锤叩击受检侧髌骨下方股四头肌腱，正常可见小腿伸展动作。

（4）跟腱反射（踝反射）：受检者仰卧位，下肢稍屈曲，髋关节稍外展外旋，检查者左手压其足趾令踝关节背屈成直角，右手持叩诊锤叩击跟腱，正常为腓肠肌收缩，足跖屈。

（二）病理反射

1. 巴宾斯基（Babinski）征　检查者用钝物（如竹签）沿受检者足底外侧缘，自后向前划至近小趾根部，再转向划至姆趾下方。阴性为五个足趾屈曲，阳性则表现为姆趾背屈，其他四个足趾扇形展开，提示上运动神经元损害。

2. 奥本海姆（Oppenheim）征

3. 戈登（Gordon）征

4. 霍夫曼（Hoffmann）征

（三）脑膜刺激征

让受检者去枕仰卧位，全身放松。

1. 颈强直　检查者左手置于受检者枕部，转动颈部，观察是否有疼痛，以排除颈椎和周围软组织病变。然后右手轻按受检者胸部，左手托起枕部屈颈，感觉是否有抵抗及程度。正常无颈抵抗。

2. 克尼格（Kernig）征　检查者左手置于受检下肢膝关节前方，右手置于受检下肢跟腱处，令受检下肢屈髋90°，屈膝90°，然后右手将受检小腿抬高伸膝同时保持屈髋。同样方法检查另一侧。正常伸膝可达135°以上，如伸膝受阻并疼痛为阳性。

3. 布鲁津斯基（Brudzinski）征　检查者仰卧，下肢伸直，检查者一手托起患者枕部，另一手按于其胸前，当头部前屈时，双髋与膝关节同时屈曲则为阳性。

【同步综合练习】

单项选择题

1. 下列哪项不属于锥体束征（　　）

A. Oppenheim 征　　　　　　　　　　B. Hoffmann 征

C. Gordon 征　　　　　　　　　　　　D. Chaddock 征

E. Romberg 征

2. 男性，45 岁，体力劳动时突然出现剧烈头痛、呕吐，无偏瘫、偏感觉障碍。检查：颈强直（＋），Kernig 征（＋）。最可能的诊断是（　　）

A. 脑膜炎　　　　　　　　　　　　　　B. 小脑出血

C.内囊出血   D.脑干出血
E.蛛网膜下隙出血

【参考答案】
1.D 2.E

（编者　赵　竹）

第三节　操作项目

一、吸氧术

（一）目的
紧急情况或有影响心肺功能的某些慢性疾病时，通过吸氧以改善机体缺氧状况。
（二）适应证
1.紧急情况　休克、心脑血管意外事件（如心肌梗死、脑梗死、脑出血等）、心力衰竭、肺水肿、气管异物、一氧化碳中毒、氰化物中毒、安眠药中毒等。
2.其他引起缺氧的情况　重度肺炎、大量胸腔积液、慢性阻塞性肺疾病、重度先天性心脏病、重度贫血、高海拔地区、胸部畸形等。
（三）操作前准备（物品准备）
（1）核对患者相关信息，了解患者年龄、病情、意识状态、治疗情况、心理反应等。
（2）解释吸氧目的、方法等。
（3）检查患者鼻腔是否通畅，有无炎症、血痂、息肉、明显鼻中隔偏曲等。
（4）检查环境有无明火、热源等。
（5）戴口罩、帽子，洗手，准备治疗台（盘）。
（6）物品放置合理，包括吸氧管、流量表、湿化瓶、蒸馏水、棉签、胶布等。
（7）检查管道通畅情况。
（四）操作步骤（双侧鼻导管法）
（1）核对患者相关信息，解释操作过程、注意事项等。
（2）吹尘、装流量表。
（3）湿化瓶里注入适量蒸馏水，连接湿化瓶与供氧装置。
（4）患者体位舒适，清洁双侧鼻腔。
（5）连接吸氧管，调节流量。
（6）检查双侧鼻导管是否通畅，插入鼻腔，固定吸氧管。
（7）嘱患者闭唇用鼻呼吸。
（8）整理床单，处理用物。
（9）洗手，记录开始吸氧时间、流量（浓度）、持续时间、用氧效果等。
（五）注意事项
（1）注意用氧安全。环境中应无明火、热源，勿吸烟，同时要防潮、防震、防尘、防腐蚀。
（2）交代患者及其家属，不能自行操作、改动流量等。

二、切开、缝合、打结、拆线

1.术前准备　切开、缝合、打结、拆线一般是一次手术所包含的主要步骤,其术前准备(物品准备)要求一致,包括:

(1)核对患者相关信息,了解意识状态、治疗情况、心理反应等。

(2)解释手术目的、方法等。

(3)检查患者一般情况,检查血压、心率等生命体征。

(4)检查伤口局部情况,如伤口大小、深度、组织损伤程度、出血量等。

(5)戴口罩、帽子,洗手,准备治疗台(盘)。

(6)物品放置合理。

(7)洗手、穿手术衣、戴手套。

2.术后处理原则

(1)缝合完毕后用酒精或安尔碘棉球皮肤消毒,覆盖尤菌纱布,胶布固定。

(2)安置患者,交代注意事项。

(3)整理操作台面,处理用物。

(4)洗手,记录操作过程、术后观察事项等。

(一)皮肤切开

1.目的　切开是外科手术的第一步,目的是为后续操作如体表肿物切除、脓肿引流等做准备。

2.切口选择　病变部位附近,以最短途径、最佳视野显露病,切口必须有足够的长。

3.操作步骤

(1)切口标记与消毒:将选好的切口用1%甲紫画上标记,外涂2.5%或3%碘酊,然后消毒皮肤及铺巾。

(2)装刀片:一般是左手持刀柄,右手用持针钳夹持刀片前部,将刀片套在刀柄前端安装槽,向后推拉,装配而成(拆下时,只需用持针钳夹住刀片尾背角,轻抬前推即可)。

(3)切开时皮肤的固定:较大的切口由手术者与助手用手在切口两旁或上下将皮肤固定,小切口由术者用拇指及示指在切口两旁固定。

(4)手术刀执刀手法(图2-5-1)。

①执弓式;②执笔式;③握持式;④反挑式。

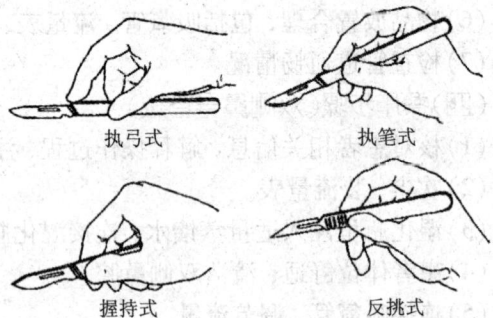

执弓式　　执笔式

握持式　　反挑式

图2-5-1　执刀手法

(5)皮肤切开:刀腹刃部与组织垂直,防止斜切,刀尖先垂直刺入皮肤,然后再转至与皮面成45°角,用力均匀切开皮肤及皮下组织,直至预定切口的长度,再将刀转成90°与皮面垂直方向,将刀提出切口;再逐层切开皮下组织。

(6)切开皮肤和皮下组织后随即用手术巾覆盖切口周围(现临床上多用无菌薄膜粘贴切

口部位后再行切开)以隔离和保护伤口免受污染。

4.注意事项

(1)切开时要掌握用刀力度,力求一次切开全层皮肤,使切口呈线状,切口边缘平滑,避免多次切割导致切口边缘参差不齐,影响愈合。

(2)切开时不可用力过猛,以免误伤深部重要组织。

(3)皮下组织宜与皮肤同时切开,并保持同一长度,若皮下组织切开长度较皮肤切口为短,则可用剪刀剪开。

(二)缝合

1.目的　缝合是将已经切开或外伤断裂的组织、器官进行对合或重建其通道,恢复其功能,是保证良好愈合的基本条件。不同部位的组织器官需采用不同的方式方法进行缝合。缝合可以用持针钳进行,也可用手直接拿直针进行。

2.操作方法　以皮肤间断缝合为例(图2-5-2)。

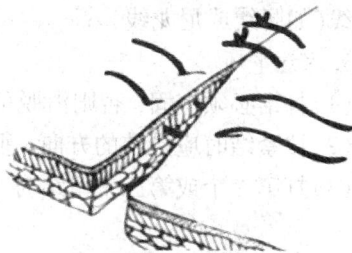

图2-5-2　间断缝合法

(1)对齐:将切口创缘两侧的皮肤、皮下组织等整理、直接对齐。

(2)进针:左手执有齿镊,提起皮肤边缘,右手执持针钳,用腕力由外旋进,在距离创缘0.5 cm处针尖垂直刺入皮肤,顺针的弧度经皮下从对侧切口皮缘垂直穿出;皮缘两侧缝合深度要相等,这对深度不等的伤口尤为重要。

(3)拔针:可用有齿镊在针的前端顺针的弧度外拔,同时持针钳从针后部顺势前推

(4)出针与夹针:当针将要完全拔出时,阻力已很小,可松开持针钳,单用镊子夹针继续外拔,持针钳迅速转位再夹针体后1/3弧处,将针完全拔出,打结、剪线,完成缝合步骤。

(5)针距:如腹部皮肤的针距一般为1 cm左右。

3.注意事项

(1)要保证缝合创面或伤门的良好对合。

(2)缝合应分层进行,按组织的解剖层次进行缝合,使组织层次严密,不要卷入或缝入其他组织;不应留有死腔,防止积液、积血及感染。

(3)进针和出针距切口边缘、皮缘两侧缝合深度、针间距必须均匀一致,使各缝合线受力及分担的张力一致并且缝合严密,不至于发生泄漏。

(4)结扎缝合线的松紧度应以切口边缘紧密相接为准,过紧、过松均可导致愈合不良。

(5)缝合线和缝合针的选择要适宜,无菌切口或污染较轻的伤口在清创和消毒清洗处理后可选用丝线,已感染或污染严重的伤口可选用可吸收缝线。

(三)打结

1.目的　打结的目的是术中结扎止血,或缝合后防止缝线滑脱、皮肤及组织裂开影响愈合。

2.操作方法

(1)打结方法:打结方法有手法打结和持钳打结两种。具体操作如下:

①单手打结法。

②双手打结法(图2-5-3)。

③持器械打结法。

(2)结的种类:有单结、方结、外科结、三重结。

①单结:易松开,一般做术中标记或临时止血用。

②方结:使用最多的结,由两个相反的单结组成。

③外科结:与方结类似,但第一个结有两个环,当第二个结扎紧时,第一个结的两个环更稳定牢固。

④三重结:由三个单结组成,相邻的两个单结方向均相反,适用于大血管结扎或特殊的打结线(如肠线或尼龙线)。

3.注意事项

(1)打结必须牢固,否则滑脱可能导致出血或组织裂开。

(2)拉紧结时应沿结的方向,垂直或成角拉线易将缝线拉断。

(3)打第二个或第三个单结时,前一个单结不能松开,如缝合张力较大,可请助手协助固定。

(4)过多的结不能增加其强度或牢固性,相反会增加结的大小,影响可吸收缝线的吸收。

(5)打结后剪线时,体内的丝线留1~2mm,尼龙线、肠线留3~4mm;体外的留5~6mm。

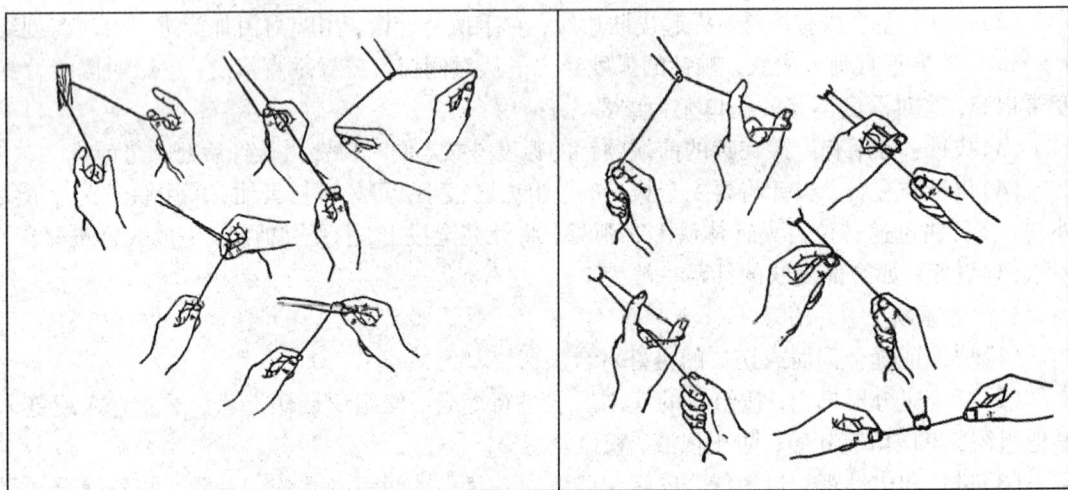

图2-5-3 双手打结法

(四)拆线

1.目的 外科手术后患者适时拆除术口的缝线,可使伤口完全愈合,并避免缝线造成感染等不良后果。

2.适应证

(1)无菌手术切口,局部及全身无异常表现,已到拆线时间,切口愈合良好者。

(2)伤口术后有红、肿、热、痛等明显感染者,应提前拆线。

3.禁忌证 遇有下列情况,应延迟拆线:

(1)严重贫血、消瘦,轻度恶病质者。

（2）严重失水或水电解质紊乱尚未纠正者。

（3）老年患者及婴幼儿。

（4）咳嗽者症状未控制时，胸、腹部切口应延迟拆线。

4. 术前准备（物品准备）

（1）核对患者相关信息，了解患者年龄、病情、意识状态、手术时间、治疗情况、心理反应等。

（2）解释拆线的目的、方法等。

（3）检查伤口愈合情况等。

（4）戴口罩、帽子，洗手，准备治疗台（盘）。

（5）物品放置合理，包括无菌换药包，小镊子2把，拆线剪刀、无菌敷料、75%酒精或安尔碘等。

5. 操作方法

（1）再次核对患者相关情况并解释。

（2）取下切口上的敷料，75%酒精或安尔碘棉球由切口中心向周围消毒皮肤2~3遍。

（3）用镊子将线头提起，将埋在皮内的线段拉出针眼之外少许，轻轻向上提起。

（4）另一手用拆线剪插进线结下空隙，紧贴针眼将缝线由皮内拉出部分处剪断，向剪断侧拉出缝线。

（5）全部拆完后用酒精或安尔碘棉球皮肤消毒，覆盖无菌纱布，胶布固定。

（6）安置患者，交代注意事项。

（7）整理操作台面，处理用物。

（8）洗手，记录操作过程。

6. 注意事项

（1）拆线时间。

头、面、颈部：4~5天；下腹、会阴部：6~7天；胸部、上腹部、背部、臀部：7~9天；四肢、关节：10~12天。张力过大的切口、老年人及糖尿病患者的切口等应延迟拆线。

（2）遵守无菌原则。

三、开放性伤口的止血包扎

（一）目的

包扎是外伤现场应急处理的重要措施之一，及时正确的包扎可以达到保护伤口、压迫止血、减少疼痛及感染机会、固定敷料或夹板等目的。在有活动出血的情况下，外伤包扎须以止血为前提，如不及时给予止血则可造成严重失血、休克，甚至危及生命。

（二）物品准备

（1）有条件时，可准备纱布、棉垫绷带、三角巾、止血带等。

（2）紧急情况下，如无专用物品，可用尽量干净的床单、衣物、毛巾等替代。

（三）止血的操作步骤

有时包扎本身就是止血的措施，例如：组织损伤造成的毛细血管出血，血液呈水珠状从伤口渗出，有时可自动凝固或稍微压迫即可止血；这种出血往往只需要在伤口上覆盖消毒纱布，然后稍微加压包扎，即可完成止血和包扎的双重任务。但对于由较大血管损伤引起出血，单纯的压迫包扎伤口不能达到止血目的时，则需要运用以下方法止血。

1. 指压止血法　在伤口的上方即近心端找到搏动的血管，用手指紧紧按压在其下的骨面上。需注意的是：此法仅能用于短时间控制血流，应随即采用止血带法等。

2. 止血带法　部位要准确，应在伤口的近心端，如上肢在上臂上1/3、下肢在大腿中上段、手指在指根部；松紧要合适，以远端出血停止、不能摸到动脉搏动为宜；一定要在显著的部位标明上止血带的时间，1~1.5小时放松止血带一次，使血液流通2~3分钟后再重新绑扎。

（四）包扎的操作步骤

1. 包扎前处理

（1）如有出血，应先行止血。

（2）受伤部位禁止用水冲洗，也不要涂抹药物等。

（3）包扎前尽可能清除泥土等异物，应注意：大而易取的异物可酌情取出；深而小又不易取出的异物切勿勉强取出；如果有刺入体腔或血管附近的异物，现场可不必处理。切不可轻率地拔出，以免损伤血管或内脏引起危险。

（4）如遇内脏脱出时不应送回，以免引起严重的感染或发生其他意外；原则上可用消毒的大纱布或干净的布类包好后，用消毒碗（如无，可用干净的碗或小盆）扣在上面，再包扎固定。

2. 包扎方法

（1）绷带包扎法。

1）环形法：这是绷带包扎法中最常用的基本方法，一般适用起始和结束是固定绷带或者用于小伤口及颈部、头部、腿部，胸腹部等处。

2）蛇形法：多用于夹板固定、临时包扎等。

3）螺旋法：多用在直径大致相等的部位，如上臂、大腿。

4）"8"字形包扎法：多用于直径不一或屈曲的关节部位，如肘关节，先将绷带环形法缠绕数周固定，然后将绷带由下向上缠绕过关节再由上向下呈"8"字形来回缠绕，最后固定。

5）螺旋反折形法：用于直径不一致的部位，如前臂和小腿。

6）回反形法：用于肢体末端、头部、残肢端。

（2）三角巾包扎法。三角巾用一块方巾沿对角线剪开即成；三角巾应用灵活，包扎面积大，各个部位都可以应用；对较大创面、固定夹板、手臂悬吊等，需用三角巾包扎法。

（五）注意事项

（1）对伤者明显可见的伤口进行包扎之前或同时，一定要了解有没有其他部位的损伤，特别注意是否存在比较隐蔽的内脏损伤，不能因表面伤口的包扎耽误时间而忽略其他更严重的损伤。

（2）包扎止血后仍需要加强监护、及时转诊，如头部受撞击的患者特别是老年人，即使自觉良好，也需严密观察，如出现头皮肿胀、头痛加重，甚至恶心、呕吐则表明可能存在颅内损伤，需要紧急转诊。

（3）及时记录，如伤情、生命体征、止血带使用时间等。

四、换药

(一)目的

换药是预防(或控制)创面感染,促进伤口愈合的一项重要的操作。

(二)术前准备(物品准备)

(1)核对患者相关信息,了解患者年龄、病情、意识状态、治疗情况等。

(2)解释换药目的、方法等。

(3)检查伤口及敷料情况。

(4)戴口罩、帽子,洗手,准备治疗台(盘)。

(5)物品放置合理。

(三)操作步骤

(1)核对患者相关信息,解释操作过程、注意事项等。

(2)去除敷料。

(3)伤口周围皮肤消毒。

(4)创面处理。

(5)固定。

(6)操作后整理。

(四)注意事项

(1)严格无菌操作。

(2)动作轻柔。

(3)如同时多伤口换药,顺序为:清洁伤口—污染伤口—感染伤口;简单伤口—复杂伤口。

五、四肢骨折现场急救外固定

(一)目的

急救时的固定主要是对骨折的临时固定,防止骨折断端活动刺伤血管、神经等周围组织造成继发性损伤,并减少疼痛,便于抢救转运。

(二)物品准备

(1)三角巾,木质、铁质、塑料制作的夹板或固定架等。

(2)就地取材,选用适合的木板、竹竿、树枝、纸板等简便材料。

(三)操作步骤

1.肱骨(上臂)骨折固定法

(1)夹板固定法:用两块夹板分别放在上臂内外两侧(如果只有一块夹板,则放在上臂外侧),用绷带或三角巾等将上下两端固定。肘关节屈曲90°,前臂用小悬臂带悬吊。

(2)无夹板固定法:将三角巾折叠成10～15 cm宽的条带,其中央正对骨折处,将上臂固定在躯干上,于对侧腋下打结。屈肘90°,再用小悬臂带将前臂悬吊于胸前。

2.尺、桡骨(前臂)骨折固定法

(1)夹板固定法:用两块长度超过肘关节至手心的夹板分别放在前臂的内外侧(如果只有一块,则放在前臂外侧)并在手心放好衬垫,让伤员握好,以使腕关节稍向背屈,再固定夹板上下两端。屈肘90°,用大悬臂带悬吊,手略高于肘关节。

(2)无夹板固定法:采用大悬臂带、三角巾固定法。用大悬臂带将骨折的前臂悬吊于胸前,手略高于肘。再用一条三角巾将上臂固定于胸部,在健侧腋下打结。

3.股骨干(大腿)骨折固定

(1)夹板固定法:伤员仰卧,伤腿伸直。用两块夹板(内侧夹板长度为上至大腿根部,下过足跟;外侧夹板长度为上至腋窝水平,下过足跟)分别放在伤腿内外两侧(若只有一块夹板则放在伤腿外侧),并将健肢靠近伤肢,使双下肢并列,两足对齐。关节处及空隙部位均放置衬垫,用5~7条三角巾或布带先将骨折部位的上下两端固定,然后分别固定腋下、腰部、膝、跖等处。足部用三角巾"8"字固定,使足部与小腿呈直角。

(2)无夹板固定法:伤员仰卧,伤腿伸直,健肢靠近伤肢,双下肢并列,两足对齐。在关节处与空隙部位之间放置衬垫,用5~7条三角巾或布条将两腿固定在一起(先固定骨折部位的上、下两端),足部用三角巾"8"字固定,使足部与小腿呈直角。

4.胫腓骨(小腿)骨折固定法

(1)夹板固定法:伤员仰卧,伤腿伸直。夹板长度超过膝关节上端固定至大腿,下端固定至趾关节及足底。并将健肢靠近伤肢,使双下肢并列,两足对齐。关节处及空隙部位均放置衬垫,用5~7条三角巾或布带先将骨折部位的上下两端固定,然后分别固定大腿、膝、踝等处。足部用三角巾"8"字固定,使足部与小腿呈直角。

(2)无夹板固定法:伤员仰卧,伤腿伸直,健肢靠近伤肢,双下肢并列,两足对齐。在关节处与空隙部位之间放置衬垫,用5~7条三角巾或布条将两腿固定在一起(先固定骨折部位的上、下两端),足部用三角巾"8"字固定,使足部与小腿呈直角。

5.注意事项

(1)有创口者应先止血、消毒、包扎,再固定。

(2)固定前应先用布料、棉花、毛巾等软物,铺垫在夹板上,以免损伤皮肤。

(3)用绷带固定夹板时,应先从骨折的下端开始,以减少患肢充血水肿。

(4)夹板应放在骨折部位的下方或两侧,应固定上下两个关节。

(5)大腿、小腿及脊柱骨折者不宜随意搬动、应临时就地固定。

(6)固定应松紧适宜。

六、脊柱损伤患者的搬运

(一)目的

避免脊柱骨折端在搬运过程中对周围重要组织,如血管、神经,特别是对脊髓的再次损伤,减少骨折端的活动,减轻患者的疼痛并便于运送。只要怀疑有脊柱损伤就应按脊柱损伤情况处理,将脊柱不稳定的患者仰卧固定在一块空、硬长背板上并将他放置在中心直线位置,即头部、颈部、躯干、骨盆应在中心直线位置并逐一固定,保持脊柱呈伸直位、严禁弯曲或扭曲。

(二)物品准备

脊柱固定担架、固定带、颈托、头部固定器等,必要时可就地取材,如木板、门板等。

(三)操作步骤

(1)用担架或木板搬运。

（2）先使伤员两下肢伸直，两上肢也伸直放身旁。担架或木板放在伤员一侧，两至三人将伤员躯干成一整体滚动，移至担架或木板上（滚动法），或三人用手同时平托将伤员移至担架或木板上。

（3）在伤处垫一薄枕，使此处脊柱稍向上突，然后用几条带子把伤员固定在木板或硬质门板上，使伤员不能左右转动、移动（一般用四条带子，胸、肱骨水平、前臂腰水平、大腿水平、小腿水平，各一条带子将伤员绑在硬质担架上）。

（4）对颈椎损伤的伤员，要有专人托扶头部，沿纵轴向上略加牵引，使头、颈随躯干一同移动，躺到木板上后，用沙袋或折好的衣物放在颈部两侧加以固定。

（四）注意事项

（1）脊柱损伤搬运始终保持脊柱伸直位，严禁弯曲或扭转。

（2）各项抢救措施的重要性排序为：环境安全＞生命体征平稳＞开放性创伤及严重骨折（创口止血、骨折固定）＞搬运。

（3）转运过程中需注意观察生命体征和病情变化。

【同步综合练习】

单项选择题

1.患者，男性，25 岁。车祸后出现右侧上臂开放性骨折、窒息、休克等表现。现场急救时应首先紧急处理的是（　　）

A.疼痛　　　　　　　　　　B.窒息

C.伤口流血　　　　　　　　D.骨折

E.休克

2.患者，因车祸导致股动脉出血，上止血带 2 小时余到乡卫生院。放松止血带时突然大出血致使患者出现休克。你认为主要原因是（　　）

A.止血带部位不对　　　　　B.止血带松紧度不够

C.没准确记录时间　　　　　D.没有把伤标挂在醒目位置

E.没有用敷料压迫保护伤口

3.患者，小腿部被车撞伤，出血不止，用止血带止血。止血带应绑扎于（　　）

A.出血伤口的上方 5 cm 处　　B.出血伤口的下方 5 cm 处

C.膝关节处　　　　　　　　D.大腿中段

E.伤口处

4.患者，男，9 岁，在打球时摔伤左臂，疼痛不已。经 X 线摄片确诊为左桡骨骨折，须矫正后行绷带固定。应准备的绷带是（　　）

A.纱布绷带　　　　　　　　B.棉布绷带

C.弹性绷带　　　　　　　　D.石膏绷带

E.三角巾

5.患者上山采药，不慎摔伤，右小腿骨折。其同伴找来树枝帮其固定，撕下衣片作绷带，但长度不够。应选用的包扎方法是（　　）

A.环形　　　　　　　　　　B.蛇形

C.螺旋形　　　　　　　　　D.螺旋反折形

E. 回返形

6.患者，头皮裂伤。经清创后，包扎方法应采用(　　)

A. 蛇形　　　　　　　　　　　　B. 螺旋形

C. 螺旋反折形　　　　　　　　　D. "8"字形

E. 回返型

7.患者，因车祸导致锁骨骨折。现场的临时固定方法是(　　)

A. 小夹板临时固定　　　　　　　B. 绷带悬吊肢体于胸前

C. 绷带"8"字包扎固定　　　　　D. 三角巾悬吊肢体于胸前

E. 石膏绷带固定

【参考答案】

1.B　2.E　3.D　4.D　5.B　6.E　7.C

（编者　尹知红）

第六章

中医基本知识与常用适宜技术

第一单元 中医基本知识

第一节 中医的基本特点

中医学这一独特的理论体系有两个基本特点，一是整体观念，一是辨证论治。

一、整体观念

中医的整体观念是指人体自身的整体性与内外环境统一性的思想。

（一）人体是有机的整体

中医认为人体是一个有机整体，脏腑、组织、器官在生理上相互联系，保持协调平衡。正常的生理活动一方面要靠脏腑组织发挥自己的功能，另一方面又要靠它们之间相辅相成的协同作用和相反相成的制约作用，才能维持生理平衡。人体各个部分是以五脏为中心，通过经络系统有机地联系起来，构成一个表里相联，上下沟通，协调共济、井然有序的统一整体。因此，中医认为，人体局部的病理变化往往与全身脏腑、气血、阴阳的盛衰有关。诊断时，可以通过外在的变化，判断内脏的病变。治疗时，对于局部的病变，也从整体出发，确定治疗方法。

（二）人与自然界的统一性

人类生活在自然界中，自然界存在着人类赖以生存的必要条件。同时，自然界的变化（如季节气候、昼夜晨昏、地区方域等）又可以直接或间接地影响人体，而机体则相应地产生反应。因此，人要主动地适应环境。在治疗上，因时、因地、因人制宜，也就成为重要原则。

（三）人与社会环境的统一性

中医学认为，人生活在纷纭复杂的社会环境中，其生命活动必然受到社会环境的影响。人与社会环境是统一的、相互联系的。政治、经济、文化、宗教、法律、婚姻等社会因素，必然通过与人的信息交换影响着人体的各种生理功能、心理活动和病理变化。因此，在治疗过程中，要充分考虑社会因素对疾病的影响。

二、辨证论治

辨证论治是中医认识和治疗疾病的基本原则，是中医学对疾病的一种特殊的研究和处理方法，也是中医学的基本特点之一。"病"，是指病名"症"是指单个的症状，而证，是机体在疾病发展过程中的某一阶段的病理概括。它包括了病位、病因、病性以及正邪关系，反映出疾病发展过程中某一阶段的病理变化的本质，因而它比症状更全面、更深刻、更正确地揭示了疾病的本质。辨证，就是将四诊（望、闻、问、切）所收集的资料、症状、体征，通过分析、综合，判断为某种证。论治，就是确定相应的治疗原则和方法。中医治病首先着眼于证，而不是病的异同，因此，同一疾病的不同证候，治疗方法就不同；而不同疾病，只要证候相同，便可以用同一方法治疗，这就是"同病异治、异病同治"。这种针对疾病发展过程中不同的矛盾用不同的方法去解决的法则，就是辨证论治的精神实质

第二节　阴阳的概念

阴阳是中国古代哲学的一对范畴，是自然界相互关联的事物或现象对立双方属性的概括。阴阳的最初含义是很朴素的，表示阳光的向背，向日为阳，背日为阴，后来引申为气候的寒暖，方位的上下、左右、内外，运动状态的躁动和宁静等统一的两方面特性。阴和阳，既可以表示相互对立的事物，又可用来分析一个事物内部所存在着的相互对立的两个方面。一般来说，凡是剧烈运动着的、外向的、上升的、温热的、明亮的，都属于阳；相对静止着的、内守的、下降的、寒冷、晦暗的，都属于阴。以天地而言，天气轻清为阳，地气重浊为阴；以水火而言，水性寒而润下属阴，火性热而炎上属阳。

第三节　四诊

望、闻、问、切在临床诊察搜集疾病反映的情况时，各有其独特作用，只有认真细致地运用四诊的方法客观地搜集，才能详细地客观地拥有材料；四诊之间又是互相联系的，必须把望、闻、问、切有机地结合起来即"四诊合参"才能全面、系统地了解病情，作出正确判断。如果只强调一种诊法的重要而忽视其他，则搜集的材料不够全面，会影响对疾病的正确判断。

一、望诊

望诊是医生运用自己的视觉，观察患者全身和局部情况，以获得与疾病有关的资料，作为分析内脏病变的依据。包括精神、气色、形态的望诊、舌的望诊及排出物的望诊。

（一）望面色

1.青色　主寒证、痛证、瘀血证、惊风证、肝病。

青色为经脉阻滞，气血不通之象。寒主收引主凝滞，寒盛而留于血脉，则气滞血瘀，故面色发青。经脉气血不通，不通则痛，故痛也可见青色。肝病气机失于疏泄，气滞血瘀，也

常见青色。肝病血不养筋，则肝风内动，故惊风（或欲作惊风），其色亦青。如面色青黑或苍白淡青，多属阴寒内盛；面色青灰，口唇青紫，多属心血瘀阻，血行不畅；儿童高热，面色青紫，以鼻柱，两眉间及口唇四周明显，是惊风先兆。

2.赤色　主热证。

如上火属于实火，表现出来就是满面通红、如是阴虚引发的上火，往往只是在颧骨发红。一般面色潮红的人还有五心烦热的表现，也就是心情烦躁、两手心两足心发热，潮红和阴虚、上火有关。

3.黄色　主湿证、虚证。

黄色是脾虚湿蕴表现。因脾主运化，若脾失健运，水湿不化；或脾虚失运，水谷精微不得化生气血，致使肌肤失于充养，则见黄色。如面色淡黄憔悴称为萎黄，多属脾胃气虚，营血不能上荣于面部所致；面色发黄而且虚浮，称为黄胖，多属脾虚失运，湿邪内停所致；黄而鲜明如橘皮色者，属阳黄，为湿热熏蒸所致；黄而晦暗如烟熏者，属阴黄，为寒湿郁阻所致。

4.白色　主虚证、寒证。

白色多跟阳气虚、气虚、血虚关系密切。血液不足、不能营养面部，就会出现苍白色，血液的运行和生成又是靠气的，气能生血，气虚了，生血的功能就减退了，血就不能够营养面部，就会出现苍白色。还有一种白是阳气虚导致的体寒引起的，这类人特别需要保暖。

5.黑色　主肾虚、水饮、寒证、瘀血证。

脸色发黑和肾关系比较密切，肾虚的患者多见面色黑，五色对应五脏，黑色跟肾相对应，所以说肾虚的患者往往多见黑面色。黑眼圈也属面色发黑，它就是因为肾虚导致水代谢异常造成的。

（二）望舌

正常的舌象：淡红舌，薄白苔。

从舌质外观，测知脏腑病变。一般以舌尖诊心肺的病变，舌中诊脾胃的病变，舌的两边诊肝胆病变，舌根诊肾的病变。

1.望舌质

（1）舌色：病色主要分淡白、红绛、青紫三种。

淡白舌：舌色较淡红舌质浅，红色较少而白色偏多。主虚证、寒证。

红绛舌：舌色较淡红舌质红。鲜红色者称为红舌；深红色者称为绛舌。多为热证。舌尖红者为心火太盛；舌边红者为肝胆火盛；舌中红者，为胃火太盛。

青紫舌：全舌呈均匀青色或紫色，或舌的局部见青紫色斑块、瘀点为青紫舌。多为热证、寒证、瘀血证。

（2）望舌形：异常舌分为老嫩舌、胖瘦舌、裂纹舌、芒刺舌、齿痕舌。

老嫩舌：老舌：舌质纹理粗糙、为苍老舌，主实证。嫩舌：纹理细致，多为气血运行不畅，内有水湿，多为虚证。

胖瘦舌：胖大舌：舌体较正常舌大，舌肌松弛，称胖大舌。胖大舌是由于脾肾阳虚所致，主水肿、痰饮。瘦舌：舌体较正常舌小而瘦薄者，称瘦薄舌。多见阴血耗伤、脾虚精亏、舌肌萎缩、舌体瘦薄，主阴虚血亏虚证。

裂纹舌：舌面有明显的裂痕、可呈现人、一、川字等不同形状。由精血亏虚所致，主血虚证（先天裂纹舌者除外）。

芒刺舌：舌体上有红色颗粒突起像刺，摸时感觉刺手，主邪热太盛，舌边芒刺为肝胆热盛,舌中有芒刺主胃肠热盛。

齿痕舌:舌体边缘有压迫痕迹,为齿痕舌。舌体肿大,出现齿痕。主脾阳虚衰,水湿内停。

2. 望舌苔

(1)苔色:苔的颜色分为白苔、黄苔、灰黑苔等变化。

白苔:多主表证、寒证。苔薄白而干,舌尖红者为燥热肺火盛。厚白苔主痰湿。

黄苔:多为热证,从黄的程度辨别热的的轻重。

灰黑苔:苔色为浅黑色是灰苔,深者为黑苔。灰黑苔多为里热重证,越黑病情越重。如苔灰黑而润为阳虚寒、痰湿内阻,苔色灰黑而干为里热证。

(2)苔质:主要观察舌苔的薄厚、润燥、腐腻、剥脱苔等的变化。

薄厚苔:透过舌苔能见舌体为薄苔。透过舌苔不见舌体为厚苔。薄苔为疾病初起,厚苔为病情较重。

润燥苔:舌苔湿润适度为正常苔,苔干、粗糙为燥苔。苔的润燥程度表示体内津液的盈亏情况。若舌红绛而苔润为热盛,舌红而苔燥为湿阻遏制阳气。

腐腻苔:苔质疏松,颗粒较大,舌边、舌中厚,刮之如豆腐渣样为腐苔。苔质细密颗粒细腻。观察苔的腐腻可知阳气与内湿的程度。腐苔多为食积胃肠或痰浊。腻苔因阳气被遏阻,多见于湿浊、或痰饮证。

剥脱苔:舌面本有苔但部分剥脱,胃气或胃阴受损。若舌苔骤然退去,光洁如镜者为光剥苔,是胃阴胃气俱损的危重现象。

二、闻诊

闻诊是医生通过听觉和嗅觉了解患者的声音和气味两方面的变化。闻声音即观察患者的语言、呼吸、咳嗽等声音的变化;嗅气味即观察患者的分泌物、排泄物的气味变化,以协助辨别疾病的虚、实、寒、热。

1. 声音 一般来说,声音"高""强""长"多见于实证、热证,"低""弱""短"多见于虚证、寒证。

2. 气味 气味臭秽多属于实证、热证,气味变淡且不臭多为虚证、寒证。

三、问诊

问诊是医生对患者或其家属,进行有目的的询问病情的方法。有关疾病的很多情况,如患者的自觉症状、起病过程、治疗经过、生活起居、平素体质及既往病史,家族病史等只有通过问诊才能了解,所以问诊是中医诊法的重要一环,它对分辨疾病的阴阳、表里、寒热、虚实能提供重要的依据。问诊的顺序按清·陈修园的《医学实在易·问证诗》的十问歌:一问寒热二问汗,三问头身四问便,五问饮食六问胸,七聋八渴俱当辨,九问旧病十问因,再兼服药参机变,妇人尤必问经期,迟速闭崩皆可见,再添片语告儿科,天花麻疹全占验。

(一)问寒热

问寒热是指询问患者怕冷或发热的感觉。寒与热是疾病的常见症状之一,是辨别病邪性质、机体的阴阳盛衰及病属外感或内伤的重要依据。

寒即怕冷,是患者的主观感觉,临床细辨又有恶寒、恶风、畏寒、寒战之别。恶寒是指患者感到寒冷,但加衣被或近火取暖仍不能缓解。恶风是指患者遇风觉冷,避之则缓,常较恶寒为轻。畏寒是指患者感到寒冷，加衣被或近火取暖则能缓解。寒战是指患者恶寒严重，而伴有全身发抖。

热即发热，是指患者的体温高于正常，或体温正常，但患者自觉全身或某一局部发热。如五心烦热（是指患者自觉胸中烦热，伴有手足心发热）、骨蒸发热（是指患者自觉有热自骨内向外蒸发）。

临床常见的寒热症状有恶寒发热、但寒不热、但热不寒、寒热往来四个类型。

1. 恶寒发热

恶寒发热是指患者在恶寒的同时，出现发热（体温升高），多见于外感病的初期阶段，是诊断表证的一个重要依据。在外感病中，由于恶寒是发热的前奏，故外邪袭表，无论是否发热，恶寒为必见之症。故古人有"有一分恶寒，便有一分表证"之说。由于感受邪气性质的不同，寒热并见的症状又有轻重之别，临床据此可判断表证的类型。

恶寒重发热轻为外感寒邪所致，见于表寒证，常伴有无汗、头身疼痛、脉浮紧等症。发热轻而恶风是外感风邪所致，见于伤风表证，常伴有自汗、脉浮缓等症。发热重恶寒轻为外感热邪所致，见于表热证，常伴有微汗出、面红、咽喉肿痛、脉浮数等症。

2. 但寒不热

但寒不热是指患者只感怕冷而不觉发热的症状，见于里寒证。根据发病的急缓、病程的长短，可分为以下两个类型：

（1）新病恶寒可见于表实寒证，亦见于里实寒证。

（2）久病畏寒属于里虚寒证。

3. 但热不寒

但热不寒是指患者只感发热，不觉怕冷，甚或反恶热者。多属阳盛或阴虚所致里热证。根据发热的轻重、时间、特点的不同，可分为壮热、潮热、微热三种类型。

（1）壮热。患者身发高热（体温39℃以上），持续不退，甚至不恶寒，反恶热者，称为壮热，常兼有面赤、大汗出、烦渴饮冷、脉洪大等症。多因风寒表邪入里化热，或风热内传，邪正相搏，阳热内盛，蒸达于外所致。常见于外感温热病的气分阶段，或伤寒病的阳明证，属里实热证。

（2）潮热。患者定时发热，或定时热甚，如潮汐之有定时者，称为潮热。根据发热特征和病机的不同，临床上常见有以下三种情况：

①阳明潮热热势较高，常于日晡之时（即申时，为下午3～5时）明显。因系胃肠燥热所致，见于阳明腑实证，故称之为阳明潮热或日晡潮热，属于里实热证。邪热入里，与胃肠糟粕互结，故热势较高，并伴见腹满、便秘、口渴、舌红苔黄厚燥等症；日晡为阳明经气正旺之时，抗邪力最强，故此时发热更甚。

②湿温潮热身热不扬（肌肤初扪不觉热，扪之稍久，即感灼手者），午后尤甚。因系湿热蕴结所致，常见于湿温病，故称湿温潮热。湿遏热伏，热在湿中，湿难透达，故身热不扬，并伴有身重、脘痞、苔腻等症。

③阴虚潮热午后或入夜低热，自觉其热自骨内向外蒸发。因系阴虚内热所致，故称阴虚潮热，或骨蒸潮热。阴液亏虚，阴不制阳，虚热内生，加之夜间卫阳入里，内热更甚，故见午后或入夜低热，并伴见颧红、消瘦、盗汗、舌红少苔等症。

（3）微热。患者的热势不高（多在37℃～38℃之间），或仅自觉发热，体温不高者，称为微热或低热。一般来说，微热者的发热时间比较长，多属内伤疾患所致，按病机可分为以下几种情况：

①气虚发热表现为长期微热，烦劳则甚，常伴有神疲乏力，少气懒言，自汗，脉虚等症。由于脾虚气陷，清阳不升，久郁而发热。

②阴虚发热多表现为长期微热，其病机及意义见"阴虚潮热"。

③气郁发热表现为情志不舒，时有微热，常伴有急躁易怒，胁肋胀痛，脉弦等症。多因情志不畅，肝气郁结化火所致。

④儿童夏季热表现为儿童在夏季气候炎热时长期低热不止，兼见烦躁口渴，无汗多尿等症，至秋凉时不治自愈。多因儿童气阴不足，不能适应夏季炎热气候所致。寒热往来

4. 寒热往来

又称往来寒热，是指恶寒和发热交替发作，是邪在半表半里，邪正相争，互为进退的病理表现。临床常见于伤寒少阳病或疟疾病。

（二）问汗

了解患者出汗情况，对辨别疾病的正邪虚实、表里阴阳有重要意义。

外感病，恶寒、发热、无汗为表实；发热、恶风、有汗为表虚；热不因汗减，为邪已入里，或为暑热、湿温等证。

内伤病，不热而汗自出的为自汗，多属阳虚；睡时汗出，醒即汗止的为盗汗，多属阴虚；夜间盗汗，日间自汗，多属阴阳两虚。疾病危重时，大汗淋漓，或汗出如珠，四肢厥冷，脉微细欲绝者，为绝汗；额上汗出如珠，兼见喘促，为亡阳之汗，均为阳气将脱之候。先战栗而后汗出为战汗，乃邪正相争之象。若汗出热退，脉静，为邪去正安；汗后身凉，脉躁，为正不胜邪，急当扶正。但头汗出，多因上焦邪热或中焦湿热上蒸。半身汗出，属患侧经络闭阻，气血运行不周所致。

（三）问头身

头身不适可辨别病症的表里和虚实。

1. 问头痛

内伤头痛，时痛时止，伴有昏眩；外感头痛，伴有寒热。头痛按经络辨证：前额痛连眉棱骨的，为阳明头痛（可见于急、慢性鼻炎、额窦炎）；颞侧（头部两侧的太阳穴处）痛连耳，为少阳头痛；后头痛连颈的，为太阳头痛；头顶痛兼呕吐清水的为厥阴头痛。头目眩、耳鸣、恶心、呕吐痰涎的，多为湿痰阻隔的实证（如美尼尔氏综合征）；虚证晕眩则有肾虚（头昏眼花、耳鸣、心悸、健忘、失眠、腰腿酸软、遗精、盗汗等，有时表现为神经衰弱），肝阳上亢（多有头脑胀重、眼珠发胀、面红目赤、激动易怒、失眠、心悸、脉弦硬等，可见于高血压患者）等表现。

2. 问胸腹腰

（1）胸痛：胸为心肺所居，故心肺的病变常可见胸痛。如阳气不足，寒邪乘袭，瘀血阻滞，痰浊阻遏，火热伤络、伤及心肺等，均可以导致胸部气机不畅，发生疼痛。

（2）胁痛：胁为肝胆二经分布的部位。肝气不疏、肝火郁滞、肝胆湿热、血瘀气滞等病症，都可引起胁痛。

（3）脘痛：脘，指上腹，是胃所在部位，又称"胃脘"。胃脘疼痛，可见于寒邪犯胃、食滞胃脘、肝气犯胃等病症。

（4）腹痛：腹部分大腹、小腹、少腹三部分。脐以上为大腹，属脾胃；脐以下为小腹属肾、膀胱、大小肠及胞宫；小腹两侧为少腹，是肝经经脉所过。就其疼痛的不同部位，可以察知其所属的不同脏腑。腹痛，有虚有实，如寒凝、热结、气滞、血瘀、食滞、虫积等，多为实

证；至于气虚、血虚、虚寒等，概属虚证。

（5）腰痛：腰为肾之府，腰痛多见于肾的病变。因风、寒、湿邪阻塞经脉者，或瘀血阻络者均为实证；因肾精气不足或阴阳虚损不能温煦、滋养而致者则为虚证。若诉腰痛甚、小便不畅，则可能是石淋（肾结石或尿路结石）；如腰痛，伴有小便频数、尿痛有灼热感，则为热淋（尿路感染或肾盂肾炎）。若腰痛不剧烈，时痛时止，劳累后加重，休息时缓解，则多为肾虚。

（6）如肢体、关节痛，遇阴雨即发，多为风寒湿所引起的痹证（如风湿关节炎）。

3.问疼痛的性质

（1）胀痛，即胀且痛者，多属气滞。在很多部位都可以出现，以胸、脘、腹部为最多，如胃脘胀痛，多见于中焦寒凝气滞；胸胁胀痛，多见于肝郁气滞；头部胀痛，多见于肝阳上亢或肝火上炎的病症。

（2）重痛，疼痛并有沉重的感觉称为重痛，多为湿滞经脉所致。常见于头部、四肢及腰部，如头沉痛、四肢困重疼痛、腰重坠而痛等。

（3）刺痛，即疼痛如针刺。是瘀血疼痛的特点之一，以胸胁、少腹、小腹、胃脘部出现为多。

（4）绞痛，痛如绞割，是为绞痛。多因有形实邪闭阻气机而成。如心血瘀阻引起的真心痛，蛔虫上窜引起的脘腹痛，石淋引起的小腹痛等。

（5）灼痛，痛有灼热感而喜凉为灼痛。常见于两胁或脘部。多由于火邪窜络，或阴虚阳热亢盛所致。

（6）冷痛，痛有冷感而喜暖的为冷痛。常见于头、腰、脘腹部的疼痛，多因寒邪阻络或为阳气不足，脏腑、经络不得温养而成。

（7）隐痛，疼痛不剧烈，可以忍耐，却绵绵不休，持续时间较长，一般多是气血不足，阴寒内生，气血运行滞涩而成。多见于头、脘、腹、腰部的虚性疼痛。

（8）掣痛抽掣或牵引而痛，即为掣痛，多由筋脉失养或阻滞不通所致，因肝主筋，故掣痛多与肝病有关。

（9）走窜痛若胸胁脘腹疼痛而走窜不定，称之为窜痛，多因气滞所致；四肢关节疼痛而游走不定，多见于痹病，因风邪偏胜所致。

（四）问耳目

1.问耳

（1）突发耳鸣，声大如雷，按之尤甚，或新起耳暴聋者，多属实证。可因肝胆火扰、肝阳上亢，或痰火壅结、气血瘀阻、风邪上袭，或药毒损伤耳窍等所致。

（2）渐起耳鸣，声细如蝉，按之可减，多属虚证。可因肾精亏虚，或脾气亏虚，清阳不升，或肝阴、肝血不足，耳窍失养所致。

2.问目

目眩又称眼花，指两眼发黑，眼前如有蚊蝇飞动的自觉症状。由肝阳上亢、肝火上炎、肝阳化风及痰湿上蒙清窍所致者，多属实证，或本虚标实证。由气虚、血亏、阴精不足，目失所养引起者，多属虚证。

（五）问睡眠

1.失眠 入睡难或睡中易醒，醒后难以入睡或易惊醒，或彻夜不眠。多为阴血不足，心失所养。常伴有心悸、多梦、耳鸣、潮热等症。如痰火食积内忧失眠，常伴有面红、气短、口渴、胃部不适等症。

2.嗜睡 睡意很浓，经常不由自主地入睡。若年高体虚者多属心肾阳虚；肥胖者多伴有腹胀、痰多，为脾虚湿盛，清阳不升所致。

（六）问饮食口味

包括了解饮水多少，喜冷喜热，食欲与食量，口中异常味觉等方面。

1.口渴多饮 口渴多饮多为津液已伤，多见于热证、燥证，或汗、吐、下利太过。如渴喜冷饮，是里热伤津。尿多身瘦为消渴。

2.口不渴与渴不多饮 口不渴，不欲饮水多属寒证。口渴喜饮，饮水即吐多属水湿内停于胃。口渴不多饮，且喜热饮多属湿证或虚寒证，且喜冷饮者为属湿热证。

3.不欲进食与厌食 不想进食或食之无味，食欲低下，为不欲进食。如新病多为伤食或外感发热。久病不欲食则是脾胃虚弱。若厌恶食物，多见于食滞内停，或肝脾湿热。

4.多食与偏食 多食易饥，多因胃火盛，胃热则消谷。若久病之人，本不能食，突然暴食多为脾胃之气将绝的征象。偏食生米、泥土异物等是虫积。

5.口味 口苦为肝胆有热，口酸有腐味为胃肠积滞，口臭为胃火盛，口淡为胃有湿、或虚证，口甜为脾有湿热，口咸为肾虚。

（七）问二便

了解大、小便的性状、颜色、气味、时间、量的多少及排便次数，排便、排尿感觉等。

1.便次异常 排便困难，多日不便，称为便秘。热盛伤津者为热秘，阴寒内结者为冷秘，气机阻滞者为气秘，气虚无力为虚秘。大便不成形或呈水样，便次增多为泄泻。大便稀薄不成形为溏泄，多为脾失健运。腹痛泄泻在黎明者为五更泄，多为肾阳虚。腹痛泄泻，泻后痛减为伤食泄泻。

2.便质异常 排便时肛门有灼热感、下坠感为脾虚气陷。排便不爽为肝郁。便泄不爽有未消化食物，泻后腹痛减多为伤食。若便黄粘滞不爽多为湿热结于大肠。腹痛窘迫，时时欲泻多因湿热内阻，肠道气滞所致，是痢疾的症状。大便不能自控，多因肾阳虚衰。

3.尿量异常 尿量增多为虚寒。尿量减少由于热盛、汗多伤津，或因吐泻损伤津液所致。

4.尿次异常 小便次数增多，尿短赤急迫而数，多为湿热。久病尿清长而频数、夜间尿次增多，属肾阳虚。小便不畅，点滴而出，小便不通一般为湿热或瘀血、砂石阻塞所致，属实证，若因肾阳不足属虚证。

5.排尿感觉异常 排尿痛，急迫、灼热感，多为湿热下注膀胱所致。常见于淋证。小便不能控制，睡中不自主排尿为肾气不固。神志昏迷而失禁属危重症。

（八）问经带

月经周期：指从月经来潮的第1天起，到下次月经来潮的前1天，称为一个月经周期。一般为28天，提前或延后7天仍属正常范围。异常有月经先期多见于气虚、血热等，月经后期多见于血虚、肾精不足、阳气虚衰或气滞、寒凝血瘀、痰湿阻滞等。月经先后不定期，多见于肝气郁滞或脾肾虚损。

1.月经量过多 多因气虚、血热或瘀阻胞络。月经量少见于精亏血少或寒凝瘀阻、痰湿阻滞等。

2.闭经 多因肝肾不足、气血亏虚、阴虚血燥、血海空虚；或因痨虫侵入胞宫，或气滞血瘀、阳虚寒凝、痰湿阻滞胞脉、冲任不通所致。

3. 痛经　经前、经期或者经后伴有剧烈腹痛，甚至恶心、呕吐者，就叫做痛经。经前或经期小腹胀痛或刺痛，多属于气滞或血瘀；小腹冷痛，得温痛减者，多属于寒凝或阳虚；经期或经后小腹隐痛，多属于气血两虚或肾精不足，胞脉失养所致。

4. 崩漏　又称漏下、崩中，是指妇女非周期性、非正常行经而阴道下血如崩或淋漓不尽，以月经周期紊乱，子宫出血如崩似漏的妇科类疾病。来势急，量多如注，谓之崩、崩中或经崩；来势缓，出血量少，或淋漓不断谓之漏、漏下。多因脾肾气虚、冲任不固；或瘀阻冲任，血不归经；或热伤冲任，迫血妄行所致。

5. 带下色白量多，质稀如涕，淋漓不尽　多见于脾肾阳虚，寒湿下注；带下色黄，质稠，气味臭秽多见于湿热下注或湿毒蕴结。

四、切诊（常见病脉象及临床意义）

1. 浮脉
【脉象】：轻取即得，重按稍减而不空，举之泛泛而有余，如水上漂木。
【主病】表证、虚证。

2. 沉脉
【脉象】轻取不应，重按乃得，如石沉水底。
【主病】里证。亦可见于无病之正常人。

3. 迟脉
【脉象】脉来迟慢，一息不足四至（相当于每分钟脉搏60次以下）。
【主病】寒证。迟而有力为寒痛冷积，迟而无力为虚寒。久经锻炼的运动员，脉迟而有力，则不属病脉。

4. 数脉
【脉象】一息脉来五至以上。
【主病】热证。有力为实热，无力为虚热。

5. 虚脉
【脉象】三部脉之无力，按之空虚。
【主病】虚证。

6. 实脉
【脉象】三部脉举按均有力。
【主病】实证。

7. 细脉
【脉象】脉细如线，但应指明显。
【主病】气血两虚，诸虚劳损，湿证。

8. 滑脉
【脉象】往来流利，如珠走盘，应指圆滑。
【主病】痰饮、食积、实热。

9. 弦脉
【脉象】端直以长，如按琴弦。
【主病】肝胆病，痰饮，痛证，疟疾。

第四节　八纲辨证

八纲辨证是对疾病从表里、寒热、虚实、阴阳八个方面归纳、分析进行诊断的一种方法，它是各种辨证的基础。其中八纲辨证是各种辨证的总纲。

一、表里

表里是说明病变部位深浅和病情轻重的两纲。一般地说，皮毛、肌肤和浅表的病属表；脏腑、血脉、骨髓及体内经络属里，表证，即病在肌表，病位浅而病情轻；里证即病在脏腑，病位深而病情重。

(一)表证

表证是病位浅在肌肤的证候。一般为六淫外邪从皮毛、口鼻侵入机体后，邪留肌表，出现正气(卫气)拒邪的一系列症状，多为外感病初起阶段。表证具有起病急、病程短、病位浅和病情轻的特点。常见于外感热病的初期，如上呼吸道感染、急性传染病及其他感染性疾病的初起阶段。

主证：以发热恶寒(或恶风)，头痛，舌苔薄白，脉浮为基本证候，常兼见四肢关节及全身肌肉酸痛，鼻塞，咳嗽等症状。

(二)里证

里证是与表证相对而言，是病位深于内(脏腑、气血、骨髓等)的证候。

里证的成因，大致有三种情况：一是表证进一步发展，表邪不解，内传入里，侵犯脏腑而成；二是外邪直接入侵内脏而发病，如腹部受凉或过食生冷等原因可致里寒证；三是内伤七情、劳倦、饮食等因素，直接引起脏腑机能障碍而成，如肝病的眩晕、胁痛，心病的心悸、气短、肺病的咳嗽、气喘，脾病的腹胀、泄泻，肾病的腰痛、尿闭等。因此，里证的临床表现是复杂的，凡非表证的一切证候皆属里证。

(三)区别表证与里证

表证与里证区别见表2-6-1。

表2-6-1　表证与里证的区别

	表证	里证
寒热情况	恶寒发热并见	但寒不热，或但热不寒
内脏证候	不明显	明显
舌	无变化	多有变化
脉	浮	沉或其他多种脉象

(四)半表半里证

病邪既不在表，又未入里，介于表里之间，而出现的既不同于表证，又不同于里证的证候，称为半表半里证。

主证：寒热往来，胸胁胀满，口苦咽干，心烦，欲呕，不思饮食，目眩。舌尖红，苔黄白相兼，脉弦。

二、寒热

寒热是辨别疾病性质的两纲，是用以概括机体阴阳盛衰的两类证候，一般地说，寒证是机体阳气不足或感受寒邪所表现的证候，热证是机体阳气偏盛或感受热邪所表现的证候。所谓"阳盛则热，阴盛则寒""阳虚则寒，阴虚则热"。辨别寒热是治疗时使用温热药或寒凉药的依据，所谓"寒者热之，热者寒之"。

（一）寒证

寒证是感受阴寒之邪（如寒邪、湿邪）或阳虚阴盛、脏腑阳气虚弱、机能活动衰减所表现的证候。

主证：畏寒、形寒肢冷，口不渴或喜热饮，面色白，咳白色痰，腹痛喜暖，大便稀溏，小便清长。舌质淡，苔白，脉沉迟。

（二）热证

热证是感受阳热之邪（如风邪、热邪、火邪等）或阳盛阴虚、脏腑阳气亢盛和阴液亏损、机能活动亢进所表现的证候。

主证：发热，不恶寒，烦躁不安，口渴喜冷饮，面红目赤，咳痰黄稠，腹痛喜凉，大便燥结，小便短赤。舌质红，苔黄，脉数。

（三）区别寒证与热证

寒证与热证区别见表2-6-2。

表2-6-2 寒证与热证的区别

	寒证	热证
面色	白	红
寒热喜恶	恶寒喜暖	恶热喜凉
口渴	口淡不渴	渴喜冷饮
四肢	冷	热
大便	稀溏	秘结
小便	清长	短赤
舌象	舌淡苔白而润	舌红苔黄
脉象	迟或紧	数

三、虚实

虚实是辨别人体的正气强弱和病邪盛衰的两纲。一般而言，虚指正气不足，虚证是正气不足所表现的证候，而实指邪气过盛，实证是由邪气过盛所表现的证候。《素问.通评虚实论》说："邪气盛则实，精气夺则虚"。若从正邪双方力量对比来看，虚证虽是正气不足，而邪气也不盛；实证虽是邪气过盛，但正气尚未衰，正邪相争剧烈的证候。辨别虚实，是治疗是采用扶正(补虚)或攻邪(泻实)的依据，所谓"虚者补之，实者泻之"。

（一）虚证

虚证的形成，或因体质素弱(先天、后天不足)，或因久病伤正，或因出血、失精、大汗，或因外邪侵袭损伤正气等原因而致"精气夺则虚"。

主证：面色苍白或萎黄，精神萎靡，身疲乏力，心悸气短，形寒肢冷或五心烦热，自汗盗汗，大便溏泻，小便频数失禁，舌少苔或无苔，脉虚无力等。

临床上由于气、血、阴、阳不足可分为气虚、血虚、阴虚、阳虚，由于脏腑的不足造成的各脏腑的虚证(如肺气虚、心血虚、肝阴虚、脾气虚、肾阳虚等)。脏腑的虚证在脏腑辨证中讨论。

气虚和阳虚的共同症候是：面色白或萎黄，精神萎靡，身疲乏力，声低懒言，自汗，纳少，舌淡胖，脉无力。不同的是气虚者动辄气短，乏力懒言、动则气急等症明显，脉虚无力。治则益气，常用四君子汤等。阳虚者畏寒，形寒肢冷，小便清长，下利清谷，脉迟。治则补阳，常用肾气丸、参茸丸等

血虚和阴虚的共同症候是：消瘦，头晕，目眩，失眠，心悸，脉细。不同的是血虚者面色苍白无华或萎黄，手足麻木，口唇与指甲皆淡白，舌质淡，脉细弱无力或扎脉。治则养血，常用四物汤等。阴虚者低热或潮热，两颧红，五心烦热，口干，咽燥，盗汗，遗精，舌红绛，舌质瘦或舌面有裂纹，无苔或少苔，脉细数。治则滋阴，常用六味地黄丸等。

从上面可以看出：气虚和阳虚，属阳气不足，故临床表现相似而都有面色白，神疲乏力，自汗等症状，但二者又有区别，气虚是虚而无"寒象"，阳虚是虚而有"寒象"—怕冷，形寒肢冷，脉迟等。血虚和阴虚属阴液不足，故临床表现相似而都有消瘦，头晕，心悸、失眠等症状，但二者又有区别，血虚是虚而无"热象"，阴虚是阴液亏损不能约束阳气而导致阳亢，故为虚而有"热象"—低热或潮热，口干，咽燥等。

（二）实证

实证的形成，或是由患者体质素壮，因外邪侵袭而暴病，或是因脏腑气血机能障碍引起体内的某些病理产物，如气滞血瘀、痰饮水湿凝聚、虫积、食滞等。

临床表现由于病邪的性质及其侵犯的脏腑不同而呈现不同证候，其特点是邪气盛，正气衰，正邪相争处于激烈阶段。常见症状为高热，面红，烦躁，谵妄，声高气粗，腹胀满疼痛而拒按，痰涎壅盛，大便秘结，小便不利，或有瘀血肿块，水肿，痰饮、水湿、食滞并见，虫积，舌苔厚腻，脉实有力等。

治则：泻实攻邪是治疗实证的主法，所谓"实则泻之"。但清热、解毒、泻火、通便、逐水、祛痰、化痰利水、理气、行气破血、活血化瘀、消食导滞和驱除虫积等不同的泻法。

（三）区别虚证与实证

虚证与实证的区别见表2-6-3。

表 2 - 6 - 3　虚证与实证的区别

	虚证	实证
病程	长（旧病、久病）	短（新病、初病）
体质	年老体弱	年青体壮
精神	萎靡	兴奋
声息	声低息微	声高气粗
疼痛	喜按	拒按
胸腹	按之不痛，胀满时减	按之疼痛，胀满不减
发热	五心烦热，午后微热	蒸蒸壮热
恶寒	畏寒，得衣进火则减	恶寒，得衣进火则不减
舌象	质嫩，苔少或无苔	质老，苔厚腻
脉象	无力	有力

四、阴阳

阴阳是辨别疾病性质的两纲，是八纲的总纲，即将表里、寒热、虚实再加以总的概括。《类经·阴阳类》说："人之疾病，……必有所本，或本于阴，或本于阳，病变多，其本则一，"指出了证候虽然复杂多变，但总不外阴阳两大类，而诊病之要也必须首先辨明其属阴属阳，因此阴阳是八纲的总纲，一般表、实、热证属于阳证，里、虚、寒证属于阴证。阴证和阳证的临床表现、病因病机、治疗等已述于表里、寒热，虚实六纲之中。但临床上阴证多指里证的虚寒证，阳证多指里证的实热证。

（一）阴证

阴证是体内阳气虚衰、阴偏盛的证候。一般而言阴证必见寒象，以身畏寒，不发热，肢冷，精神萎靡，脉沉无力或迟等为主证。由脏腑器官功能低下，机体反应衰减而形成，多见于年老体弱，或久病，呈现一派虚寒的表现。

（二）阳证

阳证是体内阳气亢盛，正气未衰的证候。一般而言阳证必见热象，以身发热，恶热，肢暖。烦躁口渴，脉数有力等为主证。由脏腑器官机能亢进而形成，多见于体壮者，新病，初病呈现一派实热的表现。

（三）区别阴证与阳证

阴证与阳证的区别见表 2 - 6 - 4。

表 2 - 6 - 4　阴证与阳证的区别

四诊	阴证	阳证
望诊	面色苍白或暗淡，身重蜷卧，倦怠乏力，精神萎靡，舌淡胖嫩，舌苔润滑	面色潮红或通红，狂躁不安，口唇燥裂，舌红绛，苔黄燥或黑而生芒刺

续表 2-6-4

四诊	阴证	阳证
闻诊	语声低微，静而少言，呼吸怯弱，气短	语声洪亮，烦而多言，呼吸气粗，喘促痰鸣
问诊	恶寒畏冷，喜暖，食少乏味，不渴或喜热饮，小便清长或短少	身热，恶热喜凉，恶食，心烦，口渴引饮，小便短赤涩痛，大便干结或秘结不通或有奇臭
切诊	腹痛喜按，肢凉，脉沉、细、迟、无力等	腹痛拒按，肌肤灼热，脉浮、洪、大、滑、有力等

第五节　脏腑辨证

脏腑辨证，是根据脏腑的生理功能，病理表现，对疾病症候进行归纳，借以推究病机，判断病变的部位、性质、正邪盛衰情况的一种辨证方法，是临床各科的诊断基础，是辨证体系中的重要组成部分。

一、肝与胆病辨证

肝与胆病辨证见表 2-6-5。

表 2-6-5　肝与胆病辨证

证型		临床表现
肝气郁结证		胸胁或少腹胀闷窜痛，胸闷喜太息，情志抑郁易怒，或咽部梅核气，或颈部瘿瘤，或癥块。妇女可见乳房作胀疼痛，月经不调，甚则闭经。
肝火上炎证		头晕胀痛，面红目赤，口苦口干，急躁易怒，不眠或噩梦纷纭，胁肋灼痛，便秘尿黄，耳鸣如潮，吐血衄血，舌红苔黄，脉弦数。
肝血虚证		眩晕耳鸣，面白无华爪甲不荣，夜寐多梦，视力减退或雀目。或见肢体麻木，关节拘急不利，手足震颤，肌肉跳动，妇女常见月经量少、色淡，甚则经闭。舌淡苔白脉弦细。
肝阴虚证		头晕耳鸣，两目干涩，面部烘热，胁肋灼痛，五心烦热，潮热盗汗，口咽干燥，或见手足蠕动。舌红少津，脉弦细数。
肝阳上亢证		眩晕耳鸣，头目胀痛，面红目赤，急躁易怒，心悸健忘，失眠多梦，腰膝酸软，头重脚轻，舌红少苔，脉弦有力。
肝风内动证	肝阳化风证	眩晕欲仆，头摇而痛，项强肢颤，语言謇涩，手足麻木，步履不正，或卒然晕倒，不省人事，口眼歪斜，半身不遂，舌强不语，喉中痰鸣，舌红苔白或腻，脉弦有力。
	热极生风证	高热神昏，燥热如狂，手足抽搐，颈项强直，甚则角弓反张，两目上视，牙关紧闭。舌红或绛，脉弦数。
	阴虚动风证	手足蠕动。兼症：午后潮热，五心烦热，口咽干燥，形体消瘦，舌红少津，脉象弦细数。
	血虚生风证	手足震颤，肌肉跳动，关节拘急不利，肢体麻木，兼症眩晕耳鸣，面白无华，爪甲不荣，舌淡苔白，脉细。

续表 2 – 6 – 5

证型	临床表现
寒凝肝脉证	少腹牵引睾丸坠胀冷痛，或阴囊收缩引痛，受寒则甚，得热则缓，舌苔白滑，脉沉弦或迟。
肝胆湿热证	胁肋胀痛，或有痞块，口苦，腹胀，纳少呕恶，大便不调，小便短赤，舌红苔黄腻，脉弦数。或寒热往来，或身目发黄，或阴囊湿疹，或睾丸肿胀热痛，或带浊阴痒等。
胆郁痰扰证	头晕目眩耳鸣，惊悸不宁，烦躁不寐，口苦呕恶，胸闷太息，舌苔黄腻，脉弦滑。

二、心与小肠病辨证

心与小肠病辨证见表 2 – 6 – 6。

表 2 – 6 – 6　心与小肠病辨证

证型	临床表现
心气虚	心悸怔忡，胸闷气短，活动后加重，面色淡白或晄白，或有自汗，舌淡苔白，脉虚，
心阳虚	上症兼见畏寒肢冷，心痛，舌淡胖，苔白滑，脉微细
心阳暴脱证	若突然冷汗淋漓，四肢厥冷，呼吸微弱，面色苍白，口唇青紫，神志模糊或昏迷
心血虚	心悸怔忡，失眠多梦，若兼见眩晕，健忘，面色淡白无华，或萎黄，口唇色淡，舌色淡白，脉象细弱
心阴虚证	上症兼见五心烦热，潮热，盗汗，两颧发红，舌红少津，脉细数
心火亢盛证	心中烦怒，夜寐不安，面赤口渴，溲黄便干，舌尖红绛，或口舌生疮，脉数有力。甚则狂躁谵语，或见吐血衄血，或见肌肤疮疡，红肿热痛。
心脉痹阻证	心悸怔忡，心胸憋闷疼痛，痛引肩背内臂，时发时止。若痛如针刺，并见舌紫暗有紫斑、紫点，脉细涩或结代，为瘀阻心脉。若为闷痛，并见体胖痰多，身重困倦，舌苔白腻，脉沉滑，为痰阻心脉。若剧痛暴作，并见畏寒肢冷，得温痛缓，舌淡苔白，脉沉迟或沉紧，为寒凝之象。若疼痛而胀，且发作时与情志有关，舌淡红，苔薄白，脉弦，为气滞之证。
痰迷心窍证	面色晦滞，脘闷作恶，意识模糊，语言不清，喉有痰声，甚则昏不知人，舌苔白腻，脉滑。或精神抑郁，表情淡漠，神志痴呆，喃喃自语，举止失常。或突然仆地，不省人事，口吐痰涎，喉中痰鸣，两目上视，手足抽搐，口中如做猪羊叫声。
痰火扰心证	发热气粗，面红目赤，痰黄稠，喉间痰鸣，躁狂谵语，舌红苔黄腻，脉滑数，或见失眠心烦，痰多胸闷，头晕目眩，或见语言错乱，哭笑无常，不避亲疏，狂躁妄动，打人毁物，力逾常人。
小肠实热证	心烦口渴，口舌生疮，小便赤涩，尿道灼痛，尿血，舌红苔黄，脉数。

三、脾与胃病辨证

脾与胃病辨证见表2-6-7

表2-6-7　脾与胃病辨证

证型	临床表现
脾气虚证	纳少腹胀，饭后尤甚，大便溏薄，肢体倦怠，少气懒言，面色萎黄或晄白，形体消瘦或浮肿，舌淡苔白，脉缓弱。
脾阳虚证	腹胀纳少，腹痛喜温喜按，畏寒肢冷，大便溏薄清稀，或肢体困重，或周身浮肿，小便不利，或白带量多质稀，舌淡胖，苔白滑，脉沉迟无力。
中气下陷证	脘腹重坠作胀，食后尤甚，或便意频数，肛门坠重；或久痢不止，甚或脱肛；或子宫下垂；或小便浑浊如米泔。伴见气少乏力，肢体倦怠，声低懒言，头晕目眩。舌淡苔白，脉弱。
脾不统血证	便血，尿血，肌衄，齿衄，或妇女月经过多，崩漏等。常伴见食少便溏，神疲乏力，少气懒言，面色无华，舌淡苔白，脉细弱等症。
寒湿困脾证	脘腹痞闷胀痛食少便溏，泛恶欲吐，口淡不渴，头身困重，面色晦黄，或肌肤面目发黄，黄色晦暗如烟熏，或肢体浮肿，小便短少。舌淡胖苔白腻，脉濡缓。
湿热蕴脾证	脘腹痞闷，纳呆呕恶，便溏尿黄，肢体困重，或面目肌肤发黄，色泽鲜明如橘子，皮肤发痒，或身热起伏，汗出热不解。舌红苔黄腻，脉濡数。
胃阴虚证	胃脘隐痛，饥不欲食，口燥咽干，大便干结，或脘痞不舒，或干呕见逆，舌红少津，脉细数。
食滞胃脘证	胃脘胀闷疼痛，嗳气吞酸或呕吐酸腐食物，吐后胀痛得减，或矢气便溏，泻下物酸腐臭秽，舌苔厚腻，脉滑。
胃寒证	胃脘冷痛，轻则绵绵不已，重则拘急剧痛，遇寒加剧，得温则减，口淡不渴，口泛清水，或恶心呕吐，或伴见胃中水声漉漉，舌苔白滑，脉弦或迟。
胃热证	胃脘灼痛，吞酸嘈杂，或食入即吐，或渴喜冷饮，消谷善饥，或牙龈肿痛齿衄口臭，大便秘结，小便短赤，舌红苔黄，脉滑数。

四、肺与大肠病辨证

肺与大肠病辨证见表2-6-8

表2-6-8　肺与大肠病辨证

证型	临床表现
肺气虚证	咳喘无力，气少不足以息，动则益甚，体倦懒言，声音低怯，痰多清稀，面色晄白，或自汗畏风，易于感冒，舌淡苔白，脉虚弱。
肺阴虚证	干咳无痰，或痰少而粘，口燥咽干，形体消瘦，午后潮热，五心烦热，盗汗，颧红，甚则痰中带血，声音嘶哑，舌红少津，脉细数。
风寒犯肺证	咳嗽痰稀薄色白，鼻流清涕，微微恶寒，轻度发热，无汗，苔白，脉浮紧。
风热犯肺证	咳嗽痰稠色黄，鼻塞流黄浊涕，身热，微恶风寒，口干咽痛，舌尖红苔薄黄，脉浮数。
燥邪犯肺证	干咳无痰，或痰少而粘，不易咳出。唇、舌、咽、鼻干燥欠润，或身热恶寒，或胸痛咯血。舌红苔白或黄，脉数。
痰湿阻肺证	咳嗽痰多质粘色白易咯，胸闷，甚则气喘痰鸣，舌淡苔白腻，脉滑。

续表 2 - 6 - 8

证型	临床表现
大肠湿热证	腹痛，下痢脓血，里急后重，或暴注下泻，色黄而臭，伴见肛门灼热，小便短赤，身热口渴。舌红苔黄腻，脉滑数或濡数。
大肠液亏证	大便秘结干燥，难以排出，常数日一行，口干咽燥，或伴见口臭，头晕等症，舌红少津，脉细涩。
肠虚滑泄证	利下无度，或大便失禁，甚则脱肛，腹痛隐隐，喜按喜温，舌淡苔白滑，脉弱。

五、肾与膀胱病辨证

肾与膀胱病辨证见表 2 - 6 - 9

表 2 - 6 - 9　肾与膀胱病辨证

证型	临床表现
肾阳虚证	腰膝酸软而痛，畏寒肢冷，尤以下肢为甚，精神萎靡，面色㿠白或黧黑，舌淡胖苔白，脉沉弱。或男子勃起功能障碍，女子宫寒不孕；或大便久泄不止，完谷不化，五更泄泻；或浮肿，腰以下为甚，按之没指，甚则腹部胀满，全身肿胀，心悸咳喘。
肾阴虚证	腰膝酸痛，眩晕耳鸣，失眠多梦，男子遗精早泄，女子经少经闭，或见崩漏，形体消瘦，潮热盗汗，五心烦热，咽干颧红，溲黄便干，舌红少津，脉细数。
肾精不足证	男子精少不育，女子经闭不孕，性机能减退。儿童发育迟缓，身材矮小，智力和动作迟钝，囟门迟闭，骨骼痿软。成人早衰，发脱齿摇，耳鸣耳聋，健忘恍惚，动作迟缓，足痿无力，精神呆钝等。
肾气不固证	神疲耳鸣，腰膝酸款，小便频数而清，或尿后余沥不尽，或遗尿失禁，或夜尿频多。男子滑精早泄，女子白带清稀，胎动易滑，舌淡苔白，脉沉弱。
肾不纳气证	久病咳喘，呼多吸少，气不得续，动则喘息益甚，自汗神疲。声音低怯，腰膝酸软，舌淡苔白，脉沉弱。或喘息加剧，冷汗淋漓，肢冷面青，脉浮大无根；或气短息促，面赤心烦，咽干口燥，舌红，脉细数。
膀胱湿热证	尿频尿急，排尿艰涩，尿道灼痛，尿黄赤浑浊或尿血，或有砂石，小腹痛胀迫急，或伴见发热，腰酸胀痛，舌红苔黄腻，脉滑数。

六、脏腑兼病辨证

脏腑兼病辨证见表 2 - 6 - 10

表 2 - 6 - 10　脏腑兼病辨证

证型	临床表现
心肾不交证	心烦不寐，心悸健忘，头晕耳鸣，腰酸遗精，五心烦热，咽干口燥，舌红，脉细数。或伴见腰部下肢酸困发冷
心肾阳虚证	畏寒肢冷，心悸怔忡，小便不利，肢体浮肿，或唇甲青紫，舌淡暗或青紫，苔白滑，脉沉微细。

续表 2 – 6 – 10

证型	临床表现
心肺气虚证	心悸咳喘，气短乏力，动则尤甚，胸闷，痰液清稀，面色晄白，头晕神疲，自汗声怯，舌淡苔白，脉沉弱或结代。
心脾两虚证	心悸怔忡，失眠多梦，眩晕健忘，面色萎黄，食欲不振，腹胀便溏，神倦乏力，或皮下出血，妇女月经量少色淡，淋漓不尽等。舌质淡嫩，脉细弱。
心肝血虚证	心悸健忘，失眠多梦，眩晕耳鸣，面白无华，两目干涩，视物模糊，爪甲不荣，肢体麻木，震颤拘挛，妇女月经量少，色淡，甚则经闭。舌淡苔白，脉细弱。
肝火犯肺证	胸胁灼痛，急躁易怒，头晕目赤，烦热口苦，咳嗽阵作，痰粘量少色黄，甚则咳血，舌红苔薄黄脉弦数。
肝脾不调证	胸胁胀满窜痛，喜太息，情志抑郁或急躁易怒，纳呆腹胀，便溏不爽，肠鸣矢气，或腹痛欲泻，泻后痛减。舌苔白或腻，脉弦。
肝胃不和证	脘胁胀闷疼痛，嗳气呃逆，嘈杂吞酸，烦躁易怒，舌红苔薄黄，脉弦或带数象。或巅顶疼痛，遇寒则甚，得温痛减，呕吐涎沫，形寒肢冷，口淡苔白滑，脉沉弦紧。
肝肾阴虚证	头晕目眩，耳鸣健忘，失眠多梦，咽干口燥，腰膝酸软；胁痛，五心烦热，颧红盗汗，男子遗精，女子经少。舌红少苔，脉细数。
脾肾阳虚证	面色晄白，畏寒肢冷，腰膝或下腹冷痛，久泻久痢，或五更泄泻，或下利清谷，或小便不利，面浮足肿，甚则腹胀如鼓。舌淡胖，苔白滑，脉沉细。
脾肺气虚证	久咳不止，气短而喘，痰多稀白，食欲不振，腹胀便溏，声低懒言，疲倦乏力，面色晄白，甚则面浮足肿。舌淡苔白，脉细弱。
肺肾阴虚证	咳嗽痰少，或痰中带血甚至咳血，口燥咽干，声音嘶哑，形体消瘦，腰膝酸软，颧红盗汗，骨蒸潮热，男子遗精，女子月经不调，舌红少苔，脉细数。

【同步综合练习】

单项选择题

1. 论治的主要依据是（　　　）

A. 病 　　　　　　　　　　　B. 病位

C. 病因 　　　　　　　　　　D. 病性

E. 辨证的结果

2. 下列哪一个为阴的特性（　　　）

A. 剧烈的 　　　　　　　　　B. 上升的

C. 寒冷的 　　　　　　　　　D. 外向的

E. 明亮的

3. 脾胃湿热患者口味多（　　　）

A. 甜 　　　　　　　　　　　B. 咸

C. 苦 　　　　　　　　　　　D. 臭

E. 酸

4. 以下哪项为正常舌象？（　　　）

A. 舌红苔黄　　　　　　　　　　　B. 淡白舌，薄白苔

C. 舌色紫暗或见淤斑　　　　　　　D. 舌降干枯

E. 淡红舌，薄白苔

5. 面色黄而鲜明如橘子色属（　　　）

A. 实热　　　　　　　　　　　　　B. 阴黄

C. 阳黄　　　　　　　　　　　　　D. 虚热

E. 虚寒

6. 辩疼痛性质时，气滞应为（　　　）

A. 隐痛　　　　　　　　　　　　　B. 绞痛

C. 刺痛　　　　　　　　　　　　　D. 胀痛

E. 冷痛

7. 患者高烧不退，不恶寒，反恶热，称之为（　　　）

A. 壮热　　　　　　　　　　　　　B. 潮热

C. 低热　　　　　　　　　　　　　D. 高热

E. 恶寒发热

8. 发热如潮有定时，称之为（　　　）

A. 恶寒发热　　　　　　　　　　　B. 寒热往来

C. 潮热　　　　　　　　　　　　　D. 高热

E. 低热

9. 轻按即得，重按反弱的脉象是（　　　）

A. 迟脉　　　　　　　　　　　　　B. 沉脉

C. 数脉　　　　　　　　　　　　　D. 虚脉

E. 浮脉

10. 睡时汗出，醒则汗止（　　　）

A. 自汗　　　　　　　　　　　　　B. 大汗

C. 盗汗　　　　　　　　　　　　　D. 战汗

E. 半身汗

11. 苔薄白而润，主病症是（　　　）

A. 痰热内盛　　　　　　　　　　　B. 外感风热

C. 外感寒湿　　　　　　　　　　　D. 痰饮、食积

E. 燥热伤津

12. 绛舌主以下哪个证（　　　）

A. 热证　　　　　　　　　　　　　B. 寒证

C. 虚证　　　　　　　　　　　　　D. 表证

E. 热盛

13. 黄苔，主以下哪个证（　　　）

A. 主表证、寒证　　　　　　　　　B. 主热证、里证

C. 主寒盛　　　　　　　　　　　　D. 主热盛

E. 主淤血

14.在辨疼痛性质时，淤血疼痛的特点是（　　）

A.胀痛 　　　　　　　　　　B.刺痛

C.重痛 　　　　　　　　　　D.绞痛

E.隐痛

15.中医的四诊是指（　　）

A.视触叩听 　　　　　　　　B.望闻问切

C.视触听按 　　　　　　　　D.望闻问按

E.听按摸拿

16.中医学的基本特点是（　　）

A.辩证是中医认识疾病的方法

B.一是整体观念、二是辨证施治

C.治疗效果是检验辩证正确与否的标准

D.辩证是治疗的前提和依据

E.只有通过正确的辩证和治疗，才能取得预期的效果

17.八纲辨证是指（　　）

A.浮沉 　　　　　　　　　　B.盛衰

C.润燥 　　　　　　　　　　D.正邪

E.阴阳

18.表证与里证的鉴别要点为（　　）

A.咳嗽是否伴有咳痰 　　　　B.寒热症状、内脏症候是否突出

C.头身疼痛与否 　　　　　　D.舌象的变化

E.出汗量的多少

19.下面属虚证的临床症状为（　　）

A.体质多壮实 　　　　　　　B.精神萎靡、虚证者声低息微

C.声高气粗 　　　　　　　　D.胸腹按之疼痛，胀满不减

E.脉象有力

20.患者恶寒与发热同时出现，常见于（　　）

A.里实寒证 　　　　　　　　B.阴虚或气虚发热

C.外感病的表证阶段 　　　　D.少阳病和疟疾

E.实热证

21.患者心烦失眠，口舌生疮、舌尖红赤，多是（　　）

A.心火亢盛 　　　　　　　　B.心阴虚

C.心血虚 　　　　　　　　　D.胃火亢盛

E.肝火上炎

22.患者出现胸闷、咳嗽喘息、首先考虑哪个脏腑的病（　　）

A.脾 　　　　　　　　　　　B.肝

C.肺 　　　　　　　　　　　D.心

E.肾

23.两目红赤、疼痛多是（　　）

A.肝火   B.心火

C.胃火   D.肺热

E.肾火

24.牙龈红肿、口臭、便秘等多是(　　)

  A.肝火   B.心火

  C.胃火   D.肺热

  E.肾火

25.前额及眉棱骨处疼痛属于(　　)

  A.太阳头痛   B.阳明头痛

  C.少阳头痛   D.厥阴头痛

  E.太阴头痛

26.患者,女20岁,近2个月月经后期,常感少腹冷痛,拒按,喜暖,口淡不渴,舌淡苔白而润,脉紧 考虑(　　)

  A.痰湿   B.肝郁

  C.寒湿   D.阳虚

  E.肾虚

27.下列哪项对鉴别胃痛与胁痛最有意义(　　)

  A.疼痛的性质   B.疼痛的持续时间

  C.疼痛的部位   D.疼痛的诱因

  E.疼痛的兼证

28.五更泻多见于(　　)

  A.脾气虚弱   B.寒湿内盛

  C.脾肾阳虚   D.外感寒湿

  E.湿热内盛

29.下列各项,属于寒证的症状是(　　)

  A.恶热喜冷   B.但热不寒

  C.口淡不渴   D.大便秘结

  E.小便短赤

30.风寒与风热的区别,错误的是(　　)

  A.渴与不渴   B.脉浮与不浮

  C.恶寒、发热的轻重   D.咽喉红肿疼痛与否

  E.舌苔黄与白

(31~35题共用题干)

A.腰膝酸软而痛,畏寒肢冷,尤以下肢为甚,精神萎靡,面色晄白或黧黑,舌淡胖苔白,脉沉弱。或男子勃起功能障碍,女子宫寒不孕;或大便久泄不止,完谷不化,五更泄泻或浮肿,腰以下为甚,按之没指,甚则腹部胀满,全身肿胀,心悸咳喘。

B.久咳不止,气短而喘,痰多稀白,食欲不振,腹胀便溏,声低懒言,疲倦乏力,面色苍白,甚则面浮足肿。舌淡苔白,脉细弱。

C.咳嗽痰少,或痰中带血甚至咳血,口燥咽干,声音嘶哑,形体消瘦,腰膝酸软,颧红盗

汗，骨蒸潮热，男子遗精，女子月经不调，舌红少苔，脉细数。

D.干咳无痰，或痰少而粘，不易咳出。唇、舌、咽、鼻干燥欠润，或身热恶寒，或胸痛咯血。舌红苔白或黄，脉数。

E.胃脘冷痛，轻则绵绵不已，重则拘急剧痛，遇寒加剧，得温则减，口淡不渴，口泛清水，或恶心呕吐，或伴见胃中水声漉漉，舌苔白滑，脉弦或迟。

31.胃寒证(   )

32.肺肾阴虚证(   )

33.肾阳虚证(   )

34.肺脾气虚证(   )

35.风燥犯肺证(   )

(36~40题共用选项)

A.心血虚证   B.热极生风

C.脾气虚证   D.肝火上炎症

E.食滞胃脘证

36.纳少腹胀，饭后尤甚，大便溏薄，肢体倦怠，少气懒言，面色萎黄或晃白，形体消瘦或浮肿，舌淡苔白，脉缓弱(   )

37.心悸怔忡，失眠多梦，若兼见眩晕，健忘，面色淡白无华，或萎黄，口唇色淡，舌色淡白，脉象细弱(   )

38.头晕胀痛，面红目赤，口苦口干，急躁易怒，不眠或噩梦纷纭，胁肋灼痛，便秘尿黄，耳鸣如潮，吐血衄血，舌红苔黄，脉弦数(   )

39.高热神昏，燥热如狂，手足抽搐，颈项强直，甚则角弓反张，两目上视，牙关紧闭。舌红或绛，脉弦数(   )

40.胃脘胀闷疼痛，嗳气吞酸或呕吐酸腐食物，吐后胀痛得减，或矢气便溏，泻下物酸腐臭秽，舌苔厚腻，脉滑(   )

【参考答案】

1.E 2.C 3.A 4.E 5.C 6.D 7.A 8.C 9.E 10.C 11.C 12.E 13.B 14.B 15.B 16.B 17.E 18.B 19.B 20.C 21.A 22.C 23.A 24.C 25.B 26.C 27.E 28.C 29.C 30.D 31.E 32.C 33.A 34.B 35.D 36.C 37.A 38.D 39.B 40.E

(编者　骆萍)

第二单元　经络腧穴总论

一、经络学说

(一)概念

经络是经脉和络脉的总称。是运行全身气血、联络脏腑肢节、沟通内外上下、调节体内各部分的一种特殊系统。

（二）十二经脉在四肢部的分布、走向、交接规律

十二经脉在四肢部的分布规律是：上肢分布的是手三阴经、手三阳经；下肢分布的是足三阴经、足三阳经。阴经行于内侧面，阳经行于外侧面。上肢内侧为手太阴肺经在前，手厥阴心包经在中，手少阴心经在后；上肢外侧为手阳明大肠经在前，手少阳三焦经在中，手太阳小肠经在后。下肢内侧，内踝尖上八寸以下为足厥阴肝经在前，足太阴脾经在中，足少阴肾经在后；内踝尖上八寸以上则足太阴脾经在前，足厥阴肝经在中，足少阴肾经在后。下肢外侧为足阳明胃经在前，足少阳胆经在中，足太阳膀胱经在后。

走向：手三阴从胸走手，手三阳从手走头，足三阳从头走足，足三阴从足走胸腹。

交接规律：阳经与阳经相交于头面，阴经与阴经相交于胸腹部，阴阳经相交于四肢末端。

二、腧穴

（一）腧穴的概念

腧穴是人体脏腑经络之气输注于体表的部位，也是针灸施术部位和疾病的反映点。

（二）腧穴的分类

1.十四经穴　十四经穴简称经穴，即分布于十二经脉及任、督二脉上的腧穴。具有主治本经病症的共同作用，是腧穴的主要部分。

2.奇穴　又叫经外奇穴，既有一定的穴名，又有明确的位置，但尚未列入十四经系统的腧穴。

3.阿是穴　又称压痛点，天应穴、不定穴，无具体名称，又无固定位置。

（三）腧穴的作用

1.近治作用　近治作用是指腧穴均具有治疗其所在部位局部及邻近组织、器官病症的作用。这是一切腧穴主治作用所具有的共同的和最基本的特点，是"腧穴所在，主治所在"规律的体现。如眼区的睛明、承泣、攒竹等均能治疗眼疾；胃脘部的中脘、建里、梁门等均能治疗胃痛；膝关节周围的梁丘、鹤顶、膝眼等均能治疗膝关节疼痛；阿是穴均可治疗所在部位局部的病痛等。

2.远治作用　远治作用是指腧穴具有治疗其远隔部位的脏腑、组织器官病症的作用。腧穴不仅能治疗局部病症，而且有远治作用。十四经穴，尤其是十二经脉中位于四肢肘膝关节以下的经穴，远治作用尤为突出，如合谷穴不仅能治疗手部的局部病症，还能治疗本经循行所过的颈部和头面部病症，这是"经脉所过，主治所及"规律的反映。

3.特殊作用　特殊作用是指某些腧穴具有双向的良性调整作用和相对特异的治疗作用。所谓双向的良性调整作用，是指同一腧穴对机体不同的病理状态，可以起到两种相反而有效的治疗作用。如腹泻时针天枢穴可止泻，便秘时针天枢穴可以通便；内关既可治心动过缓，又可治疗心动过速。所谓相对特异的治疗作用，指某些腧穴的治疗作用具有相对特异性。如大椎穴退热，至阴穴矫正胎位，阑尾穴治疗阑尾炎等。

（四）经穴的定位法

1.体表解剖标志定位法　是指以体表解剖学的各种体表标志为依据来确定经穴位置的方法。体表解剖标志，可分为固定的标志和活动的标志两种。

（1）固定的标志：指各部由骨节和肌肉所形成的突起或凹陷、五官轮廓、发际、指（趾）甲、乳头、脐窝等。例如，于腓骨头前下方定阳陵泉，三角肌尖端定臂臑；眉头定攒竹；两眉

之间定印堂；两乳头之中间定膻中等。

（2）活动的标志：指各部的关节、肌肉、肌腱、皮肤随着活动而出现的空隙、凹陷、皱纹、尖端等。例如听宫，在耳屏与下颌关节之间，微张口呈凹陷处；曲池，在屈肘时，肘横纹外侧端凹陷处。

2.骨度分寸定位法　是指以患者体表骨节为主要标志测量周身各部的长度和宽度，定出分寸，用于腧穴定位的方法。不论男女、老少、高矮、胖瘦，均可按一定的骨度分寸在其自身测量。常用的骨度分寸见表2-6-11、图2-6-1。

表2-6-11　常用骨度分寸表

部位	起止部位	骨度（寸）	度量法
头面部	前发际正中至后发际正中	12	直寸
	眉间（印堂）至前发际正中	3	直寸
	第7颈椎棘突下（大椎）至后发际正中	3	直寸
	眉间（印堂）至后发际正中第7颈椎棘突下（大椎）	18	直寸
	前额两发角（头维）之间	9	横寸
	耳后两乳突（完骨）之间	9	横寸
胸腹胁部	胸骨上窝（天突）至胸剑联合中点（歧骨）	9	直寸
	胸剑联合中点（歧骨）至脐中	8	直寸
	脐中至耻骨联合上缘（曲骨）	5	直寸
	两乳头之间	8	横寸
	腋窝顶点至第11肋游离端（章门）	12	直寸
背腰部	肩胛骨内缘（近脊柱侧点）至后正中线	3	横寸
	肩峰缘至后正中线	8	横寸
上肢部	腋前、后纹头至肘横纹（平肘尖）	9	直寸
	肘横纹（平肘尖）至腕掌（背）侧横纹	12	直寸
下肢部	耻骨联合上缘至股骨内上髁上缘	18	直寸
	胫骨内侧髁下方至内踝尖	13	直寸
	股骨大转子至腘横纹	19	直寸
	腘横纹至外踝尖	16	直寸

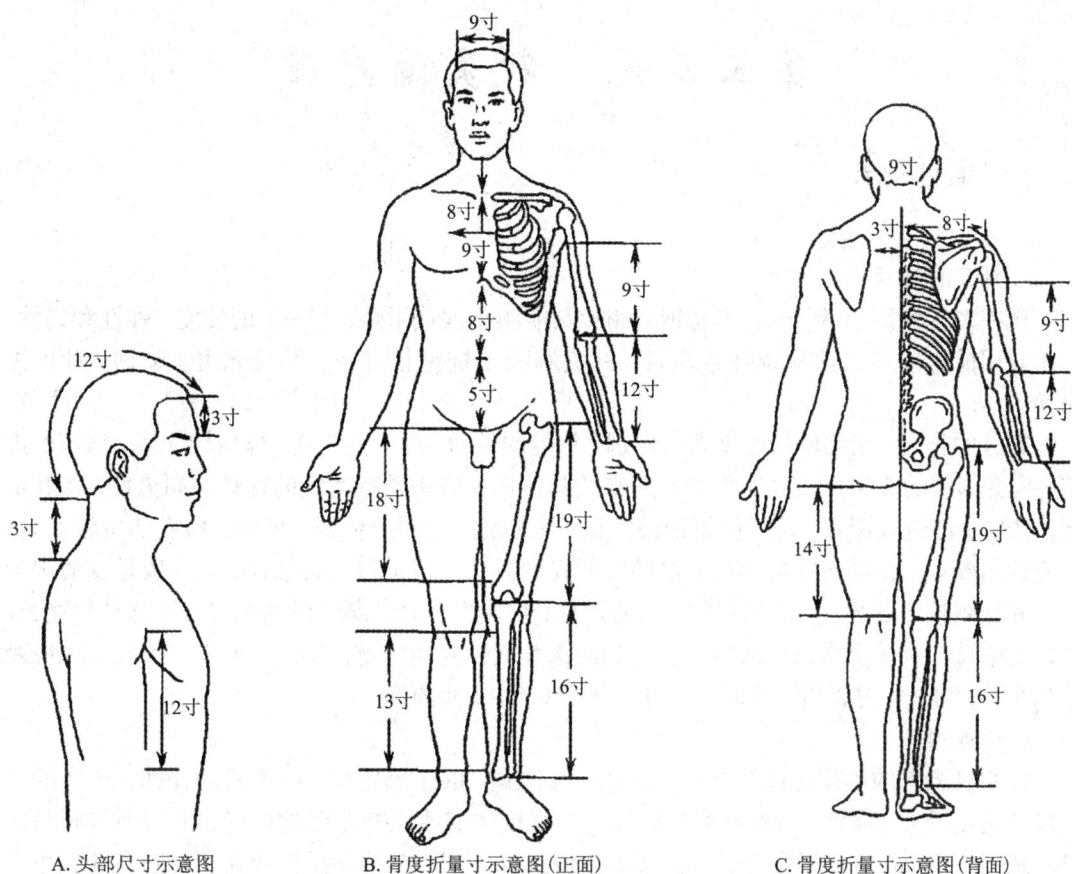

A.头部尺寸示意图   B.骨度折量寸示意图(正面)   C.骨度折量寸示意图(背面)

图 2 - 6 - 1

3.指寸定位法　是根据患者本人手指所规定的分寸以量取腧穴的方法。

（1）中指同身寸：以患者的中指中节桡侧两端纹头（拇中指屈曲成环形）之间的距离作为一寸。

（2）拇指同身寸：以患者拇指的指间关节的宽度作为一寸。

（3）横指同身寸（一夫法）：患者将食指、中指、无名指和小指并拢，以中指定节横纹处为准，其四指的宽度作为三寸。

在临床具体取穴时，应当在骨度折量定位法的基础上，参照被取穴对象自身的手指进行比量，并结合一些简便的活动标志取穴方法，以确定腧穴的标准部位。

4.简便取穴法　比如两手虎口交叉取列缺，立正两手自然下垂，掌心向内紧贴裤缝，中指下端即为风市。

（编者　骆萍）

第三单元　针灸治疗法

一、毫针刺法

（一）针刺前的准备

1.针具的选择

现在多选用不锈钢针，因不锈钢所制针具能防锈蚀且耐热，有一定的硬度、弹性和韧性。临床应用前应按照要求检查针具质量，针尖圆而不钝呈松针形，针身光滑、坚韧，针柄无松动。

毫针的长短、粗细应按照患者的性别、年龄的长幼，形体的肥瘦，体质的强弱，病情的虚实，病变部位的表里深浅和所取腧穴所在的具体部位等来选择适宜的针具。如男性、体壮形肥，且病变部位较深者，可选稍粗稍长的毫针。反之，女性，体弱，形瘦，病变部位较浅者，就应选用较短、较细的针具。对所取腧穴所在的具体部位进行针具选择时，一般是皮薄肉少之处和针刺较浅的腧穴，选择短的、细的针具；皮厚肉多且针刺宜深的腧穴宜选择针身稍长、稍粗的毫针。临床上常以刺入腧穴应达到的深度而针身还应露在皮肤上面少许为宜。如应刺入0.5寸，可选1寸的针；应刺入1寸，可选1.5～2寸的针。

2.选择体位

针刺时患者的体位选择是否适当，关系到对腧穴的正确定位、施术者的操作、持久的留针以及防止晕针、滞针、弯针甚至折针等。如病重体弱或精神紧张的患者，采用坐位则易使患者感到疲劳，往往易于发生晕针。又如体位选择不当，在针刺操作或在留针过程中，患者常因移动体位而造成弯针、滞针甚至发生折针事故。因此，按照处方选取腧穴的所在部位来决定适当的体位选择，原则上应有利于对腧穴的正确定位，又便于针灸的施术操作和能较长时间留针而不至于疲劳。

临床针刺时常用的体位主要有以下几种：

（1）仰卧位：适宜于取头、面、胸、腹部腧穴和上、下肢部分腧穴。

（2）侧卧位：适宜于取身体侧面少阳经腧穴和上、下肢的部分腧穴。

（3）伏卧位：适宜于取头、项、脊背、腰尻部腧穴和下肢背侧及上肢部分腧穴。

（4）仰靠坐位：适宜于取前头、颜面和颈前等部位的腧穴。

（5）俯伏坐位：适宜于取头和项、背部的腧穴。

（6）侧伏坐位：适宜于取头部的一侧、面颊及耳前后部位的腧穴。

对初诊、精神紧张或年老、体弱、病重的患者，有条件时应尽量采取卧位，以防患者感到疲劳或晕针。能以一种体位完成针刺处方所列腧穴时，就不应采取两种或两种以上的体位。如因治疗需要和某些腧穴的特点而必须采用两种不同的体位时，应根据患者的体质、病情等具体情况灵活掌握。

3.消毒

针具宜用高压消毒或煮沸消毒，也可用75%酒精浸泡消毒；穴位皮肤须用1%碘酒或75%酒精棉球消毒。医生手指亦要经过常规消毒后再行操作。

除注意消毒外，还须检查针具，如针身有剥蚀伤痕、弯曲、生锈或针尖钩毛，应及时剔除或修理。应尽可能做到一人一穴一针。

（二）针刺方法

1. 进针法

一般是用右手持针（称为刺手），左手辅助进针（称为押手），进针时两手相互配合，使针尖迅速透过皮肤，并缓慢地刺到需要的深度，可减轻病员在针刺时的疼痛。临床常用的进针方法有：

（1）插刺进针法：右手拇、食两指用棉球挟住针身，露出针尖，对准穴位，迅速将针尖刺透皮肤。两手协同动作，边插边捻，将针刺入一定深度。这种方法适用于2寸以上的毫针。

（2）指切进针法：左手拇指指甲切按在穴位近旁，右手持针，紧贴指甲面刺入。这种方法适用于短针进针。

（3）夹持进针法：或称骈指进针法。用左手拇、食两指捏消毒干棉球夹住针身下端按在穴位的皮肤表面，右手捻针刺入。此法适用于长针进针。

（4）提捏进针法：用左手拇、食两指将穴位所在的皮肤捏起，右手持针从捏起的上端刺入。这种方法适用于皮肉菲薄部位的腧穴进针，如印堂，攒竹穴。

（5）舒张押手进针法：用左手拇、食两指将穴位所在的皮肤向两侧撑开，使之绷紧，右手持针刺入。这种方法适用于皮肤松弛的腹部穴位。

2. 针刺的角度和深度

针刺的角度，是指进针时针身与皮肤面所成的夹角。常用的有直刺、斜刺和平刺三种。

（1）直刺：是将针身与皮肤面呈90°角垂直刺入，人体绝大部分穴位均能适用。

（2）斜刺：是将针身与皮肤面呈45°角左右刺入，适用于某些位于骨骼边缘处穴位，或内有重要脏器不宜垂直深刺的穴位。

（3）平刺：又称"横刺""沿皮刺"。是将针身与皮肤面呈15°角左右刺入，适用丁肌肉较薄部位的腧穴，以及对某些疾病的治疗需要在皮下或在肌肉层中间浅刺、横刺者。

针刺的深度，是指针身刺入的深浅，既要根据患者的体形和穴位所在的部位，又要根据病情的需要来决定。一般四肢部、腹部，腰骶部穴位可以适当深刺，肋骨下缘上包括胸部以及两侧肩胛骨与脊柱缘之间的穴位，由于靠近肝、脾、心、肺等内脏，均不宜深刺，以避免创伤性事故。靠近脊柱两侧的穴位，可以向脊柱缘斜刺。头面部肌肉较薄，宜斜刺和沿皮刺。针刺哑门、风池、天突以及眼区穴位时，要特别注意掌握一定的针刺角度和深度。

3. 行针与得气

行针是针刺入腧穴后，通过捻转提插，使之得气的操作方法。得气是针刺部位已得到经气的感应，医者会感到针下有徐和而沉紧的感觉；患者有酸、麻、胀、重等感觉，如针下虚滑为不得气。得气和不得气与针刺的疗效有很大的关系。得气迅速，一般治疗效果较好；得气不迅速或不得气，一般治疗效果差，甚至没有疗效。因此，在针刺以后，如毫无得气现象，或得气不明显的，要审察经气不至的原因，采取"候气"或"催气"的方法，如取穴不准或针刺偏差，可重新调整针刺的部位和深浅角度，加以捻转提插，一般就可以得气；如久病体虚，经气不足，针后得气现象迟缓的，可用候气方法留针片刻，然后再予行针提插捻转，即可得气；如仍无得气现象的，亦可采用"指循"法，即在针刺部位的上下，以指循经轻叩或用艾灸以助经气的来复。

4. 针刺补泻

针刺补泻是根据《灵枢·经脉》："盛则泻之，虚则补之，热则疾之，寒则留之，陷下则灸之"这一针灸治病的基本理论原则而确认的两种不同的治疗方法。

(1)补法：是泛指能鼓舞人体正气，使低下的功能恢复旺盛的方法。泻法：是泛指能疏泄病邪使亢进的功能恢复正常的方法。针刺补泻就是通过针刺腧穴，采用适当的手法激发经气以补益正气，疏泄病邪而调节人体脏腑经络功能，促使阴阳平衡而恢复健康。

(2)平补平泻：(临床比较常用)即进针得气后均匀地提插、捻转后即可出针。

5. 留针与出针

(1)留针将针刺入腧穴行针施术后，使针留置穴内称为留针。留针的目的是为了加强针刺的作用和便于继续行针施术。一般病症只要针下得气而施以适当的补泻手法后，即可出针或留针 10～20 分钟；但对一些特殊病症，如急性腹痛，破伤风，角弓反张，寒性、顽固性疼痛或痉挛性病症，即可适当延长留针时间，有时留针可达数小时，以便在留针过程中作间歇性行针，以增强、巩固疗效。若不得气时，也可静以久留，以待气至。在临床上留针与否或留针时间的长短，不可一概而论，应根据患者具体病情而定。

(2)出针在行针施术或留针后即可出针。出针时一般先以左手拇、食指按住针孔周围皮肤，右手持针作轻微捻转，慢慢将针提至皮下，然后将针起出，用消毒干棉球揉按针孔，以防出血。出针后患者应休息片刻。医者应检查针具数目，以防遗漏。

(三)异常情况的处理及预防

1. 晕针

(1)原因：患者体质虚弱，精神紧张，或疲劳、饥饿、大汗、大泻、大出血之后，或体位不当，或医者在针刺时手法过重，而致针刺时或留针过程中发生此症。

(2)症状：患者突然出现精神疲倦，头晕目眩，面色苍白，恶心欲吐，多汗，心慌，四肢发冷，血压下降，脉象沉细缓，或神志昏迷，扑倒在地，唇甲青紫，小便失禁，脉微细欲绝。

(3)处理：立即停止针刺，将针全部取出，使患者平卧，注意保暖，轻者仰卧片刻，给饮温开水或糖水后，即可恢复正常。重者在上述处理基础上，可刺人中、素髎、内关、足三里，灸百会、关元、气海等穴，即可恢复。若仍不省人事，呼吸细微，脉细弱者，可考虑配合其他治疗或采用急救措施。

(4)预防：对于晕针应注重于预防。如初次接受针刺治疗或精神过度紧张，身体虚弱者，应先做好解释，消除对针刺的顾虑，同时选择舒适持久的体位，最好采用卧位，选穴宜少，手法要轻。若饥饿，疲劳，大渴时，应令进食、休息、饮水后再予针刺。医者在针刺治疗过程中，要精神专一，随时注意观察患者的神色，询问患者的感觉，一旦有不适等晕针先兆，可及早采取处理措施，防患于未然。

2. 滞针

滞针是指在行针时或留针后医者感觉针下涩滞，捻转、提插、出针均感困难而患者则感觉痛剧时，称为滞针。

(1)原因：病员精神紧张，针刺入穴位后引起肌肉强烈收缩所致；或因提插、捻转幅度过大，向单一方向捻针太过，以致肌纤维组织缠绕针身而成滞针。若留针时间过长，有时也可能出现滞针。

(2)处理：解除病员顾虑，消除紧张，嘱其放松肌肉，将针取出；若肌肉松弛不足，可在滞针腧穴附近，进行循按或轻弹摇针柄，及在附近再下一针，以宣散气血，转移病员注意力，解除肌肉痉挛。对单向捻针而致者，可向相反方向将针捻回，使缠绕的肌纤维回释，即可消除滞针。

（3）预防：对初诊和精神紧张者，作好解释，消除顾虑，注意行针的操作手法和避免单向捻转，避免肌纤维缠绕针身而防止滞针的发生。

3. 弯针

弯针是指进针时或将针刺入腧穴后，针身在体内形成弯曲，称为弯针。

（1）原因：进针后，病员因在针刺或留针时移动体位致使针身弯曲；医生进针手法不熟练，用力过猛或针尖碰到坚硬组织器官，或因针柄受到某种外力压迫、碰击等，均可造成弯针。

（2）处理：首先分析发生弯针的原因。出现弯针，即不得再行提插、捻转手法；若因体位改变所致，可让患者慢慢恢复原来体位，放松肌肉，再将针顺其弯势缓慢取出。

（3）预防：医生进针手法要熟练，指力宜均匀，不要突然加强刺激量，并要避免进针过速、过猛。选择病员能持久的舒适体位，进针后嘱其不要改变体位，避免针柄受到外物的碰撞和压迫。

4. 断针

断针或称折针，是指针体折断在人体内。若能术前做好针具的检修和施术时加以应有的注意，是可以避免的。

（1）原因：针具质量欠佳，针身、针根有锈蚀损伤，进针前失于检查发现；针刺时将针身全部刺入腧穴。行针时强力提插、捻转，肌肉猛烈收缩。留针时患者随意更改体位，或弯针、滞针未能进行及时的正确处理等，均可造成断针。

（2）处理：首先医者态度必须从容冷静，嘱病员不要移动原有体位，以防断针向肌肉深部陷入。若折断处有部分针身露于皮肤外，可用手指或镊子将针拔出。若断头与皮肤面相平或稍凹陷于体内者，可用左手拇、食二指垂直向下挤压针孔两旁，使断针暴露体外，右手持镊子将针取出。若断针完全深入皮下或肌肉深层时，应在 X 线下定位，手术取出。

（3）预防：针刺前认真检查针具，有质量问题的针具不宜用。如遇滞针、弯针时，起针时不能用力过猛，避免过重、过强的行针。在行针或留针时，应嘱患者不要随意更换体位。进针时不要将针身全部刺入，应留部分针身在体外。在行针进针过程中，如有弯针时，应即出针，切不可强行刺入或行针。

5. 血肿

针刺部位出现的皮下出血而引起肿痛青紫称为血肿。

（1）原因：针尖弯曲带钩，使皮肉受损，或刺伤血管所致。

（2）处理：若微量的皮下出血而局部小块青紫时，一般不需处理，可以自行消退。若局部肿胀疼痛较剧，青紫面积大而且影响到活动功能时，可先作冷敷止血后，再做热敷或在局部轻轻揉按，以促使局部瘀血消散吸收。

（3）预防：仔细检查针具，熟悉人体解剖部位，避开血管针刺，出针时立即用消毒棉球揉按压迫针孔。

（四）针刺注意事项

由于人的生理功能状态和生活环境条件等，在针刺治病时，还应注意以下几个方面：

（1）患者在过于饥饿、疲劳、精神过度紧张时，不宜立即进行针刺。对身体瘦弱，气虚血亏的患者，进行针刺时手法不宜过强，并应尽量选用卧位。

（2）妇女怀孕3个月者，不宜针刺小腹部的腧穴。若怀孕3个月以上者，腹部、腰骶部腧穴也不宜针刺。至于三阴交、合谷、昆仑、至阴等一些通经行气活血的腧穴，在怀孕期亦应予禁刺。如妇女行经时，若非为了调经，亦不应针刺。

（3）儿童囟门未合时，头顶部的腧穴不宜针刺。

（4）常有自发性出血或损伤后出血不止的患者，不宜针刺。

（5）皮肤有感染、溃疡、瘢痕或肿瘤的部位，不宜针刺。

（6）对胸、胁、腰、背脏腑所居之处的腧穴，不宜直刺、深刺。肝、脾肿大，肺气肿患者更应注意。如刺胸、背、腋、胁、缺盆等部位的腧穴，若直刺过深，都有伤及肺脏的可能，使空气进入胸腔，导致创伤性气胸，轻者仅有胸痛、气闷、呼吸不畅；重者会发生呼吸困难；出现发绀，心跳增快，脉率增速，出汗，血压下降等症。检查时会发现胸部患侧叩诊呈鼓音，心浊音缩小；听诊呼吸音减弱或消失，X线胸部透视可确诊。应及时采取治疗措施。因此，医者在进行针刺过程中精神必须高度集中，令患者选择适当的体位，严格掌握进针的深度、角度，以防止事故的发生。若因条件限制而处理困难者，须及时转院抢救。

（7）针刺眼区和项部的风府、哑门等穴以及脊椎部的腧穴，要注意掌握一定的角度，更不宜大幅度的提插、捻转和长时间的留针，以免伤及重要组织器官，产生严重的不良后果。

（8）对尿潴留等患者在针刺小腹部腧穴时，也应掌握适当的针刺方向、角度、深度等，以免误伤膀胱等器官出现意外的事故。

二、灸法的种类及适应范围

（一）常见灸法的种类：

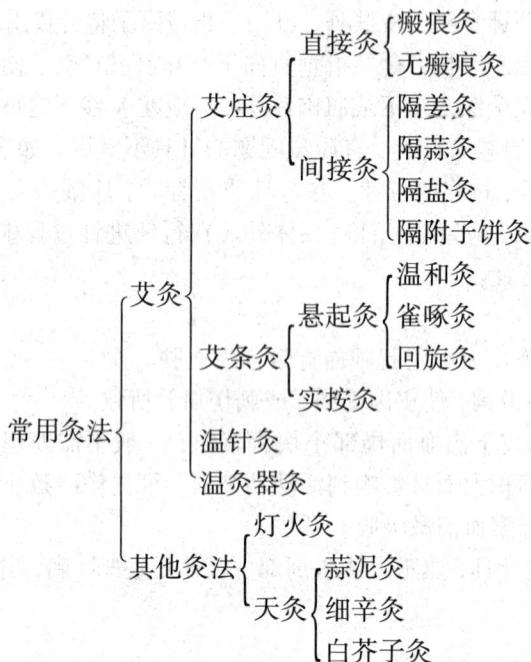

```
                                    ┌ 瘢痕灸
                           直接灸 ┤
                    ┌ 艾炷灸 ┤         └ 无瘢痕灸
                    │         │       ┌ 隔姜灸
                    │         │       │ 隔蒜灸
                    │         └ 间接灸┤ 隔盐灸
                    │                 └ 隔附子饼灸
           ┌ 艾灸 ┤                   ┌ 温和灸
           │        │         ┌ 悬起灸┤ 雀啄灸
           │        │ 艾条灸 ┤         └ 回旋灸
常用灸法 ┤        │         └ 实按灸
           │        │ 温针灸
           │        └ 温灸器灸
           │         ┌ 灯火灸
           └ 其他灸法┤       ┌ 蒜泥灸
                     └ 天灸 ┤ 细辛灸
                             └ 白芥子灸
```

（二）灸法的适用范围

1. 防病保健　常用于养生保健、延年益寿。

2. 温经散寒　常用于治疗寒凝血滞、经络痹阻所引起的寒湿痹痛、痛经、经闭、胃脘痛、寒疝腹痛、泄泻、痢疾等。

3. 扶阳固脱　多用于治疗脱证和阳气下陷、中气亏虚而引起的遗尿、脱肛、阴挺、崩漏、带下、久泄、久痢等。

4. 消瘀散结　常用于治疗气血凝滞之疾，如乳痈初起、瘰疬、瘿瘤等。

5. 引热外行　可用于治疗某些热性病症。临床上可治疗疖肿、带状疱疹、丹毒等实热病症。对于虚热证，也可以用灸法治疗，如虚痨咳嗽、骨蒸潮热等，但施灸量不宜过大。

（编者　骆萍）

第四单元　中医适宜技术

第一节　常用腧穴的定位与操作

一、列缺

【定位】在前臂，腕掌侧远端横纹上1.5寸，拇短伸肌腱和拇长展肌腱之间，拇长展肌腱沟的凹陷中。简便取穴法：两手虎口自然平直交叉，一手示指按在另一手桡骨茎突上，指尖下凹陷中是穴。

【操作】向上斜刺0.5~0.8寸。

二、少商

【定位】在手指，拇指末节桡侧，指甲根角侧上方0.1寸。

【操作】浅刺0.1寸，或点刺出血。

三、合谷

【定位】在手背，第2掌骨桡侧的中点处。简便取穴法，拇、食两指张开，以另手的拇指指关节横纹，放在指蹼缘上，拇指指端到达处取穴。

【操作】直刺0.5~1.0寸，可灸。孕妇禁针灸。

四、曲池

【定位】在肘区，尺泽(LU 5)与肱骨外上髁连线的中点处。

【操作】直刺1~1.5寸，可灸。

五、肩髃

【定位】在三角肌区，肩峰外侧缘前端与肱骨大结节两骨间凹陷中。简便取穴法：屈臂外展，肩峰外侧缘呈现前后两个凹陷，前下方的凹陷即是本穴。

【操作】直刺或向下斜刺 0.8～1.5 寸。肩周炎宜向肩关节直刺，上肢不遂宜向三角肌方向斜刺。

六、下关

【定位】在面部，颧弓下缘中央与下颌切迹之间凹陷中。

【操作】直刺 0.5～1 寸。留针时不可做张口动作，以免折针。

七、天枢

【定位】在腹部，横平脐中，前正中线旁开 2 寸。

【操作】直刺 1～1.5 寸，可灸。

八、足三里

【定位】在小腿外侧，犊鼻（ST 35）下 3 寸，犊鼻与解溪（ST 41）连线上。

【操作】直刺 1～2 寸，可灸。

九、三阴交

【定位】在小腿内侧，内踝尖直上 3 寸，胫骨内侧缘后际。

【操作】直刺 1～1.5 寸，可灸。孕妇禁针。

十、阴陵泉

【定位】在小腿内侧，胫骨内侧髁下缘与胫骨内侧缘之间的凹陷中。

【操作】直刺 1～2 寸。

十一、神门

【定位】在腕前区，腕掌侧横纹尺侧端，尺侧腕屈肌腱的桡侧缘。

【操作】直刺 0.3～0.5 寸。

十二、后溪

【定位】在手内侧，第 5 掌指关节尺侧近端赤白肉际凹陷中。

【操作】直刺 0.5～1 寸。治手指挛痛可透刺合谷穴。

十三、肾俞

【定位】在脊柱区，第 2 腰椎棘突下，后正中线旁开 1.5 寸。

【操作】直刺 0.8～1.2 寸，可灸。

十四、大肠俞

【定位】在脊柱区，第 4 腰椎棘突下，后正中线旁开 1.5 寸。

【操作】直刺 0.8 ~ 1.2 寸。

十五、委中

【定位】在膝后区，腘横纹中点。

【操作】直刺 1 ~ 1.5 寸。或用三棱针点刺腘静脉出血。针刺不宜过快，过强，过深。

十六、太溪

【定位】在踝区，内踝尖与跟腱之间的凹陷中。

【操作】直刺 0.5 ~ 1 寸，可灸。

十七、内关

【定位】在前臂前区，腕掌侧远端横纹上 2 寸，掌长肌腱与桡侧腕屈肌腱之间。

【操作】直刺 0.5 ~ 1 寸，可灸。

十八、支沟

【定位】在前臂后区，腕背侧远端横纹上 3 寸，尺骨与桡骨间隙中点。

【操作】直刺 0.5 ~ 1 寸。

十九、风池

【定位】在颈后区，枕骨之下，胸锁乳突肌与斜方肌上端之间的凹陷中，平风府穴。

【操作】针尖微下，向鼻尖斜刺 0.8 ~ 1.2 寸，或平刺透风府穴。深部中间为延髓，必须严格掌握针刺的角度与深度。

二十、环跳

【定位】在臀区，股骨大转子最凸点与骶管裂孔连线的外 1/3 与内 2/3 交点处

【操作】直刺 2 ~ 3 寸，可灸。

二十一、阳陵泉

【定位】在小腿外侧，腓骨头前下方凹陷处。

【操作】直刺 1 ~ 1.5 寸，可灸。

二十二、太冲

【定位】在足背，第 1、2 跖骨间，跖骨底结合部前方凹陷中，或触及动脉搏动。

【操作】直刺 0.5 ~ 0.8 寸，可灸。

二十三、大椎

【定位】在脊柱区，第 7 颈椎棘突下凹陷中，后正中线上。

【操作】向上斜刺 0.5～1 寸，可灸。

二十四、百会

【定位】在头部，前发际正中直上 5 寸。

【操作】平刺 0.5～0.8 寸，可灸。

二十五、水沟

【定位】在面部，人中沟的上 1/3 与下 2/3 交点处。

【操作】向上斜刺 0.3～0.5 寸，一般不灸。

二十六、关元

【定位】在下腹部，脐中下 3 寸，前正中线上。

【操作】直刺 1～2 寸，需排尿后进行针刺，可灸。孕妇慎用。

二十七、中脘

【定位】在上腹部，脐中上 4 寸，前正中线上。

【操作】直刺 1.0～1.5 寸，可灸。

二十八、太阳

【定位】在头部，眉梢与目外眦之间，向后约一横指的凹陷中。

【操作】直刺 0.3～0.5 寸，可灸。

二十九、四神聪

【定位】在头部，百会前后左右各旁开 1 寸，共 4 穴。

【操作】平刺 0.5～0.8 寸，可灸。

三十、十宣

【定位】在手指，十指尖端，距指甲游离缘 0.1 寸（指寸），左右共 10 穴。

【操作】浅刺 0.1～0.2 寸，或点刺出血。

第二节　针刺操作

一、提插法

提插法是将针刺入腧穴一定深度后，施以上提下插的操作手法。针由浅层向下刺入深层的操作谓之插，从深层向上引退至浅层的谓之提；如此反复地上下呈纵向运动的行针手法，即为提插法（图 2-6-2）。提插幅度的大小（控制在 3～5 分）、层次的变化、频率的快慢和操作时间的长短，应根据患者的体质、病情、腧穴部位和针刺目的等灵活掌握。

二、捻转法

捻转法是将针刺入一定深度后，施以向前向后的捻转动作，使针在腧穴内反复前后来回旋转的操作手法（图2－6－3）。捻转角度的大小、频率的快慢、时间的测定等，需根据患者的体质、病情、腧穴的部位、针刺目的等具体情况而定。

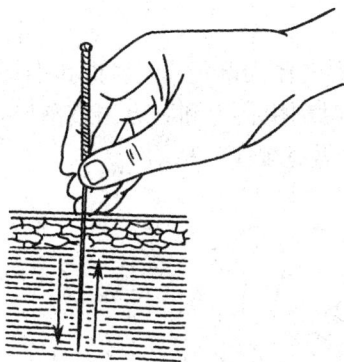

图2－6－2　提插法示意图　　　　图2－6－3　捻转法示意图

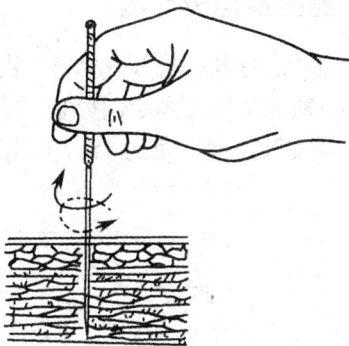

操作时，指力要均匀，角度要适当，一般应掌握在180°～360°，不能单向捻针，否则针身易被肌纤维等缠绕，引起局部疼痛和导致滞针而使出针困难；频率快慢要一致；用力要均匀，勿时轻时重。一般认为捻转角度大，频率快，用力重，其刺激量就大；反之，刺激量就小。

第三节　艾灸操作

一、隔姜灸

隔姜灸是用鲜姜切成直径2～3 cm，厚0.2～0.3 cm的薄片，中间以针刺数孔，然后将姜片置于应灸的腧穴部位或患处，再将艾炷放在姜片上点燃施灸。当艾炷燃尽，可易炷再灸。灸完所规定的壮数，以使皮肤出现红晕而不起泡为度。

二、温和灸

施灸时将艾条的一端点燃，对准应灸的腧穴部位或患处，距皮肤2～3 cm左右，进行熏烤（图2－6－4），使患者局部有温热感而无灼痛为宜，一般每处灸5～10分钟，至皮肤出现红晕为度。对于昏厥、局部知觉迟钝的患者，医者可将中、食二指分张，置于施灸位的两侧，这样可以通过医者手指的感觉来测知患者局部的受热程度，以便随时调节施灸

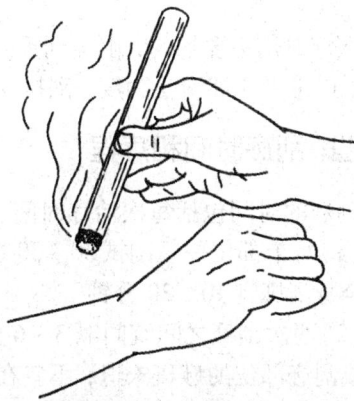

图2－6－4　温和灸示意图

的距离和防止烫伤。

第四节 刮痧操作

一、握持及运板方法

单手握板,将刮痧板放置掌心,由拇指和示指、中指夹住刮痧板,无名指和小指紧贴刮痧板边角,从三个角度固定刮痧板(图 2 - 6 - 5)。刮痧时利用指力和腕力调整刮痧板角度,使刮痧板与皮肤之间夹角约45°,以肘关节为轴心,前臂做有规律的移动。

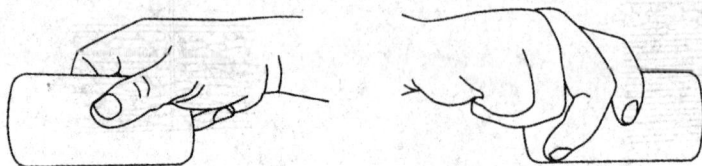

图 2 - 6 - 5 握板方法

二、刮痧方向和顺序

选择刮痧部位顺序的总原则为先头面后手足,先背腰后胸腹,先上肢后下肢,由上向下、由内向外,单方向刮拭,尽可能拉长距离。头部一般采用梳头法,由前向后;面部一般由正中向两侧,下颌向外上刮拭;颈肩背部正中、两侧由上往下,肩上由内向外,肩前、肩外、肩后由上向下;胸部正中应由上向下,肋间则应由内向外;腹部则应由上向下,逐步由内向外扩展;四肢宜向末梢方向刮拭。

三、刮痧力度

刮痧时用力要均匀,由轻到重,先轻刮 6 ~ 10 次,然后力量逐渐加重,尤其是经过穴位部位,以患者能够耐受为度,刮拭 6 ~ 10 次后,再逐渐减力,轻刮 6 ~ 10 次。

四、刮痧时间和疗程

刮痧的时间包括每次治疗时间、治疗间隔和疗程:

(1)每个部位一般刮拭20 ~ 30 次,每位患者通常选3 ~ 5 个部位;局部刮痧一般 5 ~ 10 分钟,全身刮痧宜 10 ~ 20 分钟。

(2)两次刮痧之间宜间隔 3 ~ 6 天,或以皮肤上痧退、手压皮肤无疼痛感为宜;若病情需要,或刮痧部位的痧斑未退,不宜在原部位进行刮拭,可另选其他相关部位进行刮痧。

(3)急性病疗程以痊愈为止,慢性疾病一般以 7 ~ 10 次为一疗程。

五、刮痧程度

刮痧的程度包括刮拭的力量强度和出痧程度:

（1）刮痧时用力要均匀，由轻到重，以患者能够承受为度。

（2）一般刮至皮肤出现潮红、紫红色等颜色变化，或出现粟粒状、丘疹样斑点，或状、条索状斑块等形态变化，并伴有局部热感或轻微疼痛。对一些不易出痧或出痧较少的患者，不可强求出痧。

六、刮痧手法

1. 直线刮法　又称直板刮法。用刮痧板在人体体表进行有一定长度的直线刮拭。此法宜用于身体比较平坦的部位，如背部、胸腹部、四肢部位。

2. 弧线刮法　刮拭方向呈弧线形，刮拭后体表出现弧线形的痧痕，操作时刮痧方向多循肌肉走行或根据骨骼结构特点而定。此法宜用于胸背部肋间隙、肩关节和膝关节周围等部位。

3. 摩擦法　将刮痧板与皮肤直接紧贴，或隔衣布进行有规律的旋转移动，或直线式往返移动，使皮肤产生热感。此法宜用于麻木、发凉或绵绵隐痛的部位如肩胛内侧、腰部和腹部；也可用于刮痧前，使患者放松。

4. 梳刮法　使用刮痧板或刮痧梳从前额发际处及双侧太阳穴处向后发际处做有规律的单方向刮拭，如梳头状。此法宜用于头痛、头晕、疲劳、失眠和精神紧张等病症。

5. 点压法　又称点穴手法。用刮痧板的边角直接点压穴位，力量逐渐加重，以患者能承受为度，保持数秒后快速抬起，重复操作5～10次。此法宜用于肌肉丰满处的穴位，或刮痧力量不能深达，或不宜直接刮拭的骨骼关节凹陷部位，如环跳、委中、犊鼻、水沟和背部脊柱棘突之间等。

七、注意事项

（1）刮痧治疗时应注意室内保暖，尤其是在冬季应避免感受风寒；夏季刮痧时，应避免风扇、空调直接吹刮拭部位。

（2）刮痧后不宜即刻食用生冷食物，出痧后30分钟内不宜洗澡。

（3）年迈体弱、儿童、对疼痛较敏感的患者宜用轻刮法刮拭。

（4）凡肌肉丰满处（如背部、臀部、胸部、腹部、四肢）宜用刮痧板的横面（薄面、厚面均可）刮拭。对一些关节处、四肢末端、头面部等肌肉较少、凹凸较多的部位宜用刮痧板的棱角刮拭。

（5）下肢静脉曲张或下肢肿胀者，宜采用逆刮法，由下向上刮拭。

八、刮痧禁忌证

（1）严重心脑血管疾病、肝肾功能不全等疾病出现浮肿者。

（2）有出血倾向的疾病，如严重贫血、血小板减少性紫癜、白血病、血友病等。

（3）感染性疾病，如急性骨髓炎、结核性关节炎、传染性皮肤病、皮肤疖肿包块等。

（4）急性扭挫伤、皮肤出现肿胀破溃者。

（5）刮痧不配合者，如醉酒、精神分裂症、抽搐等。

（6）特殊部位，如眼睛、口唇、舌体、耳孔、鼻孔、乳头、肚脐、前后二阴以及大血管显现处等部位，孕妇的腹部、腰骶部。

第五节　拔罐操作

一、拔罐基本知识

拔罐法是以罐为工具，排出罐内空气形成负压，使罐吸附在皮肤穴位上，造成局部淤血，达到温通经络、祛风散寒、消肿止痛、吸毒排脓等目的一种操作技术。

二、常用工具

玻璃罐。

三、常用的吸拔方法

火罐法、闪火法。

四、常用的拔罐方法

（一）留罐法

将罐吸附在体表后，使罐子吸拔留置于施术部位 10～15 分钟，然后将罐起下。

（二）走罐法

拔罐时先在所拔部位的皮肤或罐口涂一层凡士林等润滑油，再将罐拔住，然后医者用右手握住罐子，向上、下或左、右需要拔的部位，往返推动（图 2－6－6），至所拔部位的皮肤出现红晕、充血，甚或瘀血时，将罐起下。此法适宜于面积较大、肌肉丰厚部位，如脊背、腰、臀、大腿等部位。

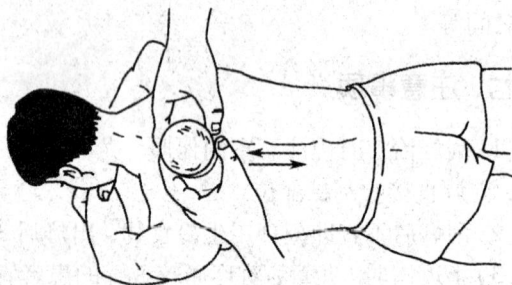

图 2－6－6　走罐法示意图

（三）闪罐法

将罐拔住后，立即起下，如此反复多次地拔住起下—起下拔住，直至皮肤潮红、充血，或瘀血为度。多用于局部皮肤麻木、疼痛或功能减退等疾患，尤其适用于不宜留罐者，如儿童、年轻女性的面部。

第六节　推拿操作

一、推法

（一）推法操作方法

1.平推法　根据着力部位的不同，有拇指平推法、掌平推法和肘平推法三种。

（1）拇指平推法：术者用拇指面着力紧贴体表，其余四指分开助力，肘关节屈伸带动拇指按经络循行或肌纤维平行方向作单方向沉缓推动（图2－6－7）。顺经为补，逆经为泻，以5～10次为度。

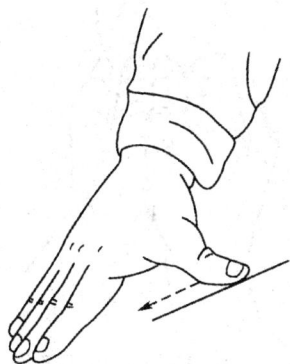

（2）掌平推法：术者用手掌按于体表，以掌根部（或全掌）为着力点，肘关节屈伸带动手掌向一定方向沉缓推动（图2－6－8）。顺经为补，逆经为泻，以5～10次为度。

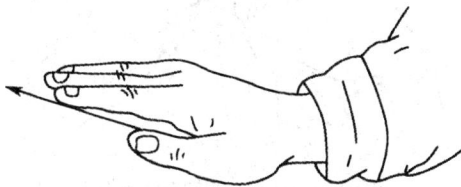

图2－6－7　拇指平推法示意图

图2－6－8　掌平推法示意图

（3）肘平推法：术者屈肘，以肘尖（尺骨鹰嘴）部着力于一定部位，按经络循行或肌纤维平行方向做单方向沉缓推动（图2－6－9）。顺经为补，逆经为泻，以5～10次为度。

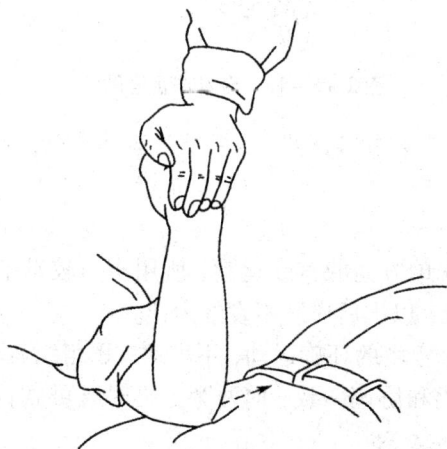

2.直推法　术者用拇指桡侧面或食、中两指螺纹面着力于一定部位或穴位上，按经络循行或肌纤维平行方向做单方向沉缓推动。顺经为补，逆经为泻，以5～10次为度（图2－6－10）。

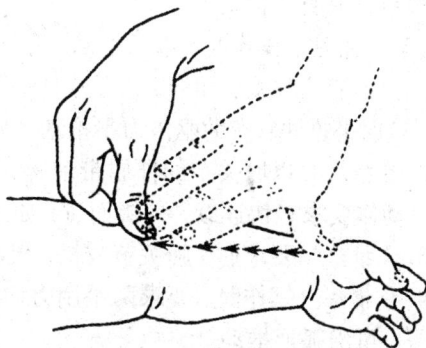

图2－6－9　肘平推法示意图

图2－6－10　直推法示意图

3.旋推法　术者用拇指螺纹面在穴位上做螺旋形推动（图2－6－11），频率为每分钟200～240次。

4. 分推法　术者用双手拇指螺纹面或掌面紧贴在体表上，自中心部位分别向左右两侧单方向推开（图 2 - 6 - 12），频率为每分钟 120 次。

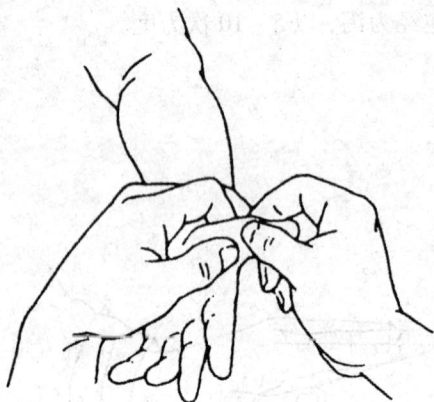

图 2 - 6 - 11　旋推法示意图　　　　　图 2 - 6 - 12　分推法示意图

5. 合推法　术者用双手拇指螺纹面或掌面紧贴在体表上，自穴位两旁推向穴位中间（图 2 - 6 - 13）。

（二）动作要领

1. 平推法　是推法中着力较大的一种，推的时候需用一定的压力，用力要平稳，推进速度要缓慢，要沿直线做单方向运动。

（1）拇指平推法：肘关节屈伸幅度较小，以拇指及腕臂部主动用力，向拇指端方向做短距离单方向直线推动。

图 2 - 6 - 13　合推法示意图

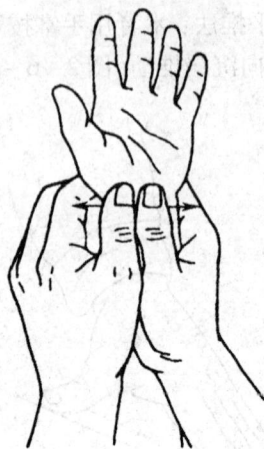

（2）掌推法：操作时，以掌根部（或全掌）着力，腕关节略背伸，肩关节为运动支点，上臂主动用力，带动肘关节屈伸，使手掌向前做单方向推动。

（3）肘平推法：借助躯体力量推动，刺激较强。

2. 直推法　以肘关节的伸屈带动腕、掌、指，作单方向的直线运动，所用压力较平推法较轻，动作要求轻快连续，一拂而过，如帚拂尘之状，以推后皮肤不发红为佳。

3. 旋推法　要求肘、腕关节放松，仅靠拇指作小幅度的环旋运动，不带动皮下组织运动。

4. 分推法　操作时，要求两手用力均匀，动作柔和协调一致，向两旁分推时既可做直线推动，也可沿弧形推动。

5. 合推法　合推法的操作要领同分推法，只不过方向相反。常与分推法配合使用。一分一合，起到相辅相成的作用。

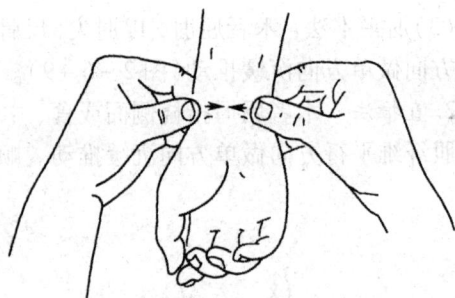

二、拿法

（一）操作方法

术者腕关节放松，以拇指与示、中指或其余手指的螺纹面相对用力夹紧治疗部位，将肌纤维提起，并做轻重交替而连续的揉捏动作（图2-6-14）。

（二）动作要领

（1）腕关节放松，手指伸直，以平坦的指腹着力夹住治疗部位，与拇指相对手指掌指关节屈曲，做类似剪刀式相对用力提捏皮肤及皮下软组织。

（2）用力缓慢柔和而均匀，由轻到重，再由重到轻，揉捏动作连贯。

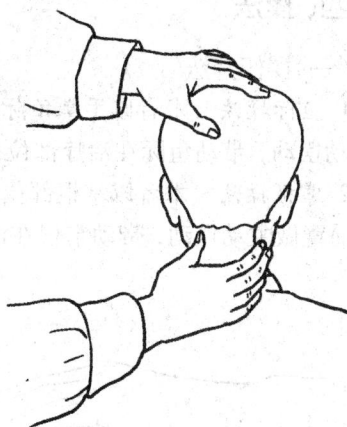

图2-6-14　拿法示意图

三、按法

（一）操作方法

1. 指按法　拇指伸直，用拇指指端或螺纹面按压体表经络穴位上，其余四指张开，扶持在旁相应位置上以助力，单手指力不足时可用另一手拇指重叠按压其上，使拇指指面用力向下按压（图2-6-15）。

2. 掌按法　用掌根、鱼际或全掌着力按压体表，单手力量不足时，可用双手掌重叠按压（图2-6-16）。

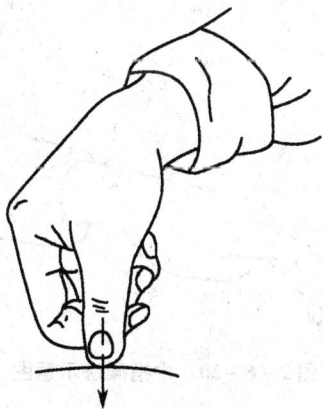

图2-6-15　指按法示意图

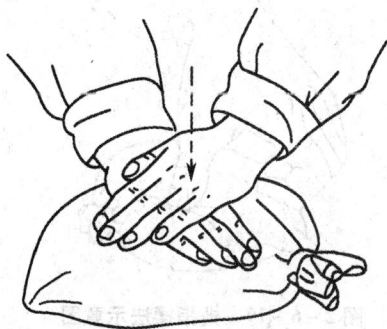

图2-6-16　掌按法示意图

（二）动作要领

（1）按压方向要垂直，用力要由轻到重，稳而持续，使刺激充分透达到机体组织的深部，然后逐渐减轻压力，遵循从轻到重再到轻的原则。

（2）按法如需较大刺激时，可略前倾身体，借助躯干的力量增加刺激。

四、揉法

（一）操作方法

1. **鱼际揉法** 术者以手掌鱼际部着力，肘关节微屈 1200～1400，以肘关节为支点，前臂作主动摆动，带动鱼际在治疗部位揉动摆动，频率每分钟 120～160 次（图 2-6-17）。

2. **掌根揉法** 术者以掌根部位着力，手指自然弯曲，腕关节略背伸，肘关节微屈作为支点，前臂做主动摆动，带动掌根在治疗部位揉动，频率每分钟 120～160 次（图 2-6-18）。

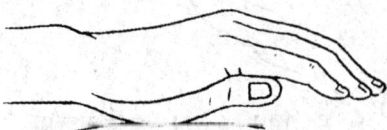

图 2-6-17 鱼际揉法示意图

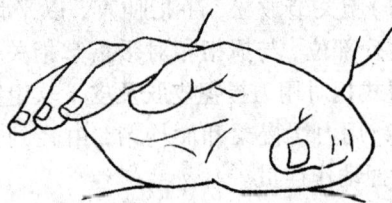

图 2-6-18 掌根揉法示意图

3. **拇指揉法** 以拇指螺纹面着力，其余手指扶持于合适部位，腕关节微屈或伸直，前臂做小幅度摆动，带动拇指在施术部位上做环转运动，频率为每分钟 120～160 次（图 2-6-19）。

4. **中指揉法** 以中指螺纹面着力，中指指尖关节伸直，掌指关节微屈，以肘关节为支点，前臂做小幅度主动运动，带动中指螺纹面在施术部位做环转运动，频率为每分钟 120～160 次左右（图 2-6-20）。

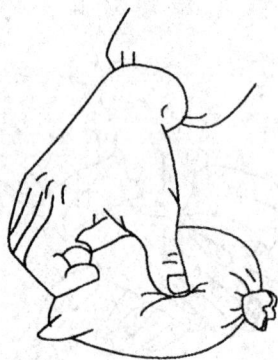

图 2-6-19 拇指揉法示意图

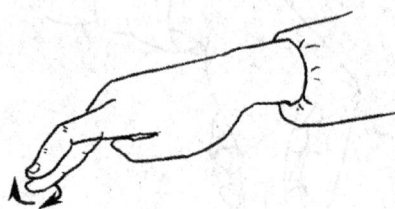

图 2-6-20 中指揉法示意图

以示指或示、中、无名指并拢做指揉法，分称为示指揉法和三指揉法，操作要领同中指揉法。

（二）动作要领

（1）揉法要做到沉肩、垂肘、悬腕关节放松，以前臂小幅度的主动摆动，通过腕关节传递，带动接触部位回转运动。

（2）揉法操作时要带动皮下组织一起运动，动作要灵活协调而有节律。

（3）揉法所施压力要适中，以受术者感到舒适为度。

五、滚法

(一)操作方法

术者拇指自然伸直，手握空拳，小指、无名指的掌指关节自然屈曲约 $90°$ ，其余手指掌指关节屈曲角度依次减小，使手背沿掌横弓排列成弧面，以手掌背部近小指侧部分贴附于治疗部位上，前臂主动摆动，带动腕关节较大幅度的屈伸和前臂旋转的协同运动，使手背尺侧在治疗部位上做持续不断地来回滚动(图 2－6－21)，摆动频率每分钟 120 次左右。

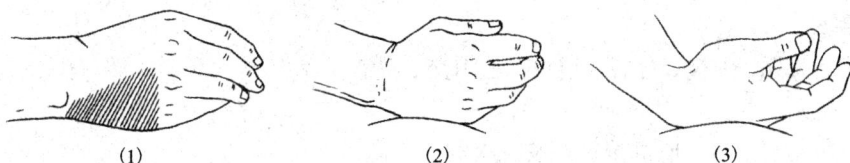

图 2－6－21　滚法示意图

(二)动作要领

(1)沉肩，垂肘，肘关节自然屈曲 $140°$ ，距胸壁一拳左右，松腕，手握空拳，小指至示指掌指关节屈曲角度依次减小，手背呈弧形，吸定于治疗部位。

(2)腕关节屈伸幅度要在 $120°$ 左右，即外摆时屈腕约 $80°$ ，回摆时伸腕约 $40°$ ，使手掌背部分的 1/2 面积依次接触治疗部位。外摆的同时前臂外旋，回摆时前臂内旋。

(3)刺激轻重交替，前滚同回滚时着力重轻之比为 3:1，即"滚三回一"。

第七节　常见病治疗

(一)感冒头痛

毫针刺：太阳、风池、合谷、列缺。

按摩：太阳、风池及疼痛部位。

刮痧：前额、太阳穴、背部脊柱两侧，可配刮肘窝、腘窝。

(二)偏头痛

毫针刺：太阳、风池、率谷、头维、外关。

按摩：太阳、风池及疼痛部位。

(三)睑腺炎

三棱针点刺放血：太阳、耳尖及肩胛区的红色反应点。

(四)急性结膜炎

三棱针点刺放血：太阳、耳尖。

(五)牙痛

毫针刺：合谷、颊车、下关、内庭。

(六)急性咽痛

三棱针点刺放血：少商、商阳、鱼际、耳尖。

（七）落枕

毫针刺：天柱、大椎、后溪、落枕穴。

按摩：疼痛部位。

刮痧：疼痛部位。

（八）急性胃痛

毫针刺：中脘、足三里、梁丘。

艾灸：中脘、足三里、神阙；隔姜灸适用于寒性胃痛。

刮痧：背部：脾俞、胃俞；腹部：中脘、天枢；上肢部：内关、手三里；下肢部：足三里。

（九）痛经

毫针刺：关元、中极、合谷、地机、三阴交、次髎。

艾灸：关元、中极。

刮痧：关元至中极、地机至三阴交、次髎。

（十）急性腰扭伤

毫针刺：腰痛穴、阿是穴、委中。

刺络拔罐：阿是穴，配委中穴放血。

刮痧：疼痛部位，委中。

（十一）腱鞘囊肿

好发于关节和腱鞘附近，囊肿表面光滑，质软，有波动感。

围针刺法：囊肿局部。

（十二）肱骨外上髁炎（网球肘）

肘关节外侧酸痛，绞毛巾时酸痛加重。

阿是穴围针加灸。

（十三）足跟痛

毫针刺：昆仑、太溪、水泉。

（十四）腮腺炎

灯心草蘸食油点燃：雀啄状快速灸灼双耳尖。

毫针点刺：少商、关冲放血。

（十五）儿童泄泻

小儿泄泻常使用推拿治疗。

1. 基本治法

（1）取穴：脾经、内八卦、大肠、小肠、脐、腹、七节骨、龟尾。

（2）操作方法：

1）患儿坐位或仰卧位：补脾经 200 次，运内八卦 100 次，推大肠 300 次，清小肠 200 次。

2）患儿仰卧位：以掌逆时针揉脐，逆时针摩腹各 200 次。

3）患儿俯卧位：按揉龟尾 50 次，推上七节骨 300 次。

2. 辨证施治

（1）伤食泻：加揉中脘 100 次，清脾胃各 200 次，分腹阴阳 30 次，推箕门 100 次，揉板门 100 次。

（2）阳虚泻：加补肾经 200 次，推三关 100 次，揉左端正 50 次，捏脊 5 遍。

(3)外感泻：加开天门 100 次，运太阳 100 次，推坎宫 100 次，推天柱骨 200 次，揉外劳宫 100 次，揉一窝风 100 次。

（十六）儿童食积

1.食积夹寒型

(1)基本治法：推法，指摩法，掌摩法，揉法。

(2)取穴：脾土、腹阴阳、三关、八卦、足三里、脐部及脐周围之腹部。

(3)操作方法：

1)补脾土：屈曲患者拇指的指间关节，由拇指桡侧缘的远端推至近端，推 300 次。

2)分推：使患儿掌心向上，用两手的食指、中指、无名指和小指分别从患儿腕部及手部的两侧背面托住患儿之手；以两拇指自患儿腕掌面部横纹的中点，同时分推至腕横纹的桡侧及尺侧 100 次。

3)推三关 600 次。

4)运八卦：使患儿掌心向上，以一手指远端的掌侧面作为接触面，在患儿的八卦穴作指摩法，称之为"运八卦"，约 300 次。

5)分推腹阴阳：患儿仰卧位，以左右两手的手指(一般用拇指，也可用食指和中指)，分别自胸骨下端，沿肋弓分推至两侧的腋中线，分推 200 次。

6)摩揉脐腹：患儿仰卧位，在患儿的脐部及其周围用掌摩法，持续数分钟后，再在脐部及腹部作掌揉法或掌根揉法，使之有较强的温热感。

2.食积夹热型

(1)基本治法：推法，指揉法，掌摩法，掌揉法。

(2)取穴：脾土、腕阴阳、三关、六腑、四横纹、外老宫、腹阴阳、足三里。

(3)操作方法：

1)清脾土：患儿掌心向上，医者用指推法，自患儿拇指的近端推向远端 300 次。

2)补脾土：先用"清脾土"的方法对患儿进行治疗，接着再用"补脾土"的方法，称之为"先清后补"，食积夹热时，常采用"先清后补"的方法。

3)分推腹阴阳 100 次。

4)推三关 200 次。

5)退六腑 600 次。

6)推四横纹：四横纹在食指、中指、无名指、小指的掌指关节掌侧横纹处。以推法依次分别在上述部位进行治疗，约数分钟。

7)揉外劳宫一般作顺时针方向推 100 次。

（十七）儿童遗尿

1.毫针刺并艾条温和灸　关元、中极、三阴交、肾俞、膀胱俞。

2.推拿治疗

(1)取穴：肾经、上马、三关、外劳宫、肾俞、八髎、龟尾、百会、丹田、三阴交。

(2)操作方法：

1)患儿正坐位：补肾经 200 次，揉二人上马 100 次，推三关 100 次，揉外劳宫 100 次；

2)患儿俯卧位：以掌擦两肾俞 200 次，擦八髎 200 次，拇指揉龟尾 100 次，按揉百会、三阴交各 100 次；

3)患儿仰卧位：以掌心按丹田 1 min，再逆时针方向掌揉 200 次。

（十八）肩周炎

1. 针灸治疗

（1）取穴：条口透承山、肩髃、肩髎、肩前、曲池、外关、合谷。

（2）操作方法：取俯卧或坐位，取对侧条口向承山方向透刺 1.5~2.0 寸，行大幅度提插捻转手法，使之出现强烈针感，并嘱患者抬举活动患肩，行针 3~5 min，常获良效。

取俯卧或坐位，使肩关节充分外展，肩髃、肩髎分别向极泉方向透刺 1.5~2.0 寸，肩前直刺 0.8~1.2 寸，三穴均达明显的针感；曲池直刺 1~1.5 寸，外关、合谷直刺 0.8~1.2 寸，针刺得气后，持续捻转，力求针感向肩部传导。诸穴均取患侧，每日治疗一次。

2. 刮痧治疗　颈部（哑门、风池、大椎）、肩背部（肩井、天宗）、胸部（中府、云门、缺盆）、上肢部（肩贞、外关、曲池、合谷）、下肢部（足三里、条口）。

3. 推拿治疗

（十九）颈椎病

针灸治疗：

（1）取穴：病变颈椎夹脊穴 2~3 个，肩髃、曲池、外关、合谷、中渚

（2）操作方法：取俯卧位或坐位，颈部夹脊穴直刺 0.8~1.2 寸。肩髃、曲池直刺 1.0~1.5 寸，外关、合谷直刺 0.8~1.2 寸，中渚直刺 0.3~0.5 寸，诸穴尽量使针感向远心端放射。留针 20~30 min，中间行针 1~2 次，每日治疗一次。

（二十）腰椎间盘突出症并根性坐骨神经痛

1. 针灸治疗

（1）取穴：依次取腰椎间盘突出节段的上一椎至下一椎的夹脊穴。

依据下肢疼痛感觉的不同部位配穴，若少阳经出现疼痛，取环跳、风市、阳陵泉、丘墟、足临泣；太阳经出现疼痛，取秩边、承扶、委中、承山、飞扬、昆仑。

（2）操作方法：取俯卧位或侧卧位，夹脊穴直刺 1.5~2.0 寸，边刺边问患者感觉，以患者针感下肢有放射麻木感或胀感为度；秩边或环跳直刺 3.0~4.0 寸，以患者针感下肢有放射麻木感或胀感为度；承扶直刺 2.0~3.0 寸，风市、阳陵泉、委中、承山、飞扬直刺 1.0~1.5 寸，昆仑直刺 0.5~1.0 寸，诸穴均力求较强针刺得气感，诸穴均取患侧，留针 20~30 min，中间行针 1~2 次，每日治疗一次。

2. 刮痧治疗　腰骶部（命门，患侧肾俞、大肠俞、关元俞）、患肢（环跳、殷门、承扶、风市、阳陵泉、委中、承山、悬钟、昆仑等）

3. 推拿治疗

（二十一）腰肌劳损

1. 针灸治疗

（1）取穴：主穴：阿是穴、委中、昆仑。

（2）配穴：三焦俞、肾俞、大肠俞、关元俞、腰眼。

（3）操作方法：阿是穴合谷刺（一针多向透刺），用中强刺激；委中穴可直刺 1.0~1.5 寸，使局部酸胀或有麻电感向足底放散；昆仑穴直刺，可透太溪或稍偏向外刺，深 0.5~1.0 寸，使局部有酸胀感并向小趾扩散。三焦俞、肾俞、大肠俞、关元俞、腰眼针感为局部酸胀或向臀部放射。留针 20~30 min。

2.刮痧治疗　腰部(疼痛部位、患侧肾俞、大肠俞、关元俞)

3.推拿治疗

(二十二)膝关节骨关节炎

针灸治疗:

(1)取穴:梁丘、血海、内膝眼、外膝眼、阳陵泉、阴陵泉、鹤顶、阿是穴

(2)操作方法:取仰卧位,患膝关节腘窝处置一软物使膝关节屈曲,梁丘、血海穴直刺1.0~1.5寸,阳陵泉可向阴陵泉透刺,并使针感向下放射;鹤顶直刺0.8~1.2寸。

内、外膝眼及阿是穴行温针灸,内、外膝眼向中心斜刺0.8~1.2寸,使针感向下扩散,阿是穴毫针刺入得气后施以"平补平泻"小幅度提插捻转手法2 min,然后将2 cm左右长的艾条置于上述穴位针柄上点燃,至燃尽后取下,更换另一段艾条,每次每穴灸3壮。诸穴均取患侧,每日治疗一次。

(二十三)中风(脑血管病)后遗症

1.针灸治疗

取穴:上肢取肩髃、曲池、外关、合谷,下肢取环跳、阳陵泉、足三里、解溪、昆仑。语言蹇涩、失语加廉泉、通里、哑门;口角歪斜加地仓、颊车、迎香。

操作方法:取仰卧位,肩髃向臂臑方向透刺1.5~2.0寸,曲池直刺1.0~1.5寸,外关、合谷直刺0.8~1.2寸,环跳直刺3.0~4.0寸,阳陵泉、足三里直刺1.0~1.5寸,解溪、昆仑直刺1.0~1.5寸。廉泉向舌根方向刺0.5~1.0寸,哑门向喉结方向刺0.5~1.0寸,通里直刺0.5~0.8寸。

2.推拿治疗

(二十四)面瘫

针灸治疗:

(1)取穴:阳白、四白、下关、地仓、颊车、风池、合谷、太冲。

(2)操作方法:取仰卧位或坐位,风池向对侧眼球针刺0.8~1.2寸,阳白透鱼腰平刺0.5~0.8寸,四白向下斜刺0.5~0.8寸,下关直刺0.8~1.2寸,地仓与颊车穴相互透刺1.0~1.5寸,合谷直刺0.5~1.0寸,行均匀捻转手法,促使针感向上传导,太冲直刺0.5~0.8寸。

(3)翳风穴艾条温和灸30 min/次,每日1~2次。

(二十五)三叉神经痛

针灸治疗:

(1)取穴:

1)额部痛:头维、阳白、太阳。

2)上颌痛:四白、颧髎、下关、地仓、迎香。

3)下颌痛:夹承浆、颊车、下关、翳风。

以上各不同部位均取:内庭、合谷。

(2)操作方法:取仰卧位或坐位,头维向上平刺0.5~0.8寸,太阳直刺0.5~0.8寸,阳白透鱼腰平刺0.5~0.8寸,有麻电感传至眼及前额为佳,四白向下斜刺0.5~0.8寸,下关直刺0.8~1.2寸,有麻电感传至上唇及上齿部为佳,地仓与颊车穴相互透刺1.0~1.5寸,夹承浆向前下方平刺0.5~0.8寸,有麻电感传至下唇及下齿部为佳,合谷直刺0.5~1.0寸,

行均匀捻转手法,促使针感向上传导,内庭直刺0.5~0.8寸。

【同步综合练习】

单项选择题

1. 手三阳经的走向是（　　　）

A. 从手走头　　　　　　　　　　B. 从胸走手

C. 从头走足　　　　　　　　　　D. 从足走胸

E. 从头走手

2. 足、手阳经交接于（　　　）

A. 头　　　　　　　　　　　　　B. 胸

C. 腹　　　　　　　　　　　　　D. 手

E. 足

3. 足三里穴在犊鼻穴下（　　　）

A. 2寸　　　　　　　　　　　　 B. 5寸

C. 1寸　　　　　　　　　　　　 D. 3寸

E. 1.5寸

4. 拔火罐时,一般留罐时间为（　　　）

A. 5分钟　　　　　　　　　　　 B. 10~15分钟

C. 20分钟　　　　　　　　　　　D. 2分钟

E. 30分钟

5. 针刺时,斜刺的角度是针身与皮肤呈（　　　）

A. 15°　　　　　　　　　　　　 B. 45°

C. 60°　　　　　　　　　　　　 D. 90°

E. 30°

6. 以下哪一个穴位既可以治疗便秘,又可以治疗泄泻（　　　）

A. 中脘　　　　　　　　　　　　B. 关元

C. 天枢　　　　　　　　　　　　D. 内关

E. 神阙

7. 灸以下哪一个穴位可以矫正胎位（　　　）

A. 足三里　　　　　　　　　　　B. 三阴交

C. 合谷　　　　　　　　　　　　D. 至阴

E. 少泽

8. 大椎穴的退热作用是（　　　）

A. 近治作用　　　　　　　　　　B. 远治作用

C. 特殊作用　　　　　　　　　　D. 有作用

E. 无作用

9. 内关穴既有治心动过缓,又有治心动过速的作用,属于（　　　）

A. 近治作用　　　　　　　　　　B. 远治作用

C. 特殊作用　　　　　　　　　　D. 有作用

E. 无作用

10. 艾条温和灸时,燃着的一端对着皮肤的距离应为(   )

A. 0.5～1 cm

B. 1～2 cm

C. 2～3 cm

D. 3～4 cm

E. 4～5 cm

11. 用提插法行针时,提插的幅度应控制在(   )

A. 1～2 分

B. 2～3 分

C. 3～5 分

D. 4～5 分

E. 5～6 分

12. 以下哪一个属于经外奇穴(   )

A. 风池

B. 大椎

C. 关元

D. 中脘

E. 十宣

13. 灸后的现象,下列哪种是正确的(   )

A. 小水泡

B. 大水泡

C. 微红灼热不起水泡

D. 脓液呈黄绿色

E. 有渗血现象

14. 用捻转法行针时,捻转的角度应控制在(   )

A. 30°～60°

B. 60°～90°

C. 120°～150°

D. 150°～180°

E. 180°～360°

15. 常用于局部皮肤麻木、疼痛、或功能减退等疾患的拔罐方法是(   )

A. 留罐法

B. 走罐法

C. 闪罐法

D. 刺血拔罐法

E. 火罐法

16. 以下哪个穴位孕妇禁针(   )

A. 曲池

B. 阳陵泉

C. 百会

D. 三阴交

E. 内关

17. 以下各项中,不属于走罐法适宜治疗部位的是(   )

A. 脊背

B. 头部

C. 腰臀

D. 大腿

E. 肩胛

18. 以下哪项不是得气的感觉或反应(   )

A. 出血

B. 酸、麻、胀、重

C. 沉紧感

D. 有放射感

E. 针感

19. 属于行针基本手法的是(   )

A. 摇针法

B. 弹针法

C. 刮针柄法   D. 飞法

E. 提插法和捻转法

20. 适用于皮肉浅薄部位腧穴的进针方法（　　）

A. 爪切进针法   B. 提捏进针法

C. 舒张进针法   D. 夹持进针法

E. 管针进针法

21. 取头、项、腰骶部、下肢后侧腧穴选哪种体位（　　）

A. 仰卧位   B. 侧卧位

C. 俯卧位   D. 仰靠坐位

E. 俯伏坐位

22. 平刺是指进针时针身与皮肤表面的角度为（　　）

A. 90°   B. 50°

C. 45°   D. 30°

E. 15°

23. 针刺百会穴的常用的进针方法是（　　）

A. 单手进针法   B. 双手进针法

C. 夹持进针法   D. 提捏进针法

E. 舒张进针法

24. 针刺环跳穴采用那种体位（　　）

A. 仰卧位   B. 侧卧位

C. 俯卧位   D. 仰靠坐位

E. 俯伏坐位

25. 根据骨度分寸，两乳头之间是（　　）

A. 8 寸   B. 5 寸

C. 9 寸   D. 12 寸

E. 3 寸

26. 列缺穴应该如何针刺（　　）

A. 直刺 0.5 寸   B. 向上斜刺 0.5 ~ 0.8 寸

C. 直刺 1 寸   D. 平刺 0.5 寸

E. 直刺 1 ~ 2 寸

27. 隔盐灸的适宜的部位（　　）

A. 上肢   B. 背部

C. 下肢   D. 脐部

E. 颈部

28. 搽法的摆动频率为每分钟（　　）

A. 100 次   B. 110 次

C. 80 次   D. 60 次

E. 120 ~ 160 次

29. 局部刮痧的时间一般是（　　）

A.1~2分钟　　　　　　　　　　　B.5~10分钟

C.2~4分钟　　　　　　　　　　　D.10~15分钟

E.15~20分钟

30.两次刮痧之间宜间隔(　　　)

A.1~2天　　　　　　　　　　　B.3~4天

C.3~6天　　　　　　　　　　　D.4~8天

E.10天

31.在使用隔姜灸,姜片的厚度是(　　　)

A.0.1~0.2 cm　　　　　　　　B.0.2~0.3 cm

C.0.3~0.4 cm　　　　　　　　D.0.4~0.5 cm

E.0.6 cm

32.推拿手法的平推法以(　　　)次为宜

A.2~4次　　　　　　　　　　　B.5~10次

C.10~20次　　　　　　　　　　D.30次

E.50次

33.鱼际揉法的频率为每分钟(　　　)

A.100次　　　　　　　　　　　B.120~160次

C.80次　　　　　　　　　　　D.180次

E.60次

34.三阴交在内踝尖上(　　　)

A.1寸　　　　　　　　　　　　B.2寸

C.3寸　　　　　　　　　　　　D.4寸

E.5寸

35.中脘穴在脐中上(　　　)

A.1寸　　　　　　　　　　　　B.2寸

C.3寸　　　　　　　　　　　　D.4寸

E.5寸

36.在刮痧时每个部位一般刮拭(　　　)

A.10次　　　　　　　　　　　B.5次

C.20~30次　　　　　　　　　　D.50次

E.60次

37.刮痧后出痧多长时间内不能洗澡(　　　)

A.10分钟　　　　　　　　　　　B.20分钟

C.30分钟　　　　　　　　　　　D.50分钟

E.60分钟

38.采用温和灸时,一般每处灸(　　　)

A.5~10分钟　　　　　　　　　　B.15~20分钟

C.20~30分钟　　　　　　　　　　D.2分钟

E.1分钟

(39～43 题共用选项)

A. 拇指桡侧指甲角旁约 0.1 寸

B. 桡骨茎突上方,腕横纹上 1.5 寸

C. 手背第一、二掌骨之间,约平第二掌骨中点

D. 颧弓下缘,下颌骨髁状突之前方,切迹之凹陷中

E. 脐旁 2 寸

39. 列缺定位(　　)　　　　40. 下关定位(　　)

41. 合谷定位(　　)　　　　42. 少商定位(　　)

43. 天枢定位(　　)

(44～46 题共用选项)

A. 单手进针法　　　　　　B. 双手进针法

C. 夹持进针法　　　　　　D. 提捏进针法

E. 舒张进针法

44. 针刺合谷穴用(　　)

45. 针刺关元穴用(　　)

46. 针刺环跳穴用(　　)

(47～50 题共用选项)

A. 可以用三棱针点刺出血　　B. 只能平刺的

C. 向鼻尖方向刺的　　　　　D. 可以用简便取穴法的

E. 在脐下 3 寸的

47. 风池(　　)

48. 列缺(　　)

49. 四神聪(　　)

50. 关元(　　)

【参考答案】

1. A　2. A　3. D　4. B　5. B　6. C　7. D　8. C　9. C　10. C　11. C　12. E　13. C
14. E　15. C　16. D　17. B　18. A　19. E　20. B　21. C　22. E　23. D　24. B　25. A　26. B
27. D　28. E　29. B　30. C　31. B　32. B　33. B　34. C　35. C　36. C　37. C　38. A　39. B
40. D　41. C　42. A　43. E　44. A　45. E　46. B　47. C　48. D　49. B　50. E

(编者　梁艳)

第五单元 常见、多发病的中成药治疗

第一节 感冒

一、概述

感冒是感受风邪，邪犯卫表而导致的常见外感疾病，临床表现以鼻塞、流涕、喷嚏、咳嗽、头痛、恶寒、发热、全身不适、脉浮为其特征。

凡普通感冒（伤风）、流行性感冒（时行感冒）及其他上呼吸道感染而表现感冒特征者，皆可参照本节内容进行辨证论治。

二、辨证论治

感冒的辨证论治见表 2－6－12。

表 2－6－12　感冒的辨证论治

常见证型	主要症状	治法	常用中成药
风寒感冒	恶寒发热，无汗，头痛身痛，鼻塞流清涕，舌淡，苔薄白，脉浮紧。	辛温解表，宣肺散寒	感冒清热颗粒 正柴胡饮颗粒 风寒感冒颗粒 荆防败毒颗粒
风热感冒	发热，恶风，头胀痛，鼻塞流浊涕，咽红肿痛，咳嗽，舌边尖红，苔白或微黄，脉浮数。	辛凉解表，宣肺清热	银翘解毒丸 双黄连合剂 风热感冒颗粒 抗病毒口服液 连花清瘟胶囊 银黄颗粒 板蓝根颗粒
暑湿感冒	发热，汗出不解，鼻塞流浊涕，头昏胀痛，身重倦怠，心烦口渴，胸闷欲呕，苔黄腻，脉濡数。	清暑祛湿解表	藿香正气水/丸/胶囊 保济丸
气虚感冒	恶寒较甚，发热，无汗，头痛身楚，咳嗽，痰白，咳痰无力，平素神疲体弱，气短懒言，反复易感，舌淡苔白，脉浮而无力。	益气解表	玉屏风颗粒 参苏丸

第二节　咳嗽

一、概述

咳嗽是指由于肺失宣降，肺气上逆，引起发出咳声，或咳吐痰液的一种肺系病症。分别言之，有声无痰为咳，有痰无声为嗽，一般多为痰声并见，难以截然分开，故以咳嗽并称。

西医学中急慢性支气管炎、部分支气管扩张症、慢性咽炎等以咳嗽为主要表现者可参考本节辨证论治。

二、辨证论治

咳嗽的辨证论治见表2-6-13。

表2-6-13　咳嗽的辨证论治

常见证型	主要症状	治法	常用中成药
风寒咳嗽	咳嗽痰稀薄色白，咽痒，常伴鼻塞、恶寒、发热，苔薄白，脉浮紧。	疏风散寒，宣肺止咳	通宣理肺丸 桂龙咳喘宁胶囊
风热咳嗽	咳嗽痰黏稠色白或黄，常伴咽痛、涕黄、发热，苔薄白或薄黄，脉浮数。	疏风清热，肃肺化痰	急支糖浆 连花清瘟颗粒 川贝枇杷糖浆 罗汉果止咳颗粒 复方鲜竹沥液 蛇胆川贝液
痰湿咳嗽	反复咳嗽，痰多色白，胸脘作闷，食少便溏，苔白腻，脉滑。	燥湿化痰，理气止咳	橘红痰咳液 半夏糖浆
痰热咳嗽	咳嗽气粗，痰黄黏稠，胸闷口干，大便秘结，苔黄腻，脉滑数。	清热肃肺，豁痰止咳	橘红丸 金荞麦片
阴虚咳嗽	干咳，咳声短促，痰少粘白，或痰中带血丝，或声音逐渐嘶哑，口干咽燥，或午后潮热、颧红、盗汗，日渐消瘦，神疲，舌质红少苔，脉细数。	滋阴润肺，化痰止咳	养阴清肺丸 强力枇杷露

第三节　胸痹

一、概述

胸痹是指以胸部闷痛，甚则胸痛彻背，喘息不得卧为主症的一种疾病，轻者仅感胸闷如窒，呼吸欠畅，重者则有胸痛，严重者心痛彻背，背痛彻心。

西医学所指的冠状动脉粥样硬化性心脏病(心绞痛、心肌梗死)、心包炎、二尖瓣脱垂综合征、病毒性心肌炎、心肌病、慢性阻塞性肺气肿等，出现胸闷、心痛彻背、短气、喘不得卧等症状者，亦可参照本节内容辨证论治。

二、辨证论治

胸痹的辨证论治见表2-6-14。

表2-6-14 胸痹的辨证论治

常见证型	主要症状	治法	常用中成药
气滞胸痹	心胸满闷，隐痛阵发，痛无定处，时欲太息，或兼有脘胀闷，苔薄或薄腻，脉细弦。	疏肝理气，活血通络	柴胡疏肝丸 复方丹参滴丸
血瘀胸痹	胸痛部位固定不移，入夜尤甚，伴胸闷心悸、面色晦暗，舌紫暗，或有瘀斑，舌下络脉青紫，脉沉涩结代。	活血化瘀，通脉止痛	通心络胶囊 血府逐瘀丸/胶囊/口服液
痰浊胸痹	心胸窒闷，气短喘促，多形体肥胖，肢体沉重，脘痞，痰多口黏，苔浊腻，脉滑。	通阳泄浊，豁痰宣痹	丹参片 苏合香丸

三、急性发作时处理

舌下含服：麝香保心丸，每次1~2粒。或速效救心丸，每次10~15粒。

第四节 不寐

一、概述

不寐是以经常不能获得正常睡眠为特征的一类病症，主要表现为睡眠时间、深度的不足，轻者入睡困难，或寐而不酣，时寐时醒，或醒后不能再寐，重则彻夜不寐，常影响人们的正常工作、生活、学习和健康。

西医学的神经症、更围期综合征等以不寐为主要临床表现时，可参考本节内容辨证论治。

二、辨证论治

不寐的辨证论治见表2-6-15。

表2-6-15 不寐的辨证论治

常见证型	主要症状	治法	常用中成药
肝火扰心	不寐多梦，甚则彻夜不眠，急躁易怒，伴头晕头胀，目赤耳鸣，便秘溲赤，舌红苔黄，脉弦数。	疏肝泻火，镇心安神	龙胆泻肝丸 当归龙荟丸
心脾两虚	多梦易醒，心悸健忘，头晕目眩，神疲食少，面色少华，舌淡红，苔薄白，脉细。	补益心脾，养血安神	归脾丸 柏子养心丸

续表 2 - 6 - 15

常见证型	主要症状	治法	常用中成药
心肾不交	心烦不寐，头晕目眩，耳鸣，腰酸梦遗，五心烦热，舌红，少苔，脉细数。	滋阴降火，交通心肾	天王补心丹 乌灵胶囊 交通心肾胶囊
心胆气虚	虚烦不寐，触事易惊，胆怯心悸，伴气短自汗，倦怠乏力，舌淡，脉弦细。	益气镇惊，安神定志	复方枣仁胶囊 安神补脑液
阴虚火旺	心烦不寐，心悸不安，腰酸足软，伴头昏，耳鸣，健忘，遗精，口干津少，五心烦热，舌红，少苔，脉细数。	滋阴降火清心安神	百乐眠胶囊 安神胶囊

第五节　中风

一、概述

中风是以猝然昏仆，不省人事，半身不遂，口眼歪斜，语言不利为主症的病症。病轻者可无昏仆而仅见半身不遂及口眼歪斜等症状。

西医学中的急性脑血管疾病均可参照本节进行辨证论治。

二、辨证论治

中风恢复期的辨证论治见表 2 - 6 - 16。

表 2 - 6 - 16　中风恢复期的辨证论治

常见证型	主要症状	治法	常用中成药
气虚血瘀	肢体偏枯不用，肢软无力，面色萎黄，舌质淡紫或有瘀斑，苔薄白，脉细涩或细弱。	益气养血，化瘀通络	华佗再造丸 脑安胶囊 脑心通胶囊 银杏叶片
阴虚瘀阻	半身不遂，患肢僵硬，拘挛变形，舌强不语，或偏瘫，肢体肌肉萎缩，舌红脉细，或舌淡红，脉沉细。	滋养肝肾，化瘀通络	通塞脉片 杞菊地黄丸合血府逐瘀胶囊
肝阳暴亢风火上扰	半身不遂，偏身麻木，舌强言謇或不语，或口舌歪斜，眩晕头痛，面红目赤口苦咽干，心烦易怒，尿赤便干，舌质红或红绛，脉弦有力。	平肝息风，清热通络	天麻钩藤颗粒

第六节　头痛

一、概述

头痛是临床常见的自觉症状，可单独出现，亦见于多种疾病的过程中。本节所讨论的头痛，是指因外感六淫、内伤杂病而引起的，以头痛为主要表现的一类病症。

西医内科常见的头痛，如血管性头痛、紧张性头痛、三叉神经痛、外伤后头痛、部分颅内疾病、神经症及某些感染性疾病、五官科疾病的头痛等，均可参照本节内容辨证施治。

二、辨证论治

头痛的辨证论治见表 2 – 6 – 17。

表 2 – 6 – 17　头痛的辨证论治

常见证型	主要症状	治法	常用中成药
风寒头痛	头痛连及项背，常有拘急收紧感，或伴恶风畏寒，遇风尤甚，舌淡红，苔薄，脉浮紧。	疏风散寒止痛	川芎茶调散
风热头痛	头痛而胀，甚则头痛如裂，发热或恶风，面红目赤，口渴喜饮，大便干结，小便黄，舌红苔黄，脉浮数。	疏风清热止痛	明目上清丸 藿胆丸
肝阳头痛	头昏胀痛，两侧为重，心烦易怒，夜寐不宁，口苦面红，或兼胁痛，舌红苔黄，脉弦数。	平肝潜阳息风	天麻钩藤颗粒 正天丸 天麻胶囊

第七节　眩晕

一、概述

眩是指眼花或眼前发黑，晕是指头晕甚或感觉自身或外界景物旋转。二者常同时并见，故统称为"眩晕"。轻者闭目即止；重者如坐车船，旋转不定，不能站立，或伴有恶心、呕吐、汗出，甚则昏倒等症状。

西医学中的梅尼埃综合征、高血压、低血压、脑动脉硬化、椎 – 基底动脉供血不足、贫血、神经衰弱等，临床表现以眩晕为主症者，均可参考本节有关内容辨证论治。

二、辨证论治

眩晕的辨证论治见表 2 – 6 – 18。

表 2 - 6 - 18　眩晕的辨证论治

常见证型	主要症状	治法	常用中成药
肝阳上亢	眩晕欲仆，耳鸣，头痛且胀，每因烦劳或恼怒头晕加剧，面红，急躁易怒，舌红苔薄，脉弦。	平肝潜阳，清火息风	天麻钩藤颗粒养血清脑颗粒
气血亏虚	眩晕绵绵，动则加剧，劳累则发，面色少华，神疲懒言，舌淡，边有齿印，脉细。	补益气血，调养心脾	归脾丸

第八节　胁痛

一、概述

胁痛是指以一侧或两侧胁肋部疼痛为主要表现的病症，是临床上比较多见的一种自觉症状。胁，指侧胸部，为腋以下至第十二肋骨部的总称。

西医学的急慢性肝炎、胆囊炎、胆系结石、胆道蛔虫、肋间神经痛等，凡以胁痛为主要表现者，均可参考本节辨证论治。

二、辨证论治

胁痛的辨证论治见表 2 - 6 - 19。

表 2 - 6 - 19　胁痛的辨证论治

常见证型	主要症状	治法	常用中成药
肝郁气滞	胁肋胀痛，走窜不定，疼痛每因情志变化而增减，苔薄白，脉弦。	疏肝理气	逍遥丸
瘀血阻络	胁肋刺痛，痛有定处，痛处拒按，入夜尤甚，胁肋下或见有症块，舌紫暗，脉沉涩。	祛瘀通络	血府逐瘀胶囊
肝络失养	胁肋隐痛，悠悠不休，遇劳加重，口干咽燥，心中烦热，头晕目眩，舌红少苔，脉细弦数。	养阴柔肝	六味地黄丸

第九节　胃痛

一、概述

胃痛，又称胃脘痛，是以上腹胃脘部近心窝处疼痛为主症的病症。

西医学中急性胃炎、慢性胃炎、胃溃疡、十二指肠溃疡、功能性消化不良、胃黏膜脱垂等病以上腹部疼痛为主要症状者，均可参考本节进行辨证论治。

二、辨证论治

胃痛的辨证论治见表2-6-20。

表2-6-20 胃痛的辨证论治

常见证型	主要症状	治法	常用中成药
寒邪客胃	胃痛暴作，恶寒喜暖，得温痛减，遇寒加剧，口淡不渴，苔薄白，脉弦紧。	温胃散寒，行气止痛	良附丸 附子理中丸 香砂养胃丸 小建中合剂
肝气犯胃	胃脘胀痛，攻撑作痛，脘痛连胁，胸闷嗳气，喜叹息，大便不畅，得嗳气、矢气则舒，遇烦恼则痛作或痛甚，苔薄白，脉弦。	疏肝解郁，理气止痛	胃苏颗粒 气滞胃痛颗粒
食滞胃脘	胃脘疼痛，胀满拒按，嗳腐吞酸，或呕吐不消化食物，其味腐臭，吐后痛减，不思饮食，大便不爽，苔厚腻，脉滑。	消食导滞，和胃止痛	保和丸 大山楂丸 健胃消食片
肝胃郁热	胃脘灼痛，痛势急迫，烦躁易怒，口干口苦，舌红苔黄，脉弦数。	疏肝和胃止痛	丹栀逍遥丸 越鞠丸 复方陈香胃片
瘀阻胃络	胃痛日久，痛如针刺，痛处固定，拒按，食后加剧，入夜更甚，或黑便，舌紫暗或有瘀斑，脉涩。	化瘀通络，和胃止痛	复方田七胃痛胶囊

第十节 呕吐

一、概述

呕吐是指胃失和降，气逆于上，迫使胃中之物从口中吐出的一种病症。一般以有物有声谓之呕，有物无声谓之吐，无物有声谓之干呕，临床呕与吐常同时发生，故合称为呕吐。

西医学的神经性呕吐、急性胃炎、胃黏膜脱垂、幽门痉挛、幽门梗阻、贲门痉挛、十二指肠壅积症、肠梗阻、急性胰腺炎、急性胆囊炎、尿毒症、心源性呕吐、颅脑疾病，表现以呕吐为主症时，亦可参考本节辨证论治。

二、辨证论治

呕吐的辨证论治见表2-6-21。

表2-6-21 呕吐的辨证论治

常见证型	主要症状	治法	常用中成药
外邪犯胃	突然呕吐,起病较急,常伴有发热恶寒,头身疼痛,胸脘满闷,不思饮食,舌苔白,脉濡缓。	疏邪解表,化浊和中	藿香正气丸/软胶囊/水
肝气犯胃	呕吐吞酸,暖气频作,胸胁胀满,烦闷不舒,每因情志不遂而呕吐吞酸加重,舌边红,苔薄腻,脉弦。	疏肝理气,和胃降逆	左金丸
食滞胃脘	呕吐酸腐,脘腹胀满,暖气厌食,得食愈甚,吐后反快,大便或溏或结,气味臭秽,苔厚腻,脉滑实。	消食化滞,和胃降逆	保和丸

第十一节 泄泻

一、概述

泄泻是以排便次数增多,粪质稀溏或完谷不化,甚至泻出如水样为主症的病症。古有将大便溏薄而势缓者称为泄,大便清稀如水而势急者称为泻;现临床一般统称为泄泻。

西医的急性肠炎、炎症性肠病、肠易激综合征、吸收不良综合征、肠道肿瘤、肠结核等,以泄泻为主症者,均可参照本节进行辨证论治。

二、辨证论治

泄泻的辨证论治见表2-6-22。

表2-6-22 泄泻的辨证论治

常见证型	主要症状	治法	常用中成药
食滞肠胃	腹痛肠鸣,泻下粪便臭如败卵,并夹有完谷,泻后痛减,脘腹胀满,嗳腐酸臭,不思饮食,舌苔垢浊或厚腻,脉滑。	消食导滞,和中止泻	保和丸
寒湿内盛	泄泻清稀,甚如水样,脘闷食少,腹痛肠鸣,苔白腻,脉濡缓。若兼外感风寒,则泄泻暴起,恶寒发热,头痛,肢体酸痛,苔薄白,脉浮。	芳香化湿,解表散寒	藿香正气水/胶囊
湿热伤中	泄泻腹痛,泻下急迫,或泻而不爽,粪色黄褐,气味臭秽,肛门灼热,烦热口渴,小便短黄,舌质红,苔黄腻,脉滑数或濡数。	清热燥湿,分利止泻	香连丸
脾肾阳虚	黎明前脐腹作痛,肠鸣即泻,完谷不化,腹部喜暖,泻后则安,形寒肢冷,腰膝酸软,舌淡苔白,脉沉细。	温肾健脾,固涩止泻	四神丸

第十二节 便秘

一、概述

便秘是指粪便在肠内滞留过久，秘结不通，排便周期延长，或周期不长，但粪质干结，排出艰难，或粪质不硬，虽有便意，但便而不畅。

西医学的功能性便秘、肠道激惹综合征、肠炎恢复期肠蠕动减弱引起的便秘，直肠及肛门疾患引起的便秘，药物性便秘，内分泌及代谢性疾病的便秘，以及肌力减退所致的排便困难等，可参照本节辨证论治。

二、辨证论治

便秘的辨证论治见表2-6-23。

表2-6-23　便秘的辨证论治

常见证型	主要症状	治法	常用中成药
热秘	大便干结，小便短赤，身热面赤，口干口臭，腹胀而痛，舌红苔黄燥，脉滑数。	泻热导滞，润肠通便	麻仁丸 麻仁润肠丸 复方芦荟胶囊 通便灵胶囊
气秘	大便干结，或不甚干结，欲便不得出，或便而不爽，肠鸣矢气，腹中胀痛，胸胁满闷，嗳气频作，饮食减少，舌苔薄腻，脉弦。	顺气导滞	四磨汤口服液
气虚秘	大便并不干硬，虽有便意，但排便困难，用力努挣则汗出短气，便后乏力，面白神疲，肢倦懒言，舌淡苔白，脉弱。	益气润肠	补中益气丸 便秘通
冷秘	大便坚涩，排出困难，腹痛拘急，胀痛拒按，胁下偏痛，手足不温，呃逆呕吐，舌苔白腻，脉弦紧。	温里散寒，通便导滞	便秘通、半硫丸
血虚秘	大便干结，排出困难，面色无华，心悸气短，健忘，口唇色淡，脉细。	养血润肠	润肠丸、五子润肠丸
阴虚秘	大便干结，如羊屎状，形体消瘦，头晕耳鸣，心烦失眠，潮热盗汗，腰酸膝软，舌红少苔，脉细数。	滋阴润肠，通便	润肠丸、六味地黄丸

第十三节　腰痛

一、概述

腰痛又称"腰脊痛"，是指因外感、内伤或挫闪导致腰部气血运行不畅，或失于濡养，引起腰脊或脊旁部位疼痛为主要症状的一种病症。

西医学的腰肌纤维炎、强直性脊柱炎、腰椎骨质增生、腰椎间盘病变、腰肌劳损等以腰痛为主要症状者，可参考本节辨证论治。

二、辨证论治

腰痛的辨证论治见表2-6-24。

表2-6-24　腰痛的辨证论治

常见证型	主要症状	治法	常用中成药
寒湿腰痛	腰部冷痛重着，转侧不利，逐渐加重，静卧病痛不减，寒冷和阴雨天则加重，舌质淡，苔白腻，脉沉而迟缓。	散寒行湿，温经通络	小活络丸
湿热腰痛	腰部疼痛，重着而热，暑湿阴雨天气加重，活动后或可减轻，身体困重，小便短赤，苔黄腻，脉濡数或弦。	清热利湿，舒筋止痛	四妙丸
瘀血腰痛	腰痛如刺，痛有定处，痛处拒按，日轻夜重，轻者俯仰不便，则不能转侧，舌质暗紫，或有瘀斑，脉涩。	活血化瘀，通络止痛	舒筋活血片
肾虚腰痛	腰痛以酸软为主，喜按喜揉，腿膝无力，遇劳更甚，卧则减轻，常反复发作。偏阳虚者伴面色㿠白，手足不温，少气乏力，舌淡，脉沉细；偏阴虚者伴心烦失眠，口燥咽干，面色潮红，手足心热，舌红少苔，脉细数。	补肾壮腰	益肾蠲痹丸 左归丸 右归丸

第十四节　痹证

一、概述

痹证是由于风、寒、湿、热等邪气闭阻经络，影响气血运行，导致肢体筋骨、关节、肌肉等处发生疼痛、重着、酸楚、麻木，或关节屈伸不利、僵硬、肿大、变形等症状的一种疾病。轻者病在四肢关节肌肉，重者可内舍于脏。

西医学中风湿性关节炎、类风湿关节炎、反应性关节炎、肌纤维炎、强直性脊柱炎、痛风、增生性骨关节炎等出现痹证的临床表现时，均可参考本节内容辨证论治。

二、辨证论治

痹证的辨证论治见表 2 – 6 – 25。

表 2 – 6 – 25　痹证的辨证论治

常见证型	主要症状	治法	常用中成药
行痹	肢体关节、肌肉疼痛酸楚，屈伸不利，疼痛呈游走性，初起可见有恶风、发热等表证，苔薄白，脉浮或浮缓。	祛风通络，散寒除湿	九味羌活丸 祖师麻片 祛风止痛片 祛风舒筋丸
痛痹	肢体关节疼痛，痛势较剧，部位固定，遇寒则痛甚，得热则痛缓，关节屈伸不利，局部皮肤或有寒冷感，舌质淡，苔薄白，脉弦紧。	散寒通络，祛风除湿	小活络丸
着痹	肢体关节、肌肉酸楚、重着、疼痛，肿胀散漫，关节活动不利，肌肤麻木不仁，舌质淡，苔白腻，脉濡缓。	除湿通络，祛风散寒	木瓜丸 正清风痛宁片
风湿热痹	关节疼痛，局部灼热红肿，得冷稍舒，甚至痛不可触，多伴有发热、恶风、口渴、烦闷不安，舌质红，苔黄腻，脉滑。	清热通络，祛风除湿	湿热痹颗粒 痹隆清安片 四妙丸
痰瘀互结	痹症日久，关节肿大，甚至强直畸形，屈伸不利，舌质紫暗，苔白腻，脉细涩。	化痰祛瘀，搜风通络	舒经活血片 大活络丸
久痹正虚	骨节疼痛日久，时轻时重，腰膝酸软无力，舌质淡，脉沉细无力。	养血益气，培补肝肾	独活寄生丸 舒筋健腰丸 益肾蠲痹丸 健步壮骨丸

第十五节　痛经

一、概述

痛经是指妇女正值经期或经行前后出现周期性小腹疼痛或痛引腰骶，甚至剧痛晕厥者，又称"经行腹痛"。

西医妇产科学将痛经分为原发性痛经和继发性痛经。原发性痛经又称功能性痛经，是指生殖器官无器质性病变者；由于盆腔器质性疾病如子宫内膜异位症、子宫腺肌病、盆腔炎或宫颈狭窄等所引起的属继发性痛经。原发性痛经以青少年女性多见，继发性痛经则常见于育龄期妇女。

二、辨证论治

痛经的辨证论治见表 2 - 6 - 26。

表 2 - 6 - 26　痛经的辨证论治

常见证型	主要症状	治法	常用中成药
气滞血瘀	经前或经期小腹胀痛拒按，经血量少，行而不畅，血色紫暗有块，块下痛减，乳房胀痛，胸闷不舒，舌质紫暗或有瘀点，脉弦。	理气行滞，化瘀止痛	血府逐瘀胶囊/口服液 妇科通经丸
寒凝血瘀	经前或经期小腹冷痛拒按，得热痛减，月经或有推后，量少，经色暗而有瘀块，面色青白，肢冷畏寒，舌暗，苔白，脉沉紧。	温经散寒，化瘀止痛	少腹逐瘀颗粒 痛经丸 通经宝颗粒

第十六节　月经先后无定期

一、概述

月经先后无定期又称"经水先后无定期""月经愆期""经乱"等，是指月经周期时或提前时或延后 7 天以上，连续 3 个周期以上者，称为"月经先后无定期"，本病以月经周期紊乱为特征。

二、辨证论治

月经先后无定期的辨证论治见表 2 - 6 - 27。

表 2 - 6 - 27　月经先后无定期的辨证论治

常见证型	主要症状	治法	常用中成药
肝郁血虚	经来先后无定，经量或多或少，色暗红或紫红，或有血块，或经行不畅，胸胁、乳房、少腹胀痛，脘闷不舒，时叹息，嗳气食少，苔薄白或薄黄，脉弦。	疏肝理气调经	逍遥丸 香附丸 妇科调经片
瘀血内阻	经来先后无定，量少或径行不畅，色紫暗，有血块，经行腹痛，拒按，舌紫暗有瘀斑或瘀点，脉弦涩。	活血调经	益母草膏
气血两虚	经来先后无定，量多或量少，经色淡质稀薄，面色苍白无华或萎黄，体倦乏力，舌淡苔白，脉弱。	补养气血，调经止痛	八珍益母丸 乌鸡白凤丸

续表 2 – 6 – 27

常见证型	主要症状	治法	常用中成药
血虚气滞	月经周期后错，量少，有血块，经色淡或暗，经期腹痛，面色苍白无华或萎黄，胸胁乳房胀痛，舌淡红，苔薄白或微黄，脉弦细弱。	养血理气，活血调经	富康宁片
阴虚	月经先期，量多，色紫黑，赤白带下，质黏稠，烦热汗出，手足心热，潮热盗汗，舌红少苔，脉细数。	滋阴清热，固经止带	固经丸 更年安片
肾虚	经行或先或后，量少，色淡暗，质清，或腰骶酸痛，或头晕耳鸣，舌淡，苔白，脉细弱。	补肾调经	左归丸 复方鸡血藤膏

第十七节 带下病

一、概念

带下病是指带下量明显增多或减少，色、质、气味发生异常，或伴有全身或局部症状者。带下明显增多者称为带下过多；带下明显减少者称为带下过少。在某些生理性情况下也可出现带下量增多或减少，如妇女在月经期前后、排卵期、妊娠期其带下量增多而无其他不适者，为生理性带下；绝经前后白带减少而无明显不适者，也为生理现象，均不作病论。

带下病分带下过多、带下过少两种。本节所论仅为带下过多。

二、辨证论治

带下病的辨证论治见表 2 – 6 – 28。

表 2 – 6 – 28　带下病的辨证论治

常见证型	主要症状	治法	常用中成药
湿热下注	带下量多，色黄或呈脓性，质黏稠，有臭气，或带下色白质粘，呈豆渣样，外阴瘙痒，小腹作痛，口苦口腻，胸闷纳呆，小便短赤，舌红，苔黄腻，脉滑数。	清利湿热，佐以解毒杀虫	妇科千金片 花红颗粒/片 白带丸 妇炎净胶囊
脾虚湿滞	带下量多，色白或淡黄，质清稀，无臭味，绵绵不断，面色苍白或萎黄，神疲乏力，纳少，腹胀，便溏，舌淡苔白腻，脉细缓。	健脾益气，除湿止带	除湿白带丸
肾虚	带下量多，绵绵不断，质清稀如水，腰酸如折，畏寒肢冷，小腹冷感，面色晦暗，小便清长，或夜尿多，大便溏薄，舌质淡，苔白润，脉沉迟。	温肾培元，固涩止带	艾附暖宫丸 千金止带片

第十八节　儿童泄泻

一、概述

泄泻是婴幼儿时期最常见的疾病之一，可由多种原因引起，以大便次数增多，粪质稀薄或如水样为特征。本病相当于西医的儿童腹泻病。

二、辨证论治

儿童泄泻的辨证论治见表 2-6-29。

表 2-6-29　儿童泄泻的辨证论治

常见证型	主要症状	治法	常用中成药
风寒泄泻	大便清稀，夹有泡沫，臭气不甚，肠鸣腹痛，或伴恶寒发热，鼻流清涕、咳嗽咽痒，舌质淡，苔薄白，脉浮紧或指纹淡红。	疏风散寒，燥湿止泻	藿香正气液
湿热泄泻	大便泻下急迫，量多次频，呈黄褐稀水或蛋花汤样，或夹少许黏液，气味臭秽，腹痛阵作，发热烦躁，口渴，肢倦乏力，小便短黄，肛门灼热，舌质红，苔黄腻，脉滑数或指纹紫。	清肠解毒，利湿止泻	葛根芩连丸 儿童泻痢片 儿童泻速停颗粒
伤食泄泻	脘腹胀满，腹痛即泻，泻后痛减，粪便酸臭，或如败卵，暖气酸腐，不思饮食，夜卧不安，舌苔厚腻或微黄，脉滑实或指纹滞。	消食化滞，运脾和胃	儿童化食丸 胃肠安丸 儿童广谱止泻口服液
脾虚泄泻	大便稀溏，多于食后作泻，色淡不臭，时轻时重，面色萎黄，形体消瘦，神疲倦怠，舌淡苔白，脉缓弱或指纹淡。	健脾益气，升提止泻	健脾八珍糕 抱龙丸 儿童腹泻宁糖浆

【同步综合练习】

单项选择题

(1~3 题共用选项)

A. 感冒清热颗粒　　　　　　B. 银翘解毒丸

C. 苏合香丸　　　　　　　　D. 藿香正气水

E. 复方丹参滴丸

1. 风寒感冒首选(　　)

2. 暑湿感冒首选(　　)

3.气滞胸痹首选(　　)

(4~8题共用选项)

A.通宣理肺丸　　　　　　　　B.急支糖浆

C.养阴清肺丸　　　　　　　　D.橘红丸

E.橘红痰咳液

4.风热咳嗽选(　　)

5.风寒咳嗽选(　　)

6.痰湿咳嗽选(　　)

7.痰热咳嗽选(　　)

8.阴虚咳嗽选(　　)

(9~13题共用选项)

A.华佗再造丸　　　　　　　　B.龙胆泻肝丸

C.通塞脉片　　　　　　　　　D.归脾丸

E.天王补心丹

9.中风恢复期气虚血瘀型(　　)

10.中风恢复期阴虚瘀阻型(　　)

11.不寐肝火扰心型(　　)

12.不寐心肾不交型(　　)

13.不寐心脾两虚型(　　)

(14~18题共用选项)

A.良附丸　　　　　　　　　　B.保和丸

C.川芎茶调散　　　　　　　　D.胃苏颗粒

E.天麻钩藤颗粒

14.风寒头痛选(　　)

15.寒邪客胃选(　　)

16.肝阳头痛选(　　)

17.肝气犯胃选(　　)

18.食滞胃脘选(　　)

(19~23题共用选项)

A.泄泻清稀,甚如水样,脘闷食少,腹痛肠鸣,苔白腻,脉濡缓。若兼外感风寒,则泄泻暴起,恶寒发热,头痛,肢体酸痛,苔薄白,脉浮。

B.黎明前脐腹作痛,肠鸣即泻,完谷不化,腹部喜暖,泻后则安,形寒肢冷,腰膝酸软,舌淡苔白,脉沉细。

C.突然呕吐,起病较急,常伴有发热恶寒,头身疼痛,胸脘满闷,不思饮食,舌苔白,脉濡缓。

D.腹痛肠鸣,泻下粪便臭如败卵,并夹有完谷,泻后痛减,脘腹胀满,嗳腐酸臭,不思饮食,舌苔垢浊或厚腻,脉滑。

E.呕吐吞酸,嗳气频作,胸胁胀满,烦闷不舒,每因情志不遂而呕吐吞酸加重,舌边红,苔薄腻,脉弦。

19. 外邪犯胃（　　）

20. 食滞肠胃（　　）

21. 脾肾阳虚（　　）

22. 寒湿内盛（　　）

23. 肝气犯胃（　　）

（24～28 题共用选项）

A. 大便干结，小便短赤，身热面赤，口干口臭，腹胀而痛，舌红苔黄燥，脉滑数。

B. 经行或先或后，量少，色淡暗，质清，或腰膝酸痛，或头晕耳鸣，舌淡，苔白，脉细弱。

C. 带下量多，色黄或呈脓性，质黏稠，有臭气，或带下色白质粘，呈豆渣样，外阴瘙痒，小腹作痛，口苦口腻，胸闷纳呆，小便短赤，舌红，苔黄腻，脉滑数。

D. 肢体关节、肌肉疼痛酸楚，屈伸不利，可涉及肢体多个关节，疼痛呈游走性，初起可见有恶风、发热等表证。苔薄白，脉浮或浮缓。

E. 经前或经期小腹胀痛拒按，经血量少，行而不畅，血色紫暗有块，块下痛减，乳房胀痛，胸闷不舒，舌质紫暗或有瘀点，脉弦。

24. 痛经（　　）

25. 带下病（　　）

26. 月经先后不定期（　　）

27. 痹症（　　）

28. 便秘（　　）

（29～30 题共用选项）

A. 带下量多，色黄或呈脓性，质黏稠，有臭气，或带下色白质粘，呈豆渣样，外阴瘙痒，小腹作痛，口苦口腻，胸闷纳呆，小便短赤，舌红，苔黄腻，脉滑数。

B1. 经前或经期小腹胀痛拒按，经血量少，行而不畅，血色紫暗有块，块下痛减，乳房胀痛，胸闷不舒，舌质紫暗或有瘀点，脉弦。

C. 儿童脘腹胀满，腹痛即泻，泻后痛减，粪便酸臭，或如败卵，暖气酸腐，不思饮食，夜卧不安，舌苔厚腻或微黄。

D. 经行或先或后，量少，色淡暗，质清，或腰膝酸痛，或头晕耳鸣，舌淡，苔白，脉细弱

E. 呕吐吞酸，暖气频作，胸胁胀满，烦闷不舒，每因情志不遂而呕吐吞酸加重，舌边红，苔薄腻，脉弦。

29. 妇科千金片（　　）

30. 儿童化食丸（　　）

【参考答案】

1. A　2. D　3. E　4. B　5. A　6. E　7. D　8. C　9. A　10. C　11. B　12. E　13. D　14. C　15. A　16. E　17. D　18. B　19. C　20. D　21. B　22. A　23. E　24. E　25. C　26. B　27. D　28. A　29. A　30. C

（编者　骆萍）

附　录

附录1　居民健康档案封面

编号□□□□□□ - □□□ - □□□ - □□□□□

居民健康档案

姓　　名：＿＿＿＿＿＿＿＿＿＿＿＿＿＿

现 住 址：＿＿＿＿＿＿＿＿＿＿＿＿＿＿

户籍地址：＿＿＿＿＿＿＿＿＿＿＿＿＿＿

联系电话：＿＿＿＿＿＿＿＿＿＿＿＿＿＿

乡镇(街道)名称：＿＿＿＿＿＿＿＿＿＿

村(居)委会名称：＿＿＿＿＿＿＿＿＿＿

建档单位：＿＿＿＿＿＿＿＿＿＿＿＿＿＿

建 档 人：＿＿＿＿＿＿＿＿＿＿＿＿＿＿

责任医生：＿＿＿＿＿＿＿＿＿＿＿＿＿＿

建档日期：　　年　　月　　日

附录2 个人基本信息表

姓 名： 　　　　　　　　　　　　　　　　　　　　　　　　　　　　　　编号□□□-□□□□□

性 别	1男 2女 3未说明的性别 0未知的性别　　　□	出生日期	□□□□ □□ □□
身份证号		工作单位	
本人电话		联系人姓名	联系人电话
常住类型	1户籍 2非户籍　　　□	民 族	1汉族 2少数民族　　□
血 型	1A型 2B型 3O型 4AB型 5不详／RH：1阴性 2阳性 3不详		□/□
文化程度	1研究生 2大学本科 3大学专科和专科学校 4中等专业学校 5技工学校 6高中 7初中 8小学 9文盲或半文盲 10不详		□
职 业	0国家机关、党群组织、企业、事业单位负责人 1专业技术人员 2办事人员和有关人员 3商业、服务业 人员 4农、林、牧、渔、水利业生产人员 5生产、运输设备操作人员及有关人员 6军人 7不便分类的 其他从业人员 8无职业		□
婚姻状况	1未婚 2已婚 3丧偶 4离婚 5未说明的婚姻状况		□
医疗费用 支付方式	1城镇职工基本医疗保险 2城镇居民基本医疗保险 3新型农村合作医疗 4贫困救助 5商业医疗保险 6全公费 7全自费 8其他		□/□/□
药物过敏史	1无 2青霉素 3磺胺 4链霉素 5其他 ＿＿＿＿＿		□/□/□/□
暴露史	1无 2化学品 3毒物 4射线		□/□/□

既往史	疾病	1无 2高血压 3糖尿病 4冠心病 5慢性阻塞性肺疾病 6恶性肿瘤 7脑卒中 8严重精神障碍 9结核病 10肝炎 11其他法定传染病 12职业病 13其他 □ 确诊时间 年 月/□ 确诊时间 年 月/□ 确诊时间 年 月 □ 确诊时间 年 月/□ 确诊时间 年 月/□ 确诊时间 年 月		
	手术	1无 2有：名称① 时间 /名称② 时间		□
	外伤	1无 2有：名称① 时间 /名称② 时间		□
	输血	1无 2有：原因① 时间 /原因② 时间		□

家族史	父 亲	□/□/□/□/□/□	母 亲	□/□/□/□/□/□
	兄弟姐妹	□/□/□/□/□/□	子 女	□/□/□/□/□/□
	1无 2高血压 3糖尿病 4冠心病 5慢性阻塞性肺疾病 6恶性肿瘤 7脑卒中 8严重精神障碍 9结核病 10肝炎 11先天畸形 12其他 ＿＿＿＿＿			

遗传病史	1无 2有(疾病名称)：		□
残疾情况	1无残疾 2视力残疾 3听力残疾 4言语残疾 5肢体残疾 6智力残疾 7精神残疾 8其他残疾		□/□/□/□/□/□

生活环境*	厨房排风设施	1无 2油烟机 3换气扇 4烟囱	□
	燃料类型	1液化气 2煤 3天然气 4沼气 5柴火 6其他	□
	饮水	1自来水 2经净化过滤的水 3井水 4河湖水 5塘水 6其他	□
	厕所	1卫生厕所 2一格或二格粪池式 3马桶 4露天粪坑 5简易棚厕	□
	禽畜栏	1无 2单设 3室内 4室外	□

附录3　健康体检表

姓　名：　　　　　　　　　　　　　　　　　　　　　　　　编号□□□－□□□□□

体检日期	年　　月　　日	责任医生	
内容	检　查　项　目		
症状	1 无症状　2 头痛　3 头晕　4 心悸　5 胸闷　6 胸痛　7 慢性咳嗽　8 咳痰　9 呼吸困难　10 多饮 11 多尿　12 体重下降　13 乏力　14 关节肿痛　15 视力模糊　16 手脚麻木　17 尿急　18 尿痛 19 便秘　20 腹泻　21 恶心呕吐　22 眼花　23 耳鸣　24 乳房胀痛　25 其他 　　　　　　　　　　　　　　　　　　　　　　　　　□/□/□/□/□/□/□/□/□/□		

一般状况	体　温	℃	脉　率	次/分钟	
	呼吸频率	次/分钟	血　压	左 侧	/	mmHg
				右 侧	/	mmHg
	身　高	cm	体　重	kg	
	腰　围	cm	体质指数(BMI)	kg/m²	
	老年人健康状态 自我评估*	1 满意　2 基本满意　3 说不清楚　4 不太满意　5 不满意		□	
	老年人生活自理 能力自我评估*	1 可自理(0~3 分)　　　　2 轻度依赖(4~8 分) 3 中度依赖(9~18 分)　　　4 不能自理(≥19 分)		□	
	老年人认知功 能*	1 粗筛阴性　2 粗筛阳性,简易智力状态检查,总分		□	
	老年人情感状 态*	1 粗筛阴性　2 粗筛阳性,老年人抑郁评分检查,总分		□	

生活方式	体育锻炼 (主动锻炼)	锻炼频率	1 每天　2 每周一次以上　3 偶尔　4 不锻炼		□
		每次锻炼时间	分钟	坚持锻炼时间	年
		锻炼方式			
	饮食习惯	1 荤素均衡　2 荤食为主　3 素食为主　4 嗜盐　5 嗜油　6 嗜糖			□/□/□
	吸烟情况	吸烟状况	1 从不吸烟　　2 已戒烟　　3 吸烟		□
		日吸烟量	平均支		
		开始吸烟年龄	岁	戒烟年龄	岁
	饮酒情况	饮酒频率	1 从不　2 偶尔　3 经常　4 每天		□
		日饮酒量	平均两		
		是否戒酒	1 未戒酒　2 已戒酒,戒酒年龄:	岁	□
		开始饮酒年龄	岁	近一年内是否曾醉酒:　1 是　2 否	□
		饮酒种类	1 白酒　2 啤酒　3 红酒　4 黄酒　5 其他		□/□/□/□
	职业病危害 因素接触史	1 无　2 有(工种 _____ 从业时间 _____ 年)			□
		毒物种类　粉尘 _____	防护措施 1 无 2 有 _____		□
		放射物质 _____	防护措施 1 无 2 有 _____		□
		物理因素 _____	防护措施 1 无 2 有 _____		□
		化学物质 _____	防护措施 1 无 2 有 _____		□
		其他 _____	防护措施 1 无 2 有 _____		□

续上表

脏器功能	口腔	口唇：1 红润　2 苍白　3 发绀　4 皲裂　5 疱疹	□
		齿列：1 正常　2 缺齿　3 龋齿　4 义齿(假牙)	□/□/□
		咽部：1 无充血　2 充血　3 淋巴滤泡增生	□
	视　力	左眼＿＿＿＿　右眼＿＿＿＿　（矫正视力：左眼＿＿＿＿　右眼＿＿＿＿）	
	听　力	1 听见　　　2 听不清或无法听见	□
	运动功能	1 可顺利完成　2 无法独立完成任何一个动作	□
查体	眼　底*	1 正常　2 异常＿＿＿＿	□
	皮　肤	1 正常　2 潮红　3 苍白　4 发绀　5 黄染　6 色素沉着　7 其他	□
	巩　膜	1 正常　2 黄染　3 充血　4 其他＿＿＿＿	□
	淋巴结	1 未触及　2 锁骨上　3 腋窝　4 其他＿＿＿＿	□
	肺	桶状胸：1 否　　　2 是	□
		呼吸音：1 正常　2 异常＿＿＿＿	□
		啰　音：1 无　2 干啰音　3 湿啰音　4 其他＿＿＿＿	□
	心　脏	心率：＿＿＿＿次/分钟　心律：1 齐　2 不齐　3 绝对不齐	□
		杂音：1 无　　　2 有＿＿＿＿	□
	腹　部	压痛：1 无　2 有　＿＿＿＿	□
		包块：1 无　2 有＿＿＿＿	□
		肝大：1 无　2 有＿＿＿＿	□
		脾大：1 无　2 有＿＿＿＿	□
		移动性浊音：1 无　2 有＿＿＿＿	□
	下肢水肿	1 无　2 单侧　3 双侧不对称　4 双侧对称	□
	足背动脉搏动*	1 未触及　2 触及双侧对称　3 触及左侧弱或消失　4 触及右侧弱或消失 （糖尿病患者必须进行此项检查）	□
	肛门指诊*	1 未及异常　2 触痛　3 包块　4 前列腺异常　5 其他＿＿＿＿	□
	乳腺*	1 未见异常　2 乳房切除　3 异常泌乳　4 乳腺包块　5 其他＿＿＿＿	□/□/□/□
	妇科*	外阴	1 未见异常　2 异常＿＿＿＿	□
		阴道	1 未见异常　2 异常＿＿＿＿	□
		宫颈	1 未见异常　2 异常＿＿＿＿	□
		宫体	1 未见异常　2 异常＿＿＿＿	□
		附件	1 未见异常　2 异常＿＿＿＿	□
	其　他*		
辅助检查	血常规*	血红蛋白＿＿＿＿g/L　白细胞＿＿＿＿×10⁹/L　血小板＿＿＿＿×10⁹/L 其他＿＿＿＿	
	尿常规*	尿蛋白＿＿＿＿　尿糖＿＿＿＿　尿酮体＿＿＿＿　尿潜血＿＿＿＿ 其他＿＿＿＿	
	空腹血糖*	＿＿＿＿mmol/L 或 ＿＿＿＿mg/dL	
	心电图*	1 正常　2 异常	□

续上表

辅助检查	尿微量白蛋白 *	_____mg/dL
	大便潜血 *	1 阴性　2 阳性　　　　□
	糖化血红蛋白 *	％
	乙型肝炎表面抗原 *	1 阴性　2 阳性　　　　□
	肝功能 *	血清谷丙转氨酶_____U/L　血清谷草转氨酶_____U/L 白蛋白_____g/L　　总胆红素_____μmol/L 结合胆红素_____μmol/L
	肾功能 *	血清肌酐_____μmol/L　血尿素氮_____mmol/L 血钾浓度_____mmol/L　血钠浓度_____mmol/L
	血脂 *	总胆固醇_____mmol/L 甘油三酯_____mmol/L 血清低密度脂蛋白胆固醇_____mmol/L 血清高密度脂蛋白胆固醇_____mmol/L
	胸部 X 线片 *	1 正常　2 异常_____　　　　□
	B 超 *	腹部 B 超　1 正常　2 异常_____　□
		其他　　　1 正常　2 异常_____　□
	宫颈涂片 *	1 正常　2 异常　　　　□
	其他 *	
现存主要健康问题	脑血管疾病	1 未发现　2 缺血性卒中　3 脑出血　4 蛛网膜下隙出血　5 短暂性脑缺血发作 6 其他_____　　　□/□/□/□/□
	肾脏疾病	1 未发现　2 糖尿病肾病　3 肾功能衰竭　4 急性肾炎　5 慢性肾炎 6 其他_____　　　□/□/□/□/□
	心脏疾病	1 未发现　2 心肌梗死　3 心绞痛　4 冠状动脉血运重建　5 充血性心力衰竭 6 心前区疼痛　7 其他_____　　□/□/□/□/□
	血管疾病	1 未发现　2 夹层动脉瘤　3 动脉闭塞性疾病　4 其他_____　□/□/□
	眼部疾病	1 未发现　2 视网膜出血或渗出　3 视盘水肿　4 白内障 5 其他_____　　　□/□/□/□
	神经系统疾病	1 未发现 2 有 _____　　　　□
	其他系统疾病	1 未发现 2 有_____　　　　□

		入/出院日期	原因	医疗机构名称	病案号
住院治疗情况	住院史	/			
		/			
		建/撤床日期	原因	医疗机构名称	病案号
	家庭病床史	/			
		/			

续上表

主要用药情况	药物名称	用　法	用　量	用药时间	服药依从性 1 规律　2 间断　3 不服药
	1				
	2				
	3				
	4				
	5				
	6				

非免疫规划预防接种史	名　称	接种日期	接种机构
	1		
	2		
	3		

健康评价	1 体检无异常　　　　　　　　　　　　　　　　　　　□ 2 有异常 异常 1 _____ 异常 2 _____ 异常 3 _____ 异常 4 _____

健康指导	1 纳入慢性病患者健康管理 2 建议复查 3 建议转诊 □/□/□	危险因素控制：　　　□/□/□/□/□/□/□ 1 戒烟 2 健康饮酒 3 饮食 4 锻炼 5 控制体重（目标体重） 6 建议接种疫苗 7 其他

附录4　居民健康档案信息卡

姓　名		性　别		出生日期	年　月　日
健康档案编号	□□□ - □□□□□				
ABO 血型	□A　□B　□O　□AB		RH 血型	□Rh 阴性　□Rh 阳性　□不详	

慢性病患病情况：
□无　□高血压　□糖尿病　□脑卒中　□冠心病　□哮喘
□职业病　　　□其他疾病

过敏史：

（正面）

（反面）

家庭住址		家庭电话	
紧急情况联系人		联系人电话	
建档机构名称		联系电话	
责任医生或护士		联系电话	

其他说明：

附录5 肺结核患者第一次入户随访记录表

姓 名： 编号□□□-□□□□□

随访时间	年 月 日	
随访方式	1 门诊　　2 家庭	□
患者类型	1 初治　　2 复治	□
痰菌情况	1 阳性　　2 阴性　　3 未查痰	□
耐药情况	1 耐药　　2 非耐药　　3 未检测	□
症状及体征： 0 没有症状　1 咳嗽咳痰 2 低热盗汗　3 咯血或血痰 4 胸痛消瘦　5 恶心纳差 6 头痛失眠　7 视物模糊 8 皮肤瘙痒、皮疹 9 耳鸣、听力下降	□/□/□/□/□/□/□ 其他：	

用药	化疗方案		
	用法	1 每日　　2 间歇	□
	药品剂型	1 固定剂量复合制剂　□　　2 散装药　□ 3 板式组合药　□　　4 注射剂　□	

	督导人员选择	1 医生　　2 家属　　3 自服药　　4 其他	□
家庭居住环境评估	单独的居室	1 有　　2 无	□
	通风情况	1 良好　　2 一般　　3 差	□
生活方式评估	吸烟	支/天	
	饮酒	两/天	

健康教育及培训	取药地点、时间	地点： 时间：　　年　　月　　日	
	服药记录卡的填写	1 掌握　　2 未掌握	□
	服药方法及药品存放	1 掌握　　2 未掌握	□
	肺结核治疗疗程	1 掌握　　2 未掌握	□
	不规律服药危害	1 掌握　　2 未掌握	□
	服药后不良反应及处理	1 掌握　　2 未掌握	□
	治疗期间复诊查痰	1 掌握　　2 未掌握	□
	外出期间如何坚持服药	1 掌握　　2 未掌握	□
	生活习惯及注意事项	1 掌握　　2 未掌握	□
	密切接触者检查	1 掌握　　2 未掌握	□
下次随访时间	年　　月　　日		
评估医生签名			

附录6 肺结核患者随访服务记录表

姓 名： 编号 □□□-□□□□□

随访时间		年 月 日	年 月 日	年 月 日	年 月 日
治疗月序		第 月	第 月	第 月	第 月
督导人员		1 医生 2 家属 3 自服药 4 其他□	1 医生 2 家属 3 自服药 4 其他□	1 医生 2 家属 3 自服药 4 其他□	1 医生 2 家属 3 自服药 4 其他□
随访方式		1 门诊2 家庭3 电话□	1 门诊2 家庭3 电话□	1 门诊2 家庭3 电话□	1 门诊2 家庭3 电话□
症状及体征： 0 没有症状 1 咳嗽咳痰 2 低热盗汗 3 咯血或血痰 4 胸痛消瘦 5 恶心纳差 6 关节疼痛 7 头痛失眠 8 视物模糊 9 皮肤瘙痒、皮疹 10 耳鸣、听力下降		□/□/□/□/□/□ 其他：	□/□/□/□/□/□ 其他：	□/□/□/□/□/□ 其他：	□/□/□/□/□/□ 其他：
生活方式指导	吸烟	支/天	支/天	支/天	支/天
	饮酒	两/天	两/天	两/天	两/天
用药	化疗方案				
	用 法	1 每日 2 间歇 □	1 每日 2 间歇 □	1 每日 2 间歇 □	1 每日 2 间歇 □
	药品剂型	1 固定剂量复合制剂□ 2 散装药 □ 3 板式组合药 □ 4 注射剂 □	1 固定剂量复合制剂□ 2 散装药 □ 3 板式组合药 □ 4 注射剂 □	1 固定剂量复合制剂□ 2 散装药 □ 3 板式组合药 □ 4 注射剂 □	1 固定剂量复合制剂 □ 2 散装药 □ 3 板式组合药 □ 4 注射剂 □
	漏服约数	次	次	次	次
药物不良反应		1 无 □ 2 有＿＿＿	1 无 □ 2 有＿＿＿	1 无 □ 2 有＿＿＿	1 无 □ 2 有＿＿＿
并发症或合并症		1 无 □ 2 有＿＿＿	1 无 □ 2 有＿＿＿	1 无 □ 2 有＿＿＿	1 无 □ 2 有＿＿＿
转诊	科别				
	原因				
	2 周内随访，随访结果				
处理意见					
下次随访时间					
随访医生签名					
停止治疗及原因		1 停止治疗时间： 年 月 日 2 停止治疗原因：完成疗程□ 死亡□ 丢失□ 转入耐多药治疗□			
全程管理情况		应访视患者＿＿＿次,实际访视＿＿＿次; 患者在疗程中,应服药＿＿＿次,实际服药＿＿＿次,服药率＿＿＿% 评估医生签名：			

附录7 高血压患者随访服务记录表

姓名：   编号□□□－□□□□□

随访日期		年 月 日	年 月 日	年 月 日	年 月 日
随访方式		1门诊2家庭3电话□	1门诊2家庭3电话□	1门诊2家庭3电话□	1门诊2家庭3电话□
症状	1 无症状 2 头痛头晕 3 恶心呕吐 4 眼花耳鸣 5 呼吸困难 6 心悸胸闷 7 鼻衄出血不止 8 四肢发麻 9 下肢水肿	□/□/□/□/□/ □/□ 其他：	□/□/□/□/□/ □/□ 其他：	□/□/□/□/□/ □/□ 其他：	□/□/□/□/□/ □/□ 其他：
体征	血 压(mmHg)				
	体 重(kg)				
	体质指数 （BMI）kg/m²				
	心 率 （次/分钟）				
	其 他				
生活方式指导	日吸烟量(支)				
	日饮酒量(两)				
	运 动	次/周　分钟/次 次/周　分钟/次	次/周　分钟/次 次/周　分钟/次	次/周　分钟/次 次/周　分钟/次	次/周　分钟/次 次/周　分钟/次
	摄盐情况 （咸淡）	轻/中/重/轻/中/重	轻/中/重/轻/中/重	轻/中/重/轻/中/重	轻/中/重/轻/中/重
	心理调整	1良好2一般3差 □	1良好2一般3差 □	1良好2一般3差 □	1良好2一般3差 □
	遵医行为	1良好2一般3差 □	1良好2一般3差 □	1良好2一般3差 □	1良好2一般3差 □
辅助检查 *					
服药依从性		1规律2间断3不服药 □	1规律2间断3不服药 □	1规律2间断3不服药 □	1规律2间断3不服药 □
药物不良反应		1无2有　□	1无2有　□	1无2有　□	1无2有　□
此次随访分类		1控制满意　2控制不 满意　3不良反应 4并发症　□	1控制满意　2控制不 满意　3不良反应 4并发症　□	1控制满意　2控制不 满意　3不良反应 4并发症　□	1控制满意　2控制不 满意　3不良反应 4并发症　□

续上表

	药物名称1											
用药情况	用法用量	每日	次	每次	每日	次	每次	每日	次	每次	每日	次	每次
	药物名称2											
	用法用量	每日	次	每次	每日	次	每次	每日	次	每次	每日	次	每次
	药物名称3											
	用法用量	每日	次	每次	每日	次	每次	每日	次	每次	每日	次	每次
	其他药物											
	用法用量	每日	次	每次	每日	次	每次	每日	次	每次	每日	次	每次
转诊	原因											
	机构及科别											
下次随访日期												
随访医生签名												

附录8 2型糖尿病患者随访服务记录表

姓名：　　　　　　　　　　　　　　　　　　　　　　　编号□□□－□□□□□

随访日期	年　月　日	年　月　日	年　月　日	年　月　日
随访方式	1门诊2家庭3电话□	1门诊2家庭3电话□	1门诊2家庭3电话□	1门诊2家庭3电话□
症状 1 无症状 2 多饮 3 多食 4 多尿 5 视力模糊 6 感染 7 手脚麻木 8 下肢浮肿 9 体重明显下降	□/□/□/□/□/ □/□ 其他：	□/□/□/□/□/ □/□ 其他：	□/□/□/□/□/ □/□ 其他：	□/□/□/□/□/ □/□ 其他：
体征　血压(mmHg)				
体重(kg)				
体质指数(kg/m²)				
足背动脉搏动	1 触及正常　□ 2 减弱 （双侧 左侧 右侧） 3 消失 （双侧 左侧 右侧）	1 触及正常　□ 2 减弱 （双侧 左侧 右侧） 3 消失 （双侧 左侧 右侧）	1 触及正常　□ 2 减弱 （双侧 左侧 右侧） 3 消失 （双侧 左侧 右侧）	1 触及正常　□ 2 减弱 （双侧 左侧 右侧） 3 消失 （双侧 左侧 右侧）
其他				
生活方式指导　日吸烟量	支	支	支	支
日饮酒量	两	两	两	两
运动	次/周　分钟/次 次/周　分钟/次	次/周　分钟/次 次/周　分钟/次	次/周　分钟/次 次/周　分钟/次	次/周　分钟/次 次/周　分钟/次
主食(克/天)				
心理调整	1良好2一般3差□	1良好2一般3差□	1良好2一般3差□	1良好2一般3差□
遵医行为	1良好2一般3差□	1良好2一般3差□	1良好2一般3差□	1良好2一般3差□
辅助检查　空腹血糖值	mmol/L	mmol/L	mmol/L	mmol/L
其他检查*	糖化血红蛋白　% 检查日期：　月　日	糖化血红蛋白　% 检查日期：　月　日	糖化血红蛋白　% 检查日期：　月　日	糖化血红蛋白　% 检查日期：　月　日
服药依从性	1规律2间断3不服药□	1规律2间断3不服药□	1规律2间断3不服药□	1规律2间断3不服药□
药物不良反应	1无　2有　□	1无　2有　□	1无　2有　□	1无　2有　□
低血糖反应	1无2偶尔3频繁□	1无2偶尔3频繁□	1无2偶尔3频繁□	1无2偶尔3频繁□

续上表

此次随访分类	1 控制满意 2 控制不满意 3 不良反应 4 并发症 □	1 控制满意 2 控制不满意 3 不良反应 4 并发症 □	1 控制满意 2 控制不满意 3 不良反应 4 并发症 □	1 控制满意 2 控制不满意 3 不良反应 4 并发症 □
用药情况 药物名称 1				
用法用量	每日 次 每次	每日 次 每次	每日 次 每次	每日 次 每次
药物名称 2				
用法用量	每日 次 每次	每日 次 每次	每日 次 每次	每日 次 每次
药物名称 3				
用法用量	每日 次 每次	每日 次 每次	每日 次 每次	每日 次 每次
胰岛素	种类： 用法和用量：	种类： 用法和用量：	种类： 用法和用量：	种类： 用法和用量：
转诊 原 因				
机构及科别				
下次随访日期				
随访医生签名				

附录9 健康教育活动记录表

活动时间:		活动地点:	
活动形式:			
活动主题:			
组织者:			
主讲人:			
接受健康教育人员类别:		接受健康教育人数:	
健康教育资料发放种类及数量:			
活动内容:			
活动总结评价:			
存档材料请附后 □书面材料　　□图片材料　　□印刷材料　　□影音材料　　□签到表 □其他材料			

填表人(签字)：　　　　　　　　负责人(签字)：

填表时间：　　　年　　　月　　　日

参考文献

[1]陈孝平，汪建平.外科学[M].第8版.北京：人民卫生出版社，2013.

[2]张学军.皮肤性病学[M].第8版.北京：人民卫生出版社，2013.

[3]王美芝.传染病护理[M].第2版.北京：人民卫生出版社，2014.

[4]沈铿，马丁.妇产科学[M].第3版.北京：人民卫生出版社，2015.

[5]刘文娜，闫瑞霞.妇产科护理[M].第3版.北京：人民卫生出版社，2015.

[6]吕姿之.健康教育与健康促进[M].北京：北京医科大学、中国协和医科大学联合出版社，1998.

[7]吕姿之.健康教育学[M].北京：北京大学医学出版社，2008.

[8]葛均波，徐永健，王辰.内科学[M].第9版.北京：人民卫生出版社，2018.

[9]葛均波，徐永健.内科学[M].第8版.北京：人民卫生出版社，2013.

[10]医师资格考试指导用书专家编写组.乡村全科职业助理医师资格考试指导用书[M].北京：人民卫生出版社，2018.

[11]岳进.全科新医师手册[M].第2版.北京：化学工业出版社，2018.

[12]赵先美，王花芹.拯救呼吸[M].长沙：中南大学出版社，2019.

图书在版编目（CIP）数据

乡村医生能力提升与训练／严正梅，晏飞主编.
—长沙：中南大学出版社，2019.11
ISBN 978 - 7 - 5487 - 3726 - 1

Ⅰ.①乡… Ⅱ.①严… ②晏… Ⅲ.①乡村医生—
岗位培训—教材 Ⅳ.①R - 43

中国版本图书馆 CIP 数据核字（2019）第 194661 号

乡村医生能力提升与训练

主编 严正梅 晏 飞

□责任编辑　陈　娜
□责任印制　易红卫
□出版发行　中南大学出版社
　　　　　　社址：长沙市麓山南路　　　　邮编：410083
　　　　　　发行科电话：0731 - 88876770　　传真：0731 - 88710482
□印　　装　长沙雅鑫印务有限公司

□开　　本　787 mm×1092 mm　1/16　□印张 43　□字数 1120 千字
□版　　次　2019 年 11 月第 1 版　□2019 年 11 月第 1 次印刷
□书　　号　ISBN 978 - 7 - 5487 - 3726 - 1
□定　　价　168.00 元